临床心胸外科疾病处置方法

（上）

柯宏刚等◎主编

吉林科学技术出版社

图书在版编目（CIP）数据

临床心胸外科疾病处置方法/ 柯宏刚等主编. -- 长春：吉林科学技术出版社，2016.6
ISBN 978-7-5578-0806-8

Ⅰ．①临… Ⅱ．①柯… Ⅲ．①心脏外科学②胸腔外科学 Ⅳ．①R65

中国版本图书馆CIP数据核字(2016) 第133537号

临床心胸外科疾病处置方法

Linchuang xin xiong waike jibing chuzhi fangfa

主　　编　柯宏刚　柏启洲　濮仁富　李　征　周　蓉　陈基升
副主编　牛晓光　刘华松　冀　攀　张金涛　张静术
出版人　李　梁
责任编辑　张　凌　张　卓
封面设计　长春创意广告图文制作有限责任公司
制　　版　长春创意广告图文制作有限责任公司
开　　本　787mm×1092mm　1/16
字　　数　849千字
印　　张　34.5
版　　次　2016年6月第1版
印　　次　2017年6月第1版第2次印刷

出　　版　吉林科学技术出版社
发　　行　吉林科学技术出版社
地　　址　长春市人民大街4646号
邮　　编　130021
发行部电话/传真　0431-85635177　85651759　85651628
　　　　　　　　　　　　85652585　85635176
储运部电话　0431-86059116
编辑部电话　0431-86037565
网　　址　www.jlstp.net
印　　刷　虎彩印艺股份有限公司

书　　号　ISBN 978-7-5578-0806-8
定　　价　135.00元

主编简介

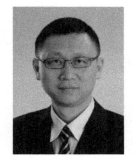

柯宏刚

　　1972年出生，南通大学附属医院胸心血管外科，副主任医师。1996年本科毕业于南通医学院，2004年毕业于南通大学医学院获得医学硕士学位，2013年毕业于苏州大学获得临床医学博士学位。工作以来一直致力于对胸部疾病的基础研究，如对非小细胞肺癌的信号通路中EGFR基因的靶点研究、肿瘤化疗耐药的机制研究等。发表相关SCI收录论文2篇。在临床治疗工作，尤其擅长对胸部疾病的微创治疗，如单孔胸腔镜的肺叶或肺段切除、胸腹腔镜联合治疗食管癌等。发表相关学术论文9篇（北大收录的核心期刊4篇）。主持完成南通市社会发展课题2项，获得吴阶平社会发展基金1项。参与翻译由谭黎杰等主编的单孔胸腔镜手术学（ISBN 978-988-14027-3-8）著作1部。

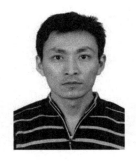

柏启州

　　1981年出生，硕士学历，主治医师，毕业于兰州大学胸心外科专业。毕业后一直专业从事于胸外科专业，曾进修于华中科技大学附属同济医院，并多次赴香港威尔斯亲王医院、上海肺科医院以及沈阳军区总医院等学习进修胸腔镜微创手术以及达芬奇机器人手术。擅长胸外科食管癌、肺癌以及纵隔肿瘤等疾病的微创手术治疗。

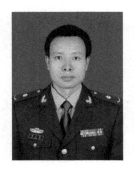

濮仁富

　　1977年出生，解放军第251医院心胸外科，主治医师。2000年毕业于解放军第三军医大学，临床医学系，2009年获取河北医科大学外科学硕士学位。对食管、肺、纵隔、胸外伤以及先天性心脏病、风湿性心脏病、冠状动脉粥样硬化性心脏病等外科治疗诊治熟练。专攻方向：胸腔镜微创外伤治疗。发表国家级、省级论文多篇。

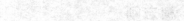

编　委　会

前　言

随着科学技术的发展，医疗水平的不断提高，心胸外科逐渐发展为相对独立的学科，在外科领域内成为了一支富有生气的重要学科。在我国，心胸外科得到广泛的开展，部分县级医院也在开展心胸外科手术，渐渐缩小了与国外先进国家医学水平的差距。心胸外科手术风险大，对呼吸、循环系统的生理功能损伤大，一旦发生并发症，轻则影响病人的康复和治愈，重则危及生命。因此需要不断学习新的专业知识，提高诊治水平，使疾病的危害降到最低，减轻患者的负担。

本书主要介绍了心胸外科常见疾病的诊疗手段，着重介绍了胸部创伤，胸壁以及食管、肺部等疾病的外科诊疗，并且对先天性心脏病，瓣膜疾病等心脏相关疾病做了详细描写。内容详实，选材新颖，图表清晰，实用性较强。对于临床心胸外科医务工作者处理相关问题具有一定的参考价值。

本书在编写过程中，由于编者较多，文笔不一，加之时间和篇幅有限，书中难免存在缺陷之处，恳请广大读者在使用本书过程中予以批评指正。

编　者
2016 年 6 月

目　录

第一章

胸部外科基础

第一节　胸部外科发展概况

胸部包括心脏、肺、食管、纵隔、大血管等重要脏器，如果没有妥善的措施，胸部手术必然导致呼吸和循环系统的严重功能障碍，因此胸外科在外科学中发展相对较晚，直到19世纪末期，胸腔仍是外科手术的禁区。但是随着气管内插管麻醉技术的发展，对解剖和生理认知程度的提高，胸部外科逐步得到发展。随着外科技术的完善以及术前准备、术后处理方法的改进，已使胸部手术死亡率和并发症发生率明显下降，治疗效果也显著提高。

（一）普胸外科发展概况

食管外科手术从食管部分切除后经胃造瘘饲食发展到同期施行食管部分切除和食管胃吻合术或结肠、空肠代食管术。1913年Torek经左胸切口行食管鳞癌次全切除术，并通过一橡胶管道连接颈部食管和胃造瘘口。1938年Marshall施行了胃食管切除术并通过端－侧吻合重建了消化道，患者术后可经口进食，改善了生活质量。1942年Churchill和Sweet强调了胃血供的保留和细密的吻合技术，奠定了经左胸食管切除和胃代食管手术的基础。1954年Mahoney和Sherman用结肠代替整个胸内食管，使结肠成为另一种食管替代物。20世纪90年代以来，内镜技术飞速发展，使食管疾病诊断水平不断提高，同时内镜下黏膜切除、射频等技术改变了一些食管早期恶性病变和部分良性疾病的治疗方式。

1933年Graham完成了首例左全肺切除，奠定了外科切除在肺癌治疗中的基石。但当时采用肺门大块结扎法，术后大出血、支气管胸膜瘘和脓胸的发生率和死亡率均很高，而且牺牲了可保留的健康肺组织。之后肺切除的操作技术改进为肺动脉、肺静脉和支气管分别结扎处理，肺组织切除的范围也从一侧全肺改进为按病变情况施行肺叶或肺段切除术。20世纪50年代早期，Shaw和Paulson提出术前放疗后整块切除肿瘤的技术，为肺上沟瘤的手术治疗做出了巨大贡献。Pearson和Ginsberg等为纵隔镜在纵隔淋巴结分期中的应用奠定了基础。气管外科也得到了发展，支气管成形术可以切除支气管内的肿瘤，而保留更多的肺组织。目前气管环形切除、气管隆嵴切除、主支气管袖状切除等重建术已较为普遍。肺癌的治疗目前采用以外科手术为主的多学科综合治疗方案，对于晚期肺癌，还开展了肺切除并发心脏大血管（心房、腔静脉）、食管、胸壁等的部分切除。

在肺气肿的治疗方面，1995年Cooper等重新将肺减容术用于部分肺气肿患者，在符合手术适应证的患者中，术后短、中期效果满意。目前国内肺减容术采用开胸手术和胸腔镜下手术的各占一半。2002 年以来出现经气管镜的肺减容术，成为外科治疗肺气肿的全新方式。

1946 年 Hardy 等施行了第一例人肺移植手术，患者术后 17d 死亡。1986 年 Cooper 等应用环孢素替代皮质激素并用大网膜包绕气管吻合口，并报道了最初手术成功的 2 例患者，分别生存 14 个月和 26 个月。目前肺移植术后 1 年存活率达 90%，5 年存活率为 55% 左右，我国自 2002 年以来已有数个中心开展肺移植工作，但和国际先进水平相比仍有差距。

以电视胸腔镜手术及其辅助下以小切口手术为代表的普胸微创外科发展迅速，目前应用最多的是胸腔镜下做肺大疱切除术、肺部分切除术，胸膜肿瘤切除术、胸交感神经切除术及积血积液清除术和粘连疗法等，另外还开展了腔镜下食管肿瘤切除和贲门肌层切开术等。微创技术的应用减少了并发症的发生，提高了治疗效果。

（二）心脏外科发展概况

肺和食管外科的发展推动了心脏和胸内大血管的外科治疗。先天性心脏病的外科手术治疗始于 1937 年，John Streider 医师首次成功阻断了未闭的动脉导管。在之后 7 年内，动脉导管未闭、主动脉狭窄和血管环等三种先天性心脏病相继被外科手术攻克。其中 1944 年 Alfred Blalock 医师为一位法洛四联症患儿施行了左锁骨下动脉 - 肺动脉分流术（Blalock - Taussig 术），手术对复杂心内畸形采取了姑息治疗的原则，并注意到了心脏病的病理生理变化。伴随 Lillehei 交叉循环或 Kirklin 心肺机的临床应用，开辟了常见先天性心脏病心内修补手术的先河，首先开展了改善生理循环的姑息性手术，包括改良锁骨下 - 肺动脉分流术、创建人工房间隔手术和上腔静脉 - 肺动脉分流术。随着体外循环安全性的提高，外科医师施行了更复杂的心脏畸形矫治。

在瓣膜疾病方面，1925 年 Suttar 医师成功地用手指施行了二尖瓣分离术。但之后未曾开展更多的心脏瓣膜手术。直至 1948 年，Charles Bailey、Dwight Harken 和 Russel Brock 等医师分别开展了更多的二尖瓣交界分离术，为心内手术奠定了基础。1947 年 Thomas Holes Seller 成功进行了肺动脉瓣手术。1952 年 Trace 等第一次开展了多瓣膜手术。1953 年人工心肺机的发展、低温以及心肌保护技术使心内直视手术成为可能。首次临床成功的病例是 Dwight Harken 完成了主动脉瓣球笼人工瓣膜置换术。1960 年 Star 和 Edward 应用球笼瓣膜成功地进行了二尖瓣置换术。1967 年 Ross 首次报道应用自体肺动脉瓣置换主动脉瓣的手术技术。制造瓣膜的其他生物材料还包括心包、阔筋膜和硬脑膜，1965 年 Carpentier 报道首次应用异种瓣膜置换术。瓣膜修复术也受到人们的重视，Carpentier 和 Duran 研制了成形环，并分析了瓣膜病理的重要性，详细描述了几种瓣膜修复的技术。

在冠状动脉外科方面，1946 年 Arghur Vineberg 通过在心肌打隧道并植入乳内动脉，但并非真正将乳内动脉与冠状动脉吻合。1960 年 Robert H Goetz 进行了第一次有明确记录并成功的人体冠状动脉旁路手术。1960—1967 年冠脉搭桥术仅有个案报道。1967 年 V. I. Kolessov 发表了其采用乳内动脉 - 冠状动脉旁路移植术的报道，1968 年 Rene Favalaro 应用大隐静脉作为旁路材料。之后随着心脏表面固定器的发明，出现了不停跳冠状动脉旁路移植术（OPCABG），1994 年首度开展了微创小切口冠状动脉旁路移植术（MIDCABG），1998 年完成了首例机器人辅助下冠脉搭桥术，目前冠脉外科正向着微创方向发展。

第一例人体心脏移植是 Hardy 等进行的，当时用黑猩猩的心脏作为供心。1967 年南非开普敦的 Christian Barnard 完成了第一例人 - 人心脏移植，患者术后 18d 死亡。之后的一年内，全世界进行了 99 例心脏移植手术，但到 1968 年末，多数外科小组由于排斥反应所致的高病死率而放弃了心脏移植手术。1970年Sandoz实验室的研究人员发现环孢素，1980年环孢素应用于心脏移植手术中，使并发症明显减轻。1981年Reitz开始了心肺联合移植的临床研究，第一例患者恢复良好出院，并健康生存超过5年。

1958年Harken首次提出主动脉内球囊反搏的概念，但直至1962年才应用于临床。1957年Akutsu和Kolff发明全人工心脏，并应用于动物实验，Denton Cooley等第一次应用全人工心脏作为等待心脏移植的替代装置。1982年De Vries等第一次完成了永久性全人工心脏的植入手术，其中一例患者术后生存620d。

Alexis Carrel的"缝合技术和血管移植"研究工作大大促进了血管、心脏和移植外科的进展，研究者们应用新鲜和冷冻移植物进行动脉和静脉血管的吻合和移植术。之后Arthur Voorhees发明合成血管移植物，De Bakey发明涤纶织物取代了动脉血管自体移植物。另一主动脉外科的进展是1955年De Bakey等报道采用更具侵袭性的手术治疗方法治疗主动脉夹层分离，并和Denton Cooley、Stanley Crawford等系统发展了切除和替换升主动脉、降主动脉和胸腹主动脉的手术技术。近年来，主动脉瘤手术明显增多，采用的深低温停循环及顺行或逆行脑灌注等方法，降低了主动脉弓部手术的死亡率和并发症率。

体外循环技术和心脏停搏技术仍是心内直视手术的基本方法，但人们始终致力于消除体外循环和各种操作技术或手术途径对机体的损害，微创心脏手术发展迅速，包括不用体外循环（如OPCABG）、用体外循环但不停跳、闭式体外循环等技术，以及改变手术途径（如右侧腋下进胸）或缩小切口等。

历史将永远记住这些勇敢的开拓者们的不朽贡献，现在成千上万的临床医师、科学家和工程师在包括生物学、化学、药物学、组织工程和计算机技术等基础学科的支持下，正以不懈的努力研制更新和更安全的手术方法、新的生物材料和新的生命支持系统。胸心外科的历史将继续被书写，外科医师将创造更光明的未来。

（柯宏刚）

第二节　胸心外科手术切口

手术切口决定手术路径，为完成手术提供必要条件，也是决定手术效果的重要因素之一。选用手术切口应满足以下条件：①有满意的术野暴露，有利于手术操作；②切口对组织创伤小，出血少；③手术切口对心肺功能影响少；④手术方法简便，易于掌握。切口长度决定于手术范围和手术者的操作技巧。常用剖胸切口的技术操作和对切口应用的评价如下。

（一）后外侧剖胸切口

这是胸外科最为常用的切口。置患者于侧卧位，术侧向上，适当垫高健侧胸部，使术侧肋间隙增宽。健侧下肢髋、膝屈曲，术侧下肢伸直，两膝及小腿之间垫以软枕。腰部前后各置支撑架，以免手术过程中体位移动影响操作。常规消毒皮肤，铺放手术巾及剖胸单，从肩胛间区起作与肩胛骨后缘平行切口，到达肩胛下角下方约一横指处。根据手术需要，沿第5至第7肋骨方向到达腋中线或腋前线切开皮肤、皮下组织。在肩胛下角背阔肌后缘与斜方肌前缘之间，切开组织薄、血管少的听诊三角区筋膜，然后术者用示指和中指抬起胸壁浅层和深层肌肉分别向前、向后用电刀切开。切开的第一层肌肉为斜方肌和背阔肌，第二层为菱形肌、前锯肌。逐一结扎出血点或者电凝止血。牵开肩胛骨，手掌伸入肩胛下辨认肋骨，第一肋骨一般不能触及，因此摸到的最高一根肋骨是第2肋骨。

进入胸腔的方式如下。

1. 切除肋骨经肋床进胸　目前已少用。用电刀沿拟进胸肋骨上、下缘中间部切开骨膜，再用骨膜剥离器推开骨膜，从后向前推开肋骨上缘骨膜，从前向后紧贴肋骨推开肋骨下缘骨膜。注意避免损伤肋间血管。剥离肋骨内侧面骨膜，用肋骨剪切断肋骨前后端，修平肋骨断端，最后切开肋骨床和壁层胸膜，进入胸膜腔。

2. 保留肋骨经肋床进胸　可在肋骨的后端、中间或前端切断肋骨。中断肋骨剖胸切口又分为前上型和前下型，前者在切开皮肤肌肉后，剥离所选前半段肋骨下缘骨膜及后半段肋骨上缘骨膜，在切口中位处后上斜向前下呈60°角斜形剪断选定的肋骨，从肋床进胸。前半段肋骨位于撑开器上方，故称前上型；后者肋骨横断线方向及肋骨骨膜剥离部位与前上型相反。在食管、贲门手术时，一般选用前上型，因其头足方位距离长，切口后端易于暴露主动脉弓上食管，切口前端易于分离胃。行肺切除术时宜采用前下型，因切口宽度大，切口前后端与肺门距离近，易于解剖前后肺门结构。

中山医院胸外科经过3 000余例临床应用，表明中断肋骨剖胸切口有如下优点：①暴露面积优于一般的保留肋骨的剖胸切口，而与切除肋骨的切口相仿；②切口撑开后呈梭形，最宽处位于腋中线处，有利于处理位于术野中部的胸内重要结构，而且可以根据需要选用前上型和前下型两种方式，优化术野显露；③骨性胸廓损伤小，出血少；④关胸后肋骨对位佳，胸壁稳定性好，无胸壁凹陷畸形；⑤手术方法简便。

3. 经肋间进胸　根据需要，以电刀紧贴选定肋骨的上缘或下缘切开肋间肌及壁层胸膜。手术中，也可根据患者的年龄和实际情况切断选定肋骨的后缘以增加胸腔切口撑开的显露范围，避免撑开器造成不规则的肋骨骨折。

胸内操作完成后根据需要在胸膜腔下部第7或第8肋间腋中线前后做胸壁小切口，经此放入引流胸管1~2根，缝线固定引流管，以防脱落。用肋骨合拢器将切口上下缘肋骨互相拉拢对合，分层跨肋骨缝合肋间肌、肋外肌层、皮下组织和皮肤。缝合肋外肌层及皮肤时应注意对位良好，缝针应穿过肌肉全层以免残留空隙。

后外侧切口能够暴露术侧整个胸腔、肺和食管，处理胸腔粘连非常方便。前后纵隔手术、胸段的气管、支气管和胸主动脉手术均可采用。但手术切断胸壁肌肉多，创伤较大，尤以切除肋骨的后外侧切口创伤最大。

（二）前外侧剖胸切口

患者仰卧位，术侧肩、背、臀部用软枕垫高30°~45°。术侧上肢前举，肘关节屈曲90°，悬挂于手术台头架上。从胸骨缘第3、第4或第5肋间沿乳房下缘做弧形切口达腋中线，用电凝或结扎皮肤和皮下出血点。女性患者在乳腺后方分离疏松的结缔组织后，将乳腺上翻，显露拟切开的肋间隙。切断胸大肌、胸小肌和部分前锯肌。在选定的上下两肋骨间隙中间部位切开肋间肌及壁层胸膜，用肋骨撑开器显露胸膜腔。为扩大术野显露，可切断一根切口上缘或下缘的肋软骨，进一步扩大切口。可切断胸廓内血管后横断胸骨达对侧前胸壁。如不需要进入对侧胸膜腔，则可推开对侧胸膜。

胸内操作完成后，经胸壁下部小切口于胸膜腔内放入引流管，用肋骨合拢器拉拢对合切口上下两肋骨。先用粗缝线缚扎对拢切口上下方肋骨，再逐层缝合肋间肌、肋外肌和皮肤。横断胸骨者，则先在距胸骨切缘上下缘1cm处穿孔放置钢丝2或3根，缚扎固定后，再对拢肋骨，缝合肋间肌和胸壁切口。

前外侧切口适用于前纵隔肿瘤、部分肺手术、食管切除和部分心血管手术。此切口对于患者心肺功能影响小，并利于肺门结构的解剖；虽然胸壁肌肉切断少，创伤小，术后疼痛较轻，但不利于暴露后纵隔结构。

（三）保留肌肉的胸壁小切口

随着微创观念的推广，国内外不少学者设计并实施了各种胸壁小切口，通常位于腋下，不切断胸背肌群从肌间隙径路进胸。患者取侧卧位，上臂抬高外展90°左右，肘关节弯曲固定，对侧胸部略垫高。在肩胛骨下方2cm处向前至腋前线做水平切口，或于腋下背阔肌前缘做垂直切口，切口长度10～15cm。切开皮肤及皮下组织，游离皮瓣。游离背阔肌前缘向后牵开，沿前锯肌肌纤维方向钝性分离至其肋骨附着处，经选定的肋骨上缘切开肋间肌进胸；或显露前锯肌后缘，切开前锯肌后缘筋膜组织，游离前锯肌并向前牵开，经肋骨上缘切开肋间肌进胸。此切口可保留胸背神经和胸长神经。撑开肋间，同时取另一把撑开器撑开皮肤和肌肉。关胸时间断缝合肋间和前锯肌。胸大肌和背阔肌自然复位，间断缝合皮下组织、皮肤。

另外还有一种听诊三角切口：横跨听诊三角区，绕过肩胛骨下缘，作一弧形皮肤切口，长度8～10cm。切开听诊三角筋膜，显露斜方肌、背阔肌及前锯肌，将斜方肌向后牵拉，背阔肌及前锯肌向前牵拉，于第5或第6肋骨上缘切开肋间肌进胸。

此类切口较短，可以避免胸壁肌肉的横断损伤，关胸方便。多数学者同意具有美观、创伤小、恢复快及术后疼痛轻的优点。可用于简单的肺叶或全肺切除、肺楔形切除、肺大疱切除、某些纵隔肿瘤切除以及食管良性肿瘤切除等胸外科手术。右腋下直切口还可完成某些心脏手术操作，如动脉导管结扎、房间隔缺损心内修复术、心脏瓣膜修复或置换术等。不过，这种切口较小，显露不如标准后外侧切口，不适合胸壁肌肉发达、胸膜腔粘连严重、肺门解剖困难的患者。

（四）胸腹联合切口

置患者于45°侧卧位，术侧臀部用软枕垫高，并保持固定，术侧肩部略后仰。上肢前举，肘关节屈曲90°。悬挂于手术台头架上。通常沿第7或第8肋间自腋中线或腋前线切开胸壁皮肤并横行延伸至腹中线。切开胸、腹壁肌层，切断肋弓，注意结扎胸廓内动脉。切开膈肌，即可显露胸腔和腹腔。胸、腹内手术完成后，经胸壁小切口于胸腔下部放置引流管，缝合膈肌切口，肋弓用粗线或Maxon缝线缝扎固定，分别缝合肋间肌及胸壁、腹壁切口。

临床上常用的左侧胸腹联合切口能充分显露胸腔和上腹部，适用于贲门癌广泛侵犯胃体需做全胃切除、食管空肠吻合或结肠代食管手术，或以往有腹部手术史的病例以及胸腹主动脉病变手术。但此切口较长，创伤大，对患者心肺功能影响大，且肋弓难以对位愈合易造成肋软骨感染。

（五）胸骨正中切口

患者仰卧，背部垫以软枕，从胸骨切迹起向下做直切口或弧形切口，到达剑突附近处再沿腹中线向下延长切口至剑突下2～3cm，显露胸骨。沿胸骨正中线用电刀切开胸骨全长骨膜，切开腹壁白线上段。紧贴胸骨后方钝性分离胸骨后方和剑突后疏松结缔组织。在胸骨切迹上方常需结扎切断1根横向行走的小静脉，切除剑突。用电锯或胸骨刀沿正中线纵向劈开胸骨全长，电锯或胸骨刀不可放入太深，以免损伤胸骨后器官组织。为减小手术创伤，在一些纵隔肿瘤手术和部分心脏手术中只做胸骨上部或下部的部分胸骨 T 字形劈开：先做胸骨横断，再根据需要纵行劈开上部胸骨暴露前上纵隔或劈开下部胸骨显露心脏。劈开胸骨后用骨蜡填塞骨髓腔并用电凝烧灼骨膜上出血点。放入胸骨撑开器显露前纵隔，推开胸腺和两侧胸膜，则可显露心包和心脏。

心脏或前纵隔手术操作结束后，在前纵隔下方放置引流管。如术中切开心包膜，则稀疏间断缝合后于心包腔内另放 1 根乳胶引流管，两根引流管均从上腹部另做的小切口引出体外。切开的胸骨左右两半各在骨质穿孔 3～4 个，用金属线牢固对合缚扎。再缝合腹壁白线皮下组织和皮肤。

胸骨正中切口能暴露前纵隔的整体和心腔大血管，最常用于前纵隔及心脏大血管外科手术，其优点是对心脏、大血管和前纵隔的显露极好，并能同时进行双侧胸腔内手术。另外，此切口对患者术后疼痛较轻，对呼吸和循环生理功能影响也较小。

（六）横断胸骨双侧前胸切口

置患者于仰卧位，背部垫软枕，两侧上肢外展，双侧前胸乳腺下方做横切口，切口两端到达腋中线。将切口上方皮肤、皮下组织和乳腺沿胸大肌筋膜外分离，并向上翻转后，切断双侧胸大肌、胸小肌和部分前锯肌，再切开双侧第 3 或第 4 肋间隙的肋间肌和壁层胸膜。游离结扎左、右胸廓内血管，横向切断胸骨。切开的两侧肋间各用肋骨撑开器张开，分离心包前方结缔组织，即可充分显露双侧胸膜腔和心包、心脏。肺或心脏手术操作结束后，两侧胸腔分别放置引流管，用金属线牢固缚扎对合胸骨上下段，粗缝线缚扎双侧肋间切口上下缘肋骨。再逐层缝合肋间肌和胸壁软组织。

目前横断胸骨双侧前胸切口多用于双侧肺减容术、双肺移植等手术。但该切口创伤大，对心肺功能影响大，术后疼痛明显。

手术切口应根据拟行的手术方式、患者以往手术史、医院的设备条件和术者的经验水平灵活选择，本文所列的手术切口不可能包罗万象，也不必拘泥于某种特定的切口。

（柯宏刚）

第二章

心胸外科基本检查

第一节　胸外科影像学检查

一、胸部 X 线检查

19 世纪 60 年代英国的辛普森预言，揭开人体奥秘的曙光即将来临，医生可以不必外科手术就能观察到人体内部的解剖结构。30 年后的 1895 年，德国物理学家伦琴发现了 X 线，并为他夫人拍摄下第一张手的 X 线照片。从此，医学上开创了应用 X 线诊断疾病的新时代。

胸部 X 线检查技术包括：常规摄影（平片）、透视、体层摄影、食道吞钡检查、支气管造影和其他特殊摄影。常规摄影最适宜于胸部疾病和肺肿瘤的诊断。透视可作为胸片的补充，进行动态观察。造影检查是应用 X 对比剂注入受检部位，以增加与周围组织的对比度来诊断疾病的一种技术。

（一）X 线检查方法

1. 普通 X 线摄片（radiography）

（1）胸部摄影（chest radiography）：又称胸部平片。胸部 X 线摄片经济简便、应用广泛，是胸部疾病诊断的基本检查方法。它具有良好的清晰度、对比度，有一客观的记录，便于复查时对照和会诊。肺部常规摄片应包括：站立后前位和侧位，不能站立的患者可采用坐位或仰卧前后位。在胸部 X 线平片上，有 4 种不同密度，由高到低分别为：骨、软组织（水）、脂肪和空气，形成良好的自然对比，一张优质的胸片能清楚显示胸部脏器的轮廓、病变的形态和大小。

胸片是发现肺部病变，对病变进行定位、定性的先导和进一步检查的基础。但胸部 X 线平片有它一定的局限性，胸片是一张胸部组织结构相互重叠的图像，约有 1/3 的肺组织被纵隔、横膈及肋骨遮挡，某些隐蔽部位的病灶常不能清楚显示；由于 X 线的密度分辨率较低，难以显示微小的病变，给诊断带来一定的困难；胸片只是某一瞬间的影像记录，不能对运动的脏器进行动态的观察。因此，当胸片上发现有异常时，应根据临床诊断的需要进一步做其他的影像学（CT、透视等）检查。

胸片对于心血管疾病的诊断同样具有重要价值，胸部 X 线摄片可了解心脏的形态、位置、各房室的大小和肺血管情况。心脏 X 线摄片的靶片距离要求为 2m，常规位置包括：后前位、左前斜位、右前斜位和吞钡左侧位。心脏各房室和大血管在 X 线片上的投影相互重叠，所显示的是各房室的轮廓，不能显示其内部结构和分界。熟悉和掌握心脏大血管的 X 线解剖和在不同位置上的投影（正常心脏的 X 投影）是心脏疾病诊断的基础。

（2）数字 X 线摄影（Digital radiography，DR）：又称数字 X 线成像，是普通 X 线装置与电子计算机相结合，把 X 线信息由模拟信息转换成数字信息形成的数字图像。DR 依其结构的不同可分为：计算机 X 成像（computed radiography，CR）、数字 X 线荧光成像（digital fluorography，DF）和平板探测器（flat panel detector）数字 X 线成像。

CR 是将 X 线摄影的信息记录在特制的影像板上，再由读取装置转入计算机内，产生数字化图像，而后经数字/模拟转换，产生的灰阶图像。

平板探测器数字 X 线成像是用平板探测器将 X 信号转换成电信号后直接数字化，X 线信息损失少，噪声少，图像质量高，成像时间短，是数字 X 线成像今后发展的方向。

DF 是被检查部位在影像增强器荧屏上形成图像后，用高分辨率摄像管对 TV 上的图像进行扫描，把影像增强器上的图像分成一定数量的小方块，即像数，再经模拟/数字转换器转成数字，并按序列排成数字矩阵，使影像数字化，再经数字/模拟转换器将数字矩阵转换成模拟灰度，并于监视器上显像。

与普通 X 线图像相比较数字 X 线成像的优点是：数字 X 线图像可进行后处理，以增强某些组织或结构的特征；可清楚显示纵隔内的结构及被重叠的肺组织，尤其是对结节性病变的显示明显优于传统 X 线成像；摄片条件的宽容度大，可提高摄片的质量和减少患者接受的 X 线量；图像可由磁盘或光盘储存，亦可联网和传输，实现无胶片化等。数字 X 线摄影现已得到广泛的应用，有替代普通摄影的趋向。

2. 体层摄影（Tomography） 又称断层摄影。在普通 X 线照片的投照路径上所有影像重叠在一起，使病变的影像因与其前后结构重叠，而不能清晰显示。体层摄影是通过特殊的装置，在曝光过程中，X 线球管与片匣绕所选定的支点成相对方向移动，获得该支点层面上组织结构的影像，而层面以外的结构在投影过程中被模糊而不成影像。由于 CT 扫描的出现，体层摄影的应用已大大减少，实际上，在需要做体层摄影时，如已有 CT 设备，总是选择做 CT。

3. 高千伏摄影（high kV radiography） 高千伏摄影的电压（120～125kV）明显高于普通胸片的电压（60～80kV），穿透力比普通 X 线强，高千伏胸片可减少肋骨、胸壁软组织等重叠结构的影响，使肺血管纹理及病变显示得更清楚，高千伏摄影可穿透纵隔，有利于气管、主支气管及心脏后的病变的观察，但对肋骨破坏（如转移）、骨折和肺内钙化的显示较差。

4. 透视（Fluoroscopy） 是将被检查部位置于 X 线球管与荧光屏之间，利用 X 线的荧光作用直接进行观察，故又称为荧光透视。透视可转动患者体位进行多方位观察，可了解器官的动态情况，如膈肌的运动，心脏、大血管的搏动以及胃肠道的蠕动和排空等，目前胸部透视仅作为胸片的补充，主要用于胃肠道钡剂检查。

透视的优点是简便、经济，不仅可以观察组织和器官的形态和运动情况，还可以随意转动被检查者的体位，多角度、全面观察病变情况，使肺野内较小病变不致与肋骨或心脏遮蔽而漏诊，并可观察病变是否随体位转动移出肺野外，以区分胸腔内外病变，根据需要还可选择深吸气或呼气末多相透视。

透视的缺点在于：对肺的细微结构、微小的病变的显示不很清晰；太厚或过于密实部位的病变也难以显示清楚；透视常无客观的记录，不便于病变复查和对比。由此可见，透视的优点是摄片的不足之处，而摄片的长处正是透视的缺点，二者有互补作用，只有二者密切配合，才能充分发挥 X 线检查技术对胸部的诊断作用。

肺部透视常规采用立位，幼儿、老年或体弱者可取坐位，危重者可取卧位。透视应按顺序、全面观察胸部的每一部分，包括骨性胸廓、胸壁软组织、两侧肺野、心脏大血管、纵隔和横膈等，如有异常发现可转动体位对局部进行细致的观察。心脏、大血管的透视应取正位、左前斜位、右前斜位以及侧位观察，观察心脏的形态，各房、室的大小，心脏、大血管的搏动和肺门、肺血管的分布等。心脏透视常规应吞服钡剂，除观察食管的形态、曲度和位置外，主要是了解左心房是否增大。

5. 造影检查 为弥补天然对比 X 线诊断的不足，应有人工的办法，将造影剂引入所要检查的器官，使其产生明显的人工对比，以显示其形态和功能的方法，称之为造影检查。造影检查的应用显著扩大了的 X 线检查的范围。胸部常用的造影检查有食道钡餐造影检查和支气管造影检查。

食道钡餐造影检查：主要用于食道病变的诊断和观察左心房有无扩大。食道钡餐检查包括透视和摄片，吞钡后应从不同角度观察食道并摄片，常规取正位、左右斜位和侧位。常用钡剂有钡剂悬液（用于食管的双对比检查）和钡糊（用于食管的黏膜检查）。

支气管造影：主要用于支气管扩张的诊断，由于螺旋 CT、多层 CT 的应用，支气管造影已很少应用。

（二）胸部 X 线片的阅读和分析

读片之前首先要了解病史并检查胸片的技术质量是否符合要求，如曝光条件、患者的位置、吸气是否适当等。阅片应按顺序进行，仔细、系统地观察胸部的每一个结构的影像，不要把注意力只集中在主要的病变上，而忽略其他一些次要的但对诊断有帮助的线索（图 2 - 1）。

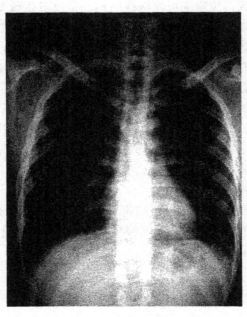

图 2 - 1 正常胸部正位片

1. 读片顺序

（1）首先核对胸片上的文字标识是否正确、完整，如姓名、性别、年龄、摄片日期和左、右等。

（2）胸壁：所有的骨性结构都应仔细观察。正常胸椎呈长方形，骨皮质清晰，椎弓根完整。肋骨的上缘皮质线都较清晰，下缘因有血管、神经沟而比较模糊。任何骨结构的破坏都应视为异常，可能为肿瘤或转移。另要注意胸壁软组织的厚度是否匀称，不对称的软组织厚度可被误认为是病变。

（3）横膈：正常的膈面平滑、光整，可有小切迹，右侧膈顶通常位于第5、6前肋间水平，比左侧高2cm左右。通常膈顶呈圆顶状，最高点位于中内1/3，膈面升高，同时膈顶的位置外移至外1/3，则要考虑有肺底积液的可能。两侧肋膈角锐利，肋膈角变钝常提示有少量积液或胸膜增厚。

（4）胸膜：叶间裂的位置是否正常有利于判断有无肺不张。侧位胸片上，斜裂是从T_4水平向前下斜行至横膈前1/4处。水平裂在正、侧位胸片上均能见到，在右侧肺门中部向外、前呈水平方向行走。胸腔积液可见外高内低的弧形液面，常伴纵隔移位。气胸为脏层胸膜、壁层胸膜内积气、分离，可见肺压缩边缘，两者之间无肺纹理。

（5）纵隔：观察纵隔首先要注意气管是否居中，腔内有无肿块，管壁有无增厚，这些极易被忽视和遗漏。另要注意纵隔有无异常增宽和增宽的部位，通常在侧位片上把纵隔分为前中后3个部分，前纵隔的肿块有甲状腺、胸腺和生殖细胞瘤，中纵隔的肿块有淋巴结病变、食管病变、裂孔疝和肠源性囊肿，后纵隔肿物有神经源性肿瘤。

（6）纵隔线是肺与纵隔的界面，或是两肺靠近时所形成的胸膜线，在X线胸片上能见到，CT从横断面上显示更为清楚，纵隔内有占位可使胸膜线移位。常见的胸膜线有：①前联合线，位于主动脉后心脏的前方，从胸骨柄开始偏左，向下延续约数厘米。升主动脉突出、动脉瘤、淋巴结肿大或占位病变可使该线结构、密度发生改变，CT显示更良好；②后联线，位于主动脉弓平面以上，食管左右的胸膜线。胸膜增厚、食管壁异常和纵隔占位等病变，常可见该线的异常；③右气管旁线，正常成人宽度可约4mm，由胸膜、纵隔脂肪、结缔组织和气管右壁构成。右气管旁线增厚，可能是气管、纵隔和胸膜病变，最多见的是气管前淋巴结肿大扩展到气管右侧壁；④气管后线，气管后线由气管后壁、纵隔内组织及胸膜组成。实际上是右气管旁线的延续，气管后线增厚最常见原因是食管癌，其他如食管扩张、迷走锁骨下动脉、气管肿瘤、气管淋巴结肿大也可引起该线增厚（图2-2）。

（7）肺门：主支气管、叶支气管、肺动脉和肺静脉构成肺门，左肺门通常比右肺门高1~2cm，肺门位置改变常常是由于肺不张、萎陷或肺切除。肺门淋巴结肿大引起的肺门增大常呈分叶状，肿瘤则呈局限性肺门增大。

（8）肺野：肺血管是肺纹理的主要组成部分，自肺门向肺野延伸，逐渐变细并出现分支，在肺的外带基本上看不到肺纹理，支气管与肺血管伴随，呈管状或薄壁环状结构。如果这些影像发生变化，就提示有病变。

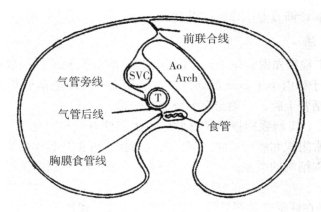

图 2 - 2　纵隔线示意

X 线诊断是影像学诊断，是用解剖、生理、病理生理和病理解剖等来解释 X 线片上的各种影像产生的成因，并做出诊断。X 线诊断通常包括定位诊断和定性诊断。但 X 线表现与临床疾病一样，存在"同影异病和异影同病"的现象，所以在诊断过程中必须密切结合临床病史、实验室检查以及其他检查结果，全面、综合地进行分析。

2. 胸部病变的分析

（1）病变的位置和分布：某些病变常有一定的好发部位，它们的分布也有一定规律，如浸润型结核多在锁骨下区，而支气管肺炎则多在肺底；后纵隔的肿瘤常为神经源性肿瘤，而中纵隔的则多为淋巴类肿瘤。

（2）病变的形状与边缘：肺内的片状或斑点状渗出性病灶以炎症性病变为多，尤其是以结核为常见。而肿块阴影则多为肿瘤、结核球或炎性假瘤等。边缘锐利者常见于良性肿瘤，而边缘模糊者又以急性炎症为常见。

（3）病变的数目：病变的数目常与其病变性质有关，如肺内的多发结节状病灶大部分是血行转移瘤。

（4）病变的密度：病变可呈高、低或混杂密度。渗出性病灶密度较低，而硬结、钙化则密度较高。

（5）病变的周围情况：观察病变时，对其周围情况也应有所了解，如肿块周围有无阻塞性炎症存在，远端有无胸膜凹陷、肺门和纵隔有无肿大淋巴结等。

二、计算机 X 线体层摄影

计算机 X 线体层摄影（Computed Tomography，CT）20 世纪 70 年代应用于临床。CT 图像是通过 X 线球管绕人体旋转，X 线束通过人体某一厚度的横切面后被排列成弧形的探测器所接收并获得大量数据（达数十万数据），这些数据经计算机记录、处理后产生相关层面的数字图像。CT 图像具有较高的空间分辨率和密度分辨率，避免了组织结构的重叠，能够发现早期较小的肿瘤。近年来，CT 技术又有了突飞猛进的发展，螺旋 CT、高分辨 CT（HRCT）的应用极大地缩短了检查时间，图像质量得到明显提高，20 多年的临床实践结果证明，CT 已成为诊断体内各部位肿瘤的一个极其重要的检查手段，在肿瘤早期诊断、鉴别诊断、治疗和随访等方面意义尤其重大。CT 的问世大大地提高了胸部肿瘤的发现率和确诊率，已成为肺部疾病诊断及鉴别诊断的首选方法。

（一）检查方法

1. CT 平扫　CT 检查先做常规平扫，扫描范围从肺尖至膈面，一般选用 8 ~ 10mm 层厚，8 ~ 10mm 层距，对于肺内小于 2cm 的病灶，应选用 2 ~ 5mm 的薄层扫描。对肺癌病例，原则上扫描范围应包括肾上腺，以确定有无肾上腺转移。

2. CT 增强扫描　CT 增强扫描是经静脉注入水溶性有机碘对比剂后再进行扫描的方法。增强扫描增加了正常组织和病变组织之间的密度对比，可提高病灶的检出率，明确病灶的性质和观察病灶与周围结构的关系。增强扫描还有助于纵隔、肺门内淋巴结与血管的鉴别和淋巴结的定性诊断。

动态 CT 扫描是在注射造影剂后的一定时间范围内（通常为 30 秒），对同一层面进行连续扫描。动态 CT 扫描可观察病变 CT 值的变化和病灶强化的时间 – 密度的关系，有助于肺部肿块的良、恶性鉴别。

3. 高分辨率 CT（high resolution CT，HRCT）　是采用短时间（0.5 ~ 1 秒）、薄层（1 ~ 3mm）、小视野（80mm）扫描和高频率（骨）算法重建图像的技术，它提高了 CT 图像的空间分辨率和清晰度。高分辨率 CT 可显示肺部的微小结构，能更清晰地显示肿块的密度、边缘及与肺血管和支气管的关系。

4. 螺旋 CT 和多层螺旋 CT　是通过滑环技术与扫描床匀速连续移动来完成。在扫描过程中，在 X 线管 360°连续旋转的同时床面也连续平直移动，使扫描的轨迹呈螺旋形，故得名螺旋扫描。一次扫描可收集到扫描范围的全部数据，故又称其为容积扫描。

MSCT 与 SCT 不同的是采用多排探测器，一次扫描可获得多层图像，因此它的扫描时间更短（0.5 秒），层厚更薄（0.5mm）和图像重建速度极快，是 CT 技术的又一重要发展。

螺旋 CT 的优点为：①扫描速度快，可做大范围的扫描，患者在一次屏气状态下能完成肺脏的全部扫描；②所获得的是容积数据，因此可做任何层面的重建。对肺内结节病灶，可确保图像通过结节中心，减少容积效应，并能准确地测量 CT 值和观察病变形态；③可进行多期增强扫描以观察病变的强化时相和特征；④螺旋扫描可选用不同的后处理技术获得多种高分辨的重建图像、多平面重建（MPRs）、仿真气管支气管内窥镜（virtral bronchoscopy）和三维 CT 血管重建（CT angiography CTA）等，有助于观察病变形态和与周围结构关系。在螺旋 CT 基础上的实时 CT 透视（real – time fluoroscopy）使 CT 导向经皮针刺活检和引流更准确、方便。

（二）正常胸部 CT 表现

1. 正常纵隔 CT 表现　纵隔位于两肺之间，上自胸廓入口，下至横膈，前方为胸骨，后为胸椎，两侧以壁层胸膜为界。纵隔内有气管、主支气管、食管、心脏、大血管、淋巴结等，各脏器间有脂肪分隔，能清晰分辨，熟悉常用断面的 CT 解剖对肿瘤的诊断十分重要。

（1）胸廓入口层面：该层面可见 3 对血管从前到后依次排列在气管两侧，前外侧为头臂静脉，其后为颈总动脉，最贴近气管，后外侧为锁骨下动脉。

（2）主动脉弓上层面：该层面可见 5 支血管，排列较为规则，自右向左依次为上腔静脉、无名动脉、左颈总动脉、左锁骨下动脉和左头臂静脉。无名动脉位置恒定，多数紧贴气管的正前方。左锁骨下动脉位于气管的左侧或稍靠前。左头臂静脉横行于无名动脉的前方，右行与右头臂静脉汇合成上腔静脉。

（3）主动脉弓层面：主动脉弓直径约为 3～4cm，在气管前呈弓状由右前向左后斜行。其右侧是上腔静脉，左侧为左肺，中部与气管左前壁紧邻，后部右侧是食管。上腔静脉位于气管的前方，呈椭圆形，直径约为升主动脉的1/2。

（4）主动脉窗层面：主动脉变成 2 个分开的血管断面，即升主动脉和降主动脉，两者之间为主动脉窗。升主动脉位于气管的前方，降主动脉位于气管的左后方，食管的左侧，紧邻脊柱。奇静脉紧贴气管右侧壁上行，在气管隆嵴或上 1～2cm 处，向右前方绕过右主支气管从后方汇入上腔静脉。

（5）肺动脉层面：左肺动脉主干位于升主动脉的左侧，前外侧与左肺相邻。右肺动脉主干位于升主动脉和上腔静脉的后方，右主支气管和中间支气管的前面，前后径约（2.0±0.4）cm。左肺动脉较右肺动脉高 1～2cm，在隆突下的1cm处绕过左主支气管入肺门。

（6）心包层面：该部位主要结构包括心脏、降主动脉、奇静脉及半奇静脉。降主动脉在进入膈肌后脚间隙之前，渐靠近中线，其直径及迂曲程度因年龄和体型而异。奇静脉弓大部分位于降主动脉右侧，半奇静脉位于降主动脉的后方。在心脏的 4 个心腔中，左心房位置最高，且位于脊柱和食管的正前方；右心房位于右侧；右心室位于正前方，其左后方为左心室。

（7）胸段食管：食管位于后纵隔，上胸段稍偏左，可超出气管左缘 4～6mm，到气管隆嵴层面才回到正中线，气管分叉以下又逐渐向左偏移，约相当于第 8～9 胸椎水平越过降主动脉前方，下行穿过膈肌食管裂孔，更向左偏，与贲门相接。食管壁通常不超过 3mm，超过 5mm 应视为异常。

（8）纵隔间隙：在心脏、血管、气管、纵隔胸膜和骨骼之间的真性或潜在性腔隙称纵隔间隙。这些间隙均为脂肪组织充填，正常情况下可见数个直径 1cm 以下的淋巴结。纵隔肿瘤或纵隔淋巴结肿大常使这些结构形态和密度发生改变。

（9）纵隔线：胸部片所见的纵隔线 CT 显示得更为清晰。

2. 肺门 CT 解剖　肺门是两侧肺的支气管、肺动脉、肺静脉和神经组织等进出纵隔的地方，影像学上的肺门阴影主要由血管，尤其是肺动脉组成，正常肺门位于第 2～4 前肋，左侧较右侧高 0.5～2.0cm，密度及形态大致相等，但正常肺门的大小、形态差别很大，因此任何肺门的阴影，不能肯定是血管影时都要怀疑为病变，需做进一步检查。

（1）肺门上层面：右上叶支气管上方约 1cm 处，相当于气管隆嵴的层面。

右肺上叶尖段支气管断面位于气管或右主支气管外侧的肺野内，呈中空的环形影，其内前及外后的致密影分别是右肺上叶尖段动脉和右上肺静脉后支。

左肺上叶尖后段支气管呈中空的环形，若切面稍高，可见其分为尖段和后段 2 个环形。左上肺动脉在它的内侧，2 个分支尖段及后段肺动脉分别在支气管的前方和后方稍靠内。左上叶肺静脉后支常位于尖段和后段支气管环形影之间。

（2）上肺门层面：即右主支气管或左肺动脉层面。右上叶支气管呈水平方向由内向外走行。其外侧可见右上叶支气管的 3 个分支，前段向前，后段向后，在前段支气管开口的气管影内的环形密度影，为尖段的开口处。该层面可显示右上肺动脉的前干，位于上叶支气管的前方，前段支气管的内侧，右上叶前段和后段支气管的夹角内的段密影为右上肺静脉的后支，其位置相对较为恒定。

左肺动脉约在气管隆嵴下 1 ~ 2cm 层面，紧贴主动脉弓左缘的近似卵圆形的致密阴影，左肺动脉直径男性为 10 ~ 16mm，女性为 9 ~ 15mm。其下 1 ~ 1.5cm 为右肺动脉层面，它位于右主支气管的前方。左上肺静脉位于尖后段支气管的前面内侧，其外侧是左上叶尖段动脉。

（3）中肺门：即中间支气管或左上叶支气管层面。右侧中间支气管长约 2 ~ 3cm，呈环形阴影。在它的前方偏外是右下肺动脉，前方是右上肺静脉，右下肺动脉前外侧常可见它的数个分支。

左肺可见左主支气管分出左上叶支气管，由内走向前外，约75% 正常人远端前段和尖后段支气管共干，其余的左上叶支气管类似右侧呈三叉状分出尖后段、前段和段支气管。左上叶支气管内侧可见向前外走行的致密影，内侧为左上肺静脉前支，稍靠外的是左上肺动脉前段分支。在左上叶支气管后可见到已绕到其后方的左肺动脉降支，它的内后方是左下肺静脉。

（4）下肺门层面：即右中叶支气管层面与左下叶支气管层面。右肺门在该层面可见由中间支气管发出的走向前外侧的右中叶支气管，在该层面或稍偏下可见走向外后的右下叶背段支气管与中叶支气管呈一夹角，其间的三角形软组织影称中叶嵴，内含右下肺动脉，它分别向前外和后外发出中叶动脉和右下叶背段动脉。在中叶动脉和纵隔缘间部分人可显示右中叶静脉。

该层面约 50% 的人可显示左下叶背段支气管，部分人可与右下叶背段显示于同一层面，背段支气管走向后方，外侧缘有肺动脉分支，内缘紧贴于左下肺静脉，左下叶支气管外缘可见卵圆形或双分叶形的左肺动脉降支，带状的中肺静脉在肺门前外侧横行越过肺门前方进入左心房。

（5）肺门下层面：右下叶基底段支气管层面。该层面往往可见 1 ~ 3 支基底段支气管分支，能显示全部 4 支者罕见。可根据其位置关系大致判定，各基底段肺动脉与相应支气管之间的关系不恒定，常呈树枝状或圆形断面影。该层面还见右下肺静脉在支气管后面向内前汇入左心房与其相对应左侧可见形态、走行与左下肺静脉类似。该层面两侧基本相似。

3. 肺叶、肺段和胸膜 CT 解剖　胸部 CT 可以根据肺裂（叶间裂）的位置判断肺叶，斜裂和水平裂分别把右肺分成上、中、下三叶和左肺上、下两叶。肺段间没有胸膜分隔。肺裂由 2 层脏层胸膜组成，CT 表现为高密度的"细线影"，其周围为约 2 ~ 3cm 宽的低密度"少血管区"，约90% 的人可显示。斜裂上部由内前走向外后，下部由内后走向外前；水平裂表现为在右中间支气管层面较宽的"少血管区"，呈近似三角形或卵圆形，大部分人在 1 ~ 2 个邻近层面上可见。

奇静脉叶是较常见的副叶，发生率约 1%，系胚胎血管发育过程中，奇静脉未移向正中，从胸壁下降把肺尖压向下方并进入右上肺内，奇静脉压迫胸膜形成一条向下肺裂，称奇裂，其末端含奇静脉，被分隔的肺称奇叶。在 CT 上奇静脉表现为椭圆形致密影。其他少见肺裂有：分隔下叶内基底段的下副裂，两侧均可见，以右侧稍多；分隔下叶背段的后副裂及相当于右水平叶间裂的左中副裂等。

在常规 CT 片上，支气管内充盈气体，呈低密度的"含气影"，与 CT 扫描平面平行时呈管状影，与扫描平面垂直或成一定角度时，表现为圆形或椭圆形阴影，亚段以下的支气管不易显示，如周围肺组织有实变则很小的支气管也都可能显示。肺血管表现为线状高密度阴影，自肺门向外周延伸，逐渐变细，血管断面表现为边缘规则、密度均匀的小结节影，在肺周边的 1～2cm 范围内见不到肺血管。一般来讲，肺动脉与同名的支气管伴行，多位于支气管的前、外或上方，从纵隔走向肺外围逐渐变细。肺段静脉主干位于同名支气管的后内或下方，以后走行于肺叶间隔之间，分支较少，变异多，最后汇合成上、下肺静脉汇入左心房。肺血管的管径在呼气末和吸气末不同，仰卧位时，其后底部因血流的坠积，血管粗呈星网状，肺后部密度较前部高，吸气时血管变细、密度差缩小，这些改变有助于肺血管与肺内结的鉴别。

胸膜分脏层胸膜和壁层胸膜，覆盖在肺和纵隔的表面，纵隔胸膜向后包绕降主动脉、脊柱、气管、主支气管、食管、左心房和肺静脉。奇静脉弓上方的右后纵隔胸膜返折在气管后形成的隐窝称气管后隐窝。奇静脉弓下方向右后纵隔胸膜返折称食管奇静脉窝，突入其内的肺组织叫肺嵴，属右下叶背段。

在肺底部膈面可见下肺韧带。它是由肺门以下壁层和脏层胸膜合并构成的，沿肺的纵隔面向下止于横膈，在横断面上形态不一，可呈三角形或线状影。内侧端在食管附近，外侧止于膈顶，下肺韧带其下端也可游离。有积液时可增厚。

三、胸部 MRI 检查

磁共振成像（magnetic resonance imaging，MRI）是利用原子核在磁场内所产生的信号经重建成像的一种影像技术。人体不同的器官、正常组织与病理组织之间的信号都有一定的差别，这种差别所形成不同的灰度产生磁共振图像。与 CT 不同的是，MRI 的信号强度反映组织间弛豫时间的差别，不是组织的密度。一般而言，组织信号强，图像相应部分就亮，组织信号弱，图像相应部分就暗，这样就构成了组织器官之间、正常组织和病理组织之间图像明暗的对比。影响组织信号强度的因素包括组织的 T_1、T_2 弛豫时间，质子密度和所选择的脉冲序列。

MRI 在胸部检查的优点是患者不接受 X 射线；能从横断位、冠状位及矢状位等多个位置进行观察，获得任意解剖层面的图像；可以用不同序列和参数（TR、TE 时间等）增进了对胸部某些疾病检出率及鉴别能力；MRI 又可利用血液的流空效应显示心脏、大血管，区别肺门区肿瘤、淋巴结及血管。由于影响 MR 图像的因素较多，成像方法较为复杂，MR 的空间分辨率低，正常肺脏与病变的信号对比度较差，对钙化灶不敏感，心脏搏动及大血管的血流产生噪音影响肺部疾病显示的清晰度。因此，MRI 在胸部疾病诊断方面不如神经系统应用广泛，目前 MRI 主要用在纵隔和心脏大血管方面，肺部病变主要用于肺癌的分期，肺内肿块的诊断和鉴别诊断，区别肿块与肺不张等，可作为 CT 的辅助检查手段。胸部影像检查的主要检查方法仍是 CT 和胸部 X 线平片。

（一）检查方法

1. 脉冲序列　基本上采用 SE 脉冲序列，一般至少在一个扫描平面上做 T_1、T_2 加权与质子密度图像。T_1 加权像（T_1W）即短 TR、短 TE 图像，TR（重复时间）= 300～500ms，TE（回波时间）= 20～50ms。T_2 加权像（T_2W）即长 TR、长 TE 图像 TR = 1 600～2 000ms，TE = 60～100ms。质子密度图像即长 TR，短 TE 图像，TR = 1 600～2 000ms，TE = 15～50ms.

2. 扫描平面　常规先做横断位扫描，然后根据病变需要做冠状、矢状或斜位扫描。横断位是观察胸内结构的最好的切面，特别适于观察气管旁间隙、前纵隔和肺门。冠状位有助于胸腔入口、肺尖、肺底和主肺动脉窗的观察，以及上腔静脉、气管、主支气管、锁骨下动脉、奇静脉和肺静脉的显示。矢状位对肺尖、胸腔入口与肺底的显示颇有裨益。扫描层厚一般为10mm，间隔0~10mm，对小病灶可减薄扫描至3~5mm。矩阵：为256×256或256×128，前者图像分辨率较高，但扫描时间较长。

3. 门控技术　检查肺部与纵隔病变可不用心电门控与呼吸门控。为了提高图像质量可应用心电或呼吸门控技术。应用心电门控可减少心搏引起的伪影，但相对延长了扫描时间，不可避免地产生呼吸运动伪影。呼吸门控一般只在呼气时进行扫描，需要患者保持平稳的呼吸。

（二）正常胸部的 MRI 信号

1. 胸部的 MRI 信号　在胸部的 MR 图像上，肺、脂肪、肌肉、骨骼等组织有各自的信号强度，表现为不同的亮度。在 T_1W 图像上，以脂肪的信号最强，最亮呈白色，肌肉信号强度较低呈灰色，肺与骨皮质由于质子密度低信号最弱，为黑色。T_2W 图像上，水的信号最强，最亮呈白色，其次为脂肪呈白灰色，肌肉呈偏低信号，肺与骨皮质仍为低信号呈黑色。由于胸壁及纵隔内有较多的脂肪，在脂肪的衬托下能清晰地显示胸壁的结构和纵隔内脏器的形态。

2. 流空效应　在血管内流动液体不产生 MR 信号称流空效应，是 MRI 的特点。因此，无论是在 T_1W 或 T_2W 图像上，血管和心腔内流通的血液均为无信号的暗区呈黑色。

3. 肺内病变和肿瘤的组织　肺组织内充满气体为低信号，肺内的病变或肿瘤多为中等信号。

4. 其他

（1）T_1 为低信号，T_2 为高信号时，为水分多的病变，例如胸水及囊肿。

（2）T_1 及 T_2 均为低信号时，主要为空气、血液、纤维化及骨皮质。

（3）T_1 为高信号而 T_2 呈中~高信号，为脂肪。

（4）T_1 及 T_2 均为高信号，为出血及含蛋白多的液体。

（三）正常胸部的 MRI 表现

1. 纵隔

（1）气管与主支气管：气管和主支气管腔内充满空气呈低信号或无信号。管腔的周围被高信号的脂肪所勾画，管壁呈中等信号，但通常看不见，只有在与纵隔胸膜和肺相接触的无脂肪衬托的区域才能见到，如气管的右侧壁、气管的右后外侧部和右侧主支气管。胸段气管的轴线成后倾斜的方向，取与气管的轴线平行的斜冠状位能完整地显示气管、左右主支气管及中间段支气管。

（2）大血管：血管腔内流动的血液通常为低信号，与纵隔内高信号的脂肪形成明显对比。血管壁的信号介于脂肪和血管腔之间，呈中等强度，但只有在与胸膜面、肺接触的无脂肪衬托的部位才能见到。在 MR 图像上，大血管能清晰显示，血管的管径越细见到的概率越小，文献报告能看到3mm直径的血管。

（3）食管：食管壁的厚度约为3mm，在 T_1 加权像上，食管呈中等信号强度，与骨骼肌信号相近。食管的上1/3段、下段及食管胃吻合部通常能良好地显示，食管中段因与左房紧贴呈扁平状难以显示。

（4）淋巴结：纵隔内淋巴结在脂肪组织的衬托下可以见到，正常淋巴结的横径应小于10mm，呈均质圆形或卵圆形结构，信号强度低于脂肪。

（5）胸腺：胸腺位于前上纵隔，横断位上呈三角形或圆形，矢状位呈椭圆形。在T_1加权图像上，胸腺的信号低于脂肪。随着年龄增长，胸腺的信号与脂肪相似。

（6）心包：心包位于心外脂肪和心包外脂肪层之间，呈低信号强度的线状影。

2. 肺门　在MRI图像上，肺门的肺血管和支气管均为管状的无信号的结构，表现相似，只能凭借它们的解剖学关系加以鉴别；在横断位上，采用心电门控技术能较清晰显示和识别。通常肺叶动脉、静脉和支气管几乎都能清晰见到，而肺段动脉、静脉和支气管的显示就不令人满意。在肺门的血管与支气管之间有软组织影充填，它们是由融合在一起的脂肪、结缔组织和淋巴结所组成，呈高信号，范围通常较小，直径约3～5mm。有3个部位较大，分别是：①右叶间动脉走出肺门后的上外侧部和下肺动脉的外侧部（约3～15mm）；②右中叶支气管的前外侧（约3～10mm）；③左上叶支气管和后降支气管节段肺动脉之间（约3～10mm）。

3. 肺实质　肺泡内充满气体，质子密度很低，肺实质的信号非常弱，仅能在肺门周围看到少数分支状影像。而在肺的背部和胸膜下区，信号强度稍高，是由于靠近检查床的肺组织活动度较弱，肺实质充气不佳，或因水压作用，肺背部区域的血流灌注较多。

4. 胸膜　胸膜是肺实质与纵隔、胸壁以及横隔界面。MRI空间分辨率低，正常胸膜不易显示，也不能显示叶间裂。

5. 胸壁　胸壁肌肉在T_1加权图像上呈现中等强度信号。因脂肪的衬托下显示清晰，肋骨、胸骨和脊椎因骨髓内含脂肪呈高信号，骨皮质为低信号。

四、胸部超声检查

（一）胸水定位穿刺

由于超声显示积液特别敏感，而且能够确定其深度和范围，有助于包裹性积液的诊断和鉴别诊断，因而在临床上广泛用于胸膜腔积液的定位，超声引导穿刺成功率达95%～100%。

1. 超声引导下胸腔穿刺抽液主要适应证

（1）可疑胸腔积液：对于积液量很少或穿刺失败的复杂病例，利用穿刺探头在超声引导下进行穿刺，可显示针尖进入积液病变的全过程，避免了盲目穿刺可能招致不必要的痛苦或其他脏器损伤，因而具有无放射性、可床旁进行等优点，可以帮助确定积液性质或明确病因诊断。

（2）大量胸腔积液

1）结核性胸膜炎，需积极抽液治疗以避免发生胸膜增厚。

2）癌性胸水，需要多量抽液以暂时缓解症状。

3）其他原因如肝硬化、心力衰竭、肾炎，偶因大量胸腔积液引起严重呼吸困难而需要一时性缓解症状者。

4）血胸、脓胸、液气胸，在穿刺确诊后，宜尽快抽尽积液或气体，使肺早日复张。

上述大量胸腔积液、血胸、脓胸、液气胸等，不仅需要通过穿刺以明确诊断，更主要是抽出足够的量以达到治疗目的。后者通过置管引流或采用经改进的安全针管方法更为适宜。

2. 超声引导下胸腔穿刺抽液禁忌证　临床根据 X 线摄影拟诊为胸腔积液而超声未能证实或仅发现肋膈隐窝极少量积液者，抽液常很困难且易误伤胸腹部脏器，故可视为相对禁忌证。

（1）大叶性肺炎（下叶肺实变）或合并极少量积液（反应性胸膜炎）。

（2）胸膜增厚占优势的包裹性积液，积液已基本吸收。

（3）巨大的胸膜间皮细胞瘤合并少量积液。

（4）叶间胸膜炎伴有叶间积液，经体表超声检查定位有困难者。

3. 仪器和针具　二维超声仪器均可以用于胸部导向穿刺。有时为了区别血管，安全操作可以选用具有彩色多普勒血流显像功能的超声诊断仪。对胸壁或表浅肺组织穿刺，以高分辨力线阵或凸阵探头为首选，频率 5~13MHz 为宜。对胸腔深部肺组织活检，以扇扫或凸阵探头为首选，频率通常为 5~13MHz。

胸腔积液穿刺选用针具主要有普通穿刺针、导管针、多孔穿刺针等，如需置管引流可选用套管针、猪尾巴引流管、球囊导管等。

针具和导管选择取决于穿刺或引流的目的、病变部位、深度以及积液的特点。当穿刺出于引流目的时，在允许的情况下，尽量使用粗引流管。若做长时间置管引流，应选用猪尾巴引流管或带球囊引流管。抽吸过程中容易脱出或需要反复冲洗的情况下，应使用塑料套管针。

4. 术前准备　最好参照 X 线及 CT 结果，综合各影像学检查选择最佳的穿刺途径和穿刺方法。

5. 超声引导胸腔穿刺的操作方法　超声引导介入性操作主要有 3 种方法：间接引导穿刺、徒手穿刺及使用穿刺引导装置穿刺。

对于大量积液的抽吸或引流通常使用间接法。在实施穿刺或引流前首先用超声选择穿刺点、角度及深度，并在体表做穿刺点标记。穿刺部位常规消毒铺巾，然后进行抽吸或引流。在准备好消毒区后，可将探头放入无菌橡胶手套内，使用无菌耦合剂或溶液作为接触剂，通过超声再次确认穿刺点。使用间接法应该尽量减少移开探头与插入穿刺针的间隔时间，以减少因患者体位变化所致的针道改变。

如积液量少则通常使用导向装置引导法。选用何种导向装置要根据自己拥有的超声设备条件和疾病的具体情况而定。原则是既能清楚显示靶目标，又能选择距离近而安全的穿刺路径。对于声窗小而位置深的病变，选择小曲率半径探头和穿刺适配器为宜。使用导向装置穿刺时，事先必须用普通探头预选穿刺路径和靶目标，必要时进行体表标记。为了保证导向的准确性，一定要经常校准超声导向装置（包括穿刺探头或穿刺适配器），以保证穿刺针具始终在声束平面内，并位于声束宽度的中央。为此，可以在消毒之前用水槽进行穿刺校验。

6. 操作技术及注意事项

（1）胸腔积液穿刺一般选坐位，某些包裹性积液位于肩胛间区，腋下区并可被肩胛骨遮挡，宜让患者举起上肢采取抱头姿势。位于前胸部的包裹性积液，宜采取半卧位。

（2）进针时紧靠肋骨上缘以避免损伤肋间血管。

（3）穿刺过程中应防止空气进入胸膜腔。采用改良的筒形多孔针者，穿刺进入胸膜腔后需拔出针芯，连上针头和软管。操作者必须动作敏捷，防止进气。

（4）初次胸腔抽液量不宜过多，视患者的具体情况而定，一般不超过 500~1 000ml。

留置导管的患者采用半卧位比较安全、舒适，可抽至 800ml 后休息 5～10 分钟，在无不良反应的情况下继续抽吸 800ml，如此重复直至肺部复张或抽不出为止。在休息期间鼓励患者进饮料，允许患者适当变动体位。

（5）抽液过程中一旦发现穿刺针随呼吸上下摆动，说明针尖可能触及隔胸膜或肺表面，宜适当退针，避免穿刺过深伤及肝脾。采用筒式多孔针者比较安全。

（6）患者如有苍白、冷汗、头晕不安、脉弱等"胸膜反应"表现，应立即拔针，让其卧床休息，必要时注射 0.1% 肾上腺素 0.3～0.5ml。留置导管者一旦完成置管，患者宜采取平卧位，可预防晕厥发生。液气胸者可在抽液后另采取特殊卧位姿势，使引流管位置相当于胸腔的最高位，以抽取胸内积气。

（7）穿刺过程中患者若出现阵咳应立即拔针，警惕其发生气胸。留置导管者则无气胸的顾虑，咳嗽和深呼吸运动反而有助于引流。

（8）局部麻醉应当充分。若操作时间长，麻醉作用已过而引起疼痛，宜补充注射局部麻醉药物。

（9）抽取大量液体时，可利用三通阀以简化操作。对于脓胸患者必要时可采用 10～14F 导管，以保证引流通畅。

（10）当脓胸闭式胸腔引流及抗生素治疗效果不满意导致纤维蛋白沉积形成分隔时，可向胸膜腔内注入链激酶或尿激酶，通常会有一定效果。

（二）食管疾病超声诊断

食管疾病为临床常见疾病，X 线上消化道钡餐检查及普通胃镜检查为临床最常用的方法，近年来，超声技术的发展并介入内镜检查，为消化道提供了又一重要的检查手段。内镜超声在食管疾病的应用主要有三个方面：诊断黏膜下肿物与壁外压迫性病变，观察食管癌浸润深度以及观察食管静脉曲张。

1. 腹段食管疾病超声　食管的远端大约 3cm 长的部分位于横膈下方腹腔内，位于肝脏左叶后方、尾状叶的左侧以及主动脉的前方，通常表现为管状或环形低回声结构，其中低回声部分代表食管管壁的肌层，而内部高回声区代表浆膜层部分。通常食管管腔只有在喝水或患者患有胃食管反流的情况下才可以观察到，而胃食管连接处在绝大部分患者中均可以观察到，超声上表现为"假肾征"。正常成人的腹段食管长度大约 30～48mm，平均食管壁厚度约 3.8mm。超声不是常规食管疾病的检查方法，但在上腹部超声检查时应注意观察腹段食管，尤其是在肝病患者可能合并有食管静脉曲张的情况下。

贲门失弛缓症表现为食管下段括约肌不能完全放松，张力增加，食管蠕动能力进行性减弱。超声可以显示食管下段扩张积液，并且在胃食管连接处逐渐变细。饮水后水在胃食管前庭存留，体壁对称性增厚，饮水后贲门口延迟或间歇开放疾病的，高分辨力内镜超声可观察食管下段括约肌各层变化，括约肌的增厚程度和疾病的严重程度相关。同时内镜超声有助于判断贲门失弛缓症的病因。

裂孔疝为胃通过食管裂孔疝入胸腔，其中绝大多数患者为"滑入"疝，也就是说胃食管连接处位于胸腔内，此疾病随着年龄增加发病率增高，和反流性食管炎、十二指肠溃疡、憩室炎、胆石症有关。仅有很少部分裂孔疝胃被挤入胸腔而胃食管连接仍在腹腔内，另外有的裂孔疝不可复，胃完全位于胸腔内。超声可以清楚观察胃食管连接处，胃食管连接处在横膈裂孔水平直径大约 7～10mm，如果连接处观察不到或者在横膈裂孔水平肠管直径 16～

21mm，则上述各征象阳性预测值可达 100%，肠管直径阴性预测值为 90%，未见到胃食管连接的阴性预测值大约在 94.7%。

胃食管反流是相对常见的疾病，尤其在新生儿当中，在此年龄阶段通常认为是生理性原因。超声可以准确诊断胃食管反流，敏感性可达 95%，但反流为间歇发生的现象，通常要求花费较长的时间进行观察，并且检查时要求将患者摆放到特殊体位观察反流，因此通过超声诊断此病并不常用。

2. 内镜超声诊断食管胃黏膜下隆起病变　正常消化道管壁在 EUS 的扫描图像中清晰的分为 5 层，由内向外依次为高、低、高、低、高 5 个回声层，依次相当于黏膜界面、黏膜层、黏膜下层、固有肌层及浆膜层或外膜层。根据病变出现于消化管壁的位置，可以判断病变属壁内病变或壁外压迫性病变，如属壁内病变，根据其位置及回声性质，可以帮助诊断病变来源于哪一层以及其物理性质。根据病变回声是否均匀、是否其中有暗区等，可以分析病变属于良性或恶性或含液性等，良性病变一般回声均匀，如果回声明显不均匀，应考虑恶性可能。含液性病变通常表现为无回声区。外压性病变消化管壁 5 层结构完整，可显示壁外的肿物或器官压迫消化管壁。

3. 内镜超声观察食管癌浸润深度　通过非创伤性的方法将超声探头插入人体食管腔内，获得食管壁各层次结构和周邻重要脏器的声像图。正常食管壁显示为 5 层结构。食管癌在超声影像上表现为不均匀低回声区，其 T 分期标准为：T_1：肿瘤局限于第 1、2 层；T_2：肿瘤致第 3 层光带中断；T_3：肿瘤侵犯第 4 层，但第 5 层光带连续；T_4：第 5 层光带中断，或肿瘤侵及周围组织。食管邻近纵隔淋巴结转移时，可见管壁外圆形或椭圆形的低回声影像，部分成堆出现。胸主动脉受累时，可见低回声癌肿组织穿破外膜与动脉壁相连，环形、光滑的动脉壁回声图像变为局限性缺陷或不规则。通过观察淋巴结的形态及内部结构鉴别其良恶性。食管上段癌局部淋巴结的判断标准：①良性淋巴结：多为长圆形、长短轴径比 > 2，淋巴结门多为宽阔型；②恶性淋巴结：多为圆形、长短轴径比 < 2，淋巴结门偏心或消失。超声内镜由于内镜前端装上超声探头后直径增粗（13mm 以上），且前视镜变成侧视镜，造成插入和观察困难，国外报道食管癌患者因食管狭窄不能过镜者达 38%，从而使其临床应用受到限制。微型超声探头直径只有 2.6mm，通过内镜活检孔插入，不影响内镜观察，而且食管癌出现的食管狭窄段几乎都能通过并贴近病灶进行扫描，使用方便且安全。

4. 内镜超声观察食管静脉曲张　在食管的第 2、3 层中可见低回声的静脉管腔，呈椭圆形或长形。第 1、2 层之间有时也可见到低回声小圆形。胃贲门门静脉曲张在贲门部断面图像上有同样表现。硬化治疗后，静脉腔的低回声区可变为高回声区。

（三）上腔静脉系统超声

上腔静脉的主要属支包括无名静脉、颈内静脉、锁骨下静脉、上肢静脉，及其颈部和上胸部浅表静脉，超声在上腔静脉回流障碍疾病及上腔静脉综合征的诊断中有一定的应用价值。

1. 上腔静脉综合征临床特点　上腔静脉位于上纵隔右前方，周围为右主支气管、动脉、胸腺及淋巴结所包绕。因其管壁薄、压力低，故易受外来压迫造成阻塞。上腔静脉汇集头、颈、上肢、胸部的血液，回流至右心房，发生阻塞时可导致上述区域静脉回流障碍、压力升高，从而引起相应症状和体征。上腔静脉综合征主要病因为胸部肿瘤侵蚀及压迫上腔静脉或无名静脉，其中以右上肺支气管癌，纵隔内恶性肿瘤，纵隔内转移性癌最为常见。上腔静脉和左、右无名静脉梗阻后回流受阻、静脉压升高及血流动力学改变，可引发血栓。

上腔静脉综合征是因上腔静脉阻塞引起的一组症状，具有典型的临床表现：胸、颈、面部静脉扩张，颜面浮肿，甚至躯干和上肢浮肿，呼吸急促。根据临床特征，本征一般容易诊断。胸部摄片上可发现上纵隔肿块，CT对比增强扫描是常用的诊断方法。上肢肿胀是上肢深静脉梗阻、回流障碍的典型症状，可仅由上肢静脉病变引起，如静脉内血栓，但更常见于上腔静脉综合征。症状程度取决于病因、血管阻塞进展快慢、梗阻完全与否，侧支循环建立的速度和充分与否。早期症状可有脸颈部轻度水肿，眼球胀感和易流泪。进展期由于静脉回流梗阻，浅表静脉充盈，发绀，面颈、肩、上肢水肿加重，如梗阻进展快，则出现头痛、眩晕、嗜睡等神经系统症状，脑水肿可使颅内压增高，视乳头水肿可使视力下降。气管、支气管和喉头水肿可致呼吸困难。口腔、鼻腔黏膜瘀血、静脉曲张破裂可致大出血。恶性肿瘤压迫喉返神经可致声嘶；侵及交感神经节可产生 Horner 综合征：瞳孔缩小、眼睑下垂及眼球内陷。良性病因所致者，上腔静脉阻滞血流缓慢，可因侧支循环逐渐形成，使症状缓解。

2. 检查方法　患者取仰卧位，充分暴露头颈部、肩部、上胸部和患肢，使用不同频率的凸阵及线阵探头检查上腔静脉的各个属支，如无名静脉、颈内静脉、锁骨下静脉、上肢静脉，及其颈部和上胸部浅表静脉，利用有限的透声窗尽可能观察无名静脉及上腔静脉区域，寻找实质性肿块，观察静脉的管径、走行，管腔内部是否存在血栓，如有血栓记录其具体位置，观察有无侧支循环开放征象并对侧支血流进行频谱测量。

上腔静脉综合征的病因诊断非常重要，有助于制定合理的治疗计划。据报道，97%的上腔静脉综合征患者病因是恶性肿瘤，其中肺癌占75%，恶性淋巴瘤占15%，转移性癌占7%。在超声引导下经皮行肿块或淋巴结针吸活检具有非常重要的临床意义。

3. 上腔静脉综合征的声像图特点

（1）肿瘤直接表现：如肿瘤位置表浅或体积较大时，可于无名静脉或上腔静脉内径增宽处探及实质性肿块回声，通常表现为低回声或中低回声。

（2）上腔静脉属支扩张表现：无名静脉，颈内、外静脉，锁骨下静脉内径增宽。

（3）血栓形成各阶段表现：①血栓形成前期血流瘀滞，管腔内可见密集点状"烟雾状"回声流动；②血栓形成早期静脉管腔增粗，血栓多呈低回声，用彩色多普勒血流可帮助诊断但需谨慎；③血栓形成不完全时，可见血栓呈丘状沉积于内膜，管腔内可见血流信号存在；④血栓完全形成阻塞管腔时，管腔内充满实性低回声或中低回声。

（4）侧支循环开放征象：侧支以上胸壁和颈部浅表静脉较易探测，胸廓内静脉便是其中之一，其正常血流频谱为三相波型，上腔静脉综合征患者的胸廓内静脉血流频谱特点为：血流反向，变平，失去正常三相波型，颈内静脉呈间歇性低速血流；在狭窄部位放置内支架后如保持通畅，则胸廓内静脉又转为正向血流，并恢复正常三相波型，同时颈内静脉流速增加。

（5）医源性血栓导致上腔静脉综合征表现：起搏器安装患者其导管置留于锁骨下静脉，超声可见管腔内条索状高回声，延伸至无名静脉，血栓形成时常常先附着于导管，再向静脉腔周边扩展，吸收时则由周边向静脉中心之导管发展，血栓形成不完全时，彩色多普勒超声可观察到管腔周边通过的血流信号。

4. 小结　超声声像图结合彩色及频谱多普勒能对上腔静脉及其属支的梗阻程度、血流瘀滞情况、管腔内有血栓、侧支循环开放情况、病程的演进和疗效进行评价，可为疾病的诊断提供很多有价值的信息。超声引导下经皮行肿块或淋巴结针吸活检可以明确肿块性质，有助于制定合理的治疗计划。

（柯宏刚）

第二节　支气管镜检查

一、支气管镜的发展简史

1898 年，被人们称之为支气管镜之父的德国医师 Gustav Killian 首次使用 Kirstein 喉镜近距离观察远端气管和主支气管，并未发生出血及其他并发症。同年，Killian 会诊了一位 63 岁的农民，由于误食猪骨后出现严重的咳嗽、呼吸困难，并有出血的症状，经用 Kirstein 喉镜检查后确定为一约 3.5cm 长的硬物误入右主支气管内，随后 Killian 用 Mikulicz - Rosen - heim 食管镜成功将此异物取出。从此开始了支气管镜检查的新时代。

1904 年美国医师 Chevalier Jackson 改良并设计了带吸引管及前端照明的支气管镜，使其应用得到了更大的发展，不仅可以取异物，还可用来诊断和治疗其他支气管和肺部疾病，并由此奠定了以后各型硬质支气管镜的基础。但硬质支气管镜检查范围仅限于主支气管或位于中下叶及其各段和亚段支气管的范围内，对两肺上叶的段及亚段支气管检查则十分困难，而且检查时患者较为痛苦，常有患者难以配合而拒绝检查。

20 世纪 70 年代初随着光学工业的发展，导光玻璃纤维的出现彻底改变了支气管镜的照明系统。1966 年日本医师 Shigeto Ikeda 试制成功了可曲性支气管镜（flexible bronchofiber-scope），简称纤支镜。与硬质支气管镜比较，纤支镜可视范围大，能进入成人的任何一段支气管，看到段支气管及部分亚段支气管；纤支镜可在患者自然仰卧位或坐位时检查，可通过能弯曲的气管导管从口腔插入，也可直接通过鼻腔插入支气管镜，显著减轻了患者的痛苦。但由于导光玻璃纤维易发生断裂，在多次使用后，目镜上的黑点会不断增多而影响图像的质量。

1987 年日本国立癌症中心和 Pentax 公司联合开发了电子支气管镜，用 CCD（charge coupled device）代替导光玻璃纤维传输图像。即在支气管镜的前端安装非常小的 CCD，通过 CCD 捕捉图像并将图像以电信号的形式传至计算机再还原为光学图像，在监视器上即可看到清晰的内镜图像。此技术的应用使支气管镜外径进一步缩小，可视范围加大，图像更加清晰，操作更为方便。目前已逐步代替了纤维支气管镜。

二、支气管镜检查的应用解剖

（一）气管、隆突

气管为一马蹄形的圆筒状腔道，在成人长约 10 ~ 12cm，横径约 1.8 ~ 2.5cm。由 14 ~ 16 个马蹄形的气管软骨（气管后壁无软骨）、平滑肌纤维和结缔组织所构成，内面覆以黏膜。上端与喉相连，向下至胸骨角平面分为左右支气管。左右主支气管分叉处称为气管叉，在气管叉内面，有一向上凸出的半月状嵴即隆突。隆突通常较锐利，当肿瘤转移至其下的淋巴结时，锐利的隆突将会增宽。

（二）支气管

1. 右主支气管　从隆突至右上叶管口下缘的支气管称为右主支气管，长约 2~3cm，与气管成 25°~30°角，经右肺门入右肺，分为上叶支气管和中间支气管。中间支气管长约 1.5cm，又分为中叶和下叶支气管。

（1）上叶支气管：起自右主支气管的后外侧壁，与右主支气管约成 90°角，其开口的上缘一般低于隆突约 0.5~1.0cm。上叶支气管距开口约 1.0~1.2cm 处又分为 3 个段支气管，即尖、后、前段支气管。

（2）中叶支气管：在上叶管口下方约 1.5cm 处开口于中间支气管前壁。距中叶开口约 1.0~1.5cm 处又分出 2 个段支气管，即内段和外段支气管。

（3）下叶支气管：即中间支气管的延长部分，开口于中叶支气管后下方。在下叶支气管后壁与中叶支气管开口的对侧或稍低约 0.5cm 处可见下叶背段支气管开口。在背段支气管开口下方约 1.5cm 处下叶支气管内壁可见有内基底段支气管的开口。由内基底段支气管再往下约 0.5cm 处，下叶支气管又分为 3 个基底段，即前、外、后基底段支气管。前基底段支气管的开口在下叶支气管的前外侧壁，其下约 1cm 有外和后基底段支气管的开口。

2. 左主支气管　从隆突到左上叶支气管口的下缘称为左主支气管，长约 5cm，与气管成 40°~50°角，经左肺门入左肺。

（1）支气管：起自左主支气管的前外侧壁。距上叶开口约 1.0~1.5cm 处分为左上叶固有支气管和舌段支气管。左上叶固有支气管继续呈弧形弯曲向上，不到 1.0cm 即分出前、尖、后段支气管。左肺舌段相当于右肺中叶，又分为上舌支和下舌支。

（2）下叶支气管：其开口与上叶支气管开口处于同一平面，也可视为左主支气管的延长部分。距下叶支气管开口不到 1.0cm 处后壁即见下叶背段开口，再向下约 1.0~2.0cm 又分为前内基底段和外后基底段支气管。

叶和段支气管开口有各种变异，以上叶变异常见。常可见到上叶尖后段同一开口，也可见到右上叶开口位于隆突上方的情况。

三、支气管镜检查的适应证、禁忌证及并发症

（一）支气管镜检查的适应证

随着支气管镜的不断发展、麻醉方法的改进以及插入水平的提高，支气管镜检查的适应证正在逐步扩大，而禁忌证则越来越少。

（1）用于诊断与气管、支气管、肺有关的疾病：一切可疑为气管、支气管、肺的病变而诊断不明者均是支气管镜检查的适应证。检查的同时可以取活检组织进行病理学检查，涂片或灌洗液的细胞学检查，分泌物的细菌学检查等。

（2）用于治疗与气管、支气管、肺有关的疾病：如气管支气管异物的钳取；清除呼吸道的分泌物；瘤内注射；激光、微波等的消融治疗；激光光动力治疗等。

（3）作为术前检查协助确定手术方式：为了明确病变的范围及上限，以便决定手术方式。（如肺叶切除、全肺切除、袖状切除等）。

（4）判断放、化疗的治疗效果以辅助决定治疗方案：在肺癌的放射治疗和化学治疗中，以往多根据其影像学征象来判断肿瘤对放射治疗或化学治疗的敏感性。而对于较早期的中心

型肺癌，其影像学改变不明显，因而在放疗或化疗前和治疗中，支气管镜检查不但可以观察病灶情况判断疗效，还可以发现某些对放疗或化疗不敏感的肿瘤，从而根据患者情况重新确定治疗方案。

（5）治疗后的随访检查：对于肺癌手术、放疗或化疗后的患者随访支气管镜检查可以早期发现复发的肿瘤，确定复发病灶并为进一步治疗提供依据。

（6）代替胸腔镜检查胸膜疾病。

（二）支气管镜检查的禁忌证

除非是气道梗阻，支气管镜不能通过，支气管镜检查没有绝对禁忌证。但以下情况应视为相对禁忌证。

（1）肺功能严重障碍者：应尽可能在肺功能适当纠正后或在心电监护及充分给氧的情况下进行检查。

（2）一般情况太差、恶液质或终末期的肿瘤患者。

（3）疑有主动脉弓瘤者。

（4）严重的肺部感染及高热患者最好在感染控制后进行检查。

（三）支气管镜检查的并发症

支气管镜检查属于侵入性检查，并发症在所难免。目前广泛使用的电子支气管镜较之硬质支气管镜检查的并发症显著减少。据国外的统计报道，需处理的并发症发生率约为 0.2%～0.3%，死亡率约为 0.01%。常见的并发症有以下几种。

（1）麻醉药物过敏：目前局麻多用 1% 地卡因或 2% 利多卡因喷雾吸入或滴入表面黏膜麻醉。国内外均有因药物过敏而发生死亡的报道。麻醉药物过敏的主要表现为胸闷、面色苍白、脉快而弱、全身麻木，重者出现呼吸困难、四肢抽搐及昏迷等。一旦发生过敏反应，应立即给以吸氧、保持呼吸道通畅及其他抗过敏药物治疗。

（2）出血：为最常见的并发症。原因是支气管镜经鼻插入时损伤鼻黏膜或活检、刷检后的出血，一般出血量少，无需特殊处理。但也有极个别可发生危及生命的大出血。鼻黏膜损伤所致的较大量的出血，应立即塞入鼻咽塞压迫止血；而活检、刷检后的出血应立即在镜下喷洒止血药物如立止血、麻黄素等止血，并可静脉使用全身止血药。需特别指出的是，一旦在镜下发现有大量的出血，不可立即拨出支气管镜，而应尽量用支气管镜吸出血液及喷洒止血药物，直至无活动性出血为止。

（3）低氧血症、呼吸困难：较常发生，在支气管镜检查过程中，动脉血氧分压常可降低 10～20mmHg，一般不影响检查。对于原有肺功能严重障碍或有气道阻塞的患者应在吸氧和心电监护下进行。近年较多开展的无痛支气管镜检查更常见到一过性的低氧血症。

（4）喉头水肿、支气管痉挛：多因咽喉部尤其是声门麻醉不充分而强行插镜引起。一旦发生就应立即给以解痉药物和吸氧，必要时行气管切开。

（5）发热：有极少数患者在支气管镜检查后出现发热，以高龄或原有阻塞性肺部疾病的患者为多。原因可能是患者原有上呼吸道或口腔的化脓性病灶在插入支气管镜时感染下呼吸道所致，也可能与支气管镜消毒不严或检查室环境有关。对于发热的患者，必要时给以抗生素治疗。

其他罕见的并发症尚有心搏骤停、窒息、气胸等，但对可能出现的情况仍应提高警惕，尽力避免。

四、支气管镜检查方法

（一）术前准备

1. 患者的心理准备　多数患者都十分恐惧支气管镜检查，因此检查前应尽可能向患者说明检查的目的、意义及有关事项，有条件的可让患者在候诊室观看检查过程的录像，以消除患者的恐惧心理，争取患者的主动配合。

2. 了解病史、体检及辅助检查

（1）药物过敏史：对有药物过敏史者，局麻时应特别注意。

（2）心血管及呼吸系统疾病病史：宜先行心电图及肺功能检查，最好在心电监护下进行支气管镜检查。

（3）有无精神异常或癫痫病史：这类患者应行无痛（全麻）支气管镜检查。

（4）检查双侧鼻道有无狭窄、息肉、鼻中隔偏曲等情况：如有上述情况，可选择经口插入支气管镜检查。

（5）注意出、凝血时间及血小板计数，预防术中、术后出血。

（6）仔细阅读近期的 X 线片或 CT 片，明确病变位置。

（7）口腔有局部义齿的应取下。

3. 禁食　术前至少禁食 6 小时以上，以防反流误吸致吸入性肺炎或窒息。

4. 术前用药　常于术前半小时给予镇静药及莨菪类药物，以防患者过度紧张及麻醉药中毒，还可减少支气管内分泌物。如无禁忌通常给予阿托品 0.5mg 和苯巴比妥钠 0.06g。

（二）麻醉

良好的麻醉是支气管镜检查能否成功的关键。麻醉分为局部麻醉和全身麻醉（即无痛支气管镜检查），以往均以局麻为主，现在要求无痛检查的患者越来越多。无论是局麻还是全麻，经鼻插镜的均需先以麻黄素和局麻药物棉签以收缩和麻醉鼻道便于顺利进镜。

1. 局部麻醉　局麻的药物常用的是 0.5% ~ 1.0% 地卡因和 2% 利多卡因，一般情况下成人总量前者不超过 60mg，后者不超过 400mg。常用的局麻方法有几种，根据医生的经验及习惯选择。

（1）雾化吸入法麻醉：利用氧气筒内氧气压力作为喷雾动力，通过雾化器将麻醉药物喷入支气管内进行麻醉。方法简单，但需时较长。

（2）环甲膜穿刺麻醉：先做咽喉部的喷雾麻醉，然后行环甲膜穿刺，注入麻醉药。此法麻醉效果较好。但穿刺部位可有少量出血流入气管支气管内，注意与病理性的出血相鉴别。

（3）直接注入法：直接将镜插入咽部，在直视下通过支气管镜的活检管道注入麻醉药麻醉咽喉部，特别注意声门的麻醉。一般注入麻醉药 2 ~ 3 次后即可顺利通过声门到达气管，然后边插镜边注入麻醉药。此法简单省时，效果尚可，但局麻药用量较多，特别适合于患者较多的医院采用。

2. 全身麻醉（无痛支气管镜检查）　建立静脉通道后，静注芬太尼 2.0μg/kg、异丙酚 2.0 ~ 3.0mg/kg，待患者意识消失后开始插镜检查，根据患者的反应情况，可适当静脉追加异丙酚 25～50mg，以达到适当的麻醉深度。麻醉过程中保持患者的自主呼吸、鼻管吸氧及心电监护，密切观察患者的血氧饱和度变化情况。此法麻醉起效快，效果确切，恢复迅速而平稳，无明显不良反应，大大减轻了患者检查时的痛苦，但费用稍高。

（三）操作步骤

1. 体位　患者的体位可根据患者的情况及医生的习惯而定。通常采用卧位，医生在患者的头侧，也可采用坐位，医生面对患者进行检查。

2. 插镜途径　插镜的途径主要有 2 种，即经鼻孔插入和经口腔插入。

（1）经鼻孔插入法：先用含局麻药和麻黄素的棉签插入至后鼻孔麻醉和收缩鼻腔和鼻道以便顺利进镜，在喉和气管麻醉后开始插入支气管镜。通常术者左手持支气管镜操作部，拇指略向下拨动旋钮，使支气管镜前端先端部稍向上形成自然弯曲，右手持插入部由鼻道进入。插入时，要保持视野清晰，在直视下沿鼻道之空隙前进，切忌盲目推进，以免损伤鼻黏膜而出血。进镜约 15cm 左右即可看见会厌及咽后壁，绕过会厌即可见声门。让患者平静吸气或嘱其发"啊"的声音，当双侧声带张开时，迅速将支气管镜通过声门插入气管。此步骤是支气管镜检查的技术难点，为进镜顺利和减少患者的痛苦，声门的麻醉是关键，如声门麻醉欠佳，则可加喷少许麻药，还要注意不得在声门闭合的情况下强行插入，以免引起喉头水肿、痉挛和声带损伤。

（2）经口腔插入法：分为经口直接插入法和经口气管套管插入法两种。经口直接插入时先让患者口服一支胃镜检查用含局麻药的润滑胶浆，固定牙垫，然后插入支气管镜至喉部，其余方法同经鼻插入法。经口气管套管插入时则需先将气管套管套在支气管镜上，经口插入当镜进至气管下段后，再将气管套管从支气管镜插入部慢慢向先端部推进至气管内。

以上两种方法各有优缺点。一般认为经鼻插入较易进入喉腔和气管，不存在支气管镜被咬坏的可能，患者痛苦小；而经口气管套管插入法则便于支气管镜反复进出气管，对咯血和分泌物较多患者便于吸引，但增加了支气管镜被咬的风险，患者的痛苦稍大。

3. 气管、支气管的进入及识别　支气管镜通过声门后，要随时调节旋钮，使镜体先端保持在气管的中间位，勿使镜体端沿气管壁滑动，以免引起损伤和咳嗽。要边观察边推进，随时注意观察气管的形态，黏膜的色泽，软骨环的清晰度等。正常的气管黏膜红白相间，粉红色的黏膜位于气管平滑肌的表面，色泽光亮，表面无明显血管可见，间以白色的软骨环，界限清晰。成年人气管长度平均为 11.8cm，自鼻孔至隆突的长度约为 28～30cm。正常隆突略偏左侧，吸气时边缘锐利，且有一定的活动度，如隆突明显增宽且固定，常常表示隆突下淋巴结受累。

（1）右侧支气管：纤维支气管镜到达隆突后，术者将镜身向右转 90°左右，同时拨动旋钮，使远端稍向上弯，支气管镜便从隆突向右移至右主支气管口。再向内伸入 1cm 左右，可在右主支气管的外侧壁上看到右上叶支气管口。调整镜体远端的弯曲度，使视野对准右上叶支气管口，缓缓推进，即可进入右上叶支气管内。进入后首先看到前支与后支。有时需将弯曲度增加至 120°，才可以看见尖支。必要时可插入段支或亚段支，进一步观察亚段及次亚段支气管的情况。观察完毕，将纤维支气管镜退至右主支气管开口处，然后向中间支气管推进。在中间支气管远端可见 3 个呈前后排列的开口，即中叶，下叶及下叶背段支气管开口。调节弯曲度，使镜体尖端向上翘，对准中叶支气管开口，进入中叶支气管其远端可见内、外侧及其小分支。由中叶支气管退出，将镜端向下弯，可在中叶支气管开口同一平面或稍下方的后外壁上看到另一横行开口，此为下叶背段开口。将镜体远端向下叶推进，首先可见右下叶支气管内侧壁上的内基底支。下叶支气管远端可见前、外和后 3 个基底支气管开口。

（2）左侧支气管：镜端退回到隆突上方，术者将镜身向左转 90° 左右，视野对准左主支气管开口徐徐推进，便可顺利将支气管镜插入左主支气管。进入约 4 ~ 5cm，可见前外侧壁上的左上叶支气管开口。对准左上叶支开口向前伸入，首先看到舌支。舌支在其远端分为上，下舌段支气管。继续前进即可见左上叶前支及尖后支气管。将镜端退至左主支气管远端，将镜端稍向下弯，可在后内侧壁上看到左下叶及背段支开口。将镜体尖端向下叶推进，依次可见左下叶支气管的前、外、后 3 个基底段支气管。

进行支气管镜检查时，通常应先检查健侧，然后再检查患侧。需注意的是几乎所有的叶段支气管都可见到变异的情况，要正确的识别。

五、常见疾病的镜下表现

（一）炎症

正常的支气管黏膜很薄，表面有光泽，呈粉红色，可见血管网，透过黏膜软骨环的白色轮廓清晰可见。当支气管黏膜及黏膜下层受到各种感染或其他刺激时，镜下可见到黏膜发红、肿胀、血管扩张、黏膜粗糙不平、分泌物增加等炎症反应。炎症反应可以是弥漫的也可是局限的，但均不具特异性，因此，支气管镜检查不能对所发现的炎症进行病因诊断。目前很少有人为单纯诊断支气管的炎症而行支气管镜检查。支气管炎症的一般镜下表现包括 3 个方面，即管壁、管腔的变化和管腔内容物的异常。

1. 管壁变化的镜下表现

（1）黏膜充血、水肿：黏膜因毛细血管充血而发红，有时可看到扩张的血管。充血后常伴有水肿，表现为黏膜表面亮度增加，有增厚的感觉，支气管嵴部变钝，支气管软骨环模糊不清，软骨环间沟变浅或消失。单纯的水肿，黏膜常呈苍白。

（2）黏膜粗糙不平、色泽苍白缺血：为支气管慢性炎症的表现，提示黏膜有增生与疤痕收缩同时存在。

（3）黏膜溃疡或肉芽组织增生：可发生于急、慢性炎症。急性炎症引起的肉芽常伴有脓性分泌物。慢性炎症引起的肉芽，周围黏膜可无明显炎症。

（4）黏液腺孔扩大：表现为数目不等的小孔陷入黏膜表面，较易见于两侧支气管、右中间气管及上叶支气管。在慢性支气管炎时较常见。

（5）黏膜肥厚：黏膜由于增生而粗糙不平，色泽较差，嵴部变钝，但活动多良好，管腔有程度不同的缩小。

（6）黏膜萎缩：黏膜表面有收缩感，色灰白，常伴条索状疤痕或纵横皱褶，隆凸嵴部锐利，管腔有扩大感。

（7）疤痕：黏膜色灰白，表面可内陷或凸凹不平，常伴条索状疤痕或放射状疤痕，可使管腔或管口变形、狭窄或闭塞。

（8）纵横皱褶：正常时可见于气管下部及大支气管后壁膜部，系由黏膜下弹力纤维束组成。当慢性支气管炎或支气管痉挛时，表现明显。

（9）管壁瘘孔：支气管壁或支气管淋巴结钙化后，可因物理因素磨破气管、支气管壁而穿孔，如合并继发感染，可使支气管或肺部化脓，在穿孔处可见有脓栓存在。

2. 管腔变化的镜下表现

（1）管腔狭窄：多发生于中小支气管，一般皆由支气管及肺部炎症引起黏膜水肿或增厚而产生狭窄。当肺叶改变体积较大时，管腔可发生变形和移位，例如上叶高度萎陷时，因下叶上移，可把下叶背段开口当作上叶开口，必须注意辨认。

（2）管腔阻塞：在支气管狭窄的基础上，由于脓栓、黏液栓、血栓阻塞，可使管腔阻塞，引起肺部不张，吸引后可通畅。也可由于炎症或手术后的感染引起黏膜高度充血水肿而阻塞，待炎症消散后可畅通。

（3）管腔扩张：可见支气管黏膜萎缩，管腔增大，嵴锐利，纤支镜可同时窥见多级支气管。

3. 管腔内容物异常 正常情况下管腔内无分泌物存在，只要能吸取到分泌物时即为异常。

（1）脓性分泌物：提示有化脓性细菌感染，黏膜常红肿。

（2）血性分泌物：除肺癌外，肺阿米巴病、肺吸虫病以及支气管病变时皆可有出血，在咯血后，有时可见陈旧性血栓阻塞于支气管内。

（3）钙化及骨化：慢性炎症时，于支气管内有时可见钙石及骨化碎片。有的游离于管壁，有时可见骨化的软骨自管壁突入管腔，在其表现有完整的上皮覆盖。

（二）结核

事实上肺结核的镜下表现同其他炎症一样，其改变包括管壁、管腔的变化及管腔内容物的异常，镜下难以区别，但可通过活检或制片来确诊，如合并有支气管结核则镜下表现有其特点，因此支气管镜检查已成为诊断和鉴别诊断结核的重要手段。支气管结核的镜下表现常见的有以下 4 种类型。

（1）浸润型：表现为局限性或弥漫性黏膜下浸润，结核性小结或斑块，亦可合并管外淋巴结压迫。在急性期，黏膜高度充血、水肿、易出血。出血常局限于一侧支气管的一个叶或段支气管。支气管开口处有时可有脓液溢出。在慢性期，黏膜有轻度充血水肿，呈灰白色；或黏膜粗糙，呈颗粒状增厚，软骨环模糊不清，可产生不同程度的狭窄。黏膜下结节或斑块常呈黄白色乳头状突入管腔，可破溃坏死，也可痊愈而遗留疤痕，

（2）溃疡型：可继发于浸润型支气管结核或由支气管淋巴结核溃破而引起黏膜表面有散在孤立的溃疡，溃疡底部有肉芽组织，有时溃疡底部有一层黄白色干酪样坏死组织，吸除后才能看出溃疡，如坏死物阻塞管腔或溃疡底部肉芽组织增生，常可引起管腔阻塞，可并发肺叶或肺段不张。

（3）增殖型：主要是增生的肉芽组织，呈颗粒状或菜花状向管腔突出，易出血，可发生支气管阻塞，或愈合后而成疤痕。

（4）纤维狭窄型：为支气管结核病变的愈合阶段，黏膜成纤维组织，无活动性。狭窄程度和狭窄管腔长短不一，严重者管腔完全闭塞。

（三）肺癌

支气管镜是检查肺癌不可或缺的重要手段。对于中央型肺癌，支气管镜可直接观察肿瘤的部位、大小、形态及浸润范围，并对肿瘤进行活检或制片。对于周围型肺癌则可能见到一

些间接征象如狭窄、阻塞、外压等，并可对其进行经支气管镜针刺吸引或支气管肺泡灌洗做细胞学检查。通过支气管镜检查观察支气管肺癌有 3 种情况。

1. 肺癌的直接所见　肺癌在镜下的形态可分为三型。

（1）肿块型：肿块的形态多种多样，可呈菜花状、结节状、息肉状、乳头状、分叶状、蕈状、斑块状等。少数肿块可长蒂，有移动性。肿块表面光滑或凹凸不平，可伴坏死、血管怒张、溃疡出血。其共同特点为肿块凸向管腔。大体分型属管内型。

（2）浸润型：表现为支气管黏膜凹凸不平，常呈扁平状隆起，伴有血管扩张、坏死、软骨环模糊不清，支气管黏膜充血、水肿、增厚。肿瘤可沿支气管长轴方向浸润，形成管状或漏斗状狭窄，也可沿横轴浸润，形成环形狭窄。如果以黏膜下浸润为主，黏膜表面好似正常，但有增厚、僵硬的感觉。浸润型与肿块型之区别，在于不形成明显的肿块，大体分型属管壁型。

（3）混合型：既见癌块，又见癌浸润。

肿块型或浸润型癌灶表面的坏死脱落后即可形成溃疡。所谓菜花样肿块，就往往是由于肿块表面形成多发性小溃疡之故。浸润型癌灶时可使管壁轻度凹陷。

2. 肺癌的间接所见

（1）阻塞：阻塞的原因很多，肿块、癌浸润、外压等均可造成管腔阻塞。支气管结核性肉芽、慢性支气管炎肉芽、外伤所致的支气管断裂、支气管黏膜肿胀、结核性及炎症性瘢痕、黏液、坏死组织、血块阻塞以及非肿瘤所致的外压等，亦可以造成支气管阻塞，注意鉴别。

（2）狭窄：狭窄的形态可呈环状、偏心状、不规则状、管状、漏斗状、扁状等。狭窄的原因有癌性浸润、肿块部分阻塞、结核性肉芽肿、炎性充血水肿、瘢痕、分泌物部分阻塞等。

（3）外压：外压性膨隆与外压性狭窄意义相同，前者是指管壁外压而膨出，后者是指管壁受外压而膨出后使特定管腔狭窄。外压的原因可由肿瘤、转移性淋巴结、良性肿块如结核等所致。

（4）隆凸或峰部增宽、固定：是外压一种表现，其意义同外压。

（5）血性分泌物：常提示小支气管处肿瘤表面有少量出血，若用毛刷沿出血处支气管擦刷，有时可获阳性结果。

（6）声带麻痹：以左侧声带麻痹较常见，常提示肺部肿块压迫喉返神经。

3. 无异常　由于支气管镜一般只能观察到Ⅳ～Ⅴ级支气管，对周围型支气管癌变常无法观察到。即使是发生于大支气管的癌，有时病变主要表现为黏膜下浸润，初看起来黏膜好似正常，但活检或擦刷有时可获阳性结果。因此，对临床及影像学检查有异常的可疑肺部病灶，即使支气管镜检查无异常可见，也应常规进行活检及刷检细胞学检查。

六、现代电子支气管镜常用诊疗技术简介

（一）常用的经电子支气管镜活检方式

术者活检时调好内镜的深度、方向及前端的弯变，务必使要活检的部位暴露清楚，在视野中将钳端伸至病变部位上方，由助手打开钳口，然后准确压在病变部位，助手关闭钳口，术者将活检拽出。注意不可用力过猛。标本采取后由助手放在小滤纸片上，浸入10%甲醛

溶液固定送检。

取材时应先吸出局部支气管内的分泌物，清楚暴露病变部位，并局部注入麻黄素或肾上腺素，可减少钳夹后出血，避免视野模糊。对于表面附有坏死物的病灶，要先尽量清除表面的坏死物后深入病灶中钳取以提高阳性率。

（二）经电子支气管镜细胞刷检的注意事项及防污染采样技术

细胞学刷检一般在活检后进行，将细胞刷慢慢插至病变部位，稍加旋转刷擦数次，然后将细胞刷退至镜前部（不要退入前端钳孔内），与内镜一起拔出，立即涂片，并置入95%的酒精中固定。

如用于细菌学的检查，要采用防污染细菌刷。毛刷在防污套管内，在病变部位推出毛刷刷检，然后退入套管内，将内镜同套管毛刷一起拔出，剪除套管顶端有污染的部分，伸出毛刷做细菌培养。

（三）经电子支气管镜肺泡灌洗液检查

将生理盐水5~10ml注入病变部位进行冲洗，再用吸引器收集入标本瓶中送检，可离心后收集沉渣行细胞学检查。

（四）经电子支气管镜激光、微波手术治疗肺部肿瘤

主要采用Nd-YAG激光，光源部分输出的激光通过可弯曲石英纤维导管头端，照射病变部位。大功率激光可直接产生高温高压，汽化肿瘤组织。

微波属高频电磁波，可作用于生物组织，产生高温，有效杀灭肿瘤组织。

（五）经电子支气管镜腔内后装机放射治疗肺部肿瘤

通过支气管镜可在病变部位放置后装放疗的施源器（头端为盲端的聚乙烯细导管）后，遥控放置放射源，进行近距离放射治疗，可有效对局部肿瘤组织进行治疗。

（六）经电子支气管镜光动力学治疗肺部肿瘤

对于早期不能手术治疗的中央型肺癌，肿瘤仅侵及黏膜并能被激光束照射到的病例较为合适。此外，对于肺癌切除术后支气管残端复发，或是姑息治疗，扩张患者的呼吸道也是较好的适应证。静脉注射光敏剂后经特定波长的激光照射，光敏剂被激活，产生细胞毒性，特异地杀死肿瘤细胞。现有的光敏剂多为卟啉类衍生物，采用波长为630nm的激光激活。

（七）经电子支气管镜局部化疗

采用肿瘤局部注射的方式，可提高肿瘤局部的药物浓度，对缓解部分晚期肿瘤有一定效果，同时可减少对全身的副作用。常规的化疗药物大部分适应于局部治疗。对于中晚期不能手术治疗，其他疗效不佳，中央型腔内生长的肿瘤较适宜用此法。插入内镜后经活检孔送入注射针头，注射针刺入瘤体基底部或瘤体中心，注入化疗药物。

（八）经电子支气管镜支气架置入术

对于肺部肿瘤术后或其他原因引起的气管或主支气管狭窄，可以经电子支气管镜置入气管或支气管支架以通畅气道。对于肿瘤所致的无法愈合的气管食管瘘，可以置入带膜的支架堵塞瘘口。

（九）荧光电子支气管镜检查及意义

当组织细胞受到光线照射时会产生自体荧光效应，通常情况下肉眼无法察觉。但是在特殊光源及高灵敏度的摄影机的辅助下，医生便能以肉眼检视自体荧光效应。因正常组织与早期癌细胞及癌前病变组织之自体荧光效应强度都有明显差异，所以自体荧光效应在临床上有着重大意义。荧光内镜影像技术就是利用此自体荧光强度之差异增强检查各种病变的能力。

（十）经电子支气管镜超声探头检查及意义

将一带水囊的超声微探头通过支气管镜的活检管道送达需检查的部位探查气管、支气管管壁及周边组织的情况。对于早期的病变或向气管外生长的肿瘤及周边淋巴结有较好的诊断作用。

（十一）电子支气管镜在其他相关领域的应用

如食管癌往往可侵犯临近组织和器官，最常见的就是侵犯气管，如果肿瘤未穿过气管壁，则仅可在直视下观察到气管膜部受压的表现。如果肿瘤穿破气管壁，则可明确看到癌组织。如果存在气管食管瘘，往往在食管镜窥视不清的时候，利用支气管镜可明确看到瘘口。

（柏启州）

第三节 食管镜检查

一、食管镜的发展简史

食管是消化道的一部分，而且是检查胃和十二指肠的必经之路，因此食管镜的发展与消化道其他内镜的发展同步。目前已很少生产专用的食管镜，而是用胃镜代替食管镜进行检查和治疗。

从 1868 年 Kussmual 制成第一台食管胃镜至今，内镜的发展大致经历了以下 4 个阶段。

（一）硬管式内镜

有 3 种不同的类型，即开放式硬管式内镜、含有光学系统的硬管式内镜及套管式内镜。目前部分医院尚保留有硬管式内镜，在取某些食管异物时较软镜方便。

（二）半可屈式内镜

是在硬管式内镜的基础上发展而成的，与硬管式内镜不同在于其远端可屈曲，可在体腔内做一定范围的弯曲，使术者能更大范围的观察体腔内的病变。

（三）纤维内镜

由于利用光导纤维来传导光和光学图像，使内镜镜身变细且柔软，可顺利插入人体各种腔道。纤维内镜的问世使医用内镜进入了一个新时代，并随着内镜的外围设备（如手术器械、电视系统等）的不断发展，使内镜在诊断和治疗人体各种腔道内疾病有了飞跃发展。

（四）电子内镜

将一极小的光敏集成电路作为微型电视摄像机安装于内镜的前端，把观察到的图像以电子信号的方式传至电视信息处理系统，在监视器上还原为图像，这就是目前广泛使用的电子内镜。它不需要利用光纤来传导图像，其图像质量较纤维内镜有了极大的提高，配以先进的计算机系统，图像及患者资料的处理（如打印、存取等）十分方便。

随着内镜制作技术的发展，新型内镜不断推出。目前临床常用的新型内镜有超声内镜、放大内镜、母子镜、荧光内镜等。

二、食管镜检查的应用解剖

食管起于咽部，向下经胸腔并通过膈肌止于贲门 E－G 线（即食管胃交界线）。成人男性食管全长约 25～30cm，女性约为 23～28cm。食管入口起自环状软骨的下缘，相当于第 6 颈椎椎体平面，构成食管的第一个狭窄，下行至第 5 胸椎平面跨越主动脉弓时构成食管的第二个狭窄，继续下行在主动脉前方穿过膈肌的食管裂孔进入腹腔，当它穿过膈肌脚时构成食管的第三个狭窄。

为便于描述食管病变的发生部位，通常将食管分为颈段、胸段和腹段。颈段即自食管入口至胸骨柄上缘平面，距门齿约 18cm；胸段又分为上、中、下三段。胸上段自胸骨上缘平面至气管分叉平面，距门齿约 24cm；胸中段自气管分叉平面至 E－G 线全长的上半，其下极距门齿约 32cm；胸下段即自气管分叉平面至 E－G 线全长的下半，其下极距门齿约 40cm。胸下段也包括食管腹段。跨段病变以病变中点所在归段，如上下长度均等则归上面一段。

食管壁由黏膜层、黏膜下层及肌层组成，无浆膜层。其上中下段的血液供应分别来自甲状腺下动脉、支气管动脉、肋间动脉及降主动脉的食管支，膈下动脉及胃左动脉分支。淋巴输出管穿出食管壁，一部分沿食管上行，一部分沿食管下行，分别注入食管旁淋巴结，其中一部分淋巴管绕过淋巴结直接进入胸导管。

三、食管镜检查的适应证、禁忌证及并发症

（一）食管镜检查的适应证

（1）用于诊断食管及与食管有关的疾病：凡有吞咽困难、胸骨后疼痛或烧灼感、原因不明的呕血等症状疑为食管炎症、溃疡、息肉、肿瘤、食管静脉曲张、食管异物及食管外压等均为食管镜检查的适应证。

（2）用于治疗食管疾病：如取食管内异物、扩张狭窄的食管及贲门、息肉的切除、食管静脉曲张的内镜下治疗、瘤内注射、肿瘤的光动力治疗、贲门失弛缓的内镜治疗等。

（3）用于食管疾病治疗后的随访。

（4）放置胃内营养管或放置后装放疗的施源器等。

（二）食管镜检查的禁忌证

随着内镜检查技术的不断提高及无痛胃镜的开展，食管镜检查的禁忌证越来越少。以下几点视为食管镜检查的相对禁忌证。

（1）环后区肿瘤或食管入口狭窄无法通过内镜者。但如能通过导丝则可先行扩张后再插入食管镜检查。

（2）未能控制的严重高血压患者。

（3）疑有主动脉瘤者。

（4）严重的心肺疾病致心肺功能不全或极度衰弱者。

（5）急性上呼吸道感染和严重咽喉炎则应在控制感染后进行检查。

（6）严重的脊椎（颈、胸椎）畸形。

（三）食管镜检查的并发症

食管镜检查的并发症通常与操作者的水平及患者原有疾病有关。可能发生的并发症有以

下几种，

（1）局麻药过敏：咽部麻醉前应先问清过敏史，并准备肾上腺素及其他抗过敏药物。

（2）咽部损伤、出血及感染：多由操作不熟练所致，如患者食管入口狭窄则较易发生。一般不需特殊处理，但若发生咽部蜂窝组织炎或咽后壁脓肿则应积极使用抗生素和局部治疗。

（3）食管穿孔：多发生于原有食管疾病，尤其是食管癌的患者。晚期食管癌常可合并食管穿孔，因此在对某些尚未穿孔的晚期食管癌患者行食管镜检查时的注气和插镜过程易导致穿孔。

（4）吸入性肺炎：发生原因可能是食管镜误入气管或检查过程中患者唾液呛入气管所致。

（5）下颌关节脱位：常发生于原有下颌关节脱臼史的患者，一旦发生即可用手法复位。

（6）出血：检查过程中偶可因剧烈呕吐致贲门撕裂出血，也可能将食管静脉瘤误认为其他病变活检而出血。

（7）其他意外：对有心脑血管病史的患者检查时可能诱发心律失常、心绞痛、心肌梗死、脑血管意外等。

四、食管镜检查方法

（一）术前准备

术前准备与支气管镜检查基本相同。术者应复习病史、检查患者及了解相关的检查结果；术前半小时肌注镇静剂以缓解患者的紧张情绪；术前15分钟肌注阿托品以抑制分泌和蠕动（青光眼和前列腺增生患者不用）；患者应于术前禁食6小时以上；取下局部义齿。

（二）麻醉

（1）咽喉部麻醉方法：目前大多采用胃镜润滑胶浆麻醉。胃镜润滑胶浆中含有局麻药物、去泡剂及润滑剂，口服简单方便。

（2）无痛食管镜检查：方法同无痛气管镜检查。

（三）操作步骤

1. 插镜　患者左侧卧位，面向检查者，两腿屈曲，仰头张口轻轻咬住牙垫。术者的右手持着食管镜头端，使镜头方向保持与患者咽喉管方向一致，食管镜轻轻沿咽喉后壁进镜，进镜约12～15cm处，当持镜的手部感到略有阻力时则将镜身退后，并嘱患者做吞咽动作以便会咽向前上方移动、软腭上升、气管关闭，食管入口处即在瞬间开放，在开放的同时迅速插入食管镜即可到达食管上端。若插镜时感到有阻力，可能是环咽肌痉挛所造成，可让患者休息一会，再做一次局部麻醉。切忌用暴力插镜，也不要让患者连续不断地做吞咽动作，因为这样可能会造成环咽肌痉挛更加严重。如用电子镜检查，则可在直视下进镜，当镜的头端到达下咽部时，将镜从环后区直接插入。也可选择从左或右梨状窝进镜，方法是如选择从左梨状窝进镜，当镜到达左梨状窝时，边向逆时钟方向旋转镜身边进镜即可顺利进入食管，反之亦然。切忌盲目用力，易致梨状窝损伤。

2. 观察顺序

（1）定位：当食管镜的头端进入食管后即边注气边匀速进镜。视野的上下左右分别为食管的右侧壁、左侧壁、前壁和后壁。食管全长约 25cm，平均分成上中下 3 段，一般进镜约 40～50cm 处即到达贲门口，E－G 线清晰可见。

（2）观察顺序：食管镜由咽部进入食管腔后，缓慢地沿食管壁推进，同时观察食管四壁黏膜的形状、色泽、蠕动、扩张度等。一般在进镜 40cm 左右即可到达 E－G 线，仔细观察食管末端及贲门口的情况。食管镜插入贲门口后调节角度钮观察贲门下部和胃底部。当食管镜推进到 50cm 处调节角度钮，使内镜头部极度向上（高位反转），然后做左右 180°的镜身旋转，边充气边通过"提插"胃镜的方法即可清晰地观察到贲门口四周及整个胃底穹隆部。

除非疾病所致食管明显狭窄无法过镜，一般即使在食管发现肿瘤病灶也应尽可能地设法观察肿瘤远端的情况，并争取使胃镜能进入胃腔，同时注意观察食管肿瘤病灶特别是食管下端病灶与贲门的关系，因为临床上常常有贲门癌向上累及食管下端的病例发现。

3. 检查后处理 食管镜检查完毕后嘱患者禁食 2 小时，待咽部麻木感消失后方可进温凉流质或半流质食物。如检查中出血明显或怀疑有食管损伤者，应使用止血剂或让患者留院观察，并根据病情做相应处理。

五、常见疾病的内镜下表现

正常食管黏膜光滑湿润，呈淡红色，皱襞纵横、柔软。血管清楚可见，主要沿纵轴分布，自由分支。一般均可观察到食管蠕动，其蠕动波呈同心环形收缩，最后形成 2～3 条纵形皱襞而消失。当食管松弛时环形或纵形皱襞消失。内镜下尚可观察到外部传导性运动，如呼吸、咳嗽等。吸气时胸腔负压增高，胸部食管可扩张。搏动性运动是由主动脉及心脏的搏动传导而致，见于食管距门齿 24～30cm 处。出现食管内部的活动，如吞咽或反胃时肌肉的收缩，属于正常生理性现象。在距门齿 40cm 处即可发现原先整齐纵行的食管皱襞变为粗大、不规则的胃襞皱，并可观察到淡红色食管黏膜延伸为橘红色胃黏膜，此处有曲折而清晰的分界线即 E－G 线。

（一）食管静脉曲张

食管胃底静脉曲张可发生于导致门静脉高压的任何一种疾病。门静脉高压时门静脉血流发生梗阻，梗阻可以发生在门静脉或肝静脉内（肝外梗阻）。食管胃底静脉曲张通常是肝内梗阻的结果，在我国最常见的原因是肝硬化。

食管镜下食管静脉曲张是指在食管镜检查时，当少量注气使食管松弛、消除了正常的黏膜皱襞后仍可见到显著的静脉，即称为食管静脉曲张。食管静脉曲张的内镜诊断标准目前尚未统一，我国常用的食管静脉曲张的诊断标准有 3 种。

1. 日本分类法 为 1979 年日本第 12 届"门静脉高压症研究会议"制定的标准。

（1）基本色调（C）：分白色（Cw）和青蓝色（Cb）两类，与正常黏膜一致者为 Cw，青蓝灰色或浅蓝色为 Cb。同一病例如见数条曲张静脉而色泽又不一样时，取最粗大的基色为准；一条曲张静脉各段色泽不一样时，记录最粗部位的基色。

（2）红色征（R－C 征）：是指曲张静脉表面黏膜的红色征象。有蚯蚓样、樱桃红斑、血泡样斑、弥漫性发红等。

（3）形态（F）：分为 F_1（曲张静脉呈直线形或蛇形）、F_2（串珠状）和 F_3（结节状）

3 种。同一病例如见 $F_1 \sim F_3$ 并存的话，记录其最严重者。

（4）部位（L）：气管分叉的近侧为上段（Ls，食管起始至 23cm），分叉至 E-G 线平均分为两段，即中段（Lm，25~32cm）和下端（Li，32~40cm）。胃底曲张静脉记录为 Lg。

（5）食管炎（E）：是指曲张静脉之间的食管黏膜充血、糜烂或附有白苔。

2. Dagradi 分类法　将内镜下所见的曲张静脉按外观大小分为 5 级。

Ⅰ级：曲张静脉直径 <2mm，颜色红或蓝，需用内镜的镜端按压方可显露，常呈线状或 S 状，食管黏膜松弛时不隆起。

Ⅱ级：曲张静脉 2~3mm，色蓝，线状或轻度扭曲，食管黏膜松弛时不用镜端按压即突出表面。常在食管前壁向头侧延伸一较长距离，称为"前哨静脉"。

Ⅲ级：明显隆起的蓝色曲张静脉，直径 3~4mm，直或迂曲，常为单个，表面黏膜完好。

Ⅳ级：蓝色，明显迂曲，最大直径超过 4mm，多条曲张静脉围绕整个食管腔，彼此几乎在中心相遇，曲张静脉被覆的黏膜完整或残缺。

Ⅴ级：曲张静脉呈葡萄串，阻塞食管腔使内镜不易推进，表层黏膜菲薄，且可见樱桃红色细小血管。

3. 国内分类法　较为简单，即将内镜下食管静脉曲张分为轻、中、重度。

轻度：曲张静脉直径 <3mm。

中度：曲张静脉直径约 3~6mm。

重度：曲张静脉直径 >6mm。

食管镜对食管静脉曲张诊断的重点是观察静脉的色泽、形态、大小、部位（与贲门之间的距离）等。只有在上消化道出血的病例才能观察到红色征中有血泡样斑，通常认为这种血泡样斑的长度若超过 5cm，极有可能在短期内发生出血，因此对这些病例要采取预防性治疗措施。白色纤维素栓子是出血停止不久的标志。

（二）食管恶性肿瘤

1. 早期食管癌　病变仅累及黏膜层及黏膜下层而未侵犯肌层者为早期癌。我国将食管镜下早期食管癌分为以下 4 种类型。

（1）充血型：病变处有小片状不规则的充血、发红、黏膜表面色泽潮红等变化，一般能区别出病变区与正常黏膜的交界处，如食管镜头轻触该区域都可造成出血。整个病灶黏膜表面平坦，无破损，食管管壁舒张良好，病灶区在食管舒张时能自如变形，无明显僵硬感。

（2）糜烂型：此型较为常见，病变处黏膜糜烂且稍凹陷，颜色较正常黏膜深，失去了黏膜正常的光泽，糜烂表面附有白色或灰白色黏液，病变处黏膜变粗易出血，食管的管壁舒张良好。

（3）斑块型：黏膜粗糙呈橘皮或颗粒状，表面色泽苍白或呈白斑样改变，如果病变范围较广则病类中央可出现微凹或小的浅表性糜烂。

（4）乳头型：肿瘤呈乳头状、结节状或小息肉状，头端突向食管腔内，病灶与周围黏膜的界线清楚。一般瘤体直径 1cm 左右，有时可见小的浅表性糜烂。

日本内镜学会将早期食管癌分为 3 型，即浅表隆起型（又分为息肉型、丘状型、上皮下肿瘤型）、浅表平坦型（又分为轻度隆起型、平坦型、轻度凹陷型）、浅表凹陷型。国内有相当多的医院采用此分型方法。

2. 进展期食管癌 病变侵犯深至肌层、外膜层或突破外膜。一般癌灶直径在 3cm 以上，食管镜下可分成以下 5 种类型。

Ⅰ型（肿块型）：肿瘤组织呈息肉状突入食管腔内，病变界限清楚，周围黏膜无明显浸润，此型约占中晚期食管癌的 20%。

Ⅱ型（溃疡型）：溃疡底部污秽，表面高低不平，溃疡中央可见小岛状结节，常有出血，溃疡边缘不齐，溃疡四周有隆起，呈小结节状。

Ⅲ（肿块浸润型）：除有隆起性癌灶外并有周围黏膜的广泛浸润，病灶处常有出血、坏死，肿瘤境界不清楚，此型在食管癌最多见，约占中晚期食管癌的 1/3。

Ⅳ型（溃疡浸润型）：溃疡性食管癌的周围黏膜亦有广泛的浸润，溃疡周围黏膜高低不平，表面有糜烂、出血坏死，肿瘤境界不清楚，此型约占中晚期食管癌的 1/3。

Ⅴ型（狭窄型）：由于食管全周被癌肿广泛浸润可引起管腔严重狭窄，检查时食管镜无法通过病变，此时若在狭窄区的上方注气可发现食管腔狭窄无法扩张，食管镜头端碰撞狭窄区常引起渗血。此型约占中晚食管癌的 1/10。

3. 特殊类型食管癌

（1）多发性食管癌：此类食管癌的癌灶可为多发性，一般病灶较小，发现多发性病灶时应仔细观察各病灶之间的间距、间距的黏膜形态等，认真推断这些病灶是否为一个较广泛病灶基础上的各个不同病变。

（2）重复癌：重复癌是指两个不同的脏器同时或相继发生的癌肿，食管癌可合并口腔、胃和结肠癌，亦可合并乳房癌、皮肤癌等。如临床怀疑有重复癌的可能，应做相应检查。

4. 食管的其他恶性肿瘤 食管肉瘤约占食管恶性肿瘤的 1%，以平滑肌肉瘤为主，其他还包括淋巴肉瘤、纤维肉瘤、横纹肌肉瘤、黑色素瘤、网状细胞肉瘤等。食管镜下根据肉瘤的形态可分成溃疡型、息肉型和弥漫型 3 类。单单凭形态变化肉瘤有时与食管癌不易区别，需依赖于活检病理学检查做出判断。食管黑色素瘤大多呈息肉状，表面有溃疡，黏膜活检可以明确诊断，但有人认为黏膜活检极易使癌扩散，需慎重对待。

（三）反流性食管炎

反流性食管炎是一种胃食管反流病，由胃和十二指肠内容物，主要是酸性胃液或酸性胃液及胆汁反流至食管所引起的食管黏膜的炎症、糜烂、溃疡和纤维化等病变。主要症状有烧心、胸痛、吞咽困难、反胃等。食管镜检查能准确判断有无反流性食管炎及炎症程度，且可对食管炎进行分级。我国参照日本的分级标准如下。

0 级：正常食管，无食管炎症表现。

Ⅰ级：E－G 线轻度模糊不清，远端食管黏膜失去光泽，但黏膜无明显破损。

Ⅱ级：食管镜下见一个或多个不连续的点状或条形糜烂，并可见白色渗出物。糜烂常见于食管皱褶的顶部，累及范围在 E－G 线上方 5cm 以内，面积少于 10%。

Ⅲ级：黏膜糜烂沿纵轴或横轴汇合成片，但不呈圆周状糜烂，表面有渗出物或痂形成。病变累及食管远端 5cm，面积约占 10%～50%。

Ⅳ级：食管胃连接处有圆周状糜烂或渗出性病变，与病变累及的食管远端范围的多少无关。

Ⅴ级：食管任何部位的深溃疡或不同程度的狭窄。

六、现代食管内镜常用诊疗技术简介

(一)超声内镜在食管疾病中的应用

1. 超声内镜的原理　经内镜超声扫描是将微型超声探头安装在内镜的前端或通过内镜活检孔道插入微型超声探头,当将内镜插入食管后既可通过内镜直接观察黏膜表面的病变形态,又可进行超声扫描获得食管壁各层的组织学特征及周围邻近重要脏器的超声影像,大大提高了内镜和超声的诊断水平。

2. 食管超声内镜检查的适应证　一般认为,所有食管局限性病变都是超声内镜检查的适应证,但是对于食管癌的深度、分期、食管黏膜下肿瘤的鉴别诊断特别有意义。主要适应证有以下几方面。

(1)食管癌:用于食管癌可疑病变的诊断;判断食管癌病变的侵犯深度、周围淋巴结有无转移以及与周围器官的关系;术前 TNM 分期;术后或放疗后复发的诊断;放疗后疗效的评估等。

(2)食管静脉曲张及孤立性静脉瘤的诊断。

(3)食管黏膜下肿瘤的诊断及鉴别诊断。

(4)食管壁外压的判断及食管周围淋巴结的显示。

3. 正常食管声像图　食管壁与其他消化道管壁有着共同的组织结构特点,均由黏膜层、黏膜下层、肌层及外(浆)膜层组成。若将正常食管标本浸泡于生理盐水中进行超声扫描,可观察到 5 层结构。

(1)黏膜浅层:即第 1 层,为一薄的高回声层。

(2)黏膜深层:即第 2 层,相当于黏膜肌层,低回声层。

(3)黏膜下层:即第 3 层,高回声层。

(4)固有肌层:即第 4 层,低回声层。如用高频(20MHz 以上)探头扫描,此低回声层被一极纤细的高回声一隔为二,这时管壁显示为 7 层结构。

(5)外(浆)膜层:即第 5 层,高回声层。

在临床检查时,常因探头水囊压迫,管壁变薄,仅能见到 3 层回声:即第 1 层高回声相当于水囊壁、黏膜及黏膜下层,第 2 层低回声相当于肌层,第 3 层高回声相当于外膜层。

4. 食管癌的超声内镜检查　超声内镜检查不仅用于食管癌的诊断和鉴别诊断,而且由于其可比较准确地判断食管癌的浸润深度和周围淋巴结转移,已成为术前分期、判断可切除性、术后复发及放化疗疗效评估等的重要检查手段。

(1)侵犯深度的判断:正常食管在超声内镜下可显示 5 层结构,而食管癌的声像图表现为低回声病灶取代了其中几层或全层而形成缺损、不规则、断裂等现象。超声内镜检查时根据侵犯深度的不同,将食管癌分为以下几种。

m 癌　肿瘤浸润局限于第 1、2 层,而第 3 层完整,连续性好。

sm 癌　第 3 层变窄、不规则,但无中断。

mp 癌　第 3 层中断,且第 4 层可见点状高回声。

A_1 癌　第 4 层中断,第 5 层变窄。

A_2 癌　第 5 层中断,边缘不整。

A₃ 癌　食管全层浸润并侵犯邻近器官。

（2）淋巴结转移的判断：通常转移淋巴结常为圆形或类圆形，直径多在 5mm 以上，若能见到 10mm 以上且多个融合的淋巴结则转移的可能性更大。但大小和形状均不能作为判断是否为转移淋巴结的准确依据，术后的病理证实，常见很小的淋巴结有癌细胞的转移，而较大的圆形淋巴结是炎症肿大淋巴结的情况。

（3）术前 TNM 分期：对于食管癌的术前 TN 分期，超声内镜是目前已知的最为准确的手段，大量的报道显示其准确性约为 80% ~ 90%，甚至更高。而对食管癌的 M 分期则远不如 CT 或 MR。

T 分期　T 分期与超声内镜浸润深度的关系如下：

T_1：相当于超声内镜下的 m 和 Sm 癌，即第 1、2、3 层受侵犯。

T_2：相当于超声内镜下的 mp 和 A_1 癌，即主要侵犯至第 4 层，而第 5 层虽可有变窄但光整。

T_3：相当于超声内镜下的 A_2 癌，即第 5 层中断，不规则。

T_4：相当于超声内镜下的 A_3 癌，即肿瘤已侵犯邻近器官。

N 分期：在食管癌中任何区域淋巴结的转移都被定为 N_1，而远处的淋巴结转移则被认为是 M_1。

M 分期：在超声内镜扫描时一旦发现有左肝的转移灶、腹腔动脉旁的转移淋巴结或胰腺的转移则可确定为 M_1。

（二）色素内镜检查

色素内镜检查即指在内镜检查时的黏膜染色技术。正常食管黏膜为鳞状上皮，含有丰富的糖原，遇碘后起棕色反应。而食管癌细胞内不含糖原，遇碘后不起任何变色反应，不典型增生的上皮内糖原明显减少，遇碘后呈浅染或淡染。常用的食管黏膜染色剂为 Lugol's 液，此法有以下优点：简单方便；有助于初步判断病变的良恶性；明确病变的范围；有助于诊断食管的多源多发癌。是目前最广泛使用的筛选早期食管癌的检查技术。

（三）内镜下黏膜切除术（EMR）

内镜下黏膜切除术目前广泛应用于消化道的扁平隆起性病变，能获得整块病变组织做病理检查，对于癌前病变或早期黏膜内癌更是一种有效的治疗手段。主要应用于早期黏膜内癌的切除、治疗癌前病变如中重度不典型增生、亚蒂或无蒂息肉、局部癌变息肉、侧向发育型息肉、来源于黏膜层的黏膜下肿瘤等。切除前明确病变的范围和深度是成功切除的关键，因此术前除一般内镜检查外，最好能利用色素内镜、超声内镜、放大内镜等以明确病变的范围和深度。

食管内镜尚广泛应用于食管各种出血性病变的诊治、食管息肉的治疗、食管贲门部狭窄的扩张和支架置入、食管异物的治疗、食管肿瘤的各种内镜下消融治疗、食管癌和癌前病变的激光光动力治疗等发挥着重要作用。

（卢万里）

第四节　纵隔镜检查

一、历史发展

1949 年，Daniels 首次介绍了纵隔淋巴结病理的正规诊断技术，它包括用手指探查上纵隔及随后行斜角肌脂肪垫活检。在 1954 年，Harken 使用 Jackson 喉镜通过双侧颈切口，可探查和直视气管旁纵隔淋巴结，并首次提及外科切除纵隔淋巴结有转移的病例预后较差。1955 年，Radner 报道了经胸骨上切迹单一切口，在提供进路到达双侧气管旁淋巴结中的价值；1959 年，Carlens 介绍了在全麻下使用颈部纵隔镜，并命名此操作为纵隔镜检查术。虽然纵隔镜检查术很快在欧洲普及，但直到 20 世纪 60 年代中，才由加拿大多伦多的 Pearson 及其同事，开始在非小细胞肺癌剖胸术前分期中，常规施行纵隔镜检查术；他们因此建立了一种系统评价纵隔淋巴结的方法，并能可靠地估计非小细胞肺癌区域转移的程度。

二、适应证与禁忌证

（一）适应证

（1）确诊纵隔肿物的性质，如淋巴瘤、结节病等。

（2）用于治疗，如纵隔内胸腺组织、胸腺瘤、支气管囊肿的切除等。

（3）明确纵隔淋巴结转移情况，协助分期，决定是否手术切除、确定放疗范围。

临床上纵隔镜检最常用于肺癌患者，以证实同侧或对侧纵隔淋巴结转移与否，和其他检查相似，它只在结果将改变患者治疗时施行。对较大的不能切除的纵隔淋巴结行活检，可提供诊断和分期的信息。对可能切除的肿大淋巴结活检，可证实多个水平的转移，从而将患者归类于预后很差的组别中。同样，对 T_3、T_4 的病例，无论淋巴结大小均需行纵隔镜检查术，因为此组有纵隔淋巴结转移时的手术切除并无得益。

在同时有双侧肺部病灶的患者，可能是双原发肺癌或者是一侧原发另侧单发转移；通常，如果纵隔淋巴结是阴性的，就按独立的原发肿瘤处理；因此纵隔镜检查术用于决定患者是按双发早期肺癌，还是晚期肺癌去治疗。纵隔镜检查术也用于决定患者是否合适进入新辅助化疗试验。另外，已证实为小细胞肺癌的单病灶患者，少数如考虑手术应在肺切除术前行纵隔镜检查术。

影像学上无纵隔淋巴结肿大病例，纵隔镜检查术的应用存在争论。如果主诊医生认为纵隔淋巴结有转移，无论多小，都不考虑手术（起码最初不考虑），那么应该常规行纵隔镜检查术。但假如已经会诊统一意见，推荐施行完整 N_2（通常为单站转移）切除，就没必要行镜检。此进路用在右侧肺癌很令人满意，因为全部的同侧纵隔淋巴结在都容易右侧开胸术时切除；不过在左侧开胸术由于有主动脉弓，使左侧气管旁区难以进入，因此部分外科医生认为，全部可切除的左上叶肺癌都应行镜检。

（二）相对禁忌证

有些罕见的解剖因素可影响纵隔镜检查术的安全，包括严重的颈动脉炎（妨碍颈部的伸展和镜身置入）、巨大甲状腺肿、大范围主动脉弓或无名动脉的钙化或扩张动脉瘤以及现存气管造口术。而再次纵隔镜检查术，尽管存在气管旁纤维化以及正常颈部筋膜平面消失，但在大部分病例仍可安全完成。

三、操作方法

（一）标准经颈纵隔镜检查术（图2-3）

标准经颈纵隔镜检查术可以评估气管旁纵隔淋巴结（1，2R，2L，4R和4L组）和隆突下（7组）前组。其敏感度为85%~90%，特异度为100%，阴性预测值大于90%。对肺癌患者在行纵隔淋巴结切除术之前的分期，经颈纵隔镜检查术是最准确的手段。

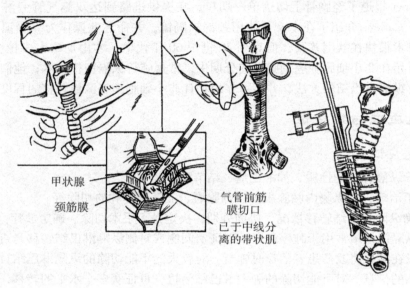

甲状腺
颈筋膜
气管前筋膜切口
已于中线分离的带状肌

图2-3 标准经颈纵隔镜检查术

1. 手术方法 患者在气管内全麻下，取仰卧位，置右侧桡动脉导管和/或指式血氧计，不仅能监测血压和血氧饱和度，也可提醒术中不经意压迫无名动脉的时间和程度。肩膀后垫卷枕令颈部过展，使气管从纵隔上提并方便置入纵隔镜。气管内插管从口腔另侧引出，与手术医生使用器械侧分开；胸前备皮和铺巾达剑突水平。平行胸骨切迹上方1~2cm行3~4cm皮肤横切口，切开颈阔肌，带状肌向外牵拉，向下纵向分离达气管前筋膜。

切开气管前筋膜，用食指伸入气管前间隙行钝性分离，利用这一重要手法可到达隆突水平并常可扪及异常淋巴结，纵隔镜通过分离好的隧道在直视下逐渐置入，以后完全用吸引头分离，活检前先行针吸避免误伤血管，分开纵隔淋巴结与比邻结构，用视频纵隔镜能更好显示和发挥手术技巧。一般可见隆突、主支气管、无名动脉、肺动脉干、奇静脉；为避免损伤左侧喉返神经，在左侧气管旁区域需小心分离、慎用电刀；在充分止血后，分层缝合伤口。

对右肺病灶，先分离右气管旁清楚暴露奇静脉，取右气管旁和气管支气管角淋巴结活检，奇静脉上方淋巴结为右气管旁淋巴结（2R、4R），下方为气管支气管角淋巴结（10R）。单纯活检无名动脉上方淋巴结（2R）是不够的，应仔细辨认并活检无名动脉下方淋巴结（4R），中下肺病灶常见仅有此处淋巴结转移。接着，活检隆突下淋巴结，纵隔镜前进到肺动脉干上方，即可见隆突下筋膜，用吸引头打开并暴露淋巴结，注意此处与食管关系最紧密，避免误伤。隆突下淋巴结的活检，最好推迟到镜检最后才做，因为此处血管丰富、镜检过程易出血而妨碍观察和降低诊断的准确性。

必须强调的是在此操作过程中，各部位的活检淋巴结没必要是完整切除。完整淋巴结送检病理并不比单纯活检诊断更准确。在活检前有必要完全暴露淋巴结，以核实其同一性，避免伤及相关血管和撕开淋巴结。用活检钳抓咬淋巴结和用力拉扯易撕裂比邻结构而出血。

2. 并发症和结果　小出血是最常见的并发症，多与供应纵隔淋巴结的支气管动脉（特别是隆突下）有关，用带电刀的绝缘吸引器头可电凝止血，少见情况下出现明显出血时，不要撤出纵隔镜，通过镜子直视下接近出血部，首先填塞止血材料和纱布压迫5分钟，看能否止血。损伤大血管的大出血可能致命，必须尽快辨认、填塞、修补；奇静脉出血有时通过压迫胸骨就可控制，但还须行右侧开胸术止血；损伤无名动脉、主动脉弓或肺动脉干，一般要行胸骨劈开术止血；另一罕见并发症可能需要开胸的是气管支气管的撕裂。

在标准经颈纵隔镜检查术中可能损伤的其他结构，有左侧喉返神经（在左气管支气管角易损）、纵隔胸膜（右侧较左侧多）、食管（在隆突下后区易损），喉返神经麻痹和气胸能通过仔细观察而获处理，而食管穿孔很罕见，多在出现纵隔源性败血症的症状和体征才获诊断。

尽管存在潜在的并发症，经颈纵隔镜检查术仍不失为安全的操作，且常在门诊层面施行。Pearson 报道行纵隔镜432例中，有出现并发症1.6%（气胸2例，喉返神经麻痹3例，出血2例），全部无须开胸、无死亡。Coughlin 报道，累计1 259例已确诊的、可手术肺癌术前纵隔镜检查，无发生死亡，并发症发生率1.7%，最常见的是右侧气胸（8例），均为因经纵隔胸膜行肺活检所致；左侧喉返神经损伤7例，完全恢复3例；3例分别因肺动脉干撕裂、食管撕裂、电刀损伤右主支气管而需要开胸。Luck 报道1 000例经颈纵隔镜检查术，3例（0.3%）发生严重并发症而需要开胸，其中出血2例、气管撕裂1例；另外有20例（2%）发生小并发症，共计并发症为2.3%，无手术死亡。

（二）纵隔镜行锁骨上淋巴结活检

锁骨上淋巴结活检不再是肺癌的术前常规，不过，研究表明，4%～24%的可切除肺癌中，发现其不可扪及淋巴结有隐性转移，锁骨上淋巴结转移（N_3）彻底改变了患者的预后和推荐治疗。所以对此区域的评价也是合适的。

Lee 和 Ginsburg 介绍了改进标准经颈纵隔镜检查术，用于锁骨上淋巴结活检；在完成纵隔淋巴结活检之后，旋转纵隔镜于颈动脉鞘后方进入锁骨上窝。

据所报道结果，在一组怀疑有 N_2/N_3 的81例选择病例中，标准纵隔镜证实为 N_0、且无锁骨上淋巴结转移29例，不过在39例 N_2 病例中发现15%锁骨上淋巴结转移，有对侧转移（N_3）19例中有13例（68%）锁骨上淋巴结转移。全部发现有锁骨上淋巴结转移的病例，都是中央型（纤维支气管镜所见）和非鳞癌。

（三）扩大经颈纵隔镜检查术（图2-4）

扩大经颈纵隔镜检查术最先由 Kirchner 在1971年介绍，Ginsberg 和同事将其普及推广，作为左上叶肺癌术前分期的单独操作，出于考虑能避免胸前进路纵隔镜检查术的限制和潜在并发症，它提供左上叶肺癌的气管旁、主动脉弓旁纵隔淋巴结分期，适应证与上述的纵隔镜检查术相似。

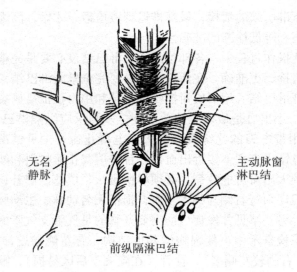

无名静脉

主动脉窗淋巴结

前纵隔淋巴结

图 2 - 4　扩大性纵隔镜检查术

1. 手术方法　完成标准经颈纵隔镜检查术后，纵隔镜从颈部切口退出，用食指分开披覆主动脉与无名动脉间的筋膜，进入位于无名静脉后方与主动脉前外侧面的无名三角，纵隔镜由先前建立的隧道，逐渐置入主动脉弓旁纵隔间隙，钝性分离包绕淋巴结的疏松脂肪组织，清楚显露淋巴结并行活检，小心避免越入纵隔胸膜，确认无明显出血后，撤出纵隔镜，颈部切口如常规缝合。

2. 并发症和结果　要注意扩大经颈纵隔镜检查术需要熟习过程和特别小心，初次应用须做胸前进路切口，对应颈部切口双合诊，方便纵隔镜进入无名三角时避免副损伤。Ginsberg 和同事报道了 100 例左上叶肺癌的镜检结果，其中上纵隔、前纵隔或两者兼有转移的有 20 例，总共 75 例行剖胸术，74 例获彻底切除；镜检中有 8 例假阴性，每例都是第 5、6 组的微转移，均获彻底切除并组织学病理证实，此报道中唯一 1 例并发症是颈部切口浅表感染。

Lopez 和同事报道一组 50 例镜检结果，左上叶和下叶各 38 例、12 例，纵隔镜检查阳性 9 例，其余 41 例切除率为 97.6%；此组研究显示阴性预计值达 97.5%，诊断准确率达 97.8%。Urschel 的镜检后脑血管意外个案报道，质疑其安全性；如 CT 扫描有主动脉弓钙化、可触及的动脉粥样化斑块。

（四）前胸进路纵隔镜检查术

McNeil 和 Chamberlain 于 1966 年，介绍左胸前进路纵隔镜检查术，作为左上肺癌确定诊断和可能手术切除的方法。Chamberlain 相信，胸外科医生用此术式不仅可以行左肺门和主动脉窗淋巴结活检，而且能估计左上肺肿瘤与纵隔结构的固定程度，从而避免不能切除的局部晚期病例的不必要开胸。Chamberlain 术式，通常用于标准经颈纵隔镜检查术不能到达的纵隔淋巴结组别，即主动脉弓旁和主动脉窗（第 5、6 组）淋巴结的分期。适应证也与其他纵隔镜检查相似。1983 年 Deneffe 报道，在一组 45 例拟为左肺癌且临床纵隔淋巴结阴性的病例用此术式检查，活检证实 28.9% 纵隔淋巴结转移，均为左上叶癌所致。在这前 CT 时代的报道中，有学者总结认为左上肺癌应行此检查以改善切除率。Jolly 证实此检查阴性的左肺癌，预计切除率达96%（25/26）。

新近 Barendregt 报道，在 37 例临床 N_0 确诊的左上肺癌，结合手指触诊和镜检，16 例确认有淋巴结，仅 1 例为 N_2，因此认为临床非 N_2 的病例没必要行胸前进路纵隔镜检查术。

1. 手术方法　患者全麻下取平卧位，置单腔气管插管，于胸骨旁第 2 或 3 肋软骨部做 5~6cm 长切口，深达胸大肌。切开软骨膜在软骨膜下平面切除软骨，也可从肋间进路免切肋软骨。内乳动脉及静脉在术野中，应牵开或分离结扎。从胸骨后平面钝性游离纵隔胸膜返折，向外侧可暴露主动脉弓旁和主动脉窗纵隔间隙，可直视下行肿大淋巴结切除或切取活检，纵隔镜通过切口可行纵隔探查。

进入胸腔能改善解剖确认和进路，如果已进入，未伤及肺时无须置胸管，在关胸前置一导管于胸腔，另一端没于水面下 2cm，确认无出血，逐层关胸，让麻醉师鼓肺排气并退出导管。

2. 并发症与结果　胸前进路纵隔镜检查术的并发症和死亡率很低，可按门诊患者处理。主要有局部疼痛和第 2 肋软骨切除后的伤口愈合，尤其在须辅助放疗者。术中容易损伤的主要结构包括主动脉、内乳动脉、上肺静脉、左喉返神经、膈神经；不过除内乳动脉外，罕有损伤其他结构；报道最多的并发症是伤口浅表感染和气胸。

（石国亮）

第五节　心肺功能的测定和评估

一、肺功能测定和评估

呼吸系统的功能是吸入氧气，排出二氧化碳，以维持机体正常代谢。胸外科手术对肺功能造成直接的影响：开胸致胸壁完整性遭到破坏，使围手术期肺功能下降；胸内手术操作直接对肺的挤压，会引起包括肺的顺应性降低和弥散面积缩小等方面的病理生理变化；各种肺切除均不同程度地使肺储备功能减少。加之胸部手术患者，特别是肺部疾病患者，多伴有肺组织的急性或慢性病变，都可能使呼吸功能有所减退，麻醉和手术创伤又使肺功能进一步受损，使术后并发症和死亡率增加。因此，术前测定肺功能，对正确评估手术风险、判断手术效果、提高手术安全性和减少手术并发症等都有十分重要的意义。

肺功能的测定主要包括肺通气功能和肺换气功能两方面，而尤以前者常用和重要。肺通气是指将含氧的空气吸入肺内，同时将肺泡内的二氧化碳排出体外。其测定包括肺容量、气体流速等。肺的换气功能是指肺泡内的氧气与血液中的二氧化碳进行交换的过程。其测定包括肺通气血流比值、弥散功能和肺内分流等。测量仪器有功能齐全的肺功能仪和便携式肺功能仪。

（一）肺的通气功能

1. 潮气量（tidal volume，TV）　平静呼吸时每次吸入或呼出的气量，正常成人为 400~600ml。

2. 补吸气量和补呼气量　补吸气量（inspiratory reserve volume，IRV）：平静吸气后，再尽力吸气所能吸入的气体量，正常成人为 1 500~2 000ml。补呼气量（expiratory reservevolume，ERV）：平静呼气后，再尽力呼气所能呼出的气体量，正常成人为 900~1 200ml。

3. 肺活量 （vital capacity，VC） 用力吸气后，做最大呼气所能呼出的气体量。肺活量＝潮气量＋补吸气量＋补呼气量。肺活量随着限制性呼吸系统疾病的严重而减少。正常男性肺活量为 3 500ml 左右，女性为 2 500ml 左右。肺活量因性别、年龄、身材大小及运动锻炼情况而异。通常以肺活量实测值占预计值的百分比判断其正常与否。实测肺活量占预计肺活量 80% 以上者为基本正常，65%～79% 表示肺活量轻度降低，35%～64% 为中度降低，35% 以下为重度降低。

4. 残气量和功能残气量 残气量 （residual volume，RV）：补呼气后，肺内残留的不能再呼出的气量，正常成人为 1 000～1 500ml。残气量是由于最大呼气末，细支气管，特别是呼吸性细支气管关闭所致。其大小受肺弹性回缩力影响，支气管哮喘和肺气肿患者的肺弹性回缩力减低，残气量增加。石棉肺和肺间质纤维化时肺弹性回缩力增强，残气量下降。判断肺气肿不单纯使用残气量的绝对值，而是使用残总比，即残气量与肺总量的比值。正常情况下残总比不超过 25%，虽然随着年龄增长而增加，但一般不超过 35%。功能残气量 （functional residual capacity，FRC）：平静呼气后残留于肺内的气体量。功能残气量＝残气量＋补呼气量。正常成人约为 2500ml，与残气量一样，功能残气量的大小亦受肺弹性回缩力影响，支气管哮喘和肺气肿患者的功能残气量增加，而肺水肿、肺不张和肺间质纤维化患者的功能残气量下降。功能残气量的生理意义在于缓冲呼吸过程中肺泡气氧和二氧化碳分压的过度变化，以利于气体交换。正常情况下功能残气量占肺总量的 40%。

5. 深吸气量和肺总量 深吸气量 （inspiratory capacity，IC）：平静呼气后做最大吸气所能吸入的气体量。深吸气量＝潮气量＋补吸气量，它是衡量最大通气潜力的一个重要指标。男性正常值约 2 700ml，女性正常值约 2 000ml。胸廓、胸膜、肺组织和呼吸肌等的病变，均可使深吸气量减少而降低最大通气潜力。肺总量 （total lung capacity，TLC）：深吸气后肺内所含的最大气体量。肺总量＝肺活量＋残气量。成年男性平均为 5 000ml，成年女性平均为 3500ml。

6. 用力肺活量和用力呼气量 用力肺活量 （forced vital capacity，FVC）：深吸气至肺总量后尽力用最快速度呼气至残气量时呼出的气体量。正常人用力肺活量应该接近肺活量。阻塞性肺疾病患者用力呼气时，由于终末呼吸道可能过早闭和，使气流在终末部位受阻，致使用力肺活量可以显著低于肺活量。用力呼气量 （forced expiratory volume，FEV）：用力肺活量正常人一般 3 秒钟呼完，分别测量第 1、2、3 秒末呼出的气量，得到 FEV_1、FEV_2 和 FEV_3，又称时间肺活量 （timed vital capacity）。计算其所占用力肺活量的百分比，正常人各为 83%、96% 和 99%。用力肺活量是一种动态指标，不仅能反映肺活量容量的大小，而且反映了呼吸所遇阻力的变化，特别是 FEV_1 是评估肺通气功能的重要指标。

7. 每分钟静息通气量和每分钟肺泡通气量 每分钟静息通气量 （minute ventilation，MV）：每分钟进或出肺的气体总量，等于潮气量乘以呼吸频率，正常人为 6L。每分钟肺泡通气量 （alveolar ventilation，AV）：每分钟进入肺泡进行气体交换的量，等于潮气量减去无效腔气量，再乘以呼吸频率。每次吸入体内的气体，有一部分留在上呼吸道至呼吸性细支气管以前的呼吸道内。这部分气体不参与气体交换，称为无效腔或死腔 （dead space），正常人的容积为 150ml。

8. 最大通气量 （maximal ventilation volume，MVV） 通常以最大速度与幅度呼吸 12 秒或 15 秒的总气量乘以 5 或 4 所得。它既可以了解患者的呼吸储备功能、肌肉强度，又可反映呼吸道阻塞的严重程度。临床上常用实测值占预计值的百分比表示。当此值大于80%时，表示肺通气功能正常，60%~79%时表示通气功能轻度降低，40%~59%时表示通气功能中度降低，小于39%时表示通气功能重度降低。当肺活动受限、呼吸道阻力增加和呼吸肌力量减弱时，都可使最大通气量减少。

9. 最大呼气中段流量（maximal mid-expiratoryflow，MMEF） 用力肺活量中间一半（25%~75%）的平均流量。男性正常值为3~4L/s，女性正常值为2~3L/s。流量下降反映小支气管阻塞。

（二）肺的换气功能试验

1. 肺弥散功能（pulmonary diffusion function） 弥散是气体分子由高浓度区移向低浓度区，以最终达到平衡的一种趋势向。肺弥散功能是指肺泡气体与肺毛细血管中气体通过肺泡-毛细血管膜进行气体交换的过程。由于二氧化碳的弥散能力是氧气的20倍，故临床上不存在二氧化碳弥散功能障碍，一般弥散障碍都是指氧气而言。以弥散量为指标，也就是肺泡膜两侧气体分压差为0.133kPa（1mmHg）时，每分钟通过的气体量（ml）。

通常使用浓度为0.2%~0.3%的一氧化碳，采用一口气法来测量弥散量（DLCO）。根据单位时间内一氧化碳吸收量和肺泡一氧化碳分压即可计算一氧化碳弥散量，以评价肺的弥散功能。弥散量与肺泡毛细血管膜的面积、厚度、肺泡毛细血管床容积及肺泡膜变性等都有关系。肺间质病变、慢性支气管炎、肺水肿、慢性阻塞性肺气肿、肺栓塞、二尖瓣狭窄、贫血等疾患时，肺气体弥散量都会降低。

2. 吸入气体肺内分布均匀性测定 肺泡是进行气体交换的基本单位。吸入气体均匀进入肺泡，通过气血屏障膜与毛细血管中的血液之间进行气体分子弥散，才能高效完成摄取氧气、排出二氧化碳的过程。否则就会出现低氧血症。检测常用氮气分析法，即氮气清洗率测定来反映其分布的均匀性和气道的通畅性。此法简单易行。也可应用放射性核素定量肺显像测定，但设备和技术要求高，难以推广和普及。

3. 通气/血流比值（ventilation perfusion ration，V/Q） 每分钟肺泡通气量和肺血流量之间的比值。正常值约为0.8。

有效的肺泡气体交换并不完全取决于吸入气在肺内的均匀分布，更重要的是各个肺泡通气量和流经肺泡周围毛细血管血流在数量上的协调。在肺的通气功能和吸入的气体在肺内分布均无异常的情况下，肺部血流灌注的异常，也会妨碍正常气体交换的进行。正常情况下，每分钟肺泡通气量约4 000ml，而通过肺的血流量约5 000ml，如果肺通气和血流分布均匀，则每个肺泡的通气血流比例为0.8。如果肺通气量正常，但血流量减少，则部分肺泡气未能与血液气进行充分交换，致使肺泡无效腔增大。反之，肺泡通气不足，血流过剩，部分血流未能充分氧合，犹如发生动静脉短路。两者都妨碍有效的气体交换，导致缺氧或二氧化碳潴留，但除非有严重的通气不足，一般主要是缺氧，少有二氧化碳潴留。

（三）运动肺功能试验

运动肺功能试验是检查肺功能在运动状态下的动态变化，临床上有助于了解其在静息状态下所不能表现出的生理和病理情况，以估价心肺功能。如能完成运动耐力试验，术后少或无心肺并发症。

1. 运动肺功能试验 通常采用平板踏跑进行检查，即在有一定坡度和转速的活动平板上行走，同时还能监测心电图和血压变化等。运动方案采用改良 Byuce 方案。运动试验一般以受试者达到亚极量心率作为试验终点，达到亚极量心率后仍持续慢走，逐渐恢复至基础心率。在检查过程中出现明显呼吸困难、心肌缺血、心律失常或血压明显增高或降低应停止试验。开始运动试验之前，要给受试者讲清楚整个运动过程中各个步骤的注意事项，同时预备好急救药品及氧气等，以防发生意外。

2. 常用测试指标

（1）最大摄氧量或耗氧量（MVO_2）：MVO_2 是反映人体在极量运动时心肺功能水平的一个主要指标。它表示氧转运系统能力的总和。

（2）呼吸交换率：指肺内每分钟 CO_2 排出量和每分钟 O_2 摄取量之比值。

（3）呼吸困难指数：最大通气量（MVV）与运动时最大通气量 VE_{max} 之比（VE_{max}/MVV），为呼吸困难指数，是判断呼吸困难严重程度的一项客观指标。

（4）无氧阈：指在运动负荷递增过程中，血乳酸急剧增加的起点所对应的运动强度，用以反映无氧代谢能力。当超过无氧阈时，继续增加运动强度将导致代谢性酸中毒。

（5）代谢当量：是能量消耗的实用指标，一个代谢当量相当于每分钟、每公斤体重 3.5ml 的摄氧量，是在未达到无氧阈时衡量运动强度的重要指标。

（四）临床应用

人体的心肺功能具有较大的储备能力。在静息状态下有些功能的降低不易表现出来，仅在功能出现严重障碍时才会表现出临床症状。故运动试验可以检测出静息时所不能检查出的病理生理变化，可以从运动量受限制的因素、运动时出现的有关症状中找出规律，早期发现心肺功能异常。①运动诱发哮喘：运动后 FEV_1 较运动前降低 10% 即为阳性。是诊断运动性哮喘的重要指标；②预测胸部手术后并发症的风险：若 MVO_2 明显降低，则术后出现并发症的风险较大；③在心血管疾病中的应用：在运动负荷状态可以了解心肌供血情况及心律变化，有助于诊断冠心病及心律失常情况；④其他：通过观察无氧阈可以预计个人运动耐力。可以对胸闷、气短、呼吸困难者进行鉴别诊断。

1. 禁忌证　运动肺功能试验禁忌证：①心脏病、高血压等；②肺功能已受损，例如 FEV_1 小于预计值的 70%；③哮喘发作期；④年老、体弱、行动不便者不应做运动肺功能试验。

2. 爬楼试验（stair climbing test）　在患者身体允许的条件下，受试者 3 分钟内匀速持续不停爬 4 楼，正常者 3 分钟内心率、血氧饱和度、呼吸频率恢复至爬楼前水平。可能时计算患者爬楼梯时的每分钟最大耗氧量（VO_{2max}）。此法简单易行，对预测术后风险很有帮助。

3. 动脉血气分析（blood gas analysis）　呼吸生理功能主要是保证静脉血有效地动脉化。对于有气道阻塞和气体分布不均匀的患者，通过动脉血气分析，可以及时了解肺功能的变化。临床上常用的血气分析指标动脉血氧分压（PaO_2）、动脉血二氧化碳分压（$PaCO_2$）和动脉血氧饱和度（SaO_2）。

PaO_2 是指以物理状态溶解在血液内的氧分子所产生的压力，正常值为 12.6～13.3kPa（95～100mmHg），随年龄的增长而降低，70 岁的健康人不应低于 70mmHg。

$PaCO_2$ 是指以物理状态溶解在血液内的二氧化碳分子所产生的压力，正常值为 5～5.6kPa（38～42mmHg）。由于二氧化碳的巨大弥散能力，$PaCO_2$ 可以很好地反映肺的通气功能，当其超过 6.65kPa（50mmHg）时，提示明显通气不足，也是诊断呼衰的实验室指标。

SaO$_2$ 是指单位血红蛋白氧含量的百分数，正常值约 95% ~ 98%。由于不是全部血红蛋白都能氧合，故 SaO$_2$ 不可能达到 100%。

（五）综合分析全面评估患者的肺功能

随着新技术、新设备的不断发展，胸外科手术的适应证和手术范围也在不断扩大。但为了保障患者安全，术前肺功能的测定必不可少。然而在评估开胸患者的肺功能状况时，又不能仅仅依靠肺功能测定结果，同时应根据患者年龄、具体疾病、病史、体格检查和血气分析、药物和外科治疗可能对疾病的改善程度等结果，进行综合分析，这样才能全面正确地评估患者的肺功能，减少诊断和治疗失误。

1. 年龄　虽然随着年龄的增加肺部并发症的风险增加。但研究显示，年龄并非术后肺部并发症的预测指标，许多高龄患者完全可以耐受一般成人所能耐受的手术。因此，不应因为患者高龄而拒绝手术治疗。

2. 疾病　具体疾病对肺功能的影响取决于疾病性质、部位、大小和侵及的范围。小的病变，如肺周围性小结节、局限的纵隔肿瘤等，对肺功能影响不大。中心型肺癌引起阻塞性肺炎和肺不张、巨大肺大疱、慢性脓胸等，可显著降低肺功能。

3. 病史　长期吸烟的患者，术后并发症明显增加。戒烟 6 个月以上者，术后并发症发生率同不吸烟者；戒烟不足 8 周者，术后并发症发生率没有明显下降。有趣的是，有研究发现术前短期戒烟者，由于术后突然除去吸烟的刺激，抑制了咳嗽而导致呼吸道分泌物潴留和小气道闭塞，结果术后肺部并发症反而增多。支气管炎、COPD、支气管扩张、哮喘等疾病，特别是 COPD，是开胸手术的高危因素，合并此类疾病者，术后并发症显著增加。

4. 体检　肥胖患者肺的储备功能和残气量减少，体重超标 30% 以上者，可引起肺部限制性疾病，使胸廓顺应性降低，肺泡通气不足，术后并发症增加。明显的胸壁畸形和肺部感染引起肺部啰音、呼气时间延长等，都会降低肺功能，增加术后并发症的发生率。

5. 手术　手术部位、范围和时间不同，对肺功能的要求和影响也不一样。开胸手术不可避免地会在一定程度上破坏胸廓的原有结构，并降低其功能。部分胸壁肌肉、神经切断，肋骨骨折，术后疤痕形成和一定程度的肌肉萎缩，均可影响胸廓运动，降低肺功能。微创手术，包括胸腔镜手术和不断肌肉小切口，手术切口小，不需要断肋骨，术后患者疼痛减轻，可以早期下床活动，可减少肺部并发症，缩短住院时间。对于支气管扩张、肺大疱、阻塞性肺不张、毁损肺、液气胸、脓胸等疾病，手术可减少无效通气，解除肺组织压迫和呼吸限制，改善肺功能。而对于必须切除部分有功能的肺组织，特别是合并有阻塞性肺部疾病患者，肺叶或全肺切除极易引起严重的呼吸功能抑制。有研究显示，手术时间与肺部并发症呈正相关，手术时间持续 3 小时以上的患者，肺部并发症明显高于两小时以下者。

（六）开胸术前肺功能的评估

建议按以下顺序进行：首先是常规肺功能测定，包括 VC、FVC、FEV$_1$、FEV$_1$/FVC、MVV、FRC、RV、TLC 等。其中 FEV$_1$ 和 MVV 最重要。因为二者反映了肺的储备功能，能够准确预测术后并发症，同时气道峰值流速决定了清除气道分泌物的能力，术前 FEV$_1$ 值低者，术后易出现呼吸道分泌物排出困难，导致气道阻塞。术前 FEV$_1$ > 1L/s、MVV > 50%，可行肺叶切除，术前 FEV$_1$ > 2L/s、MVV > 60%，可行全肺切除。当 FEV$_1$ < 0.5L/s、MVV < 40%、FEV$_1$/FVC < 70%、VC < 2L 时，术后发生呼吸衰竭的可能性显著增加。

血气分析可以比较准确地反映肺的换气功能，临床上最常用指标有 PaO_2、$PaCO_2$ 和 SaO_2。当 $PaO_2 < 55mmHg$、$PaCO_2 > 45mmHg$ 时，术后容易发生呼吸衰竭，术前应积极处理，术中术后要加强呼吸道管理，对肺叶切除要慎重。

对肺功能低于正常标准者，需做进一步检查：肺的弥散功能反映了肺毛细血管床的容积，DLCO 是一种无创性的评估肺循环功能的检查方法，对术后肺部并发症有较好的预测。弥散量 < 60% 时，并发症明显增加，弥散量 < 40% 时，则应视为手术禁忌证。放射性核素定量肺显像（RQLS）安全、方便，能够反映总体、分侧乃至局部的形态和功能改变，从多项指标上准确判断不同范围肺切除后丧失和保留的肺功能比例，术后预计 $FEV_1 > 50\%$ 者，可行全肺切除，术后预计 $FEV_1/FVC < 30\%$ 者，属手术禁忌。

心肺运动试验综合考虑了肺功能、心功能和氧摄取的关系，对预测术后并发症很有帮助。其中与开胸手术有关的主要指标是每分钟最大耗氧量（VO_{2max}）。$VO_{2max} > 20ml/kg$ 的患者，术后并发症发生率较低，VO_{2max} 界于 $10 \sim 20ml/kg$ 之间者，中度危险，$VO_{2max} < 10ml/kg$ 者，术后并发症和死亡率很高，应视为手术禁忌。

对术前肺功能有不同的风险指数标准，综合起来主要有：$FEV_1/FVC < 70\%$、$MVV < 40\%$、$PaCO_2 > 45mmHg$、$PaO_2 < 55mmHg$、弥散量 < 50%、肥胖（体重指数 $> 27kg/m^2$）、术前 8 周内仍吸烟、术前 5 天内仍有咳嗽咳痰、术前 5 天内满肺遍布啰音、年龄 > 70 岁等。

虽然不同学者对术前肺功能测定在评估对术后并发症和危险性的价值方面有原则一致的意见，但并无哪一单项指标有绝对意义。因此，术前肺功能的评估必须与具体患者的具体疾病及其发展演变和可能的治疗结果相结合。

二、心功能测定和评估

不同类型的心血管疾病对开胸手术的影响不同，术前检查和评估的要求也不同。

（一）实验室检查

1. 心电图　开胸患者术前常规行心电图检查，对心律失常、心肌缺血等疾病有一定的筛选作用，Holter 还可以进行 24 小时动态监测。但对于没有 S－T 段改变的患者，心电图检查的预测作用有限。

2. 心脏超声　心脏超声可在一定程度上了解各房室功能，当左室射血分数 < 35% 时，术后并发症显著增加。如果结合多巴酚丁胺应激试验，可以了解心室的异常活动和潜在的心肌缺血；静脉注射双嘧啶达莫－^{201}铊，进行心肌灌注显像，可以了解冠状动脉血供情况。

3. 运动试验　对于心肌缺血的患者，运动试验可以较好地确定冠状动脉梗阻状况，其阳性率可高达 85% 以上。但运动试验的阴性结果意义不大。

4. 冠状动脉造影　虽然本身有一定危险性，但对于有心绞痛症状和非创伤性检查提示有冠心病的患者，还是推荐进行冠状动脉造影检查。此检查能够全面准确地显示冠状动脉各分支的血供情况。

（二）体格检查

体格检查应特别注意患者是否有水肿、周围血管异常、高血压、心律不齐、第三心音、心脏杂音、奔马律和肺部啰音等异常。

（三）病史

术前应仔细了解患者的心脏病史，包括心绞痛、有症状的心率失常、难以控制的高血压、充血性心力衰竭、近期心肌梗死、肺动脉高压、心血管手术史、长期糖尿病、肾脏病和脑血管疾病史。同时应特别了解目前用药种类和剂量，以及治疗效果和近期病情变化状况。

（四）心血管疾病

1. 高血压　高血压易引起心肌缺血和心肌梗死。舒张压 <100mmHg（13.43kPa）、没有靶器官损害者，一般对手术无影响；舒张压 >110mmHg（14.67kPa）时，术前应给予处理，争取将舒张压控制在 100mmHg（13.3kPa）以下；舒张压 >120mmHg（16kPa）时，心、脑、肾等脏器并发症发生率明显增加。

2. 缺血性疾病　冠状动脉粥样硬化性心脏病是增加围手术期并发症和死亡率的最大心脏危险因素。有些患者有明确的冠心病史，如心绞痛、心肌梗死、冠脉搭桥术和冠状动脉造影显示血管腔不规则狭窄。有些患者虽有冠心病，但没有临床症状，对这类患者，特别是高龄、吸烟、肥胖、高血压者，应考虑行冠脉造影。明确诊断后，需进行药物治疗或血运重建，以降低术后心脏并发症的风险。研究表明，心肌梗死 3 个月内手术，再发心梗或死于心脏病的概率为 30%，3～6 个月者为 15%，而 6 个月后为 5%。因此，一般认为心梗超过 6 个月者，可以耐受开胸手术。

3. 心脏瓣膜病　在心脏瓣膜病变中，主动脉瓣狭窄患者手术风险最大，重度狭窄的死亡率高达 50%。对这类患者术前应先行主动脉瓣置换或扩张成形术。重度的二尖瓣狭窄可引起严重的肺充血，术前也应行二尖瓣手术。对于主动脉瓣和二尖瓣关闭不全并有心功能不全的患者，术前应强心、利尿，调整心功能。对既往曾接受人工瓣膜置换的患者，需注意两个问题：一是围手术期使用有效抗生素预防细菌性心内膜炎，二是抗凝治疗。现多主张术前 3 天停用华法林，围手术期改用静脉给予肝素抗凝。

4. 充血性心力衰竭　伴有充血性心力衰竭的患者术后心脏并发症的危险性极高。因此术前应积极控制心衰，应用利尿剂、洋地黄等药物，降低心脏前后负荷，提高心输出量。对择期手术的患者，术前最好能够控制心衰至病情稳定 1 周以上再考虑开胸手术。

5. 血栓　高龄、长期卧床、肿瘤患者、髋关节和膝关节置换者，易发生深静脉和肺栓塞；慢性心房纤颤者，心房内可能有附壁血栓形成，围手术期也易发生血栓。对这类高危人群，预防性地使用肝素，可明显降低术后血栓的发生。

6. 心肌病　扩张型心肌病和肥厚型心肌病都会使心肌受损，心室顺应性下降，心输出量降低，手术风险增加。如合并有充血性心力衰竭，则术中术后发生心脏并发症的危险更大。如一般情况好，心功能 Ⅰ～Ⅱ 级者，可耐受开胸手术。

7. 心律失常　对于老年患者，常合并有心率失常和传导阻滞。如不伴有冠心病、左室功能不全和血流动力学改变且无临床症状者，术前多不需处理。如伴有其他心脏疾病，则手术风险增加，需要给予相应处理，以改善心肌缺血和心功能不全。高度传导阻滞者，应安装起搏器；已安装永久起搏器者，术中要注意电凝对起搏器的影响。

8. 先天性心脏病　先天性心脏病患者的开胸手术风险与心脏畸形性质和肺血管受累程度有关。如果左向右分流量小，无或仅有轻度肺动脉高压，手术风险不大；如果左向右分流量大，伴有严重的肺动脉高压，则手术风险增大。

已有多种围手术期心脏风险评估分级的方法，其中以 Goldman 提出的非心脏手术患者心脏危险指数（cardiac risk index，CRI）评估系统最为常用，见表2－1。

表2－1　Goldman 心脏危险因素记分

危险因素	记分
病史	
年龄 > 70 岁	5
心肌梗死 < 6 个月	10
体征	
S3 奔马律或颈静脉怒张	11
明显的主动脉瓣狭窄	3
心电图	
非窦性心律及房性期前收缩	7
室性早搏 > 5 次/分钟	7
全身情况	
$PaO_2 < 60mmHg$ 或 $PaCO_2 > 50mmHg$	
$K^+ < 3mmol/L$，$HCO_3^- < 20mmol/L$	
BUN > 18mmol/L	3
肌酐 > 30mg/L	
卧床	
手术	
急诊手术或主动脉手术	4
胸、腹内手术	3

大量研究显示，心脏危险因素记分高低与术后威胁生命的并发症发生率之间呈正相关。记分 < 5 分为 1 级，6～12 分为 2 级，13～25 分为 3 级，≥26 分为 4 级。通常 1、2 级危险性较小，术前不需特殊处理，3 级虽然危险性较大，但通过术前处理，改善心功能后仍可手术，4 级危险性很大，威胁生命并发症的发生率达 20% 以上，只有在抢救生命的情况下才考虑手术。此记分分级标准 53 分中的 31 分在术前都可以通过治疗得到矫正。

（周　蓉）

第六节　肺活检

一、概述

目前，临床上应用的肺活检技术主要有三种：经皮针吸肺活检、经支气管镜肺活检和开胸肺活检。对于肺内局限性病变和弥漫性病变，三种方法的诊断结果和危险性不同。总的说来，开胸肺活检无论对局限性病变或弥漫性病变诊断结果最佳、危险性最小。缺点是需要开胸手术，对于年迈或心肺代偿功能受损的患者，开胸肺活检不无顾虑。经皮针吸肺活检对于周边型局限性病变的诊断效果较好，但是对于肺的弥漫性病变诊断率很低；经支气管肺活检主要用于怀疑支气管肺癌、淋巴源性肿瘤、结节病或感染性病变，病变位置靠近中心或周边，其诊断结果较好危险性较低。但是需要有较好的支气管解剖基础和一定的操作经验，才能获得确切的病理诊断。在经皮穿刺肺活检中，应用高速空气钻进行肺活检，其优点是获取的组织块较大，病理上容易做出诊断，但是对于肺组织的损伤较大，由此所带来的并发症亦较多，临床上应用受到一定的限制。

二、经皮穿刺肺活检

经皮肺穿刺活检（percutaneous needle aspiration lung biopsy）是肺内病变的一种检查方法，它操作简单、迅速，有着较高的诊断价值。但是这种操作具有发生某些并发症的危险，并非每个病例都能适用，因此在应用时需严格掌握适应证和禁忌证。

经皮穿刺肺活检用来诊断肺炎的报告出现于 1883 年，应用切针进行穿刺肺活检报告于1940 年，由于细针或切针肺活检带来的出血、张力性气胸等严重并发症，使得这种诊断方法未能在较大范围内推行。20 世纪 60 年代，随着正侧双向屏幕透视的出现，病理上细胞诊断学的进步，方便实用的穿刺针和切针的设计制作，经皮针吸或经皮切针穿刺肺活检的诊断率越来越高，并发症逐渐下降，成为局限性肺部病变安全有效的诊断方法。1960 年，出现了高速空气钻肺活检技术，开始用于周边型肺病变，以后又用于弥漫性肺病变。1949 年，Klassen 及同事报告，应用局部麻醉在前胸做一小切口，进行开胸肺活检。以后麻醉学的发展和进步，现在全身麻醉下施行开胸肺活检已是很普遍了。

三、细针穿刺抽吸肺活检

细针穿刺抽吸肺活检是周围型肺内病变最有价值的诊断方法。目前使用针径极细的穿刺针获取很少组织或细胞，即能做出确切的细胞学诊断，而并发症大大地减少。经数十年的临床观察随诊已证明，肿瘤细胞在穿刺针道和胸膜腔内种植或播散的发生率微乎其微。在过去几年里，除了在双平面屏幕的透视下进行细针穿刺外，又发展了在 B 型超声和 CT 指导下的确切定位，进行针吸肺活检，这样进一步提高了诊断结果，降低了并发症发生。

四、适应证

经皮穿刺肺活检具有较高的诊断价值，但是它是一种有创伤性的诊断操作，有发生并发症的可能，个别情况下甚至对患者造成危险。故在选择此项操作时，必须严格掌握适应证和禁忌证。根据文献和我们的经验，其适应证和禁忌证归纳如下。细针穿刺肺活检的主要适应证见表 2 - 2。

表 2 - 2　局限性肺部病变的针吸穿刺适应证

疑周边型肺癌
怀疑肺转移性病变
双侧或不能切除的肺恶性病变需病理学诊断
怀疑肺上沟瘤
长期不吸收的局限型肺内感染性病变

有严重内科疾病影响开胸术

在特殊化学药物使用前，取肺标本鉴定细菌、真菌、寄生虫

取活细胞做组织培养，研究免疫、放射、化学药物的敏感度

细针穿刺肺活检最常用的情况是鉴别位于肺周边部位的小结节，临床上高度怀疑支气管肺癌，却缺乏明确的病理诊断。由于病变较小，位于肺的周边，纤维支气管镜检查不能窥见，经支气管针吸常不能达到病变部位，痰细胞学检查也多为阴性，此时经皮细针穿刺活检对诊断有着极大的价值。肺内存在多个结节时，临床鉴别诊断多有一定困难。多发性肺结节最常见于肺的转移癌，对多发转移性肺癌无开胸手术指征。偶尔多发性肺内结节系良性病变，如我们在临床上所见多发性错构瘤、硬化性血管瘤，或者是内科治疗很有效的淋巴瘤、霍奇金病等，多发肺结节获得病理上非肿瘤诊断，对于治疗和预后判断有重要意义。

肺内病变外科手术前获得病理诊断极为重要。肺内病变可以手术切除时，手术前获得明确的病理诊断，可以避免盲目开胸，使外科手术有计划地进行。若针吸活检病理结果为小细胞肺癌，术前应先进行必要的化疗或放疗，然后再考虑手术。当肺内病变临床上诊断为恶性肿瘤，并已发现肺门或纵隔淋巴结肿大，开胸手术没有指征，此种情况获得病变的确切病理诊断，特别是肿瘤的病理类型，可以有效地指导患者的治疗，如化疗或放疗。

肺上沟瘤患者术前获得病理学诊断有一定的价值，文献报告肺上沟瘤术前进行适当的放疗，可以有效地提高手术切除率，取得更为长久的存活期。愈来愈多的胸外科医师推荐患有此种类型肿瘤的患者，术前先行针吸活检。已知当肺癌患者处于是否手术处理的边缘状态时，如患者存在着严重内科疾病，承受开胸手术有一定危险，是否还要进行开胸手术？此时，术前病理诊断对权衡处理有着重大价值。若为鳞癌则争取手术治疗，若为腺癌更多选择化疗，若为小细胞肺癌就不考虑手术处理的问题。

除了肺的恶性病变外，肺内慢性感染性病变也需要病理诊断指导临床治疗：偶然情况下，某些局限性感染性病变进行经皮针吸肺活检，从而鉴定病原微生物是细菌、真菌或寄生虫，帮助临床医师选择特殊的化学药物。近年来有人报告应用针吸肺活检来代替开胸肺活检进行免疫学、放射学的研究以及化学药物的敏感度研究等。

五、禁忌证

经皮肺穿刺活检的主要禁忌证包括有：①可以用其他方法做出诊断的肺部病变；②病变附近存在有肺气肿、肺大疱；③怀疑血管性病变，如血管瘤、肺动静脉瘘；④怀疑肺囊性病变，如肺包虫囊肿、支气管肺囊肿；⑤患者系出血素质，有出血倾向，或存在凝血机制障碍，或正在进行抗凝治疗；⑥对侧曾行全肺切除；⑦透视下正侧位均不能清楚地显示病变；⑧患者不合作，不能控制咳嗽，有严重心肺功能不全，如肺动脉高压、心肺储备能力差等。

六、各种经皮肺穿刺方法

目前，有三种方法进行经皮肺穿刺活检：①细针（fine needle）抽吸；②切针（curting needle）采取组织；③高速空气环钻（trephine）获取组织块。

1. 细针抽吸细胞　多用内径 0.6cm 长度分别为 10cm、12cm、16cm 带针芯的穿刺针。

细针口径细，组织创伤小，并发气胸、出血、空气栓塞机会少。但是细针采取的组织少，对于较硬韧的病变常不易刺入，故诊断率受到一定的影响。细针抽吸操作的具体步骤如下：摄胸部岳前位、侧位及病灶体层像，明确病变的解剖部位。操作前3小时禁食，精神过于紧张者可口服地西泮2.5mg。操作时患者卧于操作台，前入路、后入路、侧入路均可采取，以最方便和最近的径路进入，病侧应近靠操作者。透视下用止血钳顶端确定胸壁针刺位置，皮肤消毒铺巾后局部浸润麻醉直达胸膜层。借助定位器（holder）（即一短小中空小管，两端有圆形金属环以固定穿刺针），将带有针芯的穿刺针（一般用9号腰穿针内径为0.6mm）沿肋骨上缘刺入，方向与操作台垂直。在透视指引下，刺入病变内。当进入病变时，术者可感到阻力增加。穿刺针在透过胸膜腔时速度应快，以免针尖在呼吸时划破脏胸膜和肺造成气胸。

确定穿刺针已达病变后，嘱患者深呼吸屏气，迅速拔出针芯，用手指暂时堵住针尾，防止气体吸入，快速接20ml注射器，将穿刺针回拉或深入并结合旋转等动作，在持续负压抽吸下，拔出穿刺针，针孔用棉球覆盖。将针头内容物直接涂片固定于95%乙醇溶液内，针管内容物推入95%乙醇溶液内，做沉渣包蜡切片，苏木精—伊红染色送病理检查。操作毕，于直立位做胸部后前位透视或摄片，检查有无气胸或胸内出血。门诊患者可在院内观察3 – 4小时，然后再重复胸部X线检查，无特殊可返家。住院患者亦应严密观察，警惕并发症的发生。操作后用抗生素3天预防感染。

2. 切针采取组织　切针有许多种，如Vim – Silverman针、Franklin – Silverman针、Jack针、Ahrans针、Norden – strom设计改良切针。切针由三部分组成：套管、切割头针和针芯。针芯和切割针头较套管长出约1 ~ 1.5cm。使用时，将三个部分同时刺入肺内病变边缘，确切定位后，将切割针头和针芯再推入1cm，拔出针芯，回拉或旋转切割针以切取部分病变组织，再与套管针一齐拔出。为了更有效地获取组织，切割针头设计有各种尖端，如螺旋状、匙状、钩状。切针不用注射器回抽，将切割针头内的组织推出送检。切针口径较粗，获取的组织较多，容易做出病理诊断，但是它的并发症多，对受检者带来的危险较大。

3. 高速空气环钻获取组织块　适用于弥漫性肺实质病变或间质病变。环钻肺活检一般选择腋中线第7 ~ 8肋间近肋骨上缘处，皮肤做1cm切口，将带有针芯的环钻插入切口直达胸膜腔，拔出针芯后很快接上钻头，在患者正常呼吸下顺利迅速地达到肺内合适深度，一般为肺内3cm，此时拆掉钻头，接塑料注射器，内装4 ~ 5ml平衡液，在持续负压抽吸下，拔出环钻，标本置无菌器皿中送检，缝合切口敷料包盖。高速空气环钻获取的组织块较直且不变形，一般均可获得直径1.5mm长约2cm的圆柱形组织块，可供研究整个病变过程及电镜、光镜、细胞学、免疫学和细菌学检查。对于弥漫性肺间质病变，它可代替开胸活检。环钻口径粗，组织创伤大，并发症多且较重，如Steel报告环钻肺活检诊断率为85%，气胸发生率为26% ~ 50%，咳血发生率为1% ~ 12%。

七、经纤维支气管镜肺活检

经纤维支气管镜肺活检（transbronchial lung biopsy，TBLB）是纤维支气管镜在临床上广泛应用以后发展而来的一种肺活检方法。早在1974年，Levin即报告了33例应用纤维支气管镜肺活检，其中26例病理诊断结果与临床一致，这33例中包括22例弥漫性病变和11例局限性病变。以后这33例中有23例做了开胸肺活检或尸检，16例与经纤维支气管镜肺活检结果相同，即TBLB其诊断率为70%。近年来，随着细胞学、放射学、免疫组化、细菌学和电镜技术的进步和发展，TBLB 在临床上应用的越来越普遍，成为肺内病变的一种较常用的诊断方法。

肺部孤立性局限性病变和弥漫性病变，特别是在纤维支气管镜检查时不能窥及和痰细胞学检查呈阴性的肺内病变，临床诊断十分困难。目前，在 X 线指导下的 TBLB 已使诊断水平大为提高，国内国外报告的诊断率大约为 70～80%。TBLB 对于弥漫性肺部病变诊断率相对较高，其中以结节病和弥漫性肺间质纤维化的阳性率最高。在局限性病变中，周围型肺癌较其他良性病变诊断率为高。

经纤维支气管镜肺活检常采用活检钳、刮匙、毛刷和针吸（trans bronchial needle aspiration，TBNA）等方法，可以在 X 线指引下或不用 X 线帮助进行。一般做法是患者取仰卧位，采用 Olympus BF – B3 型纤维支气管镜，由鼻孔进镜，通过声门后注入 2% 利多卡因做气管麻醉，常规检查各支气管分支，然后重点观察病变区域。对于局限性病变，如肿块直径 < 3cm，又较接近于肺的周边部位时，则采用 X 线透视下做检查，将毛刷和活检钳正确送入病灶，先刷检后箝取（取组织 3～5 块）。对于直径 >3cm，较接近中央肺野的周围型病变，则在无 X 线透视下进行刷检、活检。对于弥漫性肺病变，如在 X 线透视下检查时，则主要选择病变最密集的相应的支气管开口远端，做刷检和肺活检，如在无 X 线透视下检查时，一般选择右下外（B8）、后（B10）基底段开口之远端取材。当采用针吸时，除上述检查步骤，选择适当活检部位，应用经支气管吸引可回缩活检针（Wang transbronchial aspiration retractable biopsy needle，W – 222 – 13）自纤维支气管镜送入，以垂直方向刺入深达 1.2cm，拔出针芯，将导管外端连接于 50ml 注射器，负压抽吸 3～5 次，拔出穿刺针。将吸取物轻轻射于洁净的载玻片上。近年来，TBNA 对于肺癌诊断的临床应用非常广泛，包括探查纵隔、肺门或其他部位肺癌的转移，特别是中心型小细胞肺癌，因为纤维支气管镜难以发现支气管内病灶。故对于肺门或支气管外压性包块，进行 TBNA 细胞学检查可成倍提高诊断率，有助于肺癌的分期。对拟诊肺癌的患者进行隆嵴下结节常规 TBNA，可以为手术治疗提供依据。它的优点是当肿瘤压迫致支气管狭窄，活检钳不能达到时，TBNA 可以深入到此部分肺内采集细胞，从而使诊断率至少提高到 70%～80%。国内外资料表明，经支气管镜针吸肺活检可以弥补经支气管镜活检、毛刷和冲洗的不足，诊断阳性率可近 70%。

TBLB 尽管在临床上获得了广泛应用，但是应当指出它是一种有创性检查，有可能发生某些并发症。TBLB 需穿过或截断个别小支气管壁，因此常常不可避免地损伤其相邻的细小支气管动脉，引起出血。TBLB 常见的并发症是短暂性痰血或咯血，但是超过 50ml 的出血较少见。活检时发生少量出血，可将支气管镜头端楔入相应的段支气管，使出血局限，数分钟后自行凝固，或经支气管镜注入 1：20 000 肾上腺素 5ml，亦能控制出血。出血不能控制时，应迅速撤出支气管镜，取患侧向下的侧卧位，以免血液流向健侧。持续出血时应使用硬质支气管镜或支气管内插管填塞止血，或请外科帮助处理。TBLB 操作发生气胸的情况较少，约为 5.5%。在弥漫性肺病变发生率略高，约为 10%。气胸多可以自行吸收，很少需要胸腔插管引流，张力性气胸更为少见。另外，有报告 TBNA 操作后发生纵隔积血和菌血症。支气管镜类似呼吸道内的占位性病变，操作时可影响通气功能，一般可使动脉血氧分压下降约 1.3kPa（10mmHg），在撤出支气管镜后渐见恢复。当检查时间过长，严重呼吸道阻塞者可产生动脉血氧分压急剧下降，甚至心跳呼吸停止。在严重肺功能代偿不全患者，可于操作中经鼻导管给氧，检查时间不宜过长，并应有紧急抢救设备。

在考虑进行 TBLB 确定诊断以指导治疗时，需采取慎重态度，严格掌握操作的适应证和禁忌证。心肺代偿功能低下、出血素质、急性呼吸道疾病、肺动脉高压、肺动静脉畸形、肺大疱和情绪过度紧张者均应视为操作的禁忌证。

八、开胸肺活检

开胸肺活检（open lung biopsy）是最直接获得肺病变组织以确定诊断的方法。与经皮肺穿刺肺活检以及经纤维支气管镜肺活检比较，它具有更多的优点。首先，开胸可以取得足够大的满意的病变肺组织，供病理学医生做出明确的诊断。其次，外科医生可以在手术台上进行详细检查，采取多处病变组织供细菌学、免疫学、免疫组化以及电镜进行各种诊断检查。开胸肺活检的主要缺点是患者负担较重，患者要经承受全身麻醉、开胸手术、术后胸管引流等，这些均可能带来某些并发症或死亡的危险。

开胸肺活检的手术适应证为慢性肺内弥漫性浸润性病变，经简单的血液检查、痰检查、皮肤试验均未能明确诊断者。是否对所有的病例在开胸肺活检之前先行经支气管肺活检，目前仍有争论。有一组材料表明，全部病例经支气管镜肺活检获得特异性诊断率为 38%，而随后开胸肺活检获得的特异性诊断率达 92%。什么情况下先进行经支气管镜肺活检呢？一般来说，当高度怀疑肺内感染性病变、肺结节病；淋巴性肿瘤，这些病变用很少一部分组织即可做出诊断，并且诊断率极高。除此之外，其他病变均可一开始就进行有创伤性的开胸肺活检，而且开胸肺活检越早进行越好，不要等到其他检查结果被证明不可靠时才做开胸肺活检。开胸肺活检的禁忌证主要是有出血倾向的患者，而且经适当的药物治疗不能纠正。患者极度衰弱，心肺功能代偿能力低下，开胸手术有一定的危险，但是限定性的开胸肺活检仍可成功。对于处于晚期终末阶段的肺纤维化患者，这样的肺活检可能病理学无法做出明确诊断。

以前曾有人采用局部麻醉进行开胸肺活检，目前多数医生主张应用全身麻醉。患者平仰卧位，采用前胸肋间切口，偶尔亦有采用腋前线垂直切口。切口的选择依胸部影像学检查定位后确定，以最接近肺的病变处开胸为宜。开胸后分开肋骨，用手触摸探查病变，然后确定摘取肺组织。肺活检应取多处病变肺组织，这包括病变组织以及病变附近的正常组织，以保证病理学做出有意义的诊断。术毕置胸管接水封瓶，行胸腔闭式引流。开腔肺活检的切口不同于常规的开胸切口，局限性小切口开胸足够取得满意的病变肺组织，这样对于肺功能很差的患者也能耐受，无明显并发症和手术危险。

切除的标本进行修剪，放入甲醛溶液内。部分标本用于培养和特殊检查，常规进行细菌培养，1g 或 2g 标本送革兰、真菌和抗酸菌染色。需氧菌、厌氧菌、真菌、分枝杆菌属亦应进行培养。同时还要进行病毒培养和免疫荧光染色。需要进行电镜检查时按相应方法制备标本。

统计几组材料共 1 300 余例开胸肺活检的结果，开胸肺活检并发症发生率约为 12%，死亡率约为 0.7%。并发症包括有出血（血胸、伤口血肿和咯血）、皮下气肿、肋间神经痛。免疫抑制患者并发症发生率达 11%，手术死亡率为 0.7%。这提示对于免疫抑制患者，有时因其病情不稳定，开胸肺活检手术危险性较弥漫性肺病变患者更高。

九、胸腔镜肺活检 （thoracoscopy lung biopsy）

1910 年，Jacobaeus 首先应用胸腔镜，在以后的 35 年，胸腔镜主要用于分离胸腔内的粘连，产生气胸，来控制活动性肺结核。1921 年，Jacobaeus 曾描述胸腔镜可用于胸部疾病的诊断。直到 1970 年胸腔镜才在英国和北美得到广泛使用。很长一段时间胸腔镜未能得到临床应用的主要原因是临床医生惧怕操作引致的呼吸道并发症、难以控制的出血和继发脓胸。另一方面，错误地认为局限性开胸足够看清楚胸膜腔内的病变。开始应用的双套管系统的胸腔镜逐渐被单一系统胸腔镜，如纵隔镜、硬管支气管镜、可弯曲纤维支气管镜、乙状结肠镜、腹腔镜等代替。

胸腔镜检查的主要适应证是：应用其他方法如经皮肺穿刺活检仍未能诊断的胸膜腔内病变；其他适应证还有确定自发性气胸的原因；弥漫性肺病变；纵隔肿瘤；胸膜已有转移的支气管肺癌手术前分期以及胸部创伤后估计横膈受损程度。胸腔镜也用于某些疾病的治疗，如摘除异物，全肺切除后胸膜腔内清创，自发性食管破裂后腔胸清创。临床经验提示粘连闭锁的胸膜腔并不影响胸腔镜的治疗。有时合并使用胸腔镜、纵隔镜以及支气管镜来进行胸内或肺内病变的诊断及治疗，也能取得较好的效果。

近年来电视胸腔镜（video – assisted thoracoscopic surgery，VATS）得到了广泛的应用。1987 年，Phillippe Mouret 用电视腹腔镜成功地摘除胆囊，以后 Lewis 和 Landreneu 于 1991 年分别报告电视胸腔镜技术，自此电视胸腔镜越来越多地应用于胸外科临床工作。电视胸腔镜肺活检较普通的胸腔镜肺活检以及小型开胸肺活检有更多的优点：首先，其手术野显露充分，视野宽阔，影像清晰，图像经放大后可以显示胸腔内任何细微结构，因而 VATS 可以完成普通胸腔镜难以完成的手术操作。其次，VATS 切口小，不损伤胸壁肌肉和肋间神经，术后切口疼痛减少而肌力恢复快，另外不需输血、切口美观等更易于被患者接受。最后，VATS 术后并发症，如肺不张等较少，患者恢复快，早期即可下床活动，住院时间大大缩短。VATS 肺活检在进行全面探查后，选择典型病变部位用 endo GIA 摘取部分肺组织送检，这样可以减少出血和漏气。有时可选取多处病变处进行活检。大多情况下可以获得有价值的病理诊断。VATS 肺活检的缺点是：需要双腔插管麻醉；手术时间相对较长；手术费用高；当胸膜腔存在广泛致密粘连时，可能被迫改为小型开胸肺活检。

（陈基升）

第七节　呼吸功能检查

生命是蛋白质的存在形式，其基本要素在于它与周围的自然界不断地进行新陈代谢。新陈代谢一旦停止，生命就随之完结，结局是蛋白质的分解。生物体的新陈代谢又可分为物质代谢和能量代谢两个方面。人体把外界的营养物质变为建造自己身体的结构材料，产生三磷腺苷（ATP）的过程，除了"原材料"（含不同营养成分的各种食物）以外，还必须有两件必不可少的东西，那就是水和氧气（O_2）。在此过程中也必定要产生许多废物和二氧化碳（CO_2），人体必须把它们排出体外。废物经大便和小便排出，CO_2 只能经肺排出。

人体的呼吸功能由肺来承担，整个呼吸过程包含着三个相互联系的环节：①把外界的氧气吸入到肺泡，又将储存在肺泡里的 CO_2 排出体外，这个过程称为"外呼吸"，外呼吸的好坏由通气功能决定；②进入肺泡的 O_2 通过肺泡毛细血管基膜进入血循环（弥散），而血中的 CO_2，通过弥散排到肺泡，这个过程称为"内呼吸"，也称为"换气"；③细胞从血循环得到 O_2 进行物质代谢，又将代谢产生的 CO_2 排出到血循环，这个过程称为氧的利用。

我们现在尚无成熟的技术和方法直接测定氧利用的水平，运动心肺功能所测定的"能量消耗"实际只是一种间接的，通过计算而得到的参数。因此，目前临床所采用的肺功能测定方法基本上只限于通气功能和换气功能，而最常用的是肺的通气功能。

正常情况下，换气量和换气方式由脑干延髓呼吸中枢的神经冲动控制。这种控制受多处不同信号的影响，包括大脑内的高级中枢、颈动脉化学感受器（$PaCO_2$）、中枢化学感受器（$PaCO_2$，$[H^+]$）以及不断运动的肌腱和关节发出的神经冲动。神经冲动经过脊髓和周围神经到达肋间肌和膈肌，使它们同时收缩，造成胸膜腔负压。若呼吸道结构完好，气流未受阻塞，肺泡充分展开，血液供应良好，那么吸入空气中的氧气顺利进入肺泡和混合静脉血，混合静脉血中的 CO_2 则顺利进入肺泡并排出体外，完成一个正常的通气周期，即呼吸周期。

呼吸控制的反馈机制在正常情况下非常灵敏，所以肺泡换气（VA）始终与代谢率保持平衡，动脉血中的气体张力变化不大。呼吸道内的任何一部分的功能或结构失常都可能造成血气张力的变化，导致呼吸功能不全。近年来的研究表明，肺功能的维持和障碍不是单纯的机械作用，而是有复杂的生理生化基础，许多生物活性物质参与调节过程。大量的实验还证明，呼吸道与肺循环，通气功能与肺血管内皮细胞功能有极为密切的关系。

一、肺通气功能

肺通气功能检查是呼吸功能检查中最主要，也是最常用的部分，它包含着肺泡的含气量（即肺容量或肺容积）、气流在呼吸道里通过时的流速及其影响因素。

（一）静态肺容量

肺容积是指肺内容纳的气体量。在呼吸过程中，由于呼吸肌运动，引起肺内容纳气量的变化。因此肺容量的变化反映肺和胸廓扩张和回缩的程度，包括四种基础容积和四种复合容量（图 2－5）。静息通气量是指在基础代谢情况下所测得每分钟的通气量。潮气量乘以每分钟呼吸次数即为每分钟静息通气量。

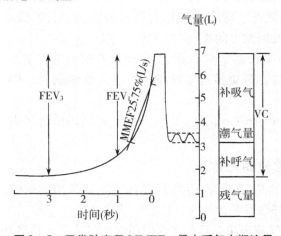

图 2－5　正常肺容积 MMEF：最大呼气中期流量

基础容积：潮气量；补吸气量；补呼气量；残气量。

复合容量：深吸气量（潮气量＋补吸气量）；肺活量（深吸气量＋补呼气量）；功能残气量（残气量＋补呼气量）；肺总量（肺活量＋残气量）。

（二）主要静态肺容量

1. 肺活量（vital capacity，VC，也称慢VC）　肺活量为尽力吸气之后缓慢而完全呼出的最大气量，即包含潮气量（VT）、补吸气量（IRV）、补呼气量三种基础容积，是肺功能测定中简单易行而又很有价值的参数之一。肺活量随着限制性呼吸系统疾病严重性的增加而减少，因此可与弥散量的测定一起用以追踪观察限制性肺疾病的进展程度和治疗反应。

慢肺活量与用力肺活量（forced vital capacety，FVC）略有不同。FVC是指最大吸气至肺总量（TIC）位以后，以最大的力气，最快的速度呼气至残气量（RV）位时的气量。呼吸道阻塞的患者在做强力呼气试验时，由于终末呼吸道可能闭合过早，即在达到真正的残气量之前已闭合，使气流在终末部位受阻，在肺量计上即表现呼气量的减少，因此FVC可以显著地低于VC。

2. 残气量（residual volume，RV）　补呼气后，肺内不能被呼出的残留气量。RV的大小受肺弹性回缩力的影响，肺气肿时肺弹性回缩力减低，RV增加，而结节病、石棉肺、特发性肺间质纤维化时弹性回缩力增强，RV下降，与其他肺容量的减少不成比例。

3. 功能残气量（functional residual capacity，FRC）　平静呼气后肺内所含的气量，它含两种成分，即残气量（RV）和补呼气量（ERV）。FRC反映了呼吸肌松弛情况下，正常呼气末尾时肺内空气含量。它在生理上是最重要的肺容量，因为它接近于正常呼吸模式，不受受试者主观用力呼气与否的影响。测定时只需受试者平静呼吸，而不需特殊的合作，因而重复性较好。RV测定则不然，它要求受试者用力呼气，因此其用力程度和配合的好坏可能影响RV的测定值。胸廓弹性回缩力和肺弹性回缩力对肺容量有着相反的影响，FRC反映了这两种弹性回缩力之间的关系。正常情况下这两种力量相等而互相抵消，FRC约相当肺总量（TLC）的40%。这两种弹力的改变将导致FRC的改变，胸廓弹性回缩力升高（如脊柱侧弯、胸廓成形、肥胖等）或肺弹性回缩力下降（如肺气肿）均可使FRC增加，反之FRC下降。肺水肿、肺间质纤维化、间质性肺炎或其他限制性肺疾病使肺弹性回缩力增加，则可使FRC下降。但当脊柱侧弯、胸廓成形伴有严重胸廓变形，扩张受限，肥胖伴腹压增高，横膈上移超过了胸廓弹性回缩力的影响时，FRC下降。

正常情况下，RV占TCL的25%，而且随FRC的改变而改变，但有两个例外，即限制性肺疾病时RV比其他肺容量更接近于正常。在支气管疾病时，RV可能升高，而FRC和FEV_1保持正常。

4. 肺总量（total lung capacity，TLC）　深吸气后肺内所含最大气量，它由肺活量和残气量所组成。

（三）静态肺容量的测定方法

1. 肺量计测定法　这是20世纪70年代以前的主要肺功能试验设备，可用于直接测定潮气量、深吸气量、补呼气量和肺活量。目前已基本淘汰。

2. 肺功能残气和残气测定法　目前通常应用惰性气体或人体体积描记法测定功能残气，功能残气减去补呼气量即为残气量，而功能残气加深吸气量为肺活量。

（1）惰性气体测定法：常用方法有两种，即氮冲洗法和氦稀释法。

1）氮冲洗法：受试者吸入100%氧以冲洗出肺内氮气。试验过程收集呼出气以测定其体积，并测定呼出气的氮浓度，由此计算功能残气量。应用此法测定功能残气量时，冲洗过程需持续至肺内各部分所含氮气均被排出，正常人于7分钟内即可完成，但在慢性阻塞性肺疾病患者，可能需要20～30分钟。功能残气量可以下式计算：

$$V_1 C_1 = V_2 C_2$$
$$V_1 = V_2 C_2 / C_1$$

上式中，V_1 = 功能残气量；C_1 = 试验开始时肺内氮浓度（呼吸空气时假定为79%）；V_2 = 试验结束时测得肺量计内气体体积；C_2 = 试验结束时测得肺量计内氮浓度。

2）氦稀释法：测验系统内含有已知体积和浓度的氦气，应用吸附剂吸收 CO_2，并根据受试者消耗情况补充 O_2。受试者在测验系统内进行呼吸，通过一定时间（7～30分钟）使肺内与测验系统氦气完全达到平衡以后，试验即告中止。试验结束时测验系统内氦浓度减少程度与功能残气量成正比。功能残气量可以下式计算：

$$V_1 C_1 = V_2 C_2$$
$$V_2 = V_1 C_1 / C_2$$

上式中，V_1 = 肺量计内气体体积；C_1 = 试验开始时测得肺量计内氦浓度；V_2 = 待计算的肺量计和肺内气体体积总和；C_2 = 试验结束时测得肺量计内氦浓度。

（2）人体体积描记仪测定法：受试者被置于人体体积描记仪密封舱内，口含口器，该口器可被远距离操纵的遮断器所阻断，应用压力换能器测定遮断器附近的口腔压。在没有气流的情况下，口腔压即可代表肺泡压。另一换能器则测量受试者所在密闭舱内的压力。当受试者对着关闭的遮断器进行吸气和呼气动作时，胸廓内体积变化引起密闭舱内体积改变，表现为舱内压力的改变，因此舱内压力的改变可用以测定胸廓内体积的变化。在试验过程中，可测定肺泡压和胸廓内体积两个指标的变化。肺泡压可在吸气相和呼气相时测定，胸廓内气体不能直接加以测定，但可以测定由吸气相至呼气相时体积的改变。应用以上测定值，根据波义耳定律，即可计算出功能残气量，其公式如下：

$$P_1 V_1 = P_2 V_2$$
$$P_1 V_1 = P_2 V_1 + P_2 AV$$
$$V_1 (P_1 - P_2) = P_2 \triangle V$$
$$P_1 V_1 = P_2 (V_1 + \triangle V)$$
$$P_1 V_1 - P_2 V_1 = P_2 AV$$

$V_1 = P_2 \triangle V / P_1 - P_2$　上式中，P_1 = 平静呼气时肺泡压（在口腔测得）；V_1 = 平静呼气末胸廓内容积，即功能残气量；P_2 = 用力吸气时肺泡压；V_2 = 用力吸气时肺容积；$Av = V_1 - V_2$（由人体体积描记仪内压力改变而测得）。

（四）影响肺容量的生理因素

（1）性别：同等年龄、身高、体重的男性，其肺容积大于女性。

（2）年龄：成年期以后，肺活量随年龄增长而逐渐下降，功能残气量与残气量随年龄增长而增加，肺总量则无明显变化。

（3）身高：肺容量与身高关系密切，呈正相关。

（4）体重：一般认为体重与肺容量关系不密切。

（五）正常值

（1）我国各大行政区肺容积与通气功能正常值请参阅《全国肺功能正常值汇编》。

（2）北京协和医院（曾称北京首都医院）呼吸科对120例健康人按性别、年龄分组进行肺功能测定。

（3）每分静息通气量，北京协和医院呼吸科测得的每分静息通气量结果为：

健康男性正常值：（9872.17±2954.36）ml

健康女性正常值：（8116.00±2528.82）ml

由于人的通气功能有极大的储备，因此除非有严重通气障碍，一般静息通气量不会出现异常。

（六）肺容量变化的原因

（1）肺活量减少主要见于以下几种情况：①肺肿瘤、胸腔积液、炎症或纤维化，引起肺组织受压、萎陷或正常肺组织被病变所代替；②呼气性气流受限，如支气管引流不畅的肺囊肿、严重支气管哮喘以及阻塞性肺气肿；③胸廓活动障碍，如脊髓灰质炎、类风湿性脊柱炎和脊柱畸形等影响胸廓扩张或收缩的疾患。

（2）肺功能残气量增加的原因为：①组织结构的变化，见于肺气肿；②呼吸道部分阻塞，特别是呼气时，见于哮喘，形成肺泡过度充气，这是一种可逆性改变，故有别于肺气肿；③肺切除术后代偿性肺气肿；④胸廓畸形或严重脊柱畸形，也可引起肺泡过度膨胀以及肺气肿。

（3）残气/肺总量增加可由于残气绝对值–增加（见于哮喘或肺气肿）或肺总量减少（见于限制性肺疾患或肺充血）。

（4）肺总量减少见于广泛肺部疾患：如肺水肿、肺充血、肺不张、肺肿瘤以及限制性通气障碍疾患（图2–6），也见于气胸或胸腔积液而引起肺组织的压迫，乃因肺脏的扩张受上述诸多因素的限制。在肺气肿时，肺总量可正常或增高，主要决定于残气量和肺活量的增减情况。

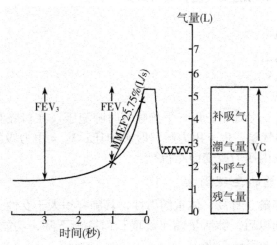

图2–6　限制性肺疾病肺容积

（七）常见肺疾病时肺容量的变化

（1）健康人的研究表明，双侧肺间和肺的各个层面的气体分布存在生理性差异。健康人直立时越靠近膈肌的横断面的通气量越大，这种气体分布不均的现象主要发生于功能残气量位以下的水平，而在功能残气量位以上水平，肺内气体分布则相对均匀。清醒的健康人处于坐位时，右肺通气量稍多于左肺，这与右肺容积略大有关。仰卧位时功能残气量减少，但两肺通气量改变不明显。侧卧位时低侧肺通气较好，因为在功能残气量位时，该侧肺接近于残气量位，而高侧肺接近最大吸气位，膈肌的低侧肺部分处于胸腔的较高位置，使吸气时膈肌能更有效地收缩，该侧肺能更充分扩张，以获得较大的肺容积改变。但在全身麻醉或机械通气时，侧卧位低侧肺并不能得到优先通气，因为这时纵隔的重量压在低侧肺上，限制该侧肺的扩张。

（2）肺外科手术将使肺体积与容量发生变化，肺容量所受的影响取决于对具有功能的肺组织的切除范围，通常 VC 下降的比率为：右全肺 55%，左全肺 45%，肺段切除只使 VC 下降 5.3%。肺叶切除对肺容量的影响因肺叶体积大小而异。RV、FRC、TLC 的下降范围与 VC 相似。

（3）肺炎、肺内巨大占位性病变或胸腔积液均可使 VC、RV、FRC、TLC 下降。

（4）肢端肥大症的男性患者由于肺体积的增大而使肺容量增加达预计值的 145%。

（5）阻塞性肺疾病时，RV 增加幅度大于 TLC，RV/TLC 比例增大，VC 出现某种程度的下降。

（6）肥胖、肺水肿、肺间质纤维化、间质性肺炎或其他限制性肺疾病使肺弹性回缩力增加，则可使 FRC 下降。但当脊柱侧弯、胸廓成形术后伴有严重胸廓变形，扩张受限，肥胖伴腹压增高，膈肌上移超过了胸廓弹性回缩力的影响时，FRC 下降。

二、动态肺容量及流速

动态肺容量主要反映呼吸道的状态，但不反映肺脏的弹性，呼吸图所描记的是用力肺活量（FVC）测定时的时间肺容量，最重要的是第 1 秒用力呼气容积（FEV_1）。

呼吸道口径影响着气流，因而与时间肺容量有直接关系，肺容量的测定也反映呼吸道口径的大小。在肺总量（TLC）位时，呼吸道口径最大，至残气量（RV）位时呼吸道口径逐渐缩小。在用力呼气时，胸腔内正压使呼吸道进一步缩小。这种"呼吸道动力性受压"使最大的气流呼出速度受限。吸气时则不同，因这时胸腔内能维持呼吸道口径不变。由于呼吸道口径在呼吸周期中存在这些变化，因此尽管吸气在呼吸周期中所占的时间较长，但呼气时的气流速度大于吸气时气流速度。在慢性阻塞性肺病（COPD）和哮喘时，呼气延长，而且当支气管痉挛（哮喘发作），呼吸道分泌物嵌塞（支气管炎）以及肺脏回缩能力丧失（肺气肿）时，呼气延长进一步加重。气管或喉部有固定性堵塞物时，限制气流的是狭窄段的直径，而不是动力性压迫，因此吸气和呼气时气流速度下降程度相等。在限制性肺疾病时，组织弹性增加可维持呼气时的呼吸道直径，因此流速往往超过正常，但小支气管功能可能不正常。

（一）用力肺活量

用力肺活量指最大吸气至总肺容量位后以最大力气，最快的速度呼气达 RV 位的肺活量。常用的测定设备为肺量仪，其筒容 >7L，积聚时间至少达 10 秒，流量 12L/s 时的阻力为 $1.5cmH_2O/（L·S）$。FVC 测定时的重要参数是 FEV_1 和 FEV_3，即分别表示最大吸气至肺总量位后以最大的努力，最快的速度呼气时，第 1 秒和第 3 秒内所呼出的气量。

1. FEV_1　它既表示 1 秒钟内的呼气容积，又表示 1 秒钟内的平均呼气流量。实际测定及评价时应注意以下几方面的内容。

1）绝对值：这在进行呼吸道可逆性检查时尤为重要，因为严重通气功能障碍的患者吸入支气管舒张药沙丁胺醇等以后 10 分钟，FEV_1 只要稍微增加就能达到改善 15% 的指标，因此单纯以此判断呼吸道的可逆性是不全面的，只有当 FEV_1 的绝对值增加 200ml，$\Delta FEV1\%$ 的改善 >15% 才能认为呼吸道可逆。

2）实测值占预计值的百分比：所谓预计值是根据年龄、性别、身高、体重计算应达到的数值（在一定范围内，$FEV_1\%$ 是恒定的），正常人实测值应为预测值的 80% ~120%。

3）FEV_1/VC（%）正常时应 ≥75%，通常以 FEV_1/FVC（%）（第 1 秒用力呼气量占 FVC 的百分比）表示，一般称为一秒量。

2. FEV_3　FEV_3 是检测早期呼吸道阻力的指标，是了解终末流量的简单测定方法。

3. 用力呼气中段流量（forced expiratory flow，FEF）　FVC 中间一半的用力呼气中段流速（量）（$FEF_{25\%~75\%}$）为一斜线，与 FVC 为 25% 及 75% 时的呼吸描记线相交叉。$FEF_{25\%~75\%}$ 对于呼吸强度的依赖性小于 FEV_1，因此是早期呼吸道阻塞较敏感的指征。

FVC 曲线的后半部分，低肺容量位的"平均"流量约为 FVC 75% 后至 85% 之间的流量（$FEF_{75\%~85\%}$）被认为是对小支气管阻塞更为敏感的指标。

FEF 的临床意义与用力肺活量（FVC）和最大通气量（MVV）相似。

4. 最大呼气中段流量（曲线）（maximal mid – expiratory flow curve，MMF，MMEF）　上述 FEF 测定是 1975 年 Morris 首先描述的，被认为是对小支气管阻塞较敏感的参数，但测定困难，而且易受一些非生理性的瞬变值和人为因素所影响，往往与 FVC 过早终止的曲线难以区别。临床上常用的 MMF 的测定原理和意义与 FEF 相似，但文献报告结果不尽一致，甚至相反。

MMF 是由 FVC 曲线上计算获得的用力呼气肺活量 25% ~75%（即中间一半）的平均流量，与 FVC 测定过程中用力大小无关，而主要取决于非用力因素，即呼气流量随用力程度达到一定限度后，尽管继续用力，流量仍恒定，因此 MMF 也是属于低肺容量位的流量，流量下降反映小支气管的阻塞。有时 FEV_1，FEV_1/FVC（%）和呼吸道阻力均正常者，MMF 却低于正常。

当 MMF 相关的另一个参数是最大呼气中段时间（mid – expiratory time，MET），是 $FEV_{25\%~75\%}$ 这一段所经历的时间。可用于评估 FVC 下降情况下的小支气管功能状态。

（二）最大通气量

最大通气量（MVV）是令患者以最深和最快的速度呼吸 12 秒（或 15 秒），进而求得每分钟最大通气量，呼出的气量以 L/min 表示。MVV 一般与 FEV_1 相一致，可用以检查患者的内在顺应性，并判断患者的协作程度。如果患者协作很好，而 MVV 低得不相称，则应怀疑神经肌肉无力，也可显示呼吸肌疲劳程度。手术前测定 MVV 的意义较大，它既可反映呼吸道阻塞的严重程度，又可了解患者的呼吸储备力、肌肉强度和动力水平，但 MVV 测定时患者负担很重。

北京协和医院呼吸科测得的正常平均值回归方程式如下：

Ye（男性）= −1 214.905 746X_1 + 33 734.746 63X_2 + 71 858.658 59

Ye（女性）= −464. 928 880 6X_1 + 50 706. 625 3X_2 − 3 853. 186 834

上式中 Ye 单位为毫升，X_1 = 年龄（岁），X_2 = 体表面积（m^2）。

MVV 减少见于以下情况：①肺活动度受限：如肺间质纤维化和大量胸腔积液；②呼吸道阻力增加：如各种慢性阻塞性肺疾患或支气管肿瘤；③呼吸肌力量的减弱或丧失：如脊髓灰质炎和重症肌无力；④脊椎活动障碍：如类风湿性脊椎炎和脊柱畸形。

（三）最大呼气流量-容积曲线（环）

上述简单测定的优点是把流速、容量和压力之间的复杂相互关系分解成若干简单的单元而便于分别测量，最大呼气流量-容积（MEFV）曲线（或 F − V 曲线）是指用力呼气过程中将呼出的气体容积及相应的流量综合在同一条曲线上，反映整个用力呼吸周期中肺容量和呼吸道状态，而主要显示最大吸气末做最大呼气时各瞬间流速-容量的关系。由用力呼气和吸气两部分组成，形成环形图像。F − V 曲线的改变受胸内压、肺弹性回缩压、呼吸道阻力的影响，在限制性和阻塞性肺疾病时均会出现特有的形状。F − V 曲线的前半部的最大呼气流量取决于受试者呼气时用力大小，即"用力有关"部分，而后半部的最大呼气流量与受试者呼气用力大小无关，即"用力无关"部分，主要取决于肺泡弹性回缩力和外周呼吸道的生理性能。因此，许多学者认为 F − V 曲线的形态及从曲线中测出的若干流量参数可作为小气道阻塞的早期诊断依据。F − V 曲线还特别有助于估计喉部和气管病变，可以区别固定阻塞（如气管狭窄）和可变性阻塞（如气管软骨软化、声带麻痹）。

1. 正常人 MEFV 曲线形态特点（图 2 − 7）　正常情况下流速-容量环的吸气支对称并呈凸面形，呼气支呈直线形，往往在 VC 的中点测定流速。由图 2 − 7 可见，呼气流量随肺容积而改变。从肺总量开始，呼气很快达到流量峰值，此时正处于肺容积的"用力有关"部分。当继续呼气到达肺容积的"用力无关"部分时，即使最大呼气用力不变，流量仍逐渐下降。

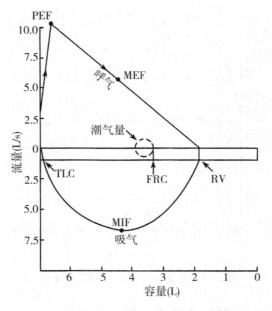

图 2 − 7　正常人 MEFV 曲线形态

流量 – 容积曲线中所谓"用力有关"部分，系指在大于 75% 肺活量时，胸内压增加使呼气流量也相应增加，即流量和"用力有关"，受到呼气肌收缩和意志的影响。在小于 75% 肺活量时，每一肺容积均有一最大流量点，到达此点后，即使胸内压继续增加，呼气流量变成与"用力无关"而仍保持不变。当肺容积减少时，最大流量也相应减少。

由于呼吸道受动力性压迫，MIF 50% VC（50% FVC 时的中期吸气流速）> MEF 50%/VC（50% FVC 时的中期呼气流速）。

（1）用力呼气曲线升支所指示的呼气流速 V_{max} 为用力依赖部分，受试者呼气用力越大，流量越大，因此高峰呼气流速（V_{max}）不能真正代表呼吸道阻塞的程度。曲线的下降支为非用力依赖部分，因此 VC 低于 50% 时的呼气流速（即接近 RV）是小支气管状态的灵敏指征。

（2）V_{max} 表示肺容积 >80% VC 时所达到的最大呼气流速（L/s）。

V_{max} 表示 F – V 曲线上显示的最高呼气流速。

V_{max} 表示呼出 25% VC 时的瞬间 V_{max}（这时 VC 仍保留 75%）。

V_{max} 表示呼出 50% VC 时的瞬间 V_{max}（这时 VC 仍保留 50%）。

V_{max} 表示呼出 75% VC 时的瞬间 V_{max}（这时 VC 仅保留 25%）。

正常人 V_{max}、V_{max} 的实测值与预计值的比值应 ≥80%。

（3）F – V 曲线降支斜率：也为判断小支气管功能的指标，包括许多参数。

1）V_{max}/V_{max}。

2）AMEF/AV，称为中段流量曲线坡度，这里 AMEF/AV = FEF_{60} – FEF_{40}/△V。

上式中 AMEF 为最大呼气流量变化值；AV 为容积变化值；FEF 为用力呼气流量。

临床上可根据 MEFV 曲线图形和 AMEF/AV 鉴别限制性通气功能障碍和阻塞性通气功能障碍。

（4）通气储备功能：可根据 F – V 曲线计算（图 2 – 8），即为（S1 – S2）/51 ×100%

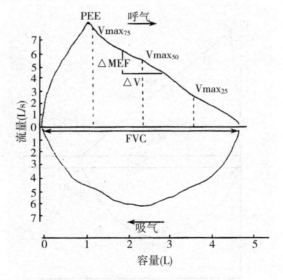

图 2 – 8　正常人 MEFV 曲线形态特点

S1 为 F – V 曲线下三角形面积，其值为 1/2FVC × PEF

S2 为潮气环面积，近似矩形，其值为 VT × VT（VT 为潮气容积，VT 代表潮气流量）

2. 小支气管功能障碍　MEFV 曲线的主要用途是检测小支气管病变，目前最常用的指标是：V_{max} 和 V_{max} 的实测值／正常预计值的比例 <80%。$FEF_{25\%\sim75\%}$ 也是检测小支气管功能的理想指标。

20 世纪 70 年代时常测定闭合容积，并将之作为小支气管功能的主要指标之一，主要用以检测吸烟或大气污染对呼吸道的影响。所谓"闭合容积"系指平静呼气至接近残气量位时，肺下垂部支气管开始闭合时所能再呼出的气体量。一般通过一口气氮测定法和氩或 ^{133}Xe 弹丸法进行测定。其后的研究表明：慢性塞性肺疾患患者一旦常规通气功能检查显示异常，他们的小支气管功能也必存在障碍，故临床上测定闭合容积的必要性不大，因此目前已少用。

小支气管功能还可通过等流量容积测定来评价。等流量容积系指呼吸不同密度气体时，当作用力、肺活量、呼气流量相等时所能呼出的气体容积。其测定原理为：中央大支气管内气流形式为涡流，因此其 V_{max} 主要受呼吸气体密度的影响，而小支气管中气流形式主要为层流，其 V_{max} 与气体黏度有关，而几乎不受气体密度影响。由于氦 – 氧混合气密度比空气小 64%，因而高肺容积时 V_{max} 表现升高。

小支气管病变时，由于小支气管阻力增加，以致呼气过程中，自周围支气管至呼吸道开口压力降低速度较正常人快，因此就会在比正常人高的肺容积情况下出现外周小支气管的动态压缩，故出现等流量容积点提前，亦即等流量容积的增大。

该测定方法还可用以推测哮喘患者呼吸道阻塞部位，当呼吸氦 – 氧混合气后，如高、中肺容积水平的 $\triangle V_{max} > 20\%$，认为对低密度气体有反应，说明呼吸道阻塞部位在大支气管，反之，如 $\triangle V_{max} < 20\%$，则认为阻塞部位在小支气管。

同理，等流量容积测定方法可用以鉴别上支气管阻塞和外周支气管病变，因前者是涡流，其流量受低密度气体影响，而后者主要是层流，不受其影响。

3. 慢性阻塞性肺疾病及其他气流阻塞性疾病　COPD 和哮喘患者，尽管所有流速均减慢（图 2 – 9），但呼气延长明显，因此 MEF < MIF。在不同疾病的情况下，MEFV 曲线的改变有程度的差异：

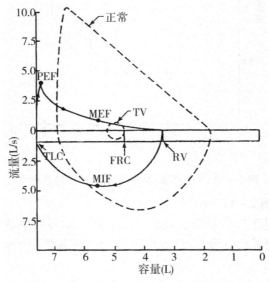

图 2 – 9　阻塞性肺疾病 MEFV 曲线形态特点

（1）单纯慢性支气管炎：V_{max} 降低，MEFV 曲线的降支凹向肺容积轴，V_{50}、V_{25} 明显降低，但 FVC 变化不大；

（2）肺气肿：MEFV 曲线的变化更明显，各项 V_{max} 进一步降低，V_{max} 提前出现（值底），FVC 显著减少；

（3）肺心病：MEFV 曲线的变化相当显著，图形更小，V_{max}、FVC 均显著减少。

（4）支气管哮喘：属气流阻塞性疾病，因此 MEFV 曲线的主要改变与 COPD 相似，所不同者在于 MEFV 曲线的可逆性和发作性。

4. 限制性肺疾病　限制性肺疾病系指肺扩张受限引起的通气障碍，常见的原因为：①肺间质疾病，如肺间质纤维化、肺水肿、间质性肺炎；②肺占位性病变，如肺肿瘤、肺囊肿；③胸膜疾病，如胸腔积液、胸膜肥厚、气胸；④胸壁脊柱疾病，如脊柱畸形、神经肌肉疾患、外伤；⑤胸腔外疾病，如腹水、腹膜炎。

限制性肺疾病时，MEFV 曲线的外形由于肺容量减少而变窄，但形态基本正常，流速也基本正常，但实际上由于肺回缩力增加及（或）胸壁使呼吸道维持在开放状态，因此在相同的肺容量下大于正常。各种原因引起的限制性肺疾病时，MEFV 曲线（图 2 – 10）的共同特点是：FVC 变小，峰流量显著降低，曲线降支呈直线，甚至向外突出，斜度增大，V_{50} 和 V_{25} 降低不明显，甚至可正常。北京协和医院呼吸科认为，MEFV 曲线图形及 △MEF/AV 有助于区别限制性和阻塞性通气功能障碍。

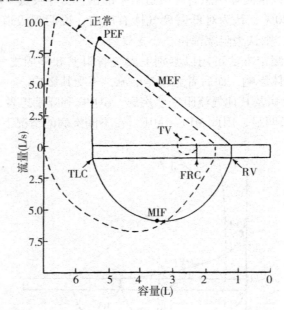

图 2 – 10　限制性肺疾病 MEFV 曲线形态特点

5. 上呼吸道阻塞（图 2 – 11 ~ 14）

（1）固定性阻塞：见于气管狭窄、双侧声带麻痹、胸骨后甲状腺肿等情况，环的顶部与底部扁平，以致形状接近长方形，由于对吸气和呼气流速的影响相等，故 MEF = MIF。

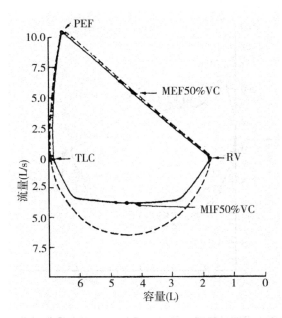

图 2-11 可变性胸外阻塞（如一侧声带麻痹）一侧声带麻痹时，麻痹声带由于越过声门的气流压力梯度而被动移动。用力吸气时，该声带下移，产生一个减速吸气流的停顿，用力呼气时，该声带被吹向旁边，呼气流速不受影响

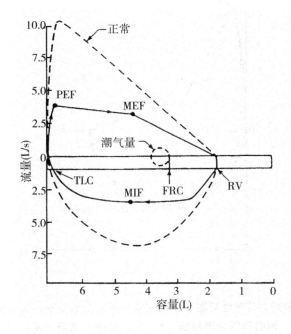

图 2-12 大气管固定性阻塞（气管狭窄，双侧声带麻痹）

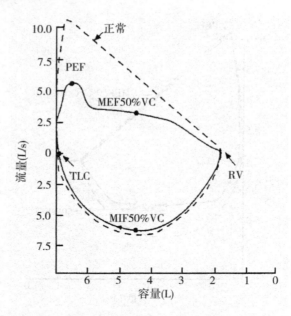

图2-13 胸腔内可变性阻塞（见于气管软化）用力吸气过程中，胸腔负压使气管处于"柔软的（floppy）"状态。用力呼气时支撑结构的丧失导致气管的狭窄，并出现呼气流速减缓的平台，即呼气流速在呼吸道缩窄段以前保持短暂的相对的匀速

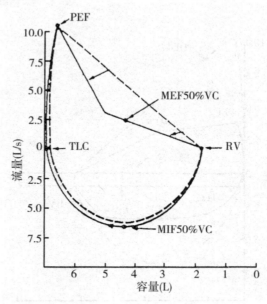

图2-14 胸腔内可变性阻塞（一侧主支气管固定性阻塞）被阻塞肺的肺泡排空较早，同时呼气流速加快（F-V环的呼气支前一半），F-V环的呼气支后一半反映阻塞侧第二批排空较为缓慢的肺泡群

（2）可变性胸外阻塞：见于单侧声带麻痹。麻痹的声带随着越过声门的压力梯度而被动移动。在用力吸气时，该声带下降。产生一个减速吸气流的停顿。在用力呼气时，该声带

被动地被吹向侧方，因此呼气流速所受影响不大，$MIF_{50\%}vc < MEF_{50\%}vc$。

（3）睡眠呼吸暂停综合征（SAS）：F－V 曲线测定对阻塞性及混合性 SAS 有一定诊断价值。清醒状态时测得的不同表现的胸腔外上呼吸道阻塞图形可以作为一项粗筛证据。其特点：①多数患者的最大吸气流量明显受限，$VE50\%/V_150\% < 1$，提出胸腔外呼吸道阻力可变性阻塞；②吸气相和（或）呼气相出现锯齿状的规则扑动波。

（4）单侧主支气管固定性阻塞：见于单侧主支气管狭窄。被阻塞肺的肺泡排空较早，同时呼气流速加快。环的呼气支后一半反映阻塞一侧第二批排空较为缓慢的肺泡群。

（四）静态和动态肺容量的临床综合评价

1. 正常情况　正常情况包括：①RV = TLC 的 25%；②FRC = TLC 的 40%；③$FEV_1 \geqslant$ FVC 的 75%。

2. 阻塞性通气功能障碍　阻塞性通气功能障碍时：①RV 和 FRC 升高，TLC 也升高，但升高幅度较小，因此，VC 下降；②呼气延长；③$FEV_1 \leqslant 75\%$ FVC，出现"肺气肿切迹"。

3. 限制性通气功能障碍　限制性通气功能障碍：①RV 下降幅度 < FRC，FVC 及 TLC；②$FEV_1/FVC\%$ 正常或超过正常值；③潮式呼吸快而浅。

三、肺顺应性

（一）概念

肺顺应性的含义是单位压力改变时所引起的肺容积的改变，它表达了胸腔压力改变对肺容积的影响，是呼吸力学的重要内容之一。肺顺应性、胸壁顺应性和总顺应性合称呼吸顺应性。

肺是一个黏弹性器官，肺弹性除了与肺弹性组织有关外，主要受表面张力和肺血容积等的影响。结缔组织对肺的影响主要取决于弹性纤维和胶原纤维的排列，而不是单纯由单一纤维的性能所决定。肺顺应性测定与肺的物理特征密切相关。作用于肺脏的压力大致有三种，即静态肺弹性回缩力（又称静态经肺压）、肺泡压（在声门开放的静态下，肺泡压相当于口腔压）和胸内压。肺顺应性又分为静态肺顺应性（C1st）和动态肺顺应性（C1dyn）两种。静态肺顺应性是指在呼吸周期中，气流暂时阻断时所测得的肺顺应性，它相当于肺组织的弹性。动态肺顺应性是指在呼吸周期中，气流未阻断时所测得的肺顺应性，它受肺组织弹性和呼吸道阻力的双重影响。

顺应性所表达的单位压力改变与单位肺容积的改变的关系可以用下列公式表示：

顺应性（C）= 容积改变（△V）/压力改变（△V）L/kPa

影响呼吸功能的顺应性包括肺顺应性（CL）和胸壁顺应性（Ccw），可表示为：

肺顺应性（CL）：肺容积改变（△V）/经肺压

胸壁顺应性（Ccw）：肺容积改变（△V）/经胸壁压

总顺应性（CRs）= 肺容积改变/经胸廓压

上述公式中的经胸廓压 = 经肺压 + 经胸壁压

代入上式：　△V / CRs = △V/CL + △V/Ccw

可推出：　　1/ CRS = 1/CL + 1/Ccw

（二）测定方法

1. 肺顺应性

（1）静态顺应性：将带气囊的食管测压导管放置到受试者食管内，令坐于人体体积描记仪密闭室内，加鼻夹，含口器进行平静呼吸。呼吸基线稳定以后，令受试者缓慢吸气至肺总量位，以后呼气至平静呼气基线。在呼气过程中，每一定间隔关闭连接于管道上的阻断器，每次持续约 1～2 秒。受试者每次呼出气量约 500ml，直至接近残气量位，同步测量肺容积和肺内压力改变。肺容积系通过人体体积描记仪内肺量计测定，而胸腔压则通过食管测压导管测定。由肺容积和胸腔压的测定即可计算出特定肺容积时静态肺顺应性（C1st/VL），一般测定 FRC 位时静态肺顺应性。

（2）动态顺应性：受试者的准备与静态顺应性测定相同，也在体积描记仪密闭室内进行，所差别者为吸气至肺总量位，再呼至平静呼气基线，然后用潮气量以 15 次/分钟频率呼吸。在呼吸周期中，肺内压与肺容积改变的相关曲线可在示波器上显示出来，连接呼气末与吸气末三点（即无气流时）直径的斜率，即动态肺顺应性。然后以 30 次/分钟和 60 次/分钟的呼吸频率重复以上测定，计算出不同呼吸频率动态肺顺应性（Cdyn30，Cdyn60）（图 2-15）。

2. 总顺应性　受试者由肺量计进行呼吸，对着被遮断的口器、闭合口、鼻腔，将声门放开，并放松呼吸肌，这时肺和胸壁弹性回缩力不再受吸气肌主动收缩的影响，因而由口腔测得的压力即代表经胸廓压。在呼吸过程的不同肺容积位重复上述操作，可测出静态－压力容积曲线。

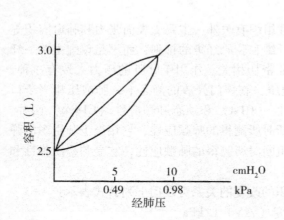

图 2-15A　动态肺顺应性

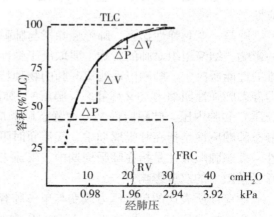

图 2-15B　肺顺应性与肺容积的关系

（三）影响肺顺应性的因素

1. 肺容积　不同肺容积时，肺顺应性测定值并不完全一致。在高肺容积时，肺顺应性最低，而当肺容积接近残气量位时，顺应性最高。由于肺顺应性受肺容积的影响，故需将肺顺应性实测值除以肺容积，才能真正表示肺组织弹性，常表示为：顺应性/FRC。如以该值表示顺应性，则不同性别、年龄组基本相同，可见肺顺应性受肺容积的影响。

2. 呼吸的不同阶段　在吸气相和呼气相时测得的肺压力－容积曲线并不一致。在相同经肺压之下，呼气相肺容积改变要较吸气相为大，这是由于呼气动作发生在吸气之后，所以呼气相肺容积改变仍然受吸气相肺容积改变过程的影响，这种现象物理学上称为滞后现象，它是弹性物体的共同特征。在正常呼吸频率和潮气量情况下，这种滞后现象可忽略不计，但当呼吸频率减慢或深呼吸时，则变为较明显。

3. 肺泡表面张力　肺泡表面张力决定肺弹力，特别在低肺容积时，肺泡表面张力即为最主要影响因素。肺泡表面张力由肺泡内空气与肺泡表面的一层含有表面活性物质的液体所形成。肺泡表面张力限制了肺泡的扩张，甚至使其萎陷，而表面活性物质却具有降低肺泡表面张力的作用，从而防止肺泡的萎陷。

4. 肺组织弹性　肺组织本身弹性决定于肺泡壁上以及细支气管和肺毛细血管周围的弹力纤维，而胶原纤维对肺弹性影响甚少。

（四）正常值

吴绍青和严碧涯等曾分别测得 25 例和 29 例健康成人的动态肺顺应性，结果为：2.3L/kPa（0.23L/cmH_2O）和（2.8±1.0）L/kPa［（0.28±0.10）L/cmH_2O］。

中日友好医院呼吸内科应用体积描记仪测定 130 例健康男女的动态、静态肺顺应性，年龄 18～65 岁。男性分别为（1.73±0.61）L/kPa［（0.17±0.06）L/cmH_2O］和（2.37±0.61）L/kPa［（0.23±0.06）L/cmH_2O］；女性分别为（1.12±0.31）L/kPa［（0.11±0.03）L/cmH_2O］和（1.53±0.41）L/kPa［（0.15±0.04）L/cmH_2O］。求出的预计值方程式如下：

男性 $C1_{st}$（L/kPa）= -6.5217 + 0.0153A + 0.0483H

$C1_{dyn20}$（L/kPa）= -4.5596 + 0.0366H

女性 $C1_{dyn20}$（L/kPa）= -2.1563 + 0.0167A + 0.0197H

$C1_{dVl20}$（L/kPa）= -5.7917 + 0.0422H

上式中 A = 年龄（岁），H = 身高（cm）。

（五）肺顺应性测定的临床意义

1. 肺顺应性降低　肺顺应性降低见于：①限制性肺疾患，包括各种类型肺纤维化、胸膜纤维化等；②肺水肿、肺充血；③呼吸窘迫综合征，由于肺泡表面活性物质减少。

2. 支气管疾病的频率依赖顺应性　吸气和呼气时肺泡充气和排空的速度，决定于时间常数，后者为顺应性与阻力的乘积。在正常情况下，各种位时间常数应相同，故动态顺应性不受呼吸频率的影响。

肺泡根据其吸气时充盈的快慢可分为"快速充盈"肺泡和"慢速充盈"肺泡，前者为低阻力低顺应性，而后者系高阻力高顺应性。在慢速呼吸时，各肺单位有充分时间吸入或呼出气体，因此虽然各肺单位时间常数不一，但对肺泡扩张程度不均的影响较少，而当快速呼吸时，由于吸气时间短，有病变的肺单位不能即时充盈，因此肺泡扩张受限制。所以，在支气管肺疾病，肺顺应性受呼吸频率的影响，呼吸频率增快时，顺应性减低，称为动态顺应性的频率依赖性。根据中日友好医院呼吸内科林友华等曾通过对 55 例轻度吸烟者测定，认为频率依赖动态顺应性是较 V25/身高与等流量容积更为敏感的支气管功能测定指标。

3. 肺气肿　由于肺泡壁破坏，弹力组织减少，故静态顺应性增加。但肺气肿时，由于肺弹性减弱，对支气管环状牵引力也减弱，因而病变部位支气管常易塌陷甚而闭锁，以致肺单位充气不均，出现动态顺应性减低。

4. 机械通气和呼吸衰竭监护　可用以协助确定最佳的呼气末正压（PEEP）水平。产生最大肺顺应性的 PEEP 压力为最佳的 PEEP 压力，并与心肺功能相一致，即产生最大的氧转运和最小的无效腔。肺顺应性可作为选择最佳气体交换的 PEEP 水平的一项指标。

四、呼吸道阻力

呼吸时所做的功是用以克服呼吸器官弹性和非弹性阻力。非弹性阻力包括呼吸道阻力和呼吸运动时肺、胸廓和横膈等组织的摩擦阻力，该组织阻力仅占阻力的 1/5。按阻力的物理性质不同可分为黏性阻力、弹性阻力和惯性阻力，它们之和称为呼吸阻抗。通常所说的呼吸阻力即为黏性阻力。按阻力存在的不同部位又可分为呼吸道阻力、肺组织阻力与胸廓阻力。呼吸道阻力与肺组织阻力之和称为肺阻力，肺阻力与胸廓阻力之和称呼吸总阻力。临床上肺阻力与呼吸总阻力的测定主要也是为了反映呼吸道阻力。

呼吸道阻力的定义为单位流量所需要的压力差。一般以每秒钟内通气量为 1L 时的压力差。呼吸道阻力增加可引起通气功能如用力呼气流量、最大通气量的减低。由于呼吸道阻力测定不受主观意志的影响，因此呼吸道阻力的测定有助于了解上述通气功能减低是否由于呼吸道阻力增加或其他原因引起。呼吸道阻力的定义可以下列公式表示：

呼吸道阻力 = 呼吸道通口压 [PaO – 肺泡压（Palv）] /流量 kPa/（L·s）

（一）测定方法

由以上公式可见，测定呼吸道阻力需要两个数据：①肺泡压和呼吸道通口压力差；②流量。流量可应用流量仪测定，呼吸道压力差可通过以下方法测定。

1. 通气阻断法　通气阻断法即用阻断后的口腔压代替阻断前的肺泡压。测定时受试者取坐位，夹上鼻夹，先用口呼吸数分钟，使之习惯，以后将阻断器在最高吸气和呼气流量时阻断通气，从记录仪读出肺泡压和流量。该测定方法较简单易行，为其优点，但理论上以及实际测验说明，由这种方法测定的肺泡压要较通气阻断前实际肺泡压为高，可能前者包括了用于克服肺和胸廓组织阻力的压力。

2. 人体体积描记仪法　患者坐于人体体积描记仪密闭室内，后者通过管道与压力计相连接，先阻断呼吸通路，并让受试者继续保持呼吸动作，通过测量口腔压（代替肺泡压）和体描箱内压力的变化计算出胸腔气量，呼吸的压差就可由箱压的变化求得。根据连续测定呼吸时密闭室内压力的变化，通过计算即可求得肺泡压。该法优点为敏感、迅速，而且该法不包括肺和胸壁组织阻力，因此更为准确。目前多应用该测定方法。

3. 食管测压法　用食管内压代替胸内压。

（二）影响因素

1. 气流形式和速度　呼吸道阻力受气流形式和速度的影响，气流形式可分为层流和涡流两种，这两种形式也可同时存在，形成混合型气流。在呼吸道内，这几种形式的存在有时难以截然分开。

（1）层流或线流：气体流动为流线型，与管壁成平行方向，管道中央部分线流速度较管壁周围为快，因此形成抛物线型。在正常人体呼吸道，层流见于周围小气管，这是因为支气管分支的特点，小气管总横截面积远较大气管为大，因而流速慢。产生层流所需压力

（P）与流量（V）的关系可以下列公式（2）表示：

P = K₁V（2）

K₁为一常数，与气体黏度有关，而与气体密度无关。

（2）涡流：当气体在直的管道内以较高速度流动时即可出现涡流，其特征为气体分子互相撞击，并改变其速度和方向，因此气体流线不成为直线型。气流在呼吸道内流动时是否发生涡流与气体质量、气流速度及呼吸道口径有关。涡流常见于大气管内气体流动速度较快时。产生涡流所需压力与流量的关系可以下列公式（3）表示：

P = K₂V²（3）

K₂为一常数，与气体密度有关，而与气体黏度无关。由公式（3）可见，涡流所需压力与气体流量平方成正比，因此受流量影响更大。

（3）混合型或过渡型：为层流和涡流的混合型，见于支气管分支部位。当支气管内流量较慢的气体进入分支时，或当呼气气体由分支的支气管进入上一级共同的管道时，层流的抛物线受挫，而在分支部位形成一定数量的涡流。混合型气流所需压力与流量的关系，可以下列公式（4）表示：

P = K₁V + K₂V²（4）

K₁、K₂常数同公式（2）、（3）。

2. 呼吸道口径与长度 呼吸道口径取决于使其收缩和扩张的力量的平衡。使呼吸道口径缩小的力为支气管平滑肌收缩力，而使其保持开放的力为经呼吸道压和肺弹性组织对支气管环状牵引力。层流时呼吸道阻力与呼吸道口径和长度的关系，可用以下 Poiseuille 公式表示：

阻力 = 8μl/πr4

上式中，μ = 气体黏度系数，l = 呼吸道长度，r = 呼吸道半径。由上式可见，呼吸道阻力与呼吸道长度成正比，而与半径四次方成反比。

3. 气体物理性质 由于呼吸道阻力是气流与呼吸道壁以及气流本身相互摩擦的结果，因此气体的物理性质也影响呼吸道阻力。气流的形式可根据以下 Reynolds 数（Re）的公式加以推算：

Re = 2vp/πrμ

上式中，V 为流量，P 为气体密度，r 为呼吸道半径，μ 为气体黏度系数。当 Re 大于 2000 时，最易于形成涡流，因此高密度、低黏度的气体容易产生涡流。

（三）正常值

吴绍青应用通气阻断法测定 21 例正常男性，年龄 21~32 岁（平均 25 岁），流量 0.5L/s 时呼吸道阻力：呼为 0.12±0.02kPa/（L·s），吸为（0.12±0.02）kPa/（L·s）[分别为（1.27±0.24）cmH₂O/（L·s）和（1.23±0.22）cmH₂O/（L·s）]。

（四）呼吸道阻力测定的临床意义和评价

1. 呼吸道阻力增加

（1）支气管哮喘：哮喘患者的呼吸道阻力增加，特别是哮喘发作时，但即使在缓解期，呼吸道阻力也可能较正常增加 2~3 倍。与正常人相似，呼气时呼吸道阻力较吸气时为高。支气管哮喘呼吸道阻力的增加可被支气管扩张剂所逆转。

（2）肺气肿：呼吸道阻力常增加，但一般不受支气管扩张剂所逆转。其阻力增加主要是呼气时呼吸道狭窄所致，这是由于肺气肿时肺弹性对支气管环状牵引力减弱所致。再者肺气肿时肺泡充气与排空并不一致，胀大的肺泡可压迫周围肺泡管，引起肺泡管阻塞。

（3）呼吸道器质性阻塞：由于慢性支气管炎、肿瘤、瘢痕组织或其他原因引起呼吸道器质性阻塞性通气障碍，均可引起呼吸道阻力增加。

（4）人工呼吸道阻塞：气管内插管或气管切开套管如过细、过长，或管道内有分泌物阻塞时，均可引起呼吸道阻力增加。

2. 呼吸道阻力测定与其他通气功能的关系　呼吸道阻力增加可减少 FVC、MVV 等通气功能参数。由于呼吸道阻力测定不受主观意志的影响，因此可帮助判断肺通气功能障碍是否由于呼吸道阻力增加所致。

（五）脉冲振荡技术及其临床应用

脉冲振荡肺功能测定技术经过了几十年的医学工程学和呼吸生理学的研究而逐步趋于成熟，它是集脉冲强迫振荡原理和先进的计算机频谱分析技术于一体的新型仪器设备，代表着肺功能测试的全新概念。其突出优点是受试者可以自主呼吸，无需配合，无创伤性，患者无痛苦，无禁忌证，适用范围广泛，特别是可用于老年人、儿童和肺功能差的重症患者的肺功能检查。由于测试过程更符合生理，因此所得结果更能反映呼吸生理，重复性好，所得到的参数多，能比较全面地反映患者呼吸生理的动力学特征。

1. 脉冲振荡的基本概念　振荡：用最通俗的话来说，振荡就是颤动，是物体对外加激励信号的反应，是作用力与反作用力的一种形式。实际例子很多，如人的耳朵鼓膜发生振荡，又如扬声器之所以能产生声音是由于电磁场的不断变化使膜片发生震动，导致声波发生不同频率的变化。用脉冲振荡技术检测呼吸道阻力为主的肺功能所根据的基本原理也在于此。

脉冲：就是有节奏，有规律地产生激励信号，使被作用物（如呼吸道和肺组织）发生相应的振荡。脉冲振荡的频率以赫兹（Hz）表示。

强迫：有两个含义，信号源在体外，由人为外置的信号源产生的激励信号作用到呼吸道，使呼吸道产生反应。振荡频率不同，呼吸道反应也不同。

2. IOS 肺功能检测系统的基本原理

（1）脉冲信号的产生（图 2 - 16）：脉冲信号的产生是利用计算机的脉冲生成模块控制。不同的产品脉冲激励的频率范围可能有所不同，如德国 CUSTO 公司的产品为早期单频正弦波，其频率为 8、10、12Hz，德国耶格公司的产品为多频脉冲振荡，振荡频率为 5 ~ 35Hz，我国中科院半导体研究所研制的强迫振荡肺功能测试系统为矩形方波振荡，其频率为 4 - 50Hz。

计算机脉冲生成模块的不同模式的电波需经波带过滤器和放大器，其最终产生的激励信号叠加到呼吸波上，使呼吸波发生相应频率的变化。放大了的脉冲电波使喇叭（loudspeaker）的磁场发生节律性的变化，从而使喇叭的膜片发生相应频率的振荡。这使产生的激励信号发生相应频率的变化。

（2）脉冲振荡的频谱分析：IOS 主要测定呼吸道阻力，其测定原理与电学中电阻的测定相似。

呼吸阻力（R）＝呼吸压力差（△V）/气流速度（I）

气流流速的测定比较容易，但压差的测定比较困难。

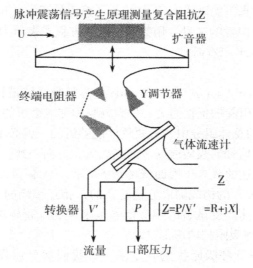

图 2 - 16　脉冲振荡信号产生原理

脉冲振荡产生的压力信号叠加到呼吸波以后，气流速度曲线也要发生快速的改变，这时如果我们仍然用常规的时间域（横坐标为时间）来表示，那么我们就必须画出非常多的曲线来表示压力与流速的关系，实际上这是不可能的。然而，任何一种曲线，不管其形态多么复杂，都可由简单的频率变化的正弦函数的叠加来表示。呼吸系统对外界激励信号的响应函数可组成高价微分方程组。这时若改用频谱分析技术，即快速傅立叶转换（FFT），我们就可以把测得的时域信号转变为频域信号（横坐标为频率，而不是时间），再经数据处理模块的求解和分析，就可以得出该呼吸模型中的所有呼吸力学参数，包括呼吸道阻力、顺应性和呼吸道黏滞度等。

（3）呼吸道压力差的测定：在常规肺功能的阻力测定中，一般有四种方法：阻断法、食管测压法、体描法和脉冲振荡法。前三者已简略介绍。

IOS 的测定是将信号源与被测试对象分离，信号源外置，由振荡器产生外加的压力信号，测量呼吸系统对该压力的流速改变，这样就可测得呼吸阻力，外置的信号源一般从口腔给予，加到整个呼吸系统上，所以从 IOS 所测得的阻力不只是一般所说的呼吸道阻力（黏性阻力），而是整个呼吸系统的呼吸阻力，即为呼吸阻抗。

（4）呼吸阻抗：呼吸系统由气管（含大、小气管）、肺组织和胸廓组成。它们对呼吸阻力的影响不同，因此呼吸阻抗（俗称呼吸阻力，impedance，简称 Zrs）实际上是指呼吸的黏性阻力、弹性阻力和惯性阻力的总和。

黏性阻力（resistance，R）：即为一般临床上所说的呼吸道阻力，来自呼吸道和肺组织，但绝大部分来自呼吸道，包括中心呼吸道阻力（Rz）和周边呼吸道阻力（Rp）两部分。

弹性阻力（capacitance，Ers）：主要分布于肺组织（包括肺间质和肺泡）和可扩展的细支气管。临床上所说的肺顺应性（compliance）即为弹性阻力的倒数。肺弹性阻力越大，肺顺应性就越小。

惯性阻力（inertance，Lz）：主要分布于大气管和胸廓。

（5）相位角和频谱分析（图 2－17）：在数学上，呼吸阻抗 Zrs 是一个复数，经过 FFT 转换后，可分为实部 R（真正的阻力）和虚部 X（想象的阻抗，Imaglnary reactance）。实部 R 和虚部 X 共同构成有方向性的矢量。用数学复函数方程式表示为：

$$Zrs = R + jX = R + j(\omega I - 1/\omega C)$$

即 $X = \omega I - 1/\omega C$，

或写为： $X = -1/\omega C | \omega I$ 其中：$\omega = 2\pi f$；f 为呼吸系统谐振频率；j 为常数；I 为支气管树几何尺寸对气流所引起的惯性阻力；C 为胸腔和肺泡组织的弹性阻力，相当电容量。

在呼吸阻抗（Zrs）的总体组分中，只要气体能够流动，就必定有外加压力信号的存在，而且流速改变总是与压力信号的强弱成同步的正相关，方向一致。也就是说，流速改变总是与压力信号同相位的，流速曲线与压力曲线的形态相似，无相位差，这一部分即为实部 R。但受试者的呼吸阻抗（Zes）的构成测成分是复杂的，相互影响的。外置叠加的压力信号并不只是直接改变气体的流速。受试者的响应信号也来自支气管树本身（惯性阻力）和肺组织（弹性阻力），这就是呼吸阻抗的虚部（X）。

如果我们分别研究一下呼吸阻抗的各个组分，我们就可以发现它们的实部和虚部的不同。

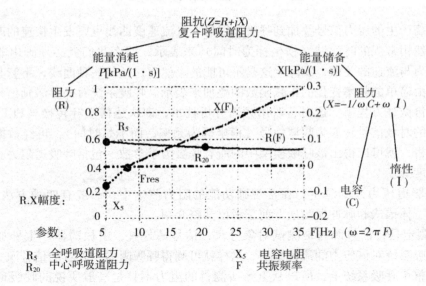

图 2－17　呼吸阻抗

黏性阻力：如果呼吸系统完全由黏性阻力构成，即假设肺像一条钢管，不存在弹性阻力，也不存在惯性阻力。那么，这时气体流速的改变只由叠加的压力信号决定，因此实部 R 总是存在的，而且有一定的数值，其大小就反映黏性阻力的情况。而这时由于压力与流速是同步的，流速曲线与压力间无相位差，相位角为零度，虚部 X 也应为"0"。

弹性阻力：在复函数方程中，因为假设不存在惯性阻力，故 $X = -1/\omega C$。

实际上虚部 X 包含着不同的相位成分，在频率低时，主要表现为弹性阻力，随着频率的增加，惯性阻力就逐渐起作用。

如果呼吸系统完全由弹性阻力构成，那么在外加压力信号的情况压力的变化不一致，即没有同相位成分，因此实部 R = 0。这时流速改变与压力的变化间有 90° 的相位差，而且是超前的，即压力信号开始之前即存在。为什么会超前呢？因为弹性阻力的物理性质跟电容相似，它是能量的储存部位，它本身不消耗能量，只不过将压力的变化转化为容积的变化。

如果以压力信号开始为时间的 "0" 点，那么超前就意味着虚部 X < 0，即为负数，其数值有频率依赖性。当外加压力信号频率比较低时，弹性阻力比较明显，虚部 X 的负值比较大。随着外加压力信号频率的增加，弹性阻力即逐渐变小，最后虚部 X 趋于零。

惯性阻力：在复函数方程中，X = ωI，即假设呼吸系统完全由惯性阻力构成，那么外加压力信号时，流速改变也与压力变化不一致，因此没有同相位成分，R 也为 "0"，而流速改变与压力变化间也有 90° 的相位差，不过不是超前，而是滞后的，即在压力信号开始变化以后才出现，因此虚部 X 总是大于零，即为正数，其数值也有频率依赖性，外加压力信号频率低时，惯性阻力几乎是 "0"，随着频率的增加，惯性阻力也逐渐增大。惯性阻力与电感应相似，也是能量的储存部件，但惯性本身就是某种运动状态的延续，因此必定在外加压力信号开始以后才可能产生，因此其相位差只能是滞后的。

现在我们可以把上述三种阻力的物理性质概括为表 2 - 3。

表 2 - 3　呼吸阻抗的组成及物理性质

阻力	代号	产生部位	流速与压力信号	相位差	FFT 转换 公式	R	X
黏性阻力	Rz、Rp	呼吸道	同步	无		>0	=0
弹性阻力	C	肺、小气管	不同步	超前90°	$X = -1/\omega C$	=0	负值到零
惯性阻力	I	大气管、胸廓	不同步	滞后90°	$X = \omega I$	=0	零到正值

3. IOS 检测报告的分析

（1）IOS 主要参数及其意义

1）Zrs：呼吸总阻抗，正常值一般小于 0.5kPa/（L·s），数值增大，表示有呼吸阻力存在。

2）R：呼吸阻抗中的黏性阻力部分。

3）R_5：呼吸道总阻力，若实测值 < 预计值的 150%，即为正常。若 > 预计值的 150%，则表示呼吸道总阻力增加。

4）R_{20}：中心呼吸道阻力，若实测值 < 预计值的 150%，即为正常。

5）X：呼吸阻抗中弹性阻力和惯性阻力之和。

6）X_5：周边弹性阻力，若 X_5 < 预计值 0.2kPa/（L·s）为异常，负值越大，表明周边弹性阻力越大。

7）Rc：中心阻力，来自结构参数，不仅指黏性阻力，与 R_{20} 不同。

8）Rp：周边阻力，来自结构参数，包括周边的小呼吸道黏性阻力和弹性阻力。

（2）频谱分析图的判断

1）坐标：横坐标为频率轴

纵坐标：左边（R）表示黏性阻力部分

右边（X）表示弹性阻力和惯性阻力部分

2）虚线：为预计值。

正常人 R 应在虚线的左右或下面，X 应在虚线的左右或上面。

3）曲线 R：低频时波长大，能量也大，被吸收的少，振荡波可达到全肺各部分，因此低频段可反映呼吸道的总阻力；高频时频率高，波长短，能量少，被吸收的多，振荡波不能到达细小支气管，所以高频段只能反映大气道（中心气道）阻力。

R_5：总气道阻力

R_{20}：中心气道阻力

$R_5 - R_{20}$：周边气道总阻力

正常人 R_5 与 R_{20} 很接近，表明周边呼吸道总阻力很小；大气道阻塞患者 R 全频段均匀抬高；周边气道阻塞患者 R_5 明显抬高，但高频段变化不大。

4）曲线 X

低频：X 主要表现为弹性阻力，惯性阻力很小，可忽略。

X_5：周边弹性阻力，随着频率的增高，X 从负值到正值，表明惯性阻力逐渐增加。
Fres：响应频率（即共振点），该点表示弹性阻力＝惯性阻力

Fres 是支气管功能检查中最为敏感的指标，其敏感度为 FEV_1 的两倍。健康青年人：Fres 不超过 10Hz 周边气道阻塞：X 值总是低于预计值；X_5 的负值增加；Fres 移向高频端轻度周边气道阻塞：R_5 没有明显变化

X_5 变化非常明显胸外气道阻塞：X 线上有平台

（3）结构参数图分析（图 2 - 18）

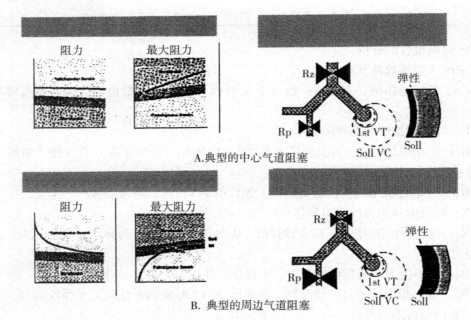

图 2 - 18 结构参数图分析

Rc：中心阻力；Rp：周边阻力；Lz：上呼吸道和胸壁的惯性阻力；Cm：口腔的顺应性；Ci：肺的顺应性；Cb：支气管的顺应性；Cw：胸壁的顺应性；Ru：上呼吸道的黏性阻力；Rw：胸壁的黏性阻力；Lu：上呼吸道的惯性阻力；Lw：胸壁的惯性阻力；Ers：肺和胸壁的弹性阻力

中心气道阻塞患者：Rc > Rp，阻塞程度取决于 R_5；

周边气道阻塞患者：Rp > Rc，阻塞程度取决于 R_5。

（4）阻抗容积图（图 2 - 19）分析：这是检查呼吸总阻抗（5Hz 时）与肺活量关系的图解，阻抗（Zrs）急剧升高的拐点就是小呼吸道闭合点，那么该点的容积就是闭合气量。

正常人（潮气量位时）：①Zrs 应小于 0.5kPa／（L·s）；②呼气阻抗与吸气阻抗接近；③呼吸阻抗无容积依赖性。

COPD 患者：①呼气阻抗和吸气阻抗分离，呈山峰状起伏；②出现气体陷闭（airtrapping）现象。

近数月来，有学者应用耶格公司生产的 IOS 肺功能测定系统测定了正常成年人 45 例，哮喘患者（基本上都是缓解期患者）22 例，慢性阻塞性肺疾病 50 例，现将其主要指标列表如下（表 2 - 4）。

表 2 - 4　临床测定结果

测定项目	健康成年人	哮喘	COPD	P*
	45	22	50	
F（l／s）	9.99 ± 1.91	27.54 ± 15.61	31.3 ± 6.0	<0.01
R_s（%）	91.31 ± 18.80	242.62 ± 158.1	270 ± 70	<0.01
R_{20}（%）	92.28 ± 24.83	146.25 ± 42.46	151.0 ± 38	<0.01
X_5 kPa／（l·s）	-0.07	-0.60	-0.52	<0.01
X_5（%）	1111.06	385.42	2603	<0.01
Zrs kPa／（l·s）	0.34 ± 0.07	1.12 ± 0.69	1.02 ± 0.36	<0.01
Rc kPa／（l·s）	0.184 ± 0.07	0.23 ± 0.12	0.22 ± 0.11	<0.05
Rp kPa／（l·s）	0.22 ± 0.07	1.03 ± 0.82	0.92 ± 0.49	<0.01

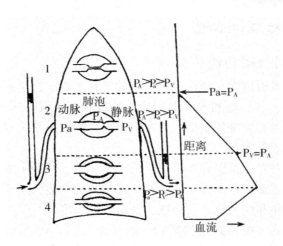

图 2 - 19　肺血流图

（柏启州）

第三章

胸部手术前后处理

第一节　胸外科患者的术前评价

在整个外科手术范畴中，胸外科手术属于较复杂的一类手术，手术条件要求较高，几乎所有开胸手术均要求全身麻醉、气管内插管，需要一定的监测设备。胸外科手术创伤较大，手术范围多涉及与生命相关的重要脏器。接受胸外科手术的患者中，老年人多，高危因素多，具有较大的手术风险。胸外科的许多并发症又都是致命的。因此，术前正确选择必要的检查方法，可以充分估计患者对麻醉及手术的耐受性、手术的危险性、手术切除重要器官后的恢复程度、术后并发症发生的可能性。针对疾病的特点，结合患者（特别是高危患者）术前全身情况和重要脏器的功能状况，正确选择手术适应证，仔细设计和制定手术方案，是取得手术成功、减少手术并发症和死亡率的关键。

对准备接受非心脏的开胸手术的患者进行围手术期评价，是患者的经治医师、麻醉医师及外科医师共同面对的课题。

一、术前呼吸功能的评价

（一）开胸手术对呼吸功能的影响

近年来，大多数患者可以安全地接受胸外科的各种手术，这是重视术前准备，较好地了解和评价患者的心、肺、肾功能和水、电解质、酸碱状态，对临床药理学的理解和合理应用，改进和加强术中和术后管理的结果。而术中和术后的监测系统和加强治疗病房为术后重症患者生命支持提供有效保障。

开胸手术后，肺部并发症是引起术后死亡的主要原因。开胸手术后肺部发生的一系列改变，不论是术前肺功能正常或不正常，术后均会出现肺部功能的病理生理改变，必须了解和认识这些变化，才能预防和使肺部并发症减少到最少的程度。

开胸手术后首先是通气的方式受到影响，潮气量（tidal volume，TV）减少，呼吸次数增加，但每分钟通气量不减少。生理叹气（3 倍的潮气量）次数减少或丧失。正常人的这种生理叹气约每小时 10 次。自主的深呼吸能防止肺泡萎陷，增加肺的顺应性。开胸术后的通气方式使术后的呼吸功能降低，静态肺容量减少，TV、呼气剩余量（expiratory reserve volume，ERV）、功能残气量减少，这些变化将影响临床过程。

正常闭合气量（closing volume，CV）使小呼吸道闭合和变成无功能，高于残余气量，低于潮气末点，随着术后 ERV 的减少，CV 可能达到 TV 范围，导致在潮气呼吸时呼吸道闭合。当患者在术前有 CV 增加，ERV 减少，肺功能异常时，术后的这种变化可加剧肺不张的发生和发展。肺不张可表现为片状或 X 线正常的微小不张。CV 在老年和吸烟的患者增加，在肥胖患者 ERV 减少，患者有梗阻性肺疾病时，CV 和 ERV 均不正常，这些患者是高危患者。

气体交换异常伴有动脉氧分压下降，这是肺的通气灌注比下降的结果。呼吸道闭合造成有灌注而无通气的肺泡，产生功能性右向左分流，导致低氧血症，这时吸氧是无效的。在这种情况下，即使暂时的呼吸道闭合如分泌物堵塞，将导致氧在梗阻的远端迅速消失。通气灌注比异常在术后不动、平卧、胸痛、过多使用止痛药、呼吸道分泌物存在下加重。低氧血症将会在肺叶切除、肺切除甚至不切肺的开胸手术后更明显。

肺切除手术使右心压增加，可产生高压性肺水肿。术中对肺的挤压，术中、术后输液造成的血液稀释，血浆渗透压下降，残肺在胸腔内的过度膨胀，可造成渗透性肺水肿。

（二）麻醉对肺功能的影响

众所周知，胸外科的手术几乎均要求全身麻醉，全身麻醉可引起气体交换障碍。由于全身麻醉对肺组织本身和胸壁的影响，改变了胸壁和膈肌的运动和运动的形状，胸壁的变化导致吸入气的分布不随着相应的肺血流改变而改变。这样，使肺单位的通气灌注比下降，引起肺泡 - 动脉氧差加大。

研究者发现，大多数患者在全身麻醉时胸壁的机械变化能使功能残气量减少 20%，这种变化在麻醉诱导后立即发生并不受肌松剂的影响。但在使用静脉滴注氯胺酮麻醉时不发生这种情况。静脉麻醉剂通过抑制呼吸中枢的输出，抑制膈肌活动的张力而影响膈肌的功能。挥发性麻醉剂除具有抑制呼吸中枢和膈肌功能外，还抑制胞突结合传导，因此对肋缘肌的影响大于膈肌。使用麻醉吸入剂诱导，使膈肌的重要部分向头侧移动，膈肌位置的移动是源于活动张力的丧失，这是全身麻醉对中枢神经系统影响的结果。这种移动使功能残气量减少，胸腔容量减少 340~750ml，并使气体交换改变。另外，麻醉诱导后引起肺盘状不张，当使用 0.98kPa（10cm H_2O）（PEEP）时，这种盘状不张消失。肋缘肌丧失张力，是引起盘状不张的重要因素。注意氯胺酮可以维持呼吸肌的张力。当麻醉维持 1 小时的手术结束时，有 90% 的人发生盘状不张，并且 50% 的这种盘状不张在术后 24 小时仍然存在。因此，由麻醉引起的这种压缩性盘状不张，是术后气体交换障碍的重要因素。吸入麻醉还可引起低氧性肺血管收缩，这是术中肺泡 - 动脉氧差较大的结果。这种肺血管收缩的结果有益于维持通气灌注比，使之不易发生肺内分流，维持较好的动脉氧分压。

麻醉对胸壁和膈肌的影响，引起功能残气量的持续减少，吸入麻醉剂引起局部的盘状肺不张，这些因素均能引起正常人的气体交换异常，这种对于气体交换的影响在麻醉后仍持续几个小时，尽管对于没有心肺疾病的患者是轻微的。对于已有慢性肺部疾病的患者则可产生更严重的影响。

因为全身麻醉影响术中肺功能，且这种影响可持续到术后早期的几小时，全身麻醉后如没有给予吸氧，常引起低氧血症。在肺功能正常的患者，手术后 15 分钟时，动脉氧分压是 5.200±0.933kPa（71±8mmHg），但在老年患者（>65 岁）和使用镇痛麻醉剂及术前肺功能不好的患者，动脉氧分压下降的程度将十分明显。手术时间较长时，手术后肺炎、呼吸衰竭的发生率在这类患者较高。尽管术后疼痛患者使用较小的潮气量呼吸，但近来的研究发现，术后疼痛不是术后肺功能衰竭的重要因素，在使用适当镇痛剂的患者，肺功能和膈肌功能不全仍然存在。

近来的研究还发现，食管贲门手术引起的膈肌功能不全、膈神经活动功能降低是术后肺功能不全的重要因素之一。采用硬膜外麻醉可以阻断内脏的交感神经受体，改善膈神经的活动和膈肌的功能。但研究显示，阿片类止痛剂无这种作用。肺容量减少、低氧血症、肺不张、术中对肺的机械性压迫、呼吸道分泌物蓄积、肺水增加、肺表面活性物质减少是引起胸外科术后肺功能不全的主要原因。肺部手术后膈肌功能不全是主要原因，膈神经损伤是原因之一，但并不多见。胸壁手术后具有较高的呼吸障碍并发症的发生率。胸腔和纵隔引流不影响肺功能。术后深呼吸运动能明显减少肺功能不全并发症的发生率和住院时间。增加肺容量，可使盘状不张的肺段再膨胀。

在发生术后肺功能不全并发症的高危患者中，中~重度 COPD、哮喘病史、吸烟是主要的三大诱因。

（三）对吸烟患者的术前评价

吸烟患者的术后并发症增加源于吸烟对心血管和呼吸系统的影响。特别是在老年长期吸烟患者，术后易于发生发热、咳嗽、痰量增多、脓痰、手术后肺炎，胸部 X 线异常高达53%。吸烟患者的碳氧血红蛋白较高，根据个人吸烟的程度和量，碳氧血红蛋白的浓度在3%~15%之间，碳氧血红蛋白浓度增加会减少血红蛋白与氧的结合量，使动脉氧含量下降，使氧合血红蛋白饱和曲线向左移动。吸烟患者的氧输送减少，使组织摄入氧增加，导致较低的混合静脉氧含量。术前具有较高碳氧血红蛋白浓度的吸烟患者，术中和术后并发症发生危险性大。心血管对尼古丁具有的剂量依赖作用，可引起体循环血管收缩、心率加快、血压升高。因此，吸烟患者术前至少应停止吸烟12~18小时，使碳氧血红蛋白被清除到3个半衰期，吸烟者的短期戒断对心血管系统有益，可使血压、心率和血中儿茶酚胺水平下降。术前4~6周戒烟能减少肺部并发症。

（四）对 COPD 患者的术前评价

许多临床研究均认为，有 COPD 的患者术后易于发生肺部并发症，如肺不张、肺炎、伴有发热加重的支气管炎，甚至呼吸衰竭等，发病率在53%~70%。有 COPD 同时又吸烟的患者和术前肺功能明显异常的患者，发病率更高。动脉氧分压和二氧化碳分压是非常重要的术前评价指标，术前有低氧血症，术后吸氧的时间较长。术前有高碳酸血症的患者，术后可能需要呼吸肌辅助通气。术前肺功能异常伴低氧血症的患者，其中1/4术后需要呼吸肌辅助呼吸时间长于24小时。并且住院时间延长、死亡率增加。由于肺不张，严重缺氧和每分钟高通气量的患者，似乎也需要机械通气辅助呼吸。术前患者有长时间吸烟史、低动脉氧分压血症、术前肺功能试验有严重异常，术后有需要机械通气的可能。

术前治疗这些高危患者包括戒烟3周，对有脓痰的患者应给予抗生素、支气管扩张剂治疗，雾化吸入，胸部理疗可明显减少术后肺功能不全并发症的发生率。这些术前治疗可在门诊进行。

（五）对哮喘患者的术前评价

尽管没有专门研究证明哮喘患者术后肺部并发症增加，但麻醉插管和全身麻醉均可引起和加重支气管痉挛，所有吸入性麻醉剂均有防止和抗支气管痉挛的作用。氯胺酮诱导好于硫喷妥钠，具有防止抗原引起的肺部阻力增加的作用，镇痛药吗啡可引起组胺的释放，非去极化肌松剂也有这种作用。

（六）对肺切除手术的术前评价

许多有支气管性肺癌的患者同时有 COPD，因为两者均与吸烟有关。而手术切除是早期肺癌唯一可能治愈的手段。术前对切除后的影响和对残余肺功能的估计是十分重要的。

呼吸道阻力明显增加、二氧化碳血症、肺气肿患者易于发生呼吸衰竭。切除全肺组织的42%（左肺切除），弥散能力仅下降30%，提示残余肺组织的弥散能力增强。肺叶或全肺切除后的影响研究显示，肺叶切除6个月后的患者潮气量减少15%，全肺切除术后的患者潮气量减少35%~40%。肺功能降低的比例通常少于预计值，提示术前肺肿瘤已经降低了受累肺的功能。肺切除后心排血量减少，周围血管阻力增加。肺叶切除同全肺切除一样，只是肺叶切除的反应不那么明显。

（七）预计肺切除后的肺功能

患者接受肺叶切除和肺切除后，运动耐受减少的程度是相似的，肺叶切除与肺切除术后死亡率相同。FEV_1 减少在肺切除的患者大于肺叶切除的患者。Legge 和 Palmer 随诊58例接受肺切除和肺叶切除的患者术后 FEV_1，用力潮气量百分比有所改善，而全肺容量百分比的残气量没有变化，提示在肺切除后3~6月不发生高充盈。患者的 PaO_2 改进，而 $PaCO_2$ 不发生变化（表3-1）。

表3-1　全肺切除术后肺功能变化的平均百分比

参数	组1	组2	P 值
FEV_1（%预计值）	-25.8	-28.6	NS
FVC（%预计值）	-24.6	37.6	NS
FEV（1%）	-1.1	+6.8	<0.05
TLC（%预计值）	-26.1	-30.3	NS
FRC（%预计值）	-22.8	-31.5	NS
RV（%预计值）	-16.7	-26.5	NS
RV/TLC（%）	+1.1	+2.5	NS
DLCO（%预计值）	+2.2	-8.4	NS
PaO_2（kPa）	+0.84	+0.65	NS
$PaCO_2$（kPa）	+0.01	-0.05	NS

注：组1：FEV_1 >70%预计值；组2：FEV_1 <70%预计值。

患者有无慢性气管炎术后肺功能相同。在预测肺手术后并发症的研究中，患者患有心脏并发症影响脱离呼吸机和最终医院转归。肺癌手术后最大的影响因素是心肌梗死、肺栓塞、肺炎、脓胸，影响手术死亡率。这些并发症与肺功能无关。

支气管肺量计由于需要气管插管，现在已很少使用。用放射性核素氙（^{133}Xe）作放射性肺量计测分侧肺功能。静脉注射溶于氯化钠的放射性核素氙，由于氙不易溶于血液，从肺毛细血管进入肺泡，通过 γ 照相，测定每侧肺的通气功能。用放射性氙测定通气能力的功能同支气管肺量计一样。放射性核素灌注扫描是一种可接受的、简单的预测肺功能的方法。

应用放射性核素氙的研究发现，全肺切除术后的血流和通气在残留的肺没有明显的改变。侧卧试验是一种估测功能残气量的方法，当患者左侧或右侧卧位时，较多功能的肺在上时，FRC将增加最多。肺动脉堵塞试验：尽管不同的肺功能试验可帮助确认适应证，掌握什么样的患者在肺切除术后耐受差，但都不能准确预测患者的预后。测量肺动脉压，堵塞预计要切除的肺动脉，能较好地指示肺切除后能否耐受。静止的平均肺动脉压高于 2.9kPa（22mmHg），预后较差，运动后高于 4.0kPa（30mmHg）时，具有较高的术后死亡率。Olsen等比较肺动脉栓塞与标准肺功能的研究认为，符合以下标准的患者可以接受肺切除手术：

气囊堵塞和运动时的平均肺动脉压 < 4.7kPa（35mmHg），动脉氧分压 > 6.0kPa（45mmHg），预计全肺切除后 FEV_1 > 0.8 L。无论患者术前 FEV_1 < 2L，或残留容量与全肺容量比 > 50%，当患者的肺功能 FEV_1 > 2L，可行切除手术。如果 FEV_1 < 2L，或最大通气量 < 50%的预计值，应对患者进行定量灌注肺扫描以估测不同肺的功能。当预计术后 FEV_1 在0.8~1L 时手术后死于呼吸衰竭的发生率为13%。大于 70 岁患者的手术死亡率是15%。运动试验：近来 Olsen 等发现肺切除前的运动试验，可以预测不能耐受肺切除的患者。一组 52例患有严重肺功能不全患者中，因肺癌需要肺切除手术的患者，采用 2 次大量级负荷 25W和 40W 运动试验，22 例耐受手术并存活，7 例不耐受未能存活，这些患者有心排指数、氧输送、氧耗量严重异常。当患者可以上 3 层楼时，术后不需长时间插管和延长住院时间。但患者的峰氧耗量 > 15ml/（kg·min）时，尽管 FEV_1 < 40%，预计肺叶切除后 FEV_1 < 33%，仍可接受开胸手术。一般来讲，当最大通气量 < 预计值的 50%，潮气量 < 预计值的 70%时具有较高的围手术期死亡率，但也有成功接受手术的报告。所有的肺功能检验对于预计手术后死亡率的特异性较低。肺功能检验不能预测谁将发生术后肺功能不全的并发症，但可以帮助确定谁是高危患者。

根据许多研究结果，认为下面的指导方针是非常有用的，可以确定有心肺功能不全的患者能否接受肺切除手术。

（1）肺切除患者的 FEV_1 < 2 000ml，或最大通气量（MVV） < 50%，肺叶切除的患者FEV_1 < 1 500ml，或 MVV < 35%，但这并不是唯一的标准。

（2）预计术后 FEV_1 < 800ml。

（3）慢性高碳酸血症，动脉二氧化碳分压 > 6.0kPa（45mmHg）或运动后出现高碳酸血症。

（4）动脉低氧血症，静止动脉氧分压低于 6.7kPa（50mmHg），运动后不增加。低氧血症不是由肺病引起。

（5）肺弥散能力 < 预计值的 50%。

（6）静止肺动脉压 > 4.7kPa（35mmHg）。

二、术前心血管功能的评价

外科医师评价接受胸外科手术的患者，通常包括估计死亡的危险性，发生并发症的危险，可能是治愈或是姑息手术。并将这些危险同非手术治疗的危险进行比较，预测手术治疗后患者的长期预后。

（一）流行病学

心血管疾病随着年龄的增加而增多，社会老龄化在我国也逐步成为严重问题。在过去的

20 年，年龄大于 65 岁的老年人明显增加，老年患者几乎占胸外科患者人数的 60%，老年人接受胸外科手术、腹部大手术、血管手术、骨科手术与围手术期心血管的并发症和死亡率有明显的关系。

年龄已不再是手术的禁忌证，若在术前经过详细的重要器官功能评价后，老龄患者仍可以接受胸外科的手术。北京协和医院接受肺切除患者的最高年龄达 84 岁，接受食管癌切除患者的最高年龄是 83 岁。

术前对患者心血管方面的评价，也应考虑到采用评价心血管功能的方法和费用，花费较高的费用对低危险组的患者进行多种有创或无创的检查或是所谓全面检查是完全不必要的。培养临床医师利用现有的知识和设备条件，有针对性地选择更有效的检查手段，评价术前的患者是十分重要的。如果患者的心血管情况稳定，没有明显的症状，患者心血管方面的资料足以证明心血管方面的状态稳定，进一步的评价不影响围手术期的处理，这时的进一步评价也是不需要的。

术前心血管方面的评价包括复习患者的资料、了解患者的病史、体格检查、发现患者存在的问题和准备接受的手术。对非心脏手术患者进行术前心血管方面评定的目的，是确定患者心血管情况的严重性和稳定性，确定患者目前是否处在身体的最佳状态，以及患者所患疾病的状况，还包括调整药物和作必要的术前检查。根据术前一般检查的结果，确定患者的情况不能立即承受现在计划的手术，或患者接受这样的手术将增加手术的危险性时，术前进一步检查的项目必须实施。经过进一步的心血管状况的评定，更详细地掌握患者的心血管状况，经过调整治疗药物，改善术前患者的心血管状况，使病情稳定。根据术前的进一步检查，确定围手术期的监测方法和预防心血管并发症的措施，使患者的手术危险性降至最低，这是现代胸外科进展的重要表现，但不必要的检查必须避免。

（二）术前心脏评价

对于急诊手术患者的术前评价因时间关系仅限于评定心血管方面的生命体征、容量状态、心动图。最初的病史、体格检查和心电图检查主要是为了确定患者是否患有严重的心脏疾病，包括冠心病、陈旧性心肌梗死、心绞痛、充血性心力衰竭和心律失常。当确定已有心脏疾病时，应确定疾病的严重性和稳定性以及治疗状况。进一步确定患者的心脏危险性，包括功能耐受能力，伴发的其他疾病如脆性糖尿病、周围血管疾病、肾功能不全、慢性肺功能不全、手术的类型和并发症发生的可能性。在不是很急的情况下，评价术前心脏功能的状况和患者是否能耐受开胸手术显得更为重要。忽略这种评价可使高危患者的手术并发症增加，并使患者的住院费用增加。入院心动图不正常、不典型的胸痛、良性心律失常，在其他方面健康的患者可不必做进一步的检查，当怀疑有冠心病或充血性心力衰竭时，需要做进一步的检查。围手术期的心脏评价有益于心脏疾病的长期治疗，或对这种疾病危险性的长期治疗。术前评价的结果和预后应告知患者和患者的随诊医师。

（三）病史

术前仔细了解有关心脏病的病史，特别应注意是否有过心绞痛，以前或近期是否有过心肌梗死、充血性心力衰竭、有症状的心律失常，同时还应注意是否有周围血管疾病、脑血管疾病、糖尿病、肾脏疾病以及慢性肺部疾病。对于有心脏病的患者，应特别注意近期症状变化的情况，目前药物治疗的种类和剂量，是否饮酒或使用违禁的药物。

病史还应包括患者的功能状况，当患者是老年人，已知有冠心病，但患者没有症状，每天可跑步 30 分钟，不需要做心脏方面的进一步评价。相反患者平时不活动，不知道有冠心病，但临床因素提示患者围手术期的危险因素增加，应对患者的心脏情况进行较全面的检查。

（四）体格检查

心血管方面的体格检查包括生命体征、双上肢血压、颈动脉搏动情况以及是否有杂音、颈静脉是否怒张、双肺听诊、胸前区扪诊和听诊、腹部触诊，注意下肢是否有水肿或血管疾病。

体格检查发现以下情况时，应特别注意以下几方面的内容。

（1）注意患者的全身状况，有经验的医师在与患者谈话时，观察患者有无轻微活动后出现发绀、苍白、呼吸困难、严重营养不良、肥胖、骨骼畸形、震颤和焦虑。

（2）患者有无急性心力衰竭、肺部啰音、肺充血、肺静脉压升高。慢性心力衰竭患者可能没有这些表现，但可发现颈静脉压升高，肝颈静脉反流征阳性，提示容量过多。周围水肿不是一项可靠的诊断慢性心力衰竭的指征，除非同时伴有颈静脉怒张。

（3）仔细检查颈动脉和其他周围动脉，当存在周围血管疾病时，应高度怀疑有冠心病。

（4）心脏听诊往往提供有用的线索，在心尖部听到第三心音，提示左室衰竭，但没有第三心音并不能提示左室功能正常。

（5）当存在心脏杂音时，需进一步确定是否有瓣膜疾病。在瓣膜疾病中，主动脉瓣狭窄是非心脏手术的高危因素，明显的二尖瓣狭窄或反流是发生心力衰竭的高危因素。主动脉反流和二尖瓣反流可以是轻度，但接受非心脏的手术后可能并发感染性心内膜炎。对于这种患者特别是有二尖瓣反流的患者，手术时应采取预防心内膜炎的措施。

（6）是否同时合并其他系统疾病。肺部有梗阻性或限制性肺部疾病时，可增加围手术期呼吸并发症的危险，出现低氧、高碳酸血症、酸中毒、呼吸时呼吸功增加。开胸手术可使这些患者的情况进一步变坏。如果体格检查和病史发现明显的肺部疾病，应检查肺功能、患者对支气管扩张剂的反应、血气分析，如有肺部感染，应术前给予抗生素治疗。如果指征明确还应使用激素和支气管扩张剂，但同时应注意 β 受体激动剂可产生心肌缺血和心律失常。

（五）糖尿病

代谢性疾病可伴有心脏病变，脆性糖尿病是最常见的。当有糖尿病时，应高度怀疑有冠心病，并且有糖尿病的患者常表现为无症状的心肌缺血。围手术期血糖的调整有时是很困难的。围手术期应维持血糖在相对高一点的水平，以防止严格控制带来的低血糖。

（六）肾脏损害

心脏病常伴有氮质血症，维持适当的循环血量以利于肾灌注，而心力衰竭的患者常需要利尿，构成治疗矛盾。服用血管紧张素转换酶抑制剂同时过多利尿的患者常导致血浆尿素氮和肌酐的浓度升高。

（七）血液疾病

贫血对心血管系统造成应激反应，可加重心肌缺血和心力衰竭。对于有适应证的患者，特别是同时伴有冠心病或心力衰竭的患者，术前输血能减少围手术期心脏并发症的发生率。红细胞增多症、血小板增多症增加血液的黏稠性，并且使血栓栓塞和出血的危险增加。

根据以上病史，体格检查决定进一步的实验室检查的项目。表3-2是临床预测围手术期发生心肌梗死、心力衰竭、死亡危险性增加的分析结果。当患者处于重度情况下，除非是急诊手术，患者应接受加强治疗，选择性手术应延迟或取消；当患者处于中度情况下，围手术期心脏并发症的危险性增加，应认真评定患者目前的状况；当患者处于轻度的情况下，不构成增加围手术期危险性的因素。

表3-2 高危患者

重度

　　冠状动脉疾病病情不稳定

　　近期心肌梗死（大于7天，小于30天）伴有非侵入性

　　检查或临床症状中有心肌缺血

　　不稳定或严重的心绞痛（加拿大分级3~4）

　　失代偿性充血性心力衰竭

　　严重的心律失常

　　高度房室传导阻滞

　　有症状的室性心律失常

　　室上性心律失常伴有未控制的室性心律

　　严重的瓣膜疾病

中度

　　轻度心绞痛（加拿大1~2级）

　　以前有心肌梗死，心动图有病理性Q波

　　功能代偿或轻微的充血性心力衰竭

　　脆性糖尿病

轻度

　　老年

　　心动图不正常（左心室肥厚，左束支阻滞，ST-T不正常）

　　非窦性心律（如心房颤动）

　　活动能力低下（不能提包上一层楼）

　　脑卒中病史

　　未控制的高血压

如果近期运动试验阴性，非心脏手术后发生心肌再次梗死的危险性是不大，心肌梗死后4~6周即可接受选择性非心脏手术。

（八）手术危险性

手术危险性主要包括两个方面，一方面是与本手术有关的危险性，另一方面是与心脏有关的危险性。在心脏危险性中，最严重的是围手术期心肌梗死。男性40岁以上已有冠心病的患者接受胸外科、大的腹部外科、泌尿外科、大的骨科和血管外科手术时，围手术期心肌梗死的发病率明显增加，梗死率可高达4.1%。当年龄大于75岁，即使没有冠心病病史的患者，也是发生心肌梗死的高危因素。Pedersen等对7 300例大手术患者的研究中发现，年龄大于70岁、12个月内有心肌梗死病史和心力衰竭病史将增加围手术期心脏并发症的发病率。

（九）耐受能力

人的耐受能力一般用代谢平衡水平（metabolic equivalent levels，MET）。基础MET值的

倍数用来表示特殊活动的氧需。当患者不能达到 4 – MET 时，围手术期心脏危险性和长期危险性增加。耗能的活动包括吃饭、穿衣、散步、洗碗，MET 在 1～4 之间。能上 1～2 层楼梯，每小时行走速度达到 6.4km，短距离跑步，能打高尔夫球，MET 在 4～10。能游泳、打网球、足球，MET 在 10 以上。

（十）伴有特殊疾病的术前评价

1. 冠心病　患者已知有冠心病，有些患者存在明显的冠心病表现，如急性心肌梗死，旁路移植手术，冠状动脉血管成形术，或冠状动脉造影显示血管腔不规则。另一方面，许多患者没有心脏症状，却有严重的两支或三支血管病变，这些患者也许由于功能受限如关节炎、血管疾病未表现出临床症状。以下的患者应考虑冠状动脉造影：

（1）怀疑或证实患者有冠心病，经过无创的检查证实为高危因素，对药物治疗反应不好的心绞痛、不稳定型心绞痛患者，高危组患者接受高危手术以前未诊断过或无创检查可疑的患者。

（2）患者处于围手术期心肌梗死，急性心肌梗死恢复期需要接受急诊手术，或低危险组患者接受高危手术。

多种危险因素分析，有冠心病的患者，围手术期的危险增加。年龄、性别、糖尿病影响非心脏手术的预后。有些因素如糖尿病，不仅使患者易患冠心病，并使疾病加重，还使患者的并发症增加，如感染、高糖血症、低血糖，加上手术造成的血流动力学的应激状态，有糖尿病的患者有较高的隐性心肌缺血和心肌梗死、感染的发生率。

老年患者的特殊危险不仅在于易患冠心病，而且在于年龄对于心肌的影响。心肌细胞数随着年龄增加而减少，心肌的储备能力下降。老年患者术中和围手术期发生的心肌梗死具有较高的死亡率。

性别是另一重要因素。绝经期前的女性，冠心病的发生率很低，发生冠心病的年龄较男性晚 10 年。女性患者并发糖尿病的危险因素增加，心肌梗死后的死亡率高于男性。

2. 高血压　许多研究显示中等程度的高血压，并不是围手术期心血管并发症的危险因素。但另一方面，高血压是可能伴有冠心病的有意义的征兆。许多研究证明，术前有高血压的患者术中血压进一步升高，心电图表现心肌缺血。术中的心肌缺血与术后心脏的并发症有明显的相关性。术前有效地控制血压有助于减少围手术期心肌缺血的发生。对正在接受高血压治疗的患者，需仔细了解现在使用的药物和剂量，同时了解以前哪些药物是不能使用或不能耐受。体格检查时需注意高血压造成的靶器官损伤情况和心血管病理改变的情况眼底检查是一项有用的检查方法，特别是长期有严重高血压的患者。体格检查和简单的实验室检查还应除外其他少见原因的高血压。患者有严重高血压，特别是最近发生的高血压应延迟选择性手术，并对高血压的原因进行研究。如果怀疑有嗜铬细胞瘤，手术应延迟，直到明确病因。腹部杂音可以提示肾动脉狭窄，桡、股动脉延迟提示主动脉缩窄。未使用利尿剂出现低血钾，提示醛固酮增多症。如果经过最初的评价，患者的高血压是轻到中度，不伴有代谢和心血管异常，手术不必延迟。抗高血压药物应在整个围手术期继续使用，特别需要注意的是避免中止 β 受体拮抗剂和抗血管痉挛药。当患者不能口服时，应经胃肠外给药。如果是严重的高血压［舒张压大于 14.7kPa（110mmHg）］，行选择性手术前应给予处理。在许多情况下，对于术前门诊的患者，应建立有效的生活习惯，几天或几周后即可使血压达到有效的控制。如果是急诊手术，应采用速效药物有效地控制血压。β 受体拮抗剂是特别有效的药物。

一些报告显示，术前使用 β 受体拮抗剂能有效地改善高血压的影响，并且减少围手术期冠状动脉缺血的发作。有趣的是，术前高血压的患者术中较非高血压的患者易于发生低血压。在某些患者可能与血管内容量有关。而术中低血压与围手术期心脏和肾脏的并发症有明显的相关性。

3. 充血性心力衰竭　对于术前有充血性心力衰竭的患者进行非心脏手术预后不佳。患者一旦有第三心音和心力衰竭的症状，使手术危险性增加，肺泡肺水肿也是高危因素。术前有充血性心力衰竭的患者不适合行开胸手术。如果术前患者有充血性心力衰竭，应找到病因，因为病因与围手术期心力衰竭和死亡有关。由于高血压引起的心力衰竭与冠心病引起的心力衰竭的危险性不同。

4. 心肌病　尽管较少有关于术前评价非心脏手术患者伴有心肌病这方面的信息，术前需详细了解心肌病的病理生理，努力确定原发心肌病的病因。浸润性病变如淀粉样变性可造成收缩和舒张功能不全，术前如发现这种病变，术中和术后静脉输液的处理方法应予改变。术前有心力衰竭的病史或症状，术前应确定左室功能，确定收缩和舒张功能不全的严重性，这些有用的信息有助于术中和术后的处理。术前评价还应包括超声心动图。

肥厚型心肌病是另一特殊问题，它使血容量减少、体循环阻力下降、静脉容量增加、左室容量减少及流出道梗阻，进一步减少充盈压导致每搏输出量下降。由于肥厚的心室使顺应性下降，要避免使用儿茶酚胺类的药物。因为这种药物使动力梗阻的压差增加和舒张期充盈减少。术中发生心律失常和低血压，需要升压药物约占 14% 和 13%。患者有肥厚型心肌病增加围手术期充血性心力衰竭的危险性。

5. 瓣膜性心脏病　接受开胸手术的患者有心脏杂音者较多见，应区别是功能性还是器质性，有意义还是无意义，弄清产生心脏杂音的病因，目的是预防细菌性心内膜炎，并且需要估计瓣膜损坏的严重性。

主动脉瓣狭窄对非心脏手术的危险性最大。如果主动脉瓣狭窄是有症状的，并且是严重的，选择性手术应后延，这样的患者需要先行主动脉瓣替换术。当患者不适合行主动脉瓣替换术时，经皮主动脉瓣扩张成形术可能是恰当的。

对于二尖瓣狭窄，当二尖瓣狭窄是轻到中度时，术中和围手术期应控制心率，因为舒张期充盈减少伴有心动过速将导致严重的肺充血，若二尖瓣狭窄较严重，应先行二尖瓣手术。

主动脉瓣关闭不全需详细鉴定，不仅应预防细菌性心内膜炎，并应保证适当的药物治疗。注意容量控制和减少后负荷。同二尖瓣狭窄相反，主动脉瓣关闭不全不能减慢心率，因减慢心率能增加舒张期的反流量。

许多原因可引起二尖瓣关闭不全。最常见的是乳头肌功能不全和二尖瓣脱垂。当临床上或心脏超声证明有二尖瓣脱垂或是瓣叶增厚时，应在围手术期预防性使用抗生素，因为围手术期容量移动可使单纯二尖瓣对合不良发展成二尖瓣反流。患者有严重的二尖瓣反流时，在心尖部可听到全收缩期杂音、第三心音，术前减少后负荷和使用利尿药物有益于术前血流动力学的稳定。较重的患者可以在 ICU 使用导管监测肺动脉压来完成治疗。在严重二尖瓣反流的患者低压的左心房作为压力的缓冲，左心室的射血分数引起对真正左心室做功的过高估计，在这种患者即使左心室射血分数轻度减少，也意味着左心室储备功能减少。

以前曾接受瓣膜替换术的患者，需要围手术期预防细菌性心内膜炎。胸科手术可能引起菌血症，并且密切监测抗凝情况是十分重要的。对于需要接受小的侵袭性手术如牙齿、表面活检，推荐将抗凝的国际标准化比率（INR）减少到低的或亚治疗水平，手术后立即恢复口服剂量到正常需要的抗凝水平。当患者接受口服抗凝剂有出血危险或中止抗凝有发生血栓栓塞的危险时，如二尖瓣替换术的患者接受较大的开胸手术，围手术期应采用肝素治疗。当患者处于以上两个极端之间，临床医师需仔细衡量减少抗凝与肝素治疗两者的益处和危险。

6. 心律失常与传导障碍　心律失常和传导障碍在围手术期常见，特别是老年人。在围手术期出现心律失常需仔细寻找存在的心肺疾病、药物毒性、代谢异常，这些被认为是围手术期发生冠心病的独立危险因素，可增加手术危险性。当患者有血流动力学改变或伴有症状，应给予心动图监测或特殊的心动图检查，并给予药物治疗以减少心律失常的复发。许多心律失常尽管相对为良性，但可以揭示存在心脏问题。如室上性心律失常，由于心肌耗氧量增加，可以在已存在冠心病的患者引起心肌缺血。少发的心律失常，由于他们引起血流动力学或代谢的异常，可以发展到威胁生命的心律失常，如快速心房纤颤伴有传导旁路可以演变成心室纤颤。良性室性心律失常，无论是单发还是多发室性期前收缩，不伴有室性心动过速，通常不需治疗，除非引起心肌缺血或出现中到重度心室功能不全。一般来讲，在不伴有心肺疾病时，围手术期的这种心律失常预后良好。但多源性室性期前收缩、阵发性室性心动过速常常成为有意义的危险因素。如果室上性心动过速产生症状或血流动力学改变，需要电转复或药物转复。当转复不可能时，需应用口服或静脉注射地高辛、受体阻滞剂、钙通道拮抗剂控制心律在满意的水平。心房纤颤患者口服的抗凝剂应在术前几天停用。当术前的时间不容许时，华法林的作用可通过静脉注射维生素 K 校正。当术前的心律失常出现症状时，应静脉注射利多卡因或普鲁卡因酰胺纠正。使用临时起搏器的指征与永久起搏器是一样的。患者有室内传导延迟、双束支阻滞（右束支加左前半或左后半束支阻滞）或左束支加一度房室传导阻滞时，在没有晕厥或传导阻滞加重的情况下，不需要临时起搏器。高度传导异常如完全性房室传导阻滞，增加手术的危险性，需要安装临时的或永久的起搏器。另一方面，患者有室内传导延迟，但没有严重传导阻滞的病史或症状，很少发展为围手术期完全性房室传导阻滞。经胸的临时起搏使经静脉临时起搏的使用减少。带有永久起搏器的患者，术前需检查起搏器的使用寿命和正常工作的程序及患者依赖起搏器的情况。当患者处于完全起搏器依赖状态，使用电灼时应特别注意。负极应放在远离起搏器和心脏的位置，使用双极起搏将减少电灼的危险性。另外，应将起搏器设在不能抑制的工作程序如 AOO、VOO、DOO 状态，并防止磁铁对起搏器的抑制。植入的除颤装置或抗心动过速装置在术前应关闭，术后重新打开。

7. 肺血管疾病　目前还没有对伴有肺血管疾病患者行非心脏手术进行特殊评价围手术期危险性的研究报告。事实上，没有系统研究患有可矫正或不可矫正先天性心脏病行非心脏手术。有许多报告评价先天性心脏病手术后心血管功能、手术矫正室间隔缺损或动脉导管未闭 5 年肺血管的反应仍处于不正常状态，缺氧时肺动脉压升高。这种患者不能像正常人一样耐受术中和术后的缺氧。

有先天性心脏病的患者运动时的心脏储备能力下降。主动脉缩窄和法洛四联症手术后的研究显示，心室功能存在持续性的障碍。

肺动脉高压增加非心脏手术的危险性。有严重肺动脉高压和心内分流的患者，右向左的分流使体循环压力减少，患者易于发生酸中毒，使周围血管阻力进一步下降，应认识这种现象并给予适当的治疗。

（十一）补充的术前评价

当患者准备接受非心脏的胸外科手术，通过术前一般评价认为有高危因素时，需做进一步补充的术前评价。补充术前检查的目的是测量客观的功能能力，确定是否存在严重的术前心肌缺血或心律失常，预测围手术期心脏危险性和长期预后。患有慢性冠心病、急性心脏病后而康复的患者，因心肌缺血后的暂时性心肌功能不全、各种原因引起的心脏储备能力低下、老年、肺储备能力下降手术后心脏死亡率和并发症的危险性增加，所以应做补充的术前评价。这些评价包括：

（1）静止的左室功能：非心脏手术前静止的心室功能评价可通过放射性核素、心脏超声、心室造影进行。术前射血分数与术后死亡率和并发症发生率呈正相关。当左室射血分数少于35%，发生并发症的危险性明显增加，围手术期左室收缩和舒张功能下降，可预示术后发生充血性心力衰竭，在危重患者常导致死亡。以下患者术前应行非侵袭性检查评价左室功能：①患者有充血性心力衰竭；②患者有轻微的充血性心力衰竭和原因不明的呼吸困难；③没有心力衰竭，做术前常规检查。

（2）运动试验：用运动试验评价非心脏手术的患者，可以确定冠状动脉梗阻的严重性。敏感度根据冠状动脉狭窄的程度和病变的范围而变化，患有单支血管病变的患者运动试验阴性者占50%，有三支血管病变者的阳性率达86%。

（3）非运动试验：用于术前评价非心脏手术的患者的技术是不增加心肌耗氧量的运动试验包括起搏、多巴酚酊胺和药物性血管扩张反应，如静脉注射腺苷或双嘧达莫。常用的技术是多巴酚酊胺超声和静脉注射双嘧达莫心肌灌注显像。在这类检查中腺苷同样可用于代替双嘧达莫。

心肌灌注显像采用双嘧达莫铊运动试验，显像正常的阴性结果预计值在99%。阳性预计值4%～20%。对于年龄大于65岁，有明确冠心病病史的患者是较好的预计心脏并发症的方法。在定量方面，当缺血的范围增加时，心脏危险性明显增加。当出现明显的心肌缺血时，可能需要冠状动脉造影。

超声多巴酚丁胺是一项安全的可耐受的试验，阳性结果预测所有并发症的发生率在17%～43%，占心肌梗死和死亡预计值7%～23%。而阴性的预计范围的价值在93%～100%。当出现新的心壁运动异常可预测围手术期的危险增加。一些研究提示，在低剂量多巴酚丁胺的情况下，心壁运动异常的程度和心壁运动的变化情况是特别重要的。由于这是一项较新的技术，预计比较运动试验和静脉注射双嘧达莫心肌灌注显像报道减少，这项技术的临床报道会很快增加。

（4）心电图监测：尽管有人采用术前心电图监测，通过监测 ST 段变化，估计冠心病是否存在和围手术期危险性。但这种方法有局限性，目前使用的方法不能预测患者是否高危和需要冠状动脉造影。仅限于患者术中、术后的严密监测。

（5）怎样选择检查的方法：对于大多数可行走的患者，首选是运动试验。这种方法可以提供心脏功能状况的评估、心肌缺血在心电图的反映和血流动力学改变。当患者在静息心电图表现为严重的异常（左束支阻滞、左心室肥厚、地高辛作用等），应考虑采用运动心脏超声心动图或运动心肌灌注显像。

当患者不能做适当的运动时，应考虑采用非运动的加强试验。其中，双嘧达莫铊试验和多巴酚丁胺超声心电图最常用。当患者有严重的支气管痉挛、严重的颈动脉疾病，不能停用茶碱制剂时，不能静脉使用双嘧达莫。当患者有严重的心律失常或严重高血压、低血压时，不能使用多巴酚丁胺作为加强的试验药物。当患者心脏超声显示心脏功能不佳，进一步检查应选择心肌灌注显像。当怀疑瓣膜功能有问题时，应做心脏超声的加强试验。在许多情况下，加强试验的心肌灌注和心脏超声是相同的。

当患者有高危因素，应做冠状动脉造影而不是非介入性检查，这些患者包括有术前不稳定型心绞痛，近期心肌梗死后仍有心肌缺血。表 3-3 是接受非心脏手术患者术前需要接受冠状动脉造影的适应证。

表 3-3　非心脏手术术前冠状动脉造影的适应证

冠状动脉造影的适应证
　非侵袭性检查证实为高危患者
　适当的内科治疗仍有心绞痛
　有不稳定型心绞痛症状
　非侵袭性检查可疑，而患者行高危非心脏手术

（6）危险预测与费用：当决定非心脏手术的患者接受非介入性或介入性检查时，应权衡进一步检查所带来的益处与未接受检查所承担的手术风险两者之间关系。好处当然是肯定的，能术前确定那些因未怀疑到心脏病所导致有意义的围手术期或术后心脏并发症和死亡。在进一步的筛选和治疗过程中，检查和治疗的危险可能相当甚至超过评价的益处。但筛选和治疗的费用也必须考虑在内。许多医学文献有助于确定术前进一步检查的危险与益处。当患者在 5 年内曾行冠状动脉旁路移植术，并且没有复发的心肌缺血症状，围手术期并发症的发病率低，进一步的筛选是不需要的。没有临床线索，如心绞痛、心肌梗死、充血性心力衰竭、心电图病理性 Q 波、不是胰岛素依赖性糖尿病的低危患者也不需进一步的筛选。有冠心病征象的患者，特别是有不明原因的心功能下降者，应做进一步的术前评价。具体采用哪种方法，需根据患者的情况、非心脏手术的大小、临床操作中的价格与效能比，即合理采用必要的检查，又不造成浪费和术前的疏忽。

有些患者可能在非心脏手术前，首先需要接受冠状动脉旁路移植术。一些研究发现已接受旁路移植手术的患者再接受非心脏手术，围手术期心脏并发症明显减少。有些患者不能等到第二次手术的时间，需考虑提早手术或同时手术。北京协和医院 1998 年治疗 2 例贲门癌伴消化道出血同时有严重的冠心病、不稳定型心绞痛的患者，术前冠状动脉造影显示左主干病变，采用一期手术，切除贲门癌，冠状动脉旁路移植术，术后恢复顺利。

当患者准备接受有危险的选择性的非心脏手术，如冠心病患者希望通过非心脏手术，主要取决于冠心病是否稳定。如术前发现有高危的冠状动脉病变，应先行冠状动脉旁路移植术。因为冠心病既影响长期存活，又影响近期非心脏手术的危险性。在这组患者应先行冠状动脉旁路移植术的适应证是左主干病变，三支血管病变伴有左室功能不全，累及左前降支近端的两支血管病变和适当的存活心肌。接受旁路移植手术后再接受非心脏手术的手术死亡率为 1.8%，明显低于有冠心病而直接接受非心脏手术的患者 14%。

（7）术前加强病房：高危患者术前放在加强治疗病房有利于改善氧输送，必要时应使用肺动脉导管和直接动脉压监测，术前最大可能地改善氧输送，减少重要器官受损。特别是患者有失代偿的充血性心力衰竭。

（8）静脉血栓形成：术前注意有无静脉血栓是有益的，预防这种并发症应从术前开始。发生静脉血栓的高危患者包括老年、长期不活动或有肢体运动障碍、以前有静脉血栓病史、患有恶性疾病、大手术、肥胖、静脉曲张、充血性心力衰竭、心肌梗死、脑卒中、下肢骨折、先天或后天性高凝状态、服用大剂量雌激素。预防的方法是使用低剂量抗凝药物，如皮下给予肝素、低分子肝素、低剂量华法林。

对于有冠心病的高危患者，术前给予服用受体阻滞剂的临床研究表明，能明显减少围手术期心肌缺血和心肌梗死的发生率及死亡的危险性。需要术前使用受体阻滞剂的患者包括：有心绞痛症状者，有心律失常伴有症状者，术前发现有未治疗的高血压者，有明确冠心病病史者或有冠心病的高危因素者。

（9）术前肾功能的评价：手术后发生急性肾功能衰竭的死亡率高达35%～50%。由于肾脏接受20%的心排出量，当心脏、肺、血管患有疾病时，常使肾脏受累。术前确切评价接受胸外科手术患者的肾功能，早期预防和治疗急性肾功能不全，有利于提高手术适应性和成活率。

当今的技术使慢性肾功能不全已不再成为手术的禁忌证，有许多慢性肾功能不全的患者及长期接受血液透析的患者甚至能接受心脏外科手术。术前评价患者肾脏功能的目的在于了解患者的肾脏功能和受损的程度，充分估计手术对肾脏的影响、肾脏能承受能力，积极预防和治疗围手术期的肾功能不全。

术前肾功能的评价包括以下三个方面（表3-4）。

表3-4 术前肾功能评价

病史
以前有过肾功能不全
存在肾功能衰竭的危险因素：严重心力衰竭、高血压、糖尿病、周围血管疾病、尿路梗阻
使用药物情况
体格检查
坐位血压
眼底
心肺听诊
浮肿或腹水
前列腺大小
实验室检查
血肌酐，尿素氮
电解质，血糖，血气*
钙，磷，镁，尿酸
肝功能，白蛋白
血尿常规
肾小球滤过率*
24小时尿肌酐清除率*
肾脏超声*，肾脏放射性核素检查*

注：* 必要时。

在病史中应特别注意引起肾功能衰竭的高危因素，不是严重的充血性心力衰竭不至于引起肾功能严重异常。高血压是引起慢性肾功能不全的主要因素，并可加重肾脏的损伤。糖尿病、周围血管病变常引起肾血管病变和肾功能异常。关于药物，特别是患者服用抗高血压药和非甾体类药物可引起肾脏功能的损害，服用利尿剂的患者易出现血电解质异常，服用地高辛的患者由于肾脏的排泄减少出现药物中毒。

慢性肾功能不全的患者血中 BUN 通常与肌酐按比例升高，利尿等因素使血容量明显减少时，BUN 的水平高于肌酐。通常尿素与钠同时被重吸收，因此当有水钠潴留时，BUN 和钠同时升高。另外，尿素的合成在肝脏，当肝功能不全时，尿素的水平下降。利尿使血钾下降，高钾在慢性肾功能不全的患者是少见的，即使肾小球滤过率少于 10ml/min 时，大多数慢性肾功能不全的患者都能维持血钾在正常范围。当血钾高于 5mmol/L 时，应注意患者共存的因素，如糖尿病、高血压、中度慢性肾功能不全或同时有肾小管和间质的异常及慢性尿路梗阻、低肾素、低醛固酮血症等。

贫血在慢性肾功能不全的患者是常见的。尿常规检查可以发现患者泌尿生殖系统的异常。尿蛋白阳性的患者应进行 24 小时尿蛋白定量测定。肾脏超声是对原因不明慢性肾功能不全患者最有效和简便的检查手段。肾脏放射性核素扫描是有助于发现肾血管异常的诊断。

慢性肾功能不全患者接受开胸手术时，手术前一天应很好地接受透析，保持适当血容量，在术前透析时，最好不使用全身抗凝或使用无肝素透析。术中应密切注意血容量的变化和电解质的情况，注意动、静脉血气，防止容量超负荷，特别应注意防止感染，注意药物的使用，如麻醉药、止痛药、抗生素对肾脏的影响。尽最大努力防止术后立即透析。术后第一天即可按照慢性肾功能不全的程序处理。

（柯宏刚）

第二节　胸外科患者的术后监护

胸外科手术对正常循环、呼吸生理状态有一定的影响，术后早期各系统、器官的代偿能力亦不稳定，病情变化迅速，倘有疏忽便可导致严重的并发症，甚至危及生命，因此，胸外科医师应当铭记，手术成功不等于疾病治疗的结束。设置术后监护室，对胸外科手术后患者的循环和呼吸状态进行监测，及时发现和处理并发症，对患者的康复和减少并发症、降低死亡率至关重要。近年来术后监护室已愈来愈受到重视。

术后监护应由经验丰富的医护人员完成。监护室配备先进的医疗仪器，对重症患者进行严格周密和认真细致的监测，预防早期并发症。一旦发现及时妥善处理，让各脏器处于良好的生理状态，安全渡过术后病情不稳定期，使患者顺利康复。

一、监护室和监测设备

监护室要求光线充足，配备有温度、湿度的调节装置，维持室温 21℃，湿度 70%，最好有空气净化装置，保持无尘，并能滤除细菌。监护室应布局合理，床旁间隔 1.5m 以上，以利抢救和治疗时有足够的空间进行。

床头应备有氧气、压缩空气和负压吸引系统。每个床位均应设有多功能监护仪及计算机分析系统，随时监测患者的心电图、无创或有创血压、无创外周血氧饱和度、呼气末二氧化碳浓度、肛温以及 Swan-Ganz 漂浮导管血流动力学分析。每个床位旁还应备有 1~2 台微量输液泵和微量注射泵，以便正确掌握单位时间输入液量及药量。呼吸机是监护室必不可少的治疗设备，要求性能可靠，操作简便，备有控制通气、辅助呼吸及间歇指令呼吸（SIMV）、压力支持（PS）、呼气终末正压（PEEP）、持续呼吸道内正压（CPAP）等基本呼吸管理方式。

其他监护室设备还包括：抢救用气管插管、气管切开包、除颤器以及各种急救药物、器材，有条件的监护室还应配备血气分析仪、血电解质测定仪。另外，床旁 X 线胸片检查应随时应召。

二、术后常规监测

普胸外科手术后患者一般在手术室内拔除气管插管，拔管前应注意吸痰。如果患者没有完全清醒或呼吸功能不全、循环功能状态不稳定时，离开手术室时应保留气管插管，并追加一定量的麻醉药物，以免患者不耐受气管内插管、躁动、屏气，从而加重呼吸、循环的不稳定状态。

转送患者过程中应注意：①将搬动和其他干扰降至最低限度；②注意心包、纵隔或胸管引流密封于水面下 2～4cm，并防止倒流；③维持患者呼吸，并对其循环、呼吸状态保持高度注意。

在患者到达监护室以前，监护室人员应准备各种监护仪器并检验其工作状态是否正常，使之处于良好的待用状态。

患者进入监护室后，医护人员要注意以下几点。

（1）保证呼吸道通畅，接呼吸机辅助通气，有效给氧。

（2）立即建立各种重要生命体征的监测

1）心电图：监测心率和心律的变化，观察有无心律失常和心肌缺血的改变。

2）动脉压：反映患者循环功能状态，无创血压监测可以方便地显示动脉收缩压、舒张压及平均压，重症患者及呼吸机辅助通气者，需经常取血进行血气分析，桡动脉、足背动脉或股动脉穿刺留置导管测压是必要的。

3）外周血氧饱和度测定：探头放在指尖，持续显示毛细血管血氧情况。

4）危重患者还应监测中心静脉压，反映心脏前负荷和血容量情况。

5）呼出气体二氧化碳的监测可以确定患者通气是否满意，有无二氧化碳潴留。

6）Swan－Ganz 导管监测肺动脉压和肺毛细血管楔压，了解右心后负荷和左心前负荷情况，从而间接了解心室功能，还可以通过 Swan－Ganz 导管进行热稀释法心排血量测定，了解心排指数、外周阻力和肺循环阻力等情况。

（3）连接各引流管

1）心包、纵隔及胸管引流：保证引流管密封于水面下 2～4cm，并在上液面水平标记。观察胸管液面波动情况可以反映患者呼吸幅度及胸腔残腔的大小。注意引流液颜色、性质和引流量，提示术后出血情况。术后早期应每 30 分钟挤压引流管 1 次。

2）尿管：术后留置尿管记录尿量，可以了解液体出入情况，间接反应内脏器官血流灌注情况。

3）胃管：食管、胃贲门手术后患者留置胃管，自然引流或负压吸引，保持管道通畅，引流出胃液及气体。注意引流液颜色和性质，早期发现吻合口出血等并发症。

4）注意患者神志是否清楚，瞳孔对光反射情况，了解皮肤有无电灼伤、压伤，观察呼吸频率和幅度，注意听诊双肺呼吸音的改变，记录体温，观察末梢循环情况。

5）根据病情调整体位，一般患者取仰卧位，床头抬高30°，以利呼吸和引流。

6）监护室医护人员应了解患者手术方式，术中输血、补液及尿量情况，以及带入监护室的液体种类、各种药物的浓度等。

7）抽血查血常规、红细胞比容以及了解血电解质情况，应用呼吸机辅助呼吸的患者还应了解血气情况。

8）床旁X线胸片，观察双肺纹理、肺脏膨胀情况，纵隔影像有无增宽，反映纵隔积血情况。另外，通过胸片可以了解引流管位置，气管插管深度，深静脉置管情况等。

监护室工作人员要全面记录监测数据，认真观察，仔细分析，善于早期发现患者病情变化，预防并发症，及时妥善地处理。

其他常规监测还包括：胸管拔除前后拍X线胸片，了解肺脏膨胀情况；食管、贲门癌术后患者胃肠外营养（TPN）支持，注意其神志、血糖、尿糖监测以及消化道功能恢复情况；食管癌患者术后进食，注意拍X线胸片了解胸胃及胸腔积液情况；全肺切除患者术后了解胸水界面的位置，防止支气管残端浸泡等。

术后监测应根据病情变化，随时调整。

三、呼吸功能监测和呼吸管理

（一）呼吸功能监测

呼吸功能监测的意义在于早期发现缺氧和二氧化碳潴留，使呼吸衰竭的患者得到早期诊断和治疗。基本呼吸功能监测包括呼吸频率和幅度、皮肤黏膜色泽、肺部听诊情况、外周血氧饱和度、血气分析以及胸片。

全麻下开胸手术影响了胸廓呼吸运动的机械动力。术中对肺组织的挤压揉搓降低了肺的顺应性，易造成小气道关闭及通气，血流灌注比值（V/Q）不匹配，影响了通气储备及气体交换。另外，麻醉药物的残留效力、呼吸道分泌物的增多、肺膨胀不全、液体量过多、心功能不全以及原发肺部疾患、部分肺叶的切除都在一定程度上影响了患者的呼吸功能。

观察患者的呼吸频率及呼吸幅度，有无呼吸困难和发绀症状，如有鼻翼煽动、点头或抬肩呼吸、呼吸"三凹征"等症状，则应迅速找出原因，及时纠正。在肺脏膨胀良好、胸内残腔消失的情况下，胸管液面的波动可以反映患者的呼吸幅度。肺部听诊发现呼吸音减弱提示肺膨胀不全、肺不张或胸腔积液等；局部湿啰音提示呼吸道分泌物、肺水肿及左心功能不全；局部哮鸣音表示存在气管、支气管痉挛。手术后即刻、第1天及拔除胸腔引流管前后均应行胸部X线检查，不仅可以观察引流管、气管插管及动静脉插管的位置外，还可以了解有无胸腔积液、积气以及肺瘀血、肺炎、肺不张、肺水肿等肺部病变。外周血氧饱和度的监测以及血气分析能进一步明确患者缺氧和二氧化碳潴留情况。其他临床外科不常应用的呼吸功能监测尚包括：肺泡动脉氧差的监测、肺泡无效腔的测量、混合静脉血氧张力以及氧运输、氧提取等监测。

（二）呼吸管理

术后呼吸道管理最重要的就是维持满意的通气和氧合。早期拔除气管插管可以避免呼吸道感染，减少镇静剂使用量。拔管前应彻底吸痰，拔管时注意连同负压吸痰管一并拔出，使得插管周围及气囊上方包括鼻咽部分泌物清除干净。拔除气管插管后应禁食水 4~6 小时，以防误吸，并应用地塞米松及气管扩张剂防止声门水肿及气管支气管痉挛。患者出现发音嘶哑、饮水呛咳时，请耳鼻喉科医师会诊有无杓状软骨半脱位并予以复位及相应处理。此外患者应积极进行呼吸物理治疗，如湿化吸氧、间断雾化吸入等，经常坐起或翻身拍背，促进咳嗽和排痰。对咳痰无力而肺内啰音明显的患者，应间断经鼻气管内吸痰，必要时行纤维支气管镜吸痰，防治肺不张和肺内感染。当机体不能摄入足够的氧以供代谢需要及代谢后所产生的二氧化碳不能排除体外时，应考虑使用呼吸机机械通气治疗。

（三）呼吸机的应用

1. 应用呼吸机的指征及禁忌证　当患者因麻醉用药、肌松剂、手术打击、肺功能不全等因素造成自主呼吸不能满足机体供氧以及二氧化碳的排出时，需要应用呼吸机辅助呼吸。主要呼吸机应用指征包括：①自主呼吸频率大于正常的 3 倍或小于 5 正常的 1/3 者；②自主呼吸潮气量小于正常 1/3 者；③$PaO_2 < 7.8kPa$（60mmHg）；④$PaO_2 > 6.5kPa$（50mmHg）（慢性阻塞性肺病除外），且有继续升高趋势，或出现精神症状者。

其他指征尚包括：①生理无效腔潮气量 >60% 者；②肺活量 <10~15ml/kg 者；③当用力吸气氧含量（FiO_2）= 0.21，即吸空气时肺泡气 - 动脉血氧与压差 [P（A - a）O_2] >6.5kPa（50mmHg）者；④当 $FiO_2 = 1.0$，即吸纯氧时 P（A - a）$O_2 > 39.0kPa$（300mmHg）者；⑤最大吸气压力 <2.5kPa（25cmH$_2$O）（闭合气路，努力吸气时的呼吸道负压）；⑥肺内分流（Qs/Qt）>15% 者。

呼吸机应用相对禁忌证：①大咯血或严重误吸引起的窒息性呼吸衰竭患者；②伴有肺大疱的呼吸衰竭患者；③张力性气胸的患者。

2. 常用的呼吸机辅助方式

（1）容量控制通气（CMV）：预定机械通气的潮气量及通气次数，并设定吸气时间和吸气平台时间。主要应用于无自主呼吸或自主呼吸很微弱的患者。在该方式通气期间，若患者的胸、肺顺应性或呼吸道阻力发生变化，也能保证通气量的供给，但呼吸道压力和气流速度会发生相应的变化，易产生高呼吸道压，因而有气压伤的危险。有漏气时可产生通气不足。

（2）同步间歇指令性通气（SIMV）：在患者自主呼吸的同时，间断给予机械通气，即自主呼吸 + CMV。自主呼吸的气流由呼吸机持续大流量恒量供给，自主呼吸的频率和潮气量由患者控制。CMV 由呼吸机按预调的频率、潮气量、吸气时间等供给。分钟通气量 = 机械每分通气量 + 自主呼吸每分通气量。这里需要引入一个名词叫"同前触发时期"，一般为 CMV 呼吸周期的后 1/4 时间。例如，预调 CMV 为 10 次/min，其呼吸周期为 6 秒，触发周期为 1.5 秒，若在 6 秒的后 1.5 秒内有自主呼吸触发呼吸机，即给予 1 次 CMV 通气。若在此期间内无自主呼吸或自主呼吸较弱不能触发，在 6 秒结束时予以下一次 CMV。此方式通气既能保证患者的有效通气，又无人机对抗产生。

（3）压力支持通气（PSV）：预调触发值和吸气峰压。自主呼吸期间，患者吸气相一开始，呼吸道负压达到预调触发值，呼吸机即开始送气并使呼吸道压迅速上升到预置的压力值，并维持呼吸道压在这一水平。随着患者吸入气体，吸气流速降低到最高吸气流速的 25% 时，送气停止，患者开始呼气。此方式下，患者完全自主呼吸，呼吸频率和吸气、呼气比率由患者决定。潮气量的多少取决于 PSV 压力高低和自主吸气的强度。多用于呼吸肌功能减弱者，可减少患者呼吸做功，有利于呼吸肌疲劳的恢复。

（4）SIMV + PSV：即对患者的自主呼吸予以正压支持，同时间断给予机械通气。例如：预调 SIMV 为 10 次/min，其呼吸周期为 6 秒。触发期为后 1.5 秒，在 6 秒的前 4.5 秒内予以 PSV 通气，后 1.5 秒内有自主呼吸触发呼吸机，即给予 1 次 SIMV 通气。若在此期内无自主呼吸或较弱不能触发，在 6 秒结束时即予以 1 次 SIMV 通气。既保证患者的每分通气量，又减轻了呼吸机的工作负担。

（5）PEEP：吸气由患者自发或呼吸机产生，而呼气终末借助于装在呼气端的限制气流活瓣等装置，使呼吸道压力高于大气压。有利于小气道开放，加强氧气和二氧化碳排出，并利于肺水肿的消退。

（6）CPAP：吸气时持续正压气流 > 吸气气流，相当于 PSV，使潮气量增加，吸气省力，自觉舒服。呼气时，呼吸道内正压，起到 PEEP 的作用，防止和逆转小气道闭合和肺萎陷，以增加功能潮气量，降低分流量以增高 PaO_2。多用于脱机过程中，应注意长时间应用 CPAP 会使呼气阻力增加，患者会产生疲劳。

（7）压力控制通气（PCV）：预调吸气峰压和吸气时间。当吸气使呼吸道压达到预定值时，气流速度会减慢，维持预置压力水平至吸气末，然后转为呼气。若呼吸道阻力增加或肺顺应性下降，可发生通气量不足。所以 PCV 需要有潮气量监测。

3. 呼吸机工作参数设定

（1）潮气量：8 ~ 12ml/kg 体重。

（2）通气频率：成人 10 ~ 15 次/min；小儿 15 ~ 25 次/min。

（3）吸气、呼气比率：1 :（1.5 ~ 2）。

（4）吸氧浓度：一般从 0.3 开始，根据 PaO_2 的变化渐增加。长时间通气时 FiO_2 不超过 0.5。吸纯氧的时间应少于 6 小时。

（5）PEEP：当 FiO_2 > 0.6 而 PaO_2 仍小于 7.8kPa（60mmHg）时应加用 PEEP。PEEP 的范围为 0.2 ~ 1.2kPa（2 ~ 12cmH_2O）。原则上从小渐增，以达到最好的气体交换和最小的循环影响。

（6）同步触发敏感度：-0.2 ~ 0.4kPa（-2 ~ 4cmH_2O）。

（7）辅助吸气压力支持：1.0 ~ 2.0kPa（10 ~ 20cmH_2O）。

（8）湿化器温度：34 ~ 36℃。

另外，尚需正确地设定呼吸机报警线。

4. 呼吸机监测　应用呼吸机过程中应注意患者的一般情况，观察胸廓的起伏、节律，可以大致判断潮气量是否足够；听诊胸部呼吸音的变化，可以判断有无肺叶通气不良、痰阻及支气管痉挛等情况；口唇、肢端有无青紫，可以判断有无缺氧现象；视颈静脉怒张程度可间接判断胸内压的高低和右心功能情况。

注意患者是否耐受插管，有无人机对抗，查明原因，予以相应处理。对于烦躁、疼痛、精神紧张引起的对抗，可予以镇静止痛剂，如地西泮 10mg，肌内注射，或吗啡 2 ~ 4mg，静脉注射，或哌替啶 50mg 肌内注射等，根据患者情况选用。对于气管内刺激性呛咳反射严重的患者，除了给予镇静剂外，可以向气管内注入 1% 丁卡因 1 ~ 2ml 或 2% 利多卡因 1 ~ 2ml，行表面麻醉。对于自主呼吸频率过快，潮气量小，不能配合治疗的患者，可给予呼吸抑制剂如芬太尼 0.1 ~ 0.2mg，必要时给予非去极化肌松剂，如阿曲库铵 0.3mg/kg、泮库溴铵 0.4 ~ 0.6mg 等，以停止自主呼吸。有必要指出，应用肌松剂时应注意调整呼吸机指数和呼吸方式，特别是 SIMV 方式下，每分通气量由自主呼吸和机械通气联合决定，打掉自主呼吸后，应相应增加 SIMV 通气次数，以保证每分通气量，防止通气不足。

呼吸机监测除了正确设定各参数报警线外，应用定压型通气方式时应注意监测潮气量和每分通气量，防止由于肺顺应性下降，呼吸道压力上升过快而造成通气不足；而在应用定容型通气方式时应注意呼吸道压力，防止由于痰阻等原因，导致呼吸道压过高引起气压伤。

机械通气过程中，最重要的呼吸监测指标是血气分析，至少应包括 pH、PaO_2、$PaCO_2$、碱剩余（BE）等指标。对于应用呼吸机初期及危重患者呼吸机参数调整后，应每 30~60 分钟查一次血气。

5. 呼吸机的撤离 呼吸机撤离的指征包括：①神志清楚，一般情况良好，无气胸、肺不张、胸腔积液，无出血，水电酸碱平衡正常，Hb 在 100g/L 以上；②循环稳定，停用升压药、正性肌力药或用量很小，末梢循环良好；③肌力 >4 级；④呼吸功能明显改善，FiO_2 <40%，PEEP <0.4kPa（4cmH$_2$O），血气分析在一段时间内稳定良好，降低机械通气量，患者能自主代偿。

呼吸机大致脱机程序常为：术后患者未清醒时予以容量控制通气 CMV，患者产生自主呼吸时应用 SIMV + PS，在保障每分通气量前提下，逐渐减少 SIMV 次数，过渡至 PS，逐步降低所设吸气峰压，并适时降低 PEEP 值。当 PEEP <0.31~0.4kPa（3~4cmH$_2$O），压力支持 <0.6~0.8kPa（6~8cmH$_2$O）时，可直接脱机或转至 CPAP [0.5~0.6kPa（5~6cmH$_2$O）]，观察半小时后，无缺氧现象，呼吸次数不增加，可吸痰后拔除气管插管。

（四）血气分析

血气分析是重症监护及呼吸机应用过程中重要的监测指标。通过血气分析可以做到以下几点：①判断血液的氧合状态，指导呼吸机的合理调节；②判断机体的酸碱平衡情况；③与呼吸监测结合判断气体交换情况。

血气分析的项目及临床意义包括以下几方面的内容。

（1）酸碱度（pH）：为氢离子活性的负对数，是表明血液酸碱度的指标。

1）正常值：动脉血 pH 7.35~7.45（平均7.41）。静脉血比动脉血 pH 低 0.05。

2）临床意义：pH 7.35~7.41 为代偿性酸中毒；pH <7.35 提示酸中毒失代偿。pH 7.41~7.45 为代偿性碱中毒；pH >7.45 提示碱中毒失代偿。

（2）PaO_2：表示血浆中物理溶解的氧分子所产生的分压力。

1）正常值：动脉血 PaO_2 为 10.6~14.6kPa（80~110mmHg）。

2）临床意义：PaO_2 是反映机体氧合状态的重要指标，对于缺氧的诊断和程度的判断有重要的意义。

（3）$PaCO_2$：血浆中物理溶解的二氧化碳分子所产生的分压力。

1）正常值：动脉血 $PaCO_2$ 为 4.7~6.0kPa（35~45mmHg）。

2）临床意义：衡量肺通气和判断呼吸性酸碱平衡的重要指标。

（4）BE：标准条件下，即血液温度 37℃，$PaCO_2$ 5.2kPa（40mmHg），血氧饱和度（SaO_2）100% 的情况下将全血用酸或碱滴定至 pH 为 7.41 时所需的酸或碱量。若 pH <7.41，需用碱滴定，说明体内酸过多，即 BE 为（－）；若 pH >7.41，需用酸滴定，说明体内碱过多，即 BE 为（＋）。

1）正常值：±3。

2）临床意义：由于在标准条件下测量，排除了呼吸因素的影响，所以 BE 为反映代谢性酸碱平衡的指标。

（5）SaO_2：单位血液中血红蛋白实际结合氧量与应当结合氧量之比。

1）正常值：SaO_2 为 91% ~99%。

2）临床意义：SaO_2 反映了血的氧合情况，但不及 PaO_2 敏感。

（6）二氧化碳结合力（$CO_2 - CP$）：表示全血所能结合的 CO_2 量，可取静脉血测定。

1）正常值：22 ~31mmol/L（50 容积% ~70 容积%）。

2）临床意义：$CO_2 - CP$ 受 HCO_3^- 和 $PaCO_2$ 的影响。反应代谢性酸碱失衡较及时，代酸时 $CO_2 - CP$ 下降；但反应呼吸性酸碱失衡较迟缓。应当注意当呼吸性酸中毒和代谢性酸中毒同时存在时，pH 明显下降，但 $CO_2 - CP$ 可在正常范围。

（7）实际碳酸氢（AB）：血浆在实际的温度，血氧饱和度和 $PaCO_2$ 下所测得的碳酸氢根（HCO_3^-）真实含量。

1）正常值：22 ~27mmol/L，平均 24mmol/L。

2）临床意义：AB 受肺和肾两方面的影响，即反映呼吸和代谢两个成分。

（8）标准碳酸氢（SB）：将全血纠正到标准状态下所测得的血浆碳酸氢根含量。

1）正常值：（25 ±3）mmol/L。

2）临床意义：由于 $PaCO_2$ 固定在正常范围，故 SB 仅随非呼吸因素而改变。将 SB 和 AB 结合起来，它们的差反映了呼吸因素对酸碱平衡影响的程度：AB ＞ SB 提示呼吸性酸中毒；AB ＜ SB 提示呼吸性碱中毒；AB ＝ SB 且均低于正常值，提示代谢性酸中毒失代偿；AB ＝ SB 且均高于正常值，提示代谢性碱中毒失代偿。

（9）缓冲碱（BB）：在标准情况下全血内所有缓冲系的阴离子浓度的总和。包括血浆内和血球内 HCO_3^-（约24mEq/L），血浆蛋白阴离子 Pr^-（约16mEq/L），血红蛋白阴离子 Hb（约15mEq/L），一价磷酸 $H_2PO_4^-$ 和二价磷酸 HPO_4^{2-}（约2mEq/L）等。其中血红蛋白和血浆蛋白是最大量的化学缓冲质，H_2CO_3/HCO_3^- 是最重要的生理缓冲系。

1）正常值：45 ~52mmol/L。

2）临床意义：反应机体在酸碱紊乱时总的缓冲能力，若 BB 降低而 SB 正常时，说明碳酸缓冲系的碱储备（HCO_3^-）正常，而其他碱储备不足，见于血浆蛋白降低（营养不良，低蛋白血症等）或血红蛋白降低（严重贫血等）。

血气分析项目繁多，总而言之：pH 值反应酸碱度；$PaCO_2$ 表示呼吸性指标；BE 提示代谢性因素；PaO_2 反映氧合状态。

四、循环系统监测和并发症处理

胸科手术患者多为老年患者，常常合并有高血压、冠心病，心脏需氧增加，加之手术应激、麻醉，以及术中单肺通气，手术切除部分肺组织，输血补液等都会对循环系统造成一定的影响。

术后一般情况的观察包括：循环功能良好的患者，意识清醒，安静配合，肢端温暖，肤色红润，心率血压正常，尿量满意。另外通过各种仪器的监测，科学地显示患者血流动力学变化，预防和早期发现心血管方面的并发症。

（一）心电监测

普通胸科手术后常规连接心电图，通过对心电图的观察，可以：①持续监测患者的心率和心律，及时发现心律失常；②早期发现心肌缺血改变，预防围手术期心肌梗死。

1. 心律失常及其处理　高龄患者合并高血压冠心病或慢性肺部疾病，由于水电解质的改变和药物的影响，以及手术中心包切开行肺叶切除等操作，使得胸外科术后患者心律失常发生率高，有报道达 20% ~ 50%。常见心律失常包括：

（1）窦性或室上性心动过速：心电图表现心率 >160 次/min，心律整齐，QRS 波形态时限正常，P 波常难看清。室上性心动过速多由于疼痛、发热、贫血、低血容量、低氧血症及迷走神经损伤等因素所致。处理常用药物：①血钾正常时可考虑予毛花苷 C 0.4mg 静脉注射，必要时 2 小时后可以重复，成人 1 天用量不超过 0.8mg；②血压稳定时可予普罗帕酮 70mg 或维拉帕米 5mg，缓慢静脉推注，并严密监测血压和心率；③顽固性室上性心动过速而血压正常者，服用阿替洛尔 12.5 ~ 25.0mg，常能收到良好的效果。

（2）心房纤颤（简称房颤）、心房扑动（简称房扑）：心电图表现 P 波消失，并为 F 波或 f 波代替。房颤的治疗主要是控制心室率，可使用洋地黄类药物。另外，近期房颤患者应行心脏彩超检查，监测有无心房血栓形成，必要时予抗凝治疗。

（3）频发室性期前收缩：阵发性室性心动过速：心电图表现室性期前收缩 QRS 波宽大畸形，时限 >0.12 秒，前面无固定 P 波，后面的 T 波与 QRS 波方向相反，有完全代偿间歇。室性期前收缩多由于低血钾、低氧血症及洋地黄中毒所致。频发室性期前收缩（每分钟 5 次以上）或 R on T 时，易发生室性心动过速或心室纤颤，需立即治疗。可予利多卡因 1 ~ 2mg/kg 静脉注射。无效时 30 分钟可重复。心律恢复后，利多卡因 400mg 入 500ml 液体持续静脉滴注。可以口服给药者，予胺碘酮 200mg，1 天 3 次，1 周后改为 200mg，1 天 2 次维持。疑为洋地黄中毒引起的室性期前收缩二联律，首选药物为苯妥英钠 2mg/kg 静脉注射。

（4）心动过缓：表现为心率 <70 次/min。高血钾及长期缺氧，洋地黄过量等均可引起房室传导阻滞或病态窦房结综合征。治疗上应立即停用抑制心脏传导和心肌兴奋性的药物如钾、洋地黄类药物、胺碘酮等，可应用阿托品 1 ~ 2mg 肌内注射。或血压好时予异丙肾上腺素 1mg 静脉滴注，根据心率调整液体速度。高钾时可应用 $NaHCO_3$、$CaCl_2$、高渗糖加胰岛素以及利尿药治疗，必要时安放心脏起搏器。

（5）心脏停搏：包括心室纤颤、心室停搏或心室缓慢自身节律以及心脏电与机械活动分离等。心电图表现为水平线或颤动波。高龄合并器质性心脏病患者，严重的低氧血症及二氧化碳蓄积，严重的酸中毒及电解质紊乱，围手术期心肌梗死等均可导致心脏停搏和患者意识丧失、呼吸停止心音消失、血压脉搏测不到、瞳孔散大、外周发绀等，是最严重、最危险的心律失常。导致心脏排血功能丧失，组织严重缺氧而致细胞新陈代谢停止，必须立即进行抢救。心肺复苏包括：人工呼吸和保持呼吸道通畅；心脏按压重建人工循环；电击除颤，恢复室上性心律；迅速建立静脉通路，保证抢救药物的使用。急救药物包括：多巴胺、阿托品、肾上腺素、多巴酚丁胺以及利多卡因、碳酸氢钠、地塞米松等。

2. 围手术期心肌梗死　对于合并器质性心脏病的高龄患者，应注意围手术期心肌梗死的监测和预防。患者主诉有心前区疼痛不适发作，在除外胸部伤口疼痛的可能性以后，心电图监测显示 ST 段压低是心肌缺血的表现。应行全导联心电图检查。ST 段的抬高，T 波倒置以及异常 Q 波的出现提示围手术期心肌梗死的可能。可以根据各导联心电图的不同表现判断心肌缺血的具体部位，前间壁梗死心电图改变为 V_1、V_2、V_3 导联；前壁心肌梗死为 V_3、V_4、V_5 导联改变；下壁心肌梗死为 Ⅱ、Ⅲ、avF 导联变化最明显；而 Ⅰ、aVL、V_5、V_6 导联心电图改变多是侧壁心肌梗死的表现。同期取血进行心肌酶谱的监测更具诊断意义。

心肌梗死的处理，首先予镇静、止痛，使患者安静，充分的休息。适量吸氧。特殊治疗包括扩冠、抗凝、控制心率等，在外科无活跃出血的情况下，早期可联系内科溶栓治疗。

（二）血流动力学监测

动脉压的监测多由上臂袖带无创血压检查获得，桡动脉或股动脉插管测压能更直接反应动脉压的变化情况。血压监测可以保证安全，方便地了解左心系统循环情况，收缩压常代表左心的收缩能力，舒张压表示周围血管的阻力，而脉压常标志着组织的灌注状态。

中心静脉压的监测反应血容量情况或心脏充盈程度，提示右心功能，指导补液量和速度。最好经颈内静脉或锁骨下静脉穿刺插入导管至上腔静脉入口处，如经股静脉插管应进入胸腔段下腔静脉处或右房下部，以减少和避免腹胀等腹内压增高因素造成 CVP 升高的假象。CVP 正常值为 0.5~1.2kPa（5~12cmH_2O）。

危重患者有时需置入 Swan-Ganz 导管进行肺毛细血管楔压的监测和血流动力学的计算。Swan-Ganz 导管是一种四腔肺动脉导管，其顶部带有气囊，当导管经颈内静脉插入右房后，经一个腔向气囊内充气，导管便顺血流漂浮进入右室—肺动脉。另一腔内含有绝缘导丝与镶嵌在气囊附近侧壁上的热敏电阻相连，以便测定导管顶端周围肺动脉血流的温度。第三腔在距导管顶端30cm处有一侧孔，当导管顶端位于肺动脉时，此孔恰位于右心房，可作为右房压测定，静脉输液和测定心排血量用。第四个腔与导管顶端相通，可作肺动脉压测定，当气囊充气后可测定肺毛细血管楔压，间接反映左房和左室舒张末期压力。正常 PCWP 为 0.8~1.4kPa（8~14mmHg）。采用热稀释法，用0℃的5%葡萄糖溶液10ml，快速注入右房，并在15秒内通过导管顶部的热敏电阻测定肺动脉血流温度的变化。利用 Stewart-Hamilton 公式和监测仪内计算机系统，测定心排血量。以体表面积等校正为心脏指数，更直接反应心室射血状态及外周血管阻力情况，更准确、更全面地体现患者循环功能状态。

五、引流管和术后出血的监测

胸科手术后心包纵隔引流管以及胸管应行闭式引流，引流管密闭于水面下2cm，引流胸腔内残存的气体和液体，促进肺的膨胀。

术后监护中应经常观察水封瓶玻璃管中的水柱波动情况，挤压胸管使其保持通畅正常水柱波动范围为3~10cm。水柱波动情况间接反映了患者的呼吸幅度和胸腔残腔的大小。患者因术后伤口疼痛而呼吸较浅时，水柱波动小；如果水柱波动消失，患侧呼吸音减弱或出现皮下气肿时，应检查引流管位置是否合适，是否扭曲、压迫、折叠或堵塞，并立即做出相应处理；水柱波动巨大，提示有残腔过大或肺不张的情况存在，应加强吸痰和膨肺治疗；如果引流管不断有气泡排出，可能是手术本身所致漏气，应视其程度予以纠正。

准确记录胸管引流量和颜色的变化十分重要，常用于监测术后早期出血情况。术后第一天胸液渗出500ml左右尚属正常范围。倘血性胸水较多，应注意保持胸管通畅，并计算每小时胸液引流量，严密观察血压和脉搏的变化，同时予以止血药。患者的症状和体征与失血速度和总量密切相关。肺动静脉结扎线脱落引起大出血而致休克，虽偶有立即剖胸抢救成功者，但多数因救治不及时而死亡。血性胸液1小时超过800ml；血性胸水1小时超过400ml，且连续 2 小时无减少；血性胸液 1 小时超过 150ml，且连续 5 小时无减少趋势；或虽经大量输血而休克征象无明显改善；或估计胸内有大量积血者，应考虑立即再开胸止血，对于再次开胸止血要积极而果断。

全肺切除术后患者的胸腔闭式引流管应夹闭以减少纵隔摆动，术后 2、4 小时及次日早晨定期开放，以观察引流渗血情况。

患者进食后胸管引流量增多，且呈血浆样，或呈乳白色，应考虑乳糜胸的可能性。苏丹Ⅲ染色胸水沉渣有助于诊断。多见于高位食管癌切除，弓上吻合手术，术中损伤胸导管及其较大分支所致。

食管贲门手术后患者进食，胸管引流出带有食物残渣和有臭味的胸水，伴有体温高和外周血 WBC 升高者，应高度警惕吻合口瘘的发生。可口服亚甲蓝液，观察胸水颜色变化以明确诊断。

拔除胸腔引流管的指征：24 小时内无气泡溢出，引流量在 70ml 以下，经 X 线胸片检查肺膨胀良好，无积气积液者，即可拔除引流管。全肺切除术后视引流液多少决定是否拔除引流，倘胸液少且呈淡色血清样，术后 24～48 小时即可拔除引流管。

拔管前嘱患者深吸气后屏气，迅速拔除引流管，立即用凡士林纱布封闭引流伤口并用胶布固定。

另外，普胸科食管贲门手术后应常规留置胃管，自然引流或负压吸引，保持管道通畅，引流出胃液和气体，防止胃胀影响呼吸和增加吻合口张力。通过胃管引流可以及早发现消化道及吻合口出血，予以冰盐水和凝血酶等治疗。如果引流血性胃液每小时超过 400ml，且连续 2 小时无减少趋势，或经大量输血而休克症状无改善者，应积极再手术处理。

胸科患者术后常规滞留尿管，记录尿量。反应液体出入情况。结合 CVP 的监测，指导补液。尿量 <400ml/d 为少尿，应积极予以利尿。尤其是老年患者，是防治肺水肿顺利康复的重要环节。

六、水、电解质和酸碱平衡的监测

开胸手术术中对肺的挤压、揉搓、过度膨肺、大量输血等都会影响肺的顺应性，造成肺毛细血管床通透性增加；手术切除部分肺组织，造成肺循环血量相应增加；另外，胸科患者多为老年患者，常合并高血压冠心病，手术打击造成心功能不全，引起肺瘀血。所有这些因素都有可能造成胸科手术后急性肺水肿，进一步影响呼吸功能。因此，术后早期，尤其是肺叶切除，全肺切除的患者应限制补液量。一般地，在没有大量出血，循环稳定，无低血容量休克的情况下，体重 60kg 成人术后第 1 天补液量限制在 1 000～1 500ml 之内，且应以胶体为主，如血浆、蛋白、血定胺、血代等，增加胶体渗透压，减少渗出。术后监测注意肺部听诊呼吸音的变化，有无水泡音的出现，观察胸片注意肺纹理情况，颈静脉充盈程度及中心静脉压（CVP）测量有助于了解循环血量，积极利尿保证尿量 >0.6～1.0ml/（kg·h）。

输血、补液和肾功能情况以及麻醉过程，呼吸生理改变都会影响患者手术中、手术后血、电解质及酸碱平衡的情况。而电解质及酸碱平衡紊乱常常会引起心律失常、乏力、倦怠、胃肠功能不协调等各脏器并发症。因此，术后血电解质和酸碱平衡的监测就显得格外重要。一般地，术后即刻及术后第 1～7 天都要取血查血电解质情况根据结果随时予以调整。

低钾血症常导致快速心律失常及房性期前收缩、室性期前收缩的出现，还可引起胃肠胀气和消化功能不恢复，应受到特殊的重视。快速补钾可以用 0.6% ~0.9% KCl 液体由中心静脉缓慢补充，同时监测心率和血压的变化。

高钾血症多由于补钾过多或过快而尿量不足所引起。血钾高于 5.5mEq/L 时，可能导致心脏停搏。治疗上停止补钾，加强利尿，必要时输注高糖胰岛素液处理。

代谢性酸中毒的主要原因是机体缺氧和组织灌注不良，主要的防治措施是维持正常的心输出量和保证组织供氧，当 BE < -6 时，应考虑用 5% NaHCO₃ 液纠正。所需 5% NaHCO₃ 液的毫升数 = ［-2.3 - （测得的 BE 值）］×0.25×体重（kg）×595×1 000。

代谢性碱中毒的原因可能是碱性药物应用过多或低钾低氯所致，常常通过补液即可得到纠正。严重者可通过等渗 HCl 溶液中心静脉输注来纠正。

呼吸性酸中毒多是由于通气不足。呼吸性碱中毒常是换气过度引起。通过调节呼吸参数加以治疗。

术后营养情况也是患者能否顺利康复的重要环节。一般，全麻下普胸科肺、纵隔手术的患者，神志清楚，循环良好，没有喉头水肿、声带麻痹等情况，术后 6 小时即可进半流食，应注意高蛋白饮食的摄入，以利伤口愈合，并提高胶体渗透压，减少肺部并发症。食管贲门手术的患者术后应禁食，等待消化道功能的恢复。其间可采用锁骨下静脉穿刺全静脉营养支持 TPN。保证热卡 125.4kPa（30 kcal）／（kg·d）；补液量 50ml/（kg·d）；糖和脂肪供热比 1：1；热卡与蛋白比例为 150 ~200kcal：1g N。另外，注意钾、钠、钙、镁及其他微量元素及维生素的补充。营养监测包括患者体重增长情况、尿量的多少、神志及精神状态以及血糖、尿糖及其他元素的测定等。

（陈基升）

第四章

心肌保护与体外循环

第一节　心肌保护

心肌保护是指在心脏手术中或手术后所采取的减轻及预防心肌缺血后损伤的策略和方法。心肌缺血再灌注损伤是心肌缺血性损伤的主要原因。缺血再灌注损伤可导致心内膜下心肌坏死，其实质是心肌能量供需失调，临床上表现为低心排血量和低血压。

一、缺血再灌注损伤

心肌缺血再灌注损伤的基本类型包括心肌顿抑、细胞凋亡、心律失常、术后低心排血量综合征。心肌顿抑是指不论心肌在术后是否恢复正常血流，都将持续几小时或几天的损伤。心肌顿抑的心功能不全在术后 4h 最重，24~48h 完全恢复，一般无细胞超微结构的损伤。细胞凋亡，是孤立的心肌细胞对手术损伤刺激有序变化的死亡过程，与坏死显然不同。其形态变化是多阶段的，互不同步，凋亡细胞最终被分割包裹为凋亡小体，无内容物外溢，不会引起周围的炎症反应。凋亡小体可迅速被吞噬细胞所吞噬。心律失常包括室性心动过速、心室颤动或传导阻滞，发作频率不等。低心排血量综合征则表现为低血压、少尿、四肢湿冷、脉细弱等，是死亡的主要原因。

对再灌注损伤的深入研究现已证明，氧自由基是造成这种损伤的重要因素。心肌通过线粒体的氧化磷酸化过程产生能量，以维持细胞功能和活性。正常情况下氧在线粒体内细胞色素氧化酶中接受 4 个电子还原成水并产生能量。缺氧再灌注期间由于 ATP 的消耗，氧分子在还原过程中接受的电子数不足，因而生成有毒性和化学性能极活跃的氧自由基。过量的自由基在体内与很多生化成分如脂质、蛋白质、核酸等发生反应，破坏组织的化学结构而造成各种损害。

二、心脏搏动状态的保护技术

术前患者应从以下方面加强心肌保护：①增强心肌能量储备。患者术前心肌状态差，尤其在合并糖尿病、肥胖、左心室肥厚、高血压等疾病时，将影响到体外循环后缺血心肌心功能的恢复。术前对这些并发症适当处理和控制，可增加心肌的能量储备，提高术中心肌缺血的耐受性。术前应用极化液（GIK），可提高心肌中三磷腺苷、磷酸肌酸、糖原的储存，增强心肌抗缺血能力，利于术后心功能的恢复。②改善内环境。充血性心功能不全的患者常合并钠、水潴留，心脏负荷加重，应用利尿剂并限制水、钠的摄入。术前纠治低钾血症十分重要，一般应补钾 7～10d。心房颤动合并心室率快者，主要应用洋地黄治疗。③减少心肌氧耗，增加心肌氧供。术前使用 α 肾上腺素能受体阻滞药能降低儿茶酚胺的水平，减少心脏做功。体外循环前使用钙通道拮抗剂，可延迟或减少心肌的缺血性损害。

术中转流开始后主动脉阻断前的心肌保护也很重要，主要应注意以下两点：①保证心肌的血流灌注。此阶段维持心脏搏动和充分的冠状动脉血流对心肌保护很重要。如果处理不当，易于发生心室颤动，心肌耗氧增加。为保证心脏在此期间的搏动状态，转流开始时应适度控制静脉回流，逐渐加大静脉回流，使心脏射血逐渐向体外循环机射血过渡，防止血压骤降。低温对机体有一定刺激作用，体外循环前对预充液复温，避免冷液对机体的刺激，根据手术进程延迟降温。②心腔充分引流。术中保证心脏的空虚状态是心肌保护的重要措施之一，主要是心腔引流。可减少心脏做功，降低氧耗，防止心脏膨胀致心肌损伤，增加冠状动脉血流。

体外循环中开放升主动脉后，冠状动脉血流恢复，此时宜维持较低的灌注压。多项临床研究表明，该阶段高灌注压可加重再灌注损伤，此时灌注压以维持于 7.8kPa（60mmHg）左右为宜，当心脏搏动正常后可提高灌注压力。此时，不宜补充钙剂，否则可加重心肌细胞的钙超载，加重再灌注损伤。在升主动脉开放 5min 后，心搏正常后补钙较为适宜。

冠状动脉血流恢复后，多种因素可影响心脏复搏，此时应仔细分析原因，具体解决，而不是一味地电击除颤。常见的原因有：①钾代谢紊乱。高钾和低钾都可影响心脏复搏。低钾可使心脏兴奋性增高，高钾可使心脏兴奋性降低。可通过血气分析确定血液钾离子状态。低钾应及时补钾，高钾可通过碳酸氢钠和钙剂处理，血钾仍高可使用胰岛素。②冠状动脉问题。常见的是冠状动脉进气，可顺行灌注停搏液，提高压力和流量。冠状动脉粥样硬化，术前未造影，术中可触摸到冠状动脉条索样或囊球样改变，此时应尽快行冠状动脉搭桥手术。③心率问题。心率快慢可影响心脏复苏。一般婴幼儿患者不耐受心率过慢，心率慢会使心排血量降低。老年患者和冠心病患者不耐受心率过快，心率快可增加心脏做功和氧耗。应尽快寻找原因并纠正。

三、心脏停搏状态的保护技术

（一）晶体心脏停搏液与血液心脏停搏液

1. 冷晶体心脏停搏液　冷晶体停搏液是以高浓度含钾心脏停搏液灌注心脏，使跨膜电位降低，动作电位无法形成和传播，心脏停搏于舒张期，心肌电机械活动停止。低温使心肌基本代谢进一步降低，能耗进一步减少，心肌缺血耐受能力增加。

各种晶体停搏液按所含离子成分和浓度不同可分为低钠无钙的细胞内液型和钠、钙接近正常的细胞外液型两类。细胞内液型主要是减少钙离子内流，使心肌不能收缩而停搏，其代表配方为 Bretschneider 停搏液。细胞外液型主要通过高钾去极化作用，使心脏停搏，其代表配方为 St. Thomas 停搏液。

2. 血液心脏停搏液　含血心脏停搏液使心脏停搏于有氧环境，避免心脏停搏前短时间内电机械活动对 ATP 的消耗。心脏停搏期间有氧氧化过程得以进行，无氧酵解降到较低程度，有利于 ATP 保存，较容易偿还停搏液灌注期间的氧债。应用冠状静脉窦持续灌注（或主动脉根部多次灌注），使心肌缺氧减到最低限度。用调整的氧合血心脏停搏液行再灌注，能防止和逆转再灌注损伤，促进心功能恢复。血液的其他作用包括血浆蛋白的胶体渗透压、红细胞的缓冲和抗氧自由基及其他离子和微量元素等，均非晶体液可比。随着临床上广泛的实践，许多资料均证明，应用 4～6℃ 冷血心脏停搏液灌注，才能使灌注后心温降至 15℃ 左右，迅速停搏，低温下心脏氧需量显著减少，而摄取的氧量仍远多于需要的量。血液心脏停搏液取材方便，又是自身血液，灌注液可全部收回，故不会导致过度血液稀释，因而多不需应用超滤。

已遭受严重损害的心肌只能在停搏和常温环境下才有机会提供能量生成和修复细胞损害。温血心脏停搏液诱导停搏和终末灌注一样，是对有严重损害的心肌提供修复，以免阻断主动脉后加重缺血性损害。具体方法是：在主动脉阻断前 3～5min，用 37℃ 温血心脏停搏液（钾 25～30mmol/L）500ml 按每分钟 150ml 灌注，心脏停搏后阻断主动脉，将心脏停搏液变温水箱转到最低温度降温，继续冷血心脏停搏液灌注 500ml。以后每 20min 复灌 1 次，每次 3～5min，每分钟 80～150ml，血钾浓度 8～10mmol/L，维持心电图在等电位线。终末灌注是在手术接近完成，开放主动脉前 3～5min，用 37℃ 温血心脏停搏液（钾 8mmol/L）灌注 500ml，每分钟 150ml，然后开放主动脉，保持主动脉压 5.3～8.0kPa（40～60mmHg）2～3min。因心肌在再灌注早期不能耐受高压力灌注，故应短时间降低灌注流量使心肌适应。

（二）停搏液的灌注方法

1. 经主动脉根部冠状动脉灌注　在全身中、浅低温下和插入左心房减压管后，在升主动脉根部前壁经荷包缝线插入心脏停搏液灌注管。灌注管内径成人应 >2mm。开始时灌注量可较大，最好在阻断主动脉时间断灌注，以保持主动脉内压力使主动脉瓣关闭。通常用 4℃ 冷心脏停搏液按 200～300ml/min 的速度灌注，成人首次灌注量 10～15ml/kg 或视心脏大小及肥厚程度而定。婴幼儿可达 30ml/kg。成人大心脏或冠状动脉狭窄者灌注量可达 1L，平均灌注压为 8.0～10.7kPa（60～80mmHg），心室颤动时可更高。若压力过低，则心脏停搏液不易到达内膜下心肌。以后每隔 20min 补灌一次，灌注量及钾浓度减半，以能维持心脏停搏为准。手术期间如有心电图活动应随时补灌。

2. 冠状动脉口直接灌注　此法常作为主动脉根部灌注的补充，特别在主动脉瓣关闭不全或主动脉瘤手术时适用。切开主动脉后，显露左、右冠状动脉开口，插入专用灌注管，最好用软头插管，以免损伤血管开口部。先灌注左支，按 100～200ml/min 灌注 200～300ml，后灌右支 150～200ml。也可只灌一侧占优势的血管，用量 400～500ml。主动脉瓣置换或主动脉瘤手术时，向心腔内倒入 4℃ 生理盐水行心内膜降温，在手术结束时倒入 38℃ 温盐水复温，对心肌保护有利。

3. 逆行冠状静脉窦灌注　逆行灌注的解剖学基础是冠状静脉系统无静脉瓣，故灌注液能在较低压力下由心外静脉进入左、右侧心脏，经毛细血管、小动脉，由冠状动脉口流出。逆行灌注最适合于双瓣置换、主动脉瘤切除，对心脏移植也能减少供心缺血时间。逆行灌注的初灌量为 500～600ml，压力 <5.3kPa（40mmHg）。持续逆行灌注每分钟 100～150ml。注意事项：①逆行灌注时连续监测心电图至等电位线并持续一段时间为止，以后有电活动时适当用高钾液加氧合血混合补灌。②灌注压保持在 15～40mmHg。③术中由于心脏牵拉，可致插管脱入右心房，脱管后压力即降至 0.53kPa（4mmHg）或以下，心肌颜色苍白，心房膨胀，应立即重新插管。④有永存左上腔静脉开口于冠状静脉窦者不适用，因使溶液注入左上腔静脉致心肌失去保护。

晶体心脏停搏液可用泵管法或重力法灌注。泵管法是将泵管（6.4mm 内径）装入血泵，输入端与心脏停搏液血袋连接，输出端管道远端包于无菌包内递交手术台上，排气后接于主动脉根部灌注管或冠状静脉窦插管灌注。术前准确测定所用泵管每分钟流量。成人灌注量较大，各类手术均适用。重力法适用于小儿，方法是：将心脏停搏液瓶提升到距手术台 1.0 ~ 1.5m 高度，借瓶内重力灌注，但在瓶口需插入一长达瓶底的进气针。此法无灌注压过高和溜入空气之虑。

（周　蓉）

第二节　体外循环基本设备

一、体外循环机

体外循环机是由一组泵组成的可以驱动血流按预定方向和速度流动的机械设备，在体外循环中主要起到暂时代替心脏泵血功能、驱动停搏液的功能以及吸引心脏及术野血液的功能等作用。理想的体外循环机应该具备的特点：①必须可以在克服 67kPa（500mmHg）阻力的同时提供 7L/min 的流量。②泵驱动不损害血液的细胞及非细胞成分。③所有与血液接触的部分应该是没有任何无效腔的光滑表面，防止产生血液停滞和湍滞，可随意使用而不污染血泵的固定部件。④流量校正应该确切并且可恢复，以便精确监测血流量。⑤一旦发生断电情况，泵可以手动操作。

二、变温系统

1. 目的　体外循环术中低温最重要的目的就是提供一定程度的脏器保护，使体外循环更加安全。

2. 机制　低温降低氧代谢。机体大部分的生理和生化功能都是在酶促反应下进行的，酶促活动随温度的降低而减弱。在低温状态下，各种耗能减弱，从而使细胞的高能物质得以储存。最明显的机制是降低了代谢率和耗氧量。低温可抑制内源性损伤因子的释放，如自由基、炎性因子等，还减少兴奋性神经递质的释放，这在中枢神经系统保护中的意义更加重要。低温体外循环可减少灌注流量，增加血液稀释度，降低氧与血流量的比例，因而同时减少了血液的破坏，降低术后微栓（固体栓子）的发生率，从而起到脏器保护作用。

三、氧合器

1. 鼓泡式氧合器　氧气经发泡装置形成微小气泡，在氧合室内与血液充分混合成微小气泡，血液与气体直接接触完成氧合的同时进行血液变温，再经特制的去泡装置后成为含氧丰富的动脉血流入储血室。

2. 膜式氧合器　血液与气体不直接接触，通过特制的薄膜完成气体交换的人工氧合装置是膜式氧合器，简称膜肺。与鼓泡式氧合器比较，膜式氧合器具有以下优点：良好的气体交换能力；对血液的损害小；减少栓塞的发生；长时间循环支持；改善脏器功能。

四、体外循环管道和插管

1. 动脉泵管　动脉泵管的选择可根据患者体重及对灌注量的要求选择 6.35mm（1/4in）、9.53mm（3/8in）和 12.7mm（1/2in）的管道。选用适当直径的泵管可以避免泵速过高和减少预充量。

2. 静脉引流管　静脉引流量是维持体外循环灌注流量的基础，而静脉引流管的直径直接影响体外循环静脉引流量。足够大的静脉引流管口径是静脉充分引流和组织灌注的关键。常规手术中，6.35mm 管适用于体重在 10kg 以下的患者，9.53mm 管适用于 10～50kg 的患者，12.7mm 管适用于 50kg 以上的患者。

3. 心外和心内吸引管　心外吸引可保证术野的清晰和血液的回收利用，使用时避免负压过大和泵转速过高。心内吸引管即左心吸引管，主要作用是引流心腔内血流进行减压或吸引心腔内的血液暴露手术野。

4. 动、静脉插管　临床上根据插管位置不同将动脉插管分为升主动脉插管、股动脉插管和腋动脉插管。升主动脉插管是最常用的动脉插管，根据形状不同可分为直端和弯端插管、普通和钢丝加强插管、薄壁高流量插管、成人和婴幼儿插管。主动脉插管口径的选择主要根据患者的体重而定。静脉插管分为上、下腔静脉插管和右心房/下腔静脉二级管，上、下腔静脉插管适用于先天性心脏病的矫治手术和需要切开右心房的手术，二级管适用于无须切开右心房的手术。

（周　蓉）

第三节　体外循环管理的基本方法

近 10 年来，常温体外循环逐渐推广，大多数体外循环心脏手术仍应与低温结合，尤其是婴幼儿心脏手术仍有必要：①小儿发绀型心脏病术中回心血量多，低温可使之减少；②术中回心血量多，影响心内操作；③婴幼儿对低温耐受性较好；④复杂手术操作时间长，应用深低温低流量可提供脑保护。低温使代谢率降低，从而提高机体对失血、缺血和低灌注的耐受力，延长阻断循环的安全时限。由于流量可相对降低，因而减轻血液的破坏。

目前，低温方法包括血流降温和体表降温两种。血流降温适用于一般心脏手术。简单手术用浅低温鼻咽温 30～28℃，较复杂手术可降至 25℃，此温度可使回心血量减少 2/3。特殊情况，如控制术野大出血，可降至 20℃，在低流量或短时间停循环下完成。深低温停循环手术温度应降至 16℃。体重较大或深低温停循环手术应结合体表降温，使体内组织温差缩小，缩短降复温所需的转流时间。

心脏局部降温也是常用的低温方法。冷心脏停搏液灌注心脏后心温多为 0℃ 以下，但心脏温度在 15min 内通常可恢复至 20℃ 或以上，因此仍需在心外用冰水、冰屑局部降温，结合手术室温度下调降温效果更好。心脏局部深低温应防止心肌和膈神经冻伤。对于切开心脏的手术，向心腔内倒入冰盐水，可使心内膜直接降温，还可洗出组织碎屑，但应注意勿使液体回到灌注液内。

一、预充液

泵管氧合器和灌注管道在插管转流前必须预先充满液体，故称预充液。预充液分晶体液和胶体液两大类。晶体液常用者有平衡液、复方氯化钠、生理盐水、5%葡萄糖等，胶体液包括血液、血浆、人白蛋白和代血浆。其他多种药液也常在转流前或转流中加于氧合器内，故也应计入预充液量，如氯化钾、硫酸镁、碳酸氢钠、甘露醇、肝素等。

预充液的选择：接近生理性血浆的电解质、渗透压和酸碱值的溶液均可应用。平衡液和复方氯化钠是常用的基础液。5%葡萄糖由于转流中血糖普遍增高，高血糖还可加重脑缺血性损害，故只能少量（<20%预充量）应用或不用。甘露醇有增加肾血流和利尿作用，一般用量为0.5~0.75g/kg，手术后不宜应用，以免增加心肌负荷和脑细胞脱水。乳酸复方氯化钠溶液也是应用最广的预充液之一，但用于糖尿病患者可致血糖急性增高。碱性药物碳酸氢钠常用以调节血液pH值，但用量不宜过大，接近血液正常pH值即可。碳酸氢钠、氯化钾、硫酸镁等溶液均应在转流中分次加入氧合器内，避免高浓度药液进入血管引起血压波动。预充液的渗透压也应接近正常（280~300mmol/L），低渗液增加溶血，使红细胞和肌肉内水、钠增加，此为血液胶体渗透压降低所致，细胞钠钾交换增加导致钾丢失加重，而镁常与钾同时丢失。

胶体预充液对于婴幼儿非常必要。小儿预充液量常大于自身血容量，故需加库血补充。发绀患者血浆成分少，血液稀释量大，故也应加入血浆或白蛋白以补充胶体蛋白。其他如严重贫血和长时间转流时也常有加入血液或白蛋白的必要，以减轻间质水肿。血浆代用品除提高胶体渗透压外，还有改善微循环作用，成人用量限1L以内。羟乙基淀粉不应在术后应用，以免增加术后出血。

二、血液稀释

血液稀释可改善微循环灌注，减轻酸中毒，减少体外循环多种并发症。常温下血容量正常时血液稀释到血细胞比容（Hct）0.3。Hct低于0.2时氧利用率降低，中、浅低温时机体耗氧量降低，但血液黏滞度增加。血液稀释以Hct达0.20~0.25为度，最低不低于0.16。小儿也可按此标准稀释。一般成人按30~40ml/kg晶体液预充，即达到血液稀释要求。此液量足够预充泵管氧合器最低液面和灌注管道之需。但小儿体外循环手术，除应使用小的氧合器、泵管和灌注管道外，仍需酌用适量库血。

小儿应用48h以内库血，成人不超过1周。库血贮存1周血钾可由3.4mmol/L增至12mmol/L，游离血红蛋白由0~100mg/L增至250mg/L。

血小板数在48h后已极度减少。白蛋白仅适用于小儿或发绀患者，成人常规手术无须使用。白蛋白用量按1g/kg给予。1g白蛋白可保留血管内容量18ml，半衰期约15h。

输库血后由于枸橼酸盐使血中游离钙降低，故可在心脏复搏后10~15min补充氯化钙或葡萄糖酸钙以增强心力，每输100ml血给钙0.1g。转流中应保持低钙。

（周　蓉）

第四节　肝素化和鱼精蛋白中和

肝素通过抗凝血酶Ⅲ起抗凝作用，不仅对凝血酶和纤维蛋白原有抑制作用，而且对凝血因子ⅩⅡ、ⅩⅠ、Ⅹ、Ⅸ都有作用。肝素制品来自牛肺或猪肠，后者有较多抗原性，故不如前者。临床上通常以100u为1mg计，多数按3mg/kg给药，<2mg/kg可能导致纤维蛋白溶解增多，>4mg/kg可能加剧凝血障碍。

全血活化凝固时间（activated clotting time，ACT）监测是体外循环时肝素定量的简便可行的方法。ACT 400s是最低安全范围，480s是开始转流的最适抗凝范围。一般在给肝素后5min测定第1次ACT，以后在45min复测一次，若ACT不足应及时追加肝素量，通常按100u/kg。低温下肝素消耗量很少，肝肾功能不全者肝素易在体内积聚，补充肝素时均应按ACT值给药。

鱼精蛋白硫酸盐是一种得自鱼精的有机碱，能对抗酸性肝素的作用，中和电荷，阻止抗凝血酶Ⅲ的抗凝作用而使凝血正常。通常按鱼精蛋白与初始体内肝素量的1∶1～1.3∶1给药，也可按停转流前ACT值计算所需鱼精蛋白量。鱼精蛋白注入途径，可经心内缓慢（3～5min）注入，也可经静脉滴入。心内注射往往失之过快，还是以静脉滴注较好。

鱼精蛋白给药后可有不同程度降压作用，此与血管扩张或心肌抑制有关。临床上快速注射鱼精蛋白时，由于未结合的鱼精蛋白进入冠状动脉后可直接抑制心肌而加重低血压，如经静脉注射或经主动脉注射，则可减少这种未结合鱼精蛋白进入冠状动脉。

为了防止血压下降，注入鱼精蛋白前注意血容量要充足，必要时加速输血或输入高张葡萄糖液，也可给钙剂。如有荨麻疹、皮肤潮红等症状，可给氢化可的松或小剂量肾上腺素。有时也可发生致命性肺血管收缩和右心衰竭，表现为呼吸道阻力显著增加、发绀或有血性泡沫液从呼吸道涌出，心缩无力，血压下降，治疗上除正压给氧控制呼吸，加速输血，应用肾上腺素、皮质激素、钙剂外，无效时可再次肝素化恢复体外循环。为此，体外循环机应在注入鱼精蛋白后再撤。血流动力学稳定，停转流后体内残余肝素不用鱼精蛋白中和。

鱼精蛋白仅能中和循环中的肝素，又因鱼精蛋白半衰期较肝素短，肝素中和后即使ACT已恢复正常，在以后数小时内有时仍发生出血增多，即"肝素反跳"。追加小剂量鱼精蛋白多有效。必要时可做鱼精蛋白滴定和其他有关实验室检查，如血小板、纤维蛋白原测定或鉴定弥散性血管内凝血等。

（周　蓉）

第五节　体外循环灌注技术

一、低温体外循环

（一）氧合器和动静脉插管选择

依据体重或体表面积选用不同型号的氧合器和动静脉插管号。转流时间长、重症和婴幼儿均宜选膜式氧合器。动脉插管还应以转流中最高流量灌注管压不超13.3kPa（100mmHg）为准。静脉引流量决定于静脉插管截面积和心脏至氧合器落差（约40cm）。

（二）转流中的监测

转流中的监测极为重要。在麻醉开始后即由麻醉医师或护士分别安置心电图、导尿管、鼻咽温、直肠温以及动脉压和中心静脉压的插管。动脉压通常经桡动脉插管，测压管保留到术后监护室和供采血做血气分析。复杂手术还应于术中行左心房插管测压。

体外循环机安装时应安好各种压力管和温度探头，包括鼻咽温、直肠温、氧合器动脉血温、水箱水温、冷心脏停搏液温度以及泵压、动脉压、冷心脏停搏液灌注管压，并均能在显示屏上显示和便于调节。泵压、灌注管的气泡监测仪和氧合平面光学报警装置均能自动报警和停泵。术前应保证仪器性能可靠。水箱能在 >42℃ 时自动停止加温。检测 ACT 和血气分析的采血三通管，均应接好备用。

氧合器、血液回收器、动脉微滤器和相应管道现已有成套灭菌用品。氧合器安装时应先试验水道有无渗漏。膜肺和微滤器要先用二氧化碳通气，便于排净气泡。泵管压紧度要适当。灌注管道连接可靠。特殊用品或管道如左上腔静脉插管、股动静脉插管等也应随时可用，以备不时之需。无论如何，机器应在手术需用之前备好。

（三）转流的开始与结束

体外循环应在动静脉插管后立即开始。通常先插动脉管，腔静脉插管时因小儿体内血容量少，腔静脉管道先预充生理盐水。小儿血管腔细小，也可在插入一个腔静脉管后立即开始转流。开动血泵前灌注师应确知患者已肝素化，动静脉管道在台上无钳夹，再巡视一遍氧流量、动静脉压及体温数值。缓慢开动血泵后，观察泵管灌注压变化，继而逐渐开放腔静脉引流管，保持动静脉压平稳下降，密切观察氧合器血平面，不可过低。在 2~3min 内由部分转流过渡到全部转流时预定的流量。血压稳定后即开始血流降温。注意水温和血温温差在 12℃ 内，不宜用冰水降温，在小儿常可因血温降低过快发生心室颤动。鼻咽温或食管温 30℃ 左右开始阻断主动脉，同时行冷晶体或血液心脏停搏液冠状动脉灌注。年龄较大或血压高的患者阻断主动脉时应暂时停泵或减少动脉灌注量，避免主动脉钳夹所致的内膜损伤。

转流中的灌注指标如下：①灌注流量，儿童 2.4L（min·m²），成人 2.0~2.2L/（min·m²）。浅低温 28℃ 以上流量不变，中低温 25℃ 可减少至 1.6L/（min·m²）左右。②主动脉压 8.0~13.3kPa（60~100mmHg），桡动脉压比主动脉压低 1.3~2.6kPa（10~20mmHg）。③中心静脉压 0~0.98kPa（0~10cmH₂O）。④尿量 2ml/（kg·h），小儿 1ml/（kg·h）。⑤血气值 PO_2 13.3~40.0kPa（100~300mmHg），pH 值 7.35~7.45，PCO_2 常温 4.5~5.8kPa（35~45mmHg），低温 4.0~5.3kPa（30~40mmHg），BE ±3，SvO_2 65%~75%。不做温度校正。⑥ACT >480s。转流中尽量按上述指标调整流量和血气比率，分次在氧合器内补充必要的药物，如氯化钾、硫酸镁、碳酸氢钠、地塞米松、呋塞米和抗生素。心内吸引按回心血量调整吸引泵速。氧合器血气比值多数在 1：1 左右，PO_2 用混合氧浓度百分数调节，PCO_2 用气体流量增减调节。如 BE 负值过大，则可加入碳酸氢钠。冷心脏停搏液要每 20min 补充灌注一次，保持心电图在等电位。

按灌注流量指标一般不造成代谢性酸中毒。灌注中平均动脉压通常在开始时偏低，主要是血黏度急速下降所致，儿茶酚胺也被稀释，但在 15~20min 后应逐渐回升。成人瓣膜手术和搭桥手术常见血压过高，可酌情应用血管扩张药（硝酸甘油、硝普钠或酚妥拉明）。小儿灌注压常较低。灌注压低于 6.7kPa（50mmHg），尿量即大减，应注意有无意外失血，如血液进入胸膜腔或腹后壁等处。压力低可致脑供血不足，而高血压可致出血危险。转流中腔静脉管不应部分钳夹，以免发生阻塞性脑瘀血。转流中中心静脉压由于引流管吸引常接近0，表示引流通畅，不应 >147kPa（15cmH$_2$O）。中心静脉压突然升高，提示该引流管梗阻，应立即纠正。

心内主要操作完成后，开始血流复温，水温要随体温逐渐升高，保持温差在 10~12℃。当手术因故延长时，应避免过早复温。

开放主动脉前暂停左心吸引，使左心房内有血液充盈而排出气体。发绀型患者心内回血量多，有时只将吸引减慢即可，因左心停吸时间稍长，可致心脏膨胀。大心脏在缝合房间隔时应向左心房倒入生理盐水，缝合右心房或右心室切口排气前暂时开放上腔静脉阻断带，使血液自切口涌出。心内排气还包括请麻醉师间断膨肺，放低床头，术者抬高心尖，振荡心脏，负压吸引主动脉根部灌注口，必要时用粗针穿刺心室和主动脉，最后开放主动脉阻断钳。心内气体需在血液较多时才能随血液排出，隐窝和肺静脉内空气也不易通过一次膨肺或穿刺即能排净，故上述心内排气操作必须反复多次，特别对大心脏如三尖瓣下移畸形等，主动脉开放或除颤复跳后，仍要观察自主动脉根部造口排出的血液，直至完全无气体排出后再加结扎。开放主动脉钳时要降低灌注流量，因缺血心肌易受高压损伤。3~5min 后逐渐提高流量，保持动脉压在 8.0kPa（60mmHg）以上，使依赖舒张压灌注的冠状动脉得到充分灌注。左心房仍持续减压，以利心肌复苏。心脏持续心室颤动者可给利多卡因（1mg/kg），用直流电 10~20J 除颤。

停止灌注的指标如下：①体温接近正常，直肠温不低于 33℃（除非有变温毯保温）；②心电图无缺血图形，未见窦性心动过缓；小儿心率应恢复在 100 次/min 以上；③动脉压在 10.6kPa（80mmHg）以上，降低流量，血压不下降；④术野出血已基本停止；⑤血气分析、血钾测定接近正常或已纠正。

转流停止时要求平稳，缓慢增加心脏工作量。可先拔出一根静脉管，逐步减少灌注量。停机时或停机后继续输血时要同时观察心脏充盈和搏出情况，使动脉压稳定在 10.6~16.0kPa（80~120mmHg），左心房压或中心静脉压在 0.7~2.0kPa（5~15mmHg）之间。心功能差的患者既要提高右心压力以克服肺动脉阻力，又要防止心脏过胀导致心力衰竭。通常还需应用多巴胺和血管扩张药以增强心缩力。对左、右心发育不良者也要提高前负荷，还需加入低浓度异丙肾上腺素加快心率，以维持心排血量。停机后如动脉压不稳，左心房压力高，应考虑心功能不足。如应用药物无效，则应再次辅助转流或行主动脉内球囊反搏。心率慢或房室传导阻滞者加心外膜起搏。

（四）转流中意外情况处理

转流中可发生多种意外情况，仅举重要者列举如下：①主动脉插管进入管壁夹层。转流开始后灌注泵压急剧升高，插管处可见局部膨胀和血液溅出。有时管头部分在夹层内，部分入主动脉腔内，血液仍能灌入但灌注压仍极高，应立即停泵，防止产生夹层动脉瘤并重新插管，同时钳夹静脉引流管，防止失血。在重新插管时，如失血量过多，要防止心搏骤停。必要时用动脉灌注管行主动脉输血输液。②动脉灌注管大量进气。最常见原因是氧合器动脉血液打空，也可由泵管破裂、脱开，氧合器血平面过低而流量过大，腔静脉回血突然中断等原因造成。如发现灌注管内有大量气泡，应立即停泵，并开动倒泵吸引，同时钳夹腔静脉引流管。如见患者主动脉或颈动脉内有气，表明已发生脑气栓，应立即行上腔静脉逆灌，即：脱开动脉灌注管连接管，排气后接于上腔静脉插管外口，以 1～2L/min 流量向头部逆灌约 10min，直至主动脉插管流出的血液无气泡为止。以后改为正常转流并行血液降温。逆灌时改头低位，头部放冰袋，给予地塞米松、硫喷妥钠等药。术后维持浅低温（34℃）24h。③主动脉中断合并大型室间隔缺损或动脉导管未闭行导管结扎时，有时误扎降主动脉。此因主动脉弓中断，术前常未能确诊。当血管结扎后立即无尿，同时可见两下肢苍白，足背动脉搏动消失。如能及时发现，解除结扎线尚能挽救。为此，对每例动脉导管结扎后，应常规观察有无排尿。

二、常温体外循环

常温体外循环温血心脏停搏液冠状动脉灌注（温心手术）自 20 世纪 90 年代初开始应用于临床。常温手术避免了低温时心肌氧利用和酶活性的抑制等多种不利因素，而持续温血心脏停搏液灌注可使心肌在主动脉阻断期间不发生缺血，从根本上防止或减轻缺血再灌注损伤。温心手术使血管阻力降低，有利于减轻心脏后负荷是另一重大优点。由于心功能改善，降、复温时间大为缩短，自动复搏率多在 90% 以上，主动脉开放后的再灌注时间也明显缩短。

温心手术的基本方法除保持体温和心温较高外与低温法相同。灌注流量仍按 2.4L/（min·m^2），Hct 维持于 0.25。血液心脏停搏液初灌钾浓度应为 20～25mmol/L，灌注量 20ml/kg，心脏停搏速度一般较冷晶体液慢，但心肌在有氧下停搏，不必要求快速停搏。手术时间长时，也可改用冷血心脏停搏液每 20min 间断灌注，可避免灌注量过大导致血液稀释和血钾过高。常温体外循环心脏停搏液灌注多数经冠状静脉窦逆灌。

三、深低温停循环

深低温停循环主要应用于 2 岁以内、体重 10kg 以下的婴幼儿复杂心脏手术，成人心脏大血管手术为控制出血也可经深低温停循环或低流量下参照实行。此法的主要优点是：①手术在完全无血、静止、无心内管道下操作，故更为准确快速；②减少心内吸引，减轻血液有形成分破坏；③减少灌注肺和肺水肿的发生；④缩短体外循环时间。

体外循环装置要求有变温性能好的膜肺或血液变温器，适用于婴幼儿的各种心内插管和微量输液泵。备 24～48h 库血 200～400ml。

全身麻醉和气管插管后进行体表降温。可用变温毯降温，也可用多个冰袋分别置头、颈、腋、腹部及腹股沟各处。监测鼻咽温和直肠温。预充应用平衡液。

盐液加适量血浆或白蛋白（10～12g），婴儿血量常不够总预充量的一半，故多需少量库血预充使转流时血细胞比容 >20%。全身肝素化按 2mg/kg，预充液内按 20mg/L，预充血按 50mg/L 给肝素。预充液内还可加入 20mg/kg 甲泼尼龙和 0.2mg/kg 酚妥拉明，有助于增强细胞膜稳定性，扩张血管，缩小体内温差。

体外循环开始后继续血流降温。灌注量 100～150ml/（kg·min），通常降温至鼻咽温 18～16℃或直肠温 21～18℃。血温达预定幅度后停止转流。灌注师钳夹动脉灌注管，同时经静脉引流管放出体内血液至氧合器和贮血瓶内，放血后钳夹腔静脉管，术者拔出右心房内插管，进行心内手术。灌注师维持膜肺管道内血液自循环，氧流量维持低流量。停循环安全时限为 45min。

深低温低流量灌注技术与一般低温体外循环相同。用于婴幼儿时的降温方法、预充液配制与停循环相同，但降温程度应比停循环稍高，不低于鼻咽温22℃，借以保持脑血管自动调节能力。灌注量，婴幼儿50ml/（min·kg），成人30ml/（min·kg）。冷心脏停搏液每20min补灌一次。预充液量比停循环者多，故需加一定比例的白蛋白或血浆。术中应用呋塞米，尿少者在复温时加超滤。体外循环时间可为60~90min。

深低温低流量灌注的优点是：①回心血流少，手术野显露清晰；②可减少血液有形成分的机械损伤，降低术后并发症发生率；③在深低温下保持了一定的灌注流量，对满足脑组织代谢需要，防止脑损伤更有意义；④机动性强，可根据手术情况决定暂停循环或逐步升温，是在深低温停循环技术上的发展。

四、不停搏体外循环

不停搏体外循环是指体外循环插管后仅阻断上下腔静脉而不阻断主动脉，也不应用心脏停搏液灌注，仍保持心脏搏动的体外循环手术。此法在体外循环早期常用于简单房间隔和室间隔缺损修复或肺动脉瓣狭窄切开等手术，尤其在缝合室间隔缺损时，认为保持心脏搏动可观察对传导束的损伤。随着体外循环的进展和对传导束走行的深入了解，不停搏体外循环已被标准的阻断主动脉和灌注心脏停搏液取代，但不阻断主动脉，却有减轻心肌缺血再灌注损伤的优点，近年来又有不少应用的报道。

不停搏体外循环的适应证包括简单房间隔和室间隔缺损缝合、二尖瓣替换、三尖瓣成形和三尖瓣下移畸形矫治等。术前应确定主动脉瓣功能良好，无关闭不全。

为防止心室颤动和减慢心率，温度保持鼻咽31~32℃。术中仍应备好用冷心脏停搏液或温血心脏停搏液冠状动脉灌注，以便随时改变体外循环方法。术中应着重防止气栓发生，全身灌注压力保持在平均压8.0kPa（60mmHg）左右，以减少心内回血；心内吸引以看清缺损边缘，便于缝合为宜，不可进入左心。缝合时暂时停止呼吸。闭合缺损最后一针时，膨肺排尽左心气体。二尖瓣替换时切开房间隔进入左心房后可向左心室内插入导管排气，切除瓣叶和缝合人工瓣膜时，要防止牵拉损伤心肌和影响主动脉瓣闭合。最后，在缝合心脏前向心腔内倒入生理盐水，排尽心腔积气。

此手术由于不阻断主动脉和不用心脏停搏液灌注，致手术时间缩短。由于心脏保持搏动，不中断血供，心肌保护较好，这在心功能不良尤其合并三尖瓣关闭不全的大心脏二尖瓣替换术时，较之常规主动脉阻断缺血时间较长者，术后发生低心排血量或心律失常等现象可明显减少。由于手术在心脏搏动下操作，故技术要求较高，初学者不宜采用。

（周　蓉）

第五章

心脏外科危重症护理监护技术

第一节 心电监护技术及管理

心电监护技术是临床常见的护理技术操作之一。其目的是及时发现和识别各种心律失常及异常心电图，从而对危急情况进行及时有效的处理。

心电监护系统在形式上有 3 种。第一种是床边监护仪系统，每一个床边监护仪只能监视对应患者的生理参数，医务人员需要到床边观察患者的病情。第二种是中央监护仪系统，可在中心监护站对多个患者进行集中监护，其缺点是医师到患者床边进行疾病诊治时，不能直视监护仪，不便进行及时处理。第三种是理想的监护系统，即床边监护仪和中央监护仪的组合系统。

一、心电监护组成与临床意义

1. 组成 心电监护仪主要由四部分组成。

（1）信号采集：通过电极和传感器提取人体生理参数信号，并将光、压力等其他信号转化为电信号。

（2）模拟处理：通过导线对采集的信号进行阻抗、匹配、过滤、放大等处理。

（3）数字处理：是监护仪的核心部分，可把人体生理参数的模拟信号转化为数字信号，并对数字信号进行运算、分析、存储和管理。

（4）信息输出：显示波形、文字、图形、启动报警和打印记录。

2. 临床意义 现代化监护系统都带有强大的自动检测、识别、诊断、报警功能，能实现对各种致命性心律失常的自动监测和警示。其意义在于：①持续显示心电活动；②持续监测心率变化；③持续追踪心律，及时诊断心律失常；④持续观察 ST 段，U 波，诊断心肌损害与缺血及电解质紊乱；⑤监测药物对心脏的影响，作为决定用药剂量的参考和依据。

二、心电监护仪的种类

心电监护仪包括中心或床边监护仪、动态心电图监护仪（Holter）以及遥控心电监护仪。反映临床心电监护质量的指标主要有 2 个方面：一是对突发性心律失常诊断的及时性和正确性；二是所采取的紧急治疗措施的及时性和有效性。

中心或床边监护仪与 Holter 相比，具有实时性和可干预性，一旦患者发生心律失常或出现致命性心律失常先兆，中心或床边监护仪可以及时发现和诊断，从而迅速采取各种有效治疗措施。

三、心电监护适应证

通常情况下，各种急危重症患者、急性期疾病患者以及较易因致命性心律失常而猝死的患者都应进行心电监护。

四、心电监护电极安装和监测导联选择

心电监护安装方法心电监护仪一般使用模拟双极胸导联，即通过心电监护仪上的胸部三极、四极、五极导联中的两个电极显示双极心电图。目前多采用综合监护导联或改良的标准导联图形进行监护。

1. 五导联电极放置　右臂（RA）和左臂（LA）导联电极分别放置在右、左锁骨的正下方。右腿（RL）和左腿（LL）导联电极分别置于右侧和左侧腋前线肋缘处。胸部（V）电极的放置应根据情况进行选择。如监测 V_1，将胸前导联电极置于胸骨右侧第 4 肋间，若要监测 V6 则将胸前导联电极置于第 5 肋间与腋中线的交叉处，见图 5-1。

2. 三导联电极放置　右臂（RA）和左臂（LA）导联电极分别放置在右、左锁骨的正下方。左腿（LL）导联电极置于左侧腋前线肋缘处，见图 5-1。

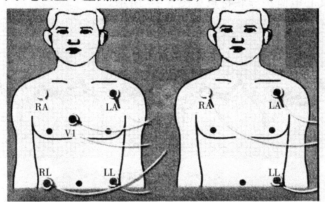

图 5-1　导联电极放置位置（左图五导联；右图三导联）

3. 新生儿电极放置　因新生儿身体较短，只能容纳三导线电极的配置，因此，应使用三导联新生儿 ECG 电缆。右臂（RA）和左臂（LA）导联电极分别放置在胸部的右侧和左侧。右腿（RL）导联电极分别置于腹部的左侧或右侧，见图 5-2。

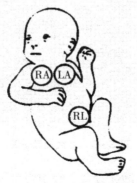

图 5-2　新生儿电极放置位置

五、心电监护常见故障

1. 交流电干扰 较常见，可能因为电极脱落、导线断裂及导电糊干涸所致。特点是在导联中看到一条有规律的纤细波形，频率为每秒 50 ~ 60 次，见图 5 - 3。

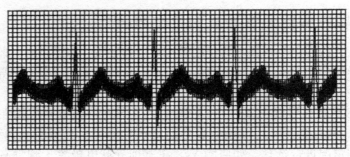

图 5 - 3 交流电干扰波形

2. 肌电干扰 当电极安装在胸壁肌肉较多的部位时，在寒战、颤抖、操作或膈肌运动等情况下可引起。其心电监护导联特点见图 5 - 4 所示。

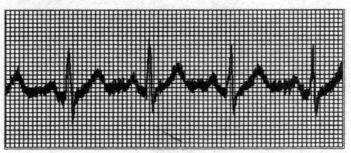

图 5 - 4 肌电干扰波形

3. 心电图振幅低 可能为正负电极间距离太近，或电极正好放在心肌梗死部位的体表投影区或遥测心电监护的发报机电池耗竭。

4. 基线漂移 可能为患者活动幅度过大或电极固定不良造成。其心电监护导联特征见图 5 - 5 所示。

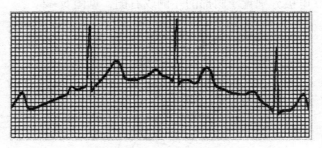

图 5 - 5 基线漂移波形

5. 其他设备的干扰 如手机、激光设备、吸引设备等，微波炉是强干扰源。

六、心电监护期间的护理注意事项

（1）患者进入 ICU 后，应进行 12 导联常规心电图（必要时行 18 导联心电图）检查，相关记录作为综合分析心电变化的基础。连接心电图导联时应准确按要求连接各肢体导联和胸导联，切勿发生导联线错误而发生图形误差，影响临床判断。

（2）当中心或床边心电监护出现宽的 QRS 心动过速时，在评估与采取措施的同时应立即行 12 心电图记录。

（3）安装电极时做好皮肤预处理，电极与皮肤紧密接触，监护过程中应每日观察电极粘贴部位的皮肤情况。每 48~72h 更换电极位置，避免因过久刺激而发生损伤，出汗时随时更换。为了便于除颤，勿将电极置于患者心前区除颤电极板放置的位置，并应避开胸外心脏按压的部位。

（4）选择最佳的监护导联放置部位，以获得清晰的心电图波形。如需观察心房的电活动，选择 P 波清晰的导联；QRS 波的振幅有一定的幅度，足以触发心率计数。

（5）须合理设置报警参数、报警音量应控制 报警时，医护人员应及时到达患者床边，查明原因并给予处理。

（6）一旦仪器出现故障，必须与专职维修人员联系，切勿擅自打开机盖或机壳。

（7）如出现干扰时，应查找干扰因素，及时处理。

（8）心电监护仪的线路必须有序、整齐。

（9）按患者病情需要，使用和停用心电监护仪。监护仪使用后，必须进行消毒处理，避免发生交叉感染。

（周　蓉）

第二节　血流动力学监测与管理

对危重症患者进行血流动力学监测，已成为当今危重症患者监测的重要手段之一。血流动力学监测有助于正确了解危重症患者循环系统的病理生理过程，对某些患者的诊断、治疗及预后判断起到重要作用，亦有助于发现需要紧急处理的病理变化。

所谓血流动力学（Hemodynamics）是研究血液流动及相关的力学，用以监测心血管系统功能。血流动力学评估中的实测值包括：动脉血压、心排血量、肺动脉压、肺毛细血管楔压、血氧分压及血氧饱和度。经演算得出的血流动力学数值包括：心排血量、血管阻力等。本章节中将介绍重症监护中常用的血流动力学监测方法及其管理。

一、动脉血压监测及管理

动脉血压监测包括无创动脉血压监测与有创动脉血压监测两种。无创动脉血压监测方法如袖带式血压测量，因此方法简单方便而被临床普遍采用，但测量准确度易受血流动力学状态及其他因素的影响。采用有创动脉压监测准确性较高，且可连续监测并获得动脉压力波形，对危重患者抢救和治疗更有指导意义。

目前血压的自动分析包括数据处理、参数计算及警报处理三大部分。血压参数包括收缩压（SBP）、舒张压（DBP）、平均血压（MAP）和脉压（PP）。平均压即（舒张压×2＋收

· 119 ·

缩压）/3，常被用来评估血流灌注状况。

（一）无创血压监测

常用的无创血压监测有手动测压法和自动测压法。

1. 步骤

（1）接通监测仪电源，开机。

（2）选择合适的袖带：袖带过宽测得的血压值偏低；过窄测得的血压值偏高。

（3）将袖带平整缠绕于上臂，袖带下边缘距肘窝 2～3cm，不可过松、过紧，上肢伸直，手掌向上，上臂与心脏同一水平（卧位平腋中线水平；坐位平第 4 肋软骨水平）。

（4）按测压键测压：设定报警上下限，测量时避免袖带及管道打折，如为自动监测应根据需要设定测量时间。

（5）屏幕显示数值。

（6）记录测得血压值。

（7）患者转出或换床，及时将袖带及管道清洁消毒以备用。

2. 注意事项

（1）对需要长期密切观察血压者应做到四定，即定时间、定部位、定体位、定血压袖带。

（2）测量时应保证手臂位置（肱动脉）与心脏处于同一水平。

（3）发现血压异常或调节血管活性药物用量时，应使用水银血压计测量校正。

（4）根据血压观察要求，设置间隔测量时间，避免过于频繁地测量血压，以免造成远端肢体血液循环不畅或肿胀等。连续测血压应每隔 4h 松解袖带 1 次，以解除患者的不适。

（5）定期清洁、消毒血压袖带。

（6）对血压波动较大的患者，有条件时可选择有创血压监测进行对照。

（二）有创血压监测

有创血压监测是将导管置入动脉内，然后将导管与换能器连接，后者可将压力转成电信号，经放大显示在监护仪上。压力波形、收缩压、舒张压和平均压均可显示。有创血压监测不受人工加压、袖带宽度及松紧度影响，其结果准确可靠，并可以随时取值。

1. 适应证

（1）临床上需要连续性血压监测者：①高血压危象患者；②各种类型的休克患者；③使用强效的血管活性药物期间者；④低血压的麻醉患者；⑤使用较高的呼气末正压（PEEP）者；⑥急性心力衰竭患者；⑦急性呼吸衰竭患者。

（2）需要频繁抽血者：如需要经常监测动脉血气及电解质情况的患者。

2. 禁忌证　没有绝对禁忌证。相对禁忌证包括：①易出血患者；②曾接受抗凝药治疗的患者；③刚接受溶栓治疗的患者；④有严重阻塞性动脉疾病，合并远端肢体缺血者；⑤导管插入处局部感染者。

3. 所需设备　合适的动脉导管、充满液体带有开关的压力连接管、压力传感器、连续冲洗系统、电子监护仪。其管路的连接见图 5 - 6 所示。

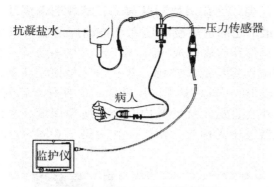

图 5 - 6　有创血压监测管路连接

4. 动脉内置入导管的部位　常用部位有桡动脉、股动脉、肱动脉、足背动脉，其中首选桡动脉，其次为股动脉。

使用桡动脉前，需行 Allen 试验。其方法为嘱清醒患者握拳，观察两手指尖，同时压迫桡、尺动脉，然后在放松压迫尺动脉的同时，让患者松拳，观察手指的颜色。如 5s 内手掌由苍白变红，则表明桡动脉侧支循环良好；5~15s 期间为可疑；如果长于以上时间则禁忌穿刺置管。Allen 试验方法见图 5 - 7 所示。

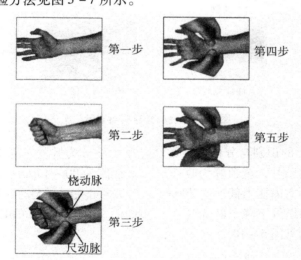

图 5 - 7　Allen 试验

5. 置管方法　以经皮桡动脉穿刺置管法为例

（1）用物准备：①动脉套管针（根据患者血管粗细选择型号）、12 号或 16 号普通针头，5ml 注射器、无菌手套、无菌治疗巾及 2% 利多卡因；②动脉测压装置；③常规无菌消毒盘；④其他用物：小夹板及胶布等。

（2）患者准备：①向患者解释操作目的和意义，以取得其配合；②以 Allen 试验检查患者尺动脉侧支循环情况；③前臂与手部常规备皮，范围约 5cm×10cm，应以桡动脉穿刺处为中心。

（3）穿刺与置管：详见图 5 - 8。①患者取平卧位，前臂伸直，掌心向上并固定，腕部垫一小枕，手背向下屈曲。②摸清桡动脉搏动，常规消毒皮肤。术者戴无菌手套，铺无菌巾，在桡动脉搏动最清楚的远端浸润局麻至桡动脉两侧，以免穿刺时引起桡动脉痉挛。③用带有注射器的套管针与皮肤成30°～60°角，与桡动脉走行相平行进针。当针头穿过桡动脉壁时有突破坚韧组织的脱空感，并有血液呈搏动状涌出，证明穿刺成功。④将套管针放低，与皮肤成10°，再将其向前推进2mm，使外套管的圆锥口全部进入血管腔内。用手固定针芯，将外套管送入桡动脉内并推至所需深度，拔出针芯。⑤将外套管连接测压装置，压力传感器置于无菌治疗巾中防止污染。⑥固定好穿刺针，必要时用小夹板固定手腕部。

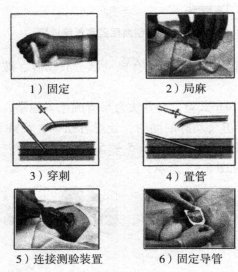

1）固定　　　　　2）局麻

3）穿刺　　　　　4）置管

5）连接测验装置　　6）固定导管

图5-8　桡动脉穿刺与置管

6. 动脉内压力图形的识别与分析　正常动脉压力波分为升支、降支和重搏波。升支表示心室快速射血进入主动脉，至顶峰为收缩压，正常值为90～140mmHg；降支表示血液经大动脉流向外周；当心室内压力低于主动脉时，主动脉瓣关闭与大动脉弹性回缩同时形成重搏波。之后动脉内压力继续下降至最低点，为舒张压，正常60～90mmHg，见图5-9。异常动脉压力波形及其识别见图5-10。

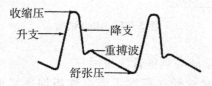

图5-9　正常动脉压力波形

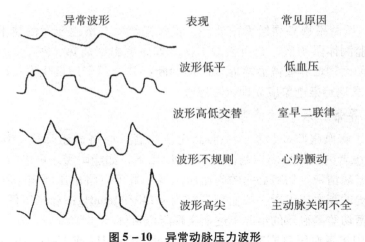

异常波形	表现	常见原因
	波形低平	低血压
	波形高低交替	室早二联律
	波形不规则	心房颤动
	波形高尖	主动脉关闭不全

图 5 - 10　异常动脉压力波形

7. 护理注意事项

（1）严防动脉内血栓形成：①以肝素盐水持续加压冲洗测压管道；②每次经测压管抽取动脉血后，均应立即用肝素盐水进行加压快速冲洗，以防凝血；③管道内如有血块堵塞时应及时予以抽出，切勿将血块推入，以防发生动脉栓塞；④动脉置管时间长短也与血栓形成呈正相关，在患者循环功能稳定后，应及早拔管；⑤防止管道漏液：测压管道的各个螺口接头应连接紧密；压力袋内肝素生理盐水袋漏液或压力不足时，应及时更换和加压；各个三通管应保持良好性能，以确保肝素盐水的滴入。

（2）保持测压管道通畅：①妥善固定套管、延长管及测压肢体，防止导管受压或扭曲；②使三通开关保持在正确的方向。

（3）严格执行无菌技术操作：①穿刺部位每24h用活力碘消毒及更换敷料1次，并用无菌透明贴膜覆盖，防止污染。局部污染时应按上述方法及时处理。②自动脉测压管内抽血化验时，导管接头处应严格消毒，不得污染。③测压管道系统应始终保持无菌状态。

（4）防止气体栓塞：在调试零点、取血等操作过程中严防气体进入桡动脉内造成气栓形成。

（5）妥善固定管道：测压管等管道均应固定牢固，尤其是患者躁动时，应严防被其自行拔出。

（6）并发症的护理

1）远端肢体缺血：引起远端肢体缺血的主要原因是血栓形成，其他如血管痉挛及局部长时间包扎过紧等也可引起。血栓的形成与血管壁损伤、导管太硬太粗及置管时间长等因素有关，监护中应加强预防。具体措施如下：a. 桡动脉置管前需做 Allen 试验，判断尺动脉是否有足够的血液供应；b. 穿刺动作轻柔、稳准，避免反复穿刺造成血管壁损伤，必要时行 B 超直视下桡动脉穿刺置管；c. 选择适当的穿刺针，切勿太粗及反复使用；d. 密切观察术侧远端手指的颜色与温度，当发现有缺血征象如肤色苍白、发凉及有疼痛感等异常变化，应及时拔管；e. 固定置管肢体时，切勿行环形包扎或包扎过紧。

2）局部出血、血肿：穿刺失败及拔管后应有效地压迫止血，尤其对应用抗凝药的患者，压迫止血应在5min以上，并用宽胶布加压覆盖。必要时局部用绷带加压包扎，30min

后予以解除。

3）感染：a. 所需用物必须经灭菌处理，置管操作应严格遵守无菌技术规范；b. 加强临床监测，每日监测体温 4 次，查血常规 1 次。如患者出现高热、寒战，应及时寻找感染源。必要时，取创面物培养或做血培养以协助诊断，并合理应用抗生素；c. 置管时间一般不超过 7d，一旦发现感染迹象应立即拔除导管。

（三）血压异常护理的注意事项

（1）护士应了解血压监控目标，一般高血压患者，应将血压降至 140/90mmHg 以下；65 岁以上的老年患者的收缩压应控制在 150mmHg 以下，如能耐受还可进一步降低；伴有肾脏疾病、糖尿病或病情稳定的冠心病的高血压患者一般可以将血压降至 130/80mmHg 以下；既往有脑卒中病史的高血压患者一般血压目标为 <140/90mmHg；舒张压低于 60mmHg 的冠心病患者，应在密切监测血压的情况下逐渐实现降压目标。

（2）在短期内患者血压急剧升高，舒张压超过 120mmHg 或 130mmHg 并伴一系列严重症状，甚至危及生命的临床现象被称为高血压危象（hypertensive crisis）。此时，护士注意观察患者对降压药物的耐受情况，合理调节降压药物输注速度，并做好记录。在使用静脉降压药物时应遵循的护理流程见图 5-11。

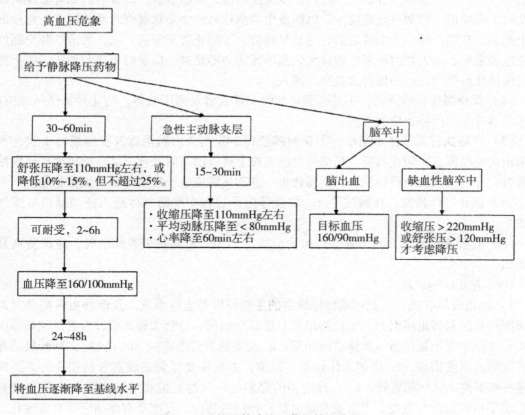

图 5-11 使用静脉降压药物护理流程

（3）低血压常常为疾病的生理和（或）病理的原因所导致，护士如发现患者出现低血压时，应配合医师积极查找病因，并进行相关处治。处理流程见图 5-12。

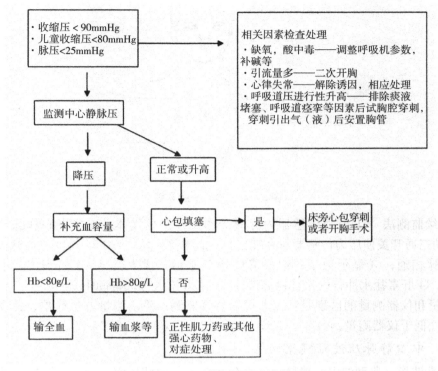

图 5-12 低血压护理流程

二、中心静脉压监测及管理

中心静脉压（central venous pressure，CVP）指的是右心房和胸腔内大静脉的血压。CVP 的大小取决于心脏射血能力和静脉回心血量之间的相互关系。若心脏射血能力强，能将回到心脏的血液及时泵到动脉内，CVP 则低；反之由于心力衰竭等原因造成心脏射血能力下降，则会导致 CVP 升高。CVP 是评估血管容量和右心功能的重要指标。

（一）适应证

（1）急性心力衰竭患者。

（2）大量输液者或心脏病患者输液时。

（3）危重患者或体外循环手术时。

（二）测压部位

上、下腔静脉或右心房。置管方法为：将中心静脉导管由颈静脉或锁骨下静脉插入上腔静脉，也可经股静脉或肘静脉插入到上腔或下腔静脉，见图 5-13。

（三）测量方法

1. 手动测量法　患者平卧，使用生理盐水通过中心静脉导管进行静脉输液，将输液器与生理盐水接头处拔出，在腋中线第 4 肋，固定好一点。使输液管路内的液体自行下降到不再不降为止，用尺测量腋中线至液柱的高度，即为 CVP 的值。

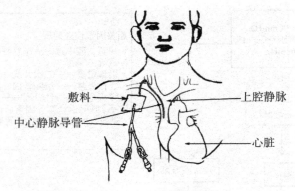

图 5 - 13　中心静脉置管

2. 连续监测法　①压力传感器内充满液体，并排尽气体。连接中心静脉导管；②校"0"，转动三通开关使压力传感器与大气相通，监测仪上显示"0"，转动三通开关使压力传感器与静脉相通；③显示数值：中心静脉压正常值：成人为 4 ~ 12cmH$_2$O，小儿为 3 ~ 10cmH$_2$O；④肝素盐水冲管（液体静脉滴注），压力包压力 300mmHg。

手测量和仪器测量的区别是：仪器可以持续监测；手动测量方法简单，并发症少。但是，准确性低于仪器测量。

（四）中心静脉压波形观察

1. 正常波形　典型的中心静脉压波形包含 3 个正向波 a 波、c 波、v 波。c 波可能看不见，a 波通常是最大的波，见图 5 - 14。

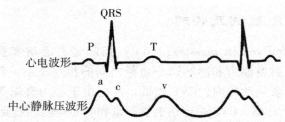

图 5 - 14　中心静脉压正常波形

2. 异常波形　①a 波较大：如因心律失常引起，较大的 a 波又称大炮波（cannon wave），与 V 波重叠，见图 5 - 15；②V 波较大：常于心室缺血或功能衰竭伴三尖瓣反流时出现，心律失常也可导致巨大 V 波，见图 5 - 16。

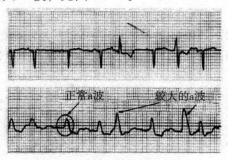

图 5 - 15　正常与异常 a 波

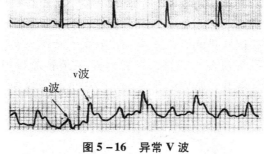

图 5 - 16 异常 V 波

（五）血压与中心静脉压变化的临床意义及处理原则

其意义与处理原则见表 5 - 1。

表 5 - 1 血压与中心静脉压变化的临床意义及处理原则

指标		临床意义	处理原则
BP↓	CVP↓	有效循环血量不足	补充血容量
BP↓	CVP↑	外周阻力过大或循环负荷过重	使用血管扩张药与利尿药
BP 正常	CVP↑	容量负荷过重或右侧心力衰竭	使用强心药与利尿药
BP↓	CVP 正常	有效循环血量不足或心排血量减少	使用强心药、升压药：输血
BP↓	CVP 进行性↑	心脏压塞或严重心功能不全	使用强心药、手术

（六）护理注意事项

（1）操作前向患者和家属解释操作过程及其目的。

（2）一般应在患者静息时测定中心静脉压。如遇特殊情况，需在护理记录单上记录测量时患者的状态。注意观察波形变化，及时做出护理评估。

（3）中心静脉压的管道不能输注升压药或血管扩张药等血管活性药物。

（4）观察有无并发症如感染、气胸、空气栓塞以及血栓形成的发生。如果出现这些并发症要立即通知医师，及时处理。

（5）调零点：测压管的零点应与右心房处于同一水平面，体位变动时需要重新调零点。

（6）CVP 的延续管道、敷料、冲洗液每日更换 1 次。记录置入导管的日期和时间、穿刺部位、冲洗液及敷料的更换时间、患者对操作的耐受情况。

（7）准确记录中心静脉压的数值。

（七）低血压的护理流程

低血压在危重症患者中常常提示病情严重，需要严密监测并加强护理。具体护理流程见图 5 - 12。

三、漂浮导管监测及管理

漂浮导管（float catheter）是 1970 年由 Swan 和 Ganz 首先研制的热稀释气囊导向导管，又称 Swan - Ganz 导管，见图 5 - 17。1972 年应用于临床。漂浮导管不透 X 线，其顶端带有气囊，从顶端开始每隔 10cm 有一黑色环形标记，作为插管深度的指示。目前使用的漂浮导管有四腔管和六腔管之分。四腔管每根有 3 个腔和 1 根金属导线。导管顶端管腔用于测量肺动脉压及抽取血标本，又称肺动脉腔，常以黄色标记。导管近端开口距离顶端 30cm，用于测量肺动脉压和右心房压，以及供测心排血量时注射生理盐水，又称中心静脉腔，常以蓝色标记。第 3 个腔开口靠近导管顶端的气囊，气囊的充气容量为 1 ~ 1.5ml，充气后有助于导管随血流向前漂进，又称气囊腔，常以红色标记。一根金属导线为热敏电极，导线一端与导管顶端近侧热敏电阻相连，另一端接心排血量仪。

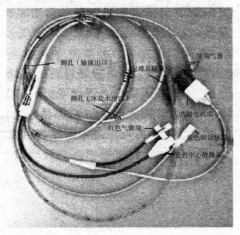

图 5 - 17　Swan - Ganz 导管结构

漂浮导管可直接测定的参数包括右心房压、右心室压、肺动脉压、肺动脉嵌顿压、心排血量。结合患者的身高、体重、动脉压等参数，还可计算出心脏指数（CI）、体循环阻力（SVR）、体循环阻力指数（SVRI）等参数。对于急性左心衰竭的患者，床边漂浮导管作为 I 类 B 级证据被推荐。

（一）适应证

（1）先天性心脏病合并肺动脉高压患者。

（2）合并右心衰竭的瓣膜症患者。

（3）冠状动脉旁路血管移植术患者。

（4）手术后低心排血量综合征者。

（5）左心功能不全的左心室射血分数（EF）<45%患者。

（6）血流动力学不稳定须用正性肌力药或主动脉内球囊反搏治疗（IABP）支持的患者。

（7）心脏移植或心肺联合移植患者。

（8）其他可能导致血流动力学急剧变化的患者，如多脏器功能衰竭、严重创伤、休克等。

（二）禁忌证

（1）出血性疾病或严重凝血功能障碍患者。

（2）三尖瓣和（或）肺动脉瓣为机械瓣或存在感染性心内膜炎患者。

（3）右心房、右心室内肿瘤或血栓形成者。

（三）测量方法

漂浮导管从大静脉置管后，将气囊充气，导管随血流漂经右心房→右心室→肺动脉→肺小动脉。

1. 常用置管静脉　通常选用外周静脉置管，如颈内静脉、锁骨下静脉、股静脉等。

2. 置管方法　以右侧颈内静脉置管为例。其置管过程及压力波形，见图 5 – 18。

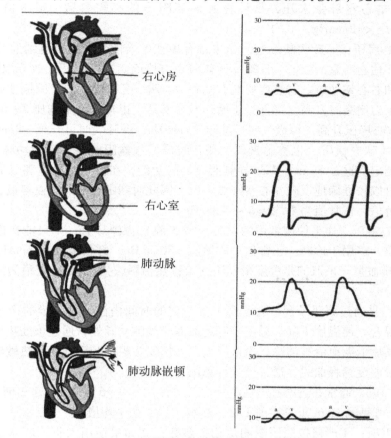

图 5 – 18　漂浮导管置管过程及压力波形

（1）置管前首先检查套囊是否完好，各个管腔是否通畅，并将肺动脉测压管与测压换能器连好，调整零点。肺动脉端口及中心静脉端口使用肝素盐水排气。

（2）颈内静脉穿刺成功后，将引导导丝放入颈内静脉。用尖刀片将皮肤穿刺针孔扩大，蚊式钳将皮下组织扩松，沿导丝将套有导管鞘的扩张器送入皮下并轻轻捻转扩张器向前推进。待导管鞘进入静脉后，撤出扩张导管和导丝，将漂浮导管由导管鞘腔内送入静脉。当导管送入 15~20cm 时，将气囊充气，并将导管弯度指向左侧缓慢向前推进。当出现右室压力波时继续前进直到出现舒张压明显抬高，说明进入肺动脉，再推进 3~5cm 出现肺嵌楔压的波形，这时停止前进并将气囊放气，出现肺动脉压波形，说明位置合适并记录深度加以固定。

（3）导管进入后，维持导管通畅，间断滴入肝素盐水。

（4）导管插入后应立即做床边胸部 X 线片，定位检查。

（5）在导管插入的最初 12h，由于心脏收缩使导管继续漂入，要不断观察压力图形，若未充气时即可见肺动脉楔压应考虑导管可能延伸到肺小动脉处，则应立即拍片并在压力监测下严格无菌消毒，将导管缓慢撤出到肺动脉处，以防肺栓塞及肺小动脉破裂。

3. 测量肺动脉压　目前多数监护仪均可对其进行连续监护，以便动态观察。是 SwanGanz 导管测得的最重要的参数之一。它不但提供了肺循环的压力状况，而且根据其舒张压还可间接地推断左心室舒张末压，是计算肺循环阻力的必需参数。正常值为收缩压 < 30mmHg，舒张压 < 12mmHg，平均压 < 16mmHg。

4. 测量右心房压　一般间断测定，如果备有单独的换能器，也可连续监测。可代替中心静脉压，对评估右心室的功能，计算体循环阻力有价值。右心房压的改变取决于血容量、静脉血管张力和右心室功能。右心房压在右侧心力衰竭、三尖瓣病变、限制型心肌病、心脏压塞及右心室压力增高时升高。降低见于循环血量不足。正常值为平均压 2 ~ 6mmHg，超过 10mmHg 提示右心房压升高。深吸气时可降至 - 7mmHg，深呼气时可升至 + 8mmHg。

5. 测量肺动脉嵌顿压　也称肺楔压，测量时需用气囊阻断某一个肺动脉分支的血流，因此只能间断测定。这是 Swan - Ganz 导管所独具的功能，在没有肺静脉和二尖瓣阻塞性疾病的情况下，可以较准确地反映左心室舒张末压，因此对判定心功能、血容量、指导治疗都有十分重要的价值。正常值为平均压 5 ~ 12mmHg。

6. 测量右心室压　如果使用常用的 4 腔（或 5 腔）漂浮导管，则只能在进出导管的时候测得右心室压，多用于诊断。正常值为收缩压 < 30mmHg，舒张末压 < 8mmHg。

7. 测量心排血量　采取的是温度稀释法（或称热稀释法），这是目前最为简便而且相对准确的方法。

（1）原理：是通过漂浮导管在右心房上部一定的时间内注入一定量的冷水，该冷水与心脏内的血液混合，使温度下降。温度下降的血液流到肺动脉处，通过该处热敏电阻监测血液温度变化。其后低温血液被清除，血液温度逐渐恢复。根据肺动脉处的热敏电阻所感应的温度变化，记录温度稀释曲线，通过公式计算出心排血量。

（2）方法：成人通常在近端孔向右心房上部快速注入 0 ~ 5℃的 5% 葡萄糖或 0.9% 生理盐水 5 ~ 10ml，可每隔 1min 重复注射 1 次，连续 3 次，取平均值。

（3）注意事项：①严格按照医嘱测定相关参数；②如果使用大瓶抽取冰液法，放置温度探头的标准液应尽早与注射液放入同一冰浴中，使其温度达到平衡；③测定前，应使监护仪上的注射液温度稳定不动，且 < 4℃；④取注射器或从大瓶中抽取冰液时，动作要迅速，尽量减少手与注射器的接触时间和接触面积；⑤推注时力量前后一致，在 5s 内快速推入；⑥一般应取 3 次测定的平均值，且 3 次差异应在 10% 以内，超过此范围要重新测定；⑦操纵仪器者与注射冰液者配合要默契，按下测定指令键后要尽快注入液体。

8. 测量混合静脉血氧饱和度（SvO_2）　将漂浮导管与光导纤维组装，用分光光度法测定肺动脉内的血氧饱和度，即 SvO_2。使用六腔导管时可测定，反映全身氧利用的程度，代表氧供和氧耗的平衡在组织水平的结果。正常混合静脉血氧分压为 40mmHg，SvO_2 为 75%。SvO_2 下降提示氧供减少或氧需增加。临床亦可用 SvO_2 间接监测心排血量的情况。在 2005 年 ESC 急性心力衰竭指南中推荐，在心源性休克及长时间严重低心排血量综合征患者中，可通过肺动脉测定混合静脉血氧饱和度以评价氧的摄取，目的是保持急性心力衰竭患者的 SvO_2 在 65% 以上。

（四）护理注意事项

（1）漂浮导管置入后应拍胸部 X 线片以确定导管的位置　若保留导管，则应每天床边拍胸部 X 线片 1 次，以观察导管位置。

（2）注意患者生命体征及心电图变化。

（3）协助医师测定和记录各种压力，测量前应使患者平卧，使各换能器与右心房水平一致，校零。

（4）气囊充气测定嵌顿压后应及时放气，嵌顿时间不能超过 20s，且气囊充气不能 > 1.5ml，因过度充气可使肺动脉扩张导致血管破裂，气囊嵌顿时间过长可导致肺栓塞。

（5）确保各端口连接紧密　连接不紧可使气体进入系统或导致血液阻塞、静脉血漏出或压力读数不准。应确保导管接口和功能一致，定期检查管路有无气泡，及时排出气泡。

（6）气囊充气时禁止退导管。

（7）管路应妥善固定并每班交接。

（8）每天更换输液瓶，连接管每天更换 1 次。每天检查穿刺点，每天更换敷料 1 次。

（9）记录导管放置位置和导管插入长度。

（10）如导管置入期间出现发热，应通知医师，必要时撤出导管并将其近心端送检验科做细菌培养。

四、脉搏指示持续心排血量监测及管理

脉搏指示持续心排血量监测（pulse indicator continous cardiac output，PICCO）是经肺热稀释技术和脉搏波型轮廓分析技术的综合。通过置入中心静脉导管和带温度感知器的特制动脉导管，实现床边连续监测心排血量、外周血管阻力、心搏量变化，并用单次温度稀释法测量心排血量、胸内血容量和血管外肺水。其中血管外肺水（EVLW）和胸内血容量（ITBV）两项指标是 PICCO 特有的。其管道与中心静脉导管的连接见图 5-19。

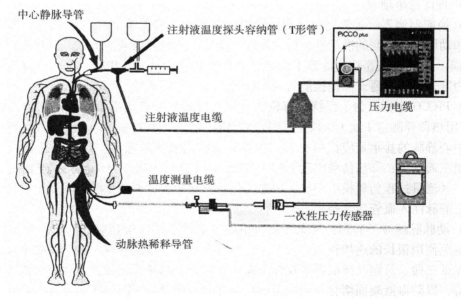

图 5-19　PICCO 连接

任何原因引起肺毛细血管滤出过多或液体排除受阻都会导致 EVLW 增加，正常 EVLW < 500ml，> 2 倍的 EVLW 将影响气体弥散和肺的功能，是反映肺渗透性损伤的定量指标，且可从床旁获得参数，用于评价肺水肿，并预示疾病的严重程度。ITBV 为反映心脏前负荷的敏感指标，优于中心静脉压及肺动脉嵌顿压，且不受机械通气及通气时相的影响。

PICCO 开始测量时，应先做 3 次温度稀释心排血量测定。冰盐水通过中心静脉导管→上腔静脉→右心房→右心室→肺动脉→血管外肺水→肺静脉→左心房→左心室→升主动脉→腹主动脉→股动脉→PICCO 导管接收端。定标后监测仪可根据脉搏波形和常数计算连续心排血量、心功能指数、每搏量、体循环阻力等参数。此种方法与肺动脉导管法的相关性高。

1. 适应证

（1）休克患者。

（2）急性呼吸窘迫综合征（acute respiratory distress syndrome，ARDS）患者。

（3）急性心功能不全患者。

（4）肺动脉高压患者。

（5）心脏及腹部、骨科大手术患者。

（6）严重创伤患者。

（7）脏器移植手术患者。

2. 禁忌证　作为有创监测方法，只要是有出血风险及动脉置管困难的患者均属于禁忌。如①出血性疾病者；②主动脉瘤、大动脉炎、动脉狭窄者；③心腔肿瘤、心内分流者；④肢体有栓塞史者；⑤体外循环期间者；⑥接受主动脉内球囊反搏治疗（intra – aortic balloon pump，IABP）的患者，不能使用脉搏轮廓分析方式进行监测者。

3. 置管部位　一般选择颈内静脉或锁骨下静脉，不推荐选择股静脉，因其测定的胸腔内血容量（ITBV）和全心舒张末期容积（GEDV）将会比实际容量绝对值高 75ml。带温度感知器的特制动脉导管置管部位一般选择股动脉。

4. 护理注意事项

（1）换能器调零：置管完成后股动脉换能器和中心静脉换能器分别调零。为提高中心静脉压和动脉压力监测的准确性，减少体位、输液、抽血等因素的干扰，监测过程中一般每隔 8h 调零，调零方法是将换能器平患者腋中线第 4 肋，与大气相通，按监护仪调零键，直至数值为零，再转三通开关使换能器与各导管相通，调零完成。

（2）PICCO 定标：为了保持脉搏轮廓分析对患者状况有更准确的监测，推荐病情稳定后每 8h 用热稀释测定 1 次 CO 校正，每次校正注入 3 ~ 5 次冰盐水。PICCO 定标时须注意：①注入中心静脉的盐水量应根据患者的体重和胸腔内液体量选择，4s 内匀速输入，注射毕立即关闭三通开关；②病情稳定后 PICCO 定标每 8h 进行 1 次，避免反复频繁测定，增加心脏负荷；③测量过程勿触摸中心静脉的温度传感器和导管，避免手温影响测量准确性；④避免从中心静脉注入血管活性药。

（3）动脉脉搏波形监测：要保证测量值的准确性。要获得精确的动脉压力波形，应注意：①避免使用很长的连接管或多个三通，严密观察各个连接处有无松动、脱出及血液反流现象，保证三通、管路及换能器等连接牢固。②保持动脉导管通畅。动脉导管使用生理盐水加压维持，以防血液凝固堵管。当压力曲线异常时，应分析原因。③如导管内有凝血而发生部分堵塞，导致波形异常时，应及时抽出血块加以疏通。④心律发生变化时需重复校正。发生引起血流动力学改变的心律、失常时,脉波轮廓心排血量测量值不准确。

(4)穿刺肢体的护理:①患者取平卧位,术侧肢体保持伸直、制动;②必要时给予约束或药物镇静;③定时给予按摩,促进血液循环;④患者翻身或躁动时,注意导管是否移位,妥善固定导管,防止牵拉。

(5)导管的护理:①动脉通路可保留10d,当导管周围有感染征象时,应及时拔除;②注入液、感知器定时更换;③动脉导管很少有全身感染发生,偶见于中心静脉导管;④动脉压力监测管路中有气泡,可使曲线出现阻力,影响脉搏轮廓心排血量的值。

五、无创心排血量监测及管理

无创心排血量监测是采用胸腔阻抗的方法,为连续监测血流动力学变化和对心功能进行评价的一种新方法。它利用心阻抗图(Impedance Cardiogram,ICG)来监测血流动力学变化,ICG电极放置位置见图5-20。

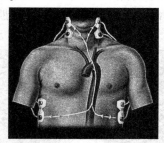

图5-20 ICG电极放置位置

1. 无创心排血量监测原理 进行ICG监测时,电流通过患者胸部,电信号沿阻抗最小的路径——主动脉进行传导。随着心脏收缩和舒张活动,主动脉内的容积随血流量而变化,故其阻抗也随血流量而变化。心脏射血时,左心室内的血液迅速流入主动脉,主动脉血容量增加,体积增大,阻抗减小;当心脏舒张时,主动脉弹性回缩,血容量减少,体积减小,阻抗增大。因此,胸腔阻抗将随着心脏收缩与舒张发生搏动性变化。所测得的数值经过测量和计算,得出血流动力学参数。

2. 无创心排血量监测注意事项 当有广泛的肺水肿、胸腔积液、血胸、胸壁水肿等情况存在时,测量会受到较大影响,此时不能使用ICG。而活动、焦虑、生气、不安、颤抖、低体温等会影响ICG监测值。

临床上无创心排血量监测虽然还不能完全替代肺动脉漂浮导管,但简单、无创、快速的突出优点,使得该技术在重症患者进入ICU实施有创监测前,如在急诊科、手术室或院前现场等,具有较强的应用价值。

(周 蓉)

第三节 机械辅助循环技术的监护及管理

心力衰竭是临床常见的危重症,是循环系统疾病的严重阶段,发病率及病死率逐年增加,单纯的药物治疗无法阻止患者心力衰竭症状的持续加重。研究证实,59%的心力衰竭患者死于循环"泵"衰竭。近年来机械辅助循环逐渐成为治疗急、慢性循环衰竭的主要方法之一。

机械辅助循环技术包括：主动脉内球囊反搏、体外膜肺氧合、心室辅助装置等。

一、主动脉内球囊反搏术

主动脉内球囊反搏（Intra - aortic Balloon Pump，IABP）多用于经药物治疗无法改善的心源性休克或心脏手术后无法脱离体外循环支持的危重患者。它是通过一段时间临时性的辅助使心脏功能改善，或为终末期心脏病患者行心脏移植术赢得准备的时间，是临床应用比较广泛和有效的一种机械循环辅助装置。全球每年应用 IABP 超过 16 万人，使用成功率约为 65%。

其工作原理是：将带有一个气囊的导管置入降主动脉近心端，在心脏收缩期，气囊内气体迅速排空，造成主动脉压力瞬间下降，心脏射血阻力降低，心脏后负荷下降，心脏排血量增加，心肌耗氧量减少；舒张期，主动脉瓣关闭同时气囊迅速充盈，向主动脉远、近两侧驱血，使主动脉根部舒张压增高，增加了冠状动脉血流和心肌氧供，全身灌注增加。IABP 可使心肌氧供／氧需比率得到改善，并且增加外周灌注，见图 5 - 21。

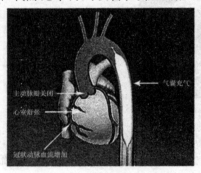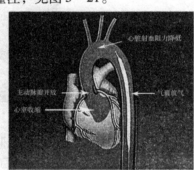

图 5 - 21　主动脉内球囊反搏工作原理

（一）适应证

（1）急性心肌梗死并发心源性休克、伴急性二尖瓣关闭不全、伴室间隔穿孔。

（2）药物治疗难以控制的不稳定型心绞痛。

（3）难治性心力衰竭。

（4）冠状动脉介入治疗过程中支持治疗。

（5）冠状动脉旁路手术和术后支持治疗、心脏外科术后低心排血量综合征、心脏移植前后的辅助治疗。

（6）人工心脏的过渡治疗。

（二）禁忌证

（1）主动脉瓣关闭不全。

（2）主动脉夹层。

（3）脑出血或不可逆性的脑损害。

（4）心脏病或其他疾病的终末期。

（5）严重的凝血机制障碍。

（6）心脏停搏、心室颤动、严重低血压等。

（三）置管程序

1. 选择合适的导管　目前有多种型号的导管可供选择，在选择导管时应考虑气囊充气时可阻塞主动脉管腔的90%～95%。临床可以根据患者的体表面积和股动脉的粗细选择不同大小的气囊。

2. 置管方法　经皮股动脉穿刺是目前使用最广泛的方法。插入前应评价患者股动脉和足背动脉搏动、双下肢皮肤颜色、温度等。有助于气囊插入后对肢体缺血的迅速识别。采用严格无菌技术在腹股沟韧带下方穿刺股动脉，送入导引钢丝后拔除穿刺针，沿导引钢丝送扩张器扩张股动脉穿刺口后撤除扩张器，再沿导引钢丝送入鞘管至降主动脉胸段，将主动脉球囊反搏导管插入引导鞘管，使其顶端位于左锁骨下动脉开口以下1～2cm，球囊的末端在肾动脉开口水平以上，可通过胸部X线片观察导管尖端是否位于第2～3肋间。将鞘管退出至留在体内2～4cm固定，连接压力传感器和床旁反搏机，见图5-22。

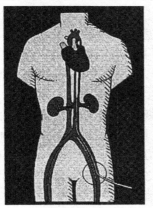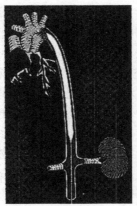

图5-22　经股动脉主动脉内球囊反搏置管方法

3. 护理配合注意事项

（1）置管前：①协助医师评价患者情况，包括：双下肢皮肤颜色、温度、动脉搏动、基础感觉和运动能力以及患者插管前的血流动力学状态，并进行全面神经系统检查；②向患者及家属简单、概括地解释与IABP治疗相关的问题，如治疗目的、反搏原理、可能出现的并发症、使用中如何配合等，取得患者及家属的理解，消除他们的恐惧，并签署知情同意书；③保持静脉通路开放，以备在导管插入过程中出现紧急情况可以快速给药；④检查患者正在使用的仪器设备运行是否正常以及报警设置是否正确；⑤护士应常规进行穿刺部位的皮肤准备，协助医师进行皮肤消毒；⑥插管前提醒医师检查气囊是否存在漏气情况。

（2）置管过程中：①观察可能发生的并发症包括栓塞、动脉内膜剥脱、主动脉穿通、气囊位置放置错误等；②密切观察、测量并记录患者的血压、心率、心律、尿量及双下肢温度、颜色、动脉搏动等，对患者出现的每一个临床表现尤其是疼痛应有所警觉（如胸前或后背疼痛均提示主动脉内膜剥脱），及早发现和处理并发症；③插管后立即常规进行床旁X线胸片检查，明确主动脉气囊反搏导管的位置。

（四）监护注意事项

1. 选择合适的触发方式　触发是指使放置在主动脉内的气囊进行充气和放气切换的信号。

（1）心电图触发方式：是主动脉内球囊反搏最常采用的触发方式，以心电图 R 波作为触发的识别标志，主动脉内球囊反搏术中，护士应注意：①在进行心电监护过程中应注意选择 R 波直立向上的导联；②心电电极出现脱落时，仪器会自动切换成压力触发模式，如不能自动切换，则仪器会停止工作并报警，护士需手动切换触发模式，迅速更换电极片后，再将触发模式设为心电图触发。

（2）压力触发方式：当 ECG 信号中断或受到干扰时可选择。触发的信号标志可以从气囊导管中心测压腔获得，要求收缩压 >50mmHg，脉压 >20mmHg。

（3）起搏状态触发方式：当患者应用起搏器进行心房起搏、心室起搏或房室顺序起搏时，可以选择起搏信号触发模式。在这种触发方式下，高尖的起搏信号成为触发识别的信号。

（4）内部强制触发方式：当患者出现心搏骤停时，心脏的电活动和搏动不足以启动主动脉内球囊反搏泵时，主机可以固定的频率（自动状态为 80/min）触发产生冠状动脉的血流灌注。为了防止相反的作用，主机自动监测患者心脏的自主电活动，并在监测到 R 波时排气。一旦患者出现自主的心脏电活动，可将触发模式换转回心电图触发方式。

2. 选择正确的充放气时相　在反搏过程中，适当的时相转换可以使主动脉内气囊在每个心动周期中的充气和排气协调地相互交替发生作用。

理想状态下，球囊充气应始于左心室舒张期开始、主动脉瓣关闭前。放气在收缩期前。在主动脉压力波形上表示舒张期的开始的标志是重脉切迹（dicrotic notch），它代表主动脉瓣关闭，气囊充气最好在此点稍前。而动脉压力波形向上快速升高表示收缩期的开始，主动脉瓣开放、心室射血。气囊排气最好发生在此之前。其压力波的周期变化见图 5 - 23。

主动脉内气囊充气、排气时相设置不当会造成以下 4 种情况。

（1）充气过早：主动脉瓣提前关闭，每搏射血量减少，心排血量（CO）减少。其波形见图 5 - 24。

（2）充气过迟：主动脉舒张压放大效果降低，冠状动脉的灌注量减少（疗效欠佳）。其波形见图 5 - 25。

（3）排气过早：后负荷未减轻，心肌耗氧未减轻，见图 5 - 26。

（4）排气过迟：左心室的后负荷增加——心肌耗氧量增加、CO 减少，见图 5 - 27。

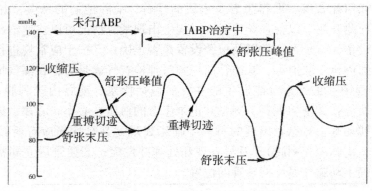

图 5 - 23　主动脉内球囊反搏压力波

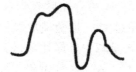

图 5-24　主动脉内球囊
反搏充气过早压力波

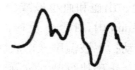

图 5-25　主动脉内球囊
反搏充气过迟压力波

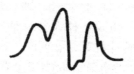

图 5-26　主动脉内球囊
反搏排气过早压力波

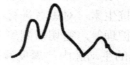

图 5-27　主动脉内球囊
反搏排气过迟压力波

　　为了能够达到理想的充气/排气时相和简化临床操作，现代化主动脉内气囊反搏仪具有自动控制时相的功能，它可以在心率和心律的变化中自动校正时相。

　　3. 选择合适的反搏比例　仪器可供选择的比例有 1：1、1：2、1：3 等。选择 1：1 时辅助力度最大。撤离 IABP 前，可逐步减少主动脉内气囊反搏的辅助比例，从 1：1 减少到 1：2 最终到 1：4。

　　（五）护理注意事项

　　1. 妥善固定　当 IABP 治疗开始以后，监护人员要按照无菌原则对插管部位进行包扎处理，将主动脉气囊反搏导管固定在患者的大腿上，防止移位。每 24h 更换伤口敷料，必要时随时更换。

　　2. 体位和活动　患者需绝对卧床。插管侧大腿弯曲不应超过30°，床头抬高不超过30°，以防导管打折或移位。护理人员应鼓励和协助患者在限制允许的范围内移动，定时翻身，以防止压疮发生。

　　3. 心理护理　对患者提出的问题护士应耐心解释，安慰鼓励患者，为患者创造一个安静的、能够充分休息的环境，必要时可遵医嘱给予镇静药。

　　4. 血流动力学状态的监测　根据需要每 15～60min 评估并记录患者血流动力学状态，评估患者对 IABP 支持治疗的反应。主要观察和记录的数据包括：常规生命体征、有创动脉压、中心静脉压、肺动脉压、肺毛细血管楔压（PCWP）、心排血量、体温、液体出入量、血气分析及其他实验室检查。

　　5. 主动脉血管并发症的预防　最常见并发症是主动脉血管并发症，发生率 6%～24%。通常与插入操作有关。其主要危险因素有糖尿病、高血压、女性且体表面积小和外周血管疾病，护士应密切观察患者是否出现血管性并发症的症状和体征，如：突然剧烈的疼痛、低血压、心动过速、血色素下降、肢体末梢凉等，并及时向医师报告。

　　6. 下肢缺血的预防　下肢缺血发生率 5%～19%。护士对应用 IABP 支持治疗的患者应注意观察其穿刺侧肢体的脉搏、皮肤颜色、感觉、肢体运动、皮肤温度等。在主动脉内气囊导管插入后第 1h 内每隔 15min 判断 1 次，此后每 1h 判断 1 次。当发生下肢缺血时，应撤除气囊导管。

7. 预防血栓、出血和血小板减少 无论何种原因造成的主动脉气囊反搏泵不工作的时间都应控制在 15min 内，1：3 反搏比例使用时间不超过 1h，以免造成血栓形成。并且密切观察足背动脉搏动；下肢温度及皮肤颜色；尿量；如尿量减少、尿比重低，应考虑是否肾衰竭或肾动脉栓塞。正确执行肝素抗凝治疗、监测血小板计数、血红蛋白、红细胞压积、全身凝血酶原激活时间（维持在 180～200s）。如果发生出血，根据需要进行输血，必要时输血小板。

8. 预防感染 按照无菌原则进行伤口换药，注意伤口有无红、肿、热、痛和分泌物。常规预防性使用抗生素。对患者进行细致的生活护理，以及各种管道护理：例如，深静脉插管护理、导尿管护理等。密切监测患者的体温、白细胞计数等，必要时进行血培养。

9. 保持最佳的主动脉内气囊反搏效果 IABP 治疗的有效性取决于患者的血流动力学状态和仪器有关参数的正确选择。监护人员可以通过 IABP 治疗期间主动脉压力波形的变化来判断辅助治疗效果。另外监护人员应掌握判断主机工作状态的方法及常见问题和故障的排除。

（六）撤离主动脉内球囊反搏

1. IABP 撤离的指征

（1）心排血量指数 > 2.0L/（min·m^2）。

（2）动脉收缩压 > 90mmHg。

（3）左心房和右心房压 < 20mmHg。

（4）心率 < 100～110/min。

（5）尿量 > 0.5～1.0ml/（kg·h）。

（6）无正性肌力药物支持或用量 < 5μg/（kg·min）。

2. 酌情早期撤离 有主动脉血管内并发症、下肢缺血、气囊导管内形成血栓等并发症时，应酌情早期撤离 IABP。

3. 撤离步骤

（1）撤离 IABP 的过程要在医师的指导下，逐步减少主动脉内气囊反搏的辅助比例，并逐渐减少抗凝药的应用。拔除气囊导管前 4h 停用肝素，以减少出血。

（2）剪断固定缝线。

（3）停机后用 50ml 注射器将气囊内气体抽空，将气囊导管与鞘管一起拔出。

（4）让血液从穿刺口冲出几秒或 1～2 个心动周期，以清除血管内可能存在的血栓碎片。

（5）局部压迫 30min，加压包扎后继以沙袋压迫 8h，嘱患者平卧 24h，严密观察穿刺部位出血情况，最初每 30min 1 次，2～3h 后可适当延长观察间隔时间。

（6）在拔出气囊导管以后，护士应立即检查远端动脉搏动情况和患者血流动力学状态等，及早发现异常并及时处理。

（七）主动脉内球囊反搏的局限与反搏治疗新进展

虽然 IABP 在临床中得到了广泛的应用，但 IABP 也有其明显的缺点：①提供的血流动力学支持有限，而且依赖患者自身的心脏功能发挥作用，当主动脉收缩压低于 70mmHg 时，IABP 辅助效果差；②由于导管置入部位限制患者活动而不能长期应用；③当 IABP 应用超过

20d 时，血管并发症、感染和出血等风险大大增加。

应用反搏方法辅助循环已有近 50 年的历史，近年来国际上已出现了各种反搏辅助装置的实验研究及临床应用报道，如主动脉旁反搏装置、主动脉外气囊反搏、永久性可置入 IABP、骨骼肌驱动的反搏装置和体外反搏装置等。其中体外反搏装置是一种无创性机械辅助循环方法。国内于 1972 年由原中山医科大学辅助循环课题组开始体外反搏原理的研究，研制成功增强型体外反搏（Enhanced external counterpulsation，EECP）装置。主要装置是在患者四肢和臀部扎上气囊，连接上特定的气源，配上专门设计的电器控制部分，利用患者自身的心电信号，进行固定触发，并与心脏保持严格的同步工作。有研究证实 EECP 是一种安全、有效的无创性机械辅助循环方法。

二、体外膜肺氧合

体外膜肺氧合（extracorporeal membrane oxygennation，ECMO）简称膜肺，是走出心脏手术室的体外循环技术。其原理是将体内的静脉血引出体外，经过特殊材质人工心肺旁路氧合后注入患者动脉或静脉系统，起到部分心肺替代作用，以维持人体脏器组织氧合血供。是一种持续体外生命支持手段，通过体外设备较长时间全部或部分代替心肺功能，使心、肺得以充分休息，为心、肺病变治愈及功能恢复争取时间。

ECMO 的基本结构包括血管内插管、连接管、动力泵（人工心脏）、氧合器（人工肺）、供氧管、监测系统。其示意图见图 5 - 28。

ECMO 与传统体外循环的不同之处在于：①ECMO 是密闭性管路；传统的体外循环是开放式管路；②ECMO 是肝素涂层材料，ACT 可维持在 120 ~ 180s；体外循环则要求 ACT≥480s；③ECMO 维持时间为 1 ~ 2 周，有超过 100d 的报道；体外循环一般不超过 8h；④体外循环需要开胸手术；ECMO 多数无需开胸手术，相对操作简便快速。

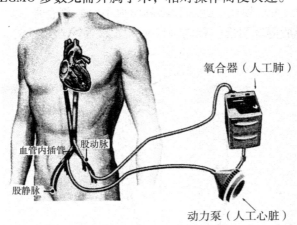

氧合器（人工肺）

血管内插管 股动脉

股静脉

动力泵（人工心脏）

图 5 - 28 体外膜肺氧合

（一）适应证

1. 作为机械循环支持 适用于①心脏术后心源性休克；②急性心肌梗死并发心源性休克；③重症心肌炎；④各种原因引起的心跳呼吸骤停。

2. 代替体外循环 适用于①肺移植术中心脏支持；②等待供体的患者支持；③急性肺栓塞的救治。

3. 通气支持　①急性呼吸窘迫综合征（ARDS）；②新生儿肺部疾病。

（二）置管方式

1. 静脉－动脉（V－A）转流　经静脉将静脉血引出经氧合器氧合，并排除二氧化碳后泵入动脉。成人通常选择股动－静脉，是可同时支持心肺功能的连接方式。其置管方式见图5－29。

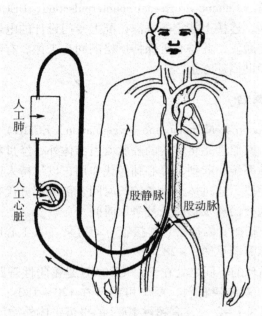

图5－29　静脉－动脉转流置管方式

2. 静脉－静脉（V－V）模式　经静脉将静脉血引出经氧合器氧合并排除二氧化碳后泵入另一静脉。通常选择股静脉引出，颈内静脉泵入。其置管方式见图5－30。

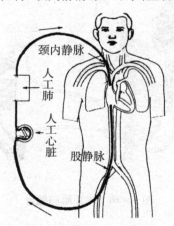

图5－30　静脉－静脉转流置管方式

总体来说V－V转流方法为肺替代的方式，V－A转流方法为心肺联合替代的方式。正确的模式选择可对原发病起积极作用，提高抢救成功率。心脏功能衰竭及心肺衰竭病例选V－A；肺功能衰竭病例选用V－V转流方法。

（三）监护注意事项

1. 循环系统监护

（1）持续心电、有创血压、中心静脉压、血氧饱和度监测，监测电解质、出入量、血液温度和体表温度，维持生命体征平稳。

（2）使用微量泵静脉输入血管活性药物，根据病情调节剂量。

（3）观察尿量及颜色，如果尿色加深很可能出现血红蛋白尿。其原因为泵头对红细胞机械性破坏，膜肺对血细胞的破坏等，应及时向医师反映。

2. 呼吸系统监护

（1）2~4h 监测动脉血气分析 1 次。

（2）在使用 ECMO 期间，呼吸机设置在正常范围的最小参数，使肺得到充分的休息，并根据血气分析结果及时调整呼吸机各项参数。

（3）采用密闭式吸痰，保持呼吸道通畅。

（4）定期复查胸部 X 线片，了解肺部情况。

3. ECMO 系统监测

（1）灌注量监测：需严密监测灌注量，防止灌注量过低而发生并发症。

（2）膜肺监测：应严密观察膜肺进出两端血液颜色的变化，如发现两端颜色为黯红色时应及时通知医师，采取两端血标本做血气分析，如氧分压低，应更换膜肺重新转流。

（3）管道护理：定时检查管道各接口是否固定牢固，保持管道功能位。

（4）每小时记录离心泵头转速及血流速，观察泵前压力及泵后压力。

4. 并发症的护理

（1）出血：是 ECMO 最严重的并发症。出血部位主要在脑、消化道及插管部位。应定时监测凝血酶原激活时间（ACT）、凝血酶原时间（PT）、活化部分凝血酶原时间（PTT）并依此调整肝素用量。严密观察动静脉穿刺部位及全身出血情况，减少医源性的损伤。

（2）栓塞：每小时观察并记录四肢动脉尤其是足背动脉搏动情况、皮肤温度、颜色、有无水肿等情况，评估患者意识状况，防止脑血栓的发生。

（3）感染。

（4）肢体缺血性损伤：术后密切观察插管侧肢体的颜色、温度及足背动脉搏动情况，并与健侧肢体相比较。

（5）肾功能不全：也是 ECMO 最常见的并发症之一。

三、心脏辅助装置

心脏辅助装置（ventricular assist devices，VAD）是置入性辅助衰竭心脏的设备，由血液管道系统和由气体或电驱动的动力系统组成。心脏辅助装置的工作原理接近于心脏泵的作用，可全部或部分代替心室的功能，改善终末期心脏病患者的全身循环，使重要器官得到恢复及保护，为等待心脏移植争取时间。但因其价格昂贵、技术复杂、并发症多，较难推广应用。

（一）适应证

1. 已准备接受心脏移植的患者在等待期间病情恶化，而供体短缺，无合适足够的供体可选择。

2. 终末期心力衰竭患者合并感染或多脏器功能衰竭，难以承受心脏移植手术及术后的抗免疫治疗。

3. 心脏手术后引起的严重低心排血量，体外长时间辅助后，即使使用大量药物，甚至主动脉内球囊反搏，但心功能仍不能维持生命所必需。

4. 终末期心力衰竭患者，年龄＞65 岁，不适合行心脏移植手术。

（二）置入方法

安装左心室辅助泵是一种较为复杂的手术，需在体外循环的支持下完成。通常将 VAD 置入在上腹壁，通过流入管道将血液从左心室引流到泵内，然后经流出管道将血液泵入主动脉内。

（三）监护注意事项

1. 常规监护　持续心电、有创血压、中心静脉压、血氧饱和度、心排血量监测，监测电解质、出入量、血液温度和体表温度，维持生命体征平稳。

2. 左心室辅助泵的监护

（1）安装左心室辅助泵后，患者心率和泵率是不一致的。听诊和数脉搏得到的数据是泵率，心电图监测得到的数据是心率，需对患者的泵率和心率同时进行监测。

（2）左心室辅助泵相关参数监护：每搏量、残留量、峰值冲盈率、泵的频率、泵输出率、射血峰值等。

（3）患者在安装此泵后，只有在足够的左心室前负荷时，该泵才能正常工作。需在严密监护下进行补液，指导患者进食水。准确记录出入量。

3. 凝血功能监护　患者术后遵医嘱使用抗凝药并监测凝血功能。

4. 心脏辅助装置置入术后引流管管理　保持引流管的通畅，密切观察引流量及性质，每小时记录，引流量 2h 超过 150ml 时应通知医师。每日定时更换引流瓶，常规术后第 3 天拔除引流管。

5. 活动指导　无并发症时，术后第 4 天患者可在床上坐起，第 7 天后可协助患者下床，以后逐渐指导患者在床边活动。

（周　蓉）

第四节　心脏紧急事件急救术

任何能引起心脏功能损失（心搏骤停）的事件都称为心脏紧急事件。心搏骤停（cardiac arrest，CA）发生后，由于脑血流突然中断，10s 左右即可出现意识丧失，经正确而及时的抢救，就有可能挽回患者的生命。本节仅介绍心肺复苏、心脏电复律术及临时心脏起搏术的相关知识。

一、心肺复苏术

（一）心搏骤停

1. 定义　心搏骤停是指心脏泵血功能突然停止。一旦发生，将立刻导致脑和其他器官血流中断，并由此引起意识丧失、呼吸停止，甚至死亡等严重后果。成人发生 CA 最常见原因为心脏疾病，尤其是冠心病。心搏骤停若不能得到及时有效救治常致患者即刻死亡。CA常常是心脏性猝死（sudden cardiac death，SCD）的直接原因。

2. 心搏骤停的主要临床表现

（1）意识丧失或伴短暂抽搐。

（2）心音、大动脉搏动消失、血压测不出。

（3）呼吸断续或停止。

（4）瞳孔散大。

（5）皮肤苍白或发绀。

3. 心电图表现

（1）心室颤动（ventricular fibrillation，Vf）：电除颤是终止 Vf 最有效的方法。在未同时实施心肺复苏的情况下，从电除颤开始到生命终止，每延迟 1min，Vf 导致 CA 患者存活率下降 7% ~ 10%。

（2）心室停搏：心电图示直线或仅有心房波，室上性激动不能到达心室，见图 5 - 31。心室停搏的复苏成功率仅为 1% 左右。

（3）心电 - 机械分离：又称无脉电活动（pulseless electrical activity，PEA），心电图上有正常或宽而畸形、振幅较低的 QRS 波群，频率多在 20 ~ 30/min，见图 5 - 32，这一类型临床较少见。

（4）无脉室速：心电图上表现为室速，但同时出现无脉搏、意识丧失、低血压或严重的肺水肿。

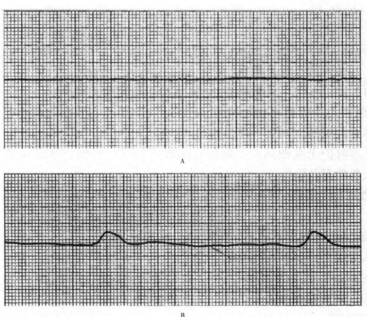

图 5 - 31　心室停搏（A 图）—心脏电活动完全停止（B 图）—偶见心房波

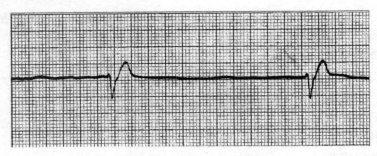

图 5 - 32　心电 - 机械分离

（二）心肺复苏（cardiopulmonary resuscitation，CPR）

心搏骤停 4min 以上开始造成脑损伤，10min 以上即造成脑部不可逆之伤害发生。有研究证实，施救时间与复苏成功率高度相关。心搏骤停 1min 内实施急救，CPR 成功率 >90%；心搏骤停 4min 内实施急救，CPR 成功率约 60%；心搏骤停 6min 内实施急救，CPR 成功率约 40%；心搏骤停 8min 内实施急救，CPR 成功率约 20%。因此施救时间越快越好。

1. 心肺复苏定义　针对心搏、呼吸骤停所采取的抢救措施称为心肺复苏，包括通过胸外按压建立暂时的人工循环；通过电除颤对 Vf 进行转复，促进心脏恢复自主搏动；采取人工呼吸纠正缺氧，并恢复自主呼吸。其目的是保护心、肺、脑等重要器官，避免出现不可逆的损伤，并尽快恢复自主呼吸和循环功能，最终使脑功能得以恢复。因此 CPR 过程中特别强调脑保护，又称心肺脑复苏（cardiopulmonary cerebral resuscitation，CPCR）。CPR 可分为基础生命支持（basic life support，BLS）和高级生命支持（advanced Cardiac life support，ACLS）。

2. 心肺复苏的启动　早期识别成人心搏骤停的关键是评估患者的反应及有无正常呼吸。心搏骤停患者一开始可能有短暂的叹气样呼吸或似癫痫发作症状，这些非典型表现可能会使护士感到困惑而延搁了 CPR。作为医务人员，要求检查大动脉搏动，但检查的时间不应超过 10s。当确认患者无反应且没有呼吸或没有正常呼吸（即仅有叹气样呼吸）时，护士应根据主要征象，迅速、果断地判断，并迅速启动心肺复苏。

启动心肺复苏时护士应做到：①确定心搏骤停及发生时间；②尽早通知医师或急救小组；③尽早取来急救车及除颤仪；④立即开始 CPR。

3. 基础生命支持　根据 2010 年国际心肺复苏指南所做的重大改变，沿用了 50 年之久的 "A – B – C"（开放气道、人工呼吸、胸外按压）完成了其历史使命，由 "C – A – B"（胸外按压、开放气道、人工呼吸）取而代之。其基础生命支持简化流程，见图 5 – 33。

（1）建立人工循环：是指用人工的方法促使血液在血管内流动。人工循环的建立方法有 2 种，即胸外按压和开胸心脏按压。在临床急救中，主要应用前一种方法。高质量、不间断的胸外按压是心肺复苏最关键的环节。

1）胸外按压方法

a. 快速定位：方法一为用手指触到患者胸廓下缘（靠近施救者一侧），手指向中线滑动，找到患者肋骨与胸骨连接处；方法二为双乳头连线的中点（无乳房下垂时选择）。

b. 将一手掌紧贴在患者胸骨的下半部，另一手掌重叠放在这只手背上，确保手掌根部长轴与胸骨长轴一致，保证手掌全力压在胸骨上，注意不要按压剑突。

c. 手指无论是伸直还是交叉在一起，都应离开胸壁，手指不应用力向下按压。

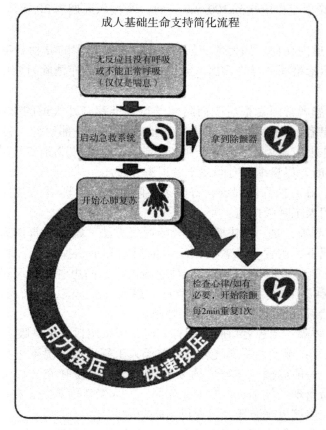

图 5 – 33 成人基础生命支持简化流程

2）为确保有效按压，按压时应做到以下几点。

a. 患者应取仰卧位，躺在硬质平面（如平板或地面）。

b. 按压者肘关节伸直，上肢呈一直线，双肩正对双手，以保证每次按压的方向与胸骨垂直。

c. 成人按压幅度为胸骨下陷至少 5cm，婴儿和儿童按压深度至少为胸部前后径尺寸的 1/3（婴儿约为 4cm，儿童约为 5cm）。最理想的按压效果是可触及颈动脉或股动脉搏动。但按压力量以按压幅度为准，而不仅仅依靠触及脉搏。

d. 每次按压后，双手放松使胸骨恢复到按压前的位置，血液在此期间可回流到胸腔。放松时双手不要离开胸壁，一方面使双手位置保持固定，另一方面，减少胸骨本身复位的冲击力，以免发生骨折。

e. 在一次按压周期内，按压与放松时间各为 50%，可产生有效的脑和冠状动脉灌注压。

f. 急救者应定时更换角色，以减少因疲劳而对胸部按压的幅度和频率产生不利影响。如果有 2 名或者更多急救者在场，应每 2min（或在 5 个比例为 30 ∶ 2 的按压与人工呼吸周期后）更换按压者，每次更换尽量在 10s 内完成。

g. CPR 应在患者被发现的现场进行，CPR 过程中不应搬运患者并尽量减少中断，除非患者处于危险环境，或者存在其他需要紧急处理的情况。

h. 胸外按压的频率至少应达到100/min，每一个按压周期为30次。

（2）开放气道

1）应先去除气道内异物。如无颈部创伤，清除患者口中的异物和呕吐物时，可一手按压下颌，用另一手示指将固体异物钩出，或用指套或指缠纱布清除口腔中的液体分泌物。有义齿应立即取下。

2）意识丧失的患者常因舌根后坠而阻塞气道，推荐打开气道的方法为仰头—抬颏法，即施救者一手放在患者前额，用手掌用力向后推额头，使头部后仰，另一手指放在下颏骨处，向上抬颏。操作中应避免用力压迫下颌部软组织，避免人为造成气道阻塞。

3）在开放气道时，尽量缩短时间或不耽误胸外按压。

（3）人工呼吸：在心搏骤停现场，若因条件限制不能立即对患者行气管内插管等机械通气时，应迅速采用人工呼吸措施。

1）口对口人工呼吸：是一种快捷、有效的通气方法，CPR时常作为首选。其方法是在保持气道通畅的情况下，用置于患者前额之手的拇指和示指捏住患者的鼻孔，抢救者"正常吸气"（不是深吸气）后张开口用嘴唇包住患者的嘴，向患者口中缓慢吹气，每次吹气应持续1s以上，直至胸廓上抬。吹气完后应立即与患者口部脱离，并放松捏住患者鼻孔的手，让患者自然呼气。然后依法进行第2次人工呼吸。

2）口对鼻人工呼吸：当患者口腔不能打开时，可采用口对鼻呼吸。

3）球囊面罩通气：球囊面罩通气装置可在无人工气道的情况下进行正压通气，但同时可能会导致胃胀气。一般球囊充气容量约为1000ml，足以使肺充分膨胀。单人急救时按压气囊难保不漏气，易出现通气不足；双人操作时，一人紧压面罩防止漏气，一人按压气囊效果更好。球囊面罩应连接氧气装置，以提供100%的氧气。

人工呼吸时应注意：①吹气量不宜过大，吹气量过大或气道不畅时容易致胃扩张；②无论单人、双人复苏，目前主张胸外按压与人工呼吸的比例为30∶2。

（4）电除颤：迅速除颤是使心室颤动患者存活的主要决定性因素。早期除颤对于心搏骤停患者的抢救至关重要，在具备条件的情况下，可打破C-A-B顺序尽可能及早地进行。

（5）心肺复苏的有效指征：①自主呼吸恢复；②能触及大动脉搏动；③瞳孔由大变小，对光反射存在；④面色、口唇由发绀转为红润；⑤有眼球活动或睫毛反射。

（6）心肺复苏的终止指征：心肺复苏超过30min，出现以下情形可终止心肺复苏①瞳孔散大或固定；②瞳孔对光反射消失；③呼吸仍未恢复；④深反射活动消失；⑤心电图呈直线。

（7）并发症

1）胃扩张：人工呼吸时，过度和过快通气都易发生胃扩张。通过维持气道通畅、限制和调节通气容量，可最大限度降低胃扩张发生率。一旦发生胃扩张，立即使患者侧卧，压迫上腹，使气体和内容物排出后再行人工呼吸。如出现胃内容物反流，应将患者侧卧安置，清除气道和口内异物后，再将患者平卧继续进行CPR。

2）骨折：对于成人患者进行胸外按压时，即使实施正规的胸部按压，也难以避免造成肋骨骨折、胸骨骨折，继发心血管损伤、气胸、血胸、肺挫伤、肝脾撕裂伤、胃内容物反流和脂肪栓塞等。因此在按压过程中，定位应准确，用力要均匀，尽可能避免并发症的发生。

（8）CPR护理流程：使用规范的护理流程可有效提高急救效率。华中科技大学同济医学院附属协和医院制定的CPR护理流程，见图5-34。

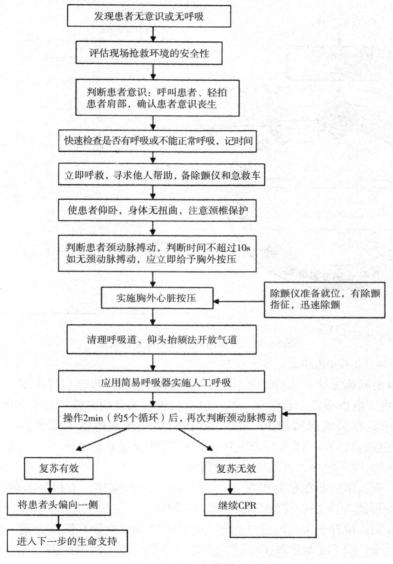

图5-34 心肺复苏护理流程

4. 高级生命支持 是指由专业急救、医护人员应用急救器材和药品所实施的一系列复苏措施，主要包括人工气道的建立、机械通气、循环辅助设备、药物和液体的应用、电除颤、病情和疗效评估、复苏后脏器功能的维持等。早期CPR，早期除颤和早期ACLS是构成SCA存活链的3个关键环节。患者发生SCA时，急救者如能使生存链环环相扣，将大大提高复苏成功的机会。2010国际心肺复苏指南的CPR成人高级生命支持流程见图5-35。

环形成人高级生命支持流程

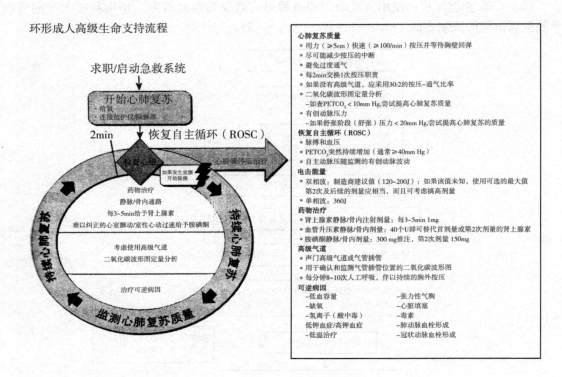

图 5 -35　环形成人高级生命支持流程

（1）电除颤（defibrillation）

1）胸外电击除颤方法：选择除颤电能量；将除颤器电极板涂以导电糊，分别置于胸部左右两侧，或将一电极板置于心尖部，另一电极板置于胸骨柄右缘。对装有体内起搏器的患者，将电极板放置在远离起搏器 10cm 处，除颤后应监测起搏器工作状态。用力按压电极板，任何人（包括自己）身体离开床或患者，并用拇指压下充电电钮，充电完毕后立即放电。若电击除颤 1 次不成功，可稍停后反复除颤。

2）除颤时机：尽可能在患者出现室颤的 3min 内实施除颤。有研究表明，早期 CPR 如 3～5min 电除颤可使 SCA 患者存活率达到 49%～74%。

3）除颤方案：推荐 1 次高能量（而非 3 次逐步增加电能量）除颤方案。在实施 CPR 期间，当确认患者发生 Vf 或无脉室速时，急救者应立即给予 1 次电除颤。如室颤为细颤，应立即静脉注射 0.1% 肾上腺素 1mg，使细颤变成粗颤后电击除颤，有可能收效。如患者安装有自动除颤功能的埋藏式复律除颤器，则在实施人工电除颤前，允许 30～60s 的时间让 ICD 自行处理。如果 ICD 未自动除颤，应给予一次体外电除颤。

4）除颤能量与波形：第 1 次胸外双相波除颤成人用电量为 150～200J（150J 的双相波第 1 次除颤效果等同于 200J 的单相波除颤），单相波除颤用电量为 360J。第 2 次或随后的除颤用相同或更高的能量。

5）除颤效果的评价：电击后 5s 内 Vf 终止即除颤成功。电击成功后 Vf 再发不应视为除颤失败；电击后 5s 心电显示心搏停止或非室颤的无电活动均可视为除颤成功。

6）自动体外除颤器（Automated External Defibrillator，AED）的使用：AED 是智能化便

携式除颤器，它能通过声音和图像提示来指导专业和非专业急救者对 Vf 进行安全除颤，并可在院内外多种情况下方便快捷地使用。所有 AED 均带有心律分析程序，可自动评估患者的心律是否为可除颤心律。该程序的敏感性和特异性均为98% ~ 100%。所有 AED 均使用双相波除颤，其能量范围为150 ~ 200J。使用 AED 时，由于心律分析运行时，不能有人为干扰，因此要短暂终止 CPR。但应注意尽量减少中断 CPR 的时间。AED 可以提醒操作者在除颤后持续进行2min 的 CPR，然后再分析心律。使用 AED 除颤时。但当胸部有置入性装置时，电极应该放在距该装置2.5cm 的地方。

（2）辅助呼吸：在基础生命支持和高级生命支持中均应尽早给予100% 的纯氧吸入。①无创辅助呼吸装置：包括口咽通气道、鼻咽通气道、球囊面罩（简易呼吸器）等；②有创辅助呼吸装置：包括气管内插管、食管－气管联合插管、喉罩通气管等。

实施气管内插管需中断胸外按压。一旦气管插管建立，通气时则不需要中断胸外按压。因此，施救者应充分考虑气管内插管和有效胸外按压的风险与效益。对初始 CPR 和除颤无反应或自主循环已恢复但呼吸未恢复的患者，应考虑气管内插管。气管插管的型号要适合患者，管壁外必须有气囊。插入气管后，立即连接呼吸机，将气囊充气，以避免漏气和防止呕吐物流入。

（3）使用药物：如患者在心脏骤停前已有静脉通路，可在初级生命支持的同时给予药物，有利于复苏的成功。

1）给药途径：快速给药途径有静脉、气管内和骨髓内给药。建立静脉通路时应建立2条通路（周围静脉和中心静脉通路），中心静脉可选择颈内静脉、锁骨下静脉和股静脉。如静脉通路不能建立，一些复苏药物可经气管插管内给药。但气管内给药有局限性，能经气管插管给药的有阿托品、利多卡因和肾上腺素，剂量要比静脉用药的剂量高2 ~ 2.5 倍。

2）常用药物：肾上腺素、阿托品、胺碘酮、利多卡因、三磷腺苷（ATP）、维拉帕米、5% 碳酸氢钠等。

5. 复苏后生命支持与监护　心肺复苏后，虽然心脏开始恢复自主循环，但约有半数患者在24h 内出现心功能异常、微循环异常、脑功能异常等，复苏后1 ~ 3d 可出现肠道通透性增加而并发脓毒血症，也可能出现严重感染。因此，心肺复苏后治疗的重点是改善因血流动力学不稳定、多脏器功能衰竭引起的早期死亡和因脑损伤引起的晚期死亡。

（1）维持循环稳定

1）保持血压在正常范围，可考虑应用正性肌力药物（多巴酚丁胺）和升压药物（多巴胺），必要时考虑小剂量应用去甲肾上腺素。

2）有创血流动力学监测和心电图监测，包括血压、中心静脉压、心率、心律、肺毛细血管楔压、心排血量、外周血管阻力等。

（2）脑复苏：心肺复苏的成功取决于脑受损的程度，如抢救及时，脑缺氧受损的程度就轻。脑缺氧受损时，可产生不同程度的脑水肿，引起颅内压增高。

1）降温治疗：心肺复苏后，如体温高于正常，可采用头部或全身降温的方法。如冰袋降温，乙醇擦浴法等，以降低脑组织的氧耗量，降低颅内压，减轻脑水肿和深部脑组织损伤。

2）渗透性利尿：应用20% 甘露醇125 ~ 250ml 快速静脉滴注，是治疗脑水肿的重要措施。其机制是渗透性利尿，造成血液脑脊液和脑组织的不同压差，使脑组织水分进入血液而排出体外，也可同时应用呋塞米10 ~ 20mg 静脉注射，以减轻脑水肿。

3）肾上腺皮质激素的应用：常用地塞米松 5 ~ 10mg 静脉推注，或甲泼尼龙 200 ~ 300mg 静脉注射。

4）解痉镇痛药的应用：复苏后抽搐，常是严重脑缺氧的表现，表现为间断抽搐或持续不断抽搐。抽搐可增加耗氧量而加重脑缺氧，必须给予控制。可用镇静药物和肌肉松弛药，临床常用地西泮（安定）、芬太尼、哌库溴铵（阿端）等药物治疗。

5）促进脑细胞恢复药物的应用：如三磷腺苷（ATP）、辅酶 A（CoA）、胞磷胆碱、脑活素、脑多肽、醒脑静等。

6）高压氧治疗：通过高压氧治疗可增加脑组织中氧的弥散距离，也可引起血管收缩，对降低颅内压，促进脑细胞功能的恢复有显著疗效。

（3）呼吸支持：使用机械通气即人工呼吸机辅助呼吸。根据血气分析参数调整呼吸机的潮气量、呼吸频率，维持正常的通气，避免出现呼吸性酸中毒或呼吸性碱中毒。及时纠正水、电解质及酸碱失衡。

（4）肾衰竭的防治：心搏骤停后由于肾的低灌注或无灌注导致肾功能受损、使用肾血管强烈收缩药物均可使体内有毒物质不能排出，肾皮质缺血坏死，继而造成肾衰竭。具体防治措施为：①维持有效循环血量，使动脉高压维持在 60mmHg 以上；②复苏后逐渐减少纠正肌力药物的用量；③及时纠正酸碱平衡；④不用对肾有毒性的抗生素。

（5）复苏后监护：尽早进行心电图、胸部 X 线、超声心动图、电解质和心肌标志物检查及有创血压监测。

1）血流动力学评估：a. 冠状动脉灌注压（coronary prefusion pressure，CPP）与心肌血流量和自主循环恢复相关。CPP ≥ 15mmHg 是自主循环恢复的前奏。复苏中如有动脉血压监测，应最大限度地提高动脉舒张压以提高 CPP。b. 胸部按压时能否通过触及脉搏评价按压的效果尚有争议。颈动脉搏动并不能真实反应 CPR 中冠状动脉和脑血流的恢复情况。

2）呼吸功能评估：a. 动脉血气分析：主要用来了解低氧血症的程度和通气是否适当。动脉血 CO_2 分压（$PaCO_2$）是反映通气是否适当的指标。如果通气持续稳定，$PaCO_2$ 升高可能是潜在的灌注改善的标志。b. 呼气末 CO_2 监测：作为自主循环恢复的指标，可用来指导治疗。与心排血量、CPP、复苏成功等有关。自主循环恢复后，持续或间断监测呼气末 CO_2 浓度，可了解气管导管是否在气管内。

（6）心肺复苏机的使用：在难以持续开展人工心脏按压的情况下可考虑使用心肺复苏机。该设备通过安装在机器上的气动（或电动）活塞按压胸骨部分，达到胸外心脏按压的目的。它提供了一个可以连续进行机械胸部按压的方式，同时又不阻碍胸廓回弹。由专业人员施行的心肺复苏功能改善院内和院外 SCA 患者的呼气末 CO_2 分压和平均动脉压。

二、心脏电复律术

心脏电复律术（cardioversion）是经胸壁、心外膜或心内膜，用除颤器（defibrillator）将一定量的电能导入整个心脏，使一些异位性快速心律失常转复为窦性心律的一种电治疗方法。其机制为高能量短时限的电脉冲通过心脏，使所有心肌纤维瞬间同时除极，心脏各部分在此瞬间处于相同的兴奋状态，之后窦房结发挥其最高起搏点的作用而自动除极，控制整个心脏的活动，心脏恢复窦性节律。

比较低的电能量通过心脏，虽然不能使整个心脏处于瞬间除极状态，但却足以使折返环路中的某一部分心肌去极化，使下一个激动到达该部位时恰逢该处的不应期，从而消除折返激动，亦可达到终止异位性快速心律失常的目的。

（一）适应证

凡是异位性快速心律失常而药物治疗无效者都属于电复律治疗的指征。根据异位性快速心律失常对血流动力学的影响，分为紧急电复律和择期电复律两种。

1. 紧急电复律指征

（1）心室颤动、心室扑动是紧急电复律的绝对指征，并应该分秒必争地尽快进行。

（2）室性心动过速伴有明显的血流动力学改变，并出现心力衰竭、休克等，应立即行电复律治疗。如果血流动力学改变不明显时，可先试用药物治疗，无效时再行电复律。

（3）预激综合征合并心房颤动、心房扑动，往往伴有快速心室率，R－R间期不等，易诱发室性心动过速或心室颤动，尤其伴有血流动力学改变的，需急诊电复律。

（4）极快心室率（＞240/min）的室上性心动过速，经刺激迷走神经和药物治疗无效时，或已伴有血流动力学改变者，需急诊电复律。

（5）急性心肌梗死合并较快心室率的室上性心动过速、心房颤动、心房扑动。

2. 择期电复律指征　常见的适应证包括室上性心动过速、心房扑动、心房颤动。

（二）禁忌证

（1）洋地黄中毒所致心律失常患者。

（2）室上性快速心律失常合并完全性房室传导阻滞患者。

（3）病态窦房结综合征合并心房颤动者，如果复律必须有临时起搏作保护。

（4）快速心律失常伴有水电解质、酸碱平衡失调（尤其是低钾）、缺氧者，这类患者电复律可能发生严重的甚至是致命性心律失常，故列为禁忌证，纠正后可复律。

（5）病毒性心肌炎的急性期以及风湿活动时伴发快速心律失常者。

（6）近期内动脉或静脉发生栓塞者，左房有附壁血栓，心脏明显扩大，心功能严重不全者也属于禁忌或慎用的范围。

（三）复律方式的选择

1. 体外电复律

（1）非同步电复律：仅适用于心室扑动、心室颤动，又称电除颤。室扑和室颤是心脏性猝死的常见原因（约占80%）。在心室颤动时，心室肌所处激动位相很不一致，一部分心肌尚在不应期，而另一部分已经在复极，故在任何时候给予高电压强电流都能使所有心肌除极。

（2）同步电复律：所谓同步电复律，就是复律器上装有同步装置，此装置利用患者心电图R波触发电复律器放电，并经过一段时间的延迟，使刺激不落入"易损期"内，从而避免发生意外，达到转复心律的治疗目的。同步电复律适用于除心室扑动、心室颤动的其他异位快速性心律失常。

2. 体内电复律

（1）经心外膜电复律：主要用于胸心外科手术时紧急复律或开胸心肺复苏时，用盐水纱布包裹勺状电击板，分别置于心脏前、后位，能量选择为20～50J。

（2）经心内膜电复律：主要用于埋藏式心脏转复除颤器（implantable cardioverter defibrillator，ICD），具有支持性起搏、抗心动过速起搏、低能量心脏电转复和高能量电除颤作用，是预防心脏性猝死的有效方法。一系列大规模临床研究证实，ICD 疗效明显优于抗心律失常药物。目前不论是一级预防还是二级预防，置入 ICD 均已成为防止心脏性猝死的首选策略。

（四）影响复律效果的因素

1. 电击能量　如果电击时电能过低，则无法达到去除异位性心律的作用，但电击时所用的能量过大，会引起心肌功能性损伤，因此应采用最小有效能量。对于急症患者，初次电击就应选择较大的电击能量，力求一次成功，以免延误抢救时机。表 5-2 是不同心律失常的首选能量。

表 5-2　电击能量的选择

适应证		首次能量选择（单相波）
房扑和大多数室上性心动过速		25～50J
房颤		50～100J
室速	单形性室速	100J
	多形性室速	200J
室扑、室颤		360J

表 5-2 所列能量，是指单相波除颤器所释放的能量。单相波除颤指的是电流沿单一方向传导。而双相除颤区别在于电流沿一个方向流动一段时间后方向逆转，因此双相除颤器释放 2 次电流，并降低了心肌除颤的阈值，使更小能量成功除颤成为可能，对心肌的损伤也更小。

2. 经胸电阻抗　成人平均电阻抗为 70～80Ω，经胸电阻抗越大，则通过心脏的电流量越小。决定经胸电阻抗的因素有电极板的大小、导电糊的选择、电极板放置的位置和电极板置于皮肤上的压力等。为减少经胸电阻抗，应注意：①选择合适的电极板，常用电极板的大小为 8.5～10cm^2；②使用导电糊或盐水纱布；③在实施电复律时用一定的压力使除颤电极与皮肤紧密接触；④选择在患者呼气末放电，避免肺内气体对电流量的影响；⑤男性患者应剔除过多的胸毛，以防止胸毛增加胸电阻抗；⑥如女性患者，电极板放置时应避开乳腺组织。

3. 电极板放置位置　标准的放置位置为心尖部（左锁骨中线第 5 肋间）和心底部（右锁骨中线第 2 肋间）。另一种电极板的放置位置为前位（左锁骨中线第 5 肋间）和后位（左肩胛下区域）。两电极要分隔开，其间的导电糊不可接触，以免形成短路。如患者安装有永久起搏器或埋藏式心脏转复除颤器，则电极板至少应距离仪器 10cm，复律后应对永久起搏器或埋藏式心脏转复除颤器进行程控。

（五）并发症

1. 高钾血症　电击可造成肋间肌的电损伤，可释放钾，导致高钾血症。

2. 低血压　使用高能量放电时容易出现，不需要特殊处理，可平卧休息，数小时后自行恢复。

3. 心肌损伤　由于电击时电流对心肌的直接作用，少数病例可造成不同程度的心肌损伤，心电图上可见 ST-T 变化，持续数天，在 5d 之后恢复。

4. 心律失常　以各种早搏最多见，历时短暂，一般不需要处理；一度房室传导阻滞预后良好，多可自行恢复；窦性停搏、窦房阻滞、二度房室传导阻滞历时较长时，可给阿托品、异丙肾上腺素等药物提高心室率、改善传导；如果有阿-斯综合征发作、三度房室传导阻滞，则需起搏治疗；少数病例点击后由房颤转为房扑或由房扑转为房颤，无论何种情况，均应先观察，部分患者可自行转为窦性心律，不能转复者可加大能量再次电击；对诱发室性快速心律失常者可再次电击治疗；少致病例在电击当时并不出现室性心律失常，而在电击后6h内发生，应提高警惕，复律后应进行持续心电监护24h或以上。

5. **栓塞** 少数病例可能发生肺或周围血管栓塞，应积极给予抗凝和对症治疗。

6. **皮肤灼伤** 电极和皮肤间的接触不良产生火花放电，或电击能量大时可引起皮肤灼伤，应给予外用药物对症治疗。

7. **肺水肿** 在高能量电击之后可出现肺水肿，有人认为是左心房机械功能的恢复慢于右心房所致。一般不需特殊治疗而自行恢复，但对于有严重二尖瓣狭窄的患者应予以重视。

（六）体外电复律的监护与护理

（1）非同步电复律（电除颤）的监护与护理流程，见图5-36。

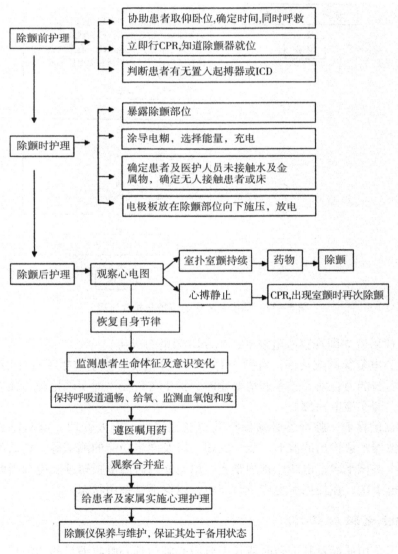

图5-36 非同步电复律（电除颤）的监护与护理流程

（2）同步电复律的监护与护理流程，见图 5-37。

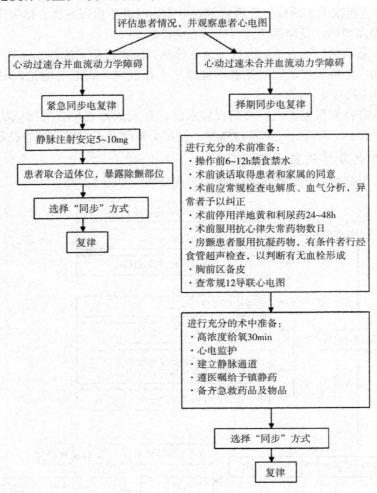

图 5-37　同步电复律的监护与护理流程

（3）电复律后应立即观察心电波形，判断除颤是否成功。

（4）要提高电复律的成功率，对护士的培训十分重要。护士应接受有计划的急救培训；具备急救的意识与能力；发现患者病情变化时，护士有责任立即实施抢救，在有除颤器的情况下，护士应立即实施电除颤。

（5）除颤器的保养　除颤器必须保持其功能完好性，定人管理、定期检查。检查项目应包括仪器示波器观察输出的波形、能量的核实以及同步功能的测试等。仪器的附件如电极板用后应以清水擦拭干净，电线应排列整齐，以免使用时因电板锈蚀和电线折断的原因不能应用。每周充电 1 次，在使用后也应及时充电，以保证其备用状态。

三、临时心脏起搏术

心脏起搏术是用低能量脉冲暂时或长期刺激心脏达到心脏收缩目的的治疗方法，主要用于治疗严重心动过缓及（或）防止在缓慢心率基础上发生的快速心律失常（抗心动过缓起搏)。

心脏起搏分为临时和永久两种。临时心脏起搏是一种暂时性人工心脏起搏术，其起搏器由一个电池驱动的体外脉冲发生器和导线或者电极系统所组成。起搏电极放置时间一般不超过2周，脉冲发生器均置于体外，待达到诊断和治疗目的后，随即撤除电极。如仍需继续起搏治疗，则应置入永久起搏器。

（一）适应证

适合于任何症状性或引起血流动力学变化的心动过缓者。

1. 治疗性临时起搏　适合于①阿－斯综合征发作者；②外伤或手术后的Ⅲ度房室传导阻滞患者；③药物治疗无效的由心动过缓诱发的尖端扭转性和（或）持续性室速患者；④不宜用药物治疗或电转复的顽固性心动过速者。

2. 预防或保护性临时起搏　适合于①冠脉造影和介入治疗期间可能出现严重心动过缓者；②快速心律失常转复后可能出现严重心动过缓者；③严重心动过缓或双/三束支阻滞需行外科手术者；④置入永久起搏器前或更换起搏器时的过渡性措施。

3. 诊断或研究性临时起搏　包括①快速心房起搏心脏负荷试验；②心房起搏测定窦房结恢复时间和传导时间；③快速心律失常发生机制和药物作用的电生理研究；④隐性房室阻滞的检测。

（二）常用临时起搏术

临时起搏器按使用方法可分为置入式心脏临时起搏器和体外无创伤心脏临时起搏器。

1. 置入式心脏临时起搏器

（1）仪器与设备：由脉冲发生器与导线组成。

（2）置入方法：包括①静脉心内膜起搏；②经食管心房起搏；③经胸壁心肌内或心内膜起搏。

（3）并发症：并发症的发生率与术者的技术水平、起搏导管的保留时间及术后起搏系统护理状况等密切相关。常见并发症有①电极脱位；②心肌穿孔；③心律失常；④感染；⑤导管断裂；⑥穿刺并发症：如气胸、血胸、空气栓塞、皮下血肿、锁骨下动脉穿破、锁骨下动静脉瘘等；⑦其他：如臂丛神经损伤、喉返神经损伤，亦多见于锁骨下静脉。

（4）撤除指征：患者血流动力学稳定且自主心律建立，或者已经安装永久起搏器即可拔除临时起搏系统。但单纯撤除临时起搏器拔除电极导管前应先关闭起搏器观察至少24h，患者无不适方可拔除电极导管。

2. 体外无创性心脏临时起搏术（noninvasive temporary pacemaker，NTP）　由体外起搏器（包括脉冲发生器、起搏电极和导线）、心脏监护仪、除颤器和记录装置3个部分组成。无创伤体外临时起搏术，具有良好的血流动力学效应。与右室起搏术、临时心内膜起搏术的血流动力学效应相似。

并发症多系其较强的电流刺激胸壁所致，表现为局部肌肉抽动，局部皮肤灼伤、灼痛。使用NTP终止室性心动过速时，有致其病情恶化的可能。室上性心动过速患者用NTP进行心室起搏，有诱发室性颤动的可能，故使用时应备好除颤设备。

（三）临时起搏器置入期间的监护及护理

（1）保持临时起搏器控制面板外罩完整，以避免偶然接触改变设定；妥善固定临时起搏器，根据电极导管插放的部位，固定临时起搏器于前胸或大腿部皮肤表面；临时起搏器中接线较长的可将起搏器挂放在输液架上，便于观察起搏器工作状态．保证起搏器的安全使用。

（2）护士应掌握临时起搏器各功能开关的作用及正常的调节范围，熟知双极起搏导管正负极插入口及电池低电压时更换电池的方法，以备特殊情况随时应对处理。

（3）保证伤口敷料的清洁干燥、无菌 股静脉穿刺的患者尤应注意避免大、小便对敷料的污染。在更换敷料时，除观察伤口有无红肿、分泌物外，还应注意电极有无移位情况。

（4）持续监测心电图，注意心室夺获、感知功能、起搏心率、自身心率以及起搏心律和自身心律的竞争。每日检查心电图，常规行 12 导联心电图作为基本参考，出现临床病情变化时随时复查。

（5）在暂时停用起搏器时，操作时要很慎重，注意保证生命体征稳定。如患者出现心室颤动时，需要紧急除颤，要确保起搏器能经受电击。如果不能保证，就断开脉冲发生器，关闭起搏器，立即进行电击除颤及心肺复苏。

（6）心律失常恢复早期，不应马上停用起搏器，要观察全身状况及心功能恢复的情况，将起搏频率调节在低于自主心律水平，观察 24h，逐渐停用起搏器过渡到自主心律状态。在起搏器手术前、手术中和手术后、改变起搏器设定参数时以及患者因起搏器引起并发症接收治疗时都要查心电图。

（7）并发症的预防及护理

1）锁骨下穿刺所致气胸、血胸：少量气胸不需干预治疗，气胸 >30% 需要抽气；血胸可根据量的多少而酌情处理。

2）电极移位：电极导管上有刻度显示，安装成功后，明确记录电极插入刻度。临时起搏期间需绝对卧床休息、制动，避免穿刺侧肢体有大的牵拉活动。特别是股静脉穿刺时还应保持大便通畅，以免发生因用力排便等原因而造成电极移位。

3）感染：术后常规应用抗生素预防感染，每日测量 4 次体温。如术后 1～2d 体温在37.5℃左右，考虑可能是手术吸收热所至；如体温高于 38℃，则应考虑有继发感染的可能，必要时调整抗生素的使用。

4）静脉血栓形成：注意观察患肢有无红、肿、热、痛感觉障碍等症状。

5）详细做好护理记录：记录起搏器置入的时间、起搏器类型、置入原因、起搏器设定值，记录任何并发症和采取的处理措施以及患者反应，评估患者的生命体征、意识水平、术肢皮肤颜色、和外周动脉搏动，以判断起搏心律的疗效。

（周　蓉）

第六章

食管手术

第一节　解剖概要

　　食管（图6-1）起自环状软骨下缘，第六颈椎平面，下行通过上纵隔、后纵隔，至第10~11胸椎平面穿过膈肌食管裂孔进入腹腔与胃贲门部相连，全长约25cm。门齿距食管起始部约15cm，临床上进行内镜检查时，通常需对内镜至贲门的距离做出估计。一般从门齿至贲门的距离约40cm左右。

　　解剖学上，食管分为颈、胸、腹三部分，颈部食管上起食管上口或第6颈椎平面，下至胸骨颈静脉切迹或第2胸椎水平，长约5~8cm；颈部食管位于中线偏左侧，前为气管及甲状线左叶，后为颈椎及颈长肌前的疏松结缔组织。颈部食管穿破后，空气和感染很易向上扩展及向下蔓延至纵隔。胸部食管上起胸骨颈静脉切迹平面，下至膈食管裂孔，长15~18cm；食管位于胸椎与胸导管之前。在主动脉弓以上，紧贴气管膜部，左锁骨下动脉的右侧，与两侧纵隔胸膜相连，故在此处外伤时，可引起胸膜腔感染；在气管分叉以下，则居于左心房后面，胸主动脉的右侧，若左心房增大，可将食管向后推压；近膈时，转向前方，经膈食管裂孔入腹腔，左右迷走神经干紧附于食管前、后面。自食管裂孔至胃贲门的腹部食管很短，约2~3cm。食管在主动脉弓以上稍偏右，在气管分叉以下偏左，因此，食管中、上部手术经右胸切口显露较好，而中、下部手术则多经左胸切口。

　　临床工作上，将食管分为上、中、下三段，上段自起始部至主动脉弓上缘；中段自主动脉弓上缘至下肺静脉平面；下段自下肺静脉平面至贲门。

　　食管有三个生理狭窄部，第一个位于食管的起始部，称为咽狭部；第二个在第四胸椎、气管分叉的后方，称为支气管主动脉狭部；第三个为膈狭部，在食管进入腹腔的食管裂孔处。

　　食管的血液供应具有分段性、多支性、多来源、分支细小等特点。上段是来自甲状腺动脉的分支，中段主要来自支气管动脉、肋间动脉和降主动脉的分支；而下段则由胃左动脉和膈下动脉分支所供应在食管壁内，各动脉分支虽有相互吻合，但很不充分。因此，食管断端游离不宜超过3cm，以免影响吻合口血运。食管静脉依部位分别汇入甲状腺下静脉、奇静脉、半奇静脉以及胃左静脉和胃短静脉等。后两者回流至门静脉。因此，当门静脉压力增高时，可并发食管下端静脉曲张和出血。

　　食管的结构与胃、肠不同，除腹部一段食管外，没有浆膜层，而且肌层脆弱，大部分是纵行纤维。手术时易为缝线切割。

食管壁的粘膜层、粘膜下层和肌层都存在毛细淋巴管网，在粘膜下层及肌层形成淋巴管丛。在颈部，注入颈深淋巴结；在胸部注入纵隔后淋巴结，与气管、支气管、心包后等淋巴丛相联；食管胸下段和腹部段的淋巴管则注入腹腔动脉周围淋巴结。因此，食管下段癌肿可转移至腹腔动脉周围淋巴结和肝脏。

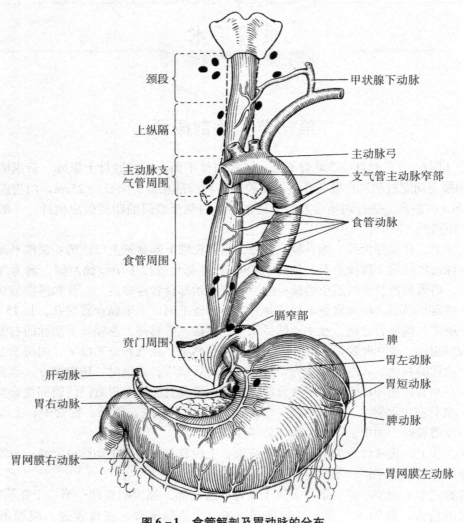

图 6 - 1　食管解剖及胃动脉的分布

（刘华松）

第二节　食管穿孔与破裂缝合术

食管穿孔是指器械损伤、创伤及异物所致的损伤，而食管破裂系指自发性所致的损伤。二者病理一致，治疗方法也无差别。预后与及时诊断和及时处理有密切关系。若裂伤较小，症状较轻，可在严密观察下用非手术治疗，采用绝对禁食、胃肠营养、抗生素等，裂伤多可治愈。当形成局限性脓肿时，则应切开引流。颈部和上纵隔脓肿可经颈部切开引流；后纵隔脓肿经后纵隔切开引流。引流处若发生食管瘘，则需作暂时性胃造瘘术，以解决进食问题。当食管裂伤较大，可发生气胸、气腹、纵隔或皮下气肿，或食管造影出现造影剂外漏。损伤在24小时以内，应早期进行手术。对并发张力性气胸或有休克表现者，应给予胸腔闭式引流及抗休克治疗，病情稳定后再考虑手术治疗。

一、麻醉

静脉复合麻醉，气管内插管。

二、手术步骤

病人取侧卧位，经后外侧切口进胸。在食管裂伤部位切开纵隔胸膜，探查裂伤处有无异物，远端有无狭窄和肿块。有异物先取异物，远端有梗阻者，需采用食管切除及食管胃吻合术。

如做裂伤缝合，则先游离食管损伤上、下方食管，用纱布条提起。再充分显露裂伤段的食管［（图6-2（1）］。剪除创缘的部分坏死组织［图6-2（2）］，用不吸收丝线分别作粘膜层和肌层间断缝合或全层间断缝合，外加胸膜或肋间肌瓣加固［图6-2（3）］；胸下段食管可采用膈肌瓣覆盖食管缝合部。不缝合纵隔胸膜，安放胸腔闭式引流，缝合胸壁切口。

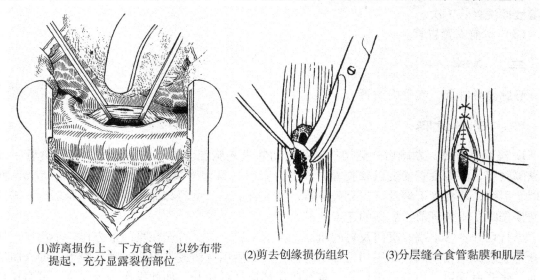

(1)游离损伤上、下方食管，以纱布带　　(2)剪去创缘损伤组织　　　(3)分层缝合食管黏膜和肌层
　　提起，充分显露裂伤部位

图6-2　食管损伤缝合术

三、术后处理

继续应用抗生素控制感染。保持胸腔闭式引流通畅，尽速促使肺脏膨胀。术后禁食4～5天，静脉补充营养，然后开始经口进食流质。如果术后并发食管胸膜瘘，除保持胸腔引流通畅外，应考虑作胃或空肠造瘘，以解决进食问题，或进行肠外营养。

（刘华松）

第三节　食管贲门肌层切开术

食管贲门肌层切开术是在食管下段及贲门部纵行切开肌层，使粘膜膨出，以解除食管贲门的痉挛梗阻，效果良好。食管纵切横缝法及食管贲门胃底吻合法已废除。

一、手术指征

贲门痉挛发作频繁，影响正常进食，经内科治疗无效；食管吞钡造影显示贲门部纤细，上端食管扩张。中老年病人需行食管镜检查，以排除贲门部肿瘤；任何年龄和病期均可手术治疗。手术常经左胸途径施行，也可经上腹部切口施行。前者易于充分探查，并能较高地切开食管肌层，但术后并发症较多，尤其不利于老年病人；后者创伤较小，但对食管下端的显露较差，不易探查。

二、术前准备

（1）按一般胸外科手术前常规准备。

（2）扩张的食管中常淤积大量食物或痰液，手术前3日，每晚用生理盐水或0.5%甲硝唑溶液冲洗食管1次。

（3）术前安置胃管。

三、麻醉

静脉复合麻醉，气管内插管。

四、手术步骤

1. 经胸腔进路　左胸后外侧切口经第七肋间进入胸腔。将肺向前牵开，切开食管下端的纵隔胸膜，游离食管并绕以软胶管向外上方牵引，自食管裂孔切开膈肌约2.5~5cm，并缝以牵引线，使食管下端及贲门充分显露，将食管下端、贲门和部分胃提出膈肌切口，需注意勿损伤附贴于食管前、后壁的迷走神经。

纵行切开食管下端、贲门及胃的肌层，直达粘膜下层。可先在贲门上方作一小切口，切开食管肌层，至粘膜刚从肌层切口膨出时为止。然后用弯钳或直角钳，顺粘膜下层伸入肌层下面，张开血管钳，边分离边切开，直至肌层环形纤维切开。如此操作较为安全，可避免切破粘膜。切开长度一般8~10cm（包括胃部切口2~3cm）。肌层切开后，用钳夹小纱布球沿粘膜下层向两侧肌层分离，使粘膜膨出的面积约占腔径的一半。膨出粘膜可以不予覆盖，也可取同等大小全层带血管膈肌辦覆盖于粘膜表面，并与食管肌层切缘缝合。

2. 经腹腔途径　自剑突起，作左上腹旁正中或正中切口。进入腹腔后，用电刀切断肝左叶三角韧带。将肝左叶翻向右侧，显露胃贲门部及食管裂孔。切开膈食管裂孔处的腹膜反折，将示指伸入后纵隔内，钝性分离贲门及食管下端，用一橡皮管绕食管末端向下牵引，使食管下端拉到腹腔（图6-3）。如此，可以达到食管、贲门肌层切开所要求的范围，肌层切开方法与上述相同。

因为经腹腔对食管显露较差，手术时需注意：①避免损伤迷走神经，如术中显露食管确有困难，可将迷走神经的左支切断，保留右支。为保证幽门畅通，促进胃排空，最好加作幽门成形术；②谨防撕裂胃短血管和脾脏；③若手术时损破粘膜，除立即缝合外，手术完毕后需于膈下放置引流物，以保安全。引流物于手术后 24～48 小时拔除；也可将胃底部缝合覆盖在肌层切口上，这既可保护粘膜，又可减少胃反流。手术后处理与胸腔术式基本相同。

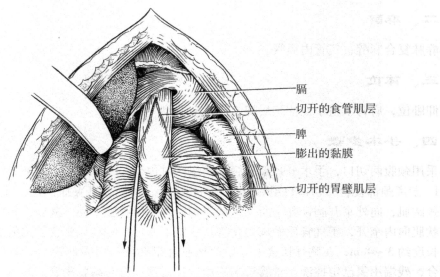

图 6 - 3　食管贲门肌层切开术（经腹途径）

切开食管裂孔腹膜返折，向下牵拉、游离足够胸内食管，纵行切开食管下端贲门及胃壁肌层

（刘华松）

第四节　食管瘢痕性狭窄的结肠移植代食管术

食管瘢痕性狭窄，绝大多数为误服强酸或强碱造成食管腐蚀性损伤所留下的后遗症，少数是反流性食管炎及食管损伤合并感染所致。部分病人狭窄呈节段性，但多数病人狭窄范围较长，食管周围有炎性反应，粘连广泛致密，对中段以上食管狭窄一般不予切除。目前多应用结肠移植重建食管，结肠代食管能维持较正常的胃肠道功能，术后并发症少。食管下段狭窄，也可经左胸将狭窄段食管切除，用胃代食管。手术方法与食管下段癌根治术相同。食管腐蚀伤后，形成的瘢痕多要半年左右才趋于稳定。因此，手术时机的选择，除急症外，一般应以伤后 6 个月以上。本节仅介绍结肠移植代食管术。

一、术前准备

（1）食管瘢痕狭窄的病人，因长期吞咽困难，营养较差，常有脱水及电解质失衡，术前应予纠正，包括短期内应用高价营养治疗、适当补液及输血等。营养极差者应先行胃或空肠造口术。

（2）检查咽喉，注意会厌有无瘢痕粘连及关闭不良的现象，如有术前应予纠正，以免术后饮食误入气管。

（3）食管吞钡造影检查，明确狭窄及拟吻合的部位。如已行胃造瘘，可从胃造瘘管注入钡剂，了解胃部损伤情况和有无幽门狭窄等。

（4）注意询问既往有无结肠疾病，必要时行钡剂灌肠。

（5）手术前3天开始肠道准备。

二、麻醉

静脉复合麻醉，气管内插管。

三、体位

仰卧位，肩背下垫小枕使颈后抑，头偏向右侧。

四、手术步骤

采用颈腹两切口，手术分颈部和腹部两组同时进行。

1. 游离颈部食管　切口自甲状腺上缘斜行向下，沿胸锁乳突肌内缘，止于胸骨上切迹。切开颈阔肌，向外牵开胸锁乳突肌及颈动脉鞘，结扎甲状腺下动、静脉，将胸骨舌骨肌、胸骨甲状肌向内牵开，于气管后游离出食管。注意不要损伤行经气管食管沟的喉返神经。游离食管长度约3～4cm，在胸骨切迹上方用两把血管钳夹住、切断食管，远端用双7号丝线贯穿缝合，残端用氯己定擦洗。食管近端先用纱垫覆盖，待与结肠吻合。

2. 游离结肠　上腹正中切口，上至剑突，下至脐下3～4cm。探查结肠有无器质性病变，然后将大网膜自横结肠上缘分离。结肠选用左半结肠、右半结肠或横结肠移植均可。关键是要选择好结肠血管及其血管弓，通常只要有一支动脉主干通过动脉吻合弓即足以维持移植结肠段的血液循环。结肠右动脉供应升结肠（右半结肠）；结肠中动脉供应横结肠；结肠左动脉供应降结肠（左半结肠）。选择血管的方法，首先是观察左、中、右结肠动脉的分布及其吻合弓的情况，然后用无损伤血管夹暂时阻断左、右相邻血管及其血管弓，保留拟供应移植结肠的结肠中动脉支，仔细观察该段结肠血液循环情况。如果末梢小动脉搏动良好，小静脉回流无受阻现象，肠壁蠕动和色泽均正常，即可选用该血管为移植结肠段的供应血管。选定供血血管后，游离横结肠，脾曲结肠及部分降结肠。如利用左结肠动脉，则切断中结肠动脉，结肠呈顺蠕动；若利用中结肠动脉时，则切断左结肠动脉，结肠呈逆蠕动；利用右结肠动脉时，需游离部分肝曲结肠；利用回结肠动脉时，则需游离大部分升结肠，切断回肠末端。结扎血管时需靠近系膜根部，距血管弓最少1cm，以避免操作时损伤血管吻合弓。在切断血管及肠管之前，必须用丝线测量游离结肠系膜的长度，是否足以提到颈部，但切勿将系膜牵拉过紧，以免使血管腔变细或破裂，影响血液循环，发生肠段缺血坏死。系膜游离毕，用肠钳在适当的部位阻闭肠管并切断，将其近端缝合，并用橡皮片裹扎，以防污染伤口。

3. 胸骨后隧道分离　在颈切口下方，切开胸骨上切迹的颈深筋膜，用手指紧贴胸骨后向下及两侧分离；下端切除剑突，以同样的方法向上及两侧分离胸骨后间隙，分离宽度约5cm，注意勿损伤两侧胸膜。

4. 移植结肠　切开肝胃韧带，将游离好的结肠，自胃后方，经胃小弯及胸骨后隧道提至颈部切口，与近端食管吻合。胃提经胸骨后隧道时操作须轻柔细致，避免系膜撕裂、扭转或胸骨上、下口过紧致肠管受压等现象。在剪除结肠端的缝合部分并进行修整时，再次检查其血液循环，然后与食管对端吻合。采用二层间断缝合法，手术后较少发生吻合口狭窄。结肠食管吻合后，将结肠轻轻上提并缝合固定于胸骨上口，以减少吻合口张力。于吻合口附近置一橡皮条引流，从胸锁乳突肌后方另一戳口引出体表，即可缝合颈部切口。

在腹部，于胃底平面的胃后方，在拟切断结肠处分离结肠系膜，然后用两把有齿血管钳夹住结肠并切断。行右半结肠移植时，将所移植结肠的远端与胃底前壁作端侧吻合；若为左半结肠移植，将所移植结肠近端与胃前壁吻合。最后作回结肠或横、降结肠对端吻合。

5. 幽门成形术　食管瘢痕性狭窄的食管重建术，通常不切除迷走神经，如果胃排空功能尚好，也可不必行幽门成形术。但也有人认为，食管重建后往往有胃液反流现象，为加速胃的排空，则主张同时施行幽门成形术。

6. 缝合切口　按层缝合切口。关闭腹腔时须注意结肠和系膜进入胸骨后处的腹膜缝合要适当，不可过紧。

五、术后处理

手术后禁食，由静脉输液维持营养及水电解质平衡；持续胃肠减压 4~5 天，肠蠕动恢复后，可经口饮少量的汤，逐日增加；两周后进半流质饮食；3 周后可进普食。

颈部橡皮引流条 48 小时后拔除。手术后继续应用抗生素 4~5 天。

六、术后并发症

1. 吻合口瘘　瘘多发生在手术后 4~7 天食管结肠吻合口处，个别可发生在 10 日之后。表现颈部切口红肿，全身发热。应及时拆开伤口缝线引流，控制感染，瘘口不大者，可自行愈合。

2. 吻合口狭窄　吻合时食管采用斜行切面，可增大吻合口直径，避免吻合口狭窄。颈部吻合口狭窄可用扩张术治疗，也可用颈阔肌皮瓣加宽。胃、结肠吻合口狭窄则需再次手术纠正。

3. 声音嘶哑　手术后声音嘶哑可能因手术刺激咽喉产生水肿或喉返神经暂时性瘫痪所致，但多见因手术误伤喉返神经所致。前者经过一般处理，通常可以逐渐恢复。

（刘华松）

第五节　食管癌手术

一、概述

食管癌是发生于食管上皮的恶性肿瘤。在我国其发病率仅次于胃癌，居消化道恶性肿瘤的第二位。本病多见于男性，男女发病率之比为 3 ：1。肿瘤发生的部位以食管中段最多见，下段次之。而上段最少。

（一）手术指征

（1）癌肿早期，患者一般情况允许应积极手术。

（2）病变长度≤5m，或 >5cm 无远处转移，估计尚有切除的可能性，全身情况允许，无手术禁忌证者，仍应行手术治疗，为术后综合治疗创造条件。

（二）禁忌证

（1）已有远处转移者，如锁骨上或腹腔淋巴结、肝或骨骼转移。

（2）癌肿已明显浸润邻近重要器官，如气管、支气管及胸主动脉和肺门大血管。

（3）伴有严重的心、肺、肾疾病，难以耐受麻醉和手术创伤。

（4）已有严重恶病质者。

（三）术前准备

原则上与其他胸部手术的术前准备一样，但应注意以下问题。

（1）早期食管癌，除 X 线食管钡剂检查外，还应做食管镜检查，以明确诊断和确定病变部位。

（2）如有水与电解质失衡，术前应予纠正。

（3）显著贫血或营养不良者，应少量多次输血，至血红蛋白达 100g/L 以上，才能手术。

（4）梗阻上方食管明显扩张时，术前 3 日应每晚将胃管插入食管，用温盐水清洗，以减轻局部炎症和水肿。

（5）术晨放置胃管，深达病变附近或进入胃内。

（四）麻醉

静脉复合麻醉，气管内插管。如有条件，最好选用双腔气管插管。

（五）手术步骤

食管癌手术的基本步骤为：①进行探查，确定癌肿切除的可能性；②切除肿瘤；③利用胃、肠的移植重建食管。

二、食管上段癌切除术

主动脉弓以上食管癌，病变较短，且外侵不明显，估计用手术分离能完成者，可选用颈胸联合切口加上腹正中切口完成，此术式基本上可在直视下进行肿瘤探查、切除，并能较广泛地切除上纵隔淋巴脂肪组织，不需开胸，对病人的呼吸、循环功能扰乱小。

（一）体位

病人取仰卧位，肩下垫以小枕使颈后仰，头偏向右侧。

（二）手术步骤

1. 切口　沿左侧胸锁乳突肌前缘斜至胸骨上切迹中点，再于胸骨正中向下，止于第 3 肋间隙平面。上腹正中切口。

2. 探查　撑开胸骨，向两侧钝性分离胸膜，分离显露出上纵隔大血管。左无名静脉斜跨手术区，如影响手术探查，可予以结扎切断。于主动脉弓后上方，在无名动脉和左颈总动脉之间，显露气管和食管。游离出正常食管套带提起，在直视下探查，明确肿瘤的部位、大小、活动度及与邻近组织的关系，以及纵隔、锁骨上区有无淋巴结转移等。

3. 切除肿瘤　如肿瘤与周围组织粘连不严重，在气管与颈椎间尚可滑动，易于用手分离，说明肿瘤能切除。沿食管壁用钝性加锐性方法，向下分离食管至主动脉弓平面，将食管肿瘤从主动脉弓部和气管后筋膜分离出来，连同附近的结缔脂肪组织包括锁骨下区的淋巴脂肪垫一并切除。再向上分离颈部正常的食管，直至需要的长度。术中注意辨认并保护好膈神经、喉返神经、迷走神经，避免损伤。

4. 食管重建　另行上腹正中切口进入腹腔，游离全胃，保留胃网膜右动脉和胃右动脉；经颈部食管切一小口，将大隐静脉拔脱器送至胃贲门部，在贲门部用双 7 号丝线贯穿结扎，缝线不剪断；在结扎远端切断食管，胃端切口缝合。将贲门断端缝线缝在热盐水纱布上，术者持拔脱器轻稳向上施力，将食管于颈部切口拔脱，此时热盐水纱布导入食管床起压迫止血作用。将游离好的胃最高点缝置标志线，再将该标志线缝于纱布末端；从颈部切口将食管床的纱布向上牵拉，胃随之牵至颈部切口。切除食管及肿瘤，行食管胃端侧吻合术。胃牵至颈部时注意不要扭转。

5. 缝合　分别分层缝合腹部及颈胸联合切口。劈开的胸骨用不锈钢丝缝合固定，并在纵隔内放一软橡皮管，从胸骨上切迹切口引出，连接于引流袋。

（三）术后处理和并发症的防治

与上述食管重建术相同。经 48 小时后，若无液体引出，可将纵隔橡皮管拔除。

三、经左胸腔中、下段食管癌切除术

（一）体位

病人右侧卧位。

（二）手术步骤

1. 切口　作左胸后外侧切口，经第六或第七肋间隙进胸。有胸膜粘连时，仅作显露术野有关的胸膜粘连进行分离，其余不必游离，以利术后肺的膨胀。

2. 探查　将肺向前内方牵引，显露后纵隔。探查胸主动脉旁有无淋巴结转移，胸膜有无水肿、内陷。若肿瘤已侵犯胸主动脉、肺血管或有较广泛的淋巴结转移，则肿瘤不能切除。如肿瘤有一定的活动度，尚需进一步探查确定是否可以切除。纵行剪开纵隔胸膜，在正常食管段伸手指入纵隔内游离食管，并绕以尿管牵引，手指沿游离的食管，在纵隔内探查肿瘤与周围组织关系，特别注意肿瘤与肺门血管、胸主动脉、左主支气管的关系，若间隙及活动度较大，表示可以切除；若间隙较小，可先行试探性游离，当确定可切除后，即着手切开膈肌进行腹部探查。

膈肌切开部位选在肝、脾之间，用两把组织钳提起膈肌，在两钳间用电刀切开，切口尽可能偏向外侧，后端指向食管裂孔，注意避免损伤膈神经的干支。暂不切开裂孔，先经膈肌切口探查胃底、胃大弯、胃小弯、肝脏、脾门、胃左动脉、腹腔动脉周围、大网膜、肠系膜有无淋巴结转移或肿瘤移植。应特别注意贲门部及胃左动脉附近的淋巴结有无转移。

3. 游离胃　经探查明确肿瘤能切除后，扩大膈肌切口，切开食管裂孔，并将切开的膈肌缝合于胸壁切缘。

助手将胃提起，切开大网膜，游离胃脾韧带。有时胃脾韧带较短，分离时要注意避免血管撕裂或损伤脾门。胃壁血管短时，可用细丝线缝合血管，避免将胃壁扎入，以免术后发生胃壁坏死穿孔。游离胃结肠韧带时，注意保护胃网膜右动脉及其血管弓，于血管弓外逐一结扎，切断胃网膜左动脉及各网膜支血管。随后，游离肝胃韧带，保护好胃小弯血管弓。将胃稍向上提，在胃小弯和胰腺上缘间显露胃左动脉清除血管旁的淋巴结，在近腹腔动脉处将其钳夹、切断、结扎并贯穿缝合，但要避免损伤胃左动脉的上行支。最后分离胃后壁。

胃大弯游离的范围要根据胃上提的高度来决定，一般要与横结肠完全分开，使胃有足够的长度，方可避免吻合时有张力。

4. 切断贲门或部分胃　癌肿切除原则上两端切除范围应大于 5cm。对下肺静脉平面以上的食管肿瘤，一般可在贲门部将食管切断，而不必作胃部分切除。对下段食管癌则须将胃近端部分切除。方法是距贲门约 3～5cm 处，用两把胃钳钳夹胃体，在两钳之间切断，断面用氯己定清洗消毒。近端用纱布包裹扎妥，以免污染术野；远端作若干针丝线的全层褥式缝合，再用细丝线浆肌层间断内翻缝合。或用 Proximate 直线型切割吻合器，切割缝合一次完成。

胃或贲门切断时，须用纱垫和无菌巾保护术野。操作完毕后，重新更换无菌巾及手套，所用过的器械需更换或消毒处理。

5. 游离食管　将胃暂置于腹腔，重新显露胸部手术野。由下而上游离食管，广泛切除食管旁淋巴脂肪组织，结扎、切断来自降主动脉及支气管动脉的食管动脉分支；分离肿瘤周围的纤维组织，使肿瘤部位完全游离。游离主动脉弓后方的食管时，先切断、结扎来自主动脉弓的食管动脉分支，将食管的前后及左右由下而上用手指进行钝性分离，然后切开主动脉弓上方的纵隔胸膜，分离主动脉弓上方的食管，将食管提至主动脉弓上，准备进行吻合。术中注意：①食管后壁纵隔条索状组织均应结扎；②注意勿损伤胸导管，若肿瘤累及胸导管，可将其一起切除，但胸导管上下两端要结扎好；③吻合口以上食管的游离段不可过长，一般在 3m 以内，其肌层要完整；④如对侧纵隔胸膜破裂，应及时修补，不能修补时，应将流入对侧胸腔的血液或冲洗液吸尽，膨好肺，并将提入胸腔的胃体固定在两侧纵隔胸膜上，防止胸内胃体疝入一侧胸腔。

6. 吻合　根据切除范围须超过肿瘤上缘 5cm 的原则，选择在主动脉弓下或主动脉弓上吻合。主动脉弓上吻合一般将胃经主动脉弓前方与食管吻合，改将胃经主动脉弓后方于主动脉弓上与食管吻合。其优点是吻合口张力较小，便于胃及吻合口的包埋，食物入胃比较合乎生理要求；缺点是显露差，吻合较困难。

将游离的胃提入胸腔，先行食管后壁肌层与胃后壁浆肌层作第一层间断褥式缝合，一般缝合 3～4 针。因食管无浆膜层，肌层又较脆弱，故进针深度须达到食管粘膜下层，或缝在与食管相连的结缔组织及纵隔胸膜上。待全部缝合后，助手将胃上提，逐一结扎。结扎不宜过紧，以免撕裂食管壁。在距上述缝线约 1cm 处，作一稍短于缝线的平行切口。切开胃壁，吸尽胃内容物；再切开食管，先切开食管肌层，然后在肌层切口稍上方处切开粘膜，使肌层与粘膜同在一平面；然后，作食管胃后壁全层缝合，采用细丝线间断或连续缝合，先缝两个角作为牵引，后缝中间，便于食管和胃的粘膜准确对拢。缝针距切缘为 0.5～0.7cm，缝线间距为 0.2～0.3cm，结扎亦不宜过紧。当后壁缝妥后，将胃管自食管拉出放入胃内，继续缝合吻合口的前壁。先作内层间断全层缝合。内翻缝合，线结打在腔内，不作内翻缝合，线结打在腔外。然后以后壁外层两端留置的牵引线作为起止点，进行前壁外层间断缝合，将吻合口套入胃内。一般吻合口大小应能容纳拇指为宜。最后将胃与周围纵隔胸膜固定数针，以减少吻合口的张力。

食管吻合器已普遍应用于临床，在胃食管吻合时，具有吻合快、可靠，缩短了手术时间。其方法是：切除病变段食管后，残端做荷包。通常用 Proximate 圆形吻合器 CDH25 做食管胃吻合，将钉砧头小心置入食管残端的荷包内，收紧荷包线打结［图6－4（1）］。顺时针旋转器身尾部的调节钮使穿刺器缩回，再从胃前壁的临时切口置入吻合器（切口应距离食管胃吻合口3cm以上，以免影响吻合口供血）。如贲门口未被缝合器关闭，则可从贲门残端口置入吻合器。再逆时针旋转器身尾部的调节钮，将穿刺器从胃底（或者是胃后壁）穿出，将吻合器器身与钉砧头接合（听到咔嗒声表示对合成功）。顺时针旋转器身尾部黑色调节钮，将指示窗内的红线调整到绿色安全区域内，再根据组织厚度调整该红线的具体位置［图6－4（2）］。这时打开安全开关击发（击发时手中有落空感，并听见清晰的咔嗒声，表示吻合完成）。逆时针方向旋转器身尾部黑色调节钮一圈，左右轻晃或轻轻旋转即可很容易将器械退出［图6－4（3）］。检查食管和胃圈必须完整无缺损。用丝线缝合或用直线型缝合器关闭胃前壁上的临时切口或贲门残端口。国内生产的WGW－B型食管吻合器，与Proximate食管吻合器性能相近，价格便宜，更换钉仓可多次反复使用。

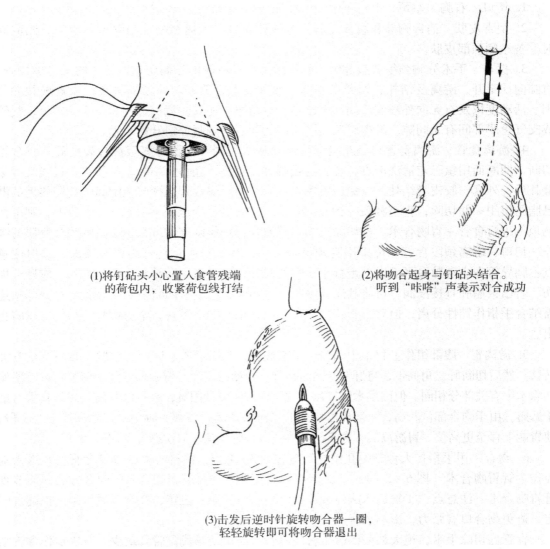

(1)将钉砧头小心置入食管残端
的荷包内，收紧荷包线打结

(2)将吻合起身与钉砧头结合。
听到"咔嗒"声表示对合成功

(3)击发后逆时针旋转吻合器一圈，
轻轻旋转即可将吻合器退出

图6－4 食管器械吻合

7. 关胸 检查腹腔无出血，清查纱布、器械如数，用中粗丝线褥式或 8 缝合膈肌。膈、胃之间用细丝线作间断缝合，以免术后发生膈疝。以温盐水冲洗胸腔，放置胸腔闭式引流，按层缝合胸壁切口。

四、经右胸腔中、上段食管癌切除术

此法除不便于作食管胃转流吻合术外，无论作食管胃吻合术或食管结肠胃吻合术均较方便。其优点是便于食管中、上段的探查和解剖，提高癌肿的切除率，降低并发症。

（一）体位

病人取仰卧位，术侧臀部和肩背部垫高使与手术台呈 30°～40°角，头偏向右侧。

（二）手术步骤

1. 切口 右胸、左颈、上腹正中切口〔图 6-5（1）〕。

2. 消毒皮肤 消毒胸部和腹部皮肤。若估计需将胃上提至颈部与食管吻合时，则应同时准备左侧颈部皮肤。

3. 探查 手术分胸颈组和腹部组。胸颈组首先经右胸前外侧切口，第 4 肋间进胸探查。将肺向前牵开，游离及结扎、切断奇静脉。在肿瘤上、下方切开纵隔胸膜。探查癌肿的范围、活动度以及有无向外浸润或局部淋巴结转移情况，尤其注意探查肿瘤与主动脉弓、气管或支气管膜部间有无间隙。经探查确定肿瘤能切除后，则腹部组开始手术。

4. 游离食管 游离食管与经左胸食管切除基本相同。食管游离至食管裂孔后，将食管切断，两断面用氯己定清洗消毒，食管远残端贯穿缝扎，经食管裂孔牵至腹腔。近残端贯穿缝扎后，外套一胶皮套结扎，以免污染手术区。牵引近端食管继续向上游离，连同邻近的淋巴脂肪组织一并切除，直至胸顶〔图 6-5（2）〕。若肿瘤上缘正常食管 >5cm 以上，则可在胸顶部进行食管-胃吻合术。如切除范围不够或吻合操作困难，可在左颈沿胸锁乳突肌前缘作一切口，游离颈段食管。可采用胸颈会合方法，从气管后将食管游离至颈部。术中注意点：胸导管在主动脉弓平面以下走行于食管的后方，介于降主动脉和奇静脉之间，应避免损伤。若已被癌肿直接浸润，可将其连同癌肿一并切除，但上下两断端必须结扎；对深部粘连需结合手指作钝性分离，但对条索状粘连带，应先用血管钳钳夹，尔后切断、结扎，以防止出血。

5. 游离胃 腹部组作上腹正中切口。探查腹腔，注意肝脏、脾门、胰腺、腹膜等处有无转移。然后切断肝三角韧带，将肝左叶向右牵开，开始游离胃。胃游离方法与前节食管下段癌切除术中有关部分相同。但因手术野较深，胃脾韧带游离较困难，牵拉已游离入腹的食管有助于暴露。由于吻合部位较高，一般尚需切开十二指肠外侧后腹膜，游离十二指肠第二、三段，使胃能上移至更高位。胃游离后，在贲门处将残余食管切除、双层缝合〔图 6-5（3）〕。

6. 吻合 用手指扩大食管裂孔使之约能容纳 3～4 指，再将游离的胃经食管裂孔送入胸腔作食管胃吻合术〔图 6-5（4）〕，或经纵隔送至颈部作食管胃吻合术。吻合方法同前节食管胃吻合术。注意点：①胃送入胸腔或颈部时应顺位，避免扭转；②吻合后胃须上提缝合固定，避免吻合口有张力，影响愈合。

食管癌切除手术，绝大部分都能用胃代食管，需用结肠代食管者很少。若决定作食管结肠胃吻合术，则需游离结肠。其方法与前节结肠移植术相同。游离的结肠可经胸骨后提至颈部，也可及食管裂孔、食管床送至颈部进行吻合。

吻合完毕后，放置胸腔闭式引流，颈部切口内放置橡皮条引流。分别分层缝合各切口。

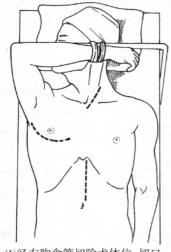

(1)经右胸食管切除术体位、切口

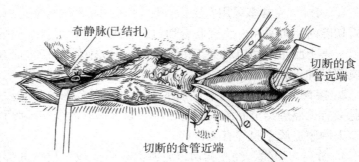

奇静脉(已结扎)

切断的食管远端

切断的食管近端

(2)游离切断食管，关闭远残端，并继续向上游离，将周围组织一一结扎

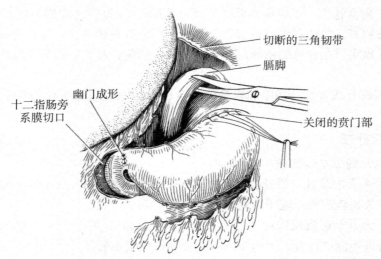

切断的三角韧带

膈脚

幽门成形

十二指肠旁系膜切口

关闭的贲门部

(3)游离大、小弯及游离十二指肠二、三段，剪开膈脚，扩大食管裂孔

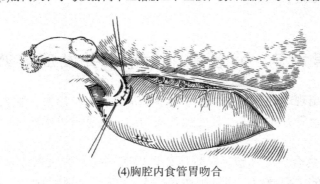

(4)胸腔内食管胃吻合

图6-5 经右胸中、上段食管癌切除术

五、贲门癌切除术

贲门癌切除范围应包括近端胃大部（或全胃）、下肺静脉以下的食管、食管裂孔及部分膈肌脚，以及附近的大、小网膜、胃左动脉根部和下肺韧带内所有的淋巴组织。有时尚需包括脾和胰腺尾部。

（一）手术步骤

1. 切口　通常多采用左胸后外侧切口，第7肋间隙进胸。若病变范围较大，预计需作全胃切除时，可采用左胸腹联合切口。胸腹联合切口自术侧腋后线，沿第7肋间向前下跨越肋弓，连上腹正中切口或旁正中切口。一般先作腹部切口探查腹腔，若肿瘤能切除，则切口向胸部延伸；如肿瘤不能切除，即终止手术而避免开胸。

2. 探查　探查时须注意肿瘤的大小、浸润范围及移动度，胃底是否受累，膈下和胃左动脉旁有无癌肿结节和肿大的淋巴结，以及癌肿后面与胰腺和腹主动脉的关系。还需注意肝脏、大网膜、肠系膜等有无转移。

3. 游离与切除　经左胸切口先游离食管下段，包括其邻近的结缔组织，直达下肺静脉平面，绕以细胶管将其向外侧牵引。切开膈肌并环切贴于癌肿的食管裂孔膈脚部分；游离胃的方法与"经左胸食管中、下段癌切除术"基本相同。经腹腔游离胃，则自幽门沿胃大弯向左游离胃结肠韧带，但注意保留胃大弯血管弓；切断胃脾韧带；将胃底与膈肌间的腹膜切开，在胰腺上缘显露胃左动脉的根部，并予以结扎、切断，并将附近及胃底所有的淋巴结连同贲门一并切除。

4. 吻合　胃部分或大部分切除和胃食管吻合的方法及应注意事项均与下段食管癌切除术相同。

（二）术后处理

（1）同其他开胸手术后处理。

（2）手术后4天内禁食，每日静脉补充2 500～3 000ml液体，补钾4～5g。对手术前营养欠佳或手术中失血较多者，应予适量输血。

（3）自第5天开始进流质饮食（包括米汤、肉汤、鱼汤等），每小时60ml，以后逐日增加。第8日后可进半流质饮食，术后2周可以开始进少量多餐的普通饮食。如吻合欠满意或有顾虑者，则应延迟进食日期。

（刘华松）

第六节　食管手术后常见并发症的处理

肺切除手术后出现的并发症在食管手术后也常见到，如出血、呼吸功能不全、胸膜腔感染、胸腔积液及心血管并发症等，其处理方法相同。其食管手术所引起的并发症主要有以下几点。

1. 吻合口瘘　吻合口瘘（包括肠管坏死和胃底穿孔）是食管手术后的严重并发症，也是手术后病人死亡的主要原因。多发生在术后4～7日，个别可发生在10日之后。一般在术后3～4日体温、脉搏多逐渐下降，体力亦逐渐恢复。但如4～7日后突然体温重新上升，脉率增快，并出现胸痛、气促，X 线检查见胸腔积液增多或出现液气胸，应考虑吻合口瘘的可能。可口服少许美蓝，再作胸腔穿刺，如穿出蓝色液体即可确诊。此时，应停止饮食，给予胃肠减压，及早作胸腔闭式引流，应用有效抗生素控制感染，静脉高价营养，维持水与电解质平衡。经上述措施后，如感染得到控制，较小的瘘口可能自行愈合。经过一定时间观察，如瘘口不愈，可先行食管外置，待病人情况好转后，再考虑行胸骨后结肠代食管手术。颈部发生吻合口瘘，除体温升高外，颈部伤口可见红肿，扪及波动或有捻发感。应及时分开伤口，保持引流通畅和伤口清洁，瘘口多能自行愈合。

2. 乳糜胸　多发于后纵隔手术或食管手术，因损伤胸导管未能及时发现和处理所致。胸导管损伤后，每天从胸腔丢失大量的体液及营养物质，24 小时可达 3 000ml。

处理原则：

（1）采用胸腔闭式引流，促使肺组织尽早膨胀，以达堵塞胸导管瘘口，使用胸膜粘连剂效果不佳。

（2）禁食，由静脉补充营养，以上腔静脉插管补充营养为佳。

（3）经上述治疗后未见胸液减少者，应再次开胸，缝扎胸导管，否则由于长时间的大量乳糜丢失，病人营养难以维持，失去手术时机。

3. 吻合口狭窄　可用食管探子进行扩张。必要时再次手术，采用纵切横缝的方法，以扩大吻合口。

4. 喉返神经麻痹　喉返神经在食管上、中段癌手术时，若不注意，容易造成损伤。有时癌肿侵犯神经而不得不将其切断，但须避免损伤双侧喉返神经。单侧喉返神经损伤后，发生声音嘶哑，影响术后咳嗽、排痰；双侧损伤则可发生窒息。

5. 胃肠功能紊乱　由于迷走神经切断的影响，手术后早期往往有胃肠胀气、腹泻等现象。多可经胃肠减压和调节饮食而自愈。手术后期，有的病人出现餐后胃部饱胀、呕吐等，尤其是高位食管胃吻合术者较为常见，可能由于食管短以及胃排空功能差所致。手术时辅以幽门成形术，加速胃内容物的排空；口服胃动力药物，如吗丁啉，有助于减少上述胃肠道症状的发生。

（刘华松）

第七章

气管和支气管手术

第一节 解剖概要

气管起自环状软骨下缘，以胸骨上口为界分为颈段和胸段。颈段气管稍短，成人约占气管全长的 1/3，沿颈前正中线下行入纵隔；胸段气管较长，成人约占气管全长的 2/3，在胸腔上纵隔内。男性气管全长约 10.5~12cm，女性约 9~11cm。气管末端在相当于胸骨角平面分叉为左、右主支气管，分叉角度通常为 60°~75°，在腔内呈一锐缘隆起是为隆嵴。气管隆嵴位置偏左，自隆嵴至右肺上叶支气管开口，称右主支气管，平均长约 2cm，外横径约 1.47cm，与气管中轴延长线夹角为 20°~30°，由于右主支气管粗短且位置陡直，从形态上看可视为气管的直接延续，故通气量较大，吸入性异物也易落入右主支气管。因右主支气管从左横过胸椎，当胸部前后向被挤压伤时，易遭致支气管断裂。自隆嵴至左肺上叶支气管开口，称左主支气管，平均长度约 4.72cm，外横径约 1.37cm，与气管中轴延长线夹角为 40°~45°（图 7-1）。

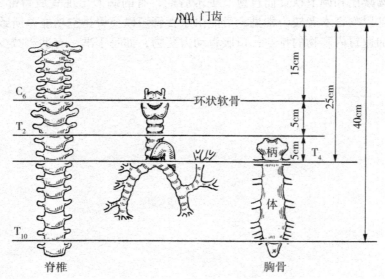

图 7-1 气管的表面标志

气管与支气管的管壁，由内向外，依次由粘膜层、粘膜下层和软骨纤维层组成。粘膜层由纤毛上皮覆盖，分布有较多的肥大细胞，具有一定防御功能。粘膜下层含有丰富的血管、神经、淋巴管和腺体。软骨纤维层主要由透明软骨和致密结缔组织构成。气管及肺外支气管的软骨呈环状，气管软骨环为马蹄形，软骨环的后端及相邻软骨环之间，由纤维组织与平滑肌共同构成的膜填充，形成气管膜壁和软骨环之间的环状韧带。气管软骨环有 12 ~ 19 个，14 ~ 17 个环者占 87%，颈段有 6 ~ 8 个软骨环，可以扪及，其余在胸内。呼气时腔径变小，吸气时变宽。

气管的血液供应来自甲状腺下动脉的分支，静脉汇入甲状腺下静脉和奇静脉；淋巴引入气管前和气管旁淋巴腺；肌肉纤维受喉返神经支配。

气管周围解剖关系：颈段气管护以皮肤浅、深筋膜，胸骨舌骨肌和胸骨甲状腺肌等，颈前静脉的交通支跨越其前方。甲状腺峡部覆盖第 2 ~ 4 气管软骨环的前面，左、右叶位于其两旁。气管后邻食管，喉返神经行于食管气管沟；胸段气管居上纵隔内，在左、右侧胸膜囊与肺之间。前邻胸骨柄、胸腺或胸腺遗迹及大血管。主动脉弓跨越其前方，头臂动脉自主动脉弓发出后，紧贴气管行走，再横过其前面至其右侧。左无名静脉亦横越其前面，但位置较浅。气管左侧有左颈总动脉、左锁骨下动脉，左迷走神经和主动脉弓的降部；左喉返神经于主动脉弓深部，在气管和食管之间上行。气管的右侧为右头臂静脉和上腔静脉，右迷走神经，右喉返神经在纵隔的行程很短，转经右锁骨下动脉后方即向上行。

（刘华松）

第二节 气管、支气管裂伤修补术

气管、支气管裂伤平时并不多见，大都是在胸部闭合性损伤后发生。损伤部位，80% 以上在距气管隆嵴 2.5cm 以内。气管裂伤常为纵行，在膜部与软骨环交接处，支气管则为完全或不完全的横行断裂。临床表现首先出现颈部皮下气肿或纵隔气肿，病人有呼吸困难、发绀和咯血。若得不到及时的诊断和治疗，伤员可在短期内死亡。也有部分伤员，自行渡过急性期，在伤后数月甚至数年，因支气管断裂肺不张而就诊。除病史和上述症状外，胸部 X 线平片可见纵隔增宽积气，纵隔胸膜破裂者有气胸或血气胸。胸腔闭式引流见持续溢气，肺受压不能复张。支气管镜检查能直接窥见裂口部位和范围。

一、手术指征

早期除气管、支气管裂口小于 1/3 周径、经胸腔闭式引流后肺立即复张，并能持久者外，都应立即剖胸探查修补。断裂并有感染者，一般不作修补手术。如远端无感染，则不论损伤后多久，尽可能作重建术。

二、术前准备

对合并伤，作必要的紧急处理，建立输液信道和输血准备。并发气胸者，应安放胸腔闭式引流；清除呼吸道内分泌物或异物。

三、麻醉

静脉复合麻醉，气管内插管，导管气囊需超越裂伤处或进入健全一侧的支气管，以保证通气。另备一灭菌导管，术中必要时用。

四、手术方法

依损伤部位，选用手术途径。颈段气管伤，取平卧位，肩下垫枕抬高，采用颈横切口。胸内气管或支气管裂伤，则采用右后外侧切口，经第4肋间隙进胸。常见肺门后上方纵隔胸膜下积气或冒出气泡，经此剪开纵隔胸膜探查损伤部位、范围和损伤程度，以决定手术方式 [图7-2 (1)]。显露隆嵴部或主支气管时，需先结扎、切断奇静脉。位于气管膜部裂口或支气管裂口不大时，可将边缘修剪整齐，以4-0涤纶线作间断或连续缝合，务求粘膜对位良好 [图7-2 (2) (3)]。若裂口大或完全断裂时，应先探查远端支气管，用导管吸除分泌物，充气使肺复张。若肺不能复张，应探查气道梗阻原因。确定无法使肺复张者则行肺切除，能复张者，修剪气管或支气管断面，形成瘢痕者，将两端瘢痕组织切除，然后进行气管或支气管端端吻合，并游离邻近的胸膜或心包组织包盖吻合口 [图7-2 (4)]。反复冲洗胸腔，安放胸腔闭式引流，关闭胸腔。

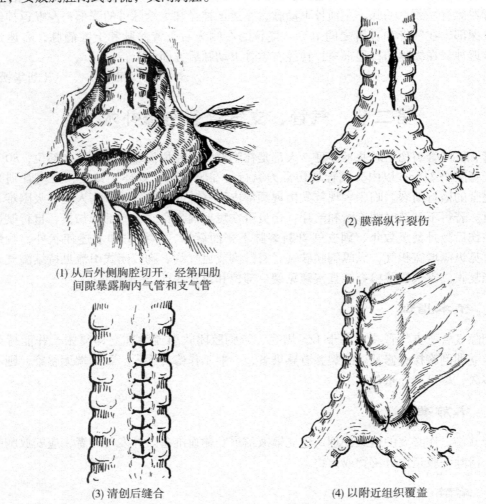

(1) 从后外侧胸腔切开，经第四肋间隙暴露胸内气管和支气管

(2) 膜部纵行裂伤

(3) 清创后缝合

(4) 以附近组织覆盖

图7-2　气管、支气管裂伤修补术

（刘华松）

第三节　气管切除吻合术

气管切除吻合术适用于各种病因所致的气管狭窄，以及气管肿瘤的治疗。因气管尚无代用品，切除的长度受到限制，一般认为，气管切除 3～4cm 可直接缝合而没有张力。若辅以各种松解术，其切除长度可达 6.6cm。

一、术前准备

1. 常规作胸部平片、CT 及纤维支气管镜等检查　详细了解病变部位、范围和程度，为切口选择，手术设计提供帮助。

2. 做痰培养和药物敏感试验　气管阻塞感染者，给予抗生素治疗，训练病人在颈前屈位作咳嗽和进食。

二、麻醉

麻醉前和麻醉中应避免使用肌肉松弛剂，保证麻醉插管中有自主呼吸，减少通气抑制。气管阻塞严重者宜作清醒插管，力求保证通气，随时清除呼吸道分泌物。备一细长插管，于术中切开肿瘤以下气管时，插入远端气管或支气管用。

三、手术步骤

1. 切口　颈段气管切除作颈领横切口；主动脉弓上的胸段气管切除用 T 形切口，即颈领切口加正中上 2/3 胸骨劈开；主动脉弓下胸段气管切除，选用右后外侧剖胸切口，经第 4 或第 5 肋间进胸。

2. T 形切口　劈开胸骨上半部，即可暴露环状软骨到隆嵴间的气管。气管第 2～4 软骨环被甲状腺峡部覆盖，需分断甲状腺峡部，将甲状腺两叶向外侧牵开。胸段气管暴露需将胸腺切除，结扎切断左无名静脉，用牵引带将无名动脉及左颈总动脉向两侧牵开。

3. 游离病变　狭窄部位与周围组织多有炎性粘连，应紧贴气管壁分离，注意保护走行于气管与食管之间的左右喉返神经及位于气管后的食管。对气管肿瘤，既要细心地分离保护神经，又要尽可能地切除所有的肿瘤组织。游离气管距病变的上、下缘一般不超过1cm，以免影响吻合端的血供和吻合口的愈合。

4. 切除病变　在距切除部位的近、远端2cm处，以 2－0 涤纶线于气管两侧各缝一牵引线，然后在病变的下方切开气管，观察病变的极限。气管狭窄切除紧贴于狭窄段的边缘，气管肿瘤切除应距病变缘大于 0.5cm 切断气管。将一消毒带气囊的气管插管从手术野中插入远端气管内，连接麻醉机，保持通气，牵起病变气管的近端，以同法予以切断病变上端气管。

5. 对端吻合　拉拢上下方气管牵引线，观察吻合口是否有过大张力，若张力不大，可将头部后伸，开始吻合。以 3－0 Vicryl 可吸收线作全层间断缝合，先缝暴露较差部位，针距0.3cm，边距0.2cm，每一针缝线先用蚊式钳夹住。待缝完后壁，拔除远端气管插管，然后将上端插管通过吻合口送入远端气管，恢复通气，继续缝合前壁。缝妥后，使头颈前屈，拉拢牵引线，由前向后，按顺序逐一结扎缝线。剪除牵引线，向术野倒入少量盐水，检查吻合处有否漏气。剪去吻合缝线，游离邻近的带蒂胸膜或心包缝盖于吻合口加固。

选用 4 – 0 Prolene 线作端 – 端或端 – 侧连续缝合，缝合从后壁开始，向两侧连续缝合，边距 3 ~ 4mm，针距 3mm，于前壁打结。连续缝合具有缝合严密可靠，内壁光滑；两端管径不一致时，可在缝合时逐渐调整；吻合后外壁光整，避免了间断缝合因线结过多对周围组织的损伤；吻合口无需附加组织包绕，缩短了手术时间。

6. 胸骨后引流　常规安放引流，以不锈钢丝缝合胸骨，逐层缝合切口。于屈颈位用粗丝线作下颌和胸前皮肤的缝合固定，保持颈项前屈位 2 周，以减少气管吻合口张力。

四、注意事项

（1）吻合口若张力过大，可作右肺门游离和切断下肺韧带，或辅以切断甲状舌骨肌及其韧带，行喉松解。

（2）气管两侧旁的组织不应作过分分离，以免损伤气管血液循环。

（3）若需辅以气管切开，应距吻合口 2 个以上软骨环，以免影响其愈合。

（刘华松）

第四节　隆嵴支气管切除吻合术

适用于治疗隆嵴或主支气管肿瘤。

一、手术步骤

以右主支气管恶性肿瘤为例，作隆嵴右上肺切除术。选右胸后外侧切口，经第 5 肋间进胸。在迷走神经与食管之间纵行切开纵隔胸膜，结扎、切断奇静脉。游离气管下段、隆嵴及左、右主支气管和叶间支气管图。常规处理右肺上叶血管，切断下肺韧带和心包 – 气管韧带。在左主支气管距隆嵴 0.5cm 处予以切断，插入消毒的带气囊气管插管，连接麻醉机，在左肺通气下进行下一步手术。切除肿瘤上缘的气管和肿瘤下缘的叶间支气管，将隆嵴连同肿瘤右上肺一并切除。

气道重建有两种方式：①左主支气管与气管对端吻合，然后在吻合口下方 1cm 处，左主支气管的右侧切一椭圆形洞口，其口径与叶间支气管口径大小相近，将右叶间支气管与左主支气管行端侧吻合；②重建隆嵴，左主支气管与右叶间支气管内侧壁行侧侧吻合，然后将气管与完成侧侧吻合的左主支气管和右叶间支气管行端对端吻合。吻合结束之前，拔除左主支气管插管，恢复经口腔的气管插管通气，管端越过吻合口进入左主支气管。术毕，仍需在屈颈位下行颌和胸前皮肤的缝合固定。安放胸腔闭式引流管，分层缝合胸壁切口。

二、术后处理

（1）麻醉清醒后尽早拔管，保持呼吸道通畅，给予药物雾化吸入稀释痰液，鼓励并协助病人咳嗽排痰。必要时作气管切开，减少死腔，改善通气功能。

（2）保持胸腔闭式引流通畅，必要时使用负压吸引，以促使肺及早膨胀。

（3）应用广谱抗生素防止感染。

（4）若有分泌物、血块或肉芽组织，引起阻塞或肺不张，应行支气管镜检查并清除。

（5）给以适量皮质激素，减轻术后炎性水肿。

（刘华松）

第八章

胸腔手术

第一节　胸腔穿刺术

胸腔穿刺术是胸外科最常用的诊断和治疗技术之一。可用于诊断和治疗胸腔积液、气胸、液气胸和脓胸等。

一、术前准备

术前应仔细检查胸部，触摸气管位置，了解纵隔移位情况，叩出实音或鼓音范围，结合胸部 X 线检查选择穿刺点。单纯气胸抽气选在锁骨中线第 2 肋间隙，胸腔积液则根据胸液所在部位，选肩胛线第 7～9 肋间，腋后线第 7、8 肋间，腋中线第 6、7 肋间及腋前线第 5 肋间。腋气胸的穿刺抽液，穿刺点选在与气液平面相应的肋间。包裹性积液或小脓腔，可在超声波检查下作皮肤定位标记。

二、体位

一般病人可用坐位，病人反坐靠背椅，双臂盘放在椅背上，身体稍前俯，头枕手背。重症病人可取斜坡卧位，患侧上肢上举。如为气胸抽气，则上肢靠胸侧平放。

三、手术步骤

标记好穿刺部位后，常规行穿刺部位皮肤消毒、铺无菌洞巾。用 0.5%～1% 普鲁卡因或利多卡因行皮肤、肋间肌及胸膜浸润麻醉。根据病人的胸壁厚度，选择 16～18 号穿刺针，接在装有三通开关的注射器上。或在穿刺针尾部接一橡皮管，穿刺与更换注射器时，将橡皮管用血管钳夹住，抽吸时放开。根据肋间血管、神经的解剖结构，在肋角后，肋角内侧肋沟消失，肋间血管和神经在肋间隙的中间前行，该部位的穿刺应选择在下位肋骨的上缘进针；而在肋角前部，由于肋间动脉在近肋角处常分一副支，沿下位肋骨的上缘向前行，故穿刺应在上、下肋之间进针，以免损伤肋间血管。穿刺时要缓慢进针，并注意掌握针的方向和深度。进入胸膜腔时，阻力突然减小，接通注射器，试抽吸有液气抽出，说明穿刺成功。如抽吸费力或抽吸物为血性泡沫液体，可能穿入肺组织，应将穿刺针退出少许。

抽液量依胸腔穿刺目的而异，诊断性穿刺抽液 50～100ml 即可，有时 10ml 的血性胸液，足以做细胞学检查，以诊断胸膜肿瘤之用。治疗性抽液、抽气，在病人无不良反应的情况下，应尽量抽净。液体抽净后，可注入抗生素液冲洗或保留适量的抗生素液，结核性胸膜炎或结核性脓胸注入抗结核药。抽出的液体应常规进行化验检查，必要时送细菌培养或细胞学检查。

穿刺时由助手用血管钳靠近胸壁夹持穿刺针（图8-1），可防止因针头摆动而损伤肺组织。当针筒抽满气体或液体后，用另一血管钳夹住橡皮管，然后取下针筒排液，以避免空气吸入胸腔。用三通管亦可达到同样目的。抽气不净，疑张力性气胸者，应改作胸腔闭式引流减压。穿刺过程中，要随时注意病人的情况，观察病人的面色和脉搏。若病人出现胸闷、胸痛、心悸、呼吸困难、面色苍白、出冷汗等症状时，应立即停止操作，并让病人平卧休息和必要的对症治疗。

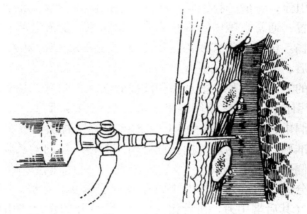

图8-1 用血管钳将穿刺针于进胸壁处夹持固定

四、术后处理

术毕静卧30分钟，严密观察病人反应。若需再次穿刺时，则应另选穿刺点，以免胸腔感染经同一针道扩展到胸壁软组织中。

（刘华松）

第二节 胸腔引流术

胸腔引流术可分为胸腔闭式引流术和胸腔开放引流术两种。胸腔闭式引流用于排除胸膜腔内液体及气体，以维持胸膜腔内的负压，促进肺保持在膨胀状态和保持纵隔于中间位，保证心肺功能正常。胸腔开放引流则用于慢性脓胸，结核性脓胸伴混合感染或伴支气管胸膜瘘，纵隔已被增厚的胸膜固定，此时，为改善引流，可将闭式引流改为开放引流。

一、胸腔闭式引流术

（一）手术适应证

（1）早期脓胸，特别是脓气胸，纵隔尚未固定，用胸腔穿刺抽脓不能彻底，或脓液增长迅速者。

（2）中等量以上的血胸或血气胸。

（3）胸腔穿刺抽气减压后又复发的张力性气胸。

(4) 开放性气胸经清创术后缝闭伤口者。

(5) 自发性气胸经反复胸腔穿刺抽气，患侧肺组织仍被压缩者。

(6) 小儿脓胸，不便于反复胸穿抽脓者。

(7) 胸腔手术结束后。

（二）体位

病人多采取半卧位，躯干略转向对侧，上肢抬高垫放于头部。

（三）手术步骤

用于排气目的的引流，一般选择锁骨中线第 2 肋间隙；若以引流液体为目的时，引流管宜安放在胸腔较低位置，通常在腋中线第 6 或第 7 肋间隙。引流管放置过低，可因膈肌上升挤压引流管使引流不畅。包裹性胸腔积液，应在 X 线透视定位或超声波检查定位下，再经诊断性穿刺确定脓腔后，方给予闭式引流术。

引流管安放插管的方法有两种，即经肋间隙插管法和经肋骨床插管法。

1. 经肋间隙插管引流法　此法操作简单，可在病室内床旁进行。先选定肋间隙，并标记好。皮肤消毒，铺洞巾，局部 1% 普鲁卡因浸润麻醉胸壁各层，继之行胸腔穿刺，抽出气体或液体，证明定位准确。预先用丝线捆扎标记引流管插入体内的长度，一般送入胸腔引流管的长度以引流管的侧孔距壁层胸膜 1.5～2cm 为宜。平行肋间隙作 2～3cm 切口，用中血管钳在上、下肋之间分离肌层，并向胸内施力穿破壁层胸膜。此时，可见气体或液体溢出，迅速夹住引流管前端（其后端用另一血管钳夹住），顺分开的伤口将引流管送入胸腔，连接水封瓶，开放引流管后端血管钳，观察引流通畅后，用一粗丝线缝合切口 1～2 针，并用该丝线捆扎引流管，以防滑出。术后应根据 X 线检查，调整引流管的深度。

带有侧臂的套管针，因通过其侧臂插入的引流管管径较细，不适宜作血胸、脓胸及张力性气胸的闭式引流术。可作为一般气胸安放闭式引流，如自发性气胸等。方法是，在选定的肋间作一皮肤小切口，将套管针经切口沿两肋骨之间刺入胸膜腔，用恰好能通过套管针腔的导尿管插入其侧臂（插管前，先用血管钳夹住尿管远端），当针轴退至侧臂孔以上时，将标记好的引流管送入胸腔，缓慢拔出套管针，注意勿将引流管一并带出。套管针退出胸壁后，再用另一血管钳在近胸壁处夹住引流管，放开远端血管钳，将套管针从引流管上完全退出。调整引流管深度至预定标记，将引流管接水封瓶，放开血管钳，观察引流是否通畅。皮肤切口缝合一针并用线捆扎固定引流管。

2. 经肋骨床插管引流法　亚急性脓胸或慢性脓胸，因附着在壁层的纤维素收缩，使患侧胸廓塌陷，肋间隙变窄，经肋间引流难以实行，需切除部分肋骨，经肋骨床插管引流。

术前通过 X 线检查，详细了解脓腔的部位和范围，并作定位性胸腔穿刺，以确定在脓腔的低垂部位安放引流管。

手术宜在手术室进行，取半坐位或侧位。全麻或沿拟切除肋骨段作局部普鲁卡因浸润麻醉。沿肋骨走行作 5～6cm 长皮肤切口，依次切开皮下组织及肌层，暴露肋骨，沿肋骨切开 4～5cm 长骨膜并剥离之，然后用肋骨剪切除肋骨约 4cm，经肋骨床切开胸膜进胸。若胸膜呈板状增厚，可作部分胸膜纤维层切除。吸除胸膜腔内脓液，用手指探查脓腔并分开分隔性粘连，置入口径大于 1cm 的引流管［图 8－2 (1)，(2)］，依次缝合胸壁各层，固定引流管，连接水封瓶。

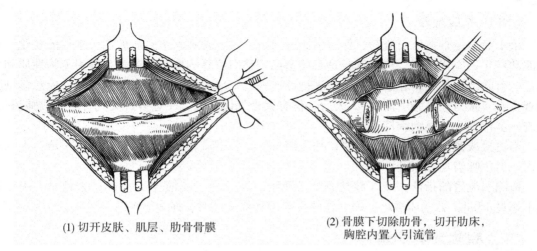

(1) 切开皮肤、肌层、肋骨骨膜　　　　(2) 骨膜下切除肋骨，切开肋床，
　　　　　　　　　　　　　　　　　　　　胸腔内置入引流管

图 8 - 2　经肋骨床插管引流法

若在局麻下手术，切开胸膜腔时，病人可能出现心悸、呼吸困难、发绀等反应。一般提示纵隔尚未完全固定，胸膜粘连不多，这时应尽速插入引流管，连接水封瓶，缝合封闭切口，终止手术。

水封瓶的装置（图 8 - 3）：简单的水封瓶为一广口瓶，及一紧密的橡胶瓶塞。从瓶塞中穿过长短两根玻璃管，长管上端接引流管，下端浸入瓶内液面下 2～3cm，短管与外界大气相通，以刚穿过瓶塞为度。水封瓶与胸腔间橡皮引流管的长度以 50～60cm 为宜，这样，胸腔内的气体和渗出液就可以不断引流至瓶内。当胸膜腔内压力变低时，液面则沿长管上升，隔绝外界空气的逸入，以维持肺脏的膨胀。只要引流管通畅，就可见玻璃管中水柱随呼吸运动上、下波动。如果需要胸腔负压吸引，则可连接恒压吸引装置，三管瓶内长玻璃管浸入水面下的厘米数即为吸引的负压数。目前一次性闭式引流瓶已在临床上广泛使用。

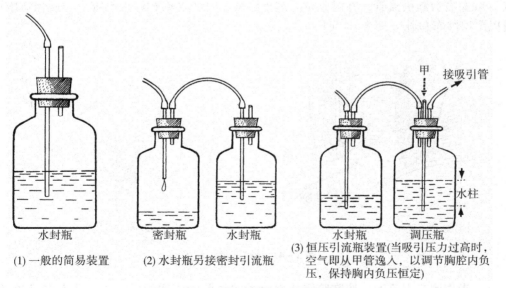

(1) 一般的简易装置　　(2) 水封瓶另接密封引流瓶　　(3) 恒压引流瓶装置(当吸引压力过高时，
　　　　　　　　　　　　　　　　　　　　　　　　　　空气即从甲管逸入，以调节胸腔内负
　　　　　　　　　　　　　　　　　　　　　　　　　　压，保持胸内负压恒定)

图 8 - 3　胸腔闭式引流的水封瓶装置

（四）术后处理

手术后应经常挤压引流管，保持引流管通畅，并经常观察水封瓶玻璃管水柱的变化。水柱波动停止，应找原因，检查管腔是否堵塞或调整引流管的位置；注意观察引流物性质和引流量。若胸部损伤或胸腔手术后出现进行性血胸，则应考虑胸内有活动性出血，应急诊剖胸探查止血。张力性气胸引流 1~2 天后，仍有大量气体外溢，注意有否支气管断裂或肺裂伤，需进一步检查，及早剖胸探查。

当更换或倾倒引流瓶内液体时，须先用血管钳将引流管夹住，以免空气从引流管逸入胸腔内，发生呼吸功能紊乱。

拔除引流管的指征：经 X 线检查肺已膨胀，24 小时引流液少于 50ml；脓胸病人引流脓液不超过 15ml，无气体溢出，病人作咳嗽或深呼吸运动时，瓶内玻璃管水柱波动 1~2cm。

二、胸腔开放引流术

（一）手术指征

（1）慢性脓胸，胸膜已因纤维沉着而增厚，继续闭式引流将难以奏效。

（2）结核性脓胸有混合感染，闭式引流脓液多而粘稠，纵隔已因胸膜增厚而固定，或伴有支气管胸膜瘘。开放引流可以使引流更通畅，能进一步减轻病人的中毒症状，改善全身状况，使脓腔进一步缩小。

（二）术前准备

术前未作闭式引流者，要通过 X 线检查，详细了解脓腔的部位和范围，并作定位胸腔穿刺，以便确定在脓腔的较低垂部位，安放引流管。

（三）手术步骤

（1）已行胸腔闭式引流者，在近胸壁处的引流管的管壁上贯穿扣一安全别针，距胸壁皮肤 2cm 左右剪断引流管，并以胶布固定于胸壁，以防引流管掉入胸腔内或脱出影响引流，外覆以多层纱布包扎［图 8-4（1），（2）］。

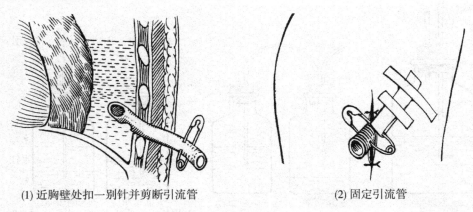

(1) 近胸壁处扣一别针并剪断引流管　　　　　　　(2) 固定引流管

图 8-4　胸腔开放引流术

（2）未作闭式引流者，按胸腔闭式引流术的经肋骨床插管引流法，插入大口径（内径达 2cm 左右为佳）引流管，再在近胸壁处的管壁上贯穿扣一安全别针，用胶布固定于胸壁的皮肤上。

合并支气管胸膜瘘的病人，术中应避免患侧在上的侧卧位，可采用头高脚低，以防大量脓液经瘘口倒注肺内，造成窒息或感染播散。

（四）术后处理

（1）手术后初期每日更换敷料 2～3 次，以免脓液浸染切口附近皮肤，引起皮炎。以后脓液逐渐减少，则可每日或隔日更换一次。

（2）病人可下床活动，注意营养支持。无支气管胸膜瘘的病人，可进行呼吸锻炼，吹气球或用力咳嗽，帮助肺膨胀。

（3）引流期间，需经常注意引流情况。若病人出现发热，脓液从引流管旁溢出，多提示引流不畅，应及时调整引流管的位置或深度。引流管每周应取出清洗一次，消毒后再放入。

（4）每周测量脓腔容积 1 次。方法是：病人侧卧，引流口在上，用一导尿管放入脓腔，注入温盐水，直到充满为止。注入的盐水量即脓腔容积。有支气管胸膜瘘时，则不可采用此法，必要时，可用碘油造影。一旦脓腔缩小成一个长窦道，应每周用橡胶探条测量窦道的长度，并调整引流管，每次不可拔出过多，以便于脓腔和窦道内的肉芽从内向外生长，不留残腔。

（刘华松）

第三节　胸膜纤维板剥除术

胸膜纤维板剥除术系指切除覆盖在胸膜壁层和脏层之间的增厚纤维板，使肺再度膨胀，消灭脓腔，改善胸廓的呼吸运动。此手术不仅能使肺功能得到最大的恢复，而且保持了胸廓的正常形态。但是，往往由于肺内有广泛病变，或增厚的胸膜与肺组织粘连过紧，使胸膜纤维层无法剥除。因此，手术指征应严格掌握。

一、手术指征

（1）机化性血胸，一般在伤后 6 周左右，伤员已度过危险期，全身情况稳定，而且粘连较轻，剥除较容易，是手术的适当时机。

（2）应用人工气胸治疗肺结核病灶已痊愈，胸膜残腔经常产生渗液，有继发感染的危险。

（3）慢性化脓性脓胸，纤维板较厚且粘连较重，剥除时常出血较多，手术后感染率高，一般尽量少采用此手术。

（4）结核性脓胸，经一般治疗无效，肺内无结核病变，无支气管狭窄、支气管扩张，无支气管胸膜瘘者，是本手术较适合的指征。

二、禁忌证

（1）病人有急性感染灶存在。

（2）病人身体虚弱，全身情况差，不能承受手术创伤者。

三、术前准备

（1）摄胸部平片，CT 扫描，了解双肺有无活动性结核病灶。纤维支气管镜检查对排除支气管内病变十分重要，必要时作支气管碘油造影。

（2）术前做痰和胸液培养及药物敏感试验。痰液检查应无抗酸杆菌及恶性肿瘤细胞。

（3）由于术前胸膜腔均有不同程度的感染，应给予抗生素治疗。结核性脓胸，术前应抗结核治疗 2~4 周以上。化脓性脓胸，需待全身感染症状消失，脓液无臭味后，方可施行手术。胸膜腔脓液较多时，手术前 1 日应行胸腔穿刺，抽除大部分胸液。

（4）增加营养，改善全身状况。并鼓励病人离床活动，以增强心肺功能。

四、麻醉

静脉复合麻醉，气管内插管。

五、手术步骤

病人侧卧位，患侧在上。常用后外侧切口，经第 5 或第 6 肋骨床入路，可上、下兼顾，便于胸顶和后肋膈角解剖分离。在骨膜下切除适当长度的肋骨，切开骨膜及肌纤维，进入胸膜外层，沿胸膜外间隙向上向下钝性剥离壁层胸膜纤维板层 ［图 8-5 (1)］。当切口周围壁层胸膜纤维板层剥离到一定范围时，用肋骨牵开器将肋骨撑开，再继续向上、下、前、后剥离，直至胸膜反折处 ［图 8-5 (2)］。剥离面用热盐水纱布垫填塞止血。在肺尖部或纵隔胸膜毗邻处剥离时，因纤维层较厚，应注意勿损伤锁骨下血管或其他大血管。有时由于病人情况或某些客观条件的限制，为了考虑减少手术的损伤性，壁层纤维板的剥除并非绝对必要，仅行脏层纤维板的剥除。然后剥离肺层胸膜上的纤维板。若纤维板与肺表面粘连较松，可用手指或血管钳夹持小纱布作钝性分离，粘连较紧密时，可用刀、剪作锐性剥离 ［图 8-5 (3)］。少数病例可以将纤维层完整剥除，但绝大多数病例需将脓腔切开，吸净脓液及纤维素，刮除结核性肉芽组织，在显露最好的部位，用小尖刀将附着于肺表面上的纤维层作一"十"字切口，直至脏层胸膜。用组织钳夹住边缘，沿分界线作钝性或锐性剥离 ［图 8-5 (4)］。要求彻底切除肺表面上的任何残余纤维膜或纤维带，以达到肺脏充分扩张。胸膜纤维板剥除完毕后，利用麻醉机加压膨肺，使肺复张。剥离面出血可能较多，宜用热盐水纱布垫压迫止血。如有肺裂伤出血，应予细丝线缝合，胸壁给予电凝止血。用 1/2 000 洗必泰溶液或稀释的双氧水溶液冲洗胸腔，然后用温盐水冲洗胸腔两次。最后，放置上、下胸腔闭式引流管，按层缝合胸壁切口。

六、术后处理

（1）术后病人半卧位，将胸腔闭式引流管连接负压引流装置，并保持通畅，负压一般保持在 -20cmH$_2$O（-1.96kPa），负压吸引时间一般不超过 7 天。通过床旁摄片了解肺膨胀情况，等肺完全膨胀后再停止负压吸引。当胸腔闭式引流瓶中停止漏气和渗液时，先拔去下面的引流管，上管夹闭 24 小时，胸透见肺膨胀好，证明不再漏气之后拔去上管。

（2）根据术前培养和药敏试验，选用有效抗生素。结核性脓胸需继续抗结核治疗 3~6 个月。

（3）鼓励病人早下床活动，用力咳嗽和深呼吸，特别是做以吸气为主的呼吸运动，促进肺膨胀。

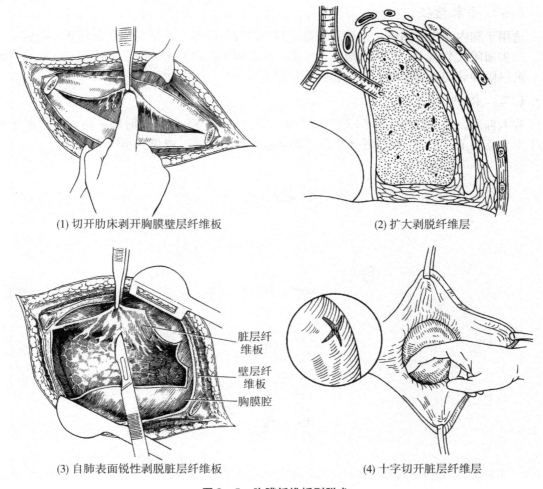

(1) 切开肋床剥开胸膜壁层纤维板

(2) 扩大剥脱纤维层

(3) 自肺表面锐性剥脱脏层纤维板

脏层纤维板
壁层纤维板
胸膜腔

(4) 十字切开脏层纤维层

图 8-5 胸膜纤维板剥脱术

（刘华松）

第四节 开胸术

选择开胸术式，既要求有良好的手术野暴露，又要兼顾减少因手术对病人带来的创伤和并发症，减少手术中和手术后对呼吸和循环功能的扰乱，保持肌肉功能，减轻术后疼痛。同时也要根据不同医生的经验和技术，既适合手术需要，在解剖和生理上最为安全的开胸术式，本节仅介绍最常用的几种方法。

一、前外侧胸腔切开术

此开胸手术的优点是病人所取体位基本上近于仰卧位，对呼吸、循环功能干扰小，切断胸壁肌群较少，无需切除肋骨，术后伤口疼痛和胸壁运动的障碍较轻。缺点是对后纵隔和后胸下部手术野暴露较差。

（一）手术指征

适用于胸内无广泛粘连、估计手术难度较小的肺切除术、紧急开胸心脏复苏、心包切除术、二尖瓣闭式分离术、二尖瓣瓣膜替换术、房间隔缺损修补术、上腔静脉与右肺动脉分流术、前纵隔肿瘤切除术和经右胸食管肿瘤切除术等。

（二）体位

病人仰卧，用小枕将手术侧臀部和背肩部垫高 35°～40°，术侧肘部抬高，前臂悬于额上手术台支架上（图 8-6）。手术中注意切勿过度推牵上臂，以免损伤臂丛神经。

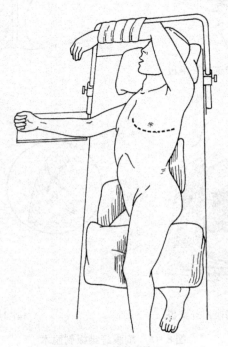

图 8-6　前外侧切口

（三）麻醉

静脉复合麻醉，气管内插管。

（四）手术步骤

1. 切口　自胸骨缘，沿第 4 或第 5 肋间隙，在乳房下皮肤褶皱做弧形切口至腋中线，将切口皮瓣略加解剖，如为女性，须将乳房上翻，以达拟切开肋间。

2. 切开胸壁肌层　用电刀切开胸大肌、胸小肌。在外侧，分离背阔肌前缘并牵开，切开部分前锯肌，即暴露出胸壁前筋膜。

3. 切开胸腔　按手术需要，可经第 4 或第 5 肋间隙进胸。先在肋间隙切一小口，使肺萎陷，然后将示指和中指伸入胸腔切口下，以保护肺组织，再继续用电刀沿肋间隙中点切开肋间肌，注意避免伤及肋间血管。其前缘一般不需要切断、结扎胸廓内动脉。在外侧应将背阔肌牵开，肋间隙可切至腋后线。

4. 延长切口　如果术野暴露不足，切口在胸骨旁向上可延至第2肋软骨平面，在胸廓内动脉外侧切断相应的肋软骨。如暴露仍不满意，则可在腋下延长切口至肩胛前2cm［图8-7（1），（2）］，切开部分背阔肌，即可显露第5、6、7肋骨的后端，然后切断。切断肋骨的方法是，先呈 H 形切开肋软骨或肋骨骨膜，长约1.5cm，于骨膜下切断该段肋软骨或肋骨［图8-7（3）］。分别缝扎肋软骨或肋骨上、下缘的肋间血管分支，然后再切断肋间肌。此即为波形或 S 形切口。

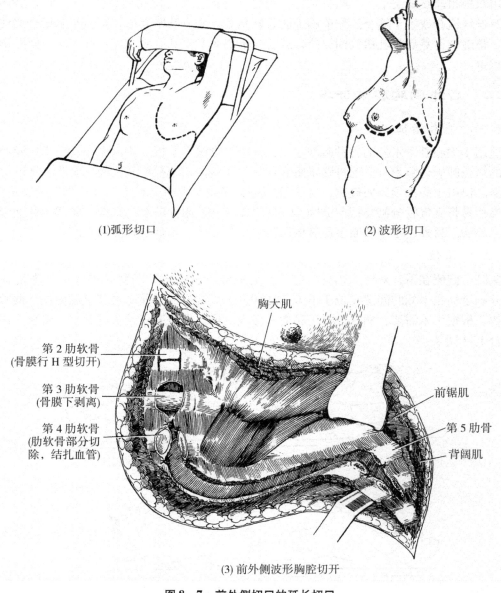

(1)弧形切口　　　　　　　　　　　　　(2) 波形切口

(3) 前外侧波形胸腔切开

图 8-7　前外侧切口的延长切口

胸腔切开后，以纱布覆盖创缘，用肋骨牵开器撑开肋骨，一般可达到满意的显露。特别是波形切口，上至胸顶部，后下可达膈面，适用于任何肺切除手术。

5. 安放引流　将切口下缘皮肤和肌肉向上方牵拉，在腋中线的第7或第6肋间隙的稍下方作一小切口，以中血管钳经切口向上斜行分开肌肉，经肋间隙中点进入胸腔，夹住引流管远端，自胸腔拉出，至适宜的长度为止。缝合小切口并利用其缝线绑扎固定引流管，以免脱出。最后将引流管连接于水封瓶。

6. 缝合切口　缝合前，用温盐水冲洗胸腔，再由麻醉师加压使肺膨胀，如有小段或部分肺组织膨胀不全，可用手轻加安抚帮助排出聚积的分泌物，以使其充分膨胀。

用双根粗丝线缝绕上、下肋骨4针，用肋骨合拢器将肋间切口合拢，分别结扎各缝线。肋间肌丝线缝合或不予缝合。在前胸部肋骨转角处，常有肋间漏隙，可将胸肌缝合堵住。胸肌应平整缝合，然后将乳房放回原位，缝合皮下筋膜和皮肤。对合应良好，防止死腔形成及血浆积聚。

二、后外侧胸腔切开术

（一）手术指征

适用于除心脏手术外的各种胸腔手术，如肺、食管、膈肌、胸内大血管手术以及突出于胸腔的纵隔肿瘤切除术等。此进路术野暴露好，对胸腔深部操作较方便，胸膜粘连的处理亦较容易。但由于病人须卧向健侧，对肺通气功能有一定影响；对支气管扩张，肺脓疡手术，术中操作易将支气管分泌物挤向健肺，引起对侧支气管阻塞或感染扩散，麻醉双腔插管可避免这一弊病。另外，手术切断多层胸壁肌群，损伤较大，术后创口疼痛较剧。

（二）体位

侧卧，健侧在下，双臂向前伸，腋下放置软垫，以防止腋动脉和神经在手术过程中受压，并利于加宽术侧肋间隙。位于下方的腿伸直，而上面的腿髋膝关节呈屈曲位，两膝间放一小枕。根据手术需要，病人的背可稍向前倾或后仰。用宽胶布带横过骨盆，将病人固定于手术台上（图8-8）。

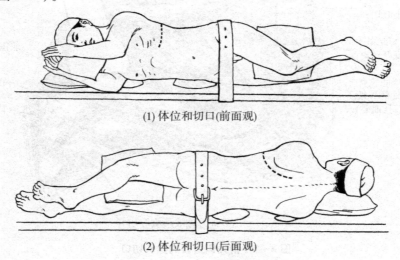

(1) 体位和切口(前面观)

(2) 体位和切口(后面观)

图8-8　后外侧胸腔切开术

（三）手术步骤

1. 切口　起自肩胛间部，向下向前，绕于肩胛下角二横指，再向前经腋中线，止于腋前线所拟切开的肋间隙或切除肋骨的相应部位。

2. 切开肌层　肌层切开应自肩胛下角后方肌层最薄处（相当于听诊三角区）开始，切开肌筋膜至肋骨，伸入示指、中指挑起肌层，沿切口向前逐层切开背阔肌及前锯肌，向后切断斜方肌和菱形肌，达骶棘肌外缘（图8-9）。分离肩胛下肌与胸壁骨膜间的疏松组织，用牵开器提起肩胛骨，沿肩胛之内面扪计肋骨序数。因第1肋骨被后斜角肌所遮盖，其肌端附着于第2后肋上缘，故向上扪得最高位的后肋为第2肋骨，然后依次向下计数，以确定肋骨或肋间部位。通常上肺叶或全肺切除经第5、主动脉手术经第4、下肺叶或食管中段肿瘤切除经第6、膈与食管下段肿瘤及贲门手术经第7或第8肋间隙或切除肋骨经肋床进胸。

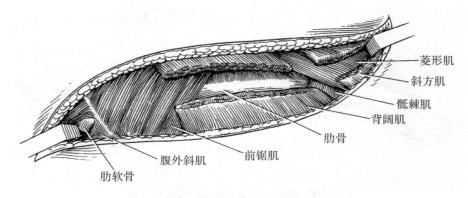

右侧
菱形肌
斜方肌
骶棘肌
背阔肌
肋骨
前锯肌
腹外斜肌
肋软骨

图8-9　后外侧切口胸壁各肌层

3. 切开胸腔　经肋间隙切开与前外侧胸腔切开术相同，但在近肋角后处切口宜趋向下肋的上缘，以免伤及肋间血管。需切除肋骨经肋床进胸时，先用电刀纵行切开骨膜，用骨膜剥离器行骨膜下剥离。肋骨骨膜剥离方向为上前下后，即当剥离肋骨上缘时，剥离器应顺肋间外肌纤维方向，自后向前剥离，而剥离肋骨下缘骨膜时，剥离器应紧贴肋骨下缘取逆肋间外肌纤维方向，自前向后剥离，最后剥离肋骨的内面（图8-10）。剪去肋骨，修整两断端，以防术中骨刺损伤肺组织。遇有粘连时，可将胸膜切口提起，用手将肺稍向下压，使粘连拉紧，逐渐用电刀或剪刀靠近胸壁处切断。含有血管的粘连带，应分别用血管钳夹住，切断后结扎，以免血管断端缩入胸壁致止血困难。粘连分离到一定范围时，用肋骨牵开器撑开切口，充分显露胸腔。牵开肋骨应缓慢分次进行，防止肋骨骤然过度撑开折断。若术野显露不佳，可根据需要切断上肋或下肋骨后端，并切除2cm左右肋骨，以防术后两断端摩擦疼痛。

4. 安放引流管　缝合切口，与前外侧胸腔切开术基本相同。若经肋床切开，先将切口上下缘深层骨膜及胸膜一起做间断缝合，暂不打结，当肋骨合拢器将肋床切口合拢后，再将缝线逐一结扎。已切开的胸壁肌肉准确对位，分层间断缝合。最后缝合皮下组织和皮肤。

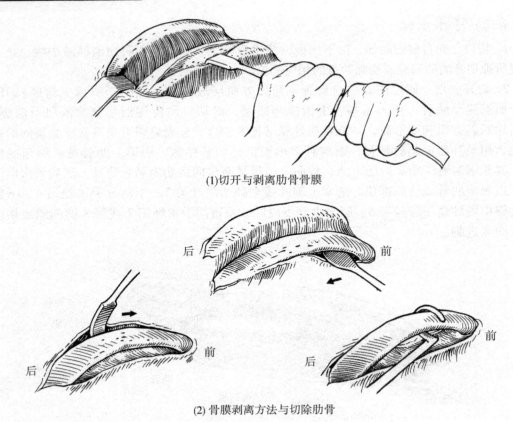

(1)切开与剥离肋骨骨膜

(2) 骨膜剥离方法与切除肋骨

图 8 – 10   经肋床胸腔切开的肋骨切除方法

三、颈胸联合切口胸腔切开术

（一）手术指征

适用于前上纵隔手术，如胸腺瘤切除术，胸内甲状腺瘤切除术等。以此切口延伸或另附加切口，则可完成各种胸腔内、上纵隔的手术。此切口创伤小，显露较充分，对呼吸循环干扰小。

（二）体位

仰卧位，两肩之间垫以小枕，使颈后伸。如预计需要显露一侧颈部，则将头颈稍转向对侧。

（三）手术步骤

（1）劈开胸骨上部：切口自胸骨上切迹，沿胸骨中线切至第三肋间隙下缘，切开皮下组织直至骨膜。用示指从胸骨柄上缘伸入胸骨后稍加分离，再用电锯自胸骨柄上缘沿中线劈开胸骨至第 3 肋间隙，并在此平面横断胸骨，骨膜电凝止血，胸骨断面用骨蜡充填止血，用牵开器撑开胸骨，即充分显露前上纵隔。

（2）附加领口式横切口，则可完成颈胸段气管狭窄或气管肿瘤切除术。

（3）从胸骨上切迹将切口斜行延至左颈或右颈，即为颈胸联合切口。通过此切口，可完成颈胸交界部肿瘤切除，上段食管癌切除等手术。

（4）缝合切口：纵隔安放引流管从颈部引出。胸骨用二根不锈钢丝拧合固定，缝合皮下组织和皮肤。

四、颈、胸骨上部加腹部切口

颈、胸骨上部切口：沿左侧胸锁乳突肌前缘斜至胸骨上切迹中点，再于胸骨正中向下，止于第 3 肋间隙平面。正中胸骨劈开，在第 3 肋间隙横断胸骨，撑开胸骨。腹部作上腹正中切口。此切口主要用于上段食管癌手术。具有创伤小不进入左、右胸腔，对呼吸循环干扰小的效果。

五、胸腹联合切口胸腔切开术

（一）手术指征

适用于胸腹区创伤之手术，以及上腹部、腹膜后区手术的显露。在左侧可用为胃、食管贲门部病变手术，全胃切除术，脾切除术，特别是粘连多的巨大脾脏摘除和脾肾静脉吻合术，左肾上腺切除术，胰尾或肝左叶病灶切除术，腹膜后肿瘤切除术等。在右侧用于肝叶切除术。此切口术野显露广泛，但手术创伤较大。

（二）体位

病人侧卧于健侧，向后倾斜约 45°，用沙袋垫于臀部和胸部，再用宽带绕骨盆将病人固定于手术台上。双上肢屈曲前置。

（三）手术步骤

1. 切口　起自腋后线，沿第 7 或第 8 肋间隙向前下达肋弓处，然后向下连以上腹正中切口或旁正中切口。

2. 切开肌层　顺切口切开部分背阔肌，切开前锯肌、肋间肌进胸。切开腹外斜肌腱膜、腹直肌鞘、腹横肌及腹膜进腹。切断肋软骨弓，注意结扎由乳房内动脉下行的腹壁上动脉。切开膈肌至所需长度，贲门癌手术的膈肌切开直至食管裂孔，膈肌血管应贯穿缝合结扎。用肋骨牵开器撑开肋间。

3. 缝合切口　先放置胸腔闭式引流管，按序缝合膈肌，腹横肌，腹直肌后鞘及肋弓。然后分层缝合胸、腹部切口。

六、腋下垂直切口胸腔切开术

（一）手术指征

适用于胸内较浅在的各种手术，如肺楔行切除和肺大疱修补术，以及 4 岁以下动脉导管结扎术。此切口小，无需切断胸壁大肌肉。

（二）手术步骤

自腋窝中心向下沿腋中线作垂直切口达第 6、7 肋骨平面（根据切开肋间隙需要）。切开皮下组织，沿胸大肌与背阔肌间隙切开前锯肌。肋间隙定位以胸骨角为第 2 肋，依次数至相应肋间，切开肋间肌进胸，用小肋骨牵开器撑开肋间。

术毕安放引流管，肋间切口跨肋间缝合，再分层缝合胸壁组织。

七、胸骨正中胸腔切开术

胸骨正中胸腔切开术，实际为前纵隔切开术。

（陈基升）

第五节　胸腔手术后的处理

1. 注意体位变动和搬动　手术结束后，应在手术室待病人呼吸、循环情况稳定后，方能送回病房。搬移病人时应轻移轻放，尤其是全肺切除病人，因迅速的转移和搬移，可使纵隔突然移位，发生急剧的血流动力学变化，甚至心脏骤停。转运途中保证呼吸道通畅和充分供氧，并要由手术医师和麻醉师共同护送，以防转运途中发生意外。

2. 密切观察病情的变化　术后最初24～48小时病情一般波动较大，应密切观察呼吸、脉搏和血压的变化，每15～30分钟测量并记录1次，平稳后改为1～2小时1次，同时观察病人的神志、面色、末梢循环和尿量。检查血常规、血清电解质，根据需要做血气分析。

3. 呼吸道的管理　全麻尚未清醒者，应特别注意呼吸道的通畅程度，检查气道有无分泌物聚积。全麻清醒及血压、脉搏平稳后，病人可采用半卧位，以利呼吸运动和胸腔引流。病人多因伤口疼痛，不敢做深呼吸和咳嗽，引起肺炎、肺不张。这时，应向病人解释术后咳嗽排痰的重要性，鼓励并协助病人咳嗽、排痰和做深呼吸。有条件时，每日应给予雾化吸入两次（雾化液内可加支气管扩张剂，糜蛋白酶及庆大霉素）。如遇体弱、痰多且自行排痰困难者，可行鼻导管吸痰。方法是：病人取坐位或半坐位，头稍后仰，舌稍向外拉，将14～18号导管放至鼻咽部，嘱病人深吸气，随声门开放，将导管迅速插入气管内，连接吸引装置，术者将导管轻柔地旋转抽吸痰，每次吸痰时间不宜超过15秒，否则易使患者缺氧。当痰过于粘稠，则需用支气管镜吸痰或气管切开清除痰液。

4. 镇痛、镇静　胸腔手术创伤大，病人术后疼痛较重，术后给予适量的镇痛、镇静剂，可使病人加大呼吸运动的幅度和有效的咳嗽，有利于休息和体力的恢复，预防肺部并发症的发生。但也须注意防止使用镇痛、镇静剂过多，以免抑制咳嗽反射。一般手术后1～2天内可每4～6小时肌注哌替啶50～100mg或吗啡5～10mg。其后，可在每晚睡前酌情给予哌替啶50～100mg或口服地西泮5mg。

5. 胸腔闭式引流管的管理　开胸手术后，胸腔内有些渗血或渗液，有些肺部手术后则还可有漏气。因此，术后应保持胸腔引流管通畅，经常挤压引流管，以避免血块或纤维蛋白块阻塞管口。手术后头24小时胸腔引流量300～500ml多为正常，并逐日减少。如见大量血性液体，每小时超过200ml，并血压不稳，脉搏增快，应警惕胸内活动性出血。并发乳糜漏时，24小时引流液量可多达3 000ml。遇此情况，均应紧急行剖胸探查处理。

正常情况下，一般于手术后48～72小时即可拔除引流管。但若肺泡仍漏气或引流量增多（表示胸膜腔感染）需继续引流。

6. 输液和水、电解质平衡　所有胸腔手术的病人，手术当日均禁食。非消化道手术的病人，次日即可随意进食，应控制输液总量在1 000ml左右，用以输入抗生素及其他用药。食管及贲门手术病人，术后禁食一般为3～5天。这类病人术后补液量包括生理需要量和额外丢失量（胃肠减压、出汗等），前者每日为 1 000 ~ 1 500ml/m²，输入成分包括葡萄糖溶液、钠、钾及其他营养物质等。

7. 预防性应用抗生素　胸腔手术后预防性应用抗生素是必要的。应用原则是短期、足量、广谱。

8. 吸氧　胸腔手术后早期，病人均有不同程度缺氧，应常规给予持续吸氧。一般采用鼻导管给氧法，每分钟 3L，若需氧浓度较大，可用面罩给氧。

9. 胸部的 X 线检查　疑有肺不张、肺膨胀不全、胸腔积液或肺部感染者，应及时做 X 线检查。有条件时，可行床旁摄片，以便明确诊断，早期处理。

（刘华松）

第九章

食管疾病

第一节 食管癌

食管癌是最常见的恶性肿瘤之一，其在世界范围内的发病率排在所有恶性疾病中的第九位。中国是食管癌的高发区，每年新发食管癌病例占全世界新发病例的一半以上。1974—1976 年我国恶性肿瘤死亡回顾调查显示，其死亡率为 16.70/10 万（中国人口调整死亡率为 14.57/10 万，世界人口调整死亡率为 23.45/10 万）。食管癌死亡占全国肿瘤死亡率的 21.8%，仅次于胃癌占第二位。1990—1992 年的普查显示，食管癌的死亡率降到占恶性肿瘤死亡的第 4 位，与 20 世纪 70 年代相比，死亡率虽略有下降，但无统计学意义，死亡率排位退后的原因主要是由于肺癌和肝癌死亡率的大幅上升。

一、流行病学

1. 区域性分布　食管癌的发病情况差异很大，具有很强的地域性，不同的国家，不同的地区发病率极其不同。世界最高发病率在南非特兰斯开（Transkei），其发病率高达 357/10 万人，在伊朗的里海沿岸亦高达 260/10 万人，而尼日利亚的伊巴丹则仅为 2.6/10 万人，高发区和低发区的发病率相差可达 100 倍以上，这个特点是很多其他实体瘤所不具备的。发病率很高的"食管癌带"从中国北部一直延伸到中东地区，包括中国北部、日本、俄罗斯南部、前苏联的许多国家，伊朗的北部、里海地区、巴基斯坦、印度、中东、新加坡等，在世界很多地区尤其是在一些发展中国家，食管癌是一种地方性疾病。

我国食管癌高发区分布在太行山区、四川盆地、川西北、闽粤地区及鄂、鲁、苏、陕、甘、内蒙古、新疆等省、市自治区的部分地区，其中发病最高的河南省食管癌死亡占全省肿瘤死亡的 40% 以上，调整死亡率达 32.22/10 万人，而最低的云南省仅为 1.05/10 万人，低于河南省 31 倍。如以高发区为圆心做同心圆，可发现圆弧向外扩展的同时食管癌的发病率也逐渐降低。

2. 类型比差别　在食管癌高发区，食管癌的病理类型以鳞癌为主，占 95% 以上，但腺癌在某些低发区如北美和许多欧洲国家发病率正在升高，欧美地区食管癌发病率为 3～10/10 万人，仅占所有浸润性恶性疾病的 1.5%，占因恶性疾病死亡的 2%，但食管腺癌及贲门癌的发病率近年来提高很快，已接近甚至超过鳞癌。如在 20 世纪 70 年代的美国，腺癌占白人男性患者的 16%，80 年代中期腺癌已占到近 1/3，90 年代后期则升到 55% 以上，腺癌发病率达 2.5/10 万而鳞癌发病率无明显改变。

3. 年龄构成 食管鳞癌和腺癌均与年龄有关，发病率随年龄的增加而增高。35 岁以前构成比很小，35 岁以后构成比逐渐增高，80% 在 50 岁以上发病，以 60 ~ 64 岁组最高（17.95%），其次为 65 ~ 69 岁组，70 岁以后发病逐渐降低。50 ~ 69 岁者占全部食管癌死亡者的 60% 以上，食管癌高发地区的发病年龄和死亡年龄均较低发区提前 10 年左右。

4. 性别差异 食管癌男女发病率国外报道相差悬殊，总体来说男多于女，男女之比为（1.1 ~ 17）：1，但个别地区女性多于男性，在我国，比例总体约为 2.0：1，食管癌高发区性别比率差别小，低发区差别大。

5. 种族差别 国内外资料均显示，不同民族食管癌发病率差别很大，在欧美，白人发病率低，且腺癌多见，而有色人种发病率明显高于白种人，且以鳞癌多见。如美国的白人发病率为 5.8/10 万，明显低于有色人种的 20.5/10 万，在我国，新疆哈萨克族人比其他民族食管癌死亡率高 2 ~ 31 倍，比全国平均死亡率高 2.3 倍，其食管癌调整死亡率达 39.27/10 万，而最低的苗族仅为 1.09/10 万。

6. 家族遗传倾向 我国高发区食管癌患者有家族史者可高达 60%，一些家族的直系亲属中，亦常见同样罹患食管癌的情况。居民从食管癌高发区迁移到低发区，其发病率仍保持在较高水平。如移居到美国的中国人，食管癌死亡率第一代为美国白种人的 2.94 倍，第二代为 1.91 倍，而新加坡的发病率较高，则与我国高发区移民的发病率比当地人高很多有密切关系。

二、病因和发病机制

食管癌的病因和发病机制目前尚不十分清楚，和其他实体瘤一样，食管癌的发病应是一个多步骤过程，与环境因素和基因等均有关，经过多年来许多深入的流行病学调查和相关实验室研究，显示其可能与下列多种因素有关。

1. 亚硝胺类化合物 国内外对亚硝胺类化合物与肿瘤的关系进行了大量的研究，已肯定这类化合物具有很强的致癌性，证明其是食管癌发病的诱因之一，近年来更证实亚硝胺是所有食管癌致癌因素中最强、最稳定的成分，在动物实验中，只需小剂量即可诱发食管癌，目前已发现能诱发食管癌的亚硝胺类化合物 20 多种，它主要存在于腌制的蔬菜和肉、鱼中，真菌污染这些食物后会增加亚硝胺类化合物的合成，在我国食管癌高发区，居民的食物和水源中常含有亚硝胺类化合物及其前体，人体可在体外或体内获得这类化合物，故体内的解毒机制尤为重要。

2. 饮食习惯和营养失衡 在食管癌的发病中可能是最重要的因素之一，习惯于吃粗、硬、烫的食物，可反复刺激食管，引起慢性炎症，最后发生癌变。吃酸菜、咀嚼那斯、槟榔等亦可能与食管癌的发生有关。此外，食管癌高发区多在贫困不发达地区，人群中往往有特殊的营养不良情况，或饮食中含有致癌物。研究显示，富含碳水化合物而缺乏蛋白、绿色蔬菜和水果的饮食结构和食管癌发病有关。缺乏维生素（维生素 A 或其前体 β 胡萝卜素，维生素 C、E、B、B_{12} 及叶酸等）和某些微量元素（锌、硒、钼）等也是危险因素，根据已有的研究，缺乏钼、锌、铁、氟等对动物的生长、发育、组织的创伤修复有一定影响，也可能使植物中硝酸盐聚集，为合成亚硝胺提供前体，钼缺乏时，粮食易被真菌污染。我国食管癌高发区环境中钼、铜、铁、锌、镍等偏低，南非特斯兰开的土壤、饮水、粮食和患者血清中均有缺钼现象，这些都可能直接或间接与食管癌的高发有关。

3. 饮酒和吸烟　临床和流行病学方面的研究均显示大量饮酒是食管鳞癌的诱发因素，但新近的研究显示大量饮酒可能和食管腺癌的发病无显著相关。在我国食管癌高发地区，吸烟和种植烟草比较常见，但其与食管癌发病是否有关尚不清楚。有研究显示，吸烟者罹患食管鳞癌的风险较不吸烟者高 5～6 倍，吸雪茄和烟斗的患病风险似乎更高。吸烟和食管腺癌发病是否有关尚不清楚。饮酒会增加嗜烟者的高危性，因乙醇是一种高效溶剂，可促进烟草中有害物质侵入食管上皮，并可抑制细胞代谢活动及癌基因的解毒，促进细胞的氧化作用，从而增加了 DNA 的损伤及形成肿瘤的危险。如同时具备烟酒两种嗜好，则食管癌的患病风险大大增加（＞100 倍），但每种因素各自起多大作用却无法确定。相反，不嗜烟酒者发病率明显降低，戒烟 10 年后发病率可降到非嗜烟者水平。

4. 生物因素　真菌引起的食管炎及食物污染，可能是诱发食管癌的主要途径之一，真菌广泛地存在于霉变的食品中，调查亦表明，我国食管癌高发区居民比低发区居民食用更多的发酵或霉变的食物。动物实验中，用霉变的食物可诱发大鼠或小鼠的癌前病变或鳞癌，从中分离出的白地霉菌、黄曲霉菌、根霉菌、芽枝霉菌等均能诱发肿瘤，有些还可与亚硝胺类协同，增强其致癌性。此外，病毒与食管癌的发病是否有关尚无定论，过去认为人类乳头状瘤病毒（HPV）与食管癌无关，但随着检测手段的发展，已发现 15% 的食管癌患者中含有 HPV－16 或 HPV－18 病毒，10% 的瘤体中含有异常 HPV 基因型，亦有关于 EB 病毒诱发食管癌的报告。

5. 食管原有疾病发生癌变　食管本身存在的某些疾病最后可能演变成食管癌，在腐蚀性食管灼伤和狭窄、贲门失弛症、食管裂孔疝、食管憩室和反流性食管炎患者中，食管癌的发病率较一般人群为高，这可能与食管内食物等滞留致慢性炎症长期存在，形成溃疡或慢性刺激，食管反复修复，过度增生，最后导致癌变有关。食管鳞状上皮的不典型增生也可能发展为食管癌。50% 的重度不典型增生者在 30 年内死于食管癌。Barrett 食管为胃食管连接处以上至少 3cm 长一段食管鳞状上皮被化生的柱状上皮所代替。研究表明，Barrett 食管发生腺癌的比例最终在 10%～15%，此外掌角化症患者食管癌发病率较高，估计 65 岁以上者 100% 会发生食管癌，而 Plummer－Vinsion 综合征患者也易发颈段食管癌和下咽癌。

6. 食管癌基因的研究　随着分子生物学技术的广泛应用，人们发现大量的基因分子方面的改变与食管肿瘤和癌前病变有关。

（1）生长因子受体和原癌基因：对食管癌组织和癌旁组织的 DNA 进行分析发现，很多生长因子及其受体在食管均有不正常表达和扩增，其中一些似乎与癌的生物学及临床行为有关，主要包括：表皮生长因子受体（EGFR）erbB$_2$ 基因、CyclinD$_1$、HER－1 等。

（2）抑瘤基因：这是一类抑制细胞过度生长、繁殖从而遏制肿瘤形成的基因，当这种基因缺失或变异时，抑瘤功能丧失，导致肿瘤形成。目前发现的与食管癌发生有关的抑瘤基因主要有：Fragile Histidine Triad 基因、成视网膜细胞瘤基因、p16 基因、p14 基因、p53 基因等。

三、临床表现

1. 症状　食管癌的症状很复杂，可以有多种表现，主要取决于疾病的进展程度。症状的持续时间不一定与肿瘤的分期和可治愈性完全相关。

（1）早期症状：早期患者大都无任何症状或仅有轻微症状，癌肿常常是在常规体检或因其他疾病就诊时检查发现。近30%的黏膜内病变和60%黏膜下病变患者有早期症状，一般认为肿瘤侵犯小于1/3食管周径时可进普食，这类患者常见的主诉是轻微胸骨后疼痛、不适以及进食时轻微的食物滞留感和异物感。以上症状并非特异性的，常间断出现，有些可持续较长时间，亦可缓慢地进行性加重。在本病的高发地区，因对食管癌的警惕性较高，可能有较多的患者自觉有症状，不能确诊时，应密切随诊，对轻微的症状也应进行彻底的检查。

（2）进展期症状：当肿瘤增大超过食管周径的2/3时出现一系列症状，其程度与受累范围成正比。除上述早期症状明显加重外，最常见的是进行性吞咽困难（80%～95%），该症状一般首先在进食固体食物时出现，然后日渐加重，很多患者会借饮水来帮助强行咽下食物，最后当食管完全阻塞时，连饮水亦感困难。很多患者都拖延至吞咽困难已经很严重并已出现体重下降时才引起注意而去就诊。需要注意的是，吞咽困难可以因肿瘤的坏死脱落而暂时缓解，亦可因干硬食物的阻塞而很快加重，临床上可能造成假象。呕吐和食物反流也很常见，食管梗阻严重时，患者常在进食后发生呕吐，由于食管内潴留和刺激口腔分泌物增加，可有呕吐大量黏液样液体史，食管反流在患者夜间平卧时危害较甚。液体反流可造成阵发性咳嗽、误吸甚至肺部感染。严重的误吸常发生在严重梗阻和高位食管癌患者。因进食困难、营养障碍和精神因素，约70%的患者体重明显下降。

（3）晚期症状：背部肩胛间区持续性疼痛提示有食管外侵犯或压迫胸壁的肋间神经，预后不良。声音嘶哑是喉返神经受压或受侵的结果。左侧喉返神经受累较右侧更为常见，这是因为它在胸内走行的节段较长，而癌肿多数位于食管的中1/3段。右侧喉返神经麻痹提示肿瘤位于食管上段，或右侧胸顶或颈部淋巴结转移。侵犯膈神经时可引起呃逆或膈神经麻痹。当有肝、肺、脑、骨等器官的转移时，可相应出现腹痛、腹胀、肝大、肝区不适、腹水、呼吸困难、头痛、呕吐、骨痛、骨折等表现。食管气管瘘或支气管瘘亦较常见，预后较差，可造成进食水呛咳、呼吸困难、发热、咯血等，可发展为肺炎或肺脓肿。此外，患者常因进行性营养不良造成极度消瘦、贫血、低蛋白血症和衰竭等恶液质表现。

2. 体征　食管癌无明显的特殊体征，一般情况下主要有体重下降、肌肉萎缩及脱水表现。胸部体查如果有肺炎表现，则提示有误吸或食管气管瘘。患者常有大量吸烟史，故慢性阻塞性气道疾患的体征也可查到。另外，由于食管癌常转移到锁骨上淋巴结，故触诊锁骨上区有无肿大淋巴结也是查体所必须重视的。

四、实验室检查和特殊检查

1. 食管吞钡X线检查　本法简便易行，准确率亦较高，尤其在术前或放疗前的肿瘤定位方面具有指导意义。食管癌的早期表现为：①局限性黏膜皱襞增粗、迂曲、紊乱或中断，这主要是由肿瘤侵犯黏膜层或黏膜下层所造成，是早期诊断的重要依据；②管壁舒张度减低，常是癌肿局限于黏膜或黏膜下层的表现；管壁僵硬则提示癌肿已侵犯肌层；③小的充盈缺损，肿瘤以向腔内生长为主时可发现；④小溃疡龛影。这些早期癌的X线征象可因投照技术的关系被遗漏或发生人为的假象，故诊断早期食管癌的准确率仅为47%～56%，有经验的放射科医师操作下，准确率可达70%以上，注意X线诊断早期癌不能作为独立的方法，必须结合细胞学和内镜检查。中晚期表现：①不规则充盈缺损和管腔狭窄，主要是肿瘤突入管腔或侵犯肌层所致；②软组织块阴影，主要是肿瘤向食管壁外侵犯所致；③管壁僵硬、扩张受限、蠕动消失、黏膜紊乱、皱襞消失、大的溃疡龛影；④近侧食管扩张，因食管梗阻所致。中晚期食管癌的 X 线征象明确，据其多可确诊。

2. 电子纤维内镜检查　是诊断食管癌较为可靠的方法，可以比较直观而全面地了解病变的部位、形态、范围，并可进行活检以明确病理诊断，对早期食管癌的诊断准确率可达80%，对中晚期食管癌的确诊率可达100%。目前已成为食管癌的常规辅助检查项目。应用活体染色和荧光显影技术，可明显提高早期食管癌的检出率，如内镜染色法，是诊断早期食管癌的一种比较有效的辅助方法。最常用的染色剂是卢戈碘溶液。非角化的鳞状细胞上皮由于含有糖原，可被染成暗褐色乃至黑色；而感染的、发育异常的以及恶性组织不被着色。另一种染色剂是甲苯胺蓝，它可以被恶性上皮的核酸成分吸收而着色。本方法可以帮助确定内镜活检的靶区，亦可有助于发现原发癌以外的受累部位，为确定放疗或手术切除的范围提供依据。随着光学、材料科学等技术的不断进步，相关设备的不断更新，纤维内镜在诊断和治疗方面的价值正日渐凸显。

3. 食管脱落细胞学检查　这是早期发现食管癌最常用的普查手段，其取材方法主要有两种：①气囊拉网法，主要应用于我国；②海绵胶囊法，主要应用于日本。用上述方法获取食管脱落细胞，涂片行细胞病理学检查。对于有症状的食管癌患者，本法的敏感度可达73% ~99%；对于无症状者，其准确率则有所降低。有研究显示，对于已经活检确诊的食管鳞癌，气囊拉网法的敏感性和特异性分别为 44% 和 99%，海绵胶囊法则分别为 10%和100%。

4. CT 扫描检查　CT 检查能显示食管的全程，正常食管为其内充盈气体，薄壁的圆形管腔，一般管壁厚度不超过5mm，边界清晰，多能看到食管旁脂肪与周围组织形成的交界面。CT 检查对早期食管癌的诊断价值不大，中晚期食管癌则可能发现食管不规则增厚，食管腔变形，呈不规则或偏心性狭窄，软组织包块，如食管癌侵入外膜，则可见食管周围脂肪层消失。CT 检查还可显示食管旁、纵隔内、膈角后、胃左动脉和腹腔动脉干淋巴结肿大情况。目前 CT 检查判断有无淋巴结转移只能依据其大小，而该指标显然并不十分可靠，转移淋巴结有时可正常大小，而淋巴结增大也可为反应性增生所致。总体来说，CT 检查在诊断食管癌原发肿瘤和区域淋巴结方面准确性不够，分别只有59% ~64%和48% ~74%。

CT 检查还有助于判断食管癌是否侵犯周围器官。气管支气管如受侵则可见其受压、移位、狭窄，管壁局部增厚。相关报告认为，CT 检查发现气管支气管受侵可达31% ~100%，特异性在86% ~98%，准确率74% ~97%，而主动脉则可见主动脉管腔不规则，肿瘤包绕主动脉的程度有助于判断主动脉受侵情况，如包绕超过90°则应高度怀疑，约80%有主动脉侵犯。CT 检查诊断有无远处转移，如肝、肺、肾等器官则准确率很高，可达95%以上。

5. MRI 检查　由于食管肌层与周围脂肪层对比良好，故在 MRI 的横断面上食管轮廓清楚，可较好地显示周围组织受侵犯的情况及有无转移。

6. 内镜超声检查（Endoscopic ultrasound. EUS）　EUS 是将内窥镜与超声技术合为一体的新型设备，一方面通过内镜直接观察食管腔内的形态改变，另一方面又可进行实时超声扫描，可获得食道层次的组织学特征及周围脏器的超声图像，可获得比 X 光、CT 和内镜更加丰富的信息，目前主要用于食管癌的 T、N 分期检查。该检查利用高频探头，产生高图形分辨率的影像，清晰分辨食管各层解剖轮廓，可将食管壁分为 5 层。传统的 7.5 MHz 的超声系统可以区分 T_1 和 T_2 病变，高频超声（最高可达 20MHz）可以区分黏膜层和黏膜下层癌变，亦可区分上皮内癌累及固有层的癌和浸润至黏膜肌层的癌。如果将内镜黏膜切除术作为备选的治疗方法，该检查结果就尤为重要。提示淋巴结转移的超声表现有：直径超过1cm，高回声信号，边缘锐利，外形较圆。上述任一特征单独出现时，诊断转移淋巴结的准确性并不高；当全部4个特征均表现时，准确率可达80%，但只有25%的转移淋巴结同时具备全部4个特征性表现。有些学者发现随着淋巴结部位的不同，其诊断准确率也不同。食管旁淋巴结准确率最高，离食管纵轴的轴向距离越远，准确率就越低。美国内镜超声俱乐部的一项多中心研究证明了EUS的价值：在接受了EUS检查的患者中，24%的人因该检查结果而改变了治疗方案。EUS对于癌肿局部分期诊断的准确性是毋庸置疑的，其显著高于CT。一项对比研究结果显示：EUS对于原发肿瘤和区域淋巴结分期的准确率平均为85%和75%，而CT只有58%和54%。EUS的一个局限之处在于内窥镜有时无法通过肿瘤所致的梗阻部位，这种情况大约占所有患者的1/3，而严重的梗阻往往提示原发肿瘤已达T_3或T_4，且已有淋巴结转移。

7. B型超声波检查　食管癌常见颈、腹部淋巴结及肝转移，故应予颈、腹部B超检查，以确定有无转移淋巴结和肝转移，超声波引导下颈淋巴结穿刺，可提高其准确率。

8. 纤维支气管镜检查　食管和气管在解剖部分上紧密相邻，食管癌外侵常可累及气管、支气管。纤支镜检查可以明确肿瘤是否累及气管和支气管，如已直接受侵则提示不能根治性切除，故对胸中上段中晚期食管癌患者应施行该项检查。

9. 正电子发射体层扫描（positron emission tomograplay，PET）检查　PET是20世纪90年代发展起来的一项新的检查技术，其机理是利用正常细胞和肿瘤细胞对荧光脱氧葡萄糖（Fluoro – 2 – deoxy – D – glucose）的代谢不同而有不同的显像，属于基本能定位又能定性的检查，应用食管癌检查可发现局部病变及远处转移，其准确率高于CT、骨扫描、超声波等，被认为在食管癌淋巴结转移上是最好的检查方法，但仍有一定的假阳性和假阴性，PET – CT的应用，更提高了定位的准确性。由于该检查价格昂贵，目前尚难以推广。

五、诊断和鉴别诊断

1. 诊断　主要依据病史、体格检查和辅助检查，中晚期病例不难确诊，但早期病例因其表现不典型，常易漏诊。对于年龄在40岁以上，有吞咽方面的症状，尤其是来自高发区的患者，要警惕本病的可能性，应行食管吞钡及电子纤维内镜检查，大部分患者可获确诊。有条件的医院，尚应行CT及EUS等检查以对疾病做出分期诊断。目前食管癌的分期诊断标准主要有以下两种。

（1）我国1976年全国食管癌工作会议制订的食管癌临床病理分期标准：见表9 – 1。

表9 – 1　1976年全国食管癌工作会议制订的食管癌临床病理分期标准

分期	病变长度（cm）	病变范围	转移
早期			
0	未规定	限于黏膜层	无
I	<3	侵入黏膜下层	无
中期			
II	3~5	侵入部分肌层	无
III	>5	侵透肌层或有外侵	有局部淋巴结转移
晚期			
IV	>5	明显外侵	有远处淋巴结或器官转移

（2）国际抗癌联盟（UICC）1997 年制订的食管癌 TNM 分期标准：为目前国内外常用的分期标准。

食管癌的原发肿瘤（T）分级标准

T_x：原发肿瘤不能测定

T_0：无原发肿瘤证据

T_{is}：原位癌

T_1：肿瘤只侵及黏膜下层或黏膜固有层

T_2：肿瘤侵及肌层

T_3：肿瘤侵及纤维膜

T_4：肿瘤侵及邻近结构

食管癌的区域淋巴结（N）分级标准

N_x：区域淋巴结不能测定

N_0：无区域淋巴结转移

N_1：区域淋巴结转移

食管癌的区域淋巴结定义：颈段食管癌：颈部淋巴结，包括锁骨上淋巴结。胸段食管癌：纵隔及胃周淋巴结，不包括腹腔动脉旁淋巴结。

食管癌的远处转移（M）分级标准

M_x：远处转移不能测定

M_0：无远处转移

M_1：有远处转移

胸下段食管癌

M_{1a}：腹腔淋巴结转移

M_{1b}：其他的远处转移

胸中段食管癌

M_{1a}：不应用

M_{1b}：非区域性淋巴结和/或其他的远处转移

胸上段食管癌

M_{1a}：颈淋巴结转移

M_{1b}：其他的远处转移

食管癌的 TNM 分期标准

0 期	T_{is}	N_0	M_0
Ⅰ 期	T_1	N_0	M_0
Ⅱ A 期	T_2	N_0	M_0
	T_3	N_0	M_0
Ⅱ B 期	T_1	N_1	M_0
	T_2	N_1	M_0

Ⅲ期	T_3	N_1	M_0
	T_4	任何 N	M_0
Ⅳ期	任何 T	任何 N	M_1
ⅣA 期	任何 T	任何 N	M_{1a}
ⅣB 期	任何 T	任何 N	M_{1b}

基于治疗前所获得的分期证据的临床分期，包括体检、影像、内镜、活检、手术探查和其他检查等，应以 cTNM 分期为标记，而分期以病理检查为依据，则应标以 pTNM 分期。

2. 鉴别诊断　食管癌有时需与下列疾病相鉴别。

（1）食管炎：本病亦表现为吞咽不适、胸骨后烧灼感等，X 线检查常无异常发现，行内镜活检或细胞学检查可见食管上皮呈炎症或增生等改变。亦可通过内镜染色和 EUS 检查进行鉴别。

（2）食管中下段憩室：本病也常有吞咽不适、胸骨后疼痛等表现，大部分通过食管吞钡检查即可鉴别，X 线下表现为边缘光滑、盲端圆钝的龛影。内镜检查可排除癌变。

（3）功能性吞咽困难：如食管功能性痉挛、神经性吞咽困难（重症肌无力、Porhinson 病等），主要症状有异物感、梗阻感、吞咽困难，但食管吞钡及内镜检查均无异常发现。

（4）食管良性狭窄：本病主要表现为吞咽困难，常见原因为食管烫伤或化学性烧伤、消化性或反流性狭窄等，前者多见于儿童及年轻人，有吞服高温物质或化学品病史，病史一般较长。后者往往有长期的反流性食管炎症状，常伴有食管裂孔疝或先天性短食管，通过吞钡和内镜检查可鉴别，但需警惕并发食管癌的可能性。

（5）外压性食管梗阻：常见原因有纵隔肿瘤、胸内巨大淋巴结、肺部肿瘤、主动脉瘤、甲状腺肿大和胸内甲状腺、异位锁骨下动脉、双主动脉弓、心脏增大等，患者虽有吞咽困难，吞钡及内镜检查示黏膜正常，不难与食管癌鉴别。

（6）贲门失弛缓症：多见于年轻女性，吞咽困难可因情绪变化而间歇发作，可自行缓解，病程长，进展缓慢。吞钡检查可见狭窄段位于贲门，呈"鸟嘴"样狭窄，钡剂呈漏斗状通过贲门部，其上食管高度扩张，无收缩及蠕动，有时可伴有贲门癌，内镜检查可明确诊断。

（7）食管良性肿瘤：以食管平滑肌瘤和间质细胞瘤（旧统称食管平滑肌瘤）最多见，好发年龄为 21～60 岁，男女之比约为（2～3）：1，可发生于食管各段，吞咽困难症状轻而进展缓慢，病程长，亦可无症状，X 线见表面光滑的半月形充盈缺损，钡剂通过顺利，蠕动正常，内镜检查可见隆起于正常黏膜下的圆形肿物。表面黏膜可有色泽改变，可有"滑动"现象，EUS 检查表现为境界清晰、外形光滑、轮廓完整的低回声图像。其次食管息肉亦较常见，多发于颈段食管，环咽肌附近。因起源于黏膜下层，常向腔内突出性生长，有蒂，X 线检查在病变部位管腔梭形肿大，钡剂在肿瘤表面分流或偏一侧壁通过，管壁无僵硬，蠕动良好，内镜检查可助鉴别。其他食管良性肿瘤还有食管颗粒细胞肌母细胞瘤、食管血管瘤、食管腺瘤等，通过内镜检查和病理组织学检查可确诊。

（8）食管结核：较少见。多有进食梗噎史，发病年龄多较轻，X 线表现可与食管癌相似，病变部分常有狭窄但程度轻，可有僵硬、黏膜紊乱、充盈缺损和较大溃疡，但脱落细胞等检查不能发现癌细胞，内镜活检病理检查可能发现典型结核表现，抗结核治疗有效。

（9）食管静脉曲张：吞咽困难较轻。X线可见食管黏膜皱壁增粗、迂曲、串珠状充盈缺损，边缘凹凸不平，但管壁柔软，管腔扩张度不受限，无局部狭窄或阻塞，内镜下可见典型的黏膜下迂曲血管。

（10）食管移行症：也称食管黏膜套入症或食管胃套叠，可有吞咽不顺症状，常见食管黏膜突入胃内，X线食管造影及内镜检查可助诊断。

（11）食管梅毒：甚为少见，多表现为缓慢进展的无痛性吞咽困难，主要因梅毒螺旋体所致食管黏膜炎症、糜烂、溃疡和水肿，组织坏死而形成瘢痕性狭窄。根据病史、血清学检查、内镜活检、病理学检查可予鉴别，抗梅毒治疗有效。

（12）食管白喉：罕见，为白喉杆菌引起的食管感染所致。在食管壁可形成假膜，假膜消退后出现食管狭窄，表现为吞咽障碍、反酸、胸骨后痛等，内镜检查根据假膜形态、细菌培养和病理结果可确诊。

六、治疗

1. 外科治疗　外科治疗是食管癌首选的治疗方法。食管癌外科治疗的一个重大发展是：由于分期方法、病例的选取水平和外科技术及支持治疗的进步，手术切除率明显提高而手术并发症的发生率和死亡率均有了显著的降低。在我国，食管癌手术切除率已由20世纪50年代的60%～70%上升到目前的80%～90%，手术死亡率则由14.6%～25%下降到3%～5%，吻合口瘘发生率降至3%左右，均处于世界领先水平。

食管癌患者的外科治疗应包括分期、带有治愈目的的完全性切除手术（术后无瘤R0）和姑息性手术。外科手术应以争取达到R0切除为目的。对于那些明显不能切除的病例或通过非手术方法可有效缓解的晚期病例，应避免姑息性切除。单独手术治疗组和术前诱导治疗（术前放疗、术前化疗）组之间生存率没有显著性差异。

能否长期生存取决于患者就诊时的肿瘤分期。Ⅰ、Ⅱ、Ⅲ期的病例考虑有切除的可能。积极的术前分期（包括使用内镜超声、PET和分子生物学技术）可以提高预后水平，提高手术病例的选取水平和整个生存率。

（1）手术适应症：首先根据UICC食管癌TNM分期进行选择。

0期：适合R_0性切除手术，亦可行内镜下黏膜切除术或激光治疗。

Ⅰ期：适合R_0性切除手术。

Ⅱa期：T_2者适合R_0性切除手术；T_3位于隆突下者多可R_0切除，位于隆突上者，不易R_0切除。

Ⅱb期：尽量R_0切除，淋巴结肿大并非手术禁忌，但与预后密切相关。

Ⅲ期：依其部位尽可能R_0切除，T_4位于隆突上者不可能R_0切除。放疗或化疗后有条件手术者，根据上述标准可选择结合手术治疗。

其次应考虑肿瘤所在部位对手术的影响。

胸下段食管癌：较易R_0切除，手术指征可适度放宽。

胸中段食管癌：T_4不能R_0切除，T_3可尽量R_0切除。

胸上段食管癌：T_3以上均难以R_0切除，手术切除肿瘤可能增加手术并发症，应严格掌握。

颈段食管癌：是否手术切除一直有争议，因常需连咽喉一并切除，手术创伤大，并发症发生率高，生活质量下降，长期生存率与单纯放、化疗相近（5 年生存率 20%），患者更易接受单纯放、化疗等因素使颈段食道癌的手术切除受限，但单纯放、化疗局控率多不满意。因此，视医院的技术水平和术者的手术经验，应采取手术切除病灶，术后辅以放、化疗，可望改善生存率。

最后还应考虑患者的身体状况、对手术的耐受性等。一般来说，高龄并非手术禁忌症，对超过 70 岁的患者，如一般情况下估计可耐受手术者仍应积极考虑手术治疗。但此类患者多合并重要器官退行性改变或功能受限，术后并发症和死亡率明显增加。故手术应慎重施行，高龄患者远期生存与低龄者相近。

（2）手术禁忌症

1）UICC 食管癌分期中的 IV 期患者。

2）III 期、T_4 患者：临床、影像学、内镜超声、纤维支气管镜等检查证实肿瘤累及范围广泛，侵及相邻气管、支气管、主动脉、纵隔或心脏，已不可能切除者。

3）重要脏器严重功能低下，如严重心肺功能不全，不能耐受手术者。

4）已呈高度恶病质者。

（3）影响手术耐受力的相关因素

1）患者的营养状况：有报告显示，食管癌患者若体重减轻 >10% 者预后不良，因长期进食困难，患者常有明显消瘦、体重减轻、低蛋白血症、贫血等；同时，维生素、微量元素、电解质等都处于缺乏状态。由于患者多有脱水、血液浓缩等现象存在，血液化验检查常不能正确判断患者的实际营养状况，对此应予注意并进行科学分析。营养不良状况使患者抗感染能力降低，并影响吻合口和伤口的愈合，还易对心、肺、肝、肾功能产生不良影响，术前应予及时纠正，如输注血蛋白、血浆和其他营养成分等，必要时可予静脉高营养或经鼻肠管肠内营养支持等，营养状况改善后，患者手术耐受力可明显提高。

2）患者的心、肺、肝、肾功能：由于食管癌患者年龄常较大，重要脏器功能常有衰退，手术创伤又可能造成或加重心、肺、肝、肾功能损害，使手术耐受力下降。其中对心、肺功能的影响更大。一般来说，只要心脏功能尚好，半年内无心绞痛或心衰发作者，经详细检查除外心脏严重器质性病变者，对手术耐受力较好。值得注意的是，患者常有多年的吸烟史，常伴有慢性支气管炎、慢性阻塞性肺病（COPD）、肺气肿等，易患肺功能障碍，术后肺部并发症明显增加，手术风险加大。因此，术前及时戒烟、服用解痉化痰药物、雾化吸入、呼吸功能锻炼等非常重要。对此类患者戒烟时间很短者，术前给予大剂量沐舒坦（盐酸氨溴索）静滴 3～4 天，术后继续应用至 1 周，可明显减少肺部并发症的发生率，并缩短术前准备时间。

（4）影响食管癌手术切除率的相关因素

1）肿瘤病变长度：已知食管癌病变长度与预后关系不密切，故在手术选择上仅做参考，而其对判断切除率有一定意义。一般来说，中上段食管癌长度 >6cm，下段癌 >7cm 者切除率降低。

2）肿瘤的类型：蕈伞型和腔内型切除率较高，髓质型和溃疡型切除率较低，缩窄型切除率最低。

3）肿瘤的所在部位：上段食管癌切除率最低，中段食管癌切除率次之，下段食管癌切除率最高。

4）肿瘤周围软组织影：无软组织影或软组织影较小时切除率高，软组织影较大时切除率下降。

5）肿瘤溃疡龛影的位置和深度：龛影位置临近气管、支气管或主动脉，深度较深时切除率低，已超出食管壁界限则提示肿瘤即将外侵或已外侵至纵隔，难以切除。

6）肿瘤段食管的走行：食管造影显示食管癌所在部位食管走行明显扭曲杂乱，说明已有肿瘤明显外侵，或瘤体较大，或受融合成团的巨大淋巴结推移，切除率下降。

7）病程：病程与手术切除率有直接关系。有资料显示，病程 <3 月者切除率 94.2%，<6 月者切除率为 85.5%，说明病程越长，切除率越低。

8）吞咽困难的程度：有严重吞咽困难者多说明食管癌已属晚期，手术切除率较低，进食完全梗阻者切除率更低。

9）疼痛：胸骨后或背部出现持续性疼痛说明肿瘤已外侵至纵隔壁层胸膜，上腹部疼痛可为食管下段癌外侵引起，疼痛剧烈不能入睡者切除可能性小。

10）声音嘶哑：常提示食管癌已直接外侵或淋巴结转移，多为癌肿直接侵犯喉返神经或淋巴结转移压迫喉返神经所致。手术切除率低。少数患者可能是误吸造成喉炎等所致，经治疗观察后声音嘶哑可好转，喉镜检查声带有无麻痹可助鉴别。

（5）手术路径的选择

1）左后外侧胸部切口：多于第 6 肋间或肋床进胸，单个切口即可完成手术。对中段以下食管癌显露良好，切开左侧膈肌较易游离胃，清扫胃周贲门部，胃左血管周围淋巴结，主动脉显露良好，不易误伤，缺点是对主动脉弓后和弓上病变切除较困难，不易进行彻底的胸腔淋巴结清扫，病变位置较高时，安全切除距离不足。

2）左后外侧胸部十左颈部二联切口：主要用于肿瘤位置较高，左胸单一切口难以切除干净时，经左颈部进行食管切除重建，惟可切除距离较多。

3）腹部和右胸二联切口：Ivor - Lewis 切除术采用该种切口。腹部切口游离胃，胸部切口解剖食管，在上胸部进行胃食管吻合，可用于胸段食管位于任何部位的病变，亦便于腹部和胸部二野淋巴结清扫。但对于中上段食管癌切除范围常显不够。

4）右胸后外侧（或前外侧）腹部和颈部三联切口。可显露食管全长，显露良好。对中上段肿瘤切除尤为方便，易进行食管全长、胃或结肠等的解剖游离和胸、腹、颈三野淋巴结清扫术。将胃提至颈部进行食管胃吻合术亦减少了胸内吻合口瘘的危险。近年来，多推荐使用该手术途径。缺点是需二次调整体位，重新铺巾，略显麻烦而延长手术时间。亦可采用右胸部前外侧切口进行胸部手术，一次性体位及铺巾并同时分颈部和腹部二组进行手术，明显缩短手术时间，但显露不如右后外侧切口，肿瘤明显外侵时不易做到 R_0 切除，胸部淋巴结清扫亦不彻底，故不应常规使用。

5）非开胸颈腹二联切口：游离颈段食管和胃均较方便。胸段食管的游离可采用内翻拔脱法或使用手指或器械经颈部切口向下，腹部切口经食管膈肌裂孔向上钝性分离，前一方法适用于 0～Ⅰ期道癌或颈段及腹段食管癌，后一方法亦可用于中段食管癌，但术中可发生大出血，气管撕裂等严重并发症。更重要的是该切口无法显露胸段食管，不能将病变组织及淋巴组织彻底切除，不符合 R_0 手术原则。但由于其不开胸，术后患者恢复较快，故对心、肺功能很差，不能耐受经胸手术者，严格选择后可酌情应用。

6）经左侧胸腹联合切口：多经第 8 肋间进胸并切开膈肌进腹，对下段食管及上腹部的显露均很满意，便于游离及清扫腹部淋巴结，适用于下段食管癌累及胃底贲门，缺点是手术创伤较大，食管、胃吻合位置偏低，对略高部位的食管癌即不适用。

（6）食管癌替代器官的选择

1）胃：为最常用的替代器官，胃的血供丰富，血管网完整，只需要保留胃网膜右血管及血管弓即可保证游离胃的良好血运。物理强度高，长度足够提至需要进行吻合的任何部位，且解剖游离等操作简便，故多为首选。但胃代食管术因胃被提至胸腔甚至颈部，解剖位置大部改变，术后蠕动功能亦明显减弱，直接影响消化功能，同时由于大部胃位于胸腔，占据胸腔相应容积，且术后胃常因无张力而扩张，可压迫心肺等胸内脏器，引起患者胸闷、心悸、气促等不适。

2）结肠：亦较常应用，结肠长度充足，黏膜相容性好，血供较充足，胃的解剖位置无须改变，可保持较好的消化功能，同时由于结肠多不经胸内途径提到颈部，故对心肺功能影响较小。缺点是操作复杂烦琐，需进行结肠与食管、结肠与胃、结肠与结肠 3 个吻合，较易发生吻合瘘等，故结肠代食管手术的并发症及死亡率均比胃代食管高。故通常多用于那些以前曾经接受过胃部手术或其他破坏胃部血运操作的患者。

3）空肠：较少应用，主要是因为盲肠虽然与食管相容性好，但血供不够理想，可供游离长度不够，仅可用于中下段食管的吻合，应用受到很大限制。采用微血管技术行游离空肠段间置代食管术可有效延长空肠可利用长度，但术者需经过特殊培训，手术繁杂，延时较长，且仍存在一定比率的吻合血管血运障碍，可导致手术失败，故未能推广使用。

4）人工食管：近年来，人工食管研究取得较大进展，在动物实验中已取得一定成功，但距离应用于临床还有一段距离，但无疑是今后发展的方向。

（7）代食管移植路径的选择

1）胸内途径：包括经食管床途径和骑跨主动脉弓途径，前者路径最短，操作简便，后者主要为左胸切口行主动脉弓上或胸颈吻合及颈部吻合时应用，胸内途径虽较便利，但发生吻合口瘘时易引起脓胸等严重并发症，瘘亦较难愈合。

2）经胸骨后途径：在胸骨后游离形成隧道，代食管移植器官由该胸骨后隧道提至颈部与颈段食管进行吻合，其路径略长，因不与胸腔相通，发生吻合口瘘或吻合器官血运障碍坏死时较易处理，对心、肺等器官影响亦小。

3）经胸前皮下途径：为在胸前部皮下游离构成皮下隧道，代食管移植器官经该隧道提到颈部进行吻合，该路径较长，但发生并发症易于处理。主要缺点是移植器官途经处皮肤隆起，有时可见蠕动波，外观不易为患者接受，故临床应用很少。

（8）吻合部位的选择

1）胸内吻合：包括主动脉弓下吻合、主动脉弓上吻合和胸顶吻合等。由于弓下吻合可能因食管切除安全距离不够而导致食管残端癌残留，故原则上食管癌手术不应选择弓下吻合，弓上或胸顶吻合因吻合位置较高，显露较差，吻合常较困难。近年来，由于吻合器的广泛应用，使得高位吻合大为方便。吻合口瘘及狭窄的发生率亦大大减少。但如发生吻合口瘘，则治疗难度较大。

2）颈部吻合：对食管可有更广泛的切除，最大限度的减少了癌残留的可能性。吻合口瘘的发生率虽较高但易于处理，减少了与吻合口瘘相关的严重并发症。吻合口狭窄的发生率较高，通过改进吻合方法有望得到解决。喉返神经受到暂时或永久损害的可能性增加，可造成声带麻痹等。

（9）食管与移植器官吻合方法的选择：可分为单层缝合和双层缝合两大类，具体吻合方法很多，采用何种吻合方法主要视术者的经验和习惯而定，一般在胸内吻合多采用双层缝合吻合法，颈部吻合多采用单层缝合吻合法。多选用间断缝合法，亦可采用连续缝合法，但后者吻合口狭窄的发生率较高。吻合器吻合法多用于胸内的吻合，其简化了操作程序，缩短了吻合时间，减少了吻合口瘘和狭窄等并发症，吻合器和切割缝合器在颈部吻合中亦可选用，亦有望明显减少颈部吻合口瘘和狭窄的发生率。

（10）食管癌淋巴结清扫术的选择

1）食管癌淋巴转移的特点：淋巴结转移是食管癌的主要转移方式。食管癌很易且较早发生淋巴结转移，并具多样性。这主要缘于食管特殊的淋巴回流结构，食管壁内的淋巴管分布不同于其他器官，黏膜固有层和黏膜下层一开始就出现淋巴管道并相互交织成网，黏膜下层的淋巴管除横向穿透食管壁引流至附近的淋巴结外，还存在垂直的纵向交通，其淋巴引流量甚至比水平方向的引流更为丰富。肿瘤一旦突破基底膜食管黏膜就可以沿淋巴管向远处转移。因此，食管癌在早期刚侵及黏膜下层时即可发生广泛或跳跃式淋巴道转移，食管胃交界处固有黏膜肥厚，淋巴组织丰富，有丰富的淋巴管网相连接，癌细胞可经此引流到贲门，进入贲门部后再到腹腔其他组淋巴结。食管下段的淋巴回流主要引向腹部的贲门两侧，胃左动脉和腹腔动脉旁淋巴结群，食管中段淋巴液则向上、下双向引流。而食管上段淋巴液则以向上引流为主，可向上引流至颈部和上纵隔淋巴结群，当上方的引流通道因肿瘤转移造成阻塞后亦可逆行向下方转移至腹部淋巴结。已有资料表明，食管癌一旦侵犯至食管黏膜下层，区域淋巴结的转移率即可达 18% ~ 33%，而侵及食管外膜层后淋巴结转移率可高达 78% ~ 89%。

2）食管癌淋巴清扫术的进展：淋巴结的转移对食管癌的分期和预后均有非常重要的意义，在切除癌肿的同时彻底清除所有受累淋巴组织，才可能使食管癌的 TNM 分期更准确，并使患者通过手术获得治愈的机会大大增加。而传统的手术方式很难达到这一点，因此，日本自 20 世纪 80 年代开始对食管癌进行扩大淋巴清扫的研究，清扫范围由中下纵隔及上腹部扩大至上纵隔颈胸交界处（二野清扫术），后又扩展到颈部（三野清扫术），近 20 年的经验证实了扩大淋巴结清扫的优越性。三野清扫术已发展成为日本食管癌手术的标准式式。自 20 世纪 90 年代以来欧美多家著名临床中心进行了类似的淋巴扩大清扫术的研究，取得了和日本相似的结果。在我国亦有部分医院开展了食管癌的三野淋巴清扫术，并取得了一定成绩，但更多的医院仍采用传统手术方法或二野清扫术。对三野清扫术的价值亦存在一定争议，主要是该术式明显增加了食管癌术后并发症和术后死亡率。但三野清扫术的价值也是非常有意义的。他使得 pTNM 分期准确性大大提高，扩大清扫范围使许多患者的术后病理分期上移，亦进一步证实区域淋巴结转移程度与食管癌的局部浸润程度有关，同时发现胸段食管癌的转移高发淋巴结群为颈胸交界部的喉返神经链淋巴结及以隆突下淋巴结为中心的食管旁淋巴结，向下则主要集中在贲门 - 胃左动脉 - 腹腔动脉链淋巴结，颈部淋巴结转移则以颈部大血管内侧之颈部食管旁淋巴结较外侧之斜角肌前颈深淋巴结更为多见，手术中应重点清扫以上区域。随着手术的更趋彻底，患者的生存率和生活质量亦获得改善，文献报道三野清扫术的 5 年生存率可达到40% ~50% 的水平，明显高于历史或同期病例的对照。1994 年 Munish 国际食管癌联盟年会专家一致认为三野淋巴清扫可能有三方面优点：①提供准确分期，有计划治疗；②预防复发；③延长存活时间。

食管癌三野淋巴清扫术包括：

一野（腹区），清扫范围下至胰上缘，上至膈肌裂孔，左至脾门，右至肝十二指肠韧带和胃右动脉根部，后至腹主动脉前方。

二野（胸区）：清扫范围各家差异较大，可分为 3 种：①常规淋巴结切除：包括全胸段食管旁、隆突下和左右支气管淋巴结；②扩大淋巴结切除：包括常规淋巴结加右胸顶、喉返神经旁和气管旁淋巴结；③全淋巴结切除：包括扩大切除加左胸顶、喉返神经旁和左上纵隔淋巴结清扫术，清除所有淋巴结及周围组织。

三野（颈区）：清扫左右颈内血管内侧气管食管沟内的颈段食管旁淋巴结及两侧颈内血管外侧斜角肌前方的颈深淋巴结，清扫上至肩胛舌骨肌，下至锁骨下静脉，内至颈内血管鞘，外至颈外静脉范围内的脂肪及淋巴结。

（11）食管癌电视胸腔镜手术的选择：随着电视胸腔镜手术（VATS）技术的发展，国内外已有越来越多的胸外科医师将 VATS 应用于食管癌的手术治疗。与传统开胸手术相比，VATS 具有创伤小、出血少、术后疼痛轻、并发症少、恢复快等优点，但由于无法进行扩大淋巴清扫，对外侵严重的食管癌难以完全切除，故实际应用上存在较大争议。目前主要适用于Ⅰ~Ⅱ期食管癌或一般情况或心肺功能不能耐受开胸手术的部分Ⅲ期患者。该术式仅利用 VATS 代替常规开胸手术部分，腹部和颈部均需另做切口进行胃和结肠及颈段食管的解剖游离和淋巴结清扫及吻合。

2. 放射治疗　放射治疗（简称放疗）是治疗食管癌的主要方法之一，按其治疗目的可分为根治性放疗、姑息性放疗和辅助性放疗。

（1）根治性放疗：目的在于治愈患者并改善生活质量，常用剂量为 50 ~80Gy，1.8 ~2Gy/d，其适应症的选择主要依据患者的全身情况、原发肿瘤部位及侵犯程度、食管梗阻程度、有无出血及穿孔征象、有无淋巴结和远处转移、患者主观是否接受手术等，归纳如下：①癌肿外侵明显，估计手术无法切除，无远处转移，无侵犯气管，食管无穿孔和出血征象，患者全身情况尚可，能进食流质；②较早期食管癌，适宜并能够耐受手术，但患者拒绝接受手术；③颈段食管癌，手术创伤大，并发症发生率较高，且往往需要合并全喉切除，术后丧失正常功能，患者大多难以接受，故常选择放疗。

根治性放疗的疗效与放疗的剂量密切相关，有关研究表明，放疗剂量 <40Gy 的无瘤率约为5% ，≥40Gy 时 >20% ，疗效增加非常明显，但由于放疗的疗效与并发症均随放疗剂量的增大而提高，故不应过分强调大剂量，目前最常用的放疗剂量是 50 ~60Gy1 个疗程。

此外，放疗的疗效还与癌肿的敏感性有关，一般来说，放疗对鳞癌的效果较好，对腺癌效果不佳，癌肿分化程度越低，放疗的效果越显著。即使同样病理类型的癌肿，其对放疗的敏感性亦有差异，如个别食管鳞癌放疗剂量仅为 10Gy 时即达到无瘤。

国外已经有多个研究系列报告了单独应用外放射治疗的结果。上述系列大都含有具不利情况（例如临床 T_4 病变）的患者。总体上，接受常规剂量的单独放疗的患者，其 5 年生存率是 0 ~10% 。Shi 等报告使用总剂量为 68.4Gy 的后程加速分割，获得了 33% 的 5 年生存率。但是，在单独放疗的 RTOG85 - 01 试验中，患者接受总剂量为 64Gy、2Gy/d 的常规放疗，所有患者均于 3 年内死于本病。因此，该研究小组建议应将单独放疗作为姑息手段或用于那些不能接受化疗的患者。

其他可供选择的放射疗法（例如乏氧细胞增敏和高分割）尚未显示出生存方面的优势。可用术中放疗代替外放射，但这方面的经验比较有限。适形和调强放疗目前正处于研究之中。

（2）姑息性放疗：常用于晚期食管癌不能接受根治性放疗的患者，其目的主要在于缓解症状，提高患者生活质量，如减轻食管梗阻、改善进食困难、止痛等，并可能延长患者生存期。晚期食管癌原发病灶局部侵犯范围比较广泛，无食管穿孔及活动性出血，全身情况能耐受放疗者，可给予姑息性放疗。如经姑息放疗肿瘤得到缓解缩小，患者全身情况尚可，无明显远处转移征象，可根据病情随时调整治疗策略，加大剂量，争取达到根治目的，最大限度地延长患者生存期。

单独近距离放射治疗是一种姑息手段，可以获得 25% ~ 35% 的局部控制率，中位生存期约为 5 个月。在 Sur 等所做的随机研究中，高剂量频率近距离放疗和外放射相比，在局部病灶控制和生存方面均无显著性差异。在 RTOG92 – 07 试验中，75 名患者接受了与RTOG85 – 01 相同的放化疗方案（5 – FU/顺铂/50Gy），然后加做腔内增强，局部治疗失败率为 27%，急性毒性反应中，3、4、5 级分别占 58%、26%、8%。累积毒性所致的瘘的发生率为 18%/年，而瘘的自然发生率为 14%/年。因此，尽管在放疗或放化疗之外加做腔内近距离放疗似乎有些道理，但这种方法所能带来的益处尚未明确。

（3）辅助性放疗：目前主要作为手术的辅助手段；按其与手术之间的先后顺序可分为术后放疗、术中放疗和术前放疗。

术后放疗：可用于完全性或姑息性食管癌切除术后，其目的是消灭术后可能或确实残留的癌组织。放射野包括瘤床和局部淋巴引流区，一般于术后 4 ~ 6 周开始放疗，常用剂量为45 ~ 55Gy。但其确切作用目前存在很大争议，国内有些学者认为术后放疗可以提高癌肿的局部控制率，减少术后癌肿复发，进而延长生存期，但国外多个随机对照试验却并未显示出术后放疗较单独手术具有生存方面的优势。术后做放疗与不做放疗相比，前者可明显减少姑息性手术的术后局部复发率（术后放疗复发率 15%，不做放疗为 30%），但增加了出血等并发症，这些并发症降低了术后放疗的生存期，使两者的 5 年生存率相比并无显著性差异，相反易引起吻合口狭窄、消化道出血等并发症而影响患者的生存质量。因此，目前大部分人认为，完全性切除术后没必要行单纯预防性照射，只有癌肿或淋巴结未得到完全性切除或疑有癌残留者，才给予术后放疗。对术中发现残端可疑癌残留或局部淋巴结怀疑转移而未能彻底清扫者，术中应予银夹定位，以提高放疗定位准确性。

术前放疗：亦称新辅助放疗，主要用于食管鳞癌，常用剂量为 40Gy，2Gy/天，疗程结束后 2 ~ 4 周手术。理论上来说，术前放疗能够使肿瘤体积缩小，提高肿瘤的切除率；还可使肿瘤周围小血管和淋巴管闭塞，减少肿瘤的血供，降低癌细胞活性，并能降低手术过程中癌细胞的转移机率。但与术后放疗相似，国外的随机对照试验未能证明术前放疗与单独手术相比在延长生存期方面具有显著性差异，在切除率和手术死亡率方面差异亦不显著。来自食管癌合作组（OC – CG）的一项 meta 分析也显示没有明显的证据可以证明术前放疗在生存方面具有优势，因此，目前一般不提倡术前放疗，术前放疗主要应用于食管癌外侵明显，估计单纯手术切除有困难，放疗后肿瘤有望明显缩小而获得切除者。

术中放疗：目前仅在部分医院试行以替代外放射，但这方面的经验有限，因为此类治疗的要求条件较高，难以完成大组病例分析，疗效的评价较困难，故其疗效尚不能明确。

3. 化学治疗　手术和放疗作为局部治疗手段，对于食管癌的远处转移是无效的。尸检发现，约半数以上的临床局部早期病例具有远处转移。化疗作为一种全身治疗手段，可以弥补手术和放疗的不足。但食管癌细胞增生较不活跃，增生细胞所占比例较小，非增生细胞比例较大，故对化疗药物敏感性较差。因此，化疗目前主要用于具有远处转移而无法手术和放疗的晚期病例，或和手术或放疗联合应用。

已经确定的对食管癌有效的化疗药物不多。在过去的 25 年间，针对转移的食管癌只有 16 种细胞毒性药物被系统地研究过，几乎所有这些药物的活性都是针对鳞癌的。

目前已经证明对食管癌有效的化疗药物约有十几种，顺铂被看作是效果最好的药物之一，其单药有效率一直不低于 20%。其他药物中，5 - FU、丝裂霉素、博来霉素、甲氨蝶呤、阿霉素以及长春花碱对食管癌具有一定的效果。在新药中，紫杉醇、多西紫杉醇、长春地辛、奥沙利铂（与 5 - FU 联用）对食管癌显示出抗癌活性。文献报道单药化疗的有效率约 5% ~ 35%，虽然毒性较低，但缓解期亦较短，疗效不佳，故现在多采用联合化疗。联合化疗方案较多，主要以顺铂和氟尿嘧啶为主，常用的有：顺铂 - 氟尿嘧啶、顺铂 - 博来霉素、紫杉醇 - 顺铂、紫杉醇 - 卡铂、紫杉醇 - 顺铂 - 氟尿嘧啶、顺铂 - 甲氨蝶呤 - 博来霉素、顺铂 - 博来霉素 - 依托泊甙等。5 - FU 加顺铂的联合化疗被认为是一种可行的方案，这是研究最多的、也是最常用的食管癌化疗方案。根据报道，该方案的有效率在 20% ~ 50% 之间。现已证明，紫杉醇、5 - FU 和顺铂的联合化疗对鳞癌及腺癌患者均有较好效果。紫杉醇单剂治疗进展期食管癌可达 32% 的有效率，与 EP 配伍的联合化疗对 T_4 和 M_1 的食管癌晚期患者或复发性食管癌可达到 50% 的有效率，其中 20% 可获得临床完全缓解。此外，依立替康（CPT - 11）与顺铂联用也表现出一定的抗癌活性，尤其是对于食管鳞癌更为明显。

术前（新辅助）化疗主要用于肿瘤外侵明显、估计手术难以完全切除的病例，其目的是使肿瘤分期下调，提高局部控制率并尽早控制手术切除范围以外的亚临床转移灶（微转移）。国内外在新辅助化疗方面做了较多研究，但目前尚无结果能证明其在提高患者整体生存率方面优于单独手术治疗。英国的医学研究委员会（MRC）最近出版了他们的研究结果。参与试验的 802 名食管癌患者都是可以接受手术的。在该试验中，患者随机接受单独手术或术前先行 2 个周期化疗，方案为 5 - FU（1 000mg/m^2 · d，连续输注，共 4 天）加顺铂（80mg/m^2，第一天应用），每 21 天重复 1 次，然后手术。然而，这个试验有许多临床方法学上的问题。约有 10% 的患者接受了既定方案以外的术前放疗，我国提供的病例被排除在外。在中位数为 2 年的短期随访中，术前化疗组显示出 3.5 个月的生存优势（16.8 月/13.3 月）。对照组的中位生存期没有达到期望值。有必要进行更长期的随访来弄清楚该生存期优势是否具有显著性差异。该研究小组不推荐将术前化疗作为治疗规范。因此，在局限性食管癌的治疗中，除临床试验外，目前不推荐术前化疗。

术后（辅助）化疗对食管癌患者的有效性一直也是争议较大而未能解决的问题。理论上，术后化疗可以控制可能存在的局部癌残留或微转移灶，从而预防和治疗全身转移，但对食管癌进行系统性的术后化疗的临床研究报告很少，较有价值的是日本食管疾患研究会（JEOG）进行了全国性协作性研究，1984—1987 年比较了术后化疗与术后放疗，1988—1991 年比较了单纯手术和手术加术后化疗，采用方案为顺铂 + 长春地辛 2 个疗程，结果 5

年生存率均无显著性差异。至 1992—1995 年 JEOG 开始的第 5 次全国性协作研究中将术后化疗组改用 FP 方案（5 - FU + DDP）2 个疗程，结果显示总体 5 年无复发生存率及术中证实淋巴结转移（pN_1）组 5 年无复发生存率术后化疗组与单纯手术组相比有显著性差异，但二者 5 年生存率未能显示统计学意义，可以说目前没有大样本、严谨的随机对照试验能够证明加用术后辅助化疗较单独手术具有明显生存方面的优势。有学者认为术后化疗只在有大量淋巴结转移的病例优于单独手术治疗。但已有的临床试验均以顺铂、氟尿嘧啶等传统药物作为治疗方案，目前尚无结合手术应用紫杉醇等新药辅助化疗的大宗病例报告。因此，对于接受了完全性切除手术的患者，术后系统化疗不宜作为治疗规范，但可以作为临床试验，进行前瞻性随机对照研究。

4. 同期放化疗　研究发现，某些化疗药物，如顺铂、卡铂、氟尿嘧啶、紫杉醇、博来霉素等，具有放射增敏作用。将上述药物与放疗同期应用，可增加癌细胞对放疗的敏感性，提高食管癌的局部控制率，减少放疗剂量以降低毒性反应，提高治疗的依从性，同时可以兼顾肿瘤局部和可能存在的微转移灶，减少远处转移和延长生存期。食管癌同期放化疗主要包括以下两个方面。

（1）术前同期放化疗：20 世纪 80 年代美国 Wayne State 大学医学院报告同期放化疗治疗进展期食管癌的疗效明显优于单纯放疗，随后美国西南肿瘤协作组（SWOG）和美国肿瘤放疗协作组（RTOG）一同进行了 EP 方案 + 30Gy 的术前同期放化疗的 II 期临床研究，病理缓解率达到 17%，但手术死亡率却达到 10%，3 年生存率仅 16%。20 世纪 90 年代末进行的一些临床试验亦获得类似的结果，进一步证明术前同期放化疗对食管癌的有效率显著高于单纯术前化疗，但未能使患者的术后生存率获得明显改善。Urba 等 1997 年报道使用 FVP 方案（DDP + 5 - FU + VDS 结合 45Gy 超分割放疗）可获得 28% 的病理完全缓解率（CR），术后局部复发明显减少，3 年生存率与单纯手术相比亦显著提高，说明增加放疗剂量或使用超分割照射术前同期放化疗可明显增加治疗效果。新型化疗药物的应用亦可能进一步加强术前同期放化疗的效果。Lynch 等使用 Taxol（泰素）+ DDP + 5 - Fu 联合超分割放疗获得 80% 以上的临床有效率，病理 CR 亦高达 39% ~ 50%。

制约术前同期放化疗临床应用的主要缺陷是其严重的毒副作用，进行同期放化疗的食管癌患者对手术耐受力明显降低，手术风险大幅度增加，手术死亡率常高达 10% 以上。如何合理设计术前同期放化疗方案，减少严重毒副反应，提高食管癌患者对放化疗和手术的耐受性是进一步研究中需要密切关注的问题。

（2）单独同期放化疗：由于术前同期放化疗的严重副作用，同期放化疗可能更适合单独用于早期食管癌和不宜手术的晚期食管癌，日本全国协作进行的在 I 期食管癌患者中进行同期放化疗 II 期临床研究中显示出单独同期放化疗对早期食管癌可达到与手术相同的效果。Herskovic 等报告的 RTOG85 - 01 试验是迄今为止唯一一个将足量系统化疗与同期放疗相结合的随机试验。这项分组试验以鳞癌患者为主。患者接受 4 个疗程化疗，方案为 5 - FU 加顺铂，同期放疗（总量 50Gy，2Gy/天）从化疗的第一天开始进行。对照组接受单独放疗，但其剂量（64Gy）高于放化疗联合组。随机进入联合治疗组的患者在中位生存期（14 个月/9 个月）和 5 年生存率（27%/0）方面均有显著提高。随访显示，5 年生存率为 27%。在联合治疗组，局部治疗失败（局部病灶持续及复发）作为治疗失败初发的发生率也较低（47%/65%）。

（3）内镜治疗：对很早期的食管黏膜内癌灶，可通过内镜下黏膜切除术进行治疗并取得了理想的效果。对晚期食管癌患者，可以用非创伤性的手段来处理梗阻、吞咽困难、食管气管瘘以及消化道出血。对于伴有吞咽困难的无法手术或无法治愈的癌症患者，最有实际意义的目标是缓解症状，这样可以改善营养状况、拥有健康的感觉以及整体生活质量。

目前可用于解除吞咽困难的内镜姑息疗法包括：球囊或探条扩张术、热凝固术（激光）、酒精或化疗药物注射、光动力学治疗、腔内照射、塑料或可膨胀金属支架置入术。对大部分伴有梗阻的不可切除的食管癌，光动力学治疗与可膨胀支架的联用可获得最佳的缓解。

置入表面覆有硅酮的可自行膨胀金属支架通常能够有效治疗食管气管瘘，这样对大部分患者可以避免行姑息性食管离断及旁路手术。

七、诊治流程

对新发病例的诊断应包括：完整的病史、体格检查、食管钡餐检查、整个上消化道的纤维胃镜检查，同时对癌肿进行病理组织学上的确认。对那些食管严重梗阻、不能通过胃镜观察上消化道的患者，应行上消化道气钡双重对比检查。

其他检查包括全血常规、血清生化分析、凝血功能检验以及胸腹部 CT 扫描。如果癌肿位于隆突或其上水平，尚应行纤维支气管镜检查（包括对异常部位的活检及冲洗液的细胞学检查）。

在此阶段，如没有远处转移的证据，建议行内镜超声检查。此外，如果癌肿位于贲门部，可选择腹腔镜对腹部情况进行分期。近来，正电子发射断层成像扫描（PET）已应用于食管疾病的评价，但在进一步的研究对其价值做出更精确的判断之前，因其价格昂贵，目前只考虑将其作为备选的检查。怀疑有远处转移的病变可通过针吸或切除组织活检来证实。

上述流程可将患者分为两组：①肿瘤明显局限（Ⅰ～Ⅲ期）；②肿瘤已有明显远处转移（Ⅳ期）。

1. 附加评价　对于病变局限的食管癌患者，可以做些附加的检查来评价其身体状况。这些附加评价可以包括肺功能测定、心脏检查以及营养评价。在术前营养支持方面，应考虑使用鼻胃管或空肠造瘘管，一般不主张行经皮内窥镜胃切开术（PEG）。此外，如果计划在手术中使用结肠代替食管，应行钡剂灌肠 X 线或结肠镜检查以评估结肠状况，而结肠上动脉造影只考虑有选择性地应用。由于对食管癌的处理需要多个学科的专业知识——胸外科、肿瘤放疗科、肿瘤内科、营养科、肺功能室和内镜中心等，故提倡多学科综合评价。

2. 主要治疗　癌肿可切除的患者（Ⅰ～Ⅲ期或 $T_{1\sim3}$，$N_{0\sim1}$ 或 N_x）可在两种疗法中选择其一：食管切除术或全量放化疗。是否选择手术疗法可依据医疗单位的习惯，但是，对于癌肿位于隆突水平且适于以胃重建食道的患者，建议手术治疗。放化疗应包括剂量为 50Gy 左右的放疗和方案为 5-FU 加顺铂的同期化疗，颈段食管癌尤其适合于这种疗法。

如果患者接受的是 R_0 切除且无淋巴结转移，术后应对其进行观察，如缺乏明显的病变证据，不建议做进一步的治疗。接受 R_1 切除的患者，应给予放疗加 5-FU/顺铂方案化疗。接受 R_2 切除的患者应给予放化疗或挽救治疗，这主要依据的是病变的范围。对于术后发现淋巴结阳性的患者，后续治疗应依据病变的位置和组织类型。下段食管或贲门腺癌患者应该接受术后辅助化疗和放疗，而上或中段食管腺癌及任何部位的鳞癌则主要是进行观察。

对于癌肿不可切除（T_4）或不愿选择手术的患者，可给予剂量为 50～50.4Gy 的放疗加方案为 5-FU 加顺铂的同期化疗。对于不能手术和不能耐受化疗的患者，建议给予最佳的支持治疗。

对于行全量放化疗的患者，建议在完成治疗后 4～6 周时行 CT 扫描，随后行上消化道内窥镜检查。如结果证明完全显效，对患者可进行观察或给予食管切除术。对下段食管或贲门腺癌宜行手术切除，对上或中段食管腺癌或任何部位的鳞癌宜进行观察。如有局部癌肿继续存在或复发的证据，可给予患者手术或其他的姑息治疗。

3. 随访　所有患者均应给予系统的随访。随访内容应包括完整的病史和体格检查，第一年每 4 个月 1 次，随后 2 年每 6 个月 1 次，此后每年 1 次。根据临床表现的需要，应进行全血常规、血清生化、胸部 X 线检查。其他如内镜检查、CT 检查、PET 检查等，需要时也应考虑进行。另外，某些患者可能需要对吻合口狭窄或放化疗所致的狭窄进行扩张治疗。

4. 挽救治疗　挽救治疗的范围包括从对局部复发患者的以治愈为目的的积极治疗到对不能治愈的患者的以减症为目的的治疗。对于以前未接受过放疗或化疗的局部复发患者，优先选择放疗加同期 5-FU-顺铂化疗，还可加用其他措施，包括内窥镜治疗。对于吻合口复发的患者，医生应该判断其病情是否适合手术以及技术上是否能够将复发病灶切除。如果这两项标准均符合，应考虑手术。如患者在术后又出现复发，则应考虑癌肿为不可治愈，患者应接受姑息治疗。病情不适合手术或放化疗后出现不可切除的复发病灶的患者，可接受近距离放疗、激光治疗、光动力学治疗，或任何其他的最佳支持治疗。

对于癌症已有远处转移的患者，只适合行姑息治疗。是只给予最佳支持治疗还是加上化疗，应该依患者的行为状态而定。对 Karnofsky 评分不超过 60 或 ECOG 评分不低于 3 的患者，应该只给予最佳支持治疗。对行为状态较佳的患者可给予最佳支持治疗或加上化疗。

5. 最佳支持治疗　最佳支持治疗的内容主要取决于患者的症状。食管梗阻严重的病例，可给予支架置入、激光手术、光动力学治疗、放疗，或这些方法的联合应用。对于需要营养支持的患者，以应用肠内营养较佳。通过放疗和止痛措施联用可以控制疼痛。手术或放疗和/或内镜治疗可以用于癌肿活动性出血的处理。

八、预后

总体来讲，食管癌预后较差，症状出现后，如未经治疗，生存期一般不超过 1 年。有资料显示，食管鳞癌患者总的中位生存时间（无论是否经过任何治疗）为 8.8 个月，5 年生存率为 14%。

食管癌手术切除的预后受很多因素的影响，患者的 TNM 分期、手术切除范围是否达到 R0、肿瘤浸润深度、是否有淋巴结转移及其数目一直被认为是反映手术后的长期预后的重要指标。淋巴结的阳性率，即阳性淋巴结数目与所有切除的淋巴结数目的比值，也可以提示预后情况。国内资料显示，早期病例，无外侵及淋巴结转移者，术后 5 年生存率可高达 60% 以上；邵令方等报道一组 210 例 0～Ⅰ期食管癌和贲门癌的 5 年生存率为 92.6%，为迄今为止生存率最高的报道。肿瘤已有外侵或转移者，5 年生存率一般不高于 25%；平均 5 年生存率为 18.1%～40.8%。国外资料显示，所有接受过切除手术的患者的 5 年生存率为 19%；根治性切除术后的中位生存时间为 32 个月，5 年生存率为 34%；姑息性切除术后的中位生存时间和 5 年生存率则分别为 7.5 个月和 8%；Ⅰ期、Ⅱa 期、Ⅱb 期、Ⅲ期和Ⅳ期患者的 5 年生存率分别为 60%、30%、40%、13% 和 3%。1989 年日本食管癌登记委员会统计了 5 481 例手术患者，病变长度小于 1cm 者，5 年生存率为 83%；病变长度小于 3cm 者，5 年生存率为 38%。手术方式亦与预后密切相关，日本和欧美近年来报道食管癌行三野淋巴结清扫术 5 年生存率达到 40% ~50% 水平。

接受放疗的病例由于其就诊时病情进展程度不一，故预后差别也较大，5 年生存率为 0 ~30%。上海医科大学肿瘤医院的资料显示，颈段、上胸段、下胸段食管癌放疗后的 5 年生存率分别为 24.4%、27.7% 和 5.9%；北京日坛医院的结果则分别为 18.1%、11.8% 和 3.4%。在单独放疗的 RTOG85 - 01 试验中，患者接受总剂量为 64Gy，2Gy/天的常规放疗，所有患者均于 3 年内死于本病。

化疗对食管癌预后的影响尚缺乏大样本前瞻性随机对照研究，现有资料未能证实其具有生存期延长方面的优势。

目前非手术治疗的热点已转移至同期放化疗，对早期食管癌同期放化疗可能达到与手术相同的预后效果，对 T_4 和锁骨上淋巴结转移（M_1）的晚期食管癌患者亦达到了 23% 的 3 年生存率。随机进入同期放化疗组的中位生存期达到 14 个月，5 年生存率为 27%。

（柯宏刚）

第二节　食管平滑肌瘤

一、流行病学

食管平滑肌瘤（esophageal leiomyoma）是起源于食管平滑肌的良性肿瘤，发病率低，占食管肿瘤的 0.4% ~1%，但它是最常见的食管良性肿瘤，占食管良性肿瘤的 67% ~80%。食管平滑肌瘤的体积一般都比较小，患者常常无临床症状。其实际发病率目前仍不清楚，本病的发生率报道的数字不一，但实际发生率高于报道。本病发病年龄多见于 20 ~50 岁。但任何年龄均可发病。男性多于女性，约为 2 : 1。食管平滑肌瘤可发生于食管的任何部位，但多见于食管下段，其次是中段及上段。

二、分子生物学

随着免疫组织化学应用，临床及病理工作者正在改变对食管间叶源性肿瘤（gastrointestinal mesenchymal tumors，GIMT）的认识。1983 年，Mazur 等提出胃肠道间质瘤（gastrointestinal stromaltumor，GIST）的概念以来，胃肠道间质瘤作为一组独立的消化道间叶源性肿瘤已被人们所熟知。原癌基因 C - kit 的表达产物酪氨酸激酶 CD117、CD34 蛋白是 GIST 敏感而特异的标记物，为诊断 GIST 的标准（3，6，7）。Miettinen 等的报道，间质瘤的免疫组织化学检测，CD117 和 CD34 弥漫强阳性，α - 平滑肌肌动蛋白（α - srnooth muscle actin，α - SMA）阴性；食管平滑肌瘤是区别于食管间质细胞瘤的间叶源性肿瘤 GIMT，它对原癌基因 C - kit 表达产物 CD117、CD34 是没有免疫活性的。而平滑肌肉瘤的免疫组织化学检测，CD117 和 CD34 阴性，SMA 阳性。

食管平滑肌瘤瘤组织中可有神经组织，有时与神经鞘瘤难以区别，两者均可见到栅栏状排列，依靠免疫组化染色平滑肌瘤肌间蛋白 Desmin 呈阳性，而神经鞘瘤 S - 100 蛋白和神经元特异性烯醇化酶（NSE）呈阳性，可鉴别两者。

三、病因病理

食管平滑肌瘤发病原因尚不清楚，发生于食管固有肌层，也可来自食管壁内的血管肌层和迷走的胚胎肌组织。肿瘤数目绝大多数为单发，少数为多发，多发的数目不定，2~10余个。由于病程长短不同，大小差别很大。肿瘤呈膨胀性向腔内、外生长，97%的肿瘤为壁内生长，2%向纵隔生长，1%肿瘤突入食管腔，带蒂如息肉。起源于内环行肌的平滑肌瘤多沿食管长径在肌肉内生长，因食管黏膜和黏膜下层阻力低而向腔内突出。起源于外纵行肌的平滑肌瘤可向食管外生长，有时被误认为纵隔肿物。镜检为纵横交错的平滑肌组织，混有数量不定的纤维组织。食管平滑肌瘤恶变的甚少。

四、临床表现

约50%的平滑肌瘤患者完全没有症状，是因其他疾病行胸部 X 线检查或胃肠道造影检查发现的。

1. 吞咽困难　最常见的是轻度下咽不畅，很少影响正常饮食。病程可达数月至10多年，即使肿瘤已相当大，因其发展很慢，梗阻症状也不重，这点在鉴别诊断上有重要意义，与食管癌所致的短期内进行性吞咽困难不大相同。进食梗噎还可能是间歇性的，其严重程度与肿瘤大小和部位并不完全平行，主要取决于肿瘤环绕管腔生长的情况，与肿瘤表面黏膜水肿，糜烂及精神因素也有关。

2. 疼痛　是比较常见的症状之一，占病例总数的38.6%，部位多在胸骨后、背部、上腹部、胸部，呈隐痛、钝痛或压迫感，很少剧烈疼痛。

3. 消化功能紊乱　约30%的患者出现胃灼热感、嗳气、恶心、呕吐、腹胀或饭后不适。

4. 其他　肿瘤巨大或者邻近其他器官者，可能出现咳嗽、气促和呼吸困难。

五、辅助检查

1. 胸部 X 线平片检查　向食管生长较大的平滑肌瘤顶出纵隔胸膜至肺野中，可以从肺部 X 线平片上见到软组织阴影，其可见率文献报道为8%~18%，在纵隔肿瘤的鉴别诊断上要考虑到本病。个别平滑肌瘤 X 线平片上可见有钙化灶，有的报道达1.8%。

2. 食管钡剂检查　是本病的主要诊断方法，结合临床表现，往往可以一次造影确诊。其特征性影像为：腔内充盈缺损为主要表现，缺损呈新月形，边缘光滑锐利，黏膜光滑，与正常食管分界清楚。充盈缺损上下端与正常食管交界角随肿瘤突入管腔多少而呈锐角或轻度钝角。正位时与食管长轴垂直的肿瘤轮廓由于钡剂的对比显示为半圆形阴影，出现"环形征"。肿瘤处黏膜被顶出，皱襞消失，该处钡剂较周围少，成一薄层，形成"瀑布征"或"涂抹征"，如果继发食管梗阻、溃疡和炎症，提示为手术适应证。需与食管外压性改变鉴别。食管钡剂检查也可发现其他并发症，如食管憩室、裂孔疝等。

3. CT 及磁共振成像（MRI）检查　食管钡剂及纤维食管镜检查后大部分诊断可以明确，少数病例，特别是中段平滑肌瘤，有时与主动脉瘤、血管压迫或畸形相混，行 CT 及 MRI 检查有助于鉴别诊断。CT 还可以了解肿物向管外扩展的情况及准确部位，有助于手术方案及切口的设计。

4. 纤维食管镜检查　大部分平滑肌瘤可经过食管钡剂诊断，加上纤维食管镜检查，检查准确率可达 90% 以上，可了解肿瘤的部位、大小、数目及形状等。其特征为：可见食管黏膜完整，光滑，局部有管腔外压迹，或黏膜下包块，无确实的管腔狭窄，食管镜可通过，瘤体多触之活动。如果内镜或造影提示平滑肌瘤可能，不宜对黏膜完整者做活检，因为活检后的溃疡、炎症及黏膜与肿瘤的粘连，会增加手术的难度。

5. 超声内镜（EUS）检查　可以显示肿瘤的轮廓，与黏膜有无粘连及邻近大血管的情况。并提示肿瘤是否来源食管肌层。也有报道称通过超声内镜进行活检，这种做法存在争议。

六、诊断及鉴别诊断

1. 诊断　食管平滑肌瘤常是无症状或轻微的吞咽不适或胸骨后疼痛，或者因其他疾病做胸部或胃肠道 X 线检查时意外发现。做食管钡剂造影一般都能发现典型的征象，肿块阴影与食管壁近端及远端呈锐角，环行征及瀑布征等是确诊的主要依据。

2. 鉴别诊断

（1）食管间质细胞瘤：食管间质瘤与平滑肌肿瘤虽然具有不同的病理学特征，但是临床上不易鉴别。GIST 是原发于消化道的间质肿瘤，特征性的表达 KIT 受体酪氨酸 CD117 和 CD34。两者可通过免疫组化鉴别，GIST 中 CD117、CD34 阳性和 SMA 阴性，食管平滑肌瘤中 CD117、CD34 阴性和 SMA 阳性。

（2）神经鞘瘤：在临床症状与影像学表现上，神经鞘瘤与食管平滑肌瘤难以区分，神经鞘瘤 S-100 蛋白和神经元特异性烯醇化酶（NSE）呈阳性。而在食管平滑肌瘤则为阴性。

（3）食管平滑肌肉瘤：平滑肌肉瘤一般肿块较大，可能溃疡龛影形成且黏膜破坏，且有恶性肿瘤的特征。食管平滑肌瘤较小光整圆形的充盈缺损和"环形征"为较典型的征象，可与平滑肌肉瘤鉴别。

（4）食管癌：多发性平滑肌瘤或不规则形的肿块环抱食管，致管腔凹凸不平，黏膜显示不清而与食管癌难以鉴别。食管癌可见管壁僵硬，充盈缺损不规则、黏膜破坏及龛影等黏膜肿瘤的特征。有的腔内型食管癌或癌肉瘤可以与平滑肌瘤相似，但仔细观察可见黏膜不整，而且腔外无软组织块影。较大的食管平滑肌瘤累及的食管较长，病变区黏膜较薄，并可伴有充血等表现，故在食管造影时易误认为黏膜有破坏而诊断为食管癌。

（5）纵隔肿瘤：体积较大的食管平滑肌瘤向壁外生长时可造成纵隔内软组织影，易被误认为纵隔肿瘤，因此，对后下纵隔与食管关系密切的肿块，不要满足于纵隔肿瘤的诊断，应警惕食管平滑肌瘤的存在。

（6）纵隔淋巴结增大或炎性包块：因食管平滑肌瘤的症状表现为吞咽困难，钡剂检查示食管中段有充盈缺损，食管镜检显示食管中段有光滑球形病灶，这在纵隔淋巴结增大或炎性包块的病例中也有类似表现。此时若在食管钡剂造影的同时拍摄侧位 X 线片或行 CT 扫描，则可能明确为外压性食管梗阻而明确诊断。

（7）生理变异：右迷走锁骨下动脉或囊状动脉瘤的外压，左主支气管、主动脉弓产生的光滑压迹区，另也需与较少见的椎体附件压迫相鉴别。可以通过食管钡剂和胸部增强 CT 检查进行鉴别。

七、治疗

由于 GIST 有潜在恶性的风险，需要尽早实施摘除术和食管切除术。而可疑的食管平滑肌瘤不能通过术前活检证实，因此，不能在术前区分 GIST 与食管平滑肌瘤。有学者建议肿瘤 <1cm，并且没有症状的患者，由于手术也比较难定肿瘤位置，因此建议观察治疗，而 >1cm 的平滑肌瘤患者，在没有手术禁忌的情况下尽早手术。也有学者建议肿瘤 <2cm 观察治疗，肿瘤 >2cm，无手术禁忌可行手术。

手术方式如下。

1. 黏膜外肿瘤摘除加肌层修补术　该术式适用于瘤体小、肿瘤与黏膜无粘连者，是公认的理想术式，即进胸后游离肿瘤所在部位的一段局部食管，再纵行剖开肿瘤处的食管肌层与肿瘤包膜，在黏膜外完整摘除肿瘤，之后间断缝合肌层切口。

2. 电视胸腔镜（video – assisted thoracoscopicsurgery，VATS）黏膜外肿瘤摘除术　对诊断明确的食管平滑肌瘤，也可经电视胸腔镜摘除。据认为良性平滑肌瘤大小在 1～5cm 者均可经电视胸腔镜摘除，但也有个案报道通过 VATS 切除直径 8cm 的肿瘤。术中辅以电视食管镜监测黏膜有无破损，同时通过内镜充气协助胸内解剖游离平滑肌瘤，适用于瘤体小、肿瘤与黏膜无粘连且胸腔亦无粘连者，优点为手术损伤小，术后恢复快，但手术操作有一定难度。

3. 纤维食管镜平滑肌瘤摘除术　由于创伤小，痛苦轻，恢复快，安全性高，纤维食管镜在食管平滑肌瘤的治疗中越来越多的得到应用，并取得了良好的效果。但由于其操作对食管黏膜损伤较大，对平滑肌瘤的大小有局限，因此应用受到限制。

4. 食管部分切除术和胃食管吻合术　对肿瘤较大，呈环形生长并与食管黏膜有严重粘连者以及术中食管黏膜损伤较重、修补有困难者；巨大的食管平滑肌瘤常见于食管下段，并能延伸到贲门或胃，与胃黏膜形成严重粘连，局部胃黏膜有溃疡，应扩大切除范围，施行食管部分切除术或胃食管部分切除术。肿瘤有恶变者，也需要施行食管或胃部分切除术。其主要手术适应证为：①某些多发性或弥漫性食管平滑肌瘤或术中冷冻切片平滑肌瘤恶变者；②巨大食管平滑肌瘤合并食管巨大憩室者；③肿瘤累及食管胃接合部，施行单纯黏膜外肿瘤摘除术有困难者；④肿瘤与食管黏膜形成致密粘连，无法从黏膜外分离并摘除肿瘤的病例；⑤并发其他食管疾病如食管癌。

八、并发症

1. 食管胸膜瘘　系术中损伤了食管黏膜而修补不良或损伤黏膜后未能发现者，术后容易并发食管瘘而造成严重后果，患者如在术后出现高热、呼吸困难，脉快、胸腔积液或液气胸，多提示并发食管瘘，行食管碘油造影检查或口服亚甲蓝（美蓝）溶液后进行胸腔穿刺检查，便能证实诊断，应及时进行处理，食管瘘口小者，经胸腔闭式引流，禁食，抗感染及胃肠道外营养，瘘口多能逐渐愈合；食管瘘口大的患者，如果早期发现，患者条件允许，应及时剖胸行瘘口修补术或食管部分切除、胃食管胸内吻合术。

2. 食管狭窄　体积较大的食管平滑肌瘤摘除术后，因局部食管肌层薄弱以及发生瘢痕粘连，可能会并发食管腔狭窄或假性食管憩室，因此，术中应避免不必要的手术创伤，减少对肿瘤部位食管肌层的手术创伤，仔细修补食管壁的缺损。患者因食管瘢痕狭窄而有吞咽困难症状者，往往需要施行食管扩张术。

九、预后

食管平滑肌瘤预后良好，彻底切除后少复发。但位于膈肌裂孔处的食管平滑肌瘤术后，偶发反流性食管炎。

（柯宏刚）

第三节　食管憩室

一、概述

食管憩室，即食管壁的一部分向外膨出，形成一囊袋，较大者其内可储留食物，久后可并发炎症、感染或溃疡出血，偶尔发生恶性变。食管憩室在临床上发病率不高，偶可遇到。食管憩室的分类较为复杂，按憩室所在的部位，可有咽食管憩室、支气管旁憩室和膈上憩室。这些憩室分别位于咽与食管交接处，气管分叉处和膈上数厘米以内。有人根据憩室的结构分为真性憩室和假性憩室，所谓真性憩室是有食管壁的全层构成的憩室，假性憩室是仅由食管黏膜构成憩室壁。Zenker 等人则将憩室分为膨出性憩室和外牵性憩室两类，膨出性憩室是因为食管腔内压力增高向外膨出而形成的憩室，外牵性憩室则因为食管壁外的牵拉作用而形成的憩室。

1764 年，Ludlow 最早描述了咽部食管憩室。1979 年，后人发表了 Ludlow 所报告的咽部食管憩室标本相片。1878 年，Zenker 等人收集文献上 22 例加上他们自己的 4 例食管憩室加以分析，讨论憩室的性质和形成过程，提出膨出性和外牵性憩室的分类。1833 年，Deguise 报告了第一例膈上憩室。1882 年，Oekonomidies 又报告 2 例，至此文献上已积累膈上憩室 31 例。

二、发生率

三种食管憩室发生率不同，据统计超过 2000 例食管憩室报告中，咽食管憩室占 62.0%，支气管旁憩室 17.2%，膈上憩室 20.8%。另外，1957 年 Brombart 又根据他自己的病例分类，其中 Zenker 憩室 38 例，胸中段憩室 259 例，膈上憩室 33 例和贲门旁憩室 11 例。关于发病年龄和性别，缺乏系统资料，有材料表明 536 例咽食管憩室中最多发生于 50～70 岁，而且男性明显多于女性，性别比为 3.4：1。膈上憩室也多见于男性。

三、分类

根据多数学者的意见，食管憩室的分类以下面最常用。

（一）颈部憩室

（1）咽食管憩室（Zenker，膨出性，假性，咽下憩室）。

（2）先天性憩室

1）壁内。

2）壁外。

（3）创伤性。

（二）胸上段憩室

（1）支气管旁憩室（Rokitansky 憩室，外牵性，真性，结核性憩室）。

（2）膨出性—外牵性憩室。

（3）先天性。

（三）胸下段憩室

（1）膈上。

（2）功能性和继发性憩室。

四、咽食管憩室

（一）病因

这种类型的憩室位于斜形的咽下缩肌与横形的环咽缩肌之间，中线偏后，又有人称为 Killian 三角。此区结构先天性薄弱，不能抵御每次吞咽时的压力，肌纤维逐渐伸长变薄，膨出形成囊袋。部分食物可潴留于囊袋内，随着食物重量下坠，使囊袋扩张，体积增大并下垂，将食管推向前方。囊袋的口径也随之扩大，使得咽下的食物直接进入囊袋内，进入食管的食物量减少，除非借助外力压迫，如用手按压局部，才能将囊袋内的食物推入食管。

创伤所致咽部憩室已有报告，有的是因为爆震伤，有的是行器械摘取异物后引起，还有的是战争中弹片伤的后遗症。先天性生理异常产生憩室仍有争论，有人认为食管上括约肌长时间不松弛，食团在咽部产生向四方的压力，于是在食管壁上部的环咽部，此处结构最薄弱又缺乏保护，最容易发生扩张，形成憩室。有人研究咽部和环咽肌的收缩和松弛时间以及与功能的关系，提出咽和环咽肌的不协调是造成憩室的原因。

（二）病理

食管憩室的壁主要由黏膜鳞状上皮、黏膜下层以及散在的肌纤维，缺乏真正的食管肌层。术中常见到憩室被疏松的结缔组织所包绕，很少有增厚的结缔组织。显微镜下憩室壁内衬的上皮呈现慢性炎症表现，囊壁有急性和慢性炎症细胞浸润，并含有增生的血管。

（三）症状

咽食管憩室的症状决定于憩室发展的不同阶段。咽食管憩室的发生发展分三个阶段。初期，仅有黏膜和黏膜下层通过咽食管交接处的薄弱三角区，向外膨出。此时除了食物暂时潴留的症状外，患者没有任何主诉。第二阶段球形囊袋已经形成并向后下方膨出，憩室的开口与食管腔的轴线不在垂直线上，因而食团仍可直接进入食管。此时的症状主要是因囊袋内潴留食物、液体和黏液所致，患者没有任何食管梗阻的表现。有时食管痉挛可造成吞咽疼痛。偶尔夜间可有食物和液体反流。发展到第三阶段，憩室的大小无明显改变，但是咽部向下开口直接通向憩室，真正的食管腔开口移位被推向前侧方。此阶段的发展机制是憩室变狭长，并被环咽肌所固定，随着其内潴留物的重力越来越大，憩室朝着纵隔方向逐渐向下。这种异常的解剖关系，使得食物团直接进入憩室而不是进入食管。在这一期除了上述症状外，出现不同程度食管梗阻，同时充满食物团和液体的憩室对远侧食管的压迫，梗阻的症状越来越明显。

咽部憩室的症状主要因憩室炎症、感染，囊壁溃疡，继之产生狭窄梗阻，并发症包括有憩室穿孔、出血或并发恶性肿瘤。小的憩室虽然开口较小，却可能产生严重的症状，大的憩室其开口也大，食物液体可自由出入，暂时可以无明显症状，但是随着憩室体积增大，潴留液体和食物增多，症状的严重性也在增加。此外，食管上括约肌功能不协调和痉挛对于症状的出现和严重性起了较大的作用。症状持续的时间变异很大，从开始出现症状到需要药物治疗，需要很长的时间，Duke 医院统计的资料，平均症状持续时间为 3.5 年。咽部食管憩室的症状变化很大，有的憩室内存有食物，仅有咽喉处感觉不舒服，有的则出现食管完全梗阻不通。一少部分食物停在憩室很小的开口处，令患者咽喉后部时常有刺激感、异物感，患者不断分泌过多的唾液，有时还伴随吞咽不畅。食物已经有潴留，症状决定于潴留物的多少、憩室排空的程度以及有无误吸。吞咽不畅或多或少变得越来越严重，但是最突出的是反流症状，有时进食或饮水后马上就有反流，偶尔弯腰或躺下时发生反流。有时夜间反流和误吸为患者的主要症状，储存于憩室内的食物和液体反流使患者从梦中憋醒。很多患者憩室很小也无食管症状，却出现呼吸道的并发症，长期检查或处理却没有发现食管憩室。肺部合并症包括邻近肺叶受累、肺脓肿、支气管扩张和肺结核。呼吸道的主要症状是咳嗽和支气管炎，其他还有呼吸困难等。吞咽时喉部有声响是另一个常见症状，多出现于憩室已经形成，随着吞咽食物和饮水，空气也被吞下进入憩室，随咽下空气量的多少，发出了各种不同的声响。这样看，咽食管憩室最常见最明显的症状包括吞咽不畅、反流、吞咽时有声响、咳嗽、憋气等，其他的还有唾液多、口臭、不思饮食、恶心和声嘶。声嘶因咽炎所致，发生率据统计约为 2%～8%。有时可发现进食时颈部起包块，患者按压局部使食物排空包块消失。有的扭转头部也可使包块消失。憩室出血发生少见。憩室增大而致食管梗阻后，可有体重减轻，完全梗阻则有营养不良。曾有 1 例报告咽下憩室进食后晕厥发作，并曾有一次发生休克和偏瘫，提示颈动脉和迷走神经受压，切除食管憩室后患者进食良好，再无类似发作。

（四）诊断

放射学上食管憩室表现为食管壁向外膨出，外形轮廓清楚，位置恒定，随食管弹性和蠕动而有大小、形态和方向改变。这些特点可帮助与假性憩室和第三蠕动波相鉴别。为确切诊断需要重复显示憩室的形态。一般来讲，放射学检查基本上可以做出食管憩室的诊断。咽食管憩室最初表现为在咽与食管交接处很小的向外膨出，它位于后侧，故侧位片最能清楚显示，随着憩室增大，在正位片上也能显示出伸长的充满钡剂的憩室，其下缘呈圆形。但是仍应摄侧位片，以除外此处的狭窄病变或食管蹼。憩室体积增大其开口本身被推移向前，侧位片上可见到钡剂从憩室的顶部在固定的环咽水平排出。憩室较大可见到气管向前移位。咽食管憩室内壁光滑规则，黏膜有炎症也可致内壁呈轻度不规则，当见到内壁明显不规则时，应考虑到憩室内发生恶性病变可能。

内镜检查并非绝对必需的诊断方法，缺乏经验的医师可能因未辨识清楚憩室下端是一盲袋，进行内镜检查可能发生憩室穿孔。当怀疑存在憩室合并症，像食管狭窄、食管蹼或憩室癌时，则必须进行纤维胃镜检查。咽食管憩室患者内镜检查时，从内镜看直接连通下咽的是憩室，内镜很容易进入，狭长的裂隙则是正常食管。较大的咽食管憩室在内镜检查时，辨识食管腔可能有一定的困难。

（五）合并疾病

食管憩室，特别是咽食管憩室最常合并有肺部病变。此外，还可合并食管裂孔疝、贲门失弛缓症。弥漫性食管痉挛病例可合并真性憩室和假性憩室。较为重要的是食管憩室并发食管鳞状上皮细胞癌。有关憩室并发癌的报告已出现多处，Mayo 医院 Wychulis 报告 96 例咽食管憩室中 3 例合并食管癌，其发生率为 0.31%，以后 Mayo 医院又报告 2 例。合并食管癌的患者年龄较高，多于 60 岁以上，临床症状主要为吞咽不畅特点改变，反流出的食物混有血液，同时消瘦体重减轻。文献报告的病例应用手术切除或放射治疗可延长患者存活。

文献报告应用套圈器从憩室内摘除食管息肉，有人报告食管憩室内发生良性食管乳头状瘤。此外还有报告罕见的病例，从憩室内取出金属硬币后，造影发现在原憩室底部又发生另一憩室。咽食管憩室穿孔的报告较多，憩室穿孔破入气管，憩室大出血需要多量输血抢救方行手术切除。此外，尚有多篇报告巨大憩室和多发憩室。

（六）治疗

食管憩室有临床症状者，特别出现食管梗阻或误吸，均应手术治疗。非手术处理尚无效果满意的报告。所有的憩室都会逐渐增大，迟早会出现临床症状，有的还可能发生合并症。除了有合并症者术前需要准备外，一般不需要任何特殊准备。因进食梗阻造成营养不良，可行鼻饲营养，不必行胃造瘘。有肺部合并症时应予治疗。其他合并症则针对不同情况进行相应的处理。

手术切口一般做在颈部，左侧或右侧均可满意显露，临床多用左侧胸锁乳突肌斜形切口。解剖出憩室后，在其颈部切断，仔细缝合黏膜并对合缝合肌层，局部置引流。另外，有人对于小的咽食管憩室采用悬吊固定而不切除方法亦取得良好效果。术中应注意避免损伤喉返神经，尤其是损伤双侧喉返神经时，术后需行永久性气管造口。

术后留置鼻胃管，早期可行吸引，后期行胃饲营养。何时开始经口进食，争论较大，一般术后 1 周即可进食。术后应常规给予抗生素。

手术合并症主要有食管瘘，多在 1 周左右发生，自颈部切口漏出唾液即可诊断。憩室切除术后发生的食管瘘，经充分引流，胃肠内或胃肠外维持营养，多能自行闭合。术中若损伤了一侧喉返神经可造成术后患者声音嘶哑，这是最常见的合并症。术中憩室黏膜切除过多，缝合后可致食管狭窄，食管狭窄可行扩张治疗，扩张失败需再次手术。早年有零散报告因手术致心肌梗死、脑血管意外甚至死亡。据统计 3 000 例咽食管憩室手术合并症：食管瘘 1.0%，喉返神经损伤 1.5%，狭窄 0，憩室复发 2.9%，死亡 1.1%。

总的来说，咽食管憩室手术效果颇佳。Pavne 在 1974 年报告 1967 例患者手术治疗，术后随访 5~14 年，93% 的患者获得良好的结果，仅 6 例复发需再次手术处理。1984 年，Huang 描述了 Mayo 医院 31 例再次手术病例，前次手术瘢痕粘连，解剖层次不清，致再次手术困难，此组 1 例发生瘘及败血症死亡，2 例复发，余 28 例获满意结果。北京协和医院曾行咽下憩室切除 4 例，术后无明显合并症结果良好。

五、支气管旁憩室

（一）病因

此种类型的食管憩室的位于气管分叉处或分叉附近。文献上曾有多篇报告描述支气管旁憩室，这些憩室的尖部常有坚硬的瘢痕组织，有时还可见到黑色的淋巴结或钙化，因而认为炎症淋巴结将食管壁向外牵拉是其发病机制。这些淋巴结中最常见的是结核性淋巴结肿大。

有人将切除的憩室做连续切片进行研究，发现粘连于食管壁的淋巴结均是结核性，新鲜的或陈旧的。病变病理分为急性和慢性两组，急性病变变化较大，从轻度圆细胞浸润到坏死，淋巴结坏死可穿透食管壁。慢性病变呈愈合过程，表现为食管黏膜上皮细胞向穿透的淋巴结增生。研究结论为支气管旁食管憩室是结核性淋巴结炎不同程度侵犯食管壁的结果。急性期病变严重时，可产生食管穿孔，形成脓腔，随着愈合过程，食管黏膜上皮长入并衬在脓腔壁内，产生了憩室。

除了炎症感染引起食管憩室以外，还有人提出支气管旁食管憩室先天性发生的观点。此类憩室发生相似于食管气管瘘一样，因为在某些支气管旁憩室周围找不到淋巴结也看不到感染的征象。气管分叉部的憩室，均位于前方从食管向下朝向气管，估计可能系未形成好的气管食管瘘。组织学上憩室含鳞状上皮和胃黏膜上皮以及异位的胰腺组织。

（二）组织学

支气管旁憩室通常向前向右侧，或呈水平或稍微向上，所以容易排空。外牵型憩室的囊壁含有食管的各层结构，憩室顶部和周围炎症反应变异较大，可能很明显也可能很轻微。某些情况下憩室或多或少被埋在成团的淋巴结之中，其他情况下淋巴结完全愈合，体积缩小，成为支气管旁憩室病变的一个部分。

（三）症状

无合并症的支气管旁外牵性憩室，一般无明显临床症状，因为憩室排空容易。对此，文献上的意见并不一致。有人说，如果出现症状肯定已经发生了合并症。有人提出症状的出现决定于食物存留于憩室内的时间以及感染的程度。如此可以说通常情况下支气管旁憩室没有临床症状，若有症状则为胸骨后疼痛、吞咽不畅，少见的可有出血。

（四）诊断

位于气管分叉或主支气管附近的憩室可能是外牵性憩室也可能是膨出性憩室。放射学上前者开口较宽，憩室呈横形，容易排空。而膨出性憩室形状呈球形，开口较小，并朝向下方，与上述类型相比，不易排空。外牵型憩室向前向右伸展，恰在气管分叉水平，因为这里淋巴结最容易受到结核侵犯，检查时可同时发现有淋巴结钙化或肺内结核表现。左前斜位胸片最容易发现这类憩室。另一个最常见的憩室部位是位于三角区的膨出性憩室，所谓的三角区是主动脉弓、降主动脉和左主支气管围成的空间。中段食管外牵性憩室在食管镜检查时可见到向前向右膨出的囊袋。有人经食管测压发现中段食管憩室均有食管动力学的异常，有的是弥漫性痉挛，有的则是失弛缓。

（五）合并症及有关病变

外牵性憩室最常见的合并症是穿孔，穿孔后可造成食管与支气管、胸膜腔、肺、心包、肺动脉以及主动脉的瘘形成，确切瘘的发生率则难以估计，报告最多的瘘是食管支气管瘘。有人分析139例良性食管支气管瘘，其中32例因食管中段憩室所致。临床上食管瘘的诊断是主要问题，因为炎症改变，诊断有一定困难，极少见食管瘘极小而没有临床症状，诊断更难。食管支气管瘘形成后，进食后特别是水或液体可经瘘进入气管支气管树，引起剧烈咳嗽，最终出现肺部合并症。当怀疑食管瘘时，吞服碘油或水溶性造影剂可帮助诊断。内镜检查对诊断有一定作用，食管镜下可看到憩室和瘘的开口，但是纤维支气管镜更容易窥及瘘口。临床上一种简单的诊断方法是，吞服亚甲蓝后经口咳出，即可予以诊断。食管支气管瘘的治疗方法有几种，有人建议电灼瘘管，实际工作中人们更常选用外科切除。除了切除瘘管外，当肺组织已发生不可逆改变时，也需将受累的肺叶切除，手术的效果颇佳。

支气管旁食管憩室也可合并癌的发生。1940 年，麻省总医院首次报告食管憩室癌。1958 年，Scanty 等在他们的 25 例食管憩室中发现 1 例，食管镜检查于憩室顶部发现癌变，经病理活检证实为食管鳞癌。1980 年，Fujita 也报告 1 例 74 岁支气管旁食管憩室，憩室内含有一 2cm 大小溃疡性鳞状上皮细胞癌，同时他们复习了文献上所有憩室癌的报告，30 例出现在咽下憩室，5 例于支气管旁憩室，10 例在膈上憩室。憩室癌的常见症状包括有吞咽困难、憩室内容易反流、呕血和疼痛。仅有 14 例于术前或尸检时获得诊断。绝大多数病例行单纯憩室切除，1/3 行食管部分切除。有学者曾经治 1 例，术前诊断为食管憩室，术中发现憩室颈部有硬性包块，切除后冷冻切片病理报告为"鳞癌"，遂行食管部分切除，手术结果满意。

支气管旁食管憩室可并发食管裂孔疝，文献多有报告。Solis – Cohen 等人报告一患者除有两个支气管旁憩室外还有一膈上憩室，同时还合并有食管裂孔疝。Habein 等报告一组 52 例憩室中，15 例合并食管裂孔疝，3 例合并弥漫性食管痉挛，1 例即有裂孔疝又有食管痉挛。支气管旁憩室发生大出血的情况很少见，主要出现于瘘形成过程中。有报告因外牵性憩室发生大出血致死，尸检证实为憩室壁内炎症肉芽组织出血。另有因憩室炎症蚀破上腔静脉致大出血死亡。有报告憩室蚀破支气管动脉可发生大出血，经手术治疗获得成功。

（六）治疗

一般认为，无合并症、无症状的支气管旁憩室，不需要手术切除。Cappelini 却基于自己材料，认为胸部憩室迟早要出现合并症，目前手术技术的改进，提出所有胸中段食管憩室均应一期外科手术闭合。外牵性憩室很小且无明显症状，不需要行手术治疗，其主要理由是因以前的淋巴结炎症粘连，纤维组织增生瘢痕，外牵性小的憩室手术时不易发现，手术也可能对食管产生不必要的损伤。外牵性憩室切除手术无特别之处，根据术前造影憩室突向的方向分析，选择左侧或右侧开胸入路。外牵性憩室病变多在气管分叉处，小心解剖粘连和瘢痕，辨清支气管、憩室与周围的关系，将憩室于基底部切除，仔细缝合黏膜，依憩室的形态可横形或纵形缝合黏膜，肌层也需牢固缝合，最后用纵隔胸膜缝合加固。有人提出小的憩室，食管壁粘连不重，可做一荷包缝合将憩室埋入食管内，也不失为一种简单有效的手术方法。术后处理与一般开胸食管切除术相同。进食时间决定于手术范围大小，食管腔未破者，术后次日即可进食，食管黏膜已切破，需行胃肠减压，多在术后 4~5 天进食流食和液体。

六、膈上憩室

膈上憩室恰位于横膈之上，通常为膨出性憩室，也可为外牵性，或两种兼之。

（一）病因

膈上憩室的确切发生原因尚不完全清楚，文献上多次提出此处食管壁先天性薄弱是其可能的发病原因。有的提出食管下段憩室含有呼吸道残余，憩室壁上含有异位组织，像有报告中的胰腺上皮等。膈上憩室还可因食管痉挛而致的功能性憩室。许多疾病可合并膈上憩室并成为其发生原因之一。Goodman 等收集 126 例膈上憩室，65 例合并有贲门失弛缓症。此外有报告食管裂孔疝合并膈上憩室，罕见的家族性膈上憩室的报告也见于文献。病理上，膈上憩室与咽下憩室相似，憩室壁仅含有黏膜和黏膜下层，只有散在的肌纤维或根本没有肌纤维组织。

（二）症状

膈上憩室，特别是膨出性憩室，因排空不像外牵性憩室那样容易，多有临床症状。症状包括有吞咽困难、剑突下疼痛不适、恶心、呕吐或憩室内容物反流、胸骨后憋闷感、嗳气、体重减轻、咳嗽、烧心、呕血和呃逆。上述这些症状多为偶尔发生，持续的症状主要是吞咽不畅和胸骨后疼痛，可放射到背部两肩胛骨之间。有学者描述初期症状是患者感到食物卡在喉咙处和胸骨后痉挛性疼痛。较大的憩室可产生吞咽困难和憩室内容物反流，反流出隔夜食物。更大的憩室潴留更多的食物，可能压迫下端食管造成梗阻。Mayo 医学中心自 1950—1976 年共收治下段食管憩室 210 例，其中 65 例经动力学检查，这 65 例中有吞咽困难症状者46 例，之中因狭窄而致 5 例，食管扭曲成角 5 例，32 例出现胸痛，合并有贲门失弛缓症者最常见反流。

（三）诊断

胸内食管下部分最常见的憩室是膈上膨出性憩室，其部位就位于膈上几厘米的食管上，它多突向右侧，也可突向左向前。憩室可以膨胀相当大仍可容易排空，但是随着憩室体积越来越大憩室逐渐下垂，类似咽下憩室。膈上憩室常有下部食管异常收缩运动，或是第三蠕动波或是很长一段食管痉挛。放射学食管造影显示憩室存在，但应除外贲门失弛缓症和食管裂孔疝。罕见的是憩室发生在贲门部或腹段食管。食管镜检查的目的是除外合并其他食管病变。

（四）合并症和相关疾病

文献报告多发憩室，膈上憩室同时合并有咽下憩室，或合并有支气管旁憩室，或同时合并两个憩室。此外，膈上憩室最多合并的病变是贲门失弛缓症、食管裂孔疝和食管癌。在切除的膈上憩室壁上还发现有良性肿瘤，如纤维瘤和平滑肌瘤。合并症中，Yeh 等人报告膈上憩室可发生自发性穿孔。

（五）治疗

膈上膨出性憩室出现临床症状或有合并症时，应当手术切除。在大组报告中，这种情况占 12%～25%。较大的膨出性憩室因为不容易排空，多有症状或合并症。在决定手术时很重要的一点是什么时候进行手术。Habein 根据他们的材料发现，24 例膈上憩室经胸切除憩室，随诊显示所有患者术后均有症状，或是憩室复发，或是出现弥漫性食管痉挛，或食管裂孔疝。因此强调除非手术同时处理合并症，或先处理合并症，之后再行膈上憩室切除。早年膈上憩室切除多经腹腔将食管下拉，再切除膈上憩室。有的经后纵隔切口直接处理憩室。有的还在动物实验上将膈上憩室与胃底进行吻合。直到本世纪初经胸切除膈上憩室才被施行。经胸膈上憩室切除可从右或左侧开胸，为便于同时处理合并症，如食管裂孔疝、贲门失弛缓症或弥漫性食管痉挛，多数从左侧进胸。辨明憩室确切大小后，于憩室颈部切除，需注意勿切除黏膜过多，以免术后发生食管狭窄。有人在食管肌层缝合后用小片胸膜或椎旁筋膜加固。膈上憩室手术切除的结果良好，有问题多出现于未能很好处理合并症。综合文献 173 例膈上憩室切除手术后，术后死亡 6 例，发生食管瘘 6 例，憩室复发 9 例，手术有效率达88%。北京协和医院经胸外科手术切除膈上膨出性食管憩室 10 例，其中 3 例合并有贲门失弛缓症，1 例合并中段食管平滑肌瘤，均同时处理憩室和合并症，术后随诊患者生活良好，无复发或其他合并症。

（柯宏刚）

第四节　食管狭窄

食管狭窄最常见的病因是吞服强碱或强酸引致食管化学性灼伤，愈合后疤痕组织收缩，造成食管腔狭窄。此外，胃食管反流性食管炎形成溃疡和疤痕收缩，以及食管创伤和手术后亦可产生疤痕狭窄。先天性食管狭窄较为少见。

一、病因和病理

先天性食管狭窄是因在食管发育过程中，气管、食管隔膜基底部或食管侧嵴过度增生，造成食管腔有不同程度的狭窄，狭窄常发生于气管分叉以下。先天性食管狭窄分为 3 种类型：①膜状蹼或膈形成；②纤维肌性肥厚；③在食管壁有气管、支气管组织残存。

食管化学性灼伤在儿童病例大多由于误服家用酸性或碱性化学物品，成年人则大多是误把腐蚀剂当作白酒饮下，或是企图自杀所致。吞服苛性化学品后，食管组织即受到灼伤。损伤的轻重程度与吞服化学品的种类、浓度、数量以及接触时间长短有关系。碱性化学品以氢氧化钠为主，引致组织液化性坏死，并可穿透入食管壁深层组织，严重者可造成食管壁全层溃烂穿孔。酸性化学品有硫酸、盐酸等，引致组织凝固性坏死，对食管组织造成的损坏程度一般较碱性化学品轻些，但高浓度酸性化学品亦可产生重度损坏。胃黏膜对酸性化学品比较敏感，空腹接触强酸后造成的胃黏膜损坏，往往较食管更为严重。苛性化学品在食管自然狭窄部位停留时间一般较长，因而在这些部位造成的损坏程度也较重。

食管化学性灼伤引致的组织损坏程度可分为 3 个等级。一度灼伤病变仅限于食管黏膜层造成充血、水肿和上皮脱落，修复愈合后不形成疤痕组织，或仅有少量疤痕组织，食管腔可不发生狭窄。二度灼伤食管组织损伤范围深达黏膜及黏膜下层，可侵犯肌层，形成溃疡，灼伤后 2~3 周生长肉芽组织，愈合后形成疤痕引致食管腔狭窄。三度灼伤则病变累及食管壁全层甚至食管周围组织，常引致食管穿孔和急性纵隔炎。胃食管反流引致的食管疤痕狭窄常发生在食管下段长期发炎和溃疡的基础上。手术后食管疤痕狭窄发生在食管和胃肠道吻合口部位，在愈合过程中肉芽组织生长而形成环状疤痕狭窄。

二、临床表现

食管化学性灼伤的症状轻重程度与吞服化学品的种类、浓度、数量以及接触时间长短有关系。吞服酸碱等苛性化学品后，口、咽、胸骨后有时上腹部立即呈现烧灼痛并有流涎、恶心、呕吐、低热、烦躁不安，患者拒绝进食。多伴有食管的继发感染或呼吸道的感染，患者有发热和咳嗽、呼吸困难的表现。灼伤程度轻者数日后黏膜水肿逐渐消退，能开始进流质食物。如灼伤程度较重并在愈合过程中形成疤痕组织，则在灼伤后数日水肿、痉挛消退，吞咽功能一度暂时改善，2~3 周后疤痕组织收缩，造成食管腔狭窄，又呈现吞咽困难症状，并因此而出现消瘦、脱水等征象。严重灼伤引致食管穿孔或胃穿孔的病例，则在灼伤后早期即呈现休克、高热、急性纵隔炎和腹腔感染的症状和体征。如化学品吸入喉部引致喉水肿，则临床上呈现呼吸困难。胃食管反流引致的食管疤痕狭窄，往往有长期食管炎病史，食管黏膜形成溃疡后，可能有少量呕血。食管狭窄部位在食管下段，范围比较局限。手术后食管狭窄则常在术后2~3周开始呈现吞咽困难症状。

三、并发症

食管化学性灼伤的并发症分为早期并发症和晚期并发症。早期并发症包括休克、喉水肿、呼吸道感染、食管气管瘘、食管穿孔、纵隔炎、心包感染等。晚期并发症则有食管狭窄、营养不良、肺部病变及食管癌变等。

四、诊断

先天性食管狭窄在出生后即有吞咽困难，获得性食管狭窄病例均有吞服酸性或碱性化学品、食管炎或食管手术病史，然后呈现吞咽困难症状。

食管钡餐造影X线检查：食管化学性灼伤在急性期多无发现，或是仅仅见到食管痉挛，在急性反应过后，可显示狭窄病变的部位、程度和范围。因苛性化学品灼伤造成的食管狭窄常呈现食管腔狭小，狭窄段长，边缘不规则，粗细不均匀，食管壁僵硬，钡剂呈粗细不等的影像进入胃部，或食管腔高度梗阻，钡剂不能通过。食管炎引致的狭窄常位于食管下段，病变范围比较局限。病程长、狭窄程度重的病例，上段食管可能扩大。手术后食管狭窄，则食管腔常呈局限的环状狭窄。怀疑有穿孔时，应使用水溶性造影剂进行检查。

食管镜检查可窥见食管腔狭小，食管壁为疤痕组织所替代。食管化学性灼伤后12~48小时内，早期做食管镜检查虽可明确灼伤的诊断和病变范围，但此时食管壁因急性炎症和水肿，组织脆弱易因检查致食管穿破。灼伤后2~3周施行食管镜检查有助于了解食管腔是否狭窄，以及狭窄的部位和程度。

食管癌手术后病例食管镜和活组织检查，有助于鉴别因癌肿复发引致的狭窄。

五、预防和治疗

家庭和工作场所应对腐蚀性化学品做特殊标记，单独妥善存放，严格管理，防止发生误服事故。

1. 一般治疗　吞服碱性或酸性化学品后立即对食管造成损害，服用食醋或苏打水等抗撷剂已不能起中和作用。催吐药或洗胃可加重食管损伤，不宜采用。食管灼伤后早期应用抗生素和肾上腺皮质激素治疗可以预防或减轻感染和炎症反应，减少日后瘢痕形成。早期经鼻腔放置胃管，既可用以喂饲食物，又可支撑食管腔。灼伤后2~3周经食管镜及X线食管钡餐检查显示食管腔形成狭窄者，可经食管镜试行食管扩张术，适宜做食管扩张术的病例需定期多做扩张术，一般要维持半年到一年以上，具体情况要视患者耐受性和取得的疗效而定。狭窄程度重，狭窄段范围长的病例经食管镜做扩张术难于获得成功。由于进食困难，往往需先做胃造瘘术，以便维持营养和水分的供应，以后还可经胃造瘘做逆行扩张，事先吞咽一根粗线，如能经胃造瘘口将粗线引出体外，则可在粗线导引下做逆向食管扩张术。未能做扩张术的病例则需改善全身营养状况后，施行手术治疗。

2. 手术治疗　已形成狭窄的患者，除部分可采用扩张治愈外，大部分都需要手术治疗。

手术适应症主要有以下几种。

（1）广泛而坚硬的瘢痕狭窄，扩张治疗是危险而无效的，常常因食管撕裂造成穿孔。

（2）扩张治疗效果不佳者。

（3）幽门梗阻等。

3. 手术方式　食管化学性灼伤往往造成食管长段狭窄，且胃也大多同时受累，甚或造成瘢痕挛缩，难于施行高位食管胃吻合术。手术治疗方式通常采用结肠替代食管，一般采用右半结肠或横结肠，顺蠕动多用。经腹正中线长切口进入腹膜腔，选用右侧结肠替代食管者，通常需结扎、切断回结肠和结肠右动脉，保留结肠中动脉作为右侧结肠的血供来源。在结扎回结肠动脉和结肠右动脉之前，应先用无创伤血管钳暂时阻断血流，观察10分钟。如盲肠血供正常，则可结扎、切断前述两支动脉。如暂时阻断血流后，盲肠的血液供应是否充足存在疑问，则宜仅结扎、切断回结肠动脉，数周后待血管吻合弓进一步发展后再做结肠代食管手术。切除阑尾，在回盲部近端约1cm处切断回肠，缝合远段切口。在血管起始部位结扎、切断回盲动脉和结肠右动脉并切开肠系膜，但应注意保护血管吻合弓勿使受损伤。游离升结肠及右侧横结肠后，将右侧结肠经小网膜切口放入胃的后方，再经用手指从腹部和颈部切口钝法分离的胸骨后隧道提入颈部。胸骨后隧道应有足够的宽度，以免压迫右侧结肠的血供。经颈部切口游离食管。切断颈部食管后，远端切口分两层缝合，近端切口与盲肠做吻合术。在适当部位切断横结肠，近端切口与胃前壁吻合。回肠近端则与横结肠远端做对端吻合术。

（柯宏刚）

第五节　食管裂孔疝

食管由后纵隔通过膈肌后部的孔进入腹腔，此孔称为膈食管裂孔。食管裂孔疝（hiatus hernia）是指食管腹段及胃的一部分或其他腹腔脏器通过膈食管裂孔及其旁突入胸腔所致的疾病。

一、流行病学

食管裂孔疝在国外是一种常见的食管良性病。一般认为，亚洲、非洲国家的发病率远低于欧美国家。因本病多无症状或症状轻微，故难以得出其确切的发病率。Postlethwait统计了两组共17 027例X线资料，发现食管裂孔疝963例，平均发病率是5.7%（4.5%~15%）。Vesby报道食管裂孔疝的发病率是20%~100%。国内关于食管裂孔疝的报道较少，发病率明显低于国外报道，相关研究报道发病率仅为3.3%。食管裂孔疝的发生，女性多于男性，50岁以后发病率增多。近年来，由于X线检查技术的不断提高，发病率逐渐升高。

二、解剖学

1. 膈食管裂孔　膈食管裂孔是膈肌的3个较大的裂孔之一，是一个呈矢状位的椭圆形孔，位于膈肌的后部，膈主动脉裂孔的左前方，高度平对第10胸椎。有食管、迷走神经、食管的血管和淋巴管通过。裂孔的组成形式，个体之间不尽相同，其肌纤维主要来自膈的左、右内侧脚，它们向上在第1腰椎和第12胸椎处，从腹主动脉起点的上方跨过腹主动脉，互相交错会合，形成主动脉裂孔。然后左、右内侧脚肌纤维继续向前上方包绕食管，特别是右内侧脚的纤维，分裂成浅、深两个肌束，浅层者弯向右前侧，绕行于食管的右侧，形成食管裂孔的右缘，深层者弯向左前侧，在腹主动脉的上方，越过腹主动脉的前面，绕行于食管的左侧，形成食管裂孔的左缘，深、浅两肌束包绕食管，在裂孔前缘相交，形成膈食管裂孔。

2. 膈与食管间的固定结构　在膈食管裂孔处，膈与食管壁之间由胶原纤维和弹力纤维构成的一种膜状结构，将食管连接于膈上，对食管起固定作用，这种膜状结构被称为膈食管膜（Laimer – Bertelli 膜）。该膜的组成主要来源于膈肌上、下面的筋膜（胸内筋膜和腹内筋膜覆盖于膈肌上、下面的部分），两者在食管裂孔边缘融合在一起，随即分为升、降两层：升层较薄，围绕在食管周围，向上延伸，约达食管裂孔以上 2～3cm 处，附着于食管壁上，此膜的弹力纤维与食管外膜的弹力纤维相混合并穿过外膜和肌层，达黏膜下层，牢固地附着于食管上；降层厚而短，包绕着食管下行，与胃壁浆膜层融合，其附着点接近于食管末端的鳞状和柱状上皮的移行部。在膈食管膜的胸腔侧有膈胸膜覆盖，腹腔侧有腹膜覆盖，因而在膈食管裂孔处，胸、腹腔之间达到完全隔绝。据 Dillard（1964）观察，包绕于膈食管膜内的食管，随着膈肌运动和胸、腹腔压力的变化，在食管裂孔内向上、下均有一定的活动度。年轻而肌肉发达的人，膈食管膜则十分坚韧；反之，老年人或体质弱者，此膜也较薄弱，因而可导致裂孔疝的发生。

三、病因病理

1. 病因学分析　食管裂孔疝的病因尚有争议，一般认为形成食管裂孔疝必须要有 3 个因素：①膈肌脚结构改变：膈肌脚肌纤维萎缩薄弱，肌张力减弱，造成深呼吸时对膈肌的钳夹牵拉作用减弱，食管关闭张力减弱，食管的滑动幅度受胸腹腔压力梯度影响也随之增大；②支持结构上有萎缩变弱：膈食管膜松弛薄弱，支持食管的机械力下降，食管上移，胃食管角（His 角）变钝；③腹腔内压力增加，胸腹腔压力梯度失去平衡。

按照上述 3 个因素的变化，临床常见的食管裂孔疝的病因主要可以分为以下几方面。

（1）食管发育不全的先天因素。

（2）食管裂孔部位结构如肌肉有萎缩或肌肉张力减弱。

（3）长期腹腔压力增高的后天因素，如妊娠、腹水、慢性咳嗽、习惯性便秘等可使胃体疝入膈肌之上而形成食管裂孔疝。

（4）手术后裂孔疝，如胃上部或贲门部手术，破坏了正常的结构亦可引起疝。

（5）创伤性裂孔疝：少数发病于幼年的患者有先天性发育障碍的因素，形成较大的食管裂孔和裂孔周围组织薄弱；近年来多认为后天性因素是主要的，与肥胖及慢性腹内压力升高有关。

2. 病理学改变　食管胃接合部的生理作用仍不太清楚，食管胃接合部功能健全时具有活瓣作用，液体或固体物咽下入胃，但不反流，只有在呃逆或呕吐时，才能少量反流。保证此正常功能的因素有：①膈肌对食管的夹挤作用；②食管胃接合部黏膜皱襞的作用；③食管与胃底在解剖上呈锐角状相接；④腹内食管段参与了食管下段的瓣膜作用；⑤食管下段生理性高压区的内括约肌作用。

多数人认为上述因素第 5 项是防止反流的主要因素，附近的正常解剖关系对此有支持作用。防止胃液反流的作用受迷走神经的支配，切除迷走神经后此作用即消失。胃内压力增加时，胃液易反流入食管。

在食管裂孔疝的患者中，由于食管胃接合部正常解剖关系的改变，其抗反流的作用受到影响，胃内容物反流，导致了反流性食管炎的发生。

食管黏膜的鳞状上皮细胞对胃酸无抵抗力，长期受反流的胃酸侵蚀可引起反流性食管炎，轻者黏膜水肿和充血重者形成表浅溃疡，呈斑点分布或融合成片，黏膜下组织水肿，黏膜受损而为假膜覆盖，较易出血。炎症可浸透至肌层及纤维外膜，甚至累及纵隔，使组织增厚，变脆，附近淋巴结增大。在后期食管壁纤维化，瘢痕性狭窄，食管变短。在某些病例，可发现膈食管膜被牵拉至主动脉弓下，可达第9胸椎水平。

反流性食管炎的严重程度可因下列因素而异：胃液的反流量，反流液的酸度，存在时间长短和个体抵抗力的差异。反流性食管炎的病理改变多数是可以恢复的，矫正食管裂孔疝后，黏膜病变有可能修复。

然而，食管裂孔疝与反流性食管炎是不能混为一谈的两种疾病，即食管裂孔疝和反流性食管炎可同时存在，也可分别存在。对于食管裂孔疝不一定同时有胃食管反流的病理表现，由于疝内容物的不同，还可以出现潴留性胃炎、胃溃疡、胃壁受压坏死、出血、穿孔等病理学变化。

四、临床分型

按照食管胃连接部所有位置，食管裂孔疝在形态上主要有以下4种。

1. 滑动型食管裂孔疝（Ⅰ型）　滑动型食管裂孔疝又称Ⅰ型食管裂孔疝，简称滑疝或Ⅰ型疝，是临床最常见的类型，占食管裂孔疝的90%。它是指食管胃连接部位于膈上胸腔内，部分胃底通过膈食管裂孔进入纵隔，胃食管的锐角消失。这是由于膈食管裂孔肌肉张力减弱，食管裂孔口扩大，对贲门起固定作用的膈食管韧带和膈胃韧带松弛，使贲门和胃底部活动范围增大，在腹腔压力增高的情况下，贲门和胃底部经扩大的食管孔突入胸内纵隔，在腹腔压力降低时，疝入胸内的胃体可自行回纳至腹腔。由于它可以随体位及压力的变化而上下滑动，疝内容物可自行复位，故称之为滑动性疝。滑动性疝常伴有胃食管反流，这是因为食管下括约肌与膈食管裂孔的解剖关系发生了改变，括约肌升至膈上，负压使疝成为一容器来储存酸，在括约肌松弛时很容易发生反流，并使食管清除能力减退。

2. 食管旁疝（Ⅱ型）　食管旁疝又称Ⅱ型食管裂孔疝，较少见，仅占食管裂孔疝的5%~10%。它是指食管胃连接部仍在腹腔的正常位置，胃底甚至全胃经食管裂孔进入胸腔，紧邻于未发生移位的食管胃连接部的左方。表现为胃的一部分（胃体或胃窦）在食管左前方通过增宽松弛的裂孔进入胸腔。有时还伴有胃-结肠大网膜的疝入。由于食管胃连接部仍位于膈下并保持锐角，故很少发生胃食管反流。如果疝入部分很多，包括胃底和胃体上部（巨大裂孔疝）则胃轴扭曲并翻转，可发生潴留性胃炎、胃溃疡、胃壁受压坏死、出血、穿孔等严重后果。

3. 混合型食管裂孔疝（Ⅲ型）　混合型食管裂孔疝又称为Ⅲ型食管裂孔疝。是指滑动型食管裂孔疝与食管旁疝共同存在。常见于随着食管旁疝（Ⅱ型裂孔疝）的增大，膈食管膜通常变薄，扩张的胃不断变形，向上拖拉胃贲门部，一旦使其疝出食管裂孔，达到膈肌之上时，则发展成为混合型食管裂孔疝（Ⅲ型裂孔疝）。其特点是除胃食管接合部自腹腔滑入后纵隔外，胃底乃至主要的胃体小弯部每伴随膈食管裂孔的增大而上移。由于胃小弯侧比较固定，胃大弯侧比较游离，因此疝入的胃大弯可移向后纵隔的较高位置，并绕食管向右发生不同程度的扭转。受胃大弯极度上移的影响，部分大网膜和横结肠可进入胸腔。由于疝囊的扩大及疝入的内容物不断增加，可使肺和心脏受压产生不同程度的肺萎缩和心脏移位，若胃受压嵌顿，则可以引起胃梗阻、胃壁坏死、穿孔、出血等并发症。

4. 巨大食管裂孔疝（Ⅳ型） 巨大食管裂孔疝又称为Ⅳ型食管裂孔疝，是指胃食管连接部可在正常位置或在胸腔内，通常伴有结肠、小肠、脾或胰腺等腹腔脏器疝入胸腔。由于疝内容物对肺组织的压迫作用，可以引起呼吸功能障碍，特别是在进食后、有梗阻或急性胃扩张时尤为显著。

五、临床表现

食管裂孔疝患者大多病史较长，可长期无任何症状或症状轻微。滑动型裂孔疝患者常常没有症状；若有症状，往往是由于胃食管反流造成的。小部分是由于疝的机械性影响。食管旁裂孔疝的临床表现主要由于机械性影响，患者可以耐受多年；混合型裂孔疝在两个方面都可以发生症状；巨大食管裂孔疝以机械影响表现为主。症状归纳起来有以下 3 方面。

1. 胃食管反流症状 胃食管反流症状尤以滑动型食管裂孔疝多见。

典型的反流症状表现胸骨后或剑突下烧灼感、疼痛、反酸、嗳气及腹胀。约 90% 的患者有烧灼样不适症状，常位于剑突下、胸骨后，甚至颈部。进食刺激性食物、饮酒等可诱发或发作加剧，胃烧灼感或反酸症状在平卧或加大腹压的各种动作，如弯腰、举重物或用力排便可使之加重。

疼痛性质多为烧灼感，偶有绞痛或针刺样痛，主要是由于酸性消化液刺激食管黏膜和有一定程度的反流性食管炎相关，疼痛可放射至背部、肩部、颈部等处，是炎症侵及食管周围组织以及引起食管痉挛所致。裂孔疝的疼痛有一定规律性，多发生在夜间以及弯腰和卧位等体位变化时，坐位或站位可缓解症状。

嗳气及腹胀是由于患者习惯性地试图对抗反流而咽下气体的结果，嗳气及肛门排气可使腹胀减轻，患者感到舒适。反流物进入咽部可反复引起咽喉部疼痛及烧灼感，声带反复遭受刺激后可以出现声音嘶哑。

此外，由于反流所引起的误吸也非常常见。由于胃液对支气管有强烈的刺激作用，可以导致急性支气管炎、肺炎，也可以引起慢性支气管炎及支气管扩张等不可逆行的损害。尤其在夜间入睡后，因全身松弛，咳嗽反射受到抑制而更易发生误吸。

2. 并发症症状

（1）出血：裂孔疝有时可出血，少量隐匿性的出血多数是由于食管炎、疝囊炎或充血性胃炎所致，可致贫血，大量急性失血常有胃溃疡出血所致。

（2）吞咽困难：在有反流症状患者中，少数发生器质性狭窄，以致出现吞咽困难，吞咽疼痛，食后呕吐等症状。主要是由于食管壁长期发炎、纤维化或瘢痕形成造成食管狭窄所致，一般病史较长。

（3）疝囊嵌顿：一般见于食管旁疝。裂孔疝患者如突然剧烈上腹痛伴呕吐，完全不能吞咽并且出现呕吐或同时发生大出血，提示发生急性嵌顿。这是由于胸腔内胃扭转可引起食管胃连接部和幽门完全梗阻，致使患者完全不能进食并出现呕吐。嵌顿胃可以发生绞窄、坏死，并且形成溃疡穿孔而破入胸腔或纵隔，导致患者出现严重疼痛或休克症状。

3. 疝囊压迫症状　当疝囊较大可以压迫邻近的心肺及纵隔组织，产生胸闷、气短、心悸、咳嗽、发绀等症状，甚至引起心肺功能障碍。压迫食管时可感觉在胸骨后有食管停滞或吞咽困难。

六、辅助检查

1. 放射学检查　X 线检查是目前诊断食管裂孔疝的主要方法。大的裂孔疝的诊断并不困难，在胸部 X 线平片上左心缘可显示液气相，侧卧位位于心脏之后，如有钡剂充盈满意很容易看见在膈上有胃泡，并有典型胃黏膜相，在膈下反而无胃泡，说明有裂孔疝，小的裂孔疝需要特别体位，加腹压，采用不同的对比剂显示胃黏膜。对于一次检查阴性的患者不能排除本病，临床上高度可疑者应重复检查，并取特殊体位如仰卧头低足高位等，其钡剂造影可显示直接征象及间接征象。

（1）直接征象：①膈上出现一扩张的囊状影，内可见充盈钡剂；②食管下括约肌环（A 环）升高和收缩；③疝囊内有粗大纤曲的胃黏膜皱襞影；④食管胃环（B 环）的出现，正常人食管胃环位于膈下，不易显示，但当有食管裂孔疝时，它可以出现于扩大的疝囊上；⑤膈下无贲门影像；⑥食管旁疝可见食管一侧（左前方）有疝囊（胃囊），而食管胃连接部仍在横膈裂孔下；⑦混合型可有巨大疝囊或胃轴扭转。

（2）间接征象：①横膈食管裂孔增宽（＞4cm）；②钡剂反流入膈上疝囊；③横膈上至少 3cm 外有凹环，食管缩短。

（3）在实际临床工作中，小的滑动型疝复位后，X 线检查难以发现。可以采取吞钡后头低足高位检查或采取压腹，将膝贴于腹部或做 Valsalva 动作等加大腹压，可使疝进入纵隔从而明确诊断。

2. 内镜检查　内镜检查对食管裂孔疝的诊断率较前提高，内镜可与 X 线检查相互补充旁证协助诊断。对于食管裂孔疝的患者应行内镜检查以进一步明确诊断和并发症的性质。患者内镜下有如下表现。

（1）食管下段鳞柱状上皮交界（Schatzki 环）升高。

（2）食管腔内潴留较多的分泌物。

（3）贲门口扩大和（或）松弛。

（4）食管胃交角（His 角）变钝。

（5）食管炎。

（6）膈食管裂孔宽大而松弛。

（7）膈下部位的胃黏膜。

食管裂孔疝的患者，如果存在食管炎，内镜下表现为黏膜充血水肿，颜色鲜红，重者表皮脱落、糜烂，散在表浅溃疡，组织变脆触之易出血，同时可以看到一个环形狭窄区。肉眼可见鳞状、柱状上皮交界是参差不齐的锯齿缘，在正常情况下食管黏膜平滑淡红，略发白，胃黏膜皱褶粗大色暗红，两者界限分明，交界线呈环形狭窄，即 Schatzki 环。如辨认有困难，可用 1% Lugol 液染色，胃黏膜呈蓝色。内镜通过 Schatzki 环进入胃疝腔可见暗红色粗大的胃黏膜，有时充血水肿，有淤血斑。再下行到胃的膈下部分有一个轻度狭窄环，即胃通过裂孔处，此环即进入膈下胃腔内，与膈上胃相反，在最大呼气时胃腔扩张，最大吸气时略收缩，可依此与疝鉴别。

3. 食管测压检查　食管测压有助于了解食管裂孔疝时食管运动和括约肌的功能情况，因此对诊断食管炎引起的食管运动障碍和原发食管运动性疾病及其反流程度有重要价值。患者在食管测压时可有异常图形，从而协助诊断。食管测压图形异常主要有以下表现。

（1）单纯食管裂孔疝的患者多在高压区近胃侧出现第 2 个高压区，从而形成食管下括约肌（LES）的双压力带；食管运动紊乱不明显，食管下括约肌张力正常。

（2）合并反流性食管炎时，测压显示食管下段蠕动消失，或低幅度的运动收缩，食管下括约肌压力（LESP）下降，低于正常值，吞咽后括约肌松弛减弱。

4. pH 测定　pH 测定对反流性食管炎的诊断、治疗效果的评价有重要意义。这类试验包括 24h pH 监测、酸灌注试验、酸消除试验、酸反流试验等，尤其是以 24h pH 监测对反流性食管炎的诊断最为可靠。

七、诊断及鉴别诊断

要正确诊断食管裂孔疝，除了证实有无裂孔疝存在意外，应进一步明确有无胃、食管反流及反流性食管炎的严重症状及食管裂孔疝可能引起的各种异常。病史询问在食管裂孔疝的诊断中较为重要，这些患者的病史往往很长，而且无特异性症状和体征，应当仔细询问，尤其是对于有胃食管反流症状，年龄较大，肥胖，且症状与体位明显相关的可疑患者应予以重视，将询问重点放在食管胃反流和食管裂孔疝所引起的各种并发症的表现上，并结合辅助检查对食管裂孔疝作出正确的诊断。

食管裂孔疝主要是其并发症引起的临床症状需与其他疾病进行鉴别。

1. 疼痛与心绞痛等心血管系统疾病的鉴别　食管裂孔疝的发病年龄也是冠心病的好发年龄，伴有反流性食管炎患者的胸痛可与心绞痛相似，可放射至左肩和左臂，含服硝酸甘油亦可缓解症状。一般反流性食管炎患者的胸痛部位较低，同时可有烧灼感，饱餐后和平卧时发生。心绞痛常位于心前区胸骨后，常在体力活动后发生，很少烧灼感。不稳定型心绞痛也可在夜间发生，但此时心电图改变对两者的诊断更有帮助。有时上述两种情况可同时存在，因从疝囊发出的迷走神经冲动可反射性地减少冠状动脉循环血流，诱发心绞痛。所以在作临床分析时应考虑上述可能性。

2. 疼痛与常见消化系统疾病的鉴别　呃逆、烧灼感、反胃等症状最容易误诊慢性胃炎、消化不良等消化系统疾病，所以一旦发现这些症状应进一步做些必要的检查，如上消化道钡剂检查、食管镜、食管压力测定和 pH 测定。消化性溃疡则一般表现为抑酸治疗效果明显，与有症状的食管裂孔疝治疗后反应相似，上腹不适、反酸、胃烧灼感等症状通常于空腹时发生，与体位变化无关。内镜检查可以明确诊断。

3. 出血症状的鉴别　食管裂孔疝时的出血症状应当与胃溃疡、十二指肠溃疡、食管静脉曲张、上消化道癌症以及 Mallory - Weiss 综合征相鉴别，可以通过内镜检查来明确诊断。

4. 吞咽困难症状的鉴别　食管裂孔疝患者可以出现吞咽困难，应当与食管癌、贲门癌、贲门失弛缓症、弥漫性食管痉挛相鉴别。可以通过内镜检查明确患者有无占位性病变的发生。对于贲门失弛缓以及弥漫性食管痉挛等食管运动功能障碍性疾病的鉴别，可以通过食管测压等功能检查来进行鉴别。

5. 伴发疾病的鉴别

（1）Saint 三联征：指同时存在食管裂孔疝、胆石症和乙状结肠憩室。有人称此三联征与老年、饮食过细所致便秘、腹压增高有关。

（2）Casten 三联征：指同时存在滑动型裂孔疝、胆囊疾病和十二指肠溃疡或食管溃疡。上述两种三联征的因果关系尚不明了，在鉴别诊断时应予以考虑。

八、治疗

1. 内科治疗　对于无症状的滑动型食管裂孔疝患者，无需任何治疗，对于有症状的患者可以采取内科保守治疗，治疗原则主要是消除导致食管裂孔疝形成的因素，控制胃食管反流，促进食管排空以及缓和或减少胃酸的分泌。

（1）消除导致食管裂孔疝形成的因素：①调节饮食，减少食量，以高蛋白质、低脂肪饮食为主，限制饮食的总热量和糖类（碳水化合物）的摄入量，增加活动，从而减轻体重；②避免弯腰、穿紧身衣、避免束紧腰带或弹性围腰带，少做较长时间的下蹲或弯腰体位的劳动以免导致腹压的增加；③慢性咳嗽，长期便秘者应积极治疗，祛除引起腹压增加的因素。

（2）控制胃食管反流：应当注意以下方面。①避免餐后平卧和睡前进食，特别是晚餐勿过饱，应在餐后 4h 后再卧床；②睡眠时取头高足低位，床头抬高 15～25cm，卧位时抬高床头；③咖啡、巧克力、吸烟、饮酒、高脂饮食以及抗乙酰胆碱药物的应用都会降低食管下括约肌压力，避免弯腰、穿紧身衣、呕吐等增加腹内压的因素；④肥胖者应减轻体重，有慢性咳嗽，长期便秘者应积极治疗，从而祛除引起腹压增加的因素。

（3）药物治疗：对于已有胸痛，胸骨后烧灼，反酸或餐后反胃等有胃食管反流症状者，除以上预防措施外，再给予抗反流及保护食管黏膜药物，目的是消除反流症状，治疗反流性食管炎，预防食管溃疡，Barrett 食管及食管癌等并发症。常用药物有①抑酸药；可以缓解症状及治疗食管炎和溃疡。H_2 受体阻滞药如雷尼替丁 150mg，2/d 或法莫替丁 20mg，2/d。质子泵抑制药有奥美拉唑 20mg，1/d，兰索拉唑 30mg，1/d，雷贝拉唑 10mg 或 20mg，1/d；②黏膜保护药：此类药物可以保护食管黏膜，常用药物有硫糖铝、氢氧化铝凝胶、甘珀酸钠（生胃酮）、枸橼酸铋钾等；③促动力药：主要作用在于促进胃排空，减少胃食管反流。常用药物有多潘立酮 10～20mg，3/d；5 - 羟色胺调节药如莫沙利 5～10mg，3/d。与 H_2 受体阻断药或质子泵抑制药合用效果更佳。

2. 外科治疗

（1）手术适应证：①食管裂孔疝合并反流性食管炎，内科治疗症状无好转者；②食管裂孔疝同时存在并发症，如严重的食管炎、溃疡、出血、狭窄、幽门梗阻、十二指肠溃疡、胆石症者和肺部并发症以及出现疝内容物嵌顿、绞窄或扭转者；③食管裂孔旁疝和巨大裂孔疝，引起呼吸循环功能障碍者；④食管裂孔疝不能排除恶性病变者。

（2）手术原则：复位疝内容物，使腹段食管恢复到膈下正常位置，对抗腹腔压力，恢复贲门的关闭机制；②将扩大的膈食管裂孔缩窄，修补松弛薄弱的食管裂孔；③将胃固定在腹腔，使膈下食管有足够的长度和锐利的 His 角，防治胃食管反流；④保持胃流出道通畅；⑤兼治并存的并发症。

（3）手术方法：根据以上手术原则，治疗食管裂孔疝的手术方法很多，主要包括修补松弛的食管裂孔，延长并固定膈下食管段，重建抗反酸的活瓣机制等步骤。常用的术式有

①裂孔成形术，即经腹径路将裂孔牵拉，用 2~3 根丝线缝合食管前面的裂孔边缘，用示指伸入裂孔前缘和食管之间，示指可自由出入说明松紧度适宜；②膈食管韧带缩短固定术、胃底膈下固定术、胃腹壁固定术、胃后固定术；③经腹胃底折叠术（Nissen 手术），即用胃底完全包绕食管下段，并缝到食管右侧小弯，使胃内的正压传到围绕食管的胃底部分，压迫食管，从而形成具有允许食物由食管进入胃内，但不可以由胃反流入食管的单向活瓣的功能，对于肥胖的患者或已经用腹部途径做过疝修补失败再次要求手术的患者最适宜；④Belsey 4号胃底折叠术，即经胸径路，将疝内容物复位，用 3 根间断缝线在食管后缝合膈脚，缩窄扩大的裂孔，然后将胃底折叠，包在远端的食管前面及两侧面，这样，远端食管留在膈下，使其能接受胃内压力的影响及恢复食管下括约肌抗反流的功能，由于胃底只包盖食管 3/4 圆周的面积，1/4 圆周未被覆盖，大的食团通过时，食管可相应扩张，故此术后较少并发吞咽困难，同时，近年来由于内镜手术的迅速发展，上述手术可通过胸腔镜或腹腔镜完成。

九、并发症

1. 反流性食管炎　与食管裂孔疝互为因果，可以引起 Barrett 食管、食管狭窄及食管缩短。

2. 吸入性呼吸道感染　胃食管反流可以引起误吸，反流物可以导致吸入性感染，引起急性支气管炎、肺炎，也可以引起慢性支气管炎及支气管扩张等不可逆行的损害，以及咳嗽、支气管哮喘等呼吸道症状。

3. 上消化道出血　由疝入的胃和肠发生溃疡所致，可以导致呕血和黑粪以及贫血。

4. 溃疡穿孔　破入胸膜腔、心包，引起胸痛和呼吸困难。

十、预后

1. 一般治疗　急性期患者通过鼻胃管减压等术前准备可缓解症状。成功的减压可产生明显的效果，引出大量胃内气体、液体。减压可为术前抢救及其他准备赢得时间。如果胃内减压不良提示预后差。

2. 手术治疗　无论何种术式，必须注意尽量将胃还纳腹腔，而不是把胃底折叠部分留在胸内，因胸内折叠部分有术后发生胃穿孔的可能；此外，膈脚必须缝缩，不缝缩膈脚是术后复发的主要原因。

3. 预防　预防长期增高腹腔压力的因素，如妊娠、腹水、慢性咳嗽、习惯性便秘等。可减少食管裂孔疝的发生。

（柯宏刚）

第六节　反流性食管炎

反流性食管炎是由于食管下端的括约肌功能失调，不能阻止胃和十二指肠内容物非一过性地反流入食管，经过长期、反复的刺激而引起的食管黏膜炎症。一般来说，反流性食管炎不仅有胃和十二指肠内容物的反流，多数还有胆汁和胰液的反流。其黏膜损伤程度取决于：①食管对反流的清除能力；②接触反流物时间的长短；③反流物对食管黏膜的作用。男女均可发病，其中又以 40~60 岁年龄段最为常见。

一、病因和发病机制

反流性食管炎的发病原因是由于有化学性刺激作用的胃肠内容物反流入食管，导致食管的远端发生炎症性的改变。研究发现，正常人也有胃食管反流的现象，但却没有临床上的表现，一般是进餐或饭后的反流较多，白天多见，反流的总时间 <1 小时/天。但是若胃食管抗反流的机制不全，则会出现较多的返流，当这种情况长期存在时，就会不断刺激食管黏膜产生炎症，最终发展成为反流性食管炎。

（1）食管、胃连接处解剖和生理抗反流屏障被破坏：食管下端括约肌是食管、胃连接处抗反流屏障最为重要的结构，它处在食管和胃交界线上约 3~5cm 的高压区内，此处的静息压构成了一个防止胃内容物反流的压力屏障。食管下括约肌的作用是：①维持一定压力，近端高于食管腔压力，远端高于胃内压力；②对其近端食管的膨胀（如吞咽食物等）能起松弛反应，使其压力接近胃内压水平；③对一些生理性刺激起收缩反应，使其高于胃内压，防止胃内容物的反流。食管下括约肌的抗反流作用主要靠神经和体液调节，另外，消化道及其他的激素也对它起作用。因此，临床上可以通过使用胃泌素等增加食管下括约肌收缩的药物来改善反流情况。正常人群中，腹内压的增加可以通过迷走神经引起食管下括约肌收缩，从而防止胃内容物的反流，但当食管下括约肌收缩乏力或腹内压的增加不能引起食管下括约肌收缩时，均可导致反流性食管炎。另外，拟胆碱能药物、多巴胺、安定、吗啡及吸烟等也可以影响食管下括约肌收缩，从而诱发反流性食管炎的发生。另外，还有 4 种因素也起着抗反流的作用：①锐利的食管角，形成一个防止反流的活瓣；②膈肌犹如一个弹簧夹，有一定的弹力和张力；③胃食管前庭段的腹内段受膈食管膜的固定，难以进入胸腔，且呈萎陷状态，胸腹腔压力差越大，管壁靠得越拢，以防止反流；④贲门部黏膜皱襞凸向胃腔，形成一个防反流的活瓣。这 4 种因素一种或几种发生障碍，也有可能导致反流性食管炎的发生。

（2）食管酸廓清功能发生障碍：食管酸廓清功能能有效减少食管黏膜浸泡在胃酸中的时间，从而达到防止反流性食管炎发生的作用。食管排空和唾液中和是食管酸廓清功能的两大方面。当胃内酸性内容物反流时，食管就会继发性的在 10~15 秒钟内蠕动 1~2 次，排空几乎全部的反流物，而唾液则可中和残余的留在食管黏膜陷窝中的少量酸液。故二者任一部分出现异常均可导致反流性食管炎。

（3）上皮因素（包括上皮前因素、上皮因素和上皮后因素）造成食管黏膜受损，从而使食管黏膜抗反流功能也遭到破坏，造成反流性食管炎的发生。

此外，反复剧烈呕吐、肥胖、大量腹水、插胃管等也可诱发本病。

二、病理改变

反流性食管炎是由于酸性胃液的反流作用于食管黏膜引起的炎症，根据发展阶段的不同可分为早、中、晚期，其中早期病变最具特异性，中、晚期则难与其他类型的食管炎相区别。

（1）早期：即病变轻微期，食管黏膜有时无明显异常，或呈弥漫性充血，上皮基底细胞厚度增加，固有膜乳头延长，伸向上皮层。但是反流性食管炎即使在早期，也是一个动态的变化过程，而非静止状态，在病理形态学上也有微小的差异。根据病变程度的不同，将早期病变分为 3 级。

Ⅰ级：鳞状上皮基底细胞增长，其厚度为上皮全层厚度的15%，固有膜浅层毛细血管扩张充血，上皮内偶见嗜酸性细胞。

Ⅱ级：鳞状上皮角向下延长，固有膜乳头向上延伸达上皮厚度的60%以上，浅层毛细血管扩张充血，偶见渗血及嗜中性细胞。上皮内可见嗜酸性细胞，偶见嗜中性细胞。

Ⅲ级：在Ⅱ级基础上，固有膜内可见嗜中性细胞与慢性炎细胞浸润，有时可见到局灶性毛细血管及纤维母细胞增生，形成肉芽样结构。

（2）中期：即炎症进展糜烂形成期，内镜下，可见到食管黏膜沿长轴形成条纹状糜烂区，组织学检查可见病变区内上皮坏死脱落，导致浅表性上皮缺损，缺损区由炎性纤维素膜覆盖，其下可见中性粒细胞、淋巴细胞等浸润。炎性改变主要在黏膜肌层以上，另外还可见到浅表部位毛细血管及纤维母细胞增生，形成慢性炎性或愈复性肉芽组织。

（3）晚期：即溃疡形成和炎性增生期，组织学改变主要为溃疡经黏膜层扩展到黏膜下层，溃疡呈融合性或孤立性出现，溃疡处病变呈层状结构，其表面为渗出性纤维素性物，下为坏死组织，由增生纤维母细胞、新生毛细血管及慢性炎性细胞构成的肉芽组织在坏死组织之下，底部是由肉芽组织形成的瘢痕组织。

我国消化内镜学会制订的内镜诊断标准如下。

轻度：红色条纹和红斑，累及食管下1/3；

中度：糜烂累及食管中、下段，<1/2食管圆周；

重度：Ⅰ级：糜烂累及食管中、下段并>1/2圆周，或已累及食管上段，或形成溃疡<1/3食管圆周；Ⅱ级：形成溃疡>1/3食管圆周。

我国消化内镜学会制订的组织学诊断标准如下。

1）必须条件：①急性炎症所见有中性细胞浸润；②糜烂性炎症所见有上皮缺损；③慢性炎症所见有间质纤维化。

2）参考条件：①毛细血管增生扩张；②肉芽形成；③乳头延长；④上皮再生；⑤基底细胞增殖；⑥黏膜肌层肥厚消失；⑦中性以外炎细胞浸润；⑧水肿。

三、临床表现

反流性食管炎早期可无任何症状，但是随着反流时间和程度的增加，患者会有不同程度的烧心、胸骨后或心窝处疼痛等症状，有些患者也有吞咽困难的症状。

（1）烧心：为最早最常见的症状。表现为剑突处有烧灼样不适感，可向肩胛或颈部放射，多在餐后半小时后平卧或腹压增大时出现，口服抗酸剂后有明显缓解，但是有些长期反流的患者，可伴有挤压痛，可与体位、进食无关，口服抗酸剂效果亦不明显。

（2）反酸：为酸性或苦味液体反流到口腔，严重者在夜间出现反酸，有时可将液体吸入气道，引起阵发性咳嗽、呼吸困难等。

（3）吞咽困难：初多是因为炎症而感吞咽疼痛或吞咽困难，后期则因食管狭窄而致吞咽困难，甚至进食后不能下咽，出现间断反吐现象。慢性患者由于长期持续的吞咽困难，营养摄取不足，可有明显的消瘦和营养不良。

（4）其他：由于黏膜糜烂出血，可出现便血或吐血，长期则有不同程度的贫血；长期的胃食管反流也会对咽部和声带产生损伤，导致Delahuntg综合征，即发生慢性咽炎、慢性声带炎和气管炎等综合征。

四、诊断

反流性食管炎的症状一般来说比较典型，再通过 X 线及食管测压、食管 pH 测定等即可确诊。

（1）病史和典型症状：对本类患者，要详细询问病史，尤其是有无烧心、反酸、反胃、暖气等症状。也要注意胃食管反流引起的症状，如咽痛、声嘶、咳嗽等。吞咽困难要与食管癌相区分，后者为进行性，而前者一般为非进行性。剑下痛要与心绞痛鉴别，后者多有冠心病病史，且常于活动后出现。

（2）X 线检查：X 线吞钡是诊断食管疾病的一种基本方法，它可提供食管蠕动情况，并可发现憩室或肿瘤等病变，患者采用头低脚高位或其他增加腹压的方法，可以发现钡剂有无反流。

（3）食管测压：反流性食管炎测压往往有 LESP 降低，LES 松弛时间明显延长，这说明反流性食管炎患者 LES 处于低张状态。

（4）食管 pH 测定：可以在一定时间内连续测定食管内 pH 值，观察其变化，可以确定是否有胃食管反流。

（5）内镜检查：通过内镜检查，可以直接看到食管炎症情况，并可以取活检以确诊。

五、治疗

本病一经确诊，即应进行系统治疗，如内科保守治疗无效则应采取手术治疗。治疗原则是缓解症状，治愈食管炎症，并有效预防复发。一般包括这几方面：①抗反流；②减少食管腔内酸度；③增加食管廓清能力。

（1）减轻胃内或腹内压力：①肥胖患者减肥，不要暴饮暴食；②不宜穿过紧的内衣，避免大便时过度用力；③抬高床头，减少夜间胃液反流。

（2）中和或减少胃酸分泌：①避免进食增加胃酸的食物和液体，如咖啡、浓茶等；②应用抗酸药物中和胃酸，H_2 拮抗剂减少胃酸的分泌等。

（3）避免降低 LES 压力的因素：如减少脂肪的摄取，忌烟酒等，避免使用抗胆碱能药如阿托品、654 - 2 等。

（4）增加胃食管连接区的压力：如拟胆碱药乌拉坦碱、胃复安等，可以增加 LES 压力，促进食管及胃的排空。

（5）手术治疗：内科保守治疗无效，或食管有狭窄、溃疡或出血者，应考虑手术治疗。

反流性食管炎的手术有经胸或经腹两者入路，需临床医师根据病情及操作习惯来酌情选择。具体的手术方法有 Nissen 手术（全周胃底折叠术）、Belsey 4 号手术（胃前壁部分折叠术）、Hill 手术（经腹胃后固定术）、Toupet（贲门后胃底固定术）及 Dor 手术（贲门前胃底固定术）等，这些手术均有其一定的作用及限制，临床医师需详细了解各种术式的优缺点才能够选择合适的术式，取得最好的疗效。

（濮仁富）

第七节　贲门癌

贲门部除作为消化通道外，还起到抗反流这一重要的生理功能。这源于食管下端，胃连接处存在一高压区，该区跨在膈食管裂孔上、下各 1～2cm，其静止压力约 3.33kPa，比胃内压高 0.67～1.33kPa，从而起到抗反流作用。参与构成抗反流高压区的重要结构包括食管下端增厚的环行肌、贲门缩肌、胃斜悬吊韧带、胃食管角，膈食管韧带、膈食管裂孔周围的膈肌脚纤维束、贲门切迹黏膜瓣等。平静呼吸状态下，胸腔为负压，高压区以外的食管腔亦为负压；腹腔及胃为正压，但低于高压区的压力。在吞咽过程中，蠕动波到达后，食管下端生理性括约肌松弛，压力下降。食团通过后，括约肌回复正常张力状态。即使在吞咽过程中生理括约肌松弛，但高压区下降后的压力最低时亦高于胃内压，从而起到单向阀门作用。神经、体液因素对生理性括约肌有调控作用：迷走神经可调控生理性括约肌的张力，胃泌素，蛙皮素可收缩生理性括约肌，从而增加高压区压力。某些药物如胃复安、乙丹酰甲胆碱、乌拉坦碱等亦起相同作用。而缩胆囊素、抑胃肽、胰高血糖素、抗胆碱药物、吸烟及喝酒均可使高压区压力下降。

由于贲门癌解剖部位、组织学和生理特点上的特殊性，虽然可以说它是胃癌的特殊类型，和食管下段癌截然不同，但在解剖组织学、发病情况、细胞学等方面有许多与胃癌不同的特征，更具有本身独特的临床表现、诊断和治疗方法，其治疗效果亦远逊胃癌，故许多学者都认为应将贲门癌作为一个单独的疾病进行分析研究。

一、流行病学

贲门癌作为独立疾病进行流行病学的调查很少，部分学者将其归入胃癌内进行调查分析。世界上日本、韩国、中国、波兰、智利、冰岛等国家和地区是胃癌的高发区，欧美和非洲地区发病率较低，远离赤道的国家发病率较高，社会经济层次低下者较社会经济层次较高的人群易患胃癌。胃贲门癌流行病学情况可能与胃癌相似。

世界上许多食管癌高发区人群常伴有较高的贲门癌发生率，同样，贲门癌的高发区在我国与食管癌高发区类似，以华北太行山地区至四川盆地西北部地区，呈不规则分布，广东沿海由东北部向西南部发病率逐步降低。

国外报告贲门癌和食管腺癌有相似的流行病学特征，在西方国家，尤其美国贲门癌的发生率以 4%～10% 的增长率逐年升高，是所有恶性肿瘤中增长速度最快的一种，而胃远侧部位肿瘤的发生率则呈下降趋势。并且白人患贲门癌的危险是黑人的 2 倍。

贲门癌男性多见于女性，如我国河南林县，贲门癌男性发病率约为 50/10 万人，而女性则为 30/10 万人。发病年龄约在 40～70 岁之间，平均发病年龄与胃癌相似，而较食管癌为低，为 50～59 岁。

有学者将贲门癌与胃癌一起统计，贲门癌约占胃癌约 15%～20%；亦有人将贲门癌与食管癌合并统计，贲门癌约占食管癌的 11%～50% 不等。我国大组统计资料表明贲门癌约为食管癌一半左右。

二、病因和发病机制

贲门癌发病地区的自然环境与居民饮食习惯、营养状况与食管癌均很相似。其中亚硝胺作为一种强致癌物已得到大多数学者认同。另外一些常见真菌，如白地霉菌、黄曲霉菌等可将硝酸盐还原为亚硝胺盐，促进亚硝胺的产生。国外 Abnet 等学者在随访研究中发现，牙齿脱落亦为贲门癌的危险因素，其原因可能与口腔内菌群改变导致口腔内致癌物质如亚硝胺的增加有关。并且在河南林县酸菜中提取出一种称为 Roussin 红甲酯的亚硝基化合物，亦可能有致癌作用。另外维生素 A、B_2、C 缺乏，以及一些微量元素如铁、锌、钼等的缺乏亦可促进癌变的发生。一些不良的饮食习惯，如喜欢吃热汤热粥、粗硬食物、烈酒等刺激食物，暴饮暴食均容易造成黏膜破坏。在美国研究显示吸烟与喝酒均增加患贲门癌的危险性，而意大利报道抽烟、喝酒与贲门癌无关。日本则报道吸烟与贲门癌有一定关系，而喝酒与贲门癌无明显关系。另外，新鲜蔬菜、水果的摄入及饮用绿茶可减少贲门癌的发生，而高脂饮食是贲门癌的危险因素。

一些良性病变，如贲门失弛缓症，反流性炎症等，均可使贲门黏膜反复受到炎性刺激引起，增生等异常状态，诱发贲门癌病变。另外肥胖者的发病率为非肥胖者的 3 倍，可能与肥胖者腹内压升高导致胃内容返流增加，从而导致贲门上皮肠化及 Barrett 食管发生增加有关。

贲门溃疡和贲门部息肉亦可能与贲门癌的发生有一定关系，二者都可恶变为贲门癌，但其发病率都很低，在贲门癌的病因学上重要性不显著。

贲门癌的发病机制目前亦不是很清楚，可能与胃癌有相似之处，有学者通过研究早期贲门癌，认为不典型增生与贲门癌的发生有明显关系，是贲门癌真正的癌前病变，也是溃疡、息肉、萎缩性炎症等各种可能与贲门癌有一定关系疾病所可能共有的关键性病理过程。

贲门癌最初起源于贲门腺颈部干细胞，由于干细胞具有多向分化的潜能，在癌变过程中可向不同方向分化，形成具有贲门不同特点的腺癌，一些早期、中晚期贲门癌或胃癌在光学显微镜或电子显微镜下及免疫组织化学研究中都表明多数癌呈混合性，均支持该论点。

此外，在多种致癌因素作用下，贲门癌癌变过程可呈同一区域多中心改变，有部分还可表现为同一器官或邻近器官多发癌。

三、临床表现

早期贲门癌由于病变局限于黏膜层或黏膜下层，其疼痛症状多不明显；因为贲门部喇叭状的解剖结构，亦不容易出现梗阻症状，故早期贲门癌患者无明显特征性症状，可表现为食欲减退、心窝及上腹部隐痛不适、少量进食后即饱胀、嗳气等，尤以进食时剑突下烧灼感和隐痛多见，这与贲门癌表面溃疡组织受胃酸侵蚀刺激有关，因症状轻微，患者常常误以为是胃溃疡而往往不予重视。患者就诊时亦易被误诊为溃疡病、反流性食管炎等，直至出现梗阻症状时，已进展至中晚期。

贲门癌吞咽困难的症状出现较迟，直至贲门全周受累，肿瘤阻塞贲门口时，才有明显吞咽阻挡感，但其进展往往较慢，程度亦较食管癌患者为轻。贲门癌糜烂出血亦较常见，多为慢性少量出血，仅表现为大便潜血阳性，临床上不易发现，故常导致患者贫血时方来就诊，当癌肿侵犯较大血管引起出血时，可出现明显的黑便，甚至发生呕血。由于菜花型呈管腔内生长，当侵及食管下段时，梗阻症状常较明显，而溃疡型则以出血、营养不良明显，可在进食较多或吃较硬食物时出现轻度哽噎感，且常间歇性出现，亦可逐渐加重，至很晚期亦可无明显吞咽困难症状。

晚期患者出现腹水、严重贫血、恶液质，当肿瘤外侵至腹膜后结构，可有持续性腰腹部疼痛。当血行转移至各脏器时出现相关症状：肺转移可有咳嗽、胸痛、咯血、胸水等症状；脑转移可有头痛、呕吐等颅内压增高症状及肢体运动障碍；骨转移可有腰痛、病理性骨折等症状；肝转移可有肝区疼痛、腹水、黄疸等症状。当肿瘤侵犯血管发生消化道大出血时，可危及生命。

早期贲门癌，一般并无特殊阳性体征，当腹部剑突下可触及肿块时，往往提示已达晚期。同时应注意有无黄疸，锁骨上淋巴结有无肿大，腹部有无移动性浊音及直肠指检了解盆腔有无转移结节等。阳性发现均提示贲门癌已发展至晚期，丧失手术治疗机会，同时患者常有明显消瘦、贫血、水肿、恶液质等。

四、实验室检查和特殊检查

1. 常规化验检查　主要包括血常规、大便常规、潜血试验、肝肾功能、电解质、甲胎蛋白及癌胚抗原等，有腹水者可穿刺行细胞学检查及鉴别渗出液或漏出液。

2. X线检查　是诊断贲门癌的主要手段之一，一般通过气钡双重对比X线造影进行检查，患者先采用站立右前斜位，观察食管下段及胃贲门黏膜缘；接着取俯卧左后斜位，观察贲门黏膜及胃底充盈情况和胃小弯及胃的前后壁；再取右侧卧位，观察食管胃连接部轴位，检查贲门及胃底；取左前斜半立位，观察贲门轴位影像，显示贲门癌及胃小弯影像；最后取站立位，观察钡剂通过贲门、胃小弯、胃体及幽门等过程，以明确病变范围。

（1）早期贲门癌征象：黏膜皱襞变粗、中断、不规则甚至消失，可有小龛影、小充盈缺损及局部痉挛性狭窄。

（2）中晚期贲门癌征象：贲门管腔、胃腔可见软组织肿块影突出，双重对比造影可见肿块表面涂布钡剂，在胃泡中空气对比下显示其全貌。溃疡型贲门癌显示大小、深浅不一致龛影，形态不规则，龛影周围黏膜有破坏及充盈缺损。当贲门癌累及食管下段时，可见食管下段狭窄，黏膜破坏及充盈缺损。贲门受浸润有僵硬及狭窄，钡剂通过时可有分流及呈喷射状进入胃腔。胃底及小弯侧受侵时，胃底不规则增厚，胃泡减小、变形；胃小弯僵硬，可有充盈缺损、龛影、充气不能扩张、胃体缩小等。当膈肌亦受累时，可与胃底、贲门处肿块融和成一个更大的块影。

3. CT扫描检查　CT主要显示贲门癌肿块及其邻近胃壁情况，可见胃底、贲门边缘不规整，贲门部胃壁增厚，可见软组织肿块影，有时向胃腔内突出，同时CT扫描可判断肿瘤的大小、外侵的程度，有无邻近器官如肝、脾、胰腺及膈肌转移情况，并且在增强扫描下能显示贲门旁及胃左动脉旁淋巴结的情况，当淋巴结大于1cm或多个融合成团时，考虑为转移淋巴结，这有助于评估能否完全切除病灶。

4. 纤维胃镜检查　目前作为确诊贲门癌的最重要手段，通过肉眼观察贲门情况，并可直视下行病理学检查，提高早期贲门癌的检出率。早期贲门癌表现为黏膜浅表糜烂或局限性充血、水肿，可有小溃疡、小结节及乳头状新生物，可有黏膜僵硬，充气时贲门舒张度差，贲门痉挛等征象。当至中晚期，贲门癌肿块突入贲门腔或食管下段受累，贲门狭窄，通过胃镜能清楚观察，并进行活检确诊。相对于拉网细胞学普查，其优点在于得到组织学诊断，确定肿瘤部位、范围及浸润深度，辅以食管黏膜染色及指示性多点活检病理组织学检查，可提高检出率。

5. 细胞学检查　虽然简易，但由于检出率低，在临床上较少进行。目前采用带网或有网状结构的气囊作为采集器，采集细胞时让被检查者吞下，注入空气后，拉至贲门附近放气至 25ml 左右，使其通过贲门区，在贲门区上下反复拉动 3 次，通过与贲门区黏膜摩擦取得新鲜足量的细胞，以获取较高阳性率。以往，这在高发区常作为筛查手段。最近研究表明：细胞学拉网筛查目前仍是一种经济、实用、有效的方法，其对癌前病变的检出率高于普通胃镜，但由于只能获取细胞学结果，故仍需胃镜检查病理组织学确诊，并且该检查痛苦较大，为患者接受程度亦越来越低。另外内镜刷检及腹水也可做细胞学检查。

6. 超声内镜检查（EUS）　通过胃镜将微型超声探头送至消化道做超声扫描，有助于判断食管受累情况和贲门癌的浸润深度、范围，以及与周围重要器官的关系，并且能清晰显示周围肿大淋巴结，这对于术前 TNM 分期、可切除性评估有重要指导意义。

7. 吞水音图检查　对早期贲门癌的诊断灵敏度、特异性高，并且无创、方便，可作为筛选工具之一。

8. PET 检查　有助于贲门癌的诊断及了解有无远处转移情况，有条件可施行，但费用高，短期内不易推广。

由于贲门癌的发病率、死亡率不断增高，故早期发现、早期诊断及早期治疗显得非常重要。从 20 世纪 50 年代以来，我国学者在普查方法的研究方面做了大量工作，先后研究了食管拉网脱落细胞检查、胃镜检查、吞水音图法、血清唾液酸法等方面的研究，各有优缺点。作为国家十五科技攻关课题食管癌防治现场——河北磁县，首次采取不经初步筛选而直接使用内镜普查，使其正确反映食管癌高发区食管贲门各级病变在高发区人群中的患病情况，较之拉网细胞学普查，其优点在于确定食管贲门癌的部位、范围及浸润深度，并得到组织学诊断，分清黏膜的各级病变。因此，以内镜普查作为早期发现、早期诊断及早期治疗为主体的二级预防，成为食管癌、贲门癌预防及控制的主要研究方向。其成功经验还在于对高发区通过宣传动员，使群众认识内镜检查的优点后，接受普查的依从性较高，从而得以逐渐推广。

五、诊断和鉴别诊断

1. 诊断要点　依据上述临床表现进行下述检查确诊。

（1）X 线检查：是诊断贲门癌最重要的方法之一，主要通过气钡双重对比上消化道造影 X 线检查进行诊断，对早期贲门癌可能发现病变，对中晚期贲门癌诊断帮助较大。

（2）纤维胃镜检查：为最重要的确诊手段，对中晚期贲门癌，通过直接观察及活检获取病理诊断很易确诊；对早期贲门癌通过仔细检查和多处活检病理检查，亦常可做到正确诊断。

（3）腹部 CT 检查：对早期贲门癌诊断帮助不大，对中晚期贲门癌可助诊断，主要用于检查肿块大小、范围、外侵程度、淋巴结转移情况及有无邻近脏器受侵及转移等，评估手术治疗的可行性。

（4）内镜超声：不作为常规检查，有条件时可施行，有助于贲门癌可切除性评估。

2. 临床病理分期　贲门癌的分期标准参照 UICC 公布的胃癌 TNM 分期标准，经部分调整，在临床上试用。

T：原发肿瘤。

T_{is}：原位癌。

T_1：肿瘤侵及固有层或黏膜下层。

T_2：肿瘤侵及肌层或浆膜下。

T_3：肿瘤穿透浆膜（脏层腹膜）但未侵及邻近结构。

T_4：肿瘤侵及邻近组织（肝脏、脾脏、胰腺、膈肌等脏器）

（注：①肿瘤可穿透肌层，扩展到胃结肠韧带、肝胃韧带、大网膜、小网膜，但若不穿透覆盖这些组织的脏层腹膜，则仍属 T_2，如果肿瘤穿出这些脏层腹膜则归为 T_3；②壁内扩展到十二指肠或食管则根据包括胃在内的三者中肿瘤浸润的最大深度分类。）

N：区域淋巴结。

N_1：1~4 组。

N_2：5~11 组。

N_3：12、13、14、110、111 组。

N_4：15、16、100、101、102、103、104、105、106、107、109 组（贲门癌有 N_4，N_3、N_4 均包括了胸内的淋巴结）。

M_1：有远处转移。

3. 贲门癌的转移规律（参见图 9-1）

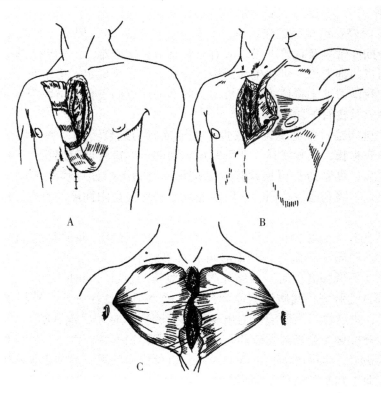

图 9-1 贲门癌的转移规律

（1）直接浸润蔓延：贲门癌可向上侵犯食管下段和向下侵犯胃上部分，亦可外侵至腹部其他脏器，如膈肌、肝左叶、肝胃韧带、胰尾、脾脏及其他腹膜后结构。

（2）淋巴道转移：贲门壁内，尤其黏膜下层及浆膜下层均有丰富的淋巴网与食管的淋巴网交通，汇集成壁外淋巴管，向上引流至纵隔，向下引流至腹腔丛，最终引流至胸导管。目前认为贲门有 3 条淋巴引流系统：①升干，沿食管壁向上引流至纵隔；②右干，从胃小弯沿胃左血管和贲门食管支到腹腔动脉旁淋巴管；③左干，从后壁沿大弯到胰上缘至腹膜后淋巴管。又可分为 3 条径路：a. 大弯支，从大弯沿胃短动脉、脾门和脾动脉到腹腔动脉旁淋巴管；b. 后胃支，从胃后壁沿食管胃后升支在胰腺上缘进入脾动脉系统淋巴管；c. 膈支，从贲门左沿左膈下动脉贲门食管支进入主动脉旁淋巴管。

属第一站淋巴结是左右贲门旁淋巴结、下段食管旁淋巴结及胃小弯淋巴结。第二站淋巴结是胃左动脉旁淋巴结、脾血管旁淋巴结及网膜淋巴结。远处转移淋巴结指腹腔动脉淋巴结、腹主动脉旁淋巴结、肝门区淋巴结、纵隔及锁骨上淋巴结。

（3）血行转移：可发生于肝、肺、脑、肾上腺、脊柱等器官。其转移途径：①贲门癌细胞通过胃静脉经门静脉进入肝脏，然后经肝静脉、下腔静脉、右心系统进入体循环播散。这是常见的转移通路；②直接经器官间静脉侧支进入肺或体循环播散。

（4）种植性转移：晚期贲门癌浸润穿透浆膜，脱落种植到腹膜、网膜、肠系膜、盆腔等处，造成腹腔积液甚至血性腹水。

4. 鉴别诊断

（1）食管下段癌：进食困难症状常出现较早，亦较明显，但由于食管下段癌可侵及贲门，而贲门癌晚期亦常累及食管下段，故有时鉴别有一定困难。从病理上来看，因食管上皮可化生为腺癌而贲门部上皮亦可化生为鳞癌，诊断上常很难确定，由于我国绝大多数食管癌均为鳞癌，故在我国习惯于将位于食管贲门交界部的鳞癌归于食管下段癌累及贲门，而将腺癌诊断为贲门癌累及食管下段。

（2）贲门失弛缓症：多见于青年女性，主要症状为进食不畅，胸骨后阻塞感、异物感等，进展缓慢，病程长，反复发作，严重时可出现明显的进食梗阻症状，服用解痉药物的可得到一定程度缓解。食管造影可见食管明显扩张，食管下端如鸟嘴状狭窄，狭窄处边缘光滑。纤维胃镜检查可顺利通过贲门，无明显肿块，病理检查阴性可助鉴别，应注意有无合并贲门癌发生。

（3）食管裂孔疝：病程较长，反复出现体位性返酸症状，胸骨后疼痛、不适感，亦可有进食时吞咽困难和局部出血等，严重时可有进食时呕吐。主要通过上消化道钡餐检查鉴别，当改变体位（头低脚高位时）或增加腹压可见贲门及部分胃疝入胸腔，从而明确诊断。

（4）贲门部良性肿瘤：间质细胞瘤为最常见的贲门部良性肿瘤，其特点是多无明显自觉症状，病程长，进展慢，当肿瘤压迫出现贲门管腔狭窄时才出现吞咽不畅和进食哽噎感。上消化道钡餐检查可见黏膜光滑无破坏，有弧形外压影突入管腔内。行胃镜检查可见黏膜无破坏，肿物外压狭窄，但可滑动。不应行活检，以免损伤黏膜，不利于手术中黏膜外摘除肿物。EUS 检查有助于判断肿瘤位于黏膜外肌层。

（5）食管炎：可有吞咽后胸骨后烧灼不适感，难以与早期贲门癌鉴别，但通常有反流性食管炎症状，通过食管拉网细胞学检查和纤维胃镜检查有助于鉴别诊断，但常需随诊和定期复查以免遗漏。

（6）胃底静脉曲张：X线检查可见胃底及贲门附近充盈缺损，胃壁边缘不规则，有时需与贲门癌鉴别，但其常有肝硬化病史，无吞咽困难，上消化道造影见管壁柔软无僵硬可助诊断。

六、治疗

1. **外科治疗** 贲门癌的首选治疗方式为手术治疗。其原则是：①包括全部肿瘤范围的完全性切除和相关引流淋巴区域的清扫；②符合生理要求的消化道重建。

（1）手术适应症

1）分期为0、Ⅰ、Ⅱ期及Ⅲ期的部分患者。

2）患者一般情况良好，心肺功能可耐受全麻及手术。

3）由于外侵严重不能完全切除的患者，可予姑息性切除，或行短路手术、造瘘术等方式以解除梗阻和溃疡面出血情况，提高生存质量，延长生存时间。

（2）手术禁忌症

1）Ⅳ期患者。

2）不能有效切除的部分Ⅲ期患者。

3）患者一般情况差，恶液质或心肺功能不全，不能耐受全麻及手术。

到目前为止，术前判断贲门癌能否完全切除仍是个难题，为了不使患者失去治疗的机会，除非有明确的远处转移证据，均应探查，争取切除病灶及恢复消化道的通畅。

（3）术前准备：全面了解病史及体格检查，并行血常规、血液生化、上消化道钡餐、心电图、腹部B超、肺功能、胸片、胃镜等常规检查，有条件者应行腹部增强CT及内镜超声检查，使术前对病变范围及局部淋巴是否有转移等征象做一客观评估，必要时亦可行全身骨扫描，了解有无骨转移征象。另外，一些患者术前存在水电解质紊乱，营养状况不良，应积极予以纠正。糖尿病患者，术前应常规使用胰岛素控制血糖在6～9mmol/L范围方可手术，术中及术后监测血糖，使用胰岛素使血糖控制平稳。高血压、心功能不全患者，术前需请专科医师评估及予治疗使达到手术要求。做好呼吸道及肠道准备。术前训练患者主动咳嗽，对合并有呼吸道感染者，先予控制感染。吸烟患者最好戒烟2周后方予手术。有些学者所在单位对吸烟、肺部炎症患者，术前4天常规予大剂量盐酸氨溴索注射液静滴，术后继续雾化及大剂量盐酸氨溴索注射液静滴3天，发现可明显缩短术前戒烟准备时间，对减少术后肺部并发症有一定作用。

（4）术后处理：术后动态观察患者呼吸、心率、血氧饱和度、心律、胸管引流量等指标，注意体位，通常患者清醒后保持半坐卧位，以利引流。另外，保持胃肠减压管通畅，注意引流物的性状及水电解质平衡，合理使用抗生素，推广使用肠道内营养。广东省人民医院于手术过程中留置胃管后，再留置鼻肠管达十二指肠水平部以下，术后次日即予肠内营养，逐渐增加营养液输入量，术后3～4天即可停用静脉输液，但需注意营养液的输注速度，避免腹泻的发生。注意呼吸道的管理，包括口腔护理、雾化吸入、督促、协助患者咳嗽，以利排痰及肺复张，从而减少肺部并发症的发生。如患者出现肺不张，在有条件单位可尽早使用纤维支气管镜吸痰。

对于糖尿病患者，术后仍应积极控制血糖水平在6～9mmol/L范围，降低感染及术后切口愈合不良的发生率。另外，应大力倡导经硬膜外给药或其他有效的术后镇痛方式，只要镇痛效果确切，术后患者多能积极配合咳嗽排痰，从而减少肺部并发症的发生。

（5）手术途径及方法

1）经左胸后外侧切口贲门癌切除术：又称左胸-膈联合切口。为大多数胸外科医师所习惯采用的手术途径。经第七或第八肋间进胸，在左膈顶以食管为轴心行辐射切口开腹。该切口对贲门区暴露充分，足以行次全或全胃切除，胃左血管区淋巴结清扫，必要时可向前下延伸切口至上腹壁，便于切断左肋软骨及膈肌，很方便地变成胸腹联合切口，扩大切除范围，行全胃切除及复合脏器切除等。

2）经腹切口贲门癌切除术：上腹部正中或旁正中切口，由于不开胸，痛苦及创伤小，适合年老心肺功能欠佳的患者，并对腹腔受累脏器的切除、腹腔淋巴结的清扫有利。但是贲门癌通常为腺癌，有侵犯食管下段及下食管旁淋巴结转移的倾向，腹部正中切口对食管切除长度有一定限制，虽可游离部分食管下段，但仍有较高的近侧残端阳性率。另外，亦不能行膈上淋巴结清扫，勉强行高位吻合，容易出现术后吻合口瘘。故目前不倾向单独采用该切口，可作为胸部切口有困难时的辅助切口。

3）联合胸骨正中切口及上腹正中切口贲门癌切除术：先行腹部正中切口探查肿瘤的可切除性，如能完全切除，即向上延伸至第三肋水平做胸骨正中切口，并横切断胸骨（左第三前肋水平），切除剑突，将心包自膈面游离，牵开肝左叶，切开膈肌至食管裂孔，显露后纵隔，游离 7～10cm 长的下段食管，常规贲门癌及食管下段切除，将残胃在后纵隔与食管吻合（必要时做全胃切除，行食管空肠吻合）。由于术中一般不损伤胸膜，非开胸下对心肺功能不全的患者有利，并且能切除下段食管，故较单纯腹部正中切口术式，减少近侧切缘阳性的可能，但辅加胸骨劈开，创伤大，出血增多，如胸骨术后感染亦较麻烦。对后纵隔显露有限，故后纵隔淋巴清除及行食管胃吻合又不如经胸切口便利。

4）经颈、腹部二切口，非开胸食管内翻拔脱，部分胃切除，食管胃颈部吻合术：先行腹部正中或旁正中切口开腹探查，如为可切除病灶，并残胃足够长可与颈段食管做吻合后，于颈部另做一切口，游离颈段食管。将食管探条从腹段食管送至颈部食管吻合处，并予牢靠固定后，切断吻合口处食管，由腹部切口持续均匀用力牵拉探条，使食管自上而下内翻拔脱，然后将切除后的残胃缩缝呈管状，经食管床提至颈部做吻合。如残胃不够长，不足以提到颈部做吻合，可利用结肠代食管术。其优点在于非开胸，创伤小，对心肺功能不全患者特别有利。但由于胃的切除范围有限且有可能撕裂气管、支气管膜部，需剖胸修补，不清扫胸内淋巴结，故临床上仅适用于心肺功能低下的年老患者。

5）经胸腹联合切口贲门癌切除术：将左胸前外侧切口继续向前下延伸，切断肋弓，切开膈肌至食管裂孔并向上腹部延伸至腹部正中切口，故又称左胸-膈-腹联合切口。（亦有自肋弓以下向下延长成上腹正中切口或左腹直肌切口）该切口术野暴露充分，胸、腹腔操作皆直视下进行，腹部做全胃、联合脏器切除，淋巴结清扫，胸内做食管、胃吻合或食管空肠吻合等均便利。但由于创伤重，对术后患者的恢复影响较大，尤其是术后对呼吸系统的干扰明显，患者术后常难以主动咳嗽排痰，影响通气功能，增加了肺部感染的机会，故临床上应用受到一定限制。由于贲门癌的解剖位置特点，以及术前的影像学检查仍难以准确提供切除范围、可切除性的判定，故经胸术组或经腹术组在术中发现病变超出术野范围时，为达到完全性切除，均可采用该术式完成手术。

（6）手术切除范围：早期贲门癌手术切缘距病灶至少在 3cm 以上，而进展期，则胃切缘应距肿瘤边缘 5cm 以上，食管切缘则应距肿瘤边缘 5～7cm。因此贲门癌的切除方式有以下 3 种：①食管下段＋近端胃部分切除；②食管下段＋近端胃大部分切除；③食管下段＋全胃切除术。目前对贲门癌做全胃切除的指征意见不一，一般认为贲门癌侵犯胃小弯侧 1/2 时行全胃切除，另外残胃癌及残胃过小，吻合口张力较大时亦宜行全胃切除。徐乐天认为贲门癌侵犯小弯侧 1/2 时行全胃切除，既减少胃残端癌残留发生率，避免小胃综合征，同时胆汁反流、倾倒综合征，低血糖综合征，腹泻等术后症状亦较胃大部分切除为低。Papachristou 比较了全胃与近侧胃大部分切除术后患者的 5 年生存率，结果显示仅对于 TNM 分期为 Ⅰ～Ⅱ 期患者，全胃切除组有较显著的生存优势，而对于 Ⅲ、Ⅳ 期患者，两组间无显著性差异。张汝刚等报道 1 832 例贲门癌外科治疗结果中，行全胃切除者仅为 3.4%，且 5 年生存率显著低于近端胃大部分切除组，分析原因在于行全胃切除术组患者分期晚，多行姑息性切除有关。此外对于联合脏器切除能否改善生活质量及提高远期生存率亦缺乏足够的证据。回顾张汝刚 1 832 例贲门癌外科治疗结果中，联合脏器切除为 5%（70/1 398）。究其原因在于：①肿瘤直接侵犯；②为了更广泛清扫淋巴结以达到完全性切除目的；③脾或其血管受损出血而被迫切除。结果显示近侧胃大部切除术与联合脏器近侧胃大部切除术相比，无显著性差异。并且术中难以准确区分转移淋巴结，广泛清扫淋巴结甚至做了不必要的全胃切除和联合脏器切除，使患者增加手术创伤及影响术后生活质量。

（7）消化道重建方法

1）行近端胃部分及大部分切除后消化道重建方式：①食管、残胃吻合：切除足够长度食管及胃后，无张力下行吻合，为目前最常用的重建方式。由于重建后食物仍经原消化道途径，消化功能容易适应。②食管残胃间结肠间置：分别利用结肠中动脉或回结肠动脉作为供血动脉，取一段横结肠或回结肠代食管与颈段食管及残胃吻合，重建消化道完整（原结肠断端做对端吻合）③食管残胃间带蒂空肠移植术：取带蒂空肠 25～30cm，分别与残胃和胸段食管或颈段食管做吻合。（原空肠断端做对端吻合）

2）行全胃切除后消化道的重建方式

A. 食管空肠吻合（结肠前或结肠后）

Lahey 法：在距屈氏韧带 35～40cm 处，空肠在结肠前方与食管行端侧吻合，在距屈氏韧带 8cm 处行空肠间侧侧吻合，吻合口约 6～8cm 宽。

Graham 法：在距离屈氏韧带 35～40cm 处，空肠在结肠前方与食管行端侧吻合，并用空肠输入段加强吻合前后壁，在距屈氏韧带 8cm 处行空肠侧侧吻合。

Roux － en － Y 法：对预计行 Lahey 法或 Graham 法时，吻合口张力大的患者，则多使用 Roux － en － Y 法，在距屈氏韧带 20cm 处切开空肠系膜，并结扎 1～2 支空肠系膜血管分支后切除空肠，将其远端经剪开的结肠系膜孔道上提与食管行对端吻合，再将输入段空肠与输出段空肠行端侧吻合。

B. 食管、十二指肠吻合术：将十二指肠断端与食管行对端吻合。

C. 代胃术：其目的在于模拟近似的解剖生理状态，有利于食物的消化吸收。

空肠单腔代胃术：距屈氏韧带 40cm 以下处取一段 30cm 长的带血管蒂空肠，原切断空肠的远近断端行对端吻合，带血管蒂空肠于结肠上近端与食管、远端与十二指肠行对端吻合。

空肠双腔代胃术：取带血管蒂空肠同上法，闭锁游离空肠近端，远端与十二指肠行对端吻合，食管与游离空肠中点行端侧吻合，然后将吻合口下方两等长空肠段行侧侧吻合。

P形空肠代胃术：取距屈氏韧带20cm处的带蒂空肠40~60cm，将游离的近端20cm空肠做成P形环状部，食管与环形部行端侧吻合，离断空肠远端与原空肠近侧断端行端侧吻合。

食管空肠端侧吻合代胃术（Roux-en-Y吻合）。

结肠代胃术：游离一段结肠，近端与食管，远端对十二指肠行对端吻合。原结肠断端行对端吻合。

2. 贲门癌的综合治疗 对不能切除的病灶，为了进行肠内营养，解除梗阻症状，可行食管胃转流术，胃、空肠造瘘术，激光、电化学治疗，光动力学治疗及安置记忆金属支架等。通过各种途径使患者营养状况得以改善，提高其生活质量，同时为进一步化、放疗等提供必需的条件。

过去一直认为腺癌对化疗、放疗不敏感，贲门癌的唯一根治性方法为手术治疗，所以长期以来，贲门癌的治疗一直以手术为主要手段。但由于贲门部的解剖部位特殊，喇叭状结构使得患者较晚出现梗阻症状，确诊时已多属晚期，故手术疗效差强人意，据国内三大组统计，手术切除率在73.7%~82.1%之间，5年生存率不足25%，10年生存率不足15%。现实的残酷性使得肿瘤学家希望通过多种治疗手段来提高贲门癌的疗效。

（1）化疗：包括根治性化疗及辅助化疗。现有证据表明，根治性化疗未能显示出化疗的优势，达不到根治性的疗效，而术后化疗已被证明能使一部分患者获取益处，现已列入美国NCCN网的贲门癌指南中：对于完全性切除、分期为T_3N_0患者推荐术后化疗；分期为T_2N_0患者，可予术后观察或予术后化疗/放疗；对于不完全性切除患者，更应予术后放疗及化疗；对于高危人群，如组织学分化差，淋巴血管有侵犯或神经血管有侵犯，年轻患者，更主张术后辅以化疗和放疗。

在术中虽然肉眼下为完全性切除病灶，但有可能出现镜下残留或癌细胞在术中脱落播散，或者术前已存在微转移灶，这些都是术后出现复发和转移的重要原因，也是术后化疗的重要指征之一。

为了提高手术疗效，包括提高手术切除率、术后5年生存率及改善患者的生存质量，可于术前、术中使用化学药物，通过化疗的作用，使得病灶缩小，抑制术前已有的微转移灶或术中脱落播散的癌细胞，从而提高疗效。目前认为影响完全性切除术后远期生存率的关键因素为手术前体内已存在微小转移灶，由于癌灶越小，对化疗越敏感，发生抗药性突变的可能性越小。术前通过化疗杀灭微小转移灶，手术完全性切除病灶，从而提高远期生存率，故目前术前化疗为一研究热点。

贲门癌的化疗还包括动脉灌注化疗。动脉灌注化疗的关键在于胃左动脉选择性置管（为贲门癌主要供血动脉），与静脉化疗相比，由于靶向给药，局部药物浓度高，且药物直接接触肿瘤时间长，对缩小瘤体有利，从而为下一步局部治疗提供便利，而其毒副反应，较静脉化疗为低。徐富仁等报告贲门癌根治术中大剂量抗癌药经胃区域性动脉灌注，50例患者经左胸探查可完全性切除病灶后，使用5-FU 1.5g，卡铂300mg或顺铂100mg，MMC 8mg，美蓝4ml，以生理盐水150~200ml混匀稀释后，经胃区域动脉灌注（首选胃左动脉胃小弯侧前壁分支，其次为胃短动脉，第三选择为网膜右动脉，但需钳夹阻断至大网膜的动脉分支），然后再行手术治疗。该组5年生存率高达50%（值得注意的是，本期患者Ⅱ~Ⅲ期为 49 例, Ⅳ 期 1 例)。另外, 孔忆寒等报告对 24 例不能切除的贲门癌患者, 行食管胃短路术, 于术后 2~3 周行动脉灌注化疗 (有肝、胰及周围脏器受侵者, 行腹腔干动脉灌注化疗; 无周围脏器受累者, 行胃左动脉灌注化疗)。化疗方案为 FAM、EAD 或 EFP。每个病例行 3~8 个疗程不等。结果显示能明显改善吞咽困难症状, 并且 1、2、3、4 年生存率分别为 91.66%、50%、25%、12.5%, 使既往仅能消极手术探查的晚期贲门癌患者提高了生存质量并延长了生存时间。但确切的结论尚有待于大样本前瞻性随机对照研究加以证实。

多年以来, 虽然出现了许多新的化疗药物, 但总体疗效欠佳。紫杉醇作为新一代广谱抗肿瘤新药, 在治疗上消化道肿瘤方面有一定疗效。梅静峰等使用紫杉醇联合顺铂, 治疗中晚期复治性贲门癌、食管癌, 近期疗效满意, 但缓解期较短 (中位缓解期 4.6 个月), 中位生存期仅 6.5 月。故目前多采用化疗联合放疗或化疗联合手术等综合治疗, 期望对可能出现的远处转移病灶有较好的预防及治疗作用, 同时又可能提高局部控制率。周绍兵等报告 90 例晚期贲门癌患者随机分为放化疗组、放疗组及化疗组, 其 3 年及 5 年生存率分别为 32.4%、12.5%、4.8% 和 18.9%、3.1%、0%。提示放化疗较单独放疗或单独化疗, 能明显提高患者的长期生存率。

(2) 放疗: 放射治疗亦是贲门癌治疗中的重要手段。既往认为贲门腺癌对放疗不太敏感, 且放疗反应较大, 患者常难以耐受, 故仅作为贲门癌晚期患者的姑息性治疗或不愿手术患者的治疗手段。其照射范围包括食管下段、贲门区、胃底及胃左血管淋巴结, 照射剂量肿瘤区可达 60~70Gy。

目前放疗常作为不完全性切除的贲门癌患者术后辅助治疗手段之一, 但总体疗效欠佳。作为贲门癌综合治疗的重要手段, 放疗可与手术联合, 做术前放疗, 消灭或抑制增生活跃的癌细胞, 缩小病灶, 减轻外侵程度及降低淋巴结转移率, 从而提高手术完全性切除率及远期疗效。张志贤等报告将 370 例贲门癌患者随机分成术前放疗组和单纯手术组, 术前放疗组对食管下段、贲门、胃底、胃小弯和肝胃韧带等 5 个区域照射总剂量 40Gy, 然后休息 2~4 周后再进行手术。结果显示综合治疗组 1~10 年生存曲线明显高于单纯手术组, 其中 5 年和 10 年生存率分别为 30.1%、19.8% 和 20.3%、13.3%, 有显著性差异; 而切除率综合组为 89.5%, 手术组为 79.4% (P<0.01); 淋巴结转移率综合组为 64.3%, 手术组为 84.9% (P<0.025)。综合组和单纯手术组的失败原因: 局部肿瘤未控制, 复发率分别为 38.6% 和 54.6% (P<0.005); 远处转移率综合组为 24.3%, 手术组为 24.7%。该研究结果提示: ①术前放疗能提高长期生存率; ②改善近期效果; ③使肿瘤发生了动态变化, 为完全性切除奠定了良好基础; ④减少了局部治疗失败, 提高了局部控制率; ⑤术前放疗对远处转移性病灶不起作用; ⑥术前放疗不增加手术并发症及手术死亡率。所以, 放射治疗在贲门癌治疗当中亦可能有其重要作用: 对于因医学原因不能手术, 或患者拒绝手术的早期病例, 单纯放疗可能获得长期生存。对于单纯探查、姑息性切除、术后局部复发或有区域性淋巴结转移的患者, 可行放疗和 (或) 化疗以延长生存时间及改善生存质量。

七、预后

早期贲门癌疗效较好, 但由于大多数贲门癌患者就诊时已属中晚期, 故总体疗效欠佳。国内张毓德等 (1986 年) 报告 2 279 例外科治疗的贲门癌患者, 手术切除率为 73.7%, 5 年生存率为 19%, 10 年生存率为 8.6%; 邵令方等 (1987 年) 报告 1 963 例外科治疗的贲门癌患者，手术切除率为 82.1%，5 年及 10 年生存率分别为 24% 和 14%；张大为等（1988 年）报告 937 例外科治疗的贲门癌患者，手术切除率为 74.5%，5 年及 10 年生存率分别为 19.5% 和 10.3%；张汝刚等（1998 年）报告 1 832 例外科治疗的贲门癌患者，手术切除率为 76.3%，5 年生存率为 23.5%（其中根治性切除率为 53.4%，根治性切除术后 5 年生存率为 29.9%）。

影响贲门癌远期生存与以下因素有关：①肿瘤大小：当肿瘤直径大于或等于 7cm 者，较直径小于 7cm 者差；②肿瘤浸润深度：肿瘤侵透浆膜层者较差，而在黏膜下层以内者预后较好；③有淋巴结转移患者远期生存率较无淋巴结转移患者差，多站淋巴结转移者疗效更差；④手术性质：完全性切除术疗效较姑息性切除术疗效为佳；⑤组织学类型及分化程度；⑥癌旁及引流区淋巴结免疫反应；⑦年龄：40~50 岁患者较年龄大患者预后差。

（濮仁富）

第八节　食管闭锁与食管气管瘘

食管闭锁是一种食管缺失的先天性疾病，常伴有远端食管气管瘘。在 20 世纪 30 年代小儿外科逐渐独立并成为外科新专业之后，食管闭锁手术就成为反映一个地区小儿外科水平的标志性手术。随着新生儿内科、新生儿外科、小儿麻醉、营养及新生儿监护等学科的不断进步，现在绝大多数食管闭锁患儿均能治愈。

1870 年 Durston 报告了不伴食管气管瘘的食管闭锁，27 年后 Cibson 描述了食管闭锁合并食管气管瘘。在此之后，有关该畸形的解剖变异及其治疗的文章及专著不断面世，对该病的病理生理改变、分类及手术方式进行了详尽的分析。Leven 和 Ladd 报道了分期手术成活的病例，手术方式分别为胃造瘘，胃造瘘及上段食管颈部造瘘。Yogt 于 1923 年介绍了食管闭锁及食管气管瘘的不同病理类型，这一分类一直沿用至今。Haight 于 1941 年首次成功施行了一期手术，手术方式为分离、闭合食管气管瘘及食管吻合。1962 年 Waterson 报告了 216 例食管闭锁，并对这些患儿的出生体重等因素与临床预后的关系进行了分析，这一结果在很长一段时间内成为临床选择手术病例的金标准。同年，Holder 等对早产儿及重病患儿进行分期处理，使手术成功率有了进一步提高。现今，随着临床医学的整体进步，低体重儿、早产儿的手术成功率也大为提高，其治愈率与其他患儿十分接近，所以目前已不再采用 Waterson 分组，对多数早产儿及低体重儿也不需行分期手术。

一、发病率

该畸形是消化道畸形中最常见的，是引起新生儿消化道梗阻的常见原因。但准确的发病率尚未得知，其发病率随地区不同而有差异。在冰岛与澳大利亚，4 500 个活婴中就有 1 例食管闭锁。美国的发病率与此较为接近，为 4 425 名活婴中发生 1 例。但多数人认为该畸形的发病率为 3 000~3 500 个活婴中有 1 例。

二、病因

食管闭锁病因不明，可能与食管气管的发育异常有关。该畸形曾在单卵双生的一个及两个成员中发生，亦有同父异母子女同时发病的报道，还有母子或父子均患病的病例。有的家庭中两代人间有多人患该病。但有明确家族史的病例不多，并不能说明大多数食管闭锁病例中有遗传因素。

有关食管闭锁的胚胎学基础有多种假说，但无一种学说能圆满解释食管闭锁的所有病理类型的形成。最为人们熟悉的是食管气管分隔障碍假说。该学说认为胎儿前呼吸管或气管在宫内第3周开始分化，其组织来源于前肠。之后从原肠两侧出现侧方生长的嵴，该嵴从气管隆突水平向头侧生长至气管，并逐渐内折至中线相遇，从而使气管与食管分开。该嵴内折不完全或在中线融合不完全就造成食管与气管相交通，从而形成气管食管瘘。瘘管常见的部位是在气管隆突之上，即内折开始的水平。但该学说无法解释食管的间断，也无法解释不伴食管气管瘘的食管闭锁的发生。

也有人认为胚胎内压增加可能导致食管闭锁。增大的心脏、异常血管、前肠退化或胎儿过度前曲都可能使胚胎内压上升。这些因素都可能使食管受压，从而形成食管闭锁。另外，食管闭锁还可由食管生理性闭塞后再腔化不全所致。但这种解释可能不足信，因为食管闭锁的产生往往在食管发生生理性狭窄之前，而且从未见过食管全程闭锁的病例。如果食管在发育过程中发生缺血，则可能形成食管闭锁。但食管闭锁发生得很早，那时还不会出现低氧区，而且也无法解释食管气管瘘的发生。食管区和肺芽区细胞增生与分化的速度和时间异常也可能形成食管闭锁与食管气管瘘。胚胎第3周，前肠细胞增生并伴有食管与气管长度的快速增加。如果食管生长的速度太慢，则食管气管生长不同步，将产生食管背褶或侧食管沟后偏，从而形成食管闭锁与食管气管瘘，在食管气管瘘管中有气管残留为这一假说提供了佐证。

总之，虽然对食管与气管的胚胎学发生过程已有清晰的了解，但这一过程的原因及其意义还不十分清楚，所以由此来解释食管闭锁的发生还不能完全令人信服。

三、分类

对该畸形有不同的分类方法，但至今尚无一种分类方法能包含所有的病理类型，有些罕见的病理类型还无法进行恰当的归类。在众多的分类方法中，由 Vogt（1929 年）和 Gross（1953）提出的分类方法最为流行，本节介绍 Gross 的分类方法。

按此分类方法，食管闭锁与食管气管瘘可分为 5 型。Ⅰ型为食管上下端均闭锁，无食管气管瘘，两食管盲袋间相距较远。此型占 4% ~ 8%；Ⅱ型是食管上段有瘘管与气管相通，食管下段形成盲袋，上下食管间相距甚远。此型占 0.5% ~1%。最常见的是Ⅲ型，占 85% ~90%。此型中食管上端形成盲袋，食管下端与气管呈端侧相通形成食管气管瘘，瘘管常在气管隆突上 1cm 处，少数病例亦可通向右或左侧主支气管。上下食管间的距离有较大变异，有的超过 2cm；而有的两端食管肌层相连，管腔仅由一层薄膜隔断。Ⅳ型为上下食管盲袋均与气管形成食管气管瘘，该型占 1%。Ⅴ型又称 H 型瘘，食管管腔与管壁均正常，但与气管间有侧侧相通的瘘管。该瘘管从气管后面由上向下斜行与食管相通，所以瘘管两端的食管与气管不在同一水平面上，气管瘘口较高而食管瘘口位置较低。此型占 2% ~6%。

四、解剖、病理与病理生理

食管是一空腔的肌肉管道，管道内覆盖着多层鳞状上皮。足月新生儿的食管长约 10cm，管径约 0.5cm。近端 1/3 是随意肌，远端 2/3 是不随意肌。颈段食管由甲状腺下动脉的食管支供血，这些血管沿食管垂直向下，在主动脉弓水平与主动脉或支气管动脉的食管支吻合。其余的胸段食管，尤其是低于气管分叉平面的食管，是由主动脉的分支来供血的。但这些血管管径较细，它们也与肋间血管等形成吻合。远端食管由胃左动脉升支及膈下动脉供应。食管的这种血供特点在发生食管闭锁时也无改变。了解这一特点有利于术中避免不恰当的操作而致食管缺血。颈段及腹段食管的血管是平行于食管的，而胸段食管是节段性的。在食管闭锁手术中因上下食管间距离过大需游离食管时，上段食管游离至颈部也不会引起缺血；但如果过分游离下段食管则可能造成食管缺血。所以食管闭锁手术中应先充分游离上段食管，然后才游离下段食管。有时食管两盲端间距离太大，游离食管后仍无法行食管吻合，有人建议环形或螺旋形切开食管肌层以延长食管。这种处理有可能损害食管的血供，有并发吻合瘘的危险。而且这种切开食管肌层的方法也可损害食管的神经支配，从而引起食管动力障碍。不到万不得已之时不宜轻易采用。

不宜过分游离下段食管还可从食管闭锁的病理改变中找到依据。胎儿吞入羊水使近端食管盲袋肥厚、扩张，血液供应也很丰富。如果近端食管盲袋不肥厚、囊小且短，应疑有食管气管瘘存在。而远端食管与气管间以端侧方式形成瘘管，且常有发育不良，血液供应也少。这与食管长期无功能有关，类似于肠闭锁中见到的近端肥大而远端发育不良。由于下段食管本来血供就差，食管闭锁时远端食管发育不良后血供又更为减少，所以术中不宜过多游离下段食管以免引起食管缺血。

发生食管闭锁之后胎儿不能正常吞咽羊水，从而造成羊水循环障碍，而致羊水过多。单纯闭锁的患儿大多有羊水过多，而近端食管闭锁、远端食管气管瘘者也有30%的病例有羊水过多。另外，正常循环于呼吸道的羊水可能经食管气管瘘引流至食管，消除了羊水对气管、支气管的支持效应，从而造成气管软化。

Wailoo 和 Emory 对食管闭锁及食管气管瘘的死婴进行了尸体解剖，结果发现这些患儿的气管中软骨数量减少、气管壁中的横纹肌长度增加，软骨不足以支撑气管壁，从而造成气管塌陷。气管受损的平面位于近端食管盲端处，但有时全部气管都可能受损。气管受损软化塌陷后，可引起呼气性呼吸困难。症状的严重程度不一，轻的可能无症状，重的可能需机械通气。一些使胸内压增加的因素，如下呼吸道感染等，可加重气管的塌陷，使呼吸困难进一步加重。由于近端食管闭锁，唾液和食物流入食管后可使近端食管更为扩张，从而压迫气管，加重呼吸困难。另一方面，呼气呼吸困难可使腹内压上升，胃内容物经食管气管瘘反流入气管，引起呼吸道损伤而使病情更为复杂。对症状较轻的气管软化患儿，可进行保守治疗。一般而言，气管软化的程度可随时间的推移而逐渐好转。在进行保守治疗期间，应少食多餐，并进流汁饮食。如合并有胃食管反流，喂养时应使患儿前倾30度，并进黏稠饮食。如果呼吸道症状不缓解，又并发有食管狭窄，则应行胃底折叠术。如无胃食管反流，但有食管狭窄时，应多次扩张食管。当这些处理均无效时，可考虑行主动脉固定术。

虽然食管气管瘘呈发育不良，但管腔是通畅的，故出生后空气可经呼吸道进入胃及消化道，腹部胀气后膈肌上抬。新生儿肋骨呈横形而不是斜形，肋间肌收缩引起胸腔容积的增加不如大龄儿童明显，所以新生儿呼吸活动主要以腹式呼吸为主。如膈肌上抬、腹式呼吸减弱可使患儿出现呼吸窘迫。另一方面，反流入食管的胃液及胆汁也可经瘘管进入呼吸道，从而引起化学性肺炎。引起新生儿肺炎还有其他原因。出生后，婴儿不能吞咽自己的唾液及喂入的任何食物，造成分泌物及食物溢出至呼吸道与肺实质，不可避免地发生吸入性肺炎。所以，食管闭锁并食管气管瘘的患儿均有程度不同的呼吸道感染，术前应着力处理肺炎，可提高手术成功率。

多数食管闭锁的患儿还存在食管动力异常。术前术后食管测压均显示食管全段均有动力障碍。手术损伤迷走神经也可能加重食管动力损害。食管动力异常可导致吸入性肺炎，食管对胃酸的清除能力下降还可使食管发生腐蚀性食管炎。食管闭锁患儿术后出现胃食管反流、吻合口狭窄、食管气管瘘复发和气管软化均与食管动力障碍有关。如果患儿术后发生胃食管反流与食管狭窄，不宜作长时间的扩张治疗，因为由反流所致的食管狭窄可能在很短的时间内复发。此时应先行胃底折叠，然后再根据病情决定是否行食管扩张。

早产儿易并发透明膜肺，再加上气体经瘘管进入胃肠道使膈肌上抬，可出现严重的呼吸困难。如果行正压通气，可使气体经瘘管进入腹部，更加重通气障碍。此时应在保持血氧饱和度大致正常的前提下，用尽可能低的压力进行机械通气。早期分离食管气管瘘可阻断这一恶性循环。透明膜肺病损常在出生后 24~48 小时后出现，在此之前离断瘘管可避免出现严重的呼吸困难。此时不宜行胃造瘘，因为造瘘后空气可经胃造瘘口外流，使机械通气的效能下降。

五、临床表现

由于食管闭锁的胎儿不能吞咽羊水，使羊水循环受阻，故易发生羊水过多。出生后，由于唾液等口腔内的分泌物不能经食管吞入胃肠道，患儿将出现口内分泌过多，常从口鼻内溢出，有时还会发生呛咳及呼吸窘迫。典型的症状是第一次喂食后不久，食物从鼻孔及口腔溢出，同时出现呛咳、呼吸困难及面色发绀。如迅速从口内吸出液体及分泌物后，患儿又安静下来，但再次喂奶后上述症状又复出现。病情反复发作，患儿呼吸困难加重，分泌物增多，可出现咳嗽、面色青紫、呼吸急促等呼吸道感染的表现。患儿的这些呼吸道症状可能使人误以为是呼吸窘迫综合征。但患儿出现涎水分泌过多和吐白沫，可与其鉴别。

体格检查时可发现患儿呼吸急促，面色青紫，口吐白色泡沫。腹部膨隆，严重者可出现腹壁静脉怒张、呼吸增快，并发肺炎时可闻及湿鸣。

六、诊断

想到该病的存在并进行相应的检查不难获得正确的诊断。羊水过多应使临床医师想到该病的可能性。若还有早产，临床上更应怀疑，因为早产儿先天性畸形的发生率较高。任何口吐白沫的新生儿均应疑有本病，并进行进一步的检查。常用的检查方法是从口内插入 10 号胃管，管壁最好有不透 X 射线的标记物。最好不要从鼻内插入胃管，否则有损伤上呼吸道的可能。如食管通畅，则管子很容易进入胃内；如有阻塞，则胃管插入 10cm 后受阻，如强行插入胃管，则可使管子在腔内打圈，造成患儿咳嗽及从口中溅出分泌物。内径小的胃管更易在食管内打折，不宜采用。一旦感到插入胃管受阻，可将管子固定后，摄包括颈胸腹在内的直立前后位及侧位 X 线平片。如存在食管闭锁可见导管端位于上盲端的底部或在盲袋内打圈。侧位片上可以确定上盲端与胸廓入口的关系，食管上盲端的最低点常位于第 1 或第 3 胸椎水平，盲袋短且高应怀疑可能存在近端食管气管瘘。如胃管位于胃内，则可否定食管闭锁的诊断。但有人曾报告胃管经近端食管气管瘘口进入气管，尔后又通过远端食管气管瘘进入胃。幸好发生这种情况的可能性不大，并且用较粗的胃管就可避免之。

确立了食管闭锁的诊断仅是整个诊断过程的第一步，其后要对这些畸形进行分类性诊断。如平片显示腹部有气体存在，则可认定存在远端食管气管瘘。如腹部无气体存在，则往往意味着无食管气管瘘或有近端食管气管瘘。近端食管气管瘘的诊断不易，需对 X 线平片进行详细分析，必要时行气管镜检查。部分无瘘的食管闭锁患儿需行胃造瘘术，在术中可从上下两端插入金属导管来确定近端与远端食管间的距离。最为困难的是显示 H 型瘘。因为食管是连续的，患儿可无吐白泡等表现，但在进食时仍会出现呛咳，并有腹胀。反复吸入食物可导致肺部感染。诊断可由食管造影或支气管镜确立。Gans 和 Johnson 使用微小的望远镜式内窥镜检查气管内的瘘口，并测量其与气管隆突的距离。还可将一细小的导管插入瘘管内，从而得到瘘管的详尽情况，这对手术的定位有较大的帮助。

有人从胃管内注入造影剂以更清晰显示近端盲袋的位置，并可显示近端食管气管瘘。但有反流入呼吸道的危险。造影剂以水溶性显影剂为好，量不可太多，1ml 就足够了。有人从胃管内注入空气来显示近端食管盲袋，可勾出近端盲袋的大致平面。造影操作最好有良好的透视设备，并由有经验的小儿放射医师执行。外科医师及新生儿科医师应在旁观察，随时处理可能出现的呼吸道阻塞。

还应仔细分析心脏大小及肺野，注意有无先天性心脏病及肺部感染，同时注意脊柱有无异常。有时食管闭锁可合并十二指肠梗阻或小肠闭锁，应对腹部平片进行分析以排除这些可能性。

除此之外，还应排除有无更为严重的发育异常。食管闭锁常合并 Down 综合征和 Edward 综合征，临床上存在疑问时应行染色体检查以明确诊断。

七、合并畸形

有一半以上的食管闭锁患儿合并有一处或多处先天性畸形，但并不是所有的合并畸形都影响食管闭锁的治疗，也不是所有的合并畸形都需急症处理。VATER 是常见的合并畸形，婴儿有脊柱（V）肛门直肠（A）气管食管（TE）畸形，还可能出现心脏（C）肾脏（R）及肢体（L）畸形，又称之为 VACTERL 症候群。也可能出现 18 及 21 三体，当临床有疑问时应行染色体检查，手术最好推迟到染色体结果回报后再进行。有人对 139 例食管闭锁患儿进行过临床分析，结果发现 63.3% 的患儿有合并畸形，其中累及心血管的占 25%、胃肠道占 19%、脊柱占 28%、肾脏占 15%、呼吸系统占 4.3%。

八、治疗

成功处理食管闭锁与食管气管瘘往往要依靠现代新生儿监护人员的协同努力，需要所有新生儿内科、外科、麻醉科医师及护理人员如一个有机整体地关心。也只有发挥多学科协作的优势，才能使该病的治疗效果有明显的提高。现今，该病的治愈率在一些大的儿科医学中心已上升到 90%，成绩的取得与多学科的共同努力是分不开的。

患儿应送至专科医疗机构进行医疗，在转运过程中要将患儿放在便携式温箱中运输，寒冷刺激后可导致血管收缩，影响组织供氧。应尽可能少地触动患儿，使患儿保持安静可减少氧耗量。而且剧烈的哭闹还可能让更多的空气经食管气管瘘进入胃内，引起腹胀，从而限制通气。因为患儿多有吸入性肺炎或其他呼吸道异常，转运途中应监测血氧饱和度。如无相关设备，也应尽量使患儿面色红润。短时的缺氧比长时间缺氧更有害。

保持部分直立位和反复抽吸食管上端盲袋可防止吸入性肺炎的发生。转运途中可将患儿置于半坐卧位，这样可以有效引流口内分泌物并防止误吸。如分泌物较多，应连续抽吸；如分泌物已有减少，可每隔10分钟抽吸1次。要强调的是，虽然有时吸管的位置正常，但由于分泌物较黏稠，细的吸管容易被分泌物堵塞，所以应及时冲洗吸管以保证吸管的通畅。

患儿均不能进行人工喂养，吞咽任何东西都可能进入肺内而引起吸入性肺炎。临床医师应注意，能进入口内的只能是吸管。

转运途中如发现血氧饱和度下降，不宜进行面罩给氧。因为面罩给氧可使空气过多地进入胃内，从而导致腹胀及膈肌上抬，加重呼吸困难。

患儿入院后应进行重症监护，并行X线检查以明确诊断。置患儿于半坐位，每1小时翻身1次，并进行食管上端盲袋及口内吸引。吸引出的分泌物可行细菌培养。术前应进行血气、电解质、葡萄糖及胆红素测定，有异常时要及时给予纠正。查血型并配血。术前应常规静滴或肌注维生素K和广谱抗生素。

等患儿病情平稳后手术。有时患儿有严重的呼吸道问题时可延迟手术，先行处理肺炎。术前是否行气管插管尚有争论，但对重症患儿可能有利。患儿经过插管并辅助呼吸及反复清理气管、支气管，可改善患儿的呼吸情况。气管插管的另一个好处是可清除经瘘管反流至气管的胃内容物。但应注意，对有食管气管瘘和患儿不宜行正压通气。

手术治疗的目的是重建食管的连续并切断食管气管间的瘘管。手术可立即进行，也可延迟进行，有时还可分期进行。以前曾有人主张对合并严重呼吸道感染者作分期手术，即先作胃造瘘并处理其他合并畸形，待病情稳定后再作食管吻合术。但现在大多数患儿已不再需要分期手术，即使有严重的呼吸道感染也可先抗感染治疗然后行一期手术。

手术经肋间隙入路，这种手术可获得良好的暴露并减少术后并发胸壁畸形的可能。患儿右上侧卧，手术经右第四肋间后外侧切口开胸。皮肤切口自乳头下方开始，自前向后绕过肩胛下角一指宽处，向后方止于骶棘肌的外缘。电刀切开胸壁肌肉，向上牵开肩胛角，由第一肋往下数，定位于第四肋间。如从胸膜外入路，在小心切断肋间肌后，从切口周围肋骨及肋间隙分离壁层胸膜，分离范围要广，以便放入开胸器。如游离胸膜范围不够，可造成广泛撕裂。分离胸膜时出现小口，可用不吸收缝线修补。如裂口大于2.5cm，最好改用胸膜内途径，因修补常无效。胸膜外途径的有利点为一旦发生吻合口瘘可避免发生脓胸。但该入路较易分破胸膜，反复修补胸膜反而耽误更长时间。所以采用胸膜内途径，可很快发现食管气管瘘并处理之，术后尚无因吻合口瘘而发生脓胸者。

暴露纵隔，见到奇静脉后结扎切断，便于确定食管下段及瘘管。此段食管容易见到，但有时须仔细寻找，因该段可以很短或被降主动脉遮盖。迷走神经从食管前方经过，术中可通过寻找迷走神经来确定远端食管。确定食管远段后，绕过一细带，用作牵引以确定连接气管的瘘管。游离与解剖食管远端时尽量限于小范围以保存血液供应。在瘘管进入支气管或气管的入口处钳夹并用刀切断之，残端用丝线缝扎。然后游离食管近端盲袋。嘱麻醉师轻轻吸引预置入盲端内的导管，使盲袋底部撅起，顶端用丝线缝扎作以后解剖时的牵引线，食管近端盲袋游离常不困难，因最常见的盲端至少达到第二胸椎水平，可在胸内解剖出来。解剖近端盲袋的技术要点是与气管前内侧分离。气管食管在此水平上紧密相连，须用锐剪分开，解剖时注意不要意外进入气管。因为气管壁上的这种破裂，虽予修补，但因接近食管吻合口，可能造成术后食管气管瘘复发。

完成解剖与游离食管两端后，开始进行食管吻合，常用端端单层缝合法。缝合包含全层，尤其注意必需黏膜对黏膜吻合。缝结可打在腔内，也可打在腔外，可根据医生的经验及便利而定。因食管近端相对肥大，而下端有时发育不良，就显得不一致。但常可正确对合，因近端盲袋底部呈锥形，在近椎体顶端作切口，近端及远端管腔的不一致就可减少。吻合开始时先在管腔两侧及后壁中点作三针缝线，结扎此三缝线使食管两端对合。由麻醉师用一细导管插入鼻胃管由外科医生导引越过吻合口。再缝合四针修补前壁。缝合完成后牵引两根原来侧方缝线，轻度旋转食管，在后壁吻合口上加补缝合。若食管两端距离较远，可行端侧吻合法，具有操作简便，吻合口较大，且张力较小等优点，但有术后瘘管复发率高的缺点。方法是先在紧靠气管处用无损伤缝针和丝线双重缝扎食管，在缝扎线下端纵形切开瘘管长约1cm。上盲端预置2针牵引线；横行切开盲端约1cm，食管上下端切口后壁用丝线间断全层缝合，自鼻腔内预插入的细导管经食管置入胃内，间断缝合前壁全层。

吻合完成后，将留置在食管内的细导管退回到吻合口上方，从导管内注入生理盐水，检查吻合口有无漏液，必要时予修补。放置肋间引流并逐层关闭胸壁切口。

如术中发现食管两端间的间距过大，不可能作到无张力吻合时。可切断瘘管，将下端的食管缝合固定于附近的软骨膜上防止回缩。将食管上方盲袋由左锁骨上方拉出作颈部食管造口。待几年后，用结肠或胃代食道，恢复食道的连续性。但食管本身优于用胃或结肠作再造术，所以有人建议用探条扩张食管的上下盲端，待长度足够时再行食管吻合术。

对无瘘的食管闭锁的处理较棘手，因为这些患儿的远近端食管往往相距很远，有时在膈肌上方根本无法找到远端食管。这类患儿的诊断要排除近端食管气管瘘，可用食管造影或支气管镜检予以确认。这类患儿常需胃造瘘，待食管扩张到能吻合时才行食管吻合术。

H型瘘常位于颈根部第2胸椎水平，所以手术需经颈部进行。常在右侧锁骨上1cm处作切口，分开胸锁乳突肌并牵至内侧，显露并牵开颈动脉鞘。在食管与气管间找到瘘管。注意迷走神经位于食管气管沟内并紧贴于瘘管，在手术游离瘘管时要避免损伤。完全切断瘘管，断端缝扎。有人在两断端间置入少许肌肉，可起到防止瘘复发的作用。不必放置引流。术后应进行食管造影检查，以明确有无吻合口瘘及吻合口狭窄。

术后对低体重儿及有吸入性肺炎的患儿进行机械通气，继续进行抗炎及支持治疗。开始几天婴儿应经口咽吸引吞咽不良的唾液。第五天可经鼻胃管试喂以少量葡萄糖盐水，能耐受后，逐渐增加量及热量。至第十天吞咽造影剂观察吻合口通畅度及愈合情况。如无吻合瘘可拔除闭式引流管及胃管。放射线检查如发现吻合口有狭窄，14天后可予轻轻扩张。

九、合并畸形的治疗

对合并先天性心脏病的患儿可根据病变的不同类型作具体的处理，但可先矫正食管闭锁，其后处理心脏畸形。在术前发现双肾未发育或有严重囊性肾病的患儿，矫治食管闭锁的意义不大，但对一些反流性肾病应在术后数周内作出诊断并进行相应的治疗。对合并直肠肛门畸形者，应先矫正食管闭锁，然后再处理肛门畸形。如有半椎体等脊柱畸形，也应待食管闭锁矫正术后再行处理。但18三体综合征不宜行食管闭锁矫正，此病预后不良，矫正食管闭锁意义不大。

十、术后并发症

（1）吻合口瘘：吻合口瘘是一种致命的并发症，可导致纵隔炎、纵隔气肿及脓气胸。瘘口可大可小，有的瘘无明显临床表现，只在食道造影时发现；有的可为吻合口全部裂开。引起吻合口瘘的原因有：吻合口张力过大、吻合方法不正确、食管缺血及纵隔感染。术中过份游离食管以及环形切开食管肌层均可导致食管缺血。而不恰当的吻合方法也可能撕破食管。吻合口瘘常于术后 3~7 天发生，患儿可表现为临床情况恶化，呼吸脉搏增快，胸部平片可发现气胸，胸腔闭式引流中很快出现泡沫状黏液。一般采用非手术治疗。如瘘远端无梗阻，发生瘘的食管无明显病损，维持良好的营养状态后瘘口能自行闭合。禁食、完全胃肠外营养、使用广谱抗生素，并经胸腔闭式引流管充分引流，大多数瘘可于数天内闭合。

（2）吻合口狭窄：吻合口狭窄是再手术的最常见的原因。与吻合口狭窄有关的因素有：术中操作粗糙、食管缺血、吻合口张力过大、吻合口裂开、吻合方法不当等。后期形成吻合口狭窄的因素可能是胃食管反流。发生吻合口狭窄时患儿吞咽困难，最初可表现为进食减慢，呃逆，大儿童可诉胸内异物感。其后可出现进食困难及呕吐。食管造影及食管镜检可确立诊断。轻者可反复扩张，无效时应再次手术。食管狭窄由胃食管反流引起者应行抗反流手术。

（3）食管气管瘘复发：瘘复发是一种很危险的并发症。手术关闭瘘口不完全、吻合口瘘及局部感染脓肿形成均可导致瘘复发。要注意的是，有时术前忽略了近端食管气管瘘，术后瘘管依然存在，可误以为是瘘管复发。患儿表现咳嗽、呛咳、青紫及反复肺部感染。典型的表现是每次进食后患儿出现呛咳。前倾位食管造影或支气管镜检可确立诊断。保守治疗无效，常需再次手术切断瘘管。

（4）胃食管反流及食管动力障碍：大多数食管闭锁患儿术后均会出现胃食管反流。术中改变 His 角、术后食管动力障碍均可导致胃食管反流。轻者可无症状，重者可发生吸入性肺炎。在并发食管狭窄之后还可出现吞咽困难。可先行保守治疗，无效时应行胃底折叠术。

十一、预后

食管闭锁与食管气管瘘的病死率已逐年下降，死亡原因已不再是呼吸衰竭等并发症，而是并发的合并畸形。但术后远期可出现胃食管反流及食管动力障碍，也有并发食管癌的报道，应对这些患儿进行远期随访。

（濮仁富）

临床心胸外科疾病处置方法

（下）

柯宏刚等◎主编

吉林科学技术出版社

第十章　胸部损伤

第十章

胸部损伤

第一节　胸壁损伤

　　胸壁软组织损伤包括浅表的皮肤擦伤、撕裂伤及累及胸壁软组织全层的挫伤、血肿、刺裂伤等。胸壁软组织伤的致伤原因分锐器伤及钝性暴力伤。锐器伤以刀刺裂伤、玻璃刺伤等为常见；钝性伤常为撞击伤、跌伤及挤压伤所致。

　　锐器伤常造成皮肤裂伤、肌肉断裂、出血、疼痛，但其深度仅限于在胸膜外，胸膜腔仍保持完整，又称为胸壁"盲管伤"。钝性伤者皮肤无裂口，表现为皮下瘀斑，局部肿胀、压痛。严重者可发生肌纤维撕裂及深部血肿，局部隆起。刺裂伤有明显的受伤史，皮肤有裂口、出血。必须详细询问病史，要特别警惕进入伤口深部异物，伤器断入、子弹、弹片、玻璃等残留。挫伤者应仔细检查受伤部位及范围，有无反常"呼吸运动"，疑有肋骨骨折或胸内脏器损伤者应做 X 线等检查予以排除后，方能做出单纯胸壁软组织挫伤的诊断。

　　对胸壁刺裂伤、伤口出血者应在现场加压包扎急救。及早行清创术，注意取出深部伤口内异物，清除血肿，查明伤口是否和胸膜腔相通，伤口内污染严重者清创引流后，延期缝合。肌肉注射破伤风抗毒素 1 500U，给予抗生素预防感染。

　　挫伤者一般无特殊治疗，疼痛明显者，给口服止痛，对症处理。

一、肋骨骨折

　　肋骨骨折可由于直接暴力或间接暴力所造成，直接暴力引起的肋骨骨折，断端可陷入胸腔，损伤肋间血管、胸膜及肺等，而产生血胸、气胸或血气胸；间接暴力如胸部前后受挤压，多在肋骨中段折断，骨折的断端向外。枪弹伤或炸伤产生的骨折，常为粉碎性骨折。

（一）损伤机制

　　肋骨骨折一般发生在 4 ~ 7 肋；1 ~ 3 肋有锁骨及肩胛骨保护而不易骨折；8 ~ 11 肋软骨连接于肋软骨上，有弹性缓冲，亦不易折断；11 和 12 肋为浮肋，活动度较大，骨折更为少见。但当外来暴力强大时，这些肋骨仍可引起骨折。

　　在儿童和青年时期，肋骨富有弹性，不易折断，常见有严重的胸内脏器损伤而无骨折，甚至没有明显的胸壁软组织损伤。成年人，特别是老年人，肋骨逐渐失去弹性，肋软骨也常有钙化而脆弱，容易发生骨折。偶尔甚至由于胸部肌肉突然剧烈收缩，如咳嗽、喷嚏等亦可引起骨折。在自发性肋骨骨折中，必须高度重视因癌肿转移而引起的病理性骨折。

（二）病理生理

单根肋骨骨折，如无合并胸腔内脏器损伤，或不影响患者的正常咳嗽，则无关紧要，不需特别处理。但第一肋骨骨折往往是胸部经受了强暴力，并可能合并有胸内严重损伤的一个标志。第一肋骨骨折常可合并有锁骨骨折。对每一个第一肋骨骨折的患者，必须考虑到有锁骨下动脉、锁骨下静脉或无名动脉损伤的可能性。有时，它也可合并有臂丛神经损伤，或出现 Horner 综合征。在骨折愈合后，由于局部骨痂形成，压迫血管或神经，可以引起胸廓出口综合征。

因此，对每一个有第一肋骨骨折的患者，必须仔细检查有无其他脏器损伤和功能影响。对所有可能引起的胸内脏器损伤，包括心脏挫伤、支气管破裂等，都必须先予以排除。

1. 多发性肋骨骨折　由于致伤暴力不同，可以产生单根或数根肋骨骨折，每根肋骨又可在一处或多处折断，每肋仅一处折断者称为单处骨折；有两处以上者则称为双处骨折。单处骨折如无严重的胸内损伤，多不严重，但多根双处骨折则造成胸壁软化，形成浮动胸壁，亦称为连枷胸，严重影响呼吸与循环功能。3 根或 3 根以上肋骨骨折，甚至在没有出现胸壁浮动的情况下，也应考虑到因疼痛而影响呼吸和咳痰问题，老年人肋骨骨折的并发症对呼吸功能的影响更为重要。（图 10 - 1）肋骨后肋部的骨折，由于局部强有力的肌肉的支撑，骨折后对呼吸功能的影响不大。

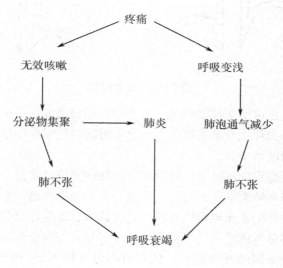

图 10 - 1　肋骨骨折

2. 连枷胸（Flail Chest）　3 根或 3 根以上肋骨的双处骨折，或多发性肋骨骨折合并有胸骨骨折，都可因胸壁浮动而导致反常呼吸。胸壁不同部位的骨折，都可引起连枷胸，但一般表现为两种形式。

（1）前壁型：表现为胸骨旁肋软骨部位的多发性骨折，可同时伴有胸骨骨折。

（2）侧壁型。

这两型各有不同的合并伤和治疗措施，区别这两型对临床的诊断和治疗很重要。

连枷胸的病理生理：自然呼吸状况下，在吸气时，呼吸肌受神经支配而收缩，使胸腔扩大，从而造成胸膜腔内约 10cmHg 的负压。在深吸气时其负压可更大。由于胸膜腔内的负压作用，使胸壁的各个失去支撑的游离肋骨段（即胸壁浮动部分），向胸腔内凹陷。而呼气时甚至可造成正压，此时，可使连枷胸向内凹陷部分回复到原来位置，或向外膨出。因此，胸壁与正常呼吸运动相对抗，造成反常呼吸运动。反常呼吸运动，可使两侧胸腔压力不平衡，因而纵隔随呼吸来回摆动，称为纵隔摆动。影响血液回流，造成循环功能紊乱。

反常呼吸的程度是由吸气和呼气的深度来决定的。连枷胸患者尽管有连枷胸活动存在，但在正常呼吸幅度条件下可不被发现，如令患者做深呼吸，则可明确是否存在反常呼吸。很大程度上，吸气和呼气，是依赖于胸膜腔内的压力变化。连枷胸患者产生胸壁反常运动，其内陷运动阻碍了胸膜腔内产生足够的负压，从而限制了呼吸运动。见图 10 - 2。

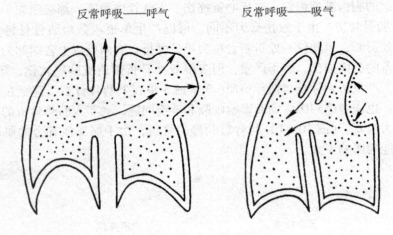

图 10 - 2　反常呼吸

轻微的反常呼吸，也可增加呼吸做功。由于呼吸做功增加，可使患者维持正常的呼吸运动。这一点可以解释，为什么在某些情况下，患者可通过代偿作用维持数天，直至产生疲劳后，才突然出现呼吸功能不全。

在这种呼吸功能不稳定的状况下，呼吸道分泌物的潴留，常是产生并发症的一个附加因素，疼痛不敢做深呼吸和咳嗽动作，呼吸浅而快。由于胸壁浮动，不仅很难产生胸膜腔内负压，而且连产生咳嗽动作的正压也难以保证。过去认为，发生浮动胸壁后，吸气时软化的胸壁内陷，使伤侧肺内部分气体进入健侧肺内，呼气时软化的胸壁向外凸出，健肺的部分气体又进入伤侧肺内，如此来回随呼吸流动，始终有部分气体不能与大气交换，形成所谓"摆动气"（Pendelluff），为造成呼吸功能障碍的主要原因，但 Maloney 等根据动物实验及临床研究认为，在闭合性损伤中，这种摆动气是不存在的，并建议在浮动胸壁中，放弃这一概念。某些学者亦认为，浮动胸壁呼吸窘迫、低氧血症等现象，主要是肺挫伤所致。某些学者认为，位于胸壁反常运动部位下的严重肺挫伤，可通过完全不同机制的肺内右向左分流而同样产生缺氧。从治疗的角度认为，两种不同因素所致的呼吸功能不全，必须予以区别。

（三）临床表现及诊断

肋骨骨折患者的主诉为局部疼痛。其疼痛可随咳嗽、深呼吸或体位改变而加剧。由于机体的自身保护作用，伤侧呼吸运动可减弱，呼吸音减低，甚至在无气胸的情况下也如此。常见的体征是局部的触痛和胸挤压痛。其典型的临床特征骨擦音，目前无特殊的诊断意义，此体征有时可通过呼吸动作由听诊得到。单根肋骨骨折，很少出现皮下气肿，但多发性肋骨骨折患者，可有皮下气肿表现。

仔细的临床观察，有助于发现反常呼吸的存在，在平静呼吸时，反常呼吸可不表现，往往等到呼吸肌疲劳，消耗了较多的能量，呼吸幅度逐渐增加，以致胸膜腔内负压升高，才得以表现。因此，对这类患者，在首次体格检查时，就可嘱咐患者做深呼吸，即能得到早期诊断。

对肋骨骨折，必须重视临床物理诊断。许多骨折在胸部 X 线片中，不能满意地显示，尤其是肋软骨的骨折。很多骨折往往至后期的 X 线胸片才出现骨折的征象。

胸部 X 线检查，不一定能明确显示肋骨骨折的每一个部位，但却能提供胸腔内脏器损伤情况。因有合并血气胸的可能性，故必须做伤后 24 小时后胸部 X 线定期复查。

严重的多发性肋骨骨折，或伴有反常呼吸，必须通过动脉血气分析来了解呼吸系统损害状况，有助于了解病情进展。

（四）治疗

无反常呼吸单处肋骨骨折的治疗，主要是止痛和预防肺部感染，具体措施如下。

镇痛药物，口服抗生素预防肺部感染，局部用胶布固定。

多根多处肋骨骨折有反常呼吸的治疗；对胸壁软化出现反常呼吸，严重者必须进行紧急处理。

保持呼吸道通畅，止痛。对浮动胸壁所出现的反常呼吸运动必须及时纠正，根据反常呼吸运动范围的大小、呼吸困难的严重程度及具体条件，采用以下几种方法。

（1）加压包扎：常用于浮动胸壁范围较小，反常呼吸运动较轻者。稍大一些的浮动胸壁采用加压包扎，有时反常呼吸虽然被控制，但胸壁塌陷畸形，将会影响以后的呼吸与循环功能。

（2）长期机械呼吸（呼吸内固定）：消除反常呼吸运动，纠正呼吸与循环功能紊乱。肺内右向左分流的肺挫伤或肺的其他损伤，如 ARDS 等。呼吸机治疗反常呼吸，长期机械呼吸直至胸壁得到稳定。一般需 2~3 周时间，通常在持续 14 天后开始试以自主呼吸，如仍有反常呼吸，再用 1 周时间的控制呼吸，然后间歇性节制性辅助呼吸（intermittent mandatory ventilation IMV），稳定后可用无创呼吸机。

（3）逐渐过渡到患者完全能自主呼吸。

二、胸骨骨折

胸骨骨折，主要是由于外力直接作用于胸骨区或挤压所致。大多数的胸骨骨折发生在靠近胸骨体与胸骨柄相连接的胸骨体部，有时胸骨柄与体部之间的软骨结合部分离，骨折线常为横形，如果出现移位，下折片通常是向前方移位，其上端重叠在上胸骨片下端，虽然有这样的重叠，但胸骨后的骨膜常常保持完整。

（一）临床表现及诊断

胸骨骨折患者常诉说胸骨前疼痛，在咳嗽及呼吸时疼痛加重，局部压痛明显；如有移位，局部可见变形及异常活动。无移位时或当合并严重胸内脏器损伤，胸骨骨折本身的诊断往往被忽视。胸骨骨折合并数根肋软骨或肋骨骨折时，前胸壁将会下陷或极不稳定，产生反常呼吸运动，严重者可造成伤员呼吸循环功能障碍。X 线检查对胸骨骨折诊断有很大的帮助。但后前位胸部平片常不易发现骨折线，胸骨摄片侧位或斜位片。胸骨骨折的死亡率高，可达 30%，死亡原因主要是合并严重胸内脏器或其他部位的损伤，而不是胸骨骨折本身。在诊断中应注意观察：如连枷胸、肺挫伤、心肌挫伤、支气管破裂、气胸或血胸、心脏大血管损伤、脊柱伤及腹内脏器伤等。

（二）治疗

单纯无移位的胸骨骨折的治疗以卧床休息、止痛为主。骨折部置棉垫或沙袋压迫，限制骨折活动，可减轻疼痛。通常休息 2~3 周即可适当活动。

有移位之胸骨骨折者，待全身情况稳定应及早使骨折复位，常用方法如下。

（1）闭式复位：局麻下，令伤员胸椎过伸，双臂上举超过头部，然后用力将胸骨之下折端向后下加压使其复位。此法适用于胸骨完全横断并移位的骨折。

（2）铁丝夹板外固定法：在胸骨骨折处做 1~2cm 长纵形切口直到胸骨骨膜，在胸骨外板上钻 2 个小孔，间隔 1 厘米，用粗号不锈钢丝穿过，固定于拱桥形双层铁丝夹板上，借拱桥的弹性对胸骨起牵引作用，此法既达到固定目的，又便于搬运。

（3）悬吊牵引法：用司密斯针弯成钩，在骨折部胸骨边缘切一小口，将钩紧贴胸骨后面从另一侧穿出，注意避免损伤胸廓内血管，然后用 4~5kg 的重量做悬吊牵引，其缺点是必须卧床，而且搬运不便。

（4）手术固定：当骨折移位明显，上述方法复位固定有困难，或伴有连枷胸，反常呼吸运动显著者需行手术固定。全身麻醉气管内插管，骨折处胸骨正中切开，用钝性骨膜剥离器撬起骨折端，使上下端对合，然后在骨折上下端胸骨上打孔，用不锈钢丝缝合结扎固定。

（濮仁富）

第二节　创伤性气胸

正常胸膜腔是不含气体的间隙，期间的压力低于大气压而呈负压。胸部创伤累及胸膜、肺或气管，使空气经胸壁或肺及气管的破口进入胸膜腔，称为创伤性气胸。食管破裂亦可为引起气胸的原因。许多医源性的损伤，如锁骨下静脉穿刺、人工呼吸、胸外心脏按压、肺穿刺活检、甚至针刺治疗等均有可能引起气胸。根据创伤开放性或闭合性，以及胸膜腔内压力的改变，气胸分为闭合性、开放性及张力性气胸三大类。

一、闭合性气胸

（一）病因

多见于胸部闭合伤，空气经肺裂伤的破口或胸壁小的创口进入胸膜腔，由于破口迅速闭合，气体不再增多，胸膜腔的压力仍然低于大气压。

（二）病理生理

小量气胸多无呼吸困难，大量气胸可引起肺萎陷，除因呼吸面积减少外，肺萎陷后可导致肺内由右向左分流，也是造成患者缺氧的重要原因，但由于萎陷肺内血管阻力增加，血流也明显减少，如健侧肺功能基本正常，所造成的缺氧仍可代偿。

（三）临床表现及诊断

患者的临床表现主要取决于肺受压萎陷的程度及伤员伤前肺功能的情况。小量气胸指肺萎陷在30%以下，患者可无明显的呼吸与循环功能障碍。中量气胸指肺萎陷在30%～50%左右，超过50%则为大量气胸。中量或大量气胸最常出现的症状是胸痛及气急，检查时气管微向健侧移位，伤侧胸部叩诊呈鼓音，呼吸音明显减弱或消失。少数患者可出现皮下气肿。X线胸部检查是诊断闭合性气胸的重要手段。中量或大量气胸多无困难，但小量气胸容易漏诊，若伤情允许，立位后前位摄片，能清楚地显示气胸的程度。

（四）治疗

小量闭合性气胸一般无须特殊治疗，胸腔内气体可逐渐吸收，萎陷肺随之复张，胸膜腔的压力亦逐渐恢复正常。中量或大量闭合性气胸应特别注意，警惕张力性气胸的发生，采用胸腔穿刺抽气治疗或放置胸腔闭式引流。但多数主张放置胸腔闭式引流，即可迅速使肺复张，改善患者缺氧症状，避免可能发生张力性气胸的危险。Kirsh 等提出胸腔闭式引流的适应证：①中量到大量气胸；②无论气胸多少，只要有呼吸困难者；③非手术治疗中气胸增加者；④胸腔闭式引流拔出后气胸复发者；⑤需用机械辅助通气者；⑥需行全身麻醉者；⑦合并有血胸者；⑧双侧气胸；⑨张力性气胸。

肺复张后有可能发生患侧肺的复张性肺水肿。这并发症的发生机理可能由于肺的长期萎陷、缺氧等使得萎陷肺泡壁的渗透性改变，肺泡表面活性物质丧失，引流时强烈的胸腔内负压可使患侧肺毛细血管压力及血流增加，从而促使发生间质性肺水肿。这种并发症多见于自发性气胸，而创伤性气胸由于得到及时处理，早期肺就得到复张，故甚少见。但仍应注意。

二、开放性气胸（图 10 - 3）

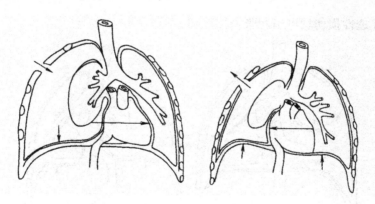

图 10 - 3　开放性气胸

（一）病因

这种气胸主要是火器或锐器暴力致伤，胸壁伤口穿破胸膜，外界空气进入胸膜腔，空气可随呼吸自由出入胸膜腔，引起一系列严重的病理生理变化，使患者的呼吸与循环功能迅速发生严重的紊乱。

（二）病理生理

当胸腔有一较大伤口与外界相通时，由于胸膜腔内变为大气压，使肺完全压缩，两侧胸腔压力不平衡，纵隔不稳定并呈摆动状态。当吸气时，由于对侧胸膜腔的负压，使纵隔向健侧移位，健侧肺也受到一定压缩，严重影响通气功能。当呼气时，纵隔则向反方向移位，这种纵隔移动，称之为纵隔摆动。纵隔摆动引起心脏大血管时而移位，影响静脉血回流，可导致循环功能紊乱。纵隔摆动刺激纵隔及肺门神经丛，可加重或引起休克。残气的对流（亦称气摆动），加重了缺氧。吸气时将伤侧肺内的残气亦吸入健侧肺内，呼气时健肺从气管排出部分残气的同时，也有不少残气被送入伤侧肺内，造成残气在两肺间来回流动。这部分残气二氧化碳含量高，影响气体交换，加重了缺氧。

（三）临床表现及诊断

患者表现有烦躁不安、呼吸严重困难、脉搏细弱而频数、血压下降等。胸部贯穿伤在呼吸时有空气进出伤口的响声，伤侧呼吸音消失或减低。

（四）治疗

所有开放性气胸患者，均有可能危及生命，一经发现，必须紧急处理。

（1）立即封闭胸腔伤口，如用纱布填塞伤口，再用胶布固定以使开放性气胸转变为闭合性气胸。但必须防止有张力性气胸的危险。

（2）立即气管插管进行机械呼吸，在严重损伤时这是最好的治疗方法。在呼吸循环功能紊乱尚未得到纠正或稳定之前，如无其他需要紧急手术的适应证，清创手术在气管插管麻醉下施行，能仔细检查伤口，置入胸腔闭式引流，再关闭胸腔。气管插管麻醉能立即消除纵隔摆动，使肺复张。

（3）应用抗生素防治感染。

三、张力性气胸（图 10-4）

闭合性或穿透性损伤均可引起张力性气胸。

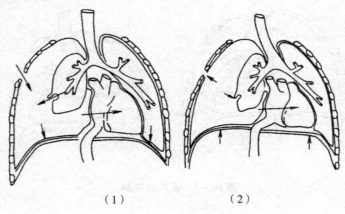

（1）　　　　　　　（2）

图 10-4 张力性气胸

（一）病理生理

肺或支气管，常因很小的损伤，由于裂伤的创口呈单相活瓣，当吸气时空气推开活瓣进入胸腔。呼气时活瓣闭合，因而随呼吸使空气源源进入胸腔，胸腔内压力不断增加，肺组织被完全压缩，并将纵隔推向健侧，使健侧肺亦受挤压，呼吸通气面积减少，但血流仍灌流不张的肺泡所产生的分流，可引起严重呼吸功能障碍、低氧血症。这时由于胸内正压使静脉回心血量减少，另外纵隔移位使心脏大血管扭曲，将迅速导致呼吸与循环功能衰竭。

（二）临床表现及诊断

临床诊断一般较容易，伤侧胸壁饱满，肋间隙变平，患者呼吸活动减弱，气管向对侧移位，使空气吸入受阻。叩诊呈鼓音，呼吸音减低或消失。如患者躁动不安、大汗淋漓、高度呼吸困难、发绀、所有胸颈呼吸肌均参与剧烈动作、脉快而细弱、血压下降并常伴有纵隔及皮下气肿。一旦出现上述症状后应立即处理，不应拖延或拍摄胸部 X 线片，若因张力性气胸已出现血压下降，则数分钟后心跳将停止。

注意在应用机械呼吸时可并发张力性气胸。当潮气量正常，而通气压增加伴有中心静脉压升高时，表示存在张力性气胸。

有以下两种情况可使诊断困难。

（1）在严重肺损伤出现严重肺水肿，或已有纤维化者，肺将无法被压缩，因此，即使出现张力性气胸，仍能闻及呼吸音。

（2）若已有胸膜粘连，仅可产生局限性张力性气胸，这时几乎无法从临床做出诊断。胸部 X 线片见整侧肺压缩，纵隔向对侧移位，横膈平坦圆顶消失。在这种病例中，纵隔移位是重要的诊断依据。

（三）治疗

正确的治疗是立即减压，可先放置胸腔闭式引流管，使大量气体得以逸出。如一时无胸腔引流管，则可在第二或第三肋间锁骨中线，用粗针穿入排气减压使张力性气胸转变为单纯性气胸。可于穿刺针尾端拴一橡胶指套，其顶部剪一小口，制成活瓣排气。或可将静脉输液用的乳胶管取下，下端放入 100～200ml 盐水输液瓶内，并于瓶口用胶布固定，以防滑出。

患者经急救处理，一般情况有所改善。应于局麻下在锁骨中线第二或第三肋间隙插管，做胸腔闭式引流。漏气停止及肺充分膨胀后 24～48 小时即可拔管。如胸腔闭式引流有重度漏气，呼吸困难改善不显著，肺未能复张，疑有严重的肺裂伤或支气管断裂时，应行开胸探查，修复漏气的破裂口。

有人指出即使临床判断有错误，或置入胸腔闭式引流管后未发现张力性气胸，亦无特殊妨碍。反之，如张力性气胸被误诊或延误治疗，则多导致致命的后果。

（濮仁富）

第三节　创伤性血胸

（一）病因病理

肋骨骨折及其他胸壁损伤，常伴有壁层胸膜撕裂，出血多来自肋间动静脉和胸廓内动静脉，其来源于体循环，压力较高，出血常为持续性，不易自然停止，往往需要开胸手术止血。肺组织破裂出血。因肺动脉压明显低于体循环压，而且受压萎陷的肺血管通过的循环血量比正常时明显减少，因而肺实质破裂的出血可在短期内自然停止。需行开胸者不多。胸内血管损伤，心脏或大血管出血，包括主动脉及其分支，上、下腔静脉和肺动、静脉出血。量多而猛，大多数患者死于现场，少数得以救治。以上都可产生血胸。但脊柱骨折，尤其 $T_{4\sim6}$

骨折亦可形成血胸，常在损伤数天后才引起注意。

血胸除局部影响外（如对肺的压迫，使纵隔移位），使健侧肺也受压，并影响腔静脉回流。还有失血问题，应注意到胸膜腔能容纳 6 立升血液，所以，胸膜腔出血本身不会产生填塞止血作用。当胸腔内迅速积聚大量血液，超过肺、心包和膈肌运动所起的去纤维蛋白作用时，胸腔内积血发生凝固，形成凝固性血胸（coagulating hemothorax）。凝血块机化后形成纤维板。限制肺与胸廓活动，损害呼吸功能。

（二）诊断

大量血胸可使呼吸音减弱，叩诊呈浊音，但少量血胸在临床上很难被发现。当积血量少于 200ml 时，胸部 X 线片很难做出诊断，尤其卧位时更难，如是少量出血，在临床上无重要性。在较严重的血胸，如患者取卧位摄片，则不能见到典型的沿胸壁倾斜的胸腔积液现象，仅见损伤侧胸腔呈云雾状增深甚至完全不透光，严重血胸可使纵隔向对侧移位。大量血胸产生失血性休克外，大量积血压迫肺使肺萎陷而引起呼吸、循环功能障碍。

胸部 X 线摄片有助于诊断，超声波检查可看到积血的多少，穿刺部位的选择定位（特别是少量血胸时）均有帮助。若胸腔经穿刺抽出积血即可确诊血胸，但在凝固性血胸时则不易抽出，或抽出的量很少。胸部 CT 检查能帮助进一步明确诊断。

对于早期血胸患者，除明确诊断外，还必须判别胸腔内出血是否停止，有以下情况考虑出血仍在继续。

（1）脉搏加快、血压下降，经输血、补液等抗休克措施不见好转，或情况暂时好转不久又恶化。

（2）血红蛋白和红细胞进行性持续下降。

（3）放置胸腔闭式引流，每小时引流血量超过 200ml，持续 3 小时以上，流出血液色偏红。

（三）治疗

血胸的复苏治疗，恢复血容量和对活动性出血进行止血，及早清除胸膜腔内积血，防治感染；对极少量血胸，仅呈肋膈角变钝者并不需进行治疗，但须严密观察。

对少量血胸可做胸穿，必要时可重复进行；而多数患者有较大量的血胸，则首先应选择放置胸腔闭式引流。

治疗目的和要求有以下几点。

（1）尽量排净胸腔内的积血，应在损伤后早期血液未凝固或未纤维化前进行。

（2）使被胸腔积血所压缩的肺得到复张。

（3）肺表面或胸壁的中等量出血时治疗的目的在于使肺膨胀紧贴壁层胸膜而起到压迫止血的效果。

（4）估计失血量。

在腋中线第七肋间插入一较大的胸腔闭式引流管，负压吸引。对同时伴有气胸患者须放置两根胸腔闭式引流管。当置入胸腔闭式引流管后，见有大量积血排出，不一定表示在引流时仍在出血，大多数病例当积血排净后，出血多能逐渐停止。如因胸腔内出血造成休克经大量输血后仍无法纠正休克者，或疑有大血管或心脏损伤者，或有持续大量出血者应立即剖胸探查。尚有将初次胸腔穿刺或闭式引流积血超过 1 000ml，列为紧急开胸的指征之一。但多数认为，初次胸腔穿刺或闭式引流积血较多，要提高对胸腔大出血的警惕性，我们认为，更主要是根据伤员的具体情况来判断是否有活动性出血。

如血液已凝固无法经胸导管排出，凝固性血胸的病理改变结果是形成纤维胸。因此及早有效的胸腔闭式引流是预防纤维胸的最好措施。

当大量血胸无法引流时，即有手术取出凝血块的指征，或施行肺胸膜剥离术，这多应用于一侧胸腔的一半或一半以上已有密度增深阴影的患者。

手术应在损伤后 1 周至多不超 2 周内施行。在这时期胸腔镜下，可顺利完成凝血块清除术。凝血块与肺组织粘连疏松，很容易分离，若凝血块已有机化，则可用纱布拭子帮助剥离。术后胸腔闭式引流时间应适当延长。

（濮仁富）

第四节 气管、支气管损伤

气管、支气管损伤可单独发生或合并有其他脏器的损伤，患者常出现严重的呼吸循环功能紊乱，病情重，死亡率高。美国国家安全局 1983 年发布的一份报告显示，钝性损伤死亡患者中 25% 死于胸部损伤，但由于 80% 的气管、支气管损伤患者在送达医院前已死亡，因而有关损伤致气管、支气管受损的确切发生率尚无准确报道。Kirsh 等在复习 1178 例尸检报告发现证实气管、支气管破裂患者仅 33 例（2.8%），81% 患者到达医院前已死亡。因此，早期诊断与急救，及时正确地手术治疗常能挽救伤员的生命，避免肺功能的丧失及其他并发症的发生。晚期病例亦应争取施行气管、支气管吻合重建，不张的肺常能恢复膨胀，肺功能得到恢复。

最早涉及气管损伤是 1871 年由 Seuvre 发表的报道，他描述了一位因四轮车压过胸部的 74 岁女性尸检中发现右主支气管撕脱伤。1931 年 Nissen 报告一例 12 岁女孩因左主支气管损伤后狭窄行全肺切除获得成功。1949 年 Griffth 报告一例左主支气管损伤后行狭窄段袖状切除对端吻合取得成功。

一、气管、支气管穿透伤

（一）病因

气管、支气管穿透伤一般病因明确，可由来自管腔外和管腔内的锐性暴力所引起。

腔外型暴力如锐物刺伤、火器伤、刀剑劈刺或切割伤等均可导致开放性气管、支气管破裂。此类创伤大多同时合并颈胸部大血管、神经、心脏、主动脉、食管和其他邻近脏器的损伤，损伤后可发生窒息和大出血死亡等严重后果，也可因病情处理不当，致疤痕收缩形成呼吸道狭窄等不良后果。

腔内型暴力是由于气管、支气管内锐性异物，如假牙、钉子、扣针、螺丝动物类骨质等刺破管壁，此外，医源性损伤如气管镜检查、麻醉插管、气管切开时穿破管壁。

（二）临床表现

最常见的症状是出现明显的纵隔及皮下气肿，并且迅速向颈、肩、胸腹壁等处扩展。患者有不同程度的呼吸困难、紫绀、咳嗽、咯血等表现，吸氧后呼吸困难常无缓解。创伤严重及大出血者常有休克及昏迷表现。颈部气管损伤还可有吞咽困难、声音嘶哑等表现，检查可发现颈部伤口随呼吸运动有空气进出伤口而发出吸吮声。

胸内气管损伤与胸膜腔相通者主要表现为严重的张力性气胸，伤员呼吸极度困难，剧咳、痰中带血或咯血，严重者有紫绀并呈现休克状态，体检可见伤侧胸廓饱满，呼吸运动消失，扣诊回响增强，呼吸音消失，气管向对侧移位，纵隔移位，胸腔引流有持续大量的漏气。如气管、支气管损伤与胸膜腔不相通，多见于较小的裂伤，临床可出现无痰性干咳，迟发性皮下气肿，除后期出现肺不张和肺炎外，症状体症较轻。后期患者有肺不张体征，患侧胸廓平坦，呼吸运动减弱或消失，扣诊呈实变，呼吸音消失，气管向伤侧移位。

腔外型暴力所致气管、支气管损伤多伴有其他脏器损伤，如胸段气管或主支气管损伤常伴有主动脉及食管损伤；2~4级支气管损伤常伴有心脏等损伤：此类患者病情常较颈部穿通伤更为严重，除纵隔及皮下气肿、呼吸困难及咯血外，一般均有开放性或张力性气胸以及肋骨骨折、肺脏破裂、血胸等，引起严重呼吸及循环障碍，如不及时抢救，死亡率极高。腔内型创伤可出现气道大出血症状。

（三）辅助诊断

1. X线检查　多数病例通过X线检查，结合病史及临床表现，可以做出确诊。早期X线表现多数为张力性气胸、纵隔积气增宽、皮下及软组织积气。一侧主支气管完全断裂，由于失去支气管的支持，受到气胸的压迫，肺萎陷不张并向心隔区坠落，形成肺下垂征，是气管、支气管断裂的特征性表现。部分患者可见肋骨骨折和血气胸表现。

延期患者的X线表现除显示一侧肺不张外也可看到支气管的不连续阴影，或支气管断端阴影。支气管断层或高电压拍片可清楚显示支气管狭窄及中断现象。部分患者可做支气管造影，以进一步了解支气管盲端距隆突的位置和距离，为制定手术方案提供参考。

2. 纤维支气管镜检查　对早期诊断和定位、了解损伤程度有重要临床价值。不仅可直视受伤支气管腔内情况，还可做选择性支气管造影。对晚期患者的支气管检查不仅可明确诊断，并可排除其他原因诸如分泌物堵塞、异物、肿瘤等引起的肺不张。

（四）治疗

既往由于对气管、支气管损伤认识不足，常延误诊断，致使部分患者失去治疗机会，即使能度过急性期侥幸存活者，后期手术也增加了治疗的复杂性，故应强调早期诊断、早期治疗。首先处理危及生命的症状及伴随伤，积极抢救以恢复与维持基本的生命功能，包括紧急止血、保持呼吸道通畅（必要时行气管插管或气管切开）、吸氧、纠正休克等措施。待病情稳定后，根据情况再进行根治性手术。

1. 颈部穿通伤

（1）气道重建：对损伤小于气道周长1/4~1/3者可试行非手术治疗。对于大量漏气或通气困难者，即使裂伤小于1/3周长仍不应试图非手术治疗。尽管单一气道短的纵行裂伤非手术治疗常很成功但术前区分损伤范围常有困难，并且远期易发生气管狭窄，因此，及时行气管探查、气管断端用3-0或4-0可吸收缝线，亦可用Prolene缝线间断全层或连续缝合，尽量不用丝线，以防形成肉芽肿。针距、边距均为2mm，对合整齐缝合，并将线结打在气管腔外以防止术后形成疤痕狭窄。术中注意保护气管两侧血供及喉返神经，气管须缝合严密无漏气。对气管损伤伤口不规则者，断端需要修剪整齐，但不宜切除过多。缝合时黏膜应对合整齐，以防术后疤痕狭窄。当气管组织有缺损时，可采用带锁骨骨膜移植修复气管。

（2）合并伤的处理：由于颈部气管外伤常合并颈部其他器官损伤，严重者可合并出血性休克，因此术中须注意探查有无食管、甲状腺以及血管、喉的损伤。

2. 胸部气管穿通性伤

（1）紧急行气管切开并放置胸腔闭式引流，同时给予吸氧、输血、输液纠正休克。若损伤严重，经气管切开及闭式引流呼吸困难仍不能缓解，或出现胸内大量进行性出血时，应紧急剖胸手术进行处理。

（2）气管、支气管小的裂伤而无严重复合伤存在对，经气管切开，胸腔闭式引流，大剂量抗生素防治感染等措施，常可自行愈合。

（3）大的裂伤或完全断裂均应早期行手术修补或对端吻合，若伤侧肺严重受损应行肺切除术。合并其他器官损伤时应同时予以治疗。

（4）术后行气管切开，以减低呼吸道阻力，及时吸出分泌物，保持气道通畅。继续抗休克，纠正器官功能紊乱及改善患者全身状况。早期行雾化吸入以利排痰，全身应用大剂量抗生素控制感染。

（五）预后

气管、支气管腔外型穿通伤大多有严重复合伤存在，病情极为严重复杂，预后凶险，死亡率高。腔内型创伤多无伴随伤发生，如能及时确诊治疗，效果较好。

二、气管、支气管钝性伤

（一）病因

胸部遭受强力挤压或撞击是造成气管、支气管钝性损伤而破裂的主要原因，例如交通事故中车辆的碰撞、辗压伤，厂矿施工中机械及塌方造成的砸伤、挤压伤、摔伤、爆炸伤等。国内外报道显示，气管、支气管钝性损伤在临床上远较穿通性伤多见，是胸部闭合性外伤早期死亡的原因之一。近年来，随着高速交通的发展及交通事故的增多，本病的发生也不断增多，瑞士意外事故预防办公室 1999 年报告显示，90% 的胸部钝性损伤出自于交通事故，7% 由工伤引起，其他外伤占 3%，欧洲国家因交通意外事故造成的死伤比例为 1 ∶ 40。同时，国内外文献报告气管、支气管损伤患者占胸部钝性外伤患者的 0.7%，尸检的 2.8%。

（二）发病机制

气管、支气管裂伤发生的概率，Kiser 统计显示以右侧主支气管损伤最为常见，左主支气管、气管相对较低。部分患者可涉及左、右主支气管，甚至气管。具体损伤部位以隆突为中点，距隆突 1cm 以内的损伤约占全部损伤的 58%，2cm 以内的占 76%。同时，右侧支气管损伤部位距隆突的平均距离为 1.1cm，明显短于左侧的 1.8cm。

右侧主支气管损伤最为常见的原因可能在于右侧支气管较左侧短，同时，气管、左侧支气管有主动脉及纵隔其他组织保护。另有学者认为，由于右侧支气管相对较短，因而在遭受减速伤时所受的牵拉力较之左侧大。而正是由于气管、左侧支气管有主动脉及纵隔其他组织保护，其自受伤到确诊的时间相对较右侧长。

（三）损伤机制

有关器官、支气管损伤的机制目前尚无明确的解释，Chow 援引各家学说显示目前主要有 3 种解释。

（1）压力学说：胸部受伤时，患者屏气，声门紧闭，膈肌固定，气管、支气管内固定于胸骨和脊柱之间，压力突然升高，当压力超过管壁的耐受能力时，则发生气道破裂。Estridge 应用猪的动物模型实验证实了这一理论。

（2）牵拉学说：胸部受突然的强力挤压时，胸廓前后径变小，横径增大，此时肺仍与胸壁紧贴，向左右分离移位，牵拉隆突，这种向外分离的牵拉力超过一定的限度时，主支气管可发生破裂。

（3）减速学说：这一学说似乎更适合于解释交通意外事故。主支气管固定于隆突，而两侧肺侧有更多的移动空间，当胸部快速减速时，产生撕裂力导致气管、支气管破裂。

实际上，气管及主支气管破裂可能是上述诸因素综合作用的结果。不同的患者、暴力的大小、作用部位及方式不同，主要损伤机制则有所不同，可能以其中某一种因素为主，其他因素共同作用。

胸部闭合伤可造成气管支气管各种程度的损伤，从小裂口伤至完全断裂以及范围广泛的复杂性裂伤等，因而出现不同时期的病理变化。

伤后 1 周以内患者为早期。支气管裂伤处出现不同程度的出血、水肿、组织变性坏死以及浆液、白细胞和纤维素渗出，局部形成血肿、凝血块、纤维素沉着凝集等，堵塞和覆盖伤口。小的裂伤和通道可因此而被封闭。

由于气管、支气管损伤患者有约 25% ~ 68% 不能及时得到诊断，随着时间的推移，损伤部位及相应肺组织可出现不同的病理变化。Taskinen 等报道一组气管、支气管断裂后仍可由疏松的周围袖式组织保持其连续性并在伤后维持充分通气，尤其是左侧支气管损伤患者，2 ~ 6 周后因肉芽组织增生出现狭窄，肺通气受限，出现肺炎、支气管炎，经反复发作，可形成支气管扩张肺纤维化、实变等，肺功能永久性丧失，即使再次修复狭窄病变，狭窄远端仍形成无功能肺组织。但如气道突然完全堵塞，远端肺组织内由黏液充填并可防止肺组织感染。Webb、Benfield 等应用猪动物模型完全阻断支气管达 5 ~ 7 个月，支气管再通后肺组织的功能仍可恢复。

（四）临床表现

气管、支气管钝性损伤的临床表现与损伤的部位、程度、纵隔胸膜有无破裂和气体外逸、失血量等因素相关，综合国外 Chow、国内王树成、王化生等的文献，一般可分为早期症状和延期表现。

1. 早期症状与体征

（1）呼吸困难及发钳：呼吸困难是气管、支气管闭合性伤最突出的症状之一。引起呼吸困难的原因主要是：裂伤引起的单侧或双侧气胸，呼吸道被血液、分泌物阻塞，肺不张以及肺实质的挫伤等因素造成；若不及时处理可因气胸或气道梗阻的发展而进行性加重。严重的呼吸困难导致机体缺氧，引起发绀。

（2）气胸：大多数气管及支气管损伤与胸膜腔相通，伤后立即出现气胸症状并且迅速发展为张力性气胸，若不及时排气减压，可很快引起患者死亡。少数患者双侧纵隔胸膜同时破裂出现双侧气胸，亦有报告一侧主支气管破裂只出现对侧气胸的情况应引起注意。有些病例因纵隔胸膜尚完整，仅出现皮下气肿而无气胸表现。

（3）纵隔及皮下气肿：单纯纵隔气肿需行 X 线检查方能发现，但多能迅速发展至颈部皮下而被触及，仔细检查可发现心浊音界缩小及心音低钝；有的病例出现 Hamman 征，为心脏搏动时引起剑突及胸骨后软组织内气体流动发出的嘎叽样杂音。皮下气肿往往开始出现于颈前胸骨切迹上方，呈进行性发展，可迅速扩展到颈、肩、胸腹壁，甚至到达上下肢及会阴部。

（4）咯血：不少患者于伤后早期出现轻度至中度咯血，有时为血痰或痰中带血。咯血的原因多为气管支气管断端出血所引起，很少有大量咯血表现。咯血症状一般在伤后 3 天左右逐渐停止，少数患者由于局部继发感染以及肉芽组织增生等原因，咯血症状可持续较长时间。

（5）其他症状：支气管及肺部损伤后分泌物增多，继发感染可引起咳嗽、咳痰、发热等。胸壁合并伤、肋骨骨折等可引起胸痛、反常呼吸、损伤性窒息等。严重缺氧、颅脑损伤、大量失血可造成昏迷、休克等严重情况。

2. 延期及晚期临床表现 气管、支气管损伤后，若早期未能确诊，或由于其他原因未能早期手术治疗，病程超过 1 周甚至 1 个月以上，则进入延期或晚期。其临床表现以呼吸功能低下及感染症状为主，表现为胸闷憋气，活动后气短、发绀、咳嗽、咳痰、发热等症状。延期患者尚可遗留部分急性期表现，如气胸、皮下气肿、咯血等症状。引起呼吸功能低下的原因主要有：①肺不张使呼吸面积减少；②肺内存在右向左的分流；③支气管及肺内感染。炎症感染可进一步影响气体交换，加重分流，并且使机体耗氧量增加。

部分性断裂者，支气管狭窄，气道仍有交通，但排痰受阻，远端分泌物积蓄，容易并发感染；如果不能及时处理将并发支气管扩张，肺化脓症以及纤维化等，导致不可逆性损害，肺功能丧失。

支气管完全断裂者，通气中断，形成完全性肺不张，远端与外界隔绝，很少并发感染。闭合性支气管断裂后，很少引起支气管胸膜瘘。其原因是：①原来支气管并无病理改变；②经胸腔闭式引流后，断端常很快被周围袖式组织、纤维素所填塞；③断端封闭较早，胸腔与远侧肺不易感染。

（五）诊断

气管、支气管断裂的早期病例，根据病史及临床表现，及时进行 X 线检查、CT 扫描及支气管镜检查即可确诊。晚期病例，除病史外，主要依靠支气管断层摄影、碘油造影及支气管镜检查明确诊断。

1. 急性期气管支气管损伤的诊断依据 胸部创伤后短时间内极度呼吸困难、紫绀、咯血痰。有重度的纵隔和皮下气肿，伤侧呼吸音减弱或消失。特别是纵隔气肿伴颈静脉怒张更要高度警惕气管、支气管损伤的可能。胸腔闭式引流后持续大量的气体逸出，肺不能复张，呼吸困难无明显改善。

胸部 X 线检查：①气胸征象：多数为张力性气胸，纵隔明显移位，少数为单纯性气胸或血气胸；②气肿征象：表现为纵隔积气增宽，皮下及软组织积气，早期颈胸椎侧位相可见脊柱前缘有透亮带，Eijgelaar 等认为此征象是早期诊断的可靠指征；③肺下垂征：一侧主支气管完全断裂，由于失去支气管的支持，受到气胸的压迫，肺萎陷不张并向心隔区坠落，称为肺下垂征。平卧时不能显示此特征；④气管支气管断裂合并骨折：常合并上胸部，尤其是第 1～3 肋骨骨折以及锁骨骨折。

CT 检查：CT 扫描可显示气管、主支气管的狭窄及不连续，发现气胸、肺不张、纵隔及皮下气肿等表现。Mouton 报道螺旋 CT 有助于支气管断裂的诊断和定位。Chen 报道 CT 扫描确定气管断裂的灵敏度为 85%。

有条件时可进行纤维支气管镜检查以确定损伤的部位。

2. 延期气管支气管损伤的诊断依据　患者有胸部遭受突然而剧烈地撞击或挤压伤病史。胸部外伤急性期过后，肺仍持续萎陷不张，患者有胸闷、气短、发绀等表现。外伤后患者逐渐出现一侧肺内阻塞性炎、脓疡形成或支气管扩张等。

支气管碘油造影、断层拍片或纤支镜检查发现支气管狭窄或阻塞不通，而曾有胸部外伤病史者。

纤支镜检查可以确定气管、支气管断裂以及狭窄的部位、程度等；对于早期或晚期病例都有肯定的价值，而阴性的检查结果则可以排除支气管破裂的存在。凡胸部外伤后出现上述临床表现而怀疑有气管、支气管破裂者，不论病期早晚，均应争取行此项检查。

X 线表现：①延期病例：完全断裂者表现为持续性肺不张、肺下垂征为主；部分性断裂、支气管狭窄者，可见肺化脓性炎症、脓气胸、纵隔炎等表现。部分病例尚可见少量气胸、纵隔气肿或胸腔积液等表现；②晚期病例：支气管断端已闭合，气胸已经引流及吸收，可见纵隔移向患侧，肋间变窄，患侧胸廓塌陷、胸膜增厚等。萎陷的肺垂落于心隔角处但不如早期清晰可见。支气管狭窄合并感染则出现阻塞性炎症、支气管扩张、纤维化实变等表现。

3. 误诊原因分析　本病发病率低，临床较少遇到，若医师经验不足，对本病缺乏认识，常误诊为气胸、肺不张、凝固性血胸等而拖延治疗，或因外伤后合并复合伤而掩盖病情。同时，急性期胸腔闭式引流由于支气管断端收缩移位，断裂口被软组织、血块或分泌物填塞导致病情趋于稳定或缓解；支气管未完全断裂者，肺尚有部分通气未萎陷下垂，经保守治疗症状可好转。晚期患者，由于裂伤处肉芽及瘢痕增生，引起管腔狭窄，远侧肺继发感染，易误诊为肺炎、肺不张等。支气管镜检查若忽视病史，有时可将晚期支气管腔内肉芽、瘢痕组织误认为是肺癌。

（六）治疗

1. 一般急救处理　支气管断裂早期死亡率为 30%。一经确诊，在病情允许时应积极行气管、支气管修补或断端吻合术，在伤后 48 小时内手术，纵隔气肿使组织间隙疏松，不但容易解剖，支气管断端水肿轻，而且肺组织内无感染，分泌物少，术后可获满意效果。严重创伤病例，应首先判断身体各处损伤情况，确定有无严重合并伤以及呼吸循环障碍、昏迷、休克等危及生命的病情，决定治疗顺序。急救治疗及其顺序：①保持呼吸道通畅和给氧，若有急性呼吸障碍，必须紧急行气管切开或气管插管；②对于张力性气胸，应及早行胸腔闭式引流；③输血输液纠正失血及创伤性休克；④同时处理其他严重合并伤，如颅脑伤、骨折、胸壁软化所引起的反常呼吸，腹腔脏器损伤等；⑤严重的纵隔气肿可于胸骨上窝处切开排气。

2. 气管支气管损伤的早期治疗

（1）保守治疗：①气管支气管裂口伤仅为口径的 1/4 ~ 1/3（小于 1cm），经闭式引流、气管切开、控制感染等措施，能自行愈合；1 周左右拔管观察；②伤情复杂，病情危重，经积极治疗后病情仍很重，不能负担开胸手术者，应待病情稳定，至延期或晚期再行手术治疗。

（2）手术适应证：气管、支气管损伤一经确诊，除少数适合保守治疗的情况外，都应立即手术修补及吻合；病情较重者，经胸腔闭式引流、气管切开、抗休克等治疗，在全身情况好转后立即施行手术治疗。由于支气管断端粘连轻，易解剖及吻合，手术成功率高，术后不易发生吻合口狭窄。对于部分性断裂的病例，早期手术可防上肺部继发感染及肺功能丧失。

（3）手术要点与术中注意事项：手术切口的选择须根据受伤部位而定。颈部气管损伤可采用颈部横切口，若远侧断端缩入胸内则须劈开部分胸骨以暴露上纵隔。胸段气管及主支气管损伤，采用患侧后外侧剖胸切口，经第5肋床或肋间进胸。应仔细探查，结扎肺门部与胸内活动性出血点，发现并处理其他合并伤情。

A. 剪开纵隔胸膜，右侧切断奇静脉，显露气管、隆凸与主支气管，寻找破裂口及退缩的支气管断端，缝以牵引线并适当游离、修整。吸除气管、支气管内以及局部的积血和分泌物。对于部分性断裂，给予间断缝合修补，若为完全断裂，应做对端吻合。根据术者的习惯不同，采用逐针间断缝合，多针缝好后一次结扎或连续缝合等吻合方法。要求对合准确整齐，严密可靠，针距与边距合适，血运良好，线结扎于腔外。吻合完毕用邻近组织或带蒂胸膜片覆盖于吻合口上，以促进愈合。充分游离胸膜粘连及肺下韧带以减轻吻合口张力。

B. 有广泛的肺挫裂伤，肺动、静脉损伤，或一侧主支气管复杂撕裂伤无法缝合修复时，应行全肺切除术。肺叶支气管裂伤，而肺组织及血管无严重损伤时可予以修补吻合；否则应做肺叶切除术。

C. 颈段气管创伤，解剖时宜紧贴气管壁进行。注意保护喉返神经和气管两侧纵行的血管链。部分性撕裂，清创后间断缝合，完全性断裂时，远侧断端常缩入纵隔内，需将其拉出行断端吻合。

（4）术后护理

A. 体位：术毕平卧位。全麻清醒，生命体征平稳后改半卧位，保持头颈胸前倾位，以减小支气管吻合口张力有利于伤口愈合。

B. 呼吸道监护：维持呼吸道通畅，确保有效通气量，术后常规保留气管导管，继续人工呼吸支持，正压不宜过大。充分镇静，避免咳嗽和胸内压增高，以免吻合口漏气及影响气管吻合口的愈合。做好呼吸机的监护，保证气道温湿化。持续监测脉搏、氧饱和度（SpO_2）。术后7~8天可在纤支镜下吸出气管腔内分泌物的同时剪除吻合口的肉芽组织，预防吻合口狭窄。

C. 胸腔闭式引流：术后摆放胸腔闭式引流管可排出胸腔内残留的气体、液体。并观察胸腔内有无活动性出血，恢复、保持胸内负压，促进肺膨胀，预防感染拔管不宜过早，根据病情在5~7天拔管。

3. 气管、支气管损伤的延期及晚期治疗　　延期或晚期气管、支气管损伤病例，一般均需采用手术治疗，目的是争取切除狭窄，重建气道，使肺复张；或切除严重感染受损的肺组织，以消除症状。术前除应明确诊断外，尚须判明狭窄的部位、程度以及与周围器官的关系，了解肺部有无感染，决定手术方案。

对于支气管狭窄者，若无明显感染，应争取在伤后1个月内行手术治疗，彻底清除肉芽及瘢痕组织，做支气管缝合或切除狭窄段，行对端吻合术，以防止继发感染，造成肺功能丧失。若已出现明显感染症状，远侧肺有不可逆损害时，应做肺切除术。

支气管完全断裂晚期，远侧肺多无感染，不论伤后多久，均应尽可能做重建手术，甚至在受伤数年以后，肺仍可能复张，功能得到恢复，有伤后 9～15 年再行手术重建获得成功的报道。晚期手术常由于瘢痕粘连，解剖结构的改变和肺内陈旧性感染等问题而较为复杂和困难。手术成功的关键在于残端的显露与游离，伤侧肺组织功能的判断和吻合技术。

支气管两断端间常有一硬性瘢痕带相连，可以此作为寻找上下残端的线索，若远侧断端被瘢痕组织掩盖于肺内寻找困难时，应先解剖肺动脉直达肺叶分支处，即可触及较硬的支气管残端，防止盲目的解剖误伤支气管或血管。

支气管吻合前，应充分吸尽痰液，先切开远端支气管，吸尽潴留的黏冻样分泌物，按摩肺叶以帮助吸引。以消毒的导管插入远侧支气管腔，充分使肺复张，但不宜过度加压充气，以免造成肺损伤。因长期肺不张，支气管内潴留的分泌物难以一次清除，加之肺水肿，顺应性减低等原因，不可能在术中将肺膨胀到满意程度。肺表面有纤维板形成者，须予以剥脱，以利术后肺复张。

吻合前应充分切除两残端瘢痕组织，修剪残面达软骨环处，尽量使两断端管径相近，避免将残端游离过多，以防术后因瘢痕切除不彻底，血运不良，组织坏死而造成吻合口狭窄。

术中对萎陷肺能否保留的判断甚为重要，若肺组织失去弹性，远端支气管分泌物呈脓性，支气管内加压充气肺叶不能膨胀，应放弃支气管吻合而行肺切除术。

术后处理与早期气管、支气管裂伤一期吻合术相同。保持胸腔闭式引流管通畅对术后肺复张非常重要，有学者主张在第 2、第 8 肋间放置两个胸腔闭式引流管效果更好。术后无需行气管切开，以减少感染的机会，早期雾化吸入有利于咳痰、胀肺。对于咳痰无力者可应用纤维支气管镜吸痰。

晚期支气管重建后肺功能恢复问题，经过长期大量的观察发现，术后 X 线改变多在 3 个月左右恢复正常，肺功能的恢复常落后于 X 线改变。术后复张的肺，氧吸收功能较低，该肺血供较少，仍存在右向左的分流等。但总的肺功能会逐步好转，经过数月以至数年后，复张肺的功能可达到或接近正常的水平。

（七）预后

根据 Kiser 等总结的胸部气管、支气管损伤病例，气管、支气管损伤的预后与创伤的部位、损伤报道的年代、自损伤至诊断的时间、损伤机制、治疗的方法及损伤的严重程度等因素有密切相关性。左支气管损伤死亡率约 8%，右侧为 16%，气管为 26%。损伤后 24 小时确诊并治疗的患者死亡率为 25%，2～7 天确诊患者死亡率最高，达 40%，可能与损伤严重，多器官损伤、感染、失血性休克等因素相关。7 天后死亡率明显下降，为 3%。

（濮仁富）

第五节　肺损伤

肺在胸腔占据了大部分空间，无论是开放伤或闭合伤，均容易引起肺的损伤。据统计，在严重胸部损伤患者中，有 21% 存在肺损伤，肺损伤的死亡率是 35%，其中一半的死亡非外伤直接导致。肺实质的损伤主要表现有损伤后肺功能不全、肺挫伤、肺裂伤及肺内异物等。

肺损伤的病因：肺损伤易被伴随的胸壁、胸膜损伤所掩盖，难以早期发现。造成肺损伤的原因多种多样，并且各种因素相互作用，常见的有以下几方面。

（1）直接损伤：被创击部位发生单一或多发肋骨骨折、胸骨骨折造成肺的撕裂伤。

（2）损伤后的冲击波：常由减速伤引起。如高处坠落伤、高速子弹伤等引起肺泡内出血。

（3）冲击伤：即临床上所说的爆震伤，是指爆炸时引起的冲击波正压和负压对胸内脏器所致的原发性损伤，可出现肺泡撕裂、出血、水肿等。

（4）挤压伤：当胸部受到持续挤压时，声门处于闭合状况，升高的胸膜腔内压足以使肺破裂，如果挤压非常突然，即使声门未闭，也能造成肺破裂。

一、损伤后肺功能不全

全身各处严重的外伤后约 10% 的患者会突然出现肺功能不全，也称为休克肺、湿肺、肺硬化综合征。休克肺一词源于越战，用来形容无左心衰、无肺静脉回流障碍、无吸入伤（呼吸道烧伤、毒气吸入、吸纯氧、胃液误吸），伴有肺实变的急性损伤后肺功能不全，休克肺的进展主要与最初的低血容量有关。为纠正低血容量而大量输血、血浆代用品常常导致血容量过多而加重病情。

湿肺一词源于二战，虽不十分确切，但仍广泛应用，用于形容休克时伴随着大量输血、输液，由肺挫伤本身及肺不张、肺水肿、气管支气管阻塞引起的氧合障碍。基于动物实验，一些学者认为，湿肺综合征的根本原因是自主神经系统受到刺激后的自我调节的结果。

肺硬化专用来形容患者肺的顺应性已降低到需额外施加很大的压力才能维持肺通气的状况，这种情况常出现在临终前。

（一）症状及体征

损伤后肺功能不全表现为低血容量休克、紫绀、心动过速、低温、少尿、出冷汗，常伴意识障碍，随着病情进展，逐渐出现呼吸窘迫。

胸片示双肺继发性的肺野模糊、不透光区融合成片。

（二）治疗

纠正低血容量（大剂量的输血、输液以纠正低血容量常常加重肺损伤）、控制性通气、抗凝、物理治疗、使用抗生素预防肺部感染。

损伤后肺功能不全患者应转入 ICU 监护，需要对以下几点进行连续而精确的检测。

（1）心功能指数。

（2）动脉压。

（3）中心静脉压，有条件可做肺动脉压监测。

（4）血气分析。

（5）尿量，精确反应外周组织血液灌注和肾功能。

（6）酸碱平衡。

（7）褥疮的变化，特别在受压部位，如头枕部、肩胛骨、骶尾骨、脚跟等区域。

常常需要通过气管插管做较长时间的辅助呼吸，甚至控制性呼吸，此类患者损伤早期有以下几种通气模式可供选择：①正压通气：间歇性正压通气（IPPB）或持续性正压通气（CPPB），正压通气常常和呼气末正压通气（PEEP）同时使用；②间歇性指令通气（IMV）；③连续气道正压通气（CPAP）。这 3 种技术的使用获良好效果，不仅可使患者保存体力，而且还有利于支气管远端分泌物的排除，应定期给患者变换体位以维持通气/血流比例的平衡。吸入空气应湿化。

静脉补液应慎重而精确，包括输血、高渗溶液（20%的白蛋白、右旋糖酐等），生理盐水。一旦血压正常，立即限制补液、影响心肌收缩力的药物。血管活性药的使用酌情而定。抗生素的使用颇受争议，取决于对感染、脓毒血症等易感因素的具体评估。休克本身损伤了机体的免疫机制；多处伤口易于坏死或感染，Foley 导尿管、气管切开、气管插管等构成了病原微生物侵入的潜在门户，支气管肺炎又常常加重原有损害，静脉插管也能引起败血症，这些因素促使预防性使用广谱抗生素。

在使用控制通气的早期，肌松药物的使用仍有必要，有助于减少肌肉活动，从而减少组织消耗氧气。

大剂量静脉内用肝素（或小剂量的皮下用药）仍有争论。赞同者认为，肝素能防止大血管内血栓形成，能有效地防止弥漫性血管内凝血，并有在脂肪栓塞患者中使用取得成功的例子。反对者则认为，肝素有引起严重（甚至是致命）出血及栓塞（很少造成危害）的危险。

提倡在早期大剂量使用甲强龙以对抗肺挫伤引起的早期损害，静脉内用 1~3 支/d，连续 3 天，以减少由休克缺氧引起的微循环渗出，肺毛细血管痉挛。

利尿剂现已广泛应用，以保持水电解质酸碱平衡，减轻肺水肿，改善通气和氧合，从而改善患者的预后。

H_2 受体阻滞剂：西咪替丁、洛塞克等最近已广泛应用，用以减少胃酸，防止应激性溃疡。

二、肺挫伤

（一）发病机制

肺挫伤大多为钝性伤所致，以交通伤最为常见。肺挫伤可以是单侧的或是双侧的。直接的打击、单纯性的减速伤、挤压伤、爆炸或高速子弹引起的损伤，都可导致肺挫伤。肺挫伤在闭合性胸部损伤中占13%。暴力局限时，往往仅产生小面积的肺实质挫伤，强大暴力可引起肺叶甚至整个肺的损伤。高速投射物亦可在弹道周围产生肺挫伤。钝性损伤时冲击波通过胸壁向内传导，挤压肺实质，然后释放造成损伤，引起肺实质的出血、水肿。外力消除后，变形的胸廓弹回，在增大胸内负压的一瞬间又可导致原损伤区的附加损伤。肺挫伤的严重程度与肋弓的弹性，胸部的柔韧性密切相关。外部的保护减缓打击力度，厚重的衣物能减轻挫伤。

（二）病理

无论何种原因引起的肺挫伤，其病理学改变都是相似的。由于肺循环压力低，肺泡内及肺泡周围缺乏支持组织，加上毛细血管内压与血浆渗透压之间的平衡又不稳定，易使肺组织对创伤产生一系列独特反应。病理检查发现肺挫伤时，在大体上肺的完整性并无破坏，重量变重、含气少、不易萎缩，外观呈暗紫色。光镜下所见主要是肺泡毛细血管损伤，并有间质及肺泡内的血液渗出及间质性肺水肿。红细胞及渗出液广泛地充满肺泡内，肺泡间隙出血，而大多数肺泡壁是完整的。Fulton 等动物实验观察到：在伤后 12~24 小时里肺挫伤病变进行性发展，最初为肺泡和间质内出血，致使肺泡破坏，少量肺泡结构萎陷。在 1～2 小时内，损伤的肺开始出现水肿，单核和多核细胞的浸润。伤后 24 小时，肺的结构几乎由大量的性细胞和单核细胞成分所代替，而多形核细胞也与大量单核细胞混合出现，并含有蛋白的渗出液。

（三）病理生理

肺挫伤后对呼吸和循环功能产生影响，其病理生理学基础主要表现如下。

（1）肺气血屏障改变：由于挫伤后肺泡及间质充血、水肿，使肺泡间隔变厚，肺气血的屏障发生改变，氧气和二氧化碳的弥散距离增加，肺泡膜弥散功能降低，影响红细胞的氧含，使肺静脉血氧饱和度降低及二氧化碳滞留。由于肺比其他脏器具有易于渗漏体液至间质的特性，若在治疗中输注大量含钠溶液可引起胶体渗透压降低，使体液经毛细血管渗出增多，加重间质性肺水肿，也更加重了气血屏障的改变从而导致低氧血症。

（2）肺内分流对低氧血症的影响：①肺顺应性降低所产生的影响：研究证实肺挫伤时肺的肺泡表面活性物质出现障碍，肺泡表面活性物质减少，引起肺泡表面张力升高，肺顺应性降低，肺泡通气量减少，导致 V/Q 下降，造成肺内分流而引起低氧血症；②肺不张所产生的影响：肺挫伤后由于肺实质结构的破坏，肺泡和间质出血、水肿，以及邻近肺泡充满血液而致肺不张外，尚因伤后血液、液体及细胞碎屑的积聚阻塞小气管及肺泡，以及气管及支气管黏膜因损伤刺激分泌物增多，胸壁软组织损伤所致疼痛使胸壁活动减低，咳嗽受抑制而影响气管内分泌物排除等因素更加重或引起肺不张，使肺通气与灌流失调，肺内分流增加。

（3）肺挫伤与心排出量的关系：严重肺挫伤时，由于存在大量肺内分流和严重的低氧血症，为了维持氧的输送，因而机体代偿性地加快心率及增加心排出量，如低氧血症得不到纠正，患者长时间处于高心排，可导致心力衰竭，心脏先代偿则进一步引起组织灌注不足及乳酸增高，在呼吸性酸中毒基础上产生代谢性酸中毒，心肺功能互为因果，形成恶性循环。但应指出，在肺挫伤时也可伴有心肌挫伤，在这种情况下，心脏收缩力减弱，心排出量下降。

（4）肺挫伤与成人呼吸窘迫综合征（ARDS）：ARDS 是严重创伤后常见并发症之一，而肺挫伤更容易发生，一组 3 521 例高速交通事故伤的报告中，将肺挫伤作为独立损伤，其ARDS 的发生率最高，如有休克则更增加了 ARDS 发生率。肺挫伤后所致 ARDS 与肺出血、水肿、肺内分流、无效腔增大、肺顺应性降低及高凝状态等有直接关系，如果处理不当，病情加重，则增加了发生 ARDS 的可能性。此外，严重肺挫伤系因强大暴力引起，常合并其他部位损伤而出现休克，因此，肺的直接损伤或作为靶器官，在创伤及休克基础上机体组织产生一系列体液因子及细胞因子，引起一系列病理生理改变，成为创伤后 ARDS 发病的基本因素。

（三）临床表现及诊断

（1）临床表现：局限而不严重的肺挫伤，其症状往往为合并的胸壁损伤所掩盖。而多在 X 线检查时发现。严重病例有呼吸困难、发绀、心动过速及血压下降，咯血亦为常见的症状。患者肺部有湿性啰音，呼吸音减弱甚至消失。

（2）血气分析：大多数患者有低氧血症，出现在创伤早期，X 线胸片可能尚无明显表现。

（3）X 线所见：70% 的病例 X 线的表现在受伤后 1 小时内出现，余下之 30% 可以延迟到 4～6 小时。而且肺挫伤程度与胸部 X 线表现出现时间没有明显关系。肺挫伤的 X 线表现为范围及部位不同的斑片状边缘模糊阴影。有时为融合成片状的不透光区。肺挫伤的不透光区不按肺叶、肺段的分布，因此不同于初期的支气管肺炎。

（4）CT 检查：肺挫伤后 10 分钟，扫描显示有改变，伤后 2 小时更为显著。

（四）治疗

轻型的肺挫伤无需特殊治疗，一般很快就可吸收而好转。当肺严重挫伤时，应及时有效地进行处理。

（1）及时处理合并伤，如浮动骨折、内脏破裂、气胸及血胸等。

（2）保持呼吸道通畅：对气管内存在的血液、渗出液及分泌物必须及时清除。鼓励咳嗽排痰，可采用鼻导管吸痰。若不能达到目的，应行气管切开。气管切开除便于吸引外，尚可减少呼吸道的阻力和无效腔。对严重的肺挫伤、呼吸困难显著、潮气量低、有分泌物潴留的患者应及时行气管切开。

（3）止痛：适量给予止痛药物，或行肋间神经封闭，以减轻胸壁疼痛。

（4）给氧。

（5）抗感染：肺部感染是常见的并发症，可加重呼吸功能不全，所有患者均应给予广谱抗生素治疗。

（6）对严重肺挫伤应给予肾上腺皮质激素，其保护作用的机制被认为是激素可稳定溶酶体，降低毛细血管通透性和抗炎本性；可明显降低血管阻力，以使肺组织内减少分泌和水肿，并降低右心负荷，减少并发症。后期常规应用激素，能抑制血小板聚集，防止毛细血管床微栓形成，细胞内激肽和花生四烯酸的释放，能阻止补体激活和减少活化补体与细胞受体结合，以减少白细胞聚集和肺纤维化。皮质激素宜早期、大剂量、短疗程应用。

（7）限制水分及晶体液输入，适量输注白蛋白、血浆或全血。如果复苏时已输入大量液体，可给利尿剂。呋塞米能减轻肺静脉收缩，先降低肺毛细血管床的静水压，后产生利尿效果，一般用量为 40～80mp，有助于肺水肿的消退。

（8）有支气管痉挛时，可用解痉药物。

（9）监测血 pH 及血气，若有代谢性酸中毒，应予纠正。

（10）机械通气治疗：若患者出现呼吸窘迫和低氧血症，$PaO_2 < 60mmHg$，$PaCO_2 > 50mmHg$，肺内分流 >25%，应立即进行气管内插管或气管切开给予机械通气治疗。对肺挫伤采用呼吸器治疗，能防止或减少肺出血、血肿，促进不张肺的膨胀，保证充分供氧，纠正低氧血症。

（11）手术治疗：由于肺挫伤病变广泛，而且所引起的功能紊乱亦非局限，绝大多数均不采用手术治疗。但当咳嗽剧烈和严重咯血的单肺叶挫伤，保守治疗未能控制，有切除明显充血及出血的损伤肺叶，而迅速改善患者情况。

三、肺裂伤

肺裂伤亦为常见的闭合性胸部创伤，由于肺循环压力较低，所引起的血胸和气胸，经适当处理后可很快恢复，需要手术治疗的严重肺裂伤不多，一组 210 例钝性创伤所致之肺损伤中，仅 13 例（62%）需要急症开胸手术，这些患者均为广泛性肺裂伤。

（一）发病机制

闭合性损伤引起肺裂伤可有两种不同的机制。

（1）胸部创伤发生肋骨骨折，尖锐的肋骨断端直接刺伤肺，裂口由胸膜表面向内朝肺门伸延，边缘比较整齐，如刀割。损伤程度可由浅表至中等深度，甚至肺组织被劈为两半。

（2）非肋骨骨折直接引起的肺裂伤是在胸部遭受外力挤压的一瞬间，声门突然关闭，胸廓下陷，肺内、气管及血管压力突然增加，继而随着挤压力的消除，变形胸廓弹回，胸腔内压力产生急剧下降，如此的胸腔内压力骤然增加或降低产生剪力，导致肺破裂。这种裂伤多不整齐，呈锯齿状，常有多处裂口。

如果脏层胸膜未破裂，血液可聚积在裂口内形成血肿，或血液逸入气管，而引起大咯血；如果脏层胸膜破裂，则表现为血气胸。

（二）临床表现及诊断

（1）血胸及气胸：肺裂伤的主要表现为血胸及气胸，轻度的肺裂伤由于肺循环压力低，所引起的血、气胸多不严重，经胸腔穿刺或闭式引流等措施，可以很快恢复。甚至 X 线检查，亦见不到肺裂伤的残影。严重的肺裂伤常有严重的血气胸，有时采用闭式引流亦难以控制。患者可有皮下气肿、呼吸困难及紫红等表现，

（2）休克：严重肺裂伤常伴有较大血管的损伤，因而出血量较多，可表现休克。Hankins 等报告 13 例广泛性肺裂伤中，9 例有休克。

（3）咯血：创伤后咯血是肺损伤的证据，周边轻型裂伤可无咯血，或咯血出现时间较迟，血量少；严重的肺裂伤，可有大咯血，而且多在伤后很快发现。

（4）支气管镜检查：可以确诊有无气管及支气管的断裂，有时尚可借以判断出血的部位。

（5）X 线检查：对较重的肺裂伤，于气胸或血胸经引流后，X 线胸片可见大块状阴影。同时尚可观察有无肋骨骨折及其他胸内损伤。

（6）注意合并伤：由于引起肺裂伤的暴力多较强大，因此除注意胸部本身的损伤外，尚应注意其他部位的合并伤。

（三）治疗

通常大多数轻型肺裂伤，以姑息治疗能够很快自行愈合，出现有以下情况，则应急诊开胸探查。

（1）由胸腔闭式引流流出血液，每小时超过 200ml，有活动性出血者；

（2）严重漏气，经胸腔闭式引流后症状改善不明显，即使气管镜检查时发现支气管破裂者；

（3）危及生命的大咯血。探查时，根据术中所见裂伤的严重程度。施行裂伤缝合、肺叶切除甚至全肺切除、对裂口较深施行单纯缝合的病例，应仔细找出漏气的支气管及出血的血管于经结扎或缝合，术后保持胸腔闭式引流通畅，促使肺及早膨胀。

（柏启州）

第六节　肺爆震伤

（一）病因病理

炸弹、炮弹或其他爆炸物在空气中爆炸后，产生大量的热能、高气压和爆震冲击波，可直接作用于暴露在爆炸所损伤范围内的人体，可以发生肝、脾、肺等器官之挫伤，而肺是最易致伤和损伤最明显的内脏器官。

冲击波作用于小支气管和肺泡，引起肺内出血、水肿、气肿和肺泡破裂，也可引起心包出血和心壁出血或心肌裂伤。在患者支气管及气管内可有大量血性渗出物，如不能及时有效排除，易导致支气管痉挛及梗阻，加重缺氧和呼吸困难。而缺氧又增加了肺毛细血管的渗透性，使更多的体液进入肺泡，形成恶性循环。

（二）临床表现

肺爆震伤的临床表现与其损伤程度有关。轻者可仅有短暂胸痛、胸闷或憋气感，体检常无异常发现。重者表现为胸痛、气短、呼吸困难、严重缺氧性紫绀、咯血性泡沫痰、心搏缓慢。体检有时可发现肺部病变区局限实变，呼吸音减弱或管状呼吸音，并可听及广泛之干湿啰音。胸部 X 线片上轻者仅见病变部肺纹理增强，边缘模糊。重者可见大片密度增高阴影或呈大片云雾状或毛玻璃样改变。动脉血气分析结果可因损伤程度不同使动脉血氧分压（PaO_2）有不同程度降低。肺分流量在损伤早期可有明显增加。肺爆震伤患者虽在体表表面常无明显的外伤痕迹；而内部脏器损伤却相当严重是其临床特点。

（三）治疗

治疗上，首先应将该类伤员撤离险区；立即充分给氧，清除呼吸道内分泌物，保持呼吸道通畅；适当止痛及镇静，以减少氧耗量；对迅速发生肺水肿者，应立即行气管切开，适当控制入量和利尿；对单纯吸氧仍不能保持动脉血氧分压正常者应行正压辅助呼吸。如同时有其他器官的损伤出血，应根据具体情况给予处理。

（柏启州）

第七节　膈肌破裂

（一）病因

横膈破裂多见于胸部钝性损伤，单纯膈肌破裂诊断的病例并不多见。且很少能被早期发现，这是因为多伴有其他合并伤或由于胸部 X 线片误诊所致；因此，对每个有严重的钝性胸部或腹部损伤的病例，均应考虑有横膈损伤的可能。

一般来说，大面积的冲击力（如从高处跌下）和交通事故是导致膈肌破裂的主要原因。多数病例需要同时冲击二个体腔（胸、腹腔）才能引起破裂，单独冲击胸腔则较少造成破裂，而伤及腹腔引起膜膈破裂的机会更少。子弹穿透伤或刀刺伤可致膈肌破裂，并同时损伤了膈肌邻近的器官。膈肌很少在同侧造成多处裂伤，而双侧性膈肌破裂亦甚为少见，仅占3％。多数膈肌裂伤是从中央腱向外呈放射状撕裂，即中央腱向肌层方向裂开，并多半发生在左半膈肌中央腱部位。在膈肌与肋骨附着处的膈肌撕裂较为少见，但若单独严重胸腔挤压时，该处则是典型撕裂部位。在膈脚处断裂不多见。

心包部位的膈肌破裂更为罕见，但有其特殊症状，该处破裂常导致内脏嵌入心包腔内。

（二）病理生理

由于胸腔负压及腹腔正压两者间的压力阶差，腹腔脏器可经膈肌破裂口进入胸腔，在用力吸气时其压力阶差更为增大，当应用机械呼吸时胸腔负压消失，因此，在严重胸部损伤时，应用机械呼吸可防止内脏脱入胸腔，因而可掩盖横膈破裂的存在，直到患者脱离呼吸器开始自主呼吸后，在 X 线摄片时才被发现。

左侧横膈破裂后，腹腔脏器脱入胸腔的次序是：胃、左侧结肠、脾、大网膜、小肠及左叶肝。而在右侧横膈破裂时肝脏则容易移位至胸腔内。

横膈破裂对呼吸及循环的病理生理改变，在很大程度上取决于下列 3 个机制。

（1）横膈的功能受阻碍，出现该侧的反常呼吸。

（2）腹腔脏器脱入胸腔，压迫该侧肺脏使气体交换面积减少。

（3）对严重病例有明显的纵隔移位，结果使静脉回心血量减少。

（三）临床表现

膈肌破裂的患者临床症状无特异性，尤其对严重损伤病例，常被伴有的严重合并伤及休克症状所掩盖。

左侧胸痛并放射至左肩部是横膈损伤的一个典型症状，在胸壁往往能见到挫伤的伤痕。有不同程度的呼吸短促。若脏器脱入胸腔造成纵隔移位，则呼吸困难更为明显，可类同张力性气胸表现，患者可出现紫绀。这些病例的中心静脉压常可升高。

对膈肌裂口大的病例，早期一般无消化道梗阻或绞窄症状，后期有些病例可见消化道梗阻症状出现。对左侧膈肌裂口小的病例，一旦腹腔脏器嵌入胸腔，可早期出现消化道梗阻或绞窄症状。

（四）诊断

1. 物理诊断　膈肌破裂的伤侧胸部叩诊可呈浊音，听诊呼吸音减低，可闻及肠鸣音。在损伤早期上述症状有时很难确定。由于移位脏器（胃、结肠）的胀气及脱入位置不同，造成浊音与鼓音的混合体，可直接影响典型的叩诊发现。此外，因为肠麻痹，胸部听诊的肠鸣音可能很弱甚至消失。

2. 辅助诊断　X 线胸部摄片是诊断的关键。横膈破裂常被忽略，并不是 X 线不能正确显示病变，而主要是未能正确认识所显示的病变。若 X 线片上看到胸腔内有含气、液体的胃肠影像或实体脏器影像，则诊断可以确定。另外，若下胃管时遇到困难或下胃管后摄 X 线片，发现胃管全部在胸腔内时，可进一步明确诊断。

X 线特征：

（1）X 线摄片可见胸内边界清晰的不透光区，并不像血胸在平卧位摄片呈弥漫性模糊阴影，而且横膈破裂的不透光区往往较均匀，密度并不太高。如系胃泡脱入，可见液平。

（2）在一片模糊阴影中可见到大小不等圆形透亮区。

（3）横膈显著升高，或无法解释的膈面球形膨出。

（4）纵隔及心脏向对侧移位。

当同时伴有血胸时读片常会遇到困难，若疑有横膈破裂，则在引流血胸时应注意胸腔引流管入口须较一般为高，可自上胸廓指向横膈插入胸腔，以免损伤脱入的内脏。对可疑的病例，必须做进一步检查，特别注意连续跟踪随访，有部分病例在受伤早期的检查中可完全正常。由于胸腹腔的压力阶差将很快使腹部脏器脱入胸腔，因此，早期很微小或可疑的发现，每随内脏的脱入胸腔逐渐演变为典型症状。

对诊断性穿刺需特别引起注意，以免有造成胃或肠损伤的危险。

膈肌破裂容易误诊，常见的诊断错误如下。

（1）横膈破裂最常见的误诊为血胸，因而在做胸腔引流过程中易造成脱入胸腔的腹腔脏器损伤。为对右侧血胸与肝脏脱入胸腔做出鉴别，必要时应做肝脏扫描。

（2）此外亦常易被误诊为局限性气胸或张力性气胸，尤其是仅根据一般临床检查作为诊断依据时。

（3）扩张的胃囊致使横膈抬高。

（4）膈神经瘫痪造成高位横膈。如上述因胃囊扩张造成横膈上抬，这与横膈破裂不同，膈神经瘫痪患者能在胃泡上见到一层菲薄清晰的横膈组织。

（5）肺不张：肺不张的纵隔是向病侧移位，而膈肌破裂的纵隔则被推向对侧。

（五）主要并发症

膈肌破裂最常合并脾破裂（30%），肝破裂（14%），肾破裂（9%），其他脏器破裂占（15%）。

当有腹腔脏器合并伤时，常因腹部脏器损伤而须剖腹，在剖腹探查时才发现还有横膈破裂。因而在腹部钝性伤而须剖腹时，必须把探查二侧横膈列为常规。

膈肌损伤可使脱入内脏引起嵌顿或绞窄。如因穿透伤引起的横膈小孔缺损，则上述并发症较横膈较大的裂口更易发生。横膈破裂的早期诊断和及时手术，是对上述并发症最好的预防措施。

如果外伤后膈肌破裂不重，或为网膜封闭，或疝入胸腔的脏器不多，则诊断常被遗漏，患者进入潜伏期。在此期，患者可以毫无症状。

85%的潜伏期患者在外伤后3年内进入第三期或梗阻、绞窄期。患者症状明显，除肠梗阻外，可出现绞窄、穿孔。患者严重呼吸困难，胸腔内大量积液和积气，甚至发生中毒性休克，如诊断、治疗不及时，可很快死亡。

（六）治疗

1. 手术指征　一经诊断横膈破裂，应尽早施行手术治疗，否则，不仅可引起内脏嵌顿，而主要是逐渐加重对呼吸功能的损害。

横膈破裂的患者常伴有多处合并伤，凡无明显内脏嵌顿症状及严重心肺功能影响者，横膈破裂的手术可暂缓，而先处理或手术治疗对患者生命有严重威胁的损伤（如颅脑手术）。无论如何，在这种情况下应先置入鼻胃管。

2. 手术途径　左侧横膈既可经腹腔亦可经胸腔修补，经胸途径手术暴露可能较好，但常见的腹部脏器损伤较难被发现，虽然从胸腔可做脾切除，但要达到详细和完全的探查腹腔是不可能的。即使在X线片中证实同时存在胸部脏器损伤，但事实上却很少须做手术治疗。因此，在损伤早期左侧横膈破裂，应常规经腹腔途径手术，这对呼吸功能影响最小，对有严重胸内损伤者则属例外。右侧急性横膈破裂的缝合，经腹途径是很困难的，在无腹部体征情况下，应从右侧第六肋间行进胸手术。

对所有慢性破裂病例，一律经胸途径手术，因已有胸膜粘连，经腹途径将无法处理。

不论以何种途径手术，铺巾消毒都须考虑有进入另一体腔的可能。胸腹联合切口暴露虽好，但较单纯经腹或经胸对患者的损害更大，一般较少采用。

3. **手术方法** 在急诊手术时，将脱入胸腔的腹腔脏器复位并无困难，若遇多脏器脱入胸腔，则最先复位是小肠，最后是胃。

破裂横膈缝合可用不吸收缝线间断缝合，在急性破裂时常可直接缝合，而膈神经分支应予避开。若缺损太大，则用自体或人工材料修复。若横膈是沿膈肌与胸壁附着处撕裂，要在原处缝合常有困难，应将膈肌上移固定至胸壁处。

术毕置入胸腔引流管，术前应置鼻胃管。

膈肌破裂在及时和恰当的外科处理后，大多能治愈，但仍有较高的死亡率。国内文献报道 129 例，死亡 18 例，死亡率 13.9%。主要原因是膈肌裂伤常伴有严重的合并伤和休克，并由于疝入胸腔的脏器对心肺的过度压迫造成呼吸循环严重的功能障碍。因此，严密观察和及时、正确的处理是降低死亡率的重要措施。

（柏启州）

第八节　胸导管损伤

（一）概述

胸导管损伤（创伤性乳糜胸）是指胸导管及其较大分支损伤、破裂引起的乳糜胸，实际上是一种淋巴内瘘。由于创伤和胸、心、血管外科手术的广泛开展，胸导管损伤的发病率明显增加。

1. **胸导管的解剖与变异** 胸导管是全身最长且最粗的淋巴管，正常人胸导管长约 30～45cm，口径 2～7mm，灰白色，光泽且具有一定的弹性。可分为起始部，胸、颈 3 段。通常起始于第 1～2 腰椎平面腹膜后乳糜池，于腹主动脉右侧，经膈肌主动脉裂孔入胸腔，沿脊柱的右前方上行于奇静脉与胸主动脉之间。自第 3～5 胸椎平面逐渐从主动脉弓及食管后方越过中线至脊柱的左前方，紧贴在食管筋膜的后面，故施行食管中段手术时易伤及此段胸导管。在后上纵隔内胸导管沿食管、左喉返神经左侧、锁骨下动脉之右、左迷走神经及左颈总动脉的后方继续上行，经胸廓上口至颈根部，然后经锁骨下动脉的后方向前下成一弓形注入左静脉角。该弓高出锁骨上方约 3～5cm。因此，当颈外伤或手术时伤及该部，将形成乳糜瘘或乳糜胸。由于胸导管上段与左侧胸膜紧贴，下段与右侧胸膜接触，故胸导管下段损伤时引起右侧乳糜胸，而上段损伤时则易发生左侧乳糜胸。

胸导管变异较多，约占 1/4 的胸导管呈双干、多干分叉及位置异位等变异。杨春林根据 150 例标本将我国人胸导管分为 5 型：①正常型（走行如前所述）占 84.7%；②双干型：两干自乳糜池发出，沿主动脉两侧上行，在胸部不同平面汇成一干支后进入左或右静脉角占 10.7%；③分叉型：以单干开始，沿主动脉右侧上行，在 4～6 胸椎平面分为两支以后，分别进入左、右静脉角；④左位型；⑤右位型。左位和右位型都是以单支沿一侧走行始终；④、⑤型出现率较低。临床以前 3 型多见，故通常仅有单干、双干与分叉 3 型之分。

2. **胸导管及乳糜液的生理特点** 胸导管是全身最大的淋巴管，收集下肢、骨盆、腹部、胸部左半、头颈部左半及左上肢占全身 3/4 的淋巴液,以 0.93 ~ 1.38ml/(kg·min)的流速注入静脉。正常人每日流量约为 1 500 ~ 2 500ml。进食、饮水、脂肪餐后或按压腹部,其流速可增加到 3.9ml/(kg·min),流量可增加 20%。胸导管淋巴液 95% 来自肝脏和小肠,摄入脂肪后肝内淋巴流量可增加 150%,肠淋巴流量可达静止时的 10 倍。肝硬化门脉高压症时胸导管的淋巴液流量和压力都有所增加。饥饿、注射吗啡抑制肠蠕动使吸收减慢时,胸导管内淋巴液流量明显减少且呈清水样。

胸导管具有自发的、节律性的收缩能力,每隔 15 秒将乳糜液排入静脉 1 次。周围器官的活动如心脏、动脉搏动,肺的膨胀与收缩,胃肠蠕动,腹肌、膈肌随呼吸运动的收缩,胸、腹腔压力变化,都促使乳糜液向心回流。胸导管内乳糜液的流动亦可形成推动力,体位改变亦对胸导管回流有影响。

在一般情况下胸导管内平均压为 1.74kPa(15cmH$_2$O),在流速高峰时可为 0.98 ~ 2.75kPa(10 ~ 28cmH$_2$O)。结扎胸导管后,压力暂时上升可达 6.7kPa(50mmHg),以后随侧支循环的建立,可逐渐恢复至正常。

胸导管的主要功能是输送从肠道吸收的脂肪。乳糜液的化学成分除脂肪含量比血浆高,蛋白质略低之外,其他与血浆类似。经淋巴液回收到血液的蛋白质一昼夜可达 100g。在胸导管内的浓度为 2.9 ~ 7.3g/100ml,主要是白蛋白,其与球蛋白的比例为 3:1,含蛋白总量相当于血浆的 60%。故胸导管亦是血管外及贮藏于肝脏的蛋白质输送入静脉的主要通道。

乳糜液的细胞成分主要是淋巴细胞 [(0.4 ~ 6.8)×10^9/L],在胸导管内有时可达(2 ~ 20)×10^9/L 个。每日参与淋巴再循环的数目为血液中淋巴细胞总数的 10 ~ 20 倍,除偶尔情况外,一般不含红细胞。

乳糜液的外观不恒定,饭后 6 小时呈乳白色,偶尔呈粉红色,空腹状态呈血清色或清水样。无气味,呈碱性,比重 1.012,放置后出现乳酪层,乳化后可见脂肪球,含酯量 0.4% ~ 4.0%,固体粒子 74%。无机盐与血浆相近似。乳糜液有明显的抑菌抗腐败性,大肠杆菌、金黄色葡萄球菌在乳糜液内不能生长。临床鲜有乳糜胸合并感染的报道,可能与其碱性、含高游离脂肪酸、磷酯以及淋巴细胞等综合作用有关。

胸导管是机体免疫器官的重要组成部分,乳糜液中含有各种抗体以及大量淋巴细胞,其中 90% 为具有免疫活性的 T 细胞,经胸导管送入血循环参与机体的免疫反应。胸导管亦是肿瘤和病原菌播散的重要途径,故有人术前经颈部,术中经胸部胸导管取液检查瘤细胞或做细菌培养,作为诊断、确定手术适应证、指导手术治疗的一个重要方法。

(二)病因

胸导管损伤常见予以下几种情况。

1. 闭合性胸部创伤 多见于爆震伤、挤压伤、车祸及钝器打击所致锁骨、脊柱及肋骨骨折,甚至举重、剧烈咳嗽、呕吐等,尤其是饱餐之后胸导管处于充盈扩张状态,更易发生。若下胸部呈受暴力,由于膈肌角的剪力作用,亦易导致胸导管撕裂。胸导管破裂之后先在纵隔内形成 1 个乳糜囊肿,逐渐增大,到一定体积后破入胸膜腔。从伤后到临床出现乳糜胸,一般间隔为 2 ~ 10 天不等,亦有在数月之后才确诊者。

2. 开放性胸部创伤 包括胸、颈部锐器刺入,子弹、弹片穿入等,均可直接损伤胸导管及其分支。由于胸导管分支小而且位置深,其周围毗邻于大血管及其他重要脏器,因此常伴有大血管及邻近重要脏器的损伤,临床胸导管损伤的典型表现多被掩盖,早期不易发现及诊断，又因这些脏器损伤多急重，往往早期死亡。因此，开放性胸腔伤引起的胸导管损伤较为罕见。

3. **手术损伤** 手术损伤胸导管是最常见的原因，其发生率占整个乳糜胸的25%。据统计，心脏及血管手术胸导管损伤为0.25%~0.5%，食管手术为0.9%~1.8%。患者术前多禁食，胸导管流量减少，乳糜液呈清水状，同时被手术中渗血所混染，使胸导管损伤不易辨认。其他如左锁骨上区手术、锁骨下或颈静脉穿刺等均有可能损伤。

其他非创伤性乳糜胸将不在此讨论。

（三）病理生理

大量乳糜液积聚于胸腔内，压迫肺使其萎陷，使纵隔移位，影响呼吸循环功能。由于大量乳糜液丢失，出现水、电解质紊乱，营养缺乏，体重下降，明显消瘦。此外，淋巴细胞及抗体成分丢失，周围血中淋巴细胞数减少，机体免疫力受损。如未及时治疗，可因大量的丢失营养，在短期内造成全身消耗、衰竭或合并其他严重并发症而死亡。

（四）临床表现及诊断

乳糜液无刺激性，故单纯乳糜胸患者体温不高或低于正常。由于严重胸部创伤，常常限制饮食，因而早期乳糜流量很少，待恢复进食后，乳糜流量增多，大量乳糜液进入胸膜腔内，压迫肺使其萎陷，纵隔向健侧移位。患者表现胸闷、气急、心悸等。由于大量乳糜液丢失，患者可在短期内造成全身消耗、衰竭，水、电解质紊乱或并发其他严重症状而死亡。

1. **病史** 询问患者受伤的方式、部位、时间均有助于诊断。闭合伤所致之胸导管撕裂伤易发生在饭后6小时以内。其临床特点：①有一"间隔期"（受伤距临床发病有一间隔的时间）；②突发性呼吸困难；③程度不同的休克；④经胸穿或引流症状迅速得以缓解，短期内又重出现；⑤手术后乳糜胸多在进食后出现胸腔引流液增多，手术的种类和部位本身对诊断就是一种提示。

2. **胸腔引流液的性状** ①典型的乳糜液呈乳白色，放置后出现乳脂层，加乙醚后脂肪溶解，使乳状混浊液变清澈；②无菌生长；③无气味；④含有大量淋巴细胞；⑤苏丹Ⅲ染色后显微镜下可见直径为5μm大小的橘红色脂肪球；⑥比重1.012，呈碱性反应；⑦口服亲脂肪染料，可使流出的乳糜着色。

创伤与术后乳糜胸的胸引流液常呈血性或浆液性，禁食时呈清水样。苏丹Ⅲ染色阴性时早期不易确诊。若观察到胸腔引流量逐日增多，术后前3天平均引流量高于一般开胸术后，波动范围大，不能如期拔除胸引流管，应高度怀疑乳糜胸。

X线检查：除单侧或双侧广泛胸腔积液征外，创伤后早期可有纵隔包裹性积液，乳糜胸合并乳糜心包时，可见心影增宽。

淋巴管造影：经下肢或精索淋巴管注入造影剂（如Lipiodol）后，定时拍片观察造影剂是否漏入胸腔。此法不仅可以确定漏口位置，确定治疗方案，研究胸导管走行，而且对确定手术结扎胸导管的位置均有重要意义。术前、术中、术后均可应用。但此法可引起咳嗽、发热等不良反应，严重者可出现脂肪栓塞。

胸腔乳糜液染色：文献曾介绍各种染料测试方法，但临床实际应用的经验不多。

放射性同位素检查：用同位素诊断乳糜胸尚不普遍，大宗报道不多，有的尚在研究阶段。

（五）治疗

创伤性胸导管损伤性乳糜胸的治疗，主要应根据胸腔引流量及患者的实际情况而定。关键是手术适应征和手术时机。多数学者认为胸腔引流量每日 <1 000ml，且有逐渐减少的趋势，可考虑非手术治疗。若每日引流量 1 000~1 500ml，且病员进行性消瘦、脱水及水、电解质紊乱，保守治疗 5~7 天不见引流量减少者，应采取积极的手术治疗。过去人们对胸导管能否结扎还不清楚，仅采用胸腔穿刺或闭式引流及营养支持等保守治疗，其死亡率甚高，至 1948 年 Lampson 首次报告开胸结扎胸导管治疗创伤性乳糜胸获得成功，而使乳糜胸的死亡率降至 10% 以下。

开胸结扎胸导管操作比较简单，手术时间短，成功率高，对创伤或手术后乳糜胸较非手术治疗更为安全。且能迅速奏效。确也有部分病例经适当保守治疗，不需再手术可以治愈。实际上每一患者自发病至手术治疗，都经过一段保守治疗的过程。

1. 非手术治疗

（1）支持治疗：给予高蛋白、高碳水化合物、低脂肪或无脂肪饮食，输血或血浆，维持水、电解质平衡，应用维生素及微量元素。可给予中链脂肪酸甘油三酯（MCT），其优点为吸收后可不经胸导管直接由静脉入血，既可增加热量，又可减少乳糜液漏出，有利于胸导管愈合。亦有人主张采用全胃肠外营养，并加以胃肠吸引以减少胸导管引流，以利于创口愈合。

（2）保持胸腔闭式引流通畅，及时排尽胸腔乳糜，并鼓励患者咳嗽，必要时可以用 25cmH$_2$O 的负压持续吸引，以促使肺及时膨胀。有利于脏、壁层胸膜粘连，若同时患 ARDS 的患者，可采用呼气末正压通气（PEEP），可减低胸导管淋巴流量，促使胸导管闭合。

保守治疗期间应每日检测血浆蛋白、电解质、白细胞和进行 X 线检查，必要时输入全血和血浆，保守治疗无效时应行外科手术治疗。

2. 手术治疗 经上述非手术处理后，若乳糜排出量不见减少，应及时准备手术。

（1）术前应做好充分准备，主要包括：①纠正水、电解质紊乱，输血输液及加强营养支持治疗；②排尽胸腔内积液，以利于肺膨胀，改善缺氧，防止手术时侧卧位对纵隔、心脏压迫引起的不良影响；③为术中辨认和寻找胸导管破口，可于术前 3~4 小时口服或胃管内注入牛奶、黄油等高脂肪食物 300~500ml，使术中乳糜流量增加，色泽变白；或加入亲脂染料如橄榄油、苏丹Ⅲ或于腹股沟部皮下注射伊文氏蓝，使流出液着色，以利于术中破口寻找。目前认为只要解剖熟悉，注射染料并无必要，相反高浓度染料溢入胸腔内，使周围组织着色，反而影响观察解剖结构。

（2）结扎胸导管的有关技术问题：①进路：有人主张单侧乳糜胸经有胸水侧进胸，双侧乳糜胸经右侧进胸为宜。更多学者主张不论乳糜胸在哪一侧均由右侧进胸，由膈裂孔上面主动脉右后与脊柱前缘间寻找并结扎胸导管。此处胸导管走行较为恒定，便于暴露，利于手术操作，亦可在附近不同平面加扎 2~3 道；②找到瘘口时，用"00"丝线缝扎其上下两断端，并用周围组织覆盖，不宜用电烙或银夹处理。无法找到瘘口时，只缝合有乳糜液漏出的纵隔胸膜，同时于右膈上结扎胸导管。单纯结扎右膈上胸导管亦可。至于将胸导管移植于静脉或其他方法的吻合，从目前临床实践看来均无必要；③手术治疗时机的选择：对保守治疗的期限仍有争议，有人认为胸乳糜液的引流量和速度并非判断手术时机的指标，乳糜液引流量的减少不是逐渐的，而是于某一时刻突然减少或停止，因此至少应进行 3~4 周的保守治疗。亦有人认为只要保守治疗的诸措施得到严格执行，有信心地坚持，需行手术的患者为数不会太多。有的学者认为成人每日胸乳糜液超过1 500ml，儿童超过100ml，持续5日不停即应手术。多数主张保守治疗时间仍应依患者对丧失乳糜液的耐受性而定。引流量多的患者，保守治疗不应超过2~3周，以免发生严重代谢紊乱和机体衰竭，反而失去良好的手术时机，尤其是对婴幼儿和糖尿病患者。2~3周的保守治疗会增加手术的危险性，不可机械规定。应根据患者的具体情况而定。

（柏启州）

第九节　胸腹联合伤

胸腹联合伤，指同一种致伤原因，造成胸部和腹部内脏以及膈肌同时受到损伤（如无膈肌损伤者称为胸腹复合伤）。穿通伤、盲管伤或爆炸物碎片致伤多见于战时。钝性伤如车祸、高建筑物倒塌、重物冲撞胸部可同时产生膈肌破裂和腹内脏器损伤。下胸部第四肋间平面以下穿透伤、刀刺伤可同时造成膈肌穿孔和腹内脏器，如肝、脾或胃肠道损伤。上腹和下胸部的挤压或钝挫伤，由于反应性声门紧闭、腹压升高，使腹腔脏器破裂或通过破裂的膈肌，再借胸、腹腔压力的差异使部分腹腔器官被挤入胸腔，造成所谓创伤性膈疝。除引起一系列的呼吸循环功能紊乱外，还可对疝胸内的腹内脏器发生嵌顿、扭转、绞窄以至穿孔，产生严重感染和中毒性休克。胸腹联合伤常伴有身体其他部位多发伤，其伤情复杂，死亡率亦高。创伤性膈肌破裂以左侧者为多（约占84.6%），右侧因肝脏的屏障作用，发生率较低（15.1%），双侧膈肌破裂更少（1.3%）。

胸腹联合伤伤情复杂、休克严重，容易漏诊。不是只注意了胸部伤而忽视了同时存在的腹内脏器伤，就是处理了腹内脏器伤而又忽略了胸部损伤。

在临床上分为穿透性胸腹联合伤和闭合性胸腹联合伤两大类。

一、穿透性胸腹联合伤

因伤口与外界相通故又称为开放性胸腹联合伤。穿透性胸腹联合伤根据伤道有无出口，可分为盲管伤或贯通伤（有入口无出口，呈盲管状，通常称为穿透性胸腹联合伤。如有入口又有出口，则称为穿通性或贯通性胸腹联合伤。两者的区别是有无出口，诊断和处理大同小异）。

（一）病因

（1）火器伤：枪弹或爆炸物的碎片等。

（2）刀利器伤：长形刀具或锐利器具所致。

（二）临床表现

胸腹联合伤的临床表现颇不一致，受伤后破坏了胸腔与腹腔的完整性和稳定性，导致呼吸、循环功能紊乱，如呼吸困难、紫绀、休克以及颈部、胸部皮下气肿。腹部伤主要表现为内出血、失血性休克。空腔脏器伤则出现急性腹膜炎、中毒性休克，凡胸伤后有腹部伤症状、体征或腹部伤出现胸部症状者，均应考虑胸腹联合伤并有膈肌破裂存在。

严重胸腹联合伤致钝性膈肌破裂占3%应予警惕。

由于胸部和腹部内多脏器同时受损，伤情复杂，临床表现多较危重。

（1）伤口：在胸部或腹部可见到伤口。

（2）呼吸功能紊乱：表现为呼吸困难、急促、紫绀，有的可出现颈胸部皮下气肿和咯血。

（3）循环功能障碍：多为心血管、肝脾损伤出血或心脏填塞所致，表现为血压下降，脉搏弱或触不清，心音不清乃至昏迷状态。

（4）腹部表现：可有腹痛、腹肌紧张、压痛或反跳痛等腹膜刺激症状。

（三）诊断

迅速而尽早地正确诊断，是救治严重穿透性胸腹联合伤成败的关键，勿因等待检查贻误宝贵的救治时机。应根据外伤史、症状和体征、辅助检查和全面的了解伤情，综合分析迅速做出诊断。

（1）致伤病史。

（2）致伤器具：火器或长形刃利器。

（3）伤情：了解受伤时身体姿势和致伤的方位，有助于判断伤道的走向和可能受损的脏器。如前第四肋间与后第六肋间平行连线；前胸向后下指向腹部后背向前下指向腹部以及腹部向后上指向胸部等方向的伤道，均有可能造成胸腹内脏和膈肌多种脏器与组织的穿透性胸腹联合伤。火器贯通伤不能按其入口、出口简单的连成直线作为伤道走行的路线，一要考虑受伤时的体位，比如卧姿时上臂或肩部中弹的情况下，子弹在体内可下行伤及腹内脏器。二要考虑金属异物在体内遇到阻力所产生的方向偏移。胸部贯通伤的入口和出口凡有一处在前肋或后侧第六肋间平面以下者，均有可能造成胸腹联合伤。

（4）生命体征：对诊断有重要参考意义。如伤后短时间（1~2小时内）生命体征有明显改变或呈休克状态，提示伤情重，可能为心血管或腹腔内实体性脏器损伤、失血多。如伤后2小时以上生命体征基本正常，提示可能未伤及重要脏器，但随时间推移，生命体征即出现改变，亦示伤情较重。

（5）穿透性胸腹联合伤的判断：伤口在胸部出现明显的腹部症状，或伤口在腹部出现明显的胸部症状，均提示有胸腹联合伤之可能。

（6）辅助诊断检查：穿透性胸腹联合伤，因伤情复杂而严重，常难以接受系统全面的检查，应做简单、易行、快速，具有即刻诊断价值的检查，以免贻误救治时机。

X线检查（床边）：①火器伤：如入口在胸部而金属异物在腹内，或入口在腹部而金属异物在胸内，穿透性胸腹联合伤即确立。根据入口和金属异物停留的位置，常可推断伤道走向和可能受损的脏器；②刃利器伤：如伤口在胸部，X线显示有膈下游离气体，或伤口在腹部，X线显示有气胸，胸腔积液或液气胸，常可明确为穿透性胸腹联合伤。

通过卧位及立位胸腹平片，除可以明确胸部伤情外。又可观察腹部有无游离气体和确定异物的位置。应注意腹腔内的游离气体，可通过膈肌裂口进入胸腔。被误诊为气胸或血气胸。胸腔的血液也可以经膈肌裂伤进入腹腔，要注意不能错误低估血胸的出血量或胸管引流量。巨大的胸内胃疝可能被误诊为包囊性液气胸。肝脏疝入右胸膜腔可能被误诊为右侧血胸。

膈肌破裂时胸片可见左侧膈肌升高，膈面模糊，膈面上可出现气泡或致密影，心脏和纵隔向健侧移位，邻近有肺不张，有时有液平。肝全部突入右胸时，呈高位平滑的影像。肝部分突入胸腔时，X线呈蕈状影像，有时伴有气泡。胃或结肠进入胸腔，其出入祥几乎平列在膈水平，在造影剂的对比下，其边界缩窄呈漏斗形或被描述为鸟嘴形。可见胃、食管交界处与胃十二指肠交界处位置接近。

B超检查：用于观察胸腔、腹腔实体脏器的形态、大小有无异常，有无积液、血肿、积气及其部位，可在床边进行，不用搬动患者，方便快速，适应证广泛，诊断的准确率高，可重复动态观察，亦可对金属或密度较高物体观察其位置、大小和形状，特别对胸腹联合伤的患者有很高的实用价值，对紧急处理有指导意义。

上述检查难以明确诊断的病例，可参考闭合性胸腹联合伤的检查法。

单纯下胸部伤也可以刺激肋间神经而引起腹壁疼痛和腹肌紧张，如不仔细鉴别，易误诊有胸腹联合伤，在第4~10肋间行神经封闭术，解除疼痛后再进行诊察，避免轻率进行开胸或开腹手术。

（四）治疗

穿透性胸腹联合伤明确诊断后，应争分夺秒合理有序地抢救，常可收到良好效果。胸腹联合伤伴有膈肌破裂者，应多着眼于腹内脏器损伤，腹腔穿刺阳性，有进行性贫血或有腹膜刺激症状者，应毫不犹豫的行剖腹探查，根据伤情予以相应处理。如已有突入胸腔之腹内脏器，应尽快还回原位，修复膈肌破口，这是改善呼吸循环功能的重要手段。

对胸腹联合伤手术治疗的途径应根据伤情而定。对有胸穿入伤或肋骨骨折、血气胸的患者，应行胸腔闭式引流，既可治疗，又可借以观察伤情。只有胸内大出血（大血管破裂）、心包填塞、气管断裂才是紧急开胸的适应证（2%~5%）。甚至支气管损伤同时有肝或脾破裂大出血，或空腔脏器穿孔发生弥漫性腹膜炎者，在有胸闭式引流的基础上，仍应以控制内出血或弥漫性腹膜炎为先。

1. 急救措施

（1）快速改善呼吸功能紊乱：①确保呼吸道通畅，吸氧，必要时气管切开或气管插管用呼吸机辅助呼吸，改善呼吸功能；②封闭胸壁伤口并放置胸腔闭式引流以改善血气胸对呼吸与循环的影响。同时可免在进行胸或腹部手术时麻醉引导前发生张力性气胸。

（2）抗休克：主要是尽快扩容（输血、补液），为手术创造条件。

（3）置入胃肠减压管以防由胃、肠麻痹所引起的胃急性扩张。置入鼻胃管时可使伤员呕吐而增加腹压，可能会使更多的腹内脏器突入胸腔，从而加重对纵隔器官的压迫。

2. 剖胸、剖腹探查

（1）麻醉选择：对穿透性胸腹联合伤，急需剖胸和剖腹探查。应选用气管内插管麻醉（气管内双腔插管麻醉较安全），对胸内手术更有利。麻醉诱导、气管插管，缺氧引起的伤员躁动、呛咳、呕吐均可产生腹压增加，通过气管导管辅助换气时，使被压缩的伤侧肺膨胀，可进一步加重纵隔移位、大血管扭曲，使心排血量锐减，可在原有缺氧、酸中毒的基础上，导致心脏骤停，甚而死亡。麻醉师应随伤员自己呼吸或仅以缓和地轻手辅助呼吸，给氧直到将突入胸腔之腹内脏器完全还回原位（经胸或经腹）之后，才允许加大辅助呼吸幅度，使萎肺复张以纠正缺氧。

（2）体位与手术切口：穿透性胸腹联合伤是一种探查性手术，需要对胸腔内、膈肌和腹腔内多脏器的全面探查，因此，体位和切口，直接关系到手术的效果。对于双侧胸部多处刀刺伤的伤员，应详细根据伤情，以先扩大右胸伤口，处理右肺和右膈及右肝顶部裂伤，再经腹探查证实左胸刺伤。伤及左膈、胃及空肠，均经腹予以修补比较合理。如先经左胸进入腹腔，则右膈及肝顶部损伤不易处理。单经右胸则不易探查腹腔。

侧卧位、胸后外侧标准切口：对胸内脏器与膈肌的探查和处理较为满意，但对腹腔内脏器的探查处理不方便，有较大困难，如需将切口延长至腹部的胸腹联合切口，常需切断肋弓，损伤太大，如另做腹部切口，需变换体位，不仅带来麻烦和不便，也延长了手术时间。

胸前外切口和腹部切口：对胸或腹腔显露好，探查和操作均较方便，最好采用双腔插管麻醉，在胸内各脏器的探查处理时可单侧通气有利于操作。

探查步骤及处理：胸腹联合伤均需剖腹手术，而剖腹则应根据病情确定，如需同时剖胸剖腹探查，可按病情需要决定先剖胸或剖腹探查，必要时，可分成胸腹两组人员同时进行，原则上迅速止血是重点。

胸部探查：首先探查处理心脏、大血管，其次为肺、气管、支气管、食道、胸导管和膈肌等系统全面检查。

腹腔内探查：开腹后积血较多，首先探查实体性脏器（肝、脾、胰等），其次探查空腔脏器。有血块凝集处，常提示为脏器损伤所在，清除积血和凝血块后，即可发现其受损情况予以处理。其次探查空腔脏器，根据腹内液体性质、颜色和气味常可提示被损伤的脏器。为了避免漏诊，必须有序系统地探查，一般由贲门部开始直至各段肠管，无论是火器还是利刃器伤，在探查每一脏器时必须探查是穿透伤还是贯通伤，要仔细，不能疏漏。如发现血肿时必须切开血肿，清除积血和血块后再仔细探查是否血肿内伤口或腹膜后的脏器损伤。

膈肌探查：无论是胸至腹还是腹至胸的穿透伤，必定有膈肌的损伤，胸腔和腹腔双向探查容易发现，不致遗漏，如膈肌损伤较大有腹腔内脏器经伤口嵌入胸腔，一般较易发现。

异物清除：火器伤必有金属异物或其他异物，仔细探查予以摘除，如必要时在术中可用B超或床边X光协助检查，以免遗漏。

防止感染：关系到胸腹联合伤治疗和预后的问题，对伤道的清创和胸腔、腹腔的无菌处理以及术毕的彻底冲洗与适当部位引流实为必要，是预防术后并发症的重要措施。

术后胃肠减压，防止腹胀，以免使新缝合的伤口经受过大压力，影响愈合。

二、闭合性胸腹联合伤

由于某种暴力，致使胸腹内脏器的膈肌同时受损，但无与外界相通的创口，称为闭合性胸腹联合伤。

（一）病因

高处坠落、交通事故、建筑物倒塌挤压等。

（二）临床表现

由于致伤原因不同于火器伤或刃利器伤，其伤情多为大面积组织和多脏器的钝挫破裂伤，损伤程度多较严重。临床表现可概括为呼吸功能紊乱、循环功能障碍、失血性休克，腹膜炎和中毒性休克。

1. 呼吸功能紊乱

（1）通气功能低下：因大面积胸壁软组织挫伤，肋骨骨折或反常呼吸，剧烈疼痛等呼吸运动受到抑制，使潮气量减少；肺组织挫伤、出血、渗血、水肿，支气管分泌物增加，致使通气和换气功能紊乱。

（2）换气功能障碍：由于通气功能障碍，致使肺泡膜及毛细血管内膜乏氧，肺泡水肿，气体通过受限，肺泡毛细血管内血液的氧合与二氧化碳排出发生障碍；或因创伤性肺水肿与肺不张，或血气胸，肺受压萎陷，致使通气量/血流量低于 0.8，即生理性静脉分流增加。血液氧合不充分，二氧化碳亦不能充分排出，临床表现乏氧及二氧化碳潴留，造成不同程度的呼吸性酸中毒。

2. 循环功能障碍

（1）失血：由于胸腹联合伤所致损伤性失血，导致循环血量减少，严重者发生失血性休克（贫血外貌、血压低于 11kPa、意识蒙眬或不清、脉搏细弱或不清）。

（2）心搏出量减少：心脏大血管损伤使心包内积血和心包填塞；或因浮动胸壁反常呼吸导致纵隔摆动，静脉回心血量受阻均可使心搏出量减少。

（三）诊断

1. 致伤史

（1）高处坠落着地时身体姿势和地面情况。

（2）交通肇事时受挤压部位。

（3）建筑物倒塌压砸情况。

（4）受伤时间及当时患者的状况。

2. 体检

（1）生命体征及呼吸循环功能变化：对诊断与急救有指导意义。

（2）胸部：胸壁是否对称，有否多根肋骨骨折及浮动胸壁和/或反常呼吸程度，双侧胸部听诊是否相同，心音是否清晰纯整，心律和心率是否正常。

（3）腹部：是否平坦，有否压痛及腹膜炎体征或腹水征。

3. 辅助检查　以既不致病情恶化，又不搬动患者的简便迅速的方法为原则。

（1）实验室检查：在紧急情况下，血型检查是必不可缺少的。其他检查一般对诊断和急救无重要指导意义。

（2）胸腹部 X 线检查：对肋骨骨折、血气胸和程度有明确诊断价值；对心、肺损伤和创伤性膈疝有重要意义；如发现膈下游离气体，即可诊断腹腔内空脏脏器损伤。该检查应在床边进行，不应为了检查过多搬动患者，如无条件可用其他检查方法或谨慎行事以免发生意外。

（3）B 超检查：可在床边检查胸腔内、腹腔内实体脏器（心、肝、脾等）的形态、大小有否异常，胸、腹腔内有否积液、血肿，膈下有无游离气体，可做出快速诊断而且准确性高，还可重复检查，亦可对伤情进行动态观察。

4. 胸、腹腔及心包试验穿刺

（1）胸腔穿刺：是诊断胸内脏器损伤常用的基本方法，也是一种急救治疗方法。为了排气，可以锁骨中线第二肋间作为穿刺点；为了排液，可在伤侧腋后线第六、七肋间穿刺。对诊断和伤情治疗有参考意义。

（2）腹腔穿刺：是诊断腹腔内脏损伤颇有价值的方法，而且简便、安全、快速，其阳性率可达 90%。被广泛用于腹部闭合性损伤疑有肝、脾损伤的患者。在一般医院更为适用。对抽出液判定：抽出的血放置后不凝固，即可诊断为内出血；抽出液混浊，实验室检查有大量白细胞和脓细胞，可诊断为空腔脏器损伤；抽出胆汁样液体，可考虑肝、胆、十二指肠损伤。

（3）心包穿刺：经 X 线或 B 超检查，疑有心包积液并有心脏压塞症状者可实施，既是诊断方法又是心脏压塞的急救措施。

（4）特殊检查：一般诊断方法难以明确，在伤情和设备条件允许的前提下，可做以下检查，放射性核素扫描；电子计算机断层扫描（CT）；选择性血管造影；内窥镜检查。

（四）治疗

闭合性胸腹联合伤，常并发心、肺、肝、脾等主要脏器的严重损伤，导致严重休克和呼吸、循环系统的功能障碍。对其有效而不失时机地急救和对不同脏器损伤的正确处理，以及严密监护，是提高救治率、减少并发症的关键。由于闭合性胸腹联合伤，常并有其他部位损伤，伤情的范围大而复杂，故需全面考虑，按伤情对生命威胁大小，分轻重缓急合理有序地处理，方可取得良好的效果。

1. 急救　对伤情严重者，时间就是生命，对其处理是否迅速及时、准确有效，关系到患者急救时的安危和预后。

（1）尽快纠正急性呼吸和循环功能障碍：主要解除呼吸困难或窒息，保持呼吸道通畅；解除心脏压塞，改善循环功能。两者是抢救严重闭合性胸腹联合伤能否成功的首要问题和治疗的先决条件。

清除口腔及咽部黏液及血性分泌物、血块、呕吐物或泥土、杂物等。必要时置入口咽通气道，以减少阻力，保持通气。必要时迅速气管切开或气管内插管，对昏迷或反应迟钝患者非常重要，必要时可用呼吸机辅助呼吸。

如有血气胸，及时放置闭式引流，排除积血和积气，解除对肺和心脏大血管的压力，使肺复张，以改善呼吸、循环功能，并通过引流观察胸内的伤情，如有鲜血或大量气体不断地排出，经抗休克无好转，提示有严重的肺、支气管、气管或心血管损伤，常需尽早剖胸检查。

（2）抗休克：严重闭合性胸腹联合伤，就诊时多已呈休克状态，快速纠正为手术治疗奠定基础。对失血性休克尽快输血、补液扩容和吸氧，对广泛肺挫伤、心脏损伤或年龄较大而心功不全者，应谨慎从事，以免因不适当的扩容导致肺水肿和心力衰竭。为保证良好的静脉通路和监测中心静脉压，可采用锁骨下静脉穿刺置管。

2. 手术探查　剖胸和剖腹手术必须掌握时机。对有手术适应证的患者，在急救、抗休克和纠正呼吸、循环功能障碍得到改善，或在紧急情况时同步进行，特别是失血性休克的患者切勿延误手术止血可能得救的宝贵时机。对胸和腹都有手术指征者，可分两组人员同时进行，以免只有一组人员，顾此失彼影响治疗效果。

（1）剖胸探查指征：严重血胸进行性失血性休克：当初次胸膜腔闭式引流，即引流出积血 800～1 000ml 或更多；排空原积血后，仍有新鲜血不断引出达 150～200ml/h，观察 2～3 小时仍不减少；虽经输血不见血压回升或减慢输血速度血压下降，考虑有活动性出血者。

胸腔闭式引流，在平静呼吸即有大量气泡经闭式引流逸出，或肺不张并有纵隔和/或皮下气肿持续加重，疑有气管或较大支气管损伤者。

在胸腔闭式引流液中或胸穿刺液中有食物残渣、胆汁或胃肠内容物者。

胸腔闭式引流量 1 000ml/d 以上，呈米汤状液体，乳糜试验阳性，疑胸导管损伤者。

经 X 线或 B 超检查示有创伤性膈疝者。

（2）剖腹探查指征：伤后持续性腹痛，并有加剧和范围扩大的趋势和腹膜刺激症状；或腹痛阵发性加重伴恶心、呕吐，吐物呈咖啡色或鲜血，提示有上消化道损伤者。

腹腔穿刺为阳性，抽出鲜血或腹膜腔灌洗为血性者提示为腹腔实体脏器损伤；抽出液混浊或伴有食物残渣疑空腔脏器损伤（胃、肠）者。

X 线或 B 超显示有膈下游离气体者。

（3）术前准备：对胸或腹内大出血的病例可与抗休克同步进行手术止血，但在麻醉前应插胸腔闭式引流管以免麻醉时发生张力性气胸，影响呼吸和循环功能。

无失血性休克的病例，应先输血、补液，待血压、脉搏趋于稳定。有血气胸者插胸腔闭式引流，并插胃管。

（4）麻醉选择：已明确剖胸和剖腹探查的病例，选择气管内双腔插管麻醉为好，既便于麻醉管理，又可间断健侧通气使患侧肺萎陷便于手术操作。

（5）切口选择：参考穿透性胸腹联合伤体位与手术切口。

（6）手术探查要点

A. 剖胸探查：首先探查处理心脏，大血管的损伤，其次对气管、支气管、肺、纵隔、食管、胸导管进行探查和处理。

B. 对膈肌的探查：经胸探查膈肌损伤或创伤性膈疝较方便，如有腹腔脏器嵌入，暂不还纳，待与腹部手术组协同处理，先检查嵌入脏器有否破裂和血运情况，初步处理待还纳腹腔后，再进一步观察和进行必要的处理。

C. 剖腹探查：切开腹膜前在创腔内倒入少量生理盐水，再将腹膜切一小口，观察如有气泡，提示有空腔脏器破裂；如有气血溢出，提示有空腔脏器和实体脏器多发性破裂；如只有鲜血溢出，则提示为实体脏器或大血管损伤。当扩大腹膜切口后，如有大量血，先探查实体脏器和大血管，当发现有较多血块处，提示可能为伤口所在的部位，根据解剖先用手捏住该脏器的主要血管，迅速清除血块与积血，在直视下进行止血。发现有异味或炎性液体或纤维蛋白沉积较多、并有炎性充血和水肿，常为空腔脏器损伤处。如发现某脏器通过膈肌伤口疝入胸腔，与胸部手术组协作，将疝入的脏器或组织送回腹腔处理，并在胸、腹两组人员协同明视下修补膈肌裂口。为了避免疏漏，在探查时应按系统有序进行探查：首先从胃的贲门开始检查胃的前后壁，依次检查十二指肠、小肠、结肠、直肠以及肠系膜；肝、脾、胰、泌尿器官，女性的生殖器官。

D. 冲洗和引流：胸、腹腔内手术毕，用抗生素液反复冲洗，放置胸腔闭式引流管并缝闭切口；腹腔是否放置引流应根据损伤情况和手术类别定，一般可选用卷烟式引流，管状橡皮条引流或乳胶管引流（必要时加低负压吸引）。引流物放置部位，根据伤情与手术类型定。

（7）术后处理除继续抗休克外，还应胸腔闭式引流、膈下双套管引流、胃肠减压、合理使用抗生素，切不可稍有忽略。

（柏启州）

第十一章

肺部疾病

第一节 肺癌

一、流行病学

肺癌在世界许多国家和地区发病率和死亡率都在逐年增加，男性更为明显。据世界卫生组织1990年全球恶性肿瘤发病死亡不完全统计数据，共有8 069 404例恶性肿瘤。其中肺癌病例为1 036 758例，占12.85%。共有5 178 697人死于恶性肿瘤；其中肺癌为921 194例，占17.79%。男性肺癌占全部男性恶性肿瘤发病例数的18.00%（771 694/4 286 523）；男性肺癌占全部男性恶性肿瘤死亡例数的23.44%（692 753/2 955 117）。女性肺癌占全部女性恶性肿瘤发病例数的7.01%（265 064/3 782 881）；女性肺癌占全部女性恶性肿瘤死亡病例数的10.27%（228 441/2 223 580）。见表11-1和表11-2。

表11-1 1990年世界上各地区估计的肺癌发病率（1/10万）

国家或地区	例数	男性标化死亡率	例数	女性标化死亡率
全世界	771 694	37.46	265 064	10.76
发达地区	444 722	62.62	151 741	15.45
欠发达地区	326 821	24.03	113 282	7.75
东部非洲	2 174	4.92	992	2.02
北部非洲	5 147	12.85	1 143	2.61
南部非洲	1 082	2.21	514	0.88
西部非洲	1 082	2.21	514	0.88
中美洲	5 684	19.33	2 711	7.90
南美洲	31 239	31.17	8 374	7.31
北美洲	118 205	69.62	70 714	32.91
亚洲东部	205 193	35.75	81 477	12.95
欧洲东部	124 542	75.85	26 587	10.30
欧洲南部	56 940	58.81	8 795	7.26
欧洲西部	65 294	54.10	13 206	8.16
澳洲新西兰	5 913	47.55	2313	16.12

表 11 - 2　世界各地区 1990 年肺癌死亡率（1/10 万）

国家或地区	例数	男性标化死亡率	例数	女性标化死亡率
全世界	692 753	33.73	228 441	9.23
发达地区	395 611	55.33	124 987	12.42
欠发达地区	297 011	21.91	103 420	7.09
东部非洲	1 857	4.23	847	1.73
中部非洲	1 063	6.01	160	0.71
北部非洲	4 732	11.84	1 052	2.40
南部非洲	3 480	26.81	1 088	7.08
西部非洲	992	2.03	464	0.80
中美洲	5 144	17.57	2 259	6.59
南美洲	25 344	25.41	7 240	6.32
北美洲	99 798	58.07	54 467	24.84
亚洲东部	184 864	32.27	73 476	11.67
东南亚	35 255	27.39	12 852	8.56
中南亚	44 003	11.04	9 683	2.34
亚洲西部	12 797	27.84	2 345	4.60
欧洲东部	109 793	66.96	21 110	8.00
欧洲北部	38 310	54.66	16 344	18.04
欧洲南部	52 392	53.17	8 446	6.67
欧洲西部	63 201	51.79	12 855	7.59
澳洲新西兰	5 298	42.29	2 007	13.77

我国 1990—1992 年 1/10 抽样人口的死因调查资料表明，肺癌在全部癌症死亡中占 16.2%。国家卫生部疾病控制局公布的资料显示：1970 年我国肺癌死亡率为 5.46/10 万，为癌症死亡的第 4 位；1990 年我国肺癌死亡率上升至 17.54/10 万，为癌症死亡的第 3 位；2005 年我国肺癌死亡率上升至 30.83/10 万，为癌症死亡的第 1 位。世界卫生组织的统计资料显示：2005 年全球男性肺癌死亡率为 31.2/10 万，其中发达国家为 47.1/10 万，发展中国家为 23.3/10 万，我国男性肺癌死亡率为 41.34/10 万；2005 年全球女性肺癌死亡率为 10.1/10 万，其中发达国家为 13.5/10 万，发展中国家为 8.1/10 万，我国女性肺癌死亡率为 19.84/10 万。上述资料表明，我国男性肺癌死亡率低于发达国家肺癌死亡率，但明显高于全球和发展中国家肺癌死亡率；而女性肺癌死亡率不但明显高于全球和发展中国家女性肺癌死亡率，也明显高于发达国家女死亡率。

1. 年龄、性别和种族分布特征　肺癌发死亡率均随年龄增长而上升，一般从 40 岁癌发病率明显上升，肺癌发病率和死亡率到 75 岁左右达到高峰，然后有所下降。我国男性肺癌死亡率 45～49 岁为 13.98/10 万，50～54 岁为 23.06/10 万，55～59 岁为 35.41/10 万，60～64 岁为 49.24/10 万，65～69 岁为 60.56/10 万，70～74 岁为 64.18/10 万；75 岁以后为 53.65/10 万。1997 年，上海市男性 40 岁年龄段肺癌发病率为 16.58/10 万，50 岁年龄段肺癌发病率为 45.79/10 万，60 岁年龄段肺癌发病率为 201.88/10 万，70 岁年龄段肺癌发病率为 456.69/10 万，80 岁年龄段肺癌发病率为 410.16/10 万；女性 40 岁年龄段肺癌发病率为 8.71/10 万，50 岁年龄段肺癌发病率为 21.79/10 万，60 岁年龄段肺癌发病率为 80.25/10 万，70 岁年龄段肺癌发病率为 178.05/10 万，80 岁年龄段肺癌发病率为 200.40/10 万。

几乎所有国家和地区，肺癌的发病率和死亡率均是男性高于女性。WHO 的资料显示：1992 年，法国男性与女性肺癌死亡率比例为 6.74：1；1991 年，意大利男性与女性肺癌死亡率比例为 6.01：1；1990 年，塞尔维亚男性与女性肺癌死亡率比例为 4.06：1；1991 年，美国男性与女性肺癌死亡率比例为 1.85：1；1993 年，丹麦男性与女性肺癌死亡率比例为 1.85：1；1990 年，我国肺癌发病率和死亡率亦为男性高于女性，城市肺癌发病率男性与女性的比例为 3.75：1，农村为 3.38：1。肺癌调整死亡率男性与女性的比例，城市为 3.65：1，农村为 3.58：1。

WHO 的资料显示，居住在同一地区或国家的不同种族间肺癌发病率和死亡率也存在明显差异。1990 年，美国非洲裔男性肺癌发病率为 117.0/10 万；美国白种人为 76.0/10 万；西班牙人为 41.8/10 万；中国人为 52.1/10 万；日本人为 43.0/10 万；土著人为 14.4/10 万。新加坡男性华裔、马来族和印度铱肺癌标化发病率分别为 57.1/10 万、30.5/10 万和 9.5/10 万。

2. 肺癌地区分布特征　肺癌发病率和死亡率地区差异很大。WHO 的资料显示：1997 年全球肺癌死亡 110 万人，占恶性肿瘤死亡的 18%，死亡率为 19、10 万。其中，男性肺癌死亡率最高的是匈牙利，为 84/10 万；俄罗斯为 70.5/10 万；爱沙尼亚为 66.4/10 万；斯洛伐克为 64.2/10 万；美国为 52.3/10 万；英国为 46.6/10 万；德国为 45.4/10 万；中国为 37.3/10 万，墨西哥为 16.0/10 万。国际癌症研究中心公布 2002 年全球肺癌发病率最高的地区是东欧（65.7/10 万）和北美（61.2/10 万）；最低的是西非（2.4/10 万）和东非（3.6/10 万），最高与最低地区比较相差 30 倍。女性肺癌发病率最高的地区是北美（35.6/10 万）和北欧（21.3/10 万）；最低是西非（0.6/10 万）和中非（0.7/10 万）；最高与最低地区比较相差 58 倍。

我国肺癌死亡率在地理位置上的分布特征是：由北向南、由东向西逐渐下降的趋势。大城市、中等城市、东北及东部沿海一带肺癌死亡率比较高，而西北和西南地区较低。我国肺癌死亡率城乡差别也十分明显，1990 年我国城市肺癌死亡率为 38.1/10 万，农村为 19.1/10 万。

3. 肺癌流行病学职业分布特征　肺癌是职业癌中最重要的一种。目前较肯定的职业性肺癌包括石棉、砷和砷化合物、铬及化合物、锡及化合物，镍及镍化合物，氯甲醚所致肺癌和焦炉工人肺癌等。

芬兰的资料显示，石棉工人患肺癌的危险性是芬兰总人群的 17 倍。我国云南锡业公司 40 岁以上，井下作业 10 年以上的男性是肺癌高危人群，肺癌发病率为 834.6/10 万，是当地一般人群肺癌发病率的 10 倍。究其原因是作业环境中存在放射性氡及其衰变后形成的氡子体有关。我国鞍山钢铁公司的资料显示：焦化厂工人肺癌死亡率为 314.5/10 万，炼钢厂为 185.7/10 万，钢研所为 76.5/10 万，全厂为 111.5/10 万。由此可见，职业因素在肺癌发病中有重要作用。

二、病因学

肺癌与其他恶性肿瘤一样，是环境因素与内在因素共同作用、多基因参与的一类复杂疾病，但其确切病因及发病机制尚不完全清楚。目前认为下列因素与肺癌的病因有密切关系，如吸烟、空气污染、职业因素等。

1. 吸烟　吸烟被公认是肺癌最重要的危险因素。国内外大量研究表明，吸烟与肺癌危险性之间存在明显的剂量—效应关系，吸烟患肺癌的危险性与每日吸烟量、吸烟年限、烟草种类、开始吸烟的年龄等有密切关系。

烟草中的致癌物主要来自4个方面。

（1）烟草在燃烧过程中由于乏氧燃烧而产生的各类致癌物。一支香烟燃烧后产生焦油 $12 \sim 14mg$，烟碱 $1mg$，其中可分析出3 500种以上的化学物质，目前认定的致癌物包括多环芳烃、芳香族及其胺类、亚硝胺、酚、喹啉、吖啶、氧乙烯等。

（2）烟草本身含有肼、砷、镍、铬、镉、钋、铅等无机致癌物。

（3）在生产、加工、运输过程中产生的亚硝胺类化合物，目前已检测出4个：N - 亚硝基去甲基烟碱（NNN）、4 - 甲亚硝胺基 - 3 - 吡啶 - 1 - 丁酮（NNK）、N - 亚硝基毒藜碱（NAB）和4 - 甲亚硝胺基 - 3 - 吡啶 - 1 - 丁醇（NNAL）。在大鼠诱癌实验中使用低剂量的NNN、NNK溶液做口腔涂抹，可诱发口腔癌、肺癌，其中NNK致癌作用最强，对肺具有特殊亲和性。

（4）烟草的烟雾中含有的一氧化氮、一氧化碳、甲醛、丙烯醛本身并不直接致癌，但可以损害支气管黏膜纤毛的清除能力，降低机体的免疫力，增加肺癌的易感性。国内周清华等的研究还发现烟草中有毒物质还能与免疫细胞受体结合，阻断免疫细胞活化及功能。此外，还发现烟草中有毒物质还能时一些抑癌基因失活和上皮细胞间质转化。

已有的研究结果显示，与持续吸烟增加肺癌危险性比较，戒烟者随戒烟时间增加，患肺癌的危险性会明显下降。上海市的一项肺癌病例对照研究显示，男性现吸烟者肺癌的相对危险度为3.9，戒烟5～9年者肺癌的相对危险度为3.1，戒烟10年及以上者肺癌的相对危险度则为1.1。

流行病学资料显示，吸烟与肺癌的组织学类型有关。病例对照研究结果表明，吸烟对男性和女性患肺鳞状细胞癌的相对危险度分别为8.4和7.2，对患小细胞肺癌的相对危险度分别为7.4和7.9，而对患肺腺癌的相对危险度分别为1.6和1.5。但是近年来的资料显示，国内外肺腺癌的发病率迅速增加，在一些国家肺腺癌甚至超过了肺鳞状细胞癌。在美国进行的大规模队列研究发现，不论男性还是女性肺腺癌与吸烟的连续性均有显著增强。目前，一般人群和吸烟人群中肺腺癌发病率上升的确切原因尚不清楚。有关一般人群和吸烟人群中肺腺癌发病率均上升的原因的解释有：①吸过滤嘴香烟是能过滤掉易沉积于大支气管上的烟雾中大的颗粒，使易发生鳞状细胞癌的大支气管部位上烟雾中大颗粒的沉积量明显减少，而是一些烟雾中的小颗粒进入肺泡支气管，进而使肺腺癌发病率增加；②由于20世纪中期起采用混合组成烟叶，释放出更高浓度的烟草特有的亚硝胺，而这类亚硝胺是肺腺癌的致癌剂。

在流行病学调查吸烟与肺癌的关系中发现，患肺癌前没有吸烟的个体只占肺癌患者中5%～10%，吸烟的个体也只有8%～10%患肺癌。为什么不是所有的吸烟者均患肺癌呢？这就需要将与吸烟相关基因改变的性质、部位和时间等因素综合分析，从流行病学的角度探索并阐明肺癌和吸烟的生物学机制。

许多研究中已经表明在多个染色体位点上吸烟和杂合性缺失（LOH）具有相关性，并且吸烟者中染色体 3p21、3p14、5q11～q13、6q、9p21、13 q14 和 19p 出现杂合性缺失（LOH）的频率要比非吸烟者明显增高。Wong 等在 42 例非吸烟的肺腺癌患者中和 29 例吸烟的肺腺癌患者中应用 84 种微卫星标志检测杂合性缺失，发现非吸烟的腺癌患者常表现 2q，6p，10p，13q，16q，17q，19p，19q，20p 和 20q 的杂合性缺失，而在吸烟患者中发现 1q，2p，3p，3q，7q，8p，9q，10q，11q，13q，14q，17p，18q 和 21q 均出现杂合性缺失。笔者认为这些染色体的异常说明两组患者中存在多种导致肺癌的不同基因途径，而吸烟者和非吸烟者肺肿瘤的发生与各种染色体异常的交互重叠存在相关性。可是也应该认识到，在吸烟人群中微卫星不稳定性也较非吸烟人群高，故杂合性缺失的空间位点的差异说明吸烟和非吸烟人群之间的杂合性缺失的差异还需要进一步研究确定。Kim 等研究表明，CDKN2A 基因启动子的过度甲基化与非小细胞肺癌患者的吸烟状态有关。Anttila 等进一步研究发现，重度吸烟者有 33% 的肺组织中 CYPIA1 基因启动子甲基化，而轻度吸烟者为 71%，非吸烟者为 98%，非吸烟者包括从未吸烟者，同时也包括先前吸烟但已戒烟者，这说明 CYPIA1 启动子甲基化缺失的情况下或许可以诱导 CYPIA1 的表达。在之后被 Pulling 等证实患有肺腺癌的非吸烟者比患有肺腺癌的吸烟者 MGMT 启动子甲基化的现象更多。很多报道中也提到了启动子异常甲基化现象的存在，这种启动子异常甲基化存在于各种基因，不仅存在于吸烟者和先前曾吸烟者的支气管上皮细胞中，同时也存在于患有癌症的吸烟者的支气管上皮细胞中，在患有肿瘤的吸烟者中的支气管上皮细胞中也发现有启动子异常甲基化的现象。

关于吸烟和非吸烟者的正常肺与肺肿瘤细胞的基因表达，有证据已经表明在吸烟者的正常肺组织中，CYPIA1、CYPIB1、Nooi 和 ALOX15（花生四烯酸盐 15－脂氧化酶）等基因表达上调，而且高于非吸烟者的肺组织中的表达量。吸烟者肺肿瘤组织中 D40/AF15q14（CASC5）基因表达也上调，表达量也高于非吸烟者肺肿瘤组织。对吸烟者和非吸烟者的肺癌组织大范围的转录表达谱的获得及应用微阵列研究吸烟相关肺肿瘤的基因表达是下一步研究的方向。

2. 环境污染　环境污染对人类健康造成的危害越来越引起人们的重视。流行病学资料显示，肺癌死亡率与环境多环芳烃含量呈正相关关系。美国学者 Hammend 和 Horn 对美国 50～59 岁白种人进行的环境大气污染与肺癌相关性的前瞻性研究发现，城市吸烟者比农村吸烟者肺癌死亡率高 1.8 倍，接触空气中沥青烟、油烟、矿物燃料不完全燃烧产物的工人中肺癌患者显著增多，大气中致癌物污染水平不同的地区与人群肺癌发病之间存在定量关系。美国国家研究委员会也报道了大气污染物有致癌作用的动物实验结果。我国部分省（市）环境保护监测研究指出，我国城市居民肺癌死亡率与城市大气污染有密切关系，大气污染越严重，肺癌患病率与死亡率越高。

（1）室内空气污染

1）煤烟污染：研究资料显示，烧蜂窝煤的家庭室内污染显著高于烧石油气的家庭，煤烟引起的家庭内微小环境空气污染是女性肺癌的重要危险因素。中国预防医学科学院环境卫生与卫生工程研究所，云南省曲靖地区宣威县卫生防疫部门及美国国家环保局健康影响研究所对宣威县农村居民室内空气污染与肺癌关系进行 13 年的系统研究，结果表明，宣威县居民室内燃煤所致严重空气污染是该地区居民肺癌高发的主要危险因素，煤烟中的苯并芘是主要的致癌物。研究还发现室内苯并芘浓度与女性肺癌标化死亡率间存在非常显著的正相关（r－0.778，P＜0.001）。通过使用改灶排烟措施的干预研究发现，改灶后男性和女性肺癌危险性分别下降到0.59（95%可信区间：0.49～0.71）和0.54（95%可信区间：0.44～0.65）。改研究结果提供了煤烟与肺癌发病相关性的强有力证据。

动物实验结果也证明煤烟是肺癌的重要原因。燃煤烟气吸入使昆明小鼠肺癌发生率明显升高。向雄性昆明小鼠气管内注入宣威煤烟灰溶液，使小鼠肺腺癌的发生率明显增加。

2）油烟污染：研究表明，油炸、煎炒食物可引起室内空气中苯并芘严重污染，家庭妇女尿中苯并芘含量也增高。另有研究认为，经常在烹调时眼受到油烟刺激者其患肺癌的危险性增加，并随每周炒煎的次数增加而上升。动物实验还证明，给Balb/c小鼠吸入烹调油烟染毒，对照组吸入加热空气。结果吸入烹调油烟染毒的小鼠肺癌发生率为18.9%，而对照组肺癌发生率为0。

3）环境烟草烟雾污染：环境烟草烟雾是吸烟者呼出的主流香烟烟雾以及香烟燃烧时释放的烟雾，且为周围空气稀释的侧流烟雾所组成的混合物，它含有尼古丁、苯并芘等致癌物。吸烟者呼出的烟雾也能构成室内微小环境污染。吸烟与肺癌的关系如前所述，大多数研究都认为吸烟与肺癌确有因果关系。上海市的一项病例对照研究发现，与吸烟丈夫共同生活的非吸烟妇女患肺癌的危险度随其与丈夫共同生活年数的增加而上升，共同生活40年以上者与共同生活20年以下者比较，相对危险度超过1.7（95%可信区间：1.0～2.9），患肺鳞状细胞癌和小细胞肺癌的相对危险度高达2.9（95%可信区间：1.0～8.9）。将89%的侧流烟雾和11%的主流烟雾混合给A/J和Swiss小鼠吸入，能明显增加小鼠肺癌发生率，且主要为腺瘤和肺腺癌。

4）室内氡气及氡子体：广州研究肺癌病因时发现，广州室内空气中的氡及氡子体浓度高于室外。古老建筑的放射性污染高于新建筑物。一般而言，地下室的空气中的氡及氡子体浓度高于地面建筑房屋内的浓度。

以上各种因素造成室内空气污染，形成地理纬度与女性肺癌存在非常显著的相关。因北方纬度高，通风换气的时间少，易使室内污染持续存在，越往北、纬度越高的地方，女性肺癌死亡率也越高。

（2）室外大气污染：在人口稠密的大城市空气中含有大量的致癌物，如苯并芘等有机化合物，砷和铬等无机化合物以及放射性核素。燃烧煤、汽车尾气、工业废气是污染城市空气的主要来源。流行病学资料显示，某个地区肺癌死亡率与该地大气污染程度呈正相关。在污染严重的大城市中，估计居民每日吸入空气中苯并芘量超过29支香烟的含量。Sawicki计算大气中苯并芘每增加6.2μg/1 000m³，肺癌死亡率增加15%；Hitosugi则推算苯并芘每增加1μg/1 000m³，肺癌发病率将增加1%。在比较城市和农村肺癌死亡率的研究中发现，城市肺癌死亡率较乡村高30%～40%，且在城市居住时间越长，肺癌死亡率越高。

3. 职业危害

（1）砷：无机砷可以烟尘、矿渣形式污染空气和土壤。有人曾对美国36个冶炼铜、铅、锌工业区居民进行调查，发现男、女性肺癌死亡率较美国其他地区显著增高。

国内外对杀虫剂砷的使用者、生产者、冶炼工人等进行的调查报告，认为肺癌的发病率明显提高。美国癌症研究所报道，从事于三氧化砷的工人，其肺癌死亡率为对照组的3倍，工作15年以上者死亡率可达8倍。Taylor等的研究表明，肺癌发病与砷接触量呈剂量一效应关系，同时暴露于砷和烟草，砷的危险性更大。Enterline 等观察到从事接触砷的工作 10年内即可能发生肺癌。若脱离接触，砷的作用可随时间的延长而消失，从而提示砷可能是肺癌的促进因子，并非是起始因子。有人认为砷的致癌机制可能是拮抗保护元素硒、损伤遗传物质和降低机体免疫功能。

（2）铬酸盐：1911—1912 年，发现铬酸盐能诱发肺癌。当时曾命名为铬癌。以后的一些流行病学调查进一步证明了从事铬酸盐生产的工人肺癌发病率比一般人高。其中因肺癌死亡的占全部死亡人数的 20% ~ 45%（一般仅为 1% ~ 2%），在全部癌症死亡中，肺癌占50% ~ 80%（一般人占 8% ~ 12%）。从事铬酸盐生产的工人发生肺癌死亡的危险性比一般人大 3 ~ 30 倍。1975 年挪威曾报道对小规模生产铬酸铝、铬酸锌的工厂进行调查，发现从事铬色素生产 3 年以上的 24 名工人中发生 3 例肺癌，其病例虽少，但却为预期数的 38 倍，此外还发现鼻腔癌和胰腺癌各 1 例。他们认为在浓度为 0.5 ~ 1.5mg/m³ 下工作 6 ~ 9 年即可发生肺癌。苏联学者曾调查了 1958—1967 年铬铁合金生产工人的癌症死亡率，发现男性工人肺癌、食管癌及胃癌死亡率比对照组高。如肺癌死亡率在 30 ~ 39 岁年龄组比城市居民多4.4 倍，50 ~ 59 岁年龄组则多 6.6 倍。他们所接触的物质有难溶的三价和六价铬。铬酸盐生产工人年龄越小，肺癌死亡的相对危险度越大。发生铬肺癌的最短接触时间取决于空气中铬的浓度。

铬之所以致癌，主要是由于铬酸盐特别是不溶或微溶于水的铬酸钙等粉尘。铬酸盐的烟雾最危险。目前公认铬的致癌作用不决定于铬化物的原子价，而决定于其溶解度。溶于酸而不溶于水或微溶于水的铬化物被认为是最危险的。

（3）镍：已有许多动物实验证明镍化合物的致癌性，它们的致癌规律是不溶性的镍化合物，如镍尘和镍与一氧化碳结合而成的羰基镍、碳化镍、硫化镍、碳酸镍、氧化镍和微粒镍是致癌的；而易溶于水的如氯化镍、硫酸镍、硫酸铵镍等则均不致癌。Doll 报道，羰基镍作业工人肺癌和鼻癌的发病率明显增高，前者为正常人的 5 倍，后者近 150 倍，平均发癌潜伏期为 27 年。有人认为羰基镍被吸入机体后马上析出微粒镍尘，这些微粒镍尘进而发生致癌作用；有人提出环境中的镍进入人体内后能抑制苯并芘羟化酶，减慢了 3，4 - 苯并芘的羟化、结合与排泄，从而延长了烟草等 3，4 - 苯并芘在肺内的滞留时间，同时烟草中也含有少量的镍（据估计每克含有 1μg 镍），起到致癌的协同作用；也有人还提出，镍能够与脱氧核糖核酸结合，致使细胞发生突变而致癌。

（4）石棉：自从 1935 年首次报道石棉致癌以后，石棉现已成为举世公认的致癌物。在从事接触石棉工作的工人中，1/5 死于肺癌。美国的报道，接触石棉的工人肺癌死亡率为一般人口的 7 倍。研究指出，不同类型的石棉，其物理性能和化学组成有所差异，不仅在经济上，而且在卫生学上、发病学上的意义也不同。其致癌性也不同。有人认为能诱发肺癌的主要是石棉中的青石棉和铁石棉。英国石棉工肺癌发病率由 1931 - 1940 年的 19.7% 上升为1961 - 1964 年的 54.5%。1955 年，Doll 统计英国石棉纺织工肺癌发病率比一般居民高 10倍。近年来，石棉致癌性的问题又有了进一步的认识，吸烟对石棉致肺癌有促进作用，Selikoff 指出，接触石棉又吸烟者其患肺癌的机会远远高于不接触石棉而又不吸烟的人。Selikoff（1976）调查了纽约市区 1943 年 1 月工会在册的 632 名石棉绝缘物材料工，到 1962年底止，共死亡 262 人，死亡者中有 9 人自初次接触石棉至死亡时间不足 20 年，其余均在20 年以上，死因分析发现肺癌明显增多，实际肺癌死亡人数为 42 人，大大超过预期数

6.02，标准死亡率比值为 6.99。

（5）煤焦、焦油、煤气：日本研究者黑田氏等在 1936 年发表了关于煤气制造厂工人发现肺癌的材料，这些工人在其生产活动中长期暴露于热焦油蒸气，焦油和沥青粉尘的影响。工人的平均工龄是 15.5 年。肺癌多半发生在右肺上部。

据苏格兰、美国、加拿大、日本和挪威的报道，炼煤焦、沥青、煤气等工人的肺癌发病率较一般人明显增高。在上海、北京也有类似的报道。早已公认煤焦中含有苯并芘类的多环芳烃，易诱发人的皮肤癌，并已在大鼠、家兔等动物实验中成功地诱发出支气管肺癌。

（6）双氯甲醚和氯甲甲醚：双氯甲醚和氯甲甲醚皆用于生产离子交换树酯，是活泼的烷化剂，两者对呼吸道黏膜均有强烈的刺激性。据流行病学调查证明，工人与其接触的程度越密切，接触的年限越长，肺癌发病率越高。美国资料表明，与双氯甲醚和氯甲甲醚接触的工人患肺癌的工作年限为 1 ~ 16.5 年，平均 6.27 年，死亡年龄为 33 ~ 66 岁，平均死亡年龄为 43.5 岁，较其他癌发病年龄早，通过流行病学分析和动物实验证明，这类物质是强烈的致癌因子。

4. 营养因素　流行病学调查发现，在大量吸烟的人群中，胡萝卜的消费量同患肺癌的危险性有关，胡萝卜的消费量愈多，患肺癌的危险性愈小。有的学者在芝加哥发现，经常吃富含维生素 A 的水果与蔬菜的人群中，每 500 人中仅发现 2 例肺癌，而不常吃水果与蔬菜的人群肺癌发病率为前一人群的 7 倍。在挪威、日本都发现类似的情况。Shekelle 等的一项研究发现，男性吸烟者的肺癌与 β - 胡萝卜素的摄入呈明显负相关，重度吸烟与低 β - 胡萝卜素摄入者患肺癌的危险性增加 7 倍。在实验室中还进一步证明，维生素 A 和 β - 胡萝卜素等在控制上皮细胞分化，防止癌细胞发生、发展有一定的作用。但是有的研究结果却相反。最近，美国和芬兰联合在芬兰进行的包括 29 133 名 50 ~ 69 岁男性吸烟者，历时 5 ~ 8 年的 β - 胡萝卜素和维生素 E 干预试验，得到的结果却完全出乎人们的预料。服用 β - 胡萝卜素不但没有降低这些吸烟者的前列腺癌、胆囊癌、结肠直肠癌、胃癌和肺癌的发病率，反而使肺癌发病率比对照组升高了 18%，且因肺癌死亡的人数也较对照组多。该研究小组认为结果表明补充 β - 胡萝卜素对吸烟者可能是有害的。他们同时也观察到对照组人群中，基线调查时 β - 胡萝卜素水平低的亚人群的肺癌发病率，比血清 β - 胡萝卜素水平高等亚人群高，因此认为基线调查时的膳食 β - 胡萝卜素摄入水平与试验期间发生肺癌的危险性存在负相关关系。芬兰试验的结果提示对其他得到满意结果的 β - 胡萝卜素干预试验应慎重评估。由于另外两项在美国开展的 β - 胡萝卜素干预试验，也未得出 β - 胡萝卜素的有益作用的结果，故美国国立癌症研究所提出，暂停在人群中进行包括 β - 胡萝卜素的营养干预试验。

此外，另有研究报道维生素 E、维生素 B_2、维生素 C 的缺乏与肺癌也有一定的关系。其他饮食因素如高脂肪，特别是饱和脂肪和胆固醇等可增加肺癌的危险性。虽然其机制尚未完全清楚，但已有一些流行病学研究和动物实验研究结果的支持。

1997 年华西医科大学与云南锡业公司合作，进行了 β - 胡萝卜素、硒对云锡矿工肺癌的作用的流行病学和细胞生物学研究。对 6 572 名 40 ~ 74 岁男性肺癌高危矿工 1992 - 1994 年的饮食调查资料进行了科学客观的分析，结果未发现 β - 胡萝卜素营养素密度（nutrient density，ND）与肺癌危险性有相关关系，而硒 ND 的与肺癌危险性呈负相关关系，线性趋势有显著性（P < 0.001）。

1997 年华西医科大学与云南锡业公司合作，进行了云锡男性矿工维生素 B_2 营养状况与肺癌危险性关系研究。对来自9 733名40~74岁男性肺癌高危矿工队列中的112人1995年4个季度各1周共28天24h的饮食调查资料和319例肺癌及738名对照进行了配比的病例对照研究。结果未表明维生素B_2摄入量与云锡男性矿工肺癌危险性有关，但本研究发现维生素B_1、烟酸、维生素E、受教育程度等因素能降低云锡男性矿工肺癌危险性；而饮酒、吸旱烟量与肺癌危险性呈正相关。

5. 电离辐射

（1）氡及其子体辐射：通过对铀矿工人肺癌发病的调查发现，铀矿工的肺癌主要由氡及其子体辐射引起。美国学者对开采放射性矿石的矿工调查，70%~80%工人死于放射引起的职业性肺癌，其中以鳞状细胞癌为主。从开始接触到发病时间为10~45年，平均25年，平均发病年龄为38岁。在某些非铀矿山，也存在氡的危害问题。如前所述，云南锡矿即是典型的一个例子。

（2）室内氡：很多国家20世纪70年代以来已开展了大量的室内氡与肺癌关系的流行病学研究以直接观察室内氡的致癌性及其肺癌危险度。1991年国际放射防护委员会（ICRP）第60号报告对"室内氡可以诱发肺癌"问题做了专门的论述。1999年美国电离辐射生物效应委员会（BEIR）的BEIR Ⅵ报告中对氡致矿工肺癌和普通人群健康作了进一步的分析。美国国家环保局估计在美国每年约有2万人因室内氡浓度过高而患肺癌死亡。由于放射性氡是重要的致癌因素，各国环境和卫生部门早已开始对氡进行研究。由于氡来自地壳，各国环境地质学家、环境地球化学家及环境医学专家相继作了不少对氡致癌的调查研究。世界卫生组织国际癌症研究中心用动物实验证实了氡是当前认识到的19种最重要的致癌物质之一。云南锡业公司劳动防护研究所用氡做的动物实验也验证了这一论断。美国国家环境保护局（EPA）于1988年已经规定室内氡浓度的上限值为150Bq/m^3，所有的政府建筑物内都要求低于这个限值。对室内氡浓度高于150Bq/m^3者，提出了降低氡浓度的补救措施。孙世荃等对氡致癌，特别是氡与肺癌的关系作了详尽的分析研究。

6. 既往肺部疾病　英国的研究报道表明，有慢性支气管炎者肺癌发病率高于无慢性支气管炎者，有慢性支气管炎合并吸烟者肺癌发病率几乎2倍于无支气管炎的吸烟者。上海市肿瘤研究所郑苇苇认为肺结核史具有明显升高肺癌的危险度（RR）；高玉堂等也认为肺结核史、肺炎和肺气肿与肺癌有显著联系性。肺结核史、肺炎史与鳞状细胞癌，小细胞癌和腺癌有关联，肺气肿只与鳞状细胞癌和小细胞癌有关。李婉先等认为女性慢性支气管炎与肺癌的联系不存在，肺结核则是女性肺癌的重要危险因素。云南锡矿肺癌高危人群慢性支气管炎与肺癌的发生有联系。

7. 肺癌家族史　有关材料报道，肺癌患者有肺癌家族史者的发病率比无家族史者高3.61倍；流行病学资料报道，肺癌病例的血缘亲属发生肺癌的危险性明显比无血缘亲属者为高，而这种危险性与是否吸烟无关。金永堂通过对宣威县370对核心家系资料分析，结果表明，肺癌的发生具有家族聚集性，肺癌病例的直系亲属患肺癌的危险性增加，是配偶家系亲属的1.85倍，尤其女性亲属是配偶家系女性亲属的2.64倍，表明肺癌患者的亲属对肺癌的易感性比配偶的亲属高。国外资料报道，现已证实有一种物质可能是肺癌易感性的遗传决定因素，可见遗传因素是肺癌的危险因子之一。

8. 肺癌遗传易感性　研究表明，吸烟和环境致癌物在肺癌发生中占有重要地位。尽管80%~90%的肺癌与烟草暴露有关，但吸烟者中只有少于20%的人发展成为肺癌，说明不同个体对烟草中致癌物的敏感性不同。流行病学资料还发现，肺癌患者中存在家族聚集现象。这些发现促进研究者思考肺癌发生与遗传易感性的关系，而肺癌易感性的研究也已经成为近年来肿瘤分子流行病学的热点。一般认为，肺癌遗传易感性与代谢酶基因多态性、DNA修复机制异常和癌基因/抑癌基因突变等因素有关。

（1）代谢酶基因多态性与肺癌遗传易感性：大多数的化学致癌物，无论是外源性还是内源性，在体内都需要生物转化激活或解毒。在此过程中涉及的代谢酶分为两类：Ⅰ相代谢酶为代谢活化酶，前致癌物只有经过它们介导的氧化代谢活化后才能成为终致癌物；Ⅱ相代谢酶能催化内、外源性物质氧化代谢的活性产物，形成亲水物质降解排出。

由于这些代谢酶控制和影响了致癌物的代谢，其遗传多态性在决定人群中个体的肿瘤易感性方面起了重要作用，特别是在与环境因素相关的肿瘤中。

1）细胞色素P450（cytochrome P450，CYP）同工酶：CYP450是最重要的一类Ⅰ相代谢酶，也是研究最多的代谢酶之一。CYP450是一个单加氧酶超家族。人类的CYP450家族与多种致癌物的代谢密切相关，且许多基因存在多态性，其亚家族成员CYPIA1、CYP2A6、CYP2D6、GYP2E1等与吸烟诱导的肺癌关系密切。

CYPIA1主要在肺组织中表达，编码的芳烃羟化酶（AHH）是活化烟草中多环芳烃类化合物（PAH）的主要酶类。CYPIA1的多态性主要表现在2个位点：非编码区Mspl限制型内切酶位点多态和第7外显子点突变引起的异亮氨酸（Ile）/缬氨酸（Val）多态。人群中的Mspl多态有无切点的野生型A、杂合型B和有切点的突变纯合型C3种基因型；而Ile/Val多态可以分为Ile/Ile，Ile/Val和Val/Val 3种。研究表明，CYPIA1的这两种多态性与肺癌易感性相关，特别是MspⅠ突变纯合型C和Val/Val多态属于肺癌易感基因型。

CYP2A6是烟碱C-氧化中最重要的酶，能激活一系列结构无关的前致癌物如亚硝胺和黄曲霉素Bi。CYP2A6水平和活性在不同个体和种族间差异显著，这与CYP2A6多态性有关，现已发现10余种CYP2A6的等位基因。在欧洲人群中，CYP2A6等位基因的失活频率很低，而在亚洲人中缺失频率相对较高（15%~20%），并导致酶活性的降低。在日本人群中，CYP2A6完全缺失型基因（CYP2A6*4C）的频率在肺癌患者比健康对照显著较低，说明携带CYP2A6*4C的个体由于代谢激活能力的下降，对由N-亚硝胺引起的致癌作用有抵抗。CYP2D6主要在肝组织中表达，编码异喹胍羟化酶（DBH），催化烟草中前致癌物NNK的活化代谢。按异喹胍代谢率，CYP2D6可分为强代谢型（EM）和弱代谢型（PM）两类，EM代谢率为PM的10~200倍。CYP2D6的表型分布有种族差异，东方人中EM表型达99%，而高加索人中PM表型在7%以上。理论上，EM表型个体患烟草相关的肺癌风险应增加。研究发现，CYP2D6ch（T188/T）基因型在东亚人群中常见（39%），在不吸烟的中国人群中，非CYP2D6ch基因型的个体与CYP2D6ch基因型的个体相比有3倍增加的肺癌风险。该结果与西班牙人群和芬兰人群报道的结果相似。不支持CYP2D6与增加的肺癌风险有关的报道也同样不少。

CYP2E1基因编码二甲基亚硝胺D-脱甲基酶，该酶是体内代谢烟草中亚硝胺的主要酶类。CYP2E1基因存在多个限制性内切酶片段长度多态性位点，如位于内含子2和6的DraⅠ酶切位点，位于5调控区的PastⅠ和rasⅠ位点等。目前研究最多的是rasⅠ和DraⅠ多态。rasⅠ变异等位基因个体的酶活性下降，DraⅠ多态有DD、CD和CC 3种基因型。Uematsu等报道，日本肺癌患者中DraⅠ变异体较对照组频率低。其后在高加索人群中的研究未发现相同结果，但发现罕见 Dra I 等位基因（C 等位基因）在肺癌患者中相对较低。Wu 等报道的结果与日本人群结果相似，在墨西哥籍美国人和非裔美国人中，野生型 ras I 与显著增加的肺癌风险相关。Le Marchand 等还发现，rsa I 和 Dra I 多态与肺鳞状细胞癌（SCC）的风险并不明显，但与纯合野生型基因相比，它们的纯合变异基因型均使总的肺癌风险和腺癌风险下降了 10 倍（95% 可信区间为 0 ~ 0.5）。

2）谷胱甘肽转移酶（GST）同工酶：GST 是一组具有多种生理功能的二聚体蛋白，属于 Ⅱ 相代谢酶。人类 GST 同工酶主要分为 a、μ、π 和 θ 家族。GST 催化谷胱甘肽和许多包括环境致癌物在内的亲电子和疏水化合物间的反应。苯并（a）芘 – 二醇环氧化物就是通过 GSTM 和 GSTP 失活的。研究发现，GSTM1 基因位点含有 3 个等位基因，即 GSTMIA、GST-MIB 和 GSTM1 缺陷型或空白型（GSTM1 null）。其中 GSTM1 缺陷型不能表达 GSTM1，不具备对致癌物的解毒功能，与肺癌风险密切相关，其基因频率在人群中变化范围也较大。Ben-hamou 等最近的一项 meta 分析总结了 43 项病例对照研究，总纳入样本量 >18 000 例。结果发现 GSTM1 缺陷型基因个体有增加的肺癌风险（OR = 1.17，95% 可信区间为 1.07 ~ 1.27）。而另外一项 meta 分析得到的总 OR 值为 2.12（95% 可信区间为 1.43 ~ 3.13）。南意大利的一项研究显示，缺陷型 GSTM1 的纯合型与增加的肿瘤易感性有关，特别是在女性，而缺陷型 GSTT1 与下降的肿瘤易感性相关，这与韩国人群的研究结果相似。Bennett 等还发现，在暴露于环境烟草烟尘（ETS）的不吸烟者中，携带 GSTM1 纯合缺陷型基因的个体与杂合或纯合野生型 GSTM1 基因的个体相比，有统计学意义的肺癌风险升高。

3）氮 – 乙酰基转移酶（NAT）：NAT 是另外一类重要的 Ⅱ 相代谢酶，多种致癌物包括烟草中的芳香胺都是通过它们介导的 N – 乙酰化作用解毒。根据乙酰化同工酶活性的不同，人群中存在快速型和慢速型两种表型。NAT 和 NAT2 等位基因的多态性与 N – 乙酰基转移酶的活性改变有关，特别是 NAT2 的活性状况可以影响机体对芳香胺类化合物致癌的敏感性。在人类，NATs 与肿瘤易感性的关系较复杂，不同基因型及表型的分布在种族间差异较大。在南印度人群中，约 60% 的个体为 NAT2 慢速型。NAT2 慢速型已被证明与增加的膀胱癌、乳腺癌、肝癌和肺癌风险以及降低的结肠癌风险有关，而 NAT1 基因的改变与增加的 NAT1 活性有关，它增加了膀胱癌和结肠癌的风险却降低了肺癌的风险。由于在 NAT2 快速型个体中观察到有 NAT1 变异等位基因（NAT * 10，因多聚腺嘌呤位点的突变导致约 2 倍高的活性）和结直肠癌的相关现象，说明在 NAT1 和 NAT2 之间存在一种可能的交互作用。

Wikman 等检测了 NAT 基因型在德国个体对肺癌的易感性中可能的作用，除了野生型等位基因 NATl * 4 七个不同的 NAT1 等位基因（NATl * 3，* 10，* 11，* 14，* 15，* 17 和 * 22）也进行了分析，同时还分析了 NAT2 的多态性位点。结果发现，NAT1 快速型增加腺癌风险 OR = 1.92（1.16 ~ 3.16），但在 SCC 或者在总的病例组中未发现这个现象。单独的 NAT2 基因型不改变个体的肺癌风险，然而，同时有 NAT1 快速型和 NAT2 慢速型的个体与其他基因型联合的个体相比，有显著升高的腺癌风险。

4）其他代谢酶：髓过氧化酶（MPO）：是一种存在于巨噬细胞和中性粒细胞中的代谢酶，属于一种 Ⅰ 相代谢酶，与羟基基团的形成和与吸烟有关的许多前致癌物包括苯并（a）芘的激活有关。在 MPO 基因启动子区第 463 位核苷酸存在 G/A 多态，这种多态导致位于 Alu 激素反应元件的 Spl 转录因子位点消失，从而显著降低了 MPO 基因的转录水平。有这种变异等位基因的个体可能由于对烟草中致癌物代谢转换活性降低而得到某种保护效应。许多研究中显示，MPO 的 G/A 多态性与 40% ~ 70% 的肺癌风险降低有关。Schabath 等发现，MPO 变异等位基因在高加索人中降低了 48% 的总肺癌风险（OR = 0.52，95% 可信区间为 0.30 ~ 0.90，P = 0.02）。对男性的保护效应达到 72%，在现在吸烟者中也观察到了肺癌风险降低（P < 0.05），但在以前吸烟者和不吸烟者中未见到该效应。针对中国人群的研究也得出了相似的结论。

微粒体环氧化物水解酶（mEH）：也是一个代谢相关酶，与苯并（a）芘生物转化有关。在 mEH 基因的编码区有两种多态性，外显子 3 的 113Tyr/His 和外显子 4 的 139His/Arg。这两种多态性均可以影响酶活性。在地中海西北的高加索人中，与野生型 113Tyr/Tyr 和 139His/His 相比，113His/His 和 139Arg/Arg 纯合基因型表现为肺癌风险下降。Wu 等的研究发现，不同种族的 mEH 外显子 4 的多态性分布显著不同，非裔美国人为杂合型，而墨西哥籍美国人为野生型。而 mEH 外显子 3 的多态性分布在两者间无显著性不同。在墨西哥籍美国人中，mEH 外显子 4 的多态性与显著增高的肺癌风险有关（校正后 OR = 3.6，95% 可信区间为 1.26 ~ 10.42），且年轻人比老年人的风险增高更明显。但在非裔美国人中未发现有意义的结果。也有研究报道，非裔美国人的外显子 3 的纯合型变异基因型表现出酶活性下降，与肺癌风险下降相关（OR = 0.08，95% 可信区间为 0.01 ~ 0.62）。在亚洲人群中的研究认为 mEH 的遗传多态性与肺癌易感性增加有关。mEH * 2 多态性可能是与吸烟有关的中国肺癌的风险因子。

NAD（P）H 醌氧化还原酶 1（Nooi）：是一种黄素酶，催化醌双电子还原反应，通过减少自由醌的浓度而降低醌及其衍生物对细胞的毒性。NQO1 具有多态性，变异体蛋白只有野生型蛋白 2% 的酶活性。据报道，Nooi 的 C609T 多态性与群巴瘤、肺癌、结直肠癌和泌尿系统的恶性疾病有关。Hamajima 等发现，在日本人中，Nooi 的 C/C 基因型与肺癌风险相关，T/T 基因型与吸烟者增加的食管癌和肺癌风险相关。免疫组化法发现，肺癌组织中 Nooi 基因表达比配对的正常肺组织中高。在英国人群中，携带有 1 个以上变异基因的个体发展成 SCLC 的风险至少增加了 4 倍，且这种风险增加只在重度吸烟者中最明显，增加的风险超过 10 倍（校正后 OR = 12.5，95% 可信区间为 2.1 ~ 75.5）。而在非小细胞肺癌（NSCLC）和 Nooi 间未发现关系。这些结果说明 Nooi 蛋白与 SCLC 发展中有关致癌物的解毒有关。在以前吸烟者中，T/T 基因型个体比 C/C 基因型个体有更高的肺癌风险。

（2）DNA 修复酶多态性与肺癌易感性：DNA 修复是一系列与恢复正常 DNA 序列结构和维持遗传信息相对稳定有关的细胞反应。与 DNA 修复相关的酶和蛋白质是由多组基因编码的，当这些基因发生突变或在人群中存在多态性时，将导致 DNA 修复能力低下或缺陷。研究显示，DNA 修复能力低于一般人群平均水平的个体对肿瘤易感。因此，DNA 修复酶的多态性引起的 DNA 修复能力的差异可能是决定肺癌遗传易感性的重要因素。

1）06 - 甲基鸟嘌呤 - DNA - 甲基转移酶（MG - MT）：MGMT 在由烷基化致癌物诱导 DNA 损伤的直接修复中有重要作用。烷基化致癌物可以将其分子中的活性烷基转移到 DNA 分子碱基上，形成烷基加合物。最容易被烷化的是鸟嘌呤，形成 06 - 甲基鸟嘌呤（06 - mG）。MGMT 是机体修复 06 - mG 的关键酶，其活力下降与肿瘤易感性增加有关。MGMT 基因多态现象最先在日本人群中发现，后续研究发现，MGMT 基因的多个外显子均存在多态性，但不同人群和种族表现在不同的外显子上。Rudiger 等研究发现，与正常对照相比，06 - mG 的修复在肺癌患者中显著下降。Liu 等用 NNK 处理小鼠后，发现高表达 MGMT 的转基因鼠肺组织中 06 – mG 加合物水平明显低于非转基因鼠，转基因鼠肺内肿瘤比非转基因鼠的小且少，说明鼠肺内高表达的 MGMT 降低了肺组织对 NNK 诱导的肿瘤的易感性。

2）XPA：XPA 也是一种 DNA 修复基因，它的多态性（A23G 和 G709A）与肺癌易感性有关。与 AA 和 AG 联合基因型相比，XPA23GG 基因型与显著降低的肺癌风险相关，且这种风险的降低在男性、年轻人和正在吸烟者中更明显。

3）XRCC1：XRCC1 在 DNA 的碱基切除修复和重新连接断裂的 DNA 链中起重要作用，它在第 399 位密码子存在 Arg/Gln 多态性。美国的一项病例对照研究调查了 XRCC1 多态与肺腺癌的关系，发现在按年龄调整后，XRCC1 的 G/G 基因型与增加的肺癌风险相关且有统计学意义，若是按吸烟调整，则风险进一步增加。在所有组别中，在按年龄、种族和吸烟调整后，G/G 纯合基因型仍和增加的肺癌风险相关。

三、病理学

1. 肺癌大体分型　按肿瘤形态学和部位，肺癌的大体分型可分为块型、球形、管内型、管壁浸润型、弥漫浸润型 5 型。其中块型和球形多为周围型，管内型和管壁浸润型多为中心型，弥漫浸润型为周围型。

（1）块形：肿块 >3cm，形状不规则，与周围肺组织分界不清楚。

（2）球形：肿瘤呈球状，与周围组织分界清楚，与支气管的关系不明确，边缘可呈小分叶状，体积一般较小（<3cm），边缘较光滑。

（3）管内型：肿瘤局限于支气管墙内，可侵犯管壁，但未侵及支气管壁外肺组织。腔内肿瘤可为息肉样或菜花样，突入管腔。

（4）管壁浸润型：肿瘤破坏支气管壁并侵入周围肺组织，但是肿瘤切面上仍能清楚地辨认支气管。

（5）弥漫浸润型：肺癌组织弥漫浸润累及肺叶，类似大叶性肺炎或融合性支气管肺炎。

2. 组织学分类　在光镜下，肺癌可以分为非小细胞肺癌和小细胞肺癌两类。非小细胞肺癌又可分为鳞状细胞癌、腺癌和大细胞癌。

（1）鳞状细胞癌：肺鳞状细胞癌是一种显示角化和细胞间桥的恶性上皮肿瘤，约占肺癌的 40%，与吸烟有密切关系。肺鳞状细胞癌的形态学特点有：单个细胞角化；癌巢内形成角化珠（癌珠）；癌细胞间有丰富的细胞间桥；细胞核有异型性或多形性，核深染、呈锯齿状；间质中常见纤维组织增生和炎性反应，有时可见坏死的角化细胞引起肉芽肿形成。如果癌组织有较广泛的分化特征，则为高分化鳞状细胞癌；如果 20% 的癌巢内有细胞角化，或癌珠形成，则为中分化鳞状细胞癌；如果仅见很少角化细胞，或仅见有细胞间桥，则为低分化鳞状细胞癌。

（2）腺癌：肺腺癌是具有腺样分化或有癌细胞产生黏液产物的恶性肿瘤，其生长方式可分为腺泡状、乳头状、细支气管肺泡状、具有黏液形成的实性巢以及上述生长方式的混合形式。肺腺癌占肺癌的 20% ~ 30%。肺腺癌的形态学特点有：癌细胞具有分泌黏液的能力和分化成熟的异常腺体（腺泡）形成，或形成柱状细胞内衬的乳头状结构。少数腺癌在癌细胞质内可见大小不等的嗜酸性小球。腺癌的间质常见明显的促纤维形成反应。按照 WHO 的分类腺癌可以分为以下 4 类；①腺泡状腺癌：它是具有腺泡和小管结构的腺癌，这些腺泡和小管通常由产生黏液的，类似于支气管或支气管衬覆上皮的细胞组成；②乳头状腺癌：是具有突出的乳头状结构，并由乳头状结构取代原来肺泡结构的腺癌；③伴有黏液的实性腺癌：这类腺癌缺乏腺泡、腺管和乳头状结构但常存在含有黏液的肿瘤细胞；④伴有混合亚型的腺癌：临床上大多数腺癌为上述组织学亚型的混合型腺癌。

（3）大细胞肺癌：大细胞肺癌亦称为未分化大细胞肺癌，它是一种缺乏小细胞肺癌、腺癌或鳞状细胞癌细胞分化特点的未分化恶性上皮细胞癌。此型肺癌约占肺癌的15%。在光镜下大细胞肺癌无肯定的鳞状细胞癌或腺癌的分化特征。大细胞肺癌的形态学特点有：癌细胞呈实性团块，或弥漫分布呈大片，无腺体或鳞分化的特征；细胞体积较大，有多形性，细胞质丰富、淡染，均匀一致，细胞质亦可呈颗粒状；细胞核大，可呈圆形、卵圆形、不规则形；核仁明显；核分裂象易见；间质较少；癌细胞坏死常见，且较广泛。按照WHO的分类大细胞肺癌可以分为以下4类：①大细胞神经内分泌肺癌：光镜下此类肺癌细胞较大，呈多角形，核浆比例降低；癌细胞排列呈实性巢、小梁状、片块状，并显示器官样巢，或栅栏状，或菊形团样结构；细胞质呈嗜酸性，颗粒状；核呈多型，染色质粗，核仁常见；②基底细胞样癌：癌组织呈指头状从支气管壁向腔内生长，并呈实性分叶状或相互吻合的小梁状向外浸润；癌细胞较小，呈多角形或立方状或梭形；核染色质中等，核仁不明显，核分裂象多见；癌巢中心可见凝固性坏死，其周边部癌细胞呈栅栏状排列；③淋巴上皮样癌：光镜下癌细胞体积较大，核仁明显，形成大小不等的巢状，癌巢内及间质中均见有淋巴细胞浸润；④透明细胞癌：肺透明细胞癌是一类单纯透明细胞特征的大细胞肺癌。该形肺癌瘤细胞大、多角形、细胞质水样透明或呈泡沫状为特点。光镜下肺透明细胞癌常呈片状，核异形性明显、形状不规则，可见核分裂。

（4）小细胞肺癌：小细胞肺癌是由小细胞组成的恶性上皮性肿瘤。此型肺癌约占20%。小细胞肺癌的癌细胞体积较小，癌细胞呈圆形或卵圆形，亦可为梭形；核位于中央，常带棱角，染色质细而弥散，核仁不清；细胞质稀少，且呈嗜碱性；癌细胞常弥漫分布，或呈实性片状，常见大片坏死。

四、肺癌分期

肺癌分期将按下列标题进行描述：①规则及评估T、N和M分类的程序，当需要提高治疗前评估的精确性时，应使用其他方法；②区域淋巴结的定义；③TNM临床分类；④pTNM病理分级；⑤适用的G组织病理学分级；⑥分期分组。

1. 肺癌分期规则　肺癌的分期，采用2009年国际抗癌联盟（UICC）和国际肺癌研究会（IASLC）公布的第7版肺癌国际分期。

分期适用于非小细胞癌和小细胞癌以及支气管类癌。对疾病应进行病理组织学确认并进行病理组织学分型。

2. TNM临床分类　TNM分期包括非小细胞肺癌和小细胞肺癌，以前小细胞肺癌所用的"局限期"和"广泛期"两分法已不适用。

（1）T－原发肿瘤

T_x：原发肿瘤不能评价；或在痰液、支气管冲洗液中找到肿瘤细胞，但影像学或支气管镜检查没有可视肿瘤。

T_0：没有原发肿瘤证据。

T_{is}：原位癌。

T_1：肿瘤最大径≤3cm，被肺或脏层胸膜包绕，支气管镜检查没有累及叶支气管以上（例如，没有累及主支气管）。

T_{1a}：肿瘤最大径≤2cm。

T_{2b}：肿瘤最大径>2cm但≤3cm。

T_2：肿瘤>3cm，但≤7cm；或肿瘤符合以下特征之一：①累及主支气管，但距隆突≥2cm；②累及脏层胸膜；③扩展到肺门的肺不张或阻塞性肺炎，但不累及全肺。

T_{2a}：肿瘤最大径>3cm，但≤5cm。

T_{2b}：肿瘤最大径>5cm，但≤7cm。

T_3：肿瘤>7cm或直接侵犯下列结构之一：胸壁（包括上沟瘤）、膈肌、膈神经、纵隔胸膜，心包壁层；或肿瘤位于距隆突2cm以内的主支气管，但尚未累及隆突；全肺的肺不张或阻塞性肺炎；或原发肿瘤同一肺叶内出现单个或多个卫星结节。

T_4：任何大小肿瘤侵犯下列结构之一：纵隔、心脏、大血管、气管、喉返神经、食管、椎体、隆突；原发肿瘤同侧不同肺叶内出现单个或多个结节。

（2）N–区域淋巴结：区域淋巴结为胸内淋巴结（纵隔、肺门、肺叶、叶间、段和亚段淋巴结）、斜角肌以及锁骨上淋巴结。

N_x：区域淋巴结不能评价。

N_0：没有区域淋巴结转移。

N_1：同侧支气管周围淋巴结和（或）同侧肺门淋巴结和肺内淋巴结转移，包括原发肿瘤的直接侵犯。

N_2：同侧纵隔和（或）隆突下淋巴结转移。

N_3：对侧纵隔、对侧肺门淋巴结，同侧或对侧斜角肌或锁骨上淋巴结转移。

（3）M–远处转移

M_0：没有远处转移。

M_1：远处转移。

M_{1a}：对侧肺叶的肿瘤结节；胸膜结节或恶性胸腔积液或恶性心包积液。

M_{1b}：远处转移。

注：①任何大小的不常见的表浅肿瘤，只要局限于支气管壁，即使累及主支气管，也定义为T_{1a}；②具有这样特征，并且肿瘤最大径≤5cm或最大径不能确定，定义为T_{2a}；具有这些特征并且肿瘤最大径>5cm，但≤7cm则定义为T_{2b}；③大部分肺癌患者的胸腔（心包）积液是由肿瘤所引起的，但在少部分患者中，如果对胸腔（心包）积液进行了多次显微镜下细胞学检查未能找到癌细胞，且积液为非血性和非渗出性的，临床判断积液与肿瘤无关，这种积液不影响分期，应被定义为M_0。

3. pTNM病理学分期　肺癌pTNM病理学分期是指手术后的病理学TNM分期。pT、pN和pM分级符合T、N和M分期。

（1）pT–原发肿瘤

pT_x：组织学不能评价原发肿瘤。

pT_0：原发肿瘤无组织学证据。

pT_{is}：原位癌。

pT_1：肿瘤最大径≤3cm，肿瘤未侵及脏层胸膜。

pT$_{1a}$：肿瘤最大径≤2cm，肿瘤未侵及脏层胸膜。

pT$_{1b}$：肿瘤最大径>2cm但≤3cm，肿瘤未侵及脏层胸膜。

pT$_2$：肿瘤>3cm，但≤7cm；或肿瘤符合以下特征之一：①累及主支气管，但距隆突≥2cm；②累及脏层胸膜；③扩展到肺门的肺不张或阻塞性肺炎，但不累及全肺。

pT$_{2a}$：肿瘤最大径>3cm，但≤5cm。

pT$_{2b}$：肿瘤最大径>5cm，但≤7cm。

pT$_3$：肿瘤>7cm或直接侵犯下列结构之一：①胸壁（包括上沟瘤）、膈肌、膈神经、纵隔胸膜，心包壁层；②肿瘤位于距隆突2cm以内的主支气管，但尚未累及隆突；③全肺的肺不张或阻塞性肺炎；④或原发肿瘤同一肺叶内出现单个或多个卫星结节。

pT$_4$：任何大小肿瘤侵犯下列结构之一：①纵隔、心脏、大血管、气管、喉返神经、食管、椎体、隆突；②原发肿瘤同侧不同肺叶内出现单个或多个结节。

（2）pN–区域淋巴结。区域淋巴结为胸内淋巴结（纵隔、肺门、肺叶、叶间、段和亚段淋巴结）、斜角肌以及锁骨上淋巴结。

pN$_x$：组织学不能评价区域淋巴结。

pN$_0$：组织学未见区域淋巴结转移。

pN$_1$：组织学证实同侧支气管周围淋巴结和（或）同侧肺门淋巴结和肺内淋巴结转移。

pN$_2$：组织学证实同侧纵隔和（或）隆突下淋巴结转移。

pN$_3$：组织学证实对侧纵隔、对侧肺门淋巴结，同侧或对侧斜角肌或锁骨上淋巴结转移。

注：①原发肿瘤直接侵犯淋巴结分类为淋巴结转移；②肿瘤小病灶（卫星病灶），例如在原发肿瘤淋巴结引流区域内的肉眼或显微镜下可见的肿瘤巢或结节，但结节中无残留淋巴结的组织学证据，可能代表着不连续播散、静脉侵犯伴血管外播散（V$_{1/2}$）或完全取代的淋巴结。如果病理学家认为结节是被完全取代的淋巴结（通常由光滑的轮廓），应作为阳性的淋巴结被记录，而且每个这样的结节应在最终pN分期时被单独计数；③当把肿瘤大小作为pN分级标准时，仅测量转移灶大小，而非整个淋巴结；④pN$_0$：肺门和纵隔淋巴结切除标本组织学检查通常需要包含至少6个/站淋巴结。其中3个/站淋巴结来自包括隆突下淋巴结在内的纵隔淋巴结，3个/站淋巴结来自N$_1$淋巴结。如果所有淋巴结检查均为阴性，但数量未能达到通常检查需要量仍被定义为pN。

（3）pM–远处转移

pM$_0$：显微镜下未见远处转移。

pM$_1$：显微镜下见远处转移。

4. G–组织病理学分级

G$_x$：分化级别不能评价。

G$_1$：分化良好。

G$_2$：中度分化。

G$_3$：低分化。

G$_4$：未分化。

注：在某些情况下，3级和4级可结合为G$_{3\sim4}$，低分化或未分化。

4. 肺癌分期分组　见表 11 - 3。

表 11 - 3　肺癌分期

分期		T	N	M
隐匿性癌		T_x	N_0	M_0
0 期		T_{is}	N_0	M_0
Ⅰ 期	Ⅰa	$T_{1a,b}$	N_0	M_0
	Ⅰb	T_{2a}	N_0	M_0
Ⅱ 期	Ⅱa	T_{2b}	N_0	M_0
		$T_{1a,b}$	N_1	M_0
		T_{2a}	N_1	M_0
	Ⅱb	T_{2b}	N_1	M_0
		T_3	N_0	M_0
Ⅲ 期	Ⅲa	$T_{1a,b}$ $T_{2a,b}$	N_2	M_0
		T_3	$N_{1,2}$	M_0
		T_4	$N_{0,1}$	M_0
	ⅢB	T_4	N_2	M_0
		任何 T	N_3	M_0
Ⅳ 期		任何 T	任何 N	M_1

五、临床表现

肺癌的临床表现因原发肿瘤的部位、大小、类型、是否侵犯或压迫邻近器官以及有无转移的不同而异。常见的临床表现有以下几个方面。

1. 肿瘤所引起的局部和全身症状　如：咳嗽、血痰、胸闷胸痛、气促、发热、食欲缺乏、体重减轻、晚期出现恶病质等。

2. 肿瘤外侵与转移的症状　上腔静脉阻塞综合征（Superior Vena Cava Obstruction Syndrome）、霍纳综合征（Horner's Syndrome）、潘寇综合征（Pancoast's Syndrome）、累及喉返神经引起声嘶、脑转移出现头痛、呕吐、偏瘫；骨转移引起相应部位的持续性疼痛等。

3. 肺癌的伴随症状　肺性肥大性骨关节病（Pulmonary Hypertrophic Osteoarthropathy）、类癌综合征（Cassidy's Syndrome）、男性乳房发育。

小细胞肺癌（SCLC）的临床症状同非小细胞肺癌（NSCLC）基本相同，但其临床特点在下列方面有所不同：①临床过程和疾病的自然病程明显快于非小细胞肺癌（NSCLC）。许多患者在疾病的早期就出现远处转移，根据文献报道，当小细胞肺癌（SCLC）被诊断时，70% ~90% 的患者已有淋巴结转移和（或）远处转移，其中最多见的是纵隔淋巴结转移，其次是肝、骨、脑等。因此，目前认为小细胞肺癌（SCLC）是一种全身性的疾病。大部分患者症状及病情发展较快，在短期内死于肿瘤进展。对不治疗的患者平均中位生存期为12 ~ 15 周，晚期患者平均中位生存期为 6 ~9 周；②在病理组织学上，小细胞肺癌（SCLC）是由支气管黏膜基底层的 Kulchistky 细胞恶变而来，肿瘤细胞有较明显的神经内分泌的分化趋向。因此，在临床上肿瘤伴随综合征（Paraneoplastic Syndromes）的发生率较高；③与非小细胞肺癌（NSCLC）不同，小细胞肺癌（SCLC）的肿瘤细胞分化较低，倍增时间较短，因此对化疗和放射治疗均非常敏感。在治疗方面以化疗联合局部放射治疗为主。

从以上的描述可看出，肺癌的症状学没有特异性，与许多呼吸系统的疾病的临床表现近似。因此，依靠症状学来诊断肺癌，关键在于对肺癌的警惕性。凡是超过2周经治不愈的呼吸道症状，要高度警惕肺癌存在的可能性。

六、诊断

肺癌的诊断是治疗的前提，正确的治疗方案和良好的治疗效果依赖于肺癌的早期发现、早期诊断和早期治疗。肺癌诊断过程应包括普查、病史、体格检查、实验室检查和特殊检查，以及肺癌分期。

1. X线检查　目前仍然是发现、诊断肺癌和提供治疗参考的重要基本方法。常用的X线检查方法包括X线胸部透视、胸部正侧位片、体层照片（病灶体层、肺门体层和斜位体层）。病灶体层能清楚地显示病变的形态、轮廓和密度；肺门体层可显示气管、主支气管和叶支气管有无管腔狭窄、阻塞、压迫等情况，还能显示肺门、隆突下和纵隔淋巴结有无增大，对肺癌的诊断和治疗方法选择有重要参考价值。需强调的是，肺癌的X线检查，必须是同时行胸部正位片和胸部侧位片检查，有统计提示，加做胸部侧位片，肺癌的检出率增加了7%。

2. CT检查　胸部CT检查目前已成为估计肺癌胸内侵犯程度及范围的常规方法，尤其在肺癌的分期上，更有其无可替代的作用。与X线检查比较，胸部CT检查的优点在于能发现<1cm和常规胸部X线片难于发现的位于重叠解剖部位的肺部病变，容易判断肺癌与周围组织器官的关系，对肺门尤其是纵隔淋巴结的显示也比常规X线检查要好。

其他部位包括脑、肝、肾上腺的CT检查，主要的目的是排除肺癌相关部位的远处转移，一般是在临床有怀疑转移时才进行检查。

3. MRI检查　胸部MRI检查的最大特点是较CT更容易鉴别实质性肿块与血管的关系，而且能显示气管支气管和血管的受压、移位与阻塞。但对肺部小结节的检查效果不如CT好。

4. PET检查　正电子发射体层扫描是近年来发展起来的一项新的检查技术，其机制是利用正常细胞和肺癌细胞对荧光去氧葡萄（Fluoro－2－Deoxy－D－Glucose）的代谢不同而有不同的显像。主要用于排除纵隔淋巴结和远处转移。但该检查相当昂贵，且有约20%的假阴性和假阳性，目前还不能广泛应用。其他的影像学检查还有B超和ECT检查。前者用于疑有肝转移，后者用于排除骨转移。

5. 肺癌的组织学或细胞学检查　肺癌的确诊必须有组织学或细胞学依据，细胞学检查是目前诊断肺癌的重要方法之一，也是目前最简单、方便的诊断方法。根据标本来源不同可分为痰细胞学检查阳性、胸腔积液癌细胞学检查、经皮细针肺穿刺细胞学检查、锁骨上增大淋巴结或皮下结节的穿刺涂片细胞学检查。临床医生可根据每个患者不同的情况做不同的选择。

（1）痰找癌细胞：为传统的方法，已大部分被纤维支气管镜取代，在60%~80%的中央型肺癌及15%~20%的外周型肺癌患者可通过重复的痰细胞学检查发现阳性结果。

（2）纤维支气管镜检查：除很小的肺癌及大多数外周型肺癌外，均应行检查，2/3 的患者可有阳性结果，进一步处理在有明确的支气管狭窄情况下是可行的，即通过纤维支气管镜行经支气管活检。

（3）骨髓穿刺和骨髓活检：只有在 SCLC 局限期患者或明显可切除的 NSCLC 患者满足下列条件之一时：血清 LDH、ALP 升高；明显的贫血或血涂片发现不成熟红细胞、白细胞、可疑骨扫描结果。

（4）可疑皮下结节：活检指征，在出现其他明显远处转移时。

（5）淋巴结：增大变硬的外周淋巴结，如在出现其他明显远处转移时，可进行活检。如果锁骨上淋巴结不可触及，进行盲目穿刺活检。在 <5% 的患者可取得阳性结果。

（6）纵隔镜检查指征：①常规的手术前分期（对纵隔情况只进行影像学方法的评价是不合适的）；②体质差的患者行纵隔镜检查如阳性结果，可降低行不必要的胸腔手术机会。有纵隔肿物，但痰细胞学检查，纤维支气管镜检查均阴性的患者。淋巴结增大的评价：在很少情况下，外周型肺癌患者可合并非肿瘤性的纵隔淋巴结增大。在中央型肺癌，由于阻塞继发感染所致的淋巴结增生并非罕见。纵隔镜检查可使这类患者明确病情，以行手术切除。

（7）经皮肺穿刺细针活检：如果这些技术发现了肺癌且认为是可切除的，在有证据表明有转移时，纵隔镜或胸腔手术是必需的。如果针穿刺活检结果为"肉芽肿"，则癌症可能被漏诊。不论结果如何，患者都不得不耐受这种不必要的创伤性检查。除了可手术患者，笔者并不主张行肺穿刺活检来明确诊断，只是在不可手术但纤维支气管镜结果又为阴性时才有必要行这种检查。经皮肺穿刺活检的最大问题是种植转移。因此，经皮肺穿刺活检只在下列情况应用：①经其他方法（如纤维支气管镜检查、痰细胞学检查）不能获得病理学和细胞学诊断的无外科手术治疗适应证的晚期肺癌患者；②经其他方法（如纤维支气管镜检查、痰细胞学检查）不能获得病理学和细胞学诊断的不愿意接受外科手术治疗的肺癌患者。

七、鉴别诊断

肺癌应与下列疾病鉴别：肺结核、肺炎、肺部良性肿瘤、纵隔肿瘤、结核性胸膜炎。

1. 肺结核　结核球需与周围型肺癌相鉴别。前者多见于年轻患者，影像学上可见到病灶边界清楚，密度较高，有时有钙化点，病变在较长时间内没有变化。粟粒性肺结核需与弥漫型细支气管肺泡癌相鉴别。前者多有发热等全身中毒症状，但呼吸道症状不明显。影像学上病变为细小、分布均匀、密度较淡的粟粒样结节。

2. 肺炎　应与癌性阻塞性肺炎相鉴别。肺炎起病急，先出现寒战、高热等毒血症状，然后出现呼吸道症状，抗生素治疗病灶吸收迅速。但当出现反复迁延不愈的局限性肺炎时，应高度怀疑肺癌的存在，痰细胞学检查或纤维支气管镜检查有助于鉴别诊断。

3. 肺部良性肿瘤　常见的有错构瘤、软骨瘤和瘤样改变的炎性假瘤。这类病变有时很难鉴别诊断，必要时应采取积极的剖胸探查术。

4. 纵隔肿瘤　尤以纵隔淋巴瘤应与中央型肺癌相鉴别。淋巴瘤常呈双侧性改变，可有长期低热的症状。纵隔镜检查有较大的鉴别诊断意义。

5. 结核性胸膜炎　应与癌性胸腔积液相鉴别。胸腔积液细胞学检查是最好的鉴别手段。

八、治疗

肺癌的治疗应该是"根据患者的机体状况、免疫功能状况、肺癌的具体部位、病理类型、肺癌侵犯范围（病理）和发展趋向、细胞分化程度、生物学行为、肺癌相关基因结构和（或）功能改变，以及肺癌生物学行为和分子生物学相结合的'个体化分期和个体化分子分期'的情况，既从患者的局部，也从患者的整体出发，结合循证医学和卫生经济学的观点，合理地、有计划地综合应用现有的治疗手段，以最适当的经济费用取得最好的治疗效果，以期较大幅度地提高肺癌治愈率，延长肺癌患者生命和提高肺癌患者的生活质量"。肺癌的治疗强调 2 个原则：① "个体化治疗"；② "多学科综合治疗"。目前治疗肺癌的主要手段包括外科手术治疗、放射治疗、化学治疗、分子靶向治疗和多学科综合治疗。本文主要阐述肺癌的外科治疗。

肺癌的外科治疗开始于 19 世纪末，经过 100 多年的不断改进、不断完善、技术创新、规范标准的发展历程，成为肺癌治疗的最佳方法，也是目前和将来相当长的时间内，其他任何治疗方法无法替代的治疗方法。最大限度地切除肺癌和最大限度地保留肺功能，是肺癌外科治疗必须遵循的原则。

（一）术前评估与准备

肺癌外科治疗术前在术前准备中具有非常重要的意义。术前评估包括对患者年龄、全身状况、肺功能、心功能等脏器功能，以及准确的肺癌临床分期。

肺癌外科手术无论施行何种手术，均为大型手术。术前准备必须充分。术前需要做好患者的思想工作，尽可能打消对手术的顾虑，增强战胜疾病的信心，求得患者对手术的理解和配合，

1. 年龄　肺癌多见于老年人，老年人常伴有呼吸功能减退，肺顺应性降低，心功能不全，手术风险大，围术期的并发症随患者年龄增长而增加。因此，对于高龄患者手术适应证的选择要慎重。随着现代医学的发展，麻醉、手术技术、围术期的处理等有了很大的进步，对高龄患者，如没有合并其他疾病，手术并非是禁忌证。临床上一般以＜70 岁为界限，但是不应以年龄因素作为绝对禁忌证，而要结合患者的"生理年龄"和全身状况进行综合判断。70 岁以上高龄患者身体状况良好，无其他伴随病时一般均能耐受肺叶切除或肺楔形切除，但全肺切除则要十分谨慎，尤其不应施行右全肺切除。对于高龄患者，手术前要详尽全面了解患者身体状况，充分做好术前准备，掌握手术指征；麻醉中保持呼吸道通畅，充分的氧和，手术中和手术后给予充分吸痰和彻底清除呼吸道分泌物，有利于术后肺复张防止肺不张；对高龄患者应尽可能采用微创切口，有条件时选用 VATS 手术，以尽可能减少手术创伤；手术后加强抗感染治疗及营养支持治疗，预防感染，密切监视病情，减少并发症，争取术后恢复顺利。

2. 肺功能状况　肺癌多见于长期吸烟者，故患者常伴有慢性气道阻塞性肺疾病、通气功能障碍、肺功能不全。因此，手术前需要进行肺功能测定，以评估患者对手术的耐受程度和适合于施行什么手术范围。第一秒钟用力呼气容积（FEV_1）超过预计值的 60% 以上，绝对值 ＞1.5L，最大通气量大于预计值的 60% 以上，可安全施行肺叶切除术。而要选择施行全肺切除术者，FEV_1 和最大通气量应超过预计值的 80% 以上，FEV_1 绝对值应 ＞2.01。对于不符合上述标准者，还应进一步做肺弥散功能检查、静息状态下的血氧饱和度测定和

（或）吸氧前后的动脉血气分析。

3. 动脉血气分析　动脉血气分析对肺癌手术具有一定的参考价值。动脉血氧饱和度在90%以上，动脉氧分压在 10.6kPa（80mmHg）以上，动脉二氧化碳分压在 6.6kPa（50.0mmHg）以下，可以耐受肺叶切除。

4. 心功能　心脏并发症是肺癌手术后最常见和影响手术死亡率的最主要并发症。因此，所有患者术前均必须进行心电图检查，如果心电图有异常，均需进一步进行超声心动图检查，并请心内科医生指导进行药物治疗，心功能改善后再行手术治疗。有下列情况者一，应进行相应的内科治疗或推迟手术时间。①6 周内发生心肌梗死者不宜施行肺叶切除术；②有心肌梗死病史者必须经控制 3 个月以上，心电图检查无明显心肌缺血表现者，方能施行手术治疗；③冠状动脉旁路手术后应用阿司匹林的患者，应该停用阿司匹林，并应用低分子肝素治疗 2 周后再施行手术治疗；④伴有完全性房室传导阻滞或来自心脏的多源性心律失常，以及多发性室性期前收缩者，原则上不适合于外科治疗；⑤高血压患者需经规范治疗使血压接近正常范围时方能考虑手术治疗。

5. 术前戒烟　吸烟不但呼吸道黏膜纤毛运动失去活性，增加气道阻力，而且血中碳酸血红蛋白明显升高。已有的研究表明戒烟 2 周以上就可以明显减少痰量和咳嗽次数，还可以使血中碳酸血红蛋白明显降低，载氧血红蛋白上升。所以，戒烟对改善呼吸道功能是有益的。因此，凡是吸烟者，手术前必须戒烟 2 周。

6. 治疗肺癌并发症　肺癌患者多数为老年患者，许多患者常伴有并发症。包括：①控制高血压，术前将血压控制在 18.7～21.3kPa（140/90mmHg）为宜；②控制糖尿病，术前将空腹血糖控制在 7.25～8.34mmol/L，24h 尿糖少于 5～10g；③改善心功能，可通过强心、利尿和扩血管药物的应用改善心功能。

（二）手术适应证

（1）Ⅰ、Ⅱ期非小细胞肺癌。

（2）病变局限于一侧胸腔能完全切除的Ⅲa 期及经过严格选择的个别Ⅲb 期非小细胞肺癌。

（3）临床高度怀疑肺癌或不能排除肺癌的可能性，经各种方法检查均不能确定，估计病变能完全切除者。

（4）Ⅰ期、Ⅱa 期周围形小细胞肺癌。

（5）Ⅱb 期和Ⅲa 期小细胞肺癌，经术前新辅助化疗后病期降低者。

（6）原无手术指征的局部晚期非小细胞肺癌，经术前新辅助化疗和（或）放化疗治疗后，病变明显缩小、全身情况改善者。

（三）绝对禁忌证

（1）已有远处转移的Ⅳ期肺癌。

（2）伴有对侧胸腔（肺门、纵隔淋巴结）淋巴结转移的Ⅲb 期肺癌。

（3）不能晚期切除的胸腔内器官广泛受侵的局部晚期肺癌。

（4）不能耐受手术治疗的严重心肺功能不全者。

（5）伴有严重肝、肾功能不全者，出血性疾病者。

（6）全身情况不良的恶病质患者。

（四）相对手术禁忌证

（1）隆突增宽固定者。

（2）一侧喉返神经或膈神经麻痹者。

（3）肺功能轻、中度损害，并伴有其他器官功能损害者。

（4）胸腔积液者。

（五）肺癌外科手术切除术式

肺癌外科手术术式包括：肺楔形及局部切除、肺段切除、肺叶切除、全肺切除、支气管袖状成形肺叶切除、支气管肺动脉袖状成形肺叶切除、气管隆突切除重建，以及扩大切除术。

1. 肺楔形及局部切除术 肺楔形及局部切除术适应于肺周边结节型分化程度高的肺原发性肺癌（直径在 2cm 左右，$T_1N_0M_0$ 期肺癌）或转移性肺癌，同时患者年老体弱，肺功能低下，难于耐受肺叶切除者可以考虑施行此型手术。

2. 肺段切除术 肺段切除术主要适用于老年、肺功能差的周围型孤立性肺癌，尤其是接近肺段根部的周围型肺癌。由于肺段切除术较肺叶切除术局部复发率高，生存率低，而且操作复杂，术后易渗血及漏气，因此必须，严格掌握适应证。

3. 肺叶切除术 肺叶切除术适应于局限于一个肺叶内的肺癌，即主要适应于 $T_1N_0M_0$、$T_2N_0M_0$ 的工期肺癌和 $T_1N_1M_0$、$T_2N_0M_0$ 的 II 期肺癌。如果右侧肺癌病变超过一个肺叶范围，可做中上肺叶或中下肺叶切除术。

4. 支气管袖状成形肺叶切除术 支气管袖状成形肺叶切除术已被广泛应用于肺癌外科治疗，这种手术的优点是即切除了累及主支气管的肿瘤，有保留了健康的肺组织，对心肺功能不全或不能耐受全肺切除的患者。支气管袖状成形肺叶切除术包括 5 种手术术式：右肺上叶袖状成形肺叶切除术，右肺中、下叶袖状成形肺叶切除术，左肺上叶袖状成形肺叶切除术，右肺中、上叶袖状成形肺叶切除术和左肺下叶袖状成形肺叶切除术。①右肺上叶袖状成形肺叶切除术，主要适应于肿瘤累及右肺上叶支气管开口的肺癌；②右肺中、上叶袖状成形肺叶切除术，主要适应于右肺上叶、中叶肺癌累及右上、中叶支气管开口的肺癌；③右肺中、下叶袖状成形肺叶切除术，主要适应于右肺中叶、下叶肺癌累及右中、下叶支气管开口的肺癌；④左肺上叶袖状成形肺叶切除术，主要适应于左上叶肺癌累及左肺上叶支气管开口的肺癌；⑤左肺下叶袖状成形肺叶切除术，主要适应于左下叶肺癌累及左肺下叶支气管开口的肺癌。

5. 全肺切除术 全肺切除术是指一侧全肺，即右侧全肺切除或左侧全肺切除术。适应于肺功能良好、能耐受一侧全肺切除、肺癌病变较为广泛的肺癌患者。由于右肺切除术会使患者丧失约 55% 的肺功能，因此，在决定施行右全肺切除时必须慎重。

（六）局部晚期肺癌的扩大切除术

1. 扩大性肺动脉袖式成形术治疗侵犯肺动脉干的局部晚期肺癌 最大限度地切除肺癌和最大限度地保留肺功能，是肺癌外科治疗必须遵循的原则。自 1954 年 Thomas 报道支气管成形肺叶切除术治疗肺癌以来，使部分中心型肺癌患者避免了全肺切除，保留了有功能的肺组织。这样，那些肺功能差的患者不仅可以耐受手术，而且获得了与全肺切除相同的彻底性，以及比全肺切除术更好的生活质量和远期生存。然而，上叶中心型肺癌，尤其是左上叶中心型肺癌，除造成支气管腔的阻塞外，肿瘤外侵可直接侵犯肺动脉干，甚至包绕肺动脉干和侵入肺动脉血管腔内，形成癌栓，部分或完全阻断肺动脉血流。过去，对这样的病例，要么行全肺切除，要么放弃手术，改做术后放、化疗治疗。近 20 年来，不少外科医生对这些病例在行支气管成形的同时，亦行肺动脉袖状成形术。因此，肺动脉成形补充了支气管成形术的不足，并为更多的患者提供了手术治疗，改善预后和生活质量的机会。

1954 年，Allison 首先提出施行肺动脉成形免除全肺切除术，用于治疗侵犯肺动脉的 Ⅲ 期肺癌。1959 年，Johnston 和 Jones 报道了 8 例肺动脉袖状成形的经验。以后，Wurning、Vogt 及其同事对肺动脉成形术的有关技术问题，进行了进一步的研究。国内周清华等最早开展肺动脉袖状成形加支气管袖状成形治疗侵犯肺动脉的中心型肺癌，迄今已经累计施行 200 多例肺切除合并肺动脉袖状切除重建术，其 5 年生存率达到 38.24%，是迄今国内外病例数最多的一组病例报道。

然而，在一些病例，肺癌侵犯肺动脉的范围较广，肺动脉受侵的长度较长，用常规的肺动脉袖状成形术不能彻底切除受侵的肺动脉。此外，部分病例肺癌在远端可侵及下叶肺动脉干、下叶基底动脉干起始部，近心端侵犯心包内左右肺动脉干，甚至肺动脉圆锥。对这些病例，必须施行扩大肺动脉袖状切除成形术。

（1）手术适应证：①左肺癌侵犯左下叶肺动脉干者；②左肺癌侵犯左下叶肺动脉干和（或）下叶基底动脉干起始部者；③左肺癌侵犯心包内左肺动脉干者；④左肺癌侵犯心包内左肺动脉干和（或）肺动脉圆锥者；⑤右肺癌侵犯右肺下叶肺动脉干者；⑥右肺癌侵犯右肺下叶肺动脉干和（或）下叶基底干起始部者；⑦右肺癌侵犯心包内右肺动脉干者；⑧经临床检查、胸部 CT、MRI、全身核素骨扫描检查，能确定肺癌局限于一侧胸腔，而无对侧胸腔和远处转移者。

（2）外科手术治疗结果：显然肺动脉袖状成形术已经开展 40 多年，但该种手术仅限在国内外的少数医疗中心开展。到 2000 年止，国外文献报道仅 250 例左右。Vogt-Moykopf 及其同事报道 29 例同时施行肺动脉支气管袖状成形术病例，其平均生存时间为 725d。Rendina 等报道 68 例患者施行肺动脉袖状成形术。国内周清华等报道支气管肺动脉袖状成形术治疗 205 例肺癌的结果，其 5 年生存率达到 38.24%。

有关肺癌扩大肺动脉袖状成形的报道，国外仅有日本、美国有个别病案报道。国内周清华等报道了 749 例扩大性肺动脉袖状成形术，其 5 年生存率达到 37%，10 年生存率达到 31% 左右。

2. 扩大性上腔静脉切除重建术治疗侵犯上腔静脉的局部晚期肺癌　肺癌合并上腔静脉综合征是肺癌的严重并发症之一，也是导致患者死亡的最主要原因，绝大多数患者在 3 个月内死亡。肺癌上腔静脉综合征的早期治疗方法是脱水、激素、放疗和化疗。脱水、放疗和化疗治疗虽可暂时部分缓解上腔静脉梗阻，但所有患者均在短期内因上腔静脉梗阻加重，颅内高压，或肺癌转移而死亡。在 20 世纪 60 年代中、后期国内外部分学者曾尝试应用大隐静脉—颈外静脉转流术治疗肺癌 SVCS。由于大隐静脉口径小，分流血流量有限，加之未能切除肺癌，绝大多数患者在 3~6 个月死亡。20 世纪 80 年代末国外学者曾应用左无名静脉—右心房人造血管旁路术治疗肺癌 SVCS。由于肺癌 SVCS 患者上腔静脉梗阻后左、右无名静脉内常有血栓形成，血栓亦容易延伸至人造血管左无名静脉吻合口，故移植的人造血管常常在术后短期内有血栓形成，患者多在 6 个月内死亡。20 世纪 90 年代初国外学者相继开展肺切除扩大受侵的上腔静脉切除，人造血管置换治疗肺癌 SVCS。Magnan 等报道 10 例肺癌 SVCS 施行上腔静脉切除、人造血管重建术，1 年、3 年和 5 年生存率分别为 70%、25% 和 12.5% 。周清华等在国内最早开展肺切除扩大全上腔静脉切除人造血管置换治疗肺癌 SVCS，从 1990 年 4 月至 2010 年 4 月，共对 249 例肺癌 SVCS 患者施行肺切除全上腔静脉切除，人造血管重建术。术后 1 年、3 年和 5 年生存率分别为 79.65%、58.68% 和 29.27%。国内外资料均显示，扩大上腔静脉切除能明显提高肺癌 SVCS 患者的近期和远期生存率，改善患者预后。

（1）肺癌侵犯上腔静脉的方式和病理分型：肺癌侵犯上腔静脉可分为肺癌直接侵犯上腔静脉和肺癌上纵隔转移淋巴结穿透淋巴结包膜，转移淋巴结中的肺癌侵犯上腔静脉两种方式，其中肺癌直接侵犯上腔静脉占 95% 以上，仅在极个别患者中出现后一种方式。有关肺癌侵犯上腔静脉的分型问题，各学者有不同的分型方法。William Standford 根据上腔静脉狭窄程度将肺癌上腔静脉 SVCS 分为 4 型：Ⅰ 型，上腔静脉部分梗阻（＜90%），伴奇静脉与右心房通路开放；Ⅱ 型，上腔静脉几乎完全梗阻（＞90%），伴奇静脉的顺行方向向右心房流注；Ⅲ 型，上腔静脉几乎完全梗阻（＞90%），伴奇静脉血逆流；Ⅳ 型，上腔静脉完全梗阻，伴 1 支或多支大的腔静脉属支（包括奇静脉系统）阻塞。周清华根据肺癌侵及上腔静脉的部位不同将其分为 5 型：①Ⅰ 型（奇静脉弓上型），肺癌侵犯奇静脉弓平面以上的上腔静脉，表现为上半身明显水肿和上半身浅静脉明显扩张；②Ⅱ 型（奇静脉弓型），肺癌侵犯奇静脉弓段上腔静脉，表现为上半身明显水肿、上半身浅静脉明显扩张；③Ⅲ 型（奇静脉弓下型），肺癌侵犯奇静脉弓平面以下上腔静脉，临床上上半身水肿、上半身浅静脉扩张均不如弓上型和弓型明显；④Ⅳ 型（混合型），此型有 3 种亚型，即 A 型，奇静脉弓上型 + 奇静脉弓型，其临床表现和上腔静脉血液经侧支循环回流情况同奇静脉弓上型；B 型，奇静脉弓下型 + 奇静脉弓型，临床表现和上腔静脉血液侧支循环回流途径同奇静脉弓型；C 型，全上腔静脉受累型，临床表现和上腔静脉血液侧支循环回流途径同奇静脉弓上型；⑤Ⅴ 型（上腔静脉癌栓型），此型的特点是肺癌先侵及上腔静脉壁，然后穿过上腔静脉壁全层进入上腔静脉腔内，在上腔静脉腔内形成癌栓。癌栓沿血液方向不断延伸，并不断长大，癌栓增大后可造成上腔静脉腔的完全阻塞，少数癌栓可延伸进入右心房腔内。

（2）手术适应证：①肺癌侵犯上腔静脉超过上腔静脉周期的 1/3 以上；②肺癌侵犯上腔静脉，穿入上腔静脉腔内或已在上腔静脉腔内形成癌栓者；③经临床检查，CT 或 MRI 扫描，全身核素骨扫描，确定肺癌局限在右侧胸腔，而无对侧胸腔和远处转移者；④患者的一般状况较好，内脏功能能耐受本手术者；⑤右肺癌行扩大上腔静脉切除重建术后，可达到根治性切除术者；⑥为非小细胞肺癌者；⑦左、右无名静脉和上腔静脉内无血栓形成者。

（3）手术禁忌证：①患者有严重的心、肺、肝、肾功能不全，不能耐受本手术者；②伴有对侧胸腔和（或）远处转移者；③小细胞肺癌患者；④上腔静脉或左、右无名静脉内有血栓形成者；⑤伴有癌性胸膜腔积液和（或）癌性心包积液者；⑥施行肺切除加扩大全上腔静脉切除，上腔静脉重建术后，不能达到根治性肺癌切除术者。

（4）术后抗凝治疗：关于全上腔静脉切除、人造血管重建术后的抗凝治疗问题，尚无统一标准。周清华等的方法是术后立即开始双米嘧达莫（潘生丁）抗凝治疗，拔除胸腔引流管后，用华法林抗凝治疗，将凝血酶原时间延长 1.2～1.5 倍。移植的人造血管通畅，无移植血管内血栓形成。关于抗凝治疗时间的长短问题，我们认为应像人工机械心脏瓣膜置换术后一样，实行终身抗凝治疗。此外，选用 Gore-Tex 人造血管做上腔静脉重建术较国产的 Dacron 血管为佳。

（5）手术结果：有关肺癌合并 SVCS 行肺切除扩大全上腔静脉切除、人造血管置换术的手术结果，国内外均仅有个别报道。现有的结果表明术后上腔静脉梗阻症状可在短期内消失，人造血管通畅，相当部分患者可获长期生存。

Jeanfaive 等报道对 7 例肺癌伴 SVCS 患者，施行肺切除加上腔静脉切除、人造血管重建术，其中 1 例生存 5 年，5 例存活 2 年，1 例存活 6 个月。Mag-nan 等报道 10 例肺癌伴 SVCS 施行上腔静脉切除、人造血管重建术，1 年、2 年和 5 年生存率分别为 70%、25% 和 12.5%。周清华等从 1990 年 4 月至 2009 年 12 月对 219 例肺癌伴 SVCS 的患者施行支气管、肺动脉袖状成形肺叶切除、全上腔静脉切除、人造血管置换术。术后上腔静脉压力立即从术前的 7.2~9.2kPa（54~69mmHg）降至 1.2~2.0kPa（9~15mmHg），上半身水肿多在 1~3d 消失。术后上腔静脉造影显示上腔静脉通畅，SVCS 症状无复发。术后 1 年生存率为 80.65%，3 年生存率为 59.68%，5 年生存率为 29.17%，是国内外病例数最大的一组病例，亦是疗效较好的一组病例。

综上所述，肺癌伴 SVCS，施行肺切除加全上腔静脉切除、人造血管置换术，能明显改善患者的近期和远期效果，并能使相当部分患者获得长期生存。

3. 扩大左心房切除术治疗侵犯左心房的局部晚期肺癌　人类首先认识到肺癌可以侵犯左心房，是通过尸解发现的。早在 1965 年，波兰病理医师 Szostak 首先在对 1 例死于肺癌的患者进行尸解时，观察到右肺下叶中心型肺癌穿过心包、侵犯左心房壁，并穿过左心房壁，在左心房腔内形成一约 1.0cm 的癌栓。1966 年，日本学者 Maki 在对死于肺癌患者行尸解时，也发现肺癌侵犯左心房。患者生前表现有急性心力衰竭。1967 年，意大利胸外科医生 Ruggieri 在人类历史上首次施行左全肺切除加部左心房切除术治疗 3 例侵及左心房的肺癌。手术在体外循环下施行，左心房切除范围 2.0cm。该 3 例手术虽然仅有 1 例获成功，但它是肺外科领域此术式的一个里程碑。1970 年，波兰医生首次报道 1 例原发性肺癌，肿瘤侵犯左心房并达房室间隔，临床表现为心肌梗死和阿一斯综合征。

1971 年，意大利医生首次报道肺癌侵犯左心房的患者可出现心电图异常，表现为心肌缺血、房性心律失常。1972 年，美国外科医生 Onuigbo 首先发现肺癌除直接穿过心包侵犯左心房外，另一个途径是沿肺静脉干侵犯左心房。1973 年，意大利学者 Benani 和 Gerini 报道在体外循环下成功施行肺切除加部分左心房切除，治疗 1 例侵犯左心房的肺癌，患者术后生存 2 年，死于肺癌远处转移。1974 年，日本学者 Takechi 首次报道 1 例扩大部分左心房切除术治疗侵犯左心房的肺癌患者，术后生存 5 年无复发和转移，标志着肺癌侵犯左心房的可手术性和临床价值，为以后开展扩大部分左心房切除治疗侵犯左心房的肺癌奠定基础。1975 年，前苏联学者 Shustval 首次报道 1 例肺癌侵犯左心房的患者死于肺癌所致左心房破裂。1977 年，美国学者 Harford 首次报道肺癌侵犯左心房的放射性核素扫描结果。笔者在给 1 例肺癌患者做心脏[99]Tc（锝）核素扫描时，观察到左心房有异常核素聚集现象，患者死亡后尸解发现核素异常聚集区为肺癌侵犯左心房区域。1977 年，美国学者 Strauss 等对 418 例肺癌尸解资料分析，发现肺癌侵犯转移心脏者（其中多数为左心房受侵）高达 25%，其中小细胞肺癌、低分化腺癌和鳞状细胞癌均易侵犯左心房。1979 年，日本学者 Yoshimura 报道在体外循环下成功施行肺切除加部分左心房切除术，治疗侵犯左心房的 T4 肺癌。1981 年，日本学者 Yohsimura 报道在非体外循环下对 9 例侵犯左心房的肺癌施行全肺切除加部分左心房切除术，手术成功标志着肺切除扩大部分左心房切除术可以在非体外循环下施行。1983 年，日本学者 Kodama 首次从肺癌尸解病例中发现 1 例肺癌侵犯左心房的患者，肺癌经左肺下静脉腔内向左心房内扩展，形成一约 7cm 的息肉样的癌栓。1984 年，美国学者 Koo 首次应用胸部 CT 扫描诊断 1 例肺癌侵犯左心房，并在左心房腔内形成癌栓的肺癌患者。该患者经 UCG 检查诊断为左心房黏液瘤。后经胸部 CT 扫描发现左上肺静脉干明显扩大，肺静脉腔和左心房腔内有癌栓。Koo 的工作为肺癌侵犯左心房的 CT 诊断奠定了基础。国内学者在一组 68 例心脏转移癌的尸解资料中，发现 26.5% 为肺癌。1986 年，日本学者 Yamamoto 经在犬的动物实验中证明，左心房的安全切除范围为小于左心房容积的 1/3。1986 年，德国学者 Grotz 首次描述了胸部 MRI 诊断肺癌侵犯左心房的 MRI 征象，并提出 MRI 是诊断肺癌侵犯左心房最有价值的无创性检查方法。1990 年，日本学者对 1 例肺癌侵及右心房、左心房和房间隔的 69 岁患者，在体外循环下施行右肺中下叶切除加部分左心房、部分右心房和房间隔切除，人造材料左心房、右心房和房间隔重建获得成功。1994 年，日本学者 Tsuchiya 首次报道肺癌患者施行肺切除加部分左心房切除术的长期生存结果，其术后 5 年生存率达到 22%，从而进一步证明了肺切除加部分左心房切除术治疗肺癌侵犯左心房的临床价值。

肺癌侵犯左心房的外科治疗的工作在我国开始于 20 世纪 80 年代初期。周清华等首先从 1983 年开始对肺癌侵犯左心房的患者进行治疗，经 20 多年的工作积累，目前已在非体外循环和体外循环下施行全肺或肺叶切除加部分左心房切除术治疗侵及左心房肺癌 200 多例，其 5 年生存率已达到 30% 左右。并对肺癌侵犯左心房的临床表现，胸部 CT、胸部 MRI，UCG 征象，诊断，外科治疗适应证的选择、手术方法、围术期处理等均进行过较系统的研究。国内其他一些医院也都先后报道了少数肺癌侵犯左心房的外科治疗结果。国内外资料均表明，有选择地进行肺切除扩大部分左心房切除治疗侵犯左心房的肺癌，不但能使这类患者获得肺癌的根治性切除，还可使部分患者获得长期生存。

（1）手术适应证：肺癌侵犯左心房属 T4 肺癌，该类病变易发生血行转移和癌性心包炎，手术指征的选择应十分慎重。周清华等根据自己的临床经验，提出病例选择原则如下：①术前临床检查，胸部 CT、MRI、全身放射性核素骨扫描等检查，能确定肺癌局限于一侧胸腔，而无对侧胸腔和远处转移者；②非小细胞肺癌患者；③无癌性心包积液、癌性胸膜腔积液者；④内脏功能能耐受肺切除扩大部分左心房切除者；⑤估计左心房的切除范围小于左心房容积的 1/3 者（如超过此范围，必须用人工材料进行左心房修补成形，以扩大左心房容积）；⑥有条件者，应用分子生物学方法，排除外周血和骨髓肺癌微转移。

（2）关于体外循环的问题：肺癌侵犯左心房，扩大左心房切除术，绝大多数均可在非体外循环下完成部分左心房切除术，只有在少数情况下需要借助体外循环技术。对于需要应用体外循环技术进行扩大左心房切除术者，应根据不同情况进行与体外循环有关的麻醉和血流动力学方面的监测及处理。下列情况需要在体外循环下行扩大左心房切除术：①肺癌伴左心房癌栓形成者；②肺癌侵犯左心房的范围超过左心房容积的 30% 以上，扩大左心房切除术后需要用人工材料，重建左心房者；③肺癌同时侵犯左、右心房者；④有严重心脏瓣膜病，在行肺癌切除的同时需做心脏瓣膜置换术者；⑤有严重冠状动脉狭窄，在行肺癌切除同时需行冠状动脉旁路移植术者。

（3）术后辅助治疗：行扩大左心房切除的肺癌，均为局部晚期的Ⅲb 期肺癌。在我们早期的病例，多是手术和化疗同期进行，并将其命名为"围术期强化化疗"。其具体实施方法是：手术日麻醉开始，注射抗生素后，手术开始前给患者静脉推注和（或）滴注抗肿瘤药物，常用的方案有 MVP、CAP、NVB + DDP，以后则选用 GP 或 TP 方案。术后第 30 天，可开始第 2 个周期的化疗，化疗 2 周期后，加放疗 1 周期，然后再放化疗 2 ~ 3 周期。化疗的同时需注意免疫功能、肝肾功能和骨髓功能的保护。在化疗期间可选用 IL - 2、香菇多糖或胸腺素（日达仙）做免疫治疗。术后放疗的剂量应与非手术根治性放疗有所不同，放疗前已行化疗者与未化疗者，放疗剂量亦应不同。术后放疗应较非手术根治放疗剂量至少小 10Gy，已做过化疗者应较未做化疗者放疗剂量小 10 ~ 15Gy，以减少术后化疗对肺功能和其他正常胸部器官的放射性损伤。

由于肺癌侵及左心房的患者肿瘤局部外侵明显，且绝大多数为 N2 肺癌，故术后必须进行包括放疗、化疗、免疫治疗在内的综合治疗。化疗一般需做 4 ~ 6 个周期，以后再根据情况在必要时做补充巩固化疗。化疗可根据肺癌的细胞类型、生物学行为、患者的经济承受能力大小等，选择一定的化疗方案进行化疗。化疗期间应给予相应的免疫治疗、对症支持治疗等。术后补充放疗时间一般选择在术后 8 周后开始，放疗设野可参考术中银夹标记，除做纵隔野放疗外，最好能加做锁骨上区的放疗。放疗的组织总量为 45 ~ 55Gy。

近年来，我们对部分患者先行术前新辅助化疗 2 个周期，化疗结束后 3 周施行肺切除扩大左心房切除术。此外，对所有的患者在术后第 1 年、第 2 年和第 3 年，每 3 ~ 4 个月做 1 次系统的全面检查，包括胸部、腹部和头部 CT、全身核素骨扫描和细胞免疫功能测定，以利于发现和（或）排除肺癌的复发转移，以便采取相应的治疗措施。

（4）外科手术治疗结果：肺癌侵犯左心房后内科治疗的疗效极差，患者一般仅能生存 3 ~ 6 个月，绝大多数因癌性心包积液、心脏压塞、心律失常和（或）远处转移死亡。近年来，国内外文献报道均显示对这部分患者，施行肺切除扩大部分左心房切除术能明显提高患者生存率，改善患者的预后和生存质量。

有关肺切除扩大部分左心房切除治疗侵犯左心房的肺癌外科治疗结果，国内外都有少数报道。1997 年，日本学者 Tsuchiya 等报道对侵犯左心房的肺癌施行扩大切除术，术后 5 年生存率为 22%，其中生存时间最长的已达 7 年以上，完全达到临床治愈。国内周清华等的资料显示，肺切除扩大部分左心房切除术治疗侵犯左心房的肺癌，术后 5 年生存率已达 30% 左右，生存时间最长者已超过 18 年。其他一些国内外个案或小宗病例报道亦显示，施行扩大切除确能改善侵犯左心房肺癌的近期和远期结果，并使一部分患者达到临床完全治愈和长期生存。

（七）肺癌的胸腔镜外科（VATS）手术

自 20 世纪 40 年代起，解剖性肺叶或全肺切除加淋巴结清扫一直是开胸肺癌根治切除的标准术式。虽然各国学者先后报道了包括后外侧切口、腋下小切口、保留胸肌切口等在内的多种开胸方法，但仍无法从根本上解决开胸术所造成的创伤问题。20 世纪 90 年代重新崛起的胸腔镜手术，以其高科技装备和全新的微创概念，为胸外科带来了革命性的进步。在肺癌的治疗上，不仅明显减轻切口疼痛，而且已能完成早期肺癌的根治切除。此外，还扩大了晚期肺癌的手术适应证，是一种很有前途的胸外科手术技术。

1. 胸腔镜手术适应证　目前比较认可的肺癌胸腔镜手术适应证主要有以下 3 个方面。

①Ⅰa期（$T_1N_0M_0$）非小细胞肺癌，尤其是肺功能差不能耐受常规开胸手术的患者，经胸腔镜可以施行根治性肺叶切除或姑息性肺楔形切除术。②肺转移癌，肺癌的肺内转移，尤其是对侧肺孤立性转移灶可用胸腔镜行肺楔形切除或肺叶切除术。前者适用于直径 <3cm 的周围型单个或多个转移瘤；后者适用于直径较大或局限于一叶的多个转移瘤。③合并恶性胸腔积液的肺癌（T_4），恶性胸腔积液，尤其是胸腔穿刺抽液后肺能复张者，经胸腔镜行胸膜切除或干滑石粉喷洒胸膜固定术可有效地消灭胸腔积液，从而提高患者的生活质量，争取放疗/化疗，有望改善预后。

2. 胸腔镜手术禁忌证　除与开胸肺切除术禁忌证相同外，目前胸腔镜手术禁忌证包括：①直径 >5cm 的 T2 期肺癌；②侵犯胸壁的 T3 期肺癌及中心型肺癌；③严重胸膜粘连、肺裂发育不全、有胸部手术史、呼吸道畸形不能行双腔气管内插管甚至单腔插管者。

3. 肺癌胸腔镜手术术式

（1）肺楔形切除术：直径 <3cm 的周围型肺癌和孤立性肺转移癌是胸腔镜肺楔形切除术的最佳适应证之一。一般于第 6 肋间置入胸腔镜，再根据肿瘤部位设计操作切口位置，靠近前胸壁的操作切口可延长至 2~3cm，以便于标本的顺利取出。准确的术中定位是手术成功的前提。超过 50% 的病例镜下可因肿瘤表面胸膜呈"脐样"凹陷而立即定位。另一部分肿瘤直径 <1cm 或肿瘤位于肺实质深部时，胸腔镜无法直接发现。此时可用卵圆钳沿肺表面轻轻扫过，碰到肿物时会有跳动感。如有必要还可伸入一手指直接触摸。此外，还可以在术前行 CT 定位，于肿瘤处留置金属导丝，但操作相对复杂，未被广泛接受。找到肿瘤后，以卵圆钳轻轻夹持，距肿瘤边缘 1cm 处以内镜缝合切开器按"剥香蕉"法行肺楔形切除术。标本置于无菌手套内完整取处，防止切口种植转移。

（2）胸膜固定术：胸腔积液中找到癌细胞提示病变已达 T_4，是开胸手术的禁忌证。传统的方法是抽除胸腔积液，向胸腔内注射化疗药物或生物制品，控制胸腔积液生成或促进胸膜粘连。但疗效很不理想，预后差。而胸腔镜能剥脱脏层胸膜表面限制性的纤维素膜以利于肺完全复张，同时向胸腔内均匀喷洒滑石粉 10~20g 行胸膜固定术。此手术疗效确实，创伤轻微，改善了患者的生活质量。部分患者经治疗后又可以耐受放疗/化疗。可见，胸腔镜扩大了肺癌手术适应证。

（3）肺叶切除术：胸腔镜肺切除术切口包括 1 个长 1.5cm 的胸腔镜套管切口，1~2 个长 1.5cm 的操作套管切口和 1 个 6~8cm 长的胸壁小切口。胸壁小切口的主要作用包括：①可将开胸肺叶切除手术器械直接用于胸腔镜肺叶切除术，弥补了目前内腔镜器械不能满足肺叶切除需要的缺陷；②处理肺门等重要步骤中，部分关键操作可经小切口直视下进行，增加了手术安全性；③一旦手术中较大肺血管出血时，可经该切口进行及时有效的止血；④用作标本的取出。

肺静脉的处理方法：肺静脉短粗且壁较薄，分离和处理时一定要耐心细致。游离好的肺静脉可用开胸处理静脉的方法处理。较细的静脉（如中叶静脉）用结扎或钛夹钳夹处理也很安全。但是，粗大的静脉最好用处理血管的专用缝合器处理，既快捷又安全。肺动脉的处理：肺动脉的解剖分离是肺叶切除的关键步骤。双肺下叶和中叶动脉的分离多由叶间开始。上叶分离的顺序变化较多。分裂良好的叶间裂是胸腔镜肺叶切除的有利条件。叶间分裂不全者可用带电凝的剪刀先适当分离，找到合适层面后再用内腔镜缝合切开器处理分裂不全的叶间裂，但应注意避免肺门结构的误伤。尽管有学者报道肺门血管和支气管一同处理也比较安全，但从手术安全和术后可能的并发症方面考虑，仍应优先选择解剖性肺叶切除方法（即肺动脉、静脉和支气管分别处理）。肺动脉分离满意后，可用开胸处理肺动脉的结扎法处理肺动脉，有条件者用内镜缝合切开器处理更安全快捷，但应注意选择一套新的内镜缝合切开器。处理肺动脉时也可先摘去缝合切开器上的刀片，缝合后再从6排缝钉中间切断动脉，这样更安全可靠，但该法目前已很少用。较细的动脉也可用中号或大号钛夹钳夹后处理；肺动脉近端应用钛夹夹闭2~3道。

支气管的处理处理方法：支气管处理通常在肺动、静脉处理后进行。也有人主张有些肺叶切除时先处理支气管，再处理血管。支气管的分离相对容易、安全。在切断支气管前将支气管尽可能地分离清楚；选择好切断层面，注意勿伤及邻近肺叶支气管。细支气管用内镜缝合切开器处理即可（如肺叶）。较粗或管壁明显增厚的支气管和主支气管要用开胸用支气管残端闭合器处理，要选用绿色钉夹。支气管残端暴露满意且术者经验很丰富时，也可用针线间断缝合支气管残端。残端一般不必包埋。

（4）全肺切除术：①小切口的选择。一般选择腋前线第4肋间胸大肌后缘至背阔肌前缘的6~8cm胸壁小切口，使之正对肺门中点，既便于肺动脉主干的显露，又兼顾下肺静脉的处理；②肺静脉的处理。上肺静脉分支早，宜采用分别结扎分支的方法切断。多采用内镜打结器结扎及直视下缝扎的方法处理。下肺静脉主干较长，可用缝合血管的内镜缝合切开器直接切断，亦可用传统的结缝扎法处理；③肺动脉的处理。因肺动脉主干短粗，且小切口显露较差，故处理时要格外小心。可用内镜打结法按常规方法结扎后切断。条件许可时，用缝合血管专用缝合切开器处理，既快捷又安全。当然也可用常规结缝扎法处理；④支气管的处理。由于胸腔镜下缝合操作比较困难，故一般采用残端闭合器闭合残端。实践证明缝合满意，残端一般不用包埋。

（八）肺癌手术中的淋巴结清扫

1. 肺癌区域淋巴结的分站

（1）第1站淋巴结：最高纵隔淋巴结，位于左无名静脉上缘水平线以上的淋巴结。

（2）第2站淋巴结：上气管旁淋巴结，位于主动脉弓上缘水平切线第一组淋巴结下界之间的淋巴结。

（3）第3站淋巴结：血管前和气管后淋巴结，又可分为3a淋巴结和3p淋巴结。

（4）第4站淋巴结：下气管旁淋巴结。

（5）第5站淋巴结：主动脉弓下淋巴结。

（6）第6站淋巴结：主动脉旁（升主动脉或膈神经）淋巴结。

（7）第7站淋巴结：隆突下淋巴结。

（8）第8站淋巴结：食管旁淋巴结。

（9）第9站淋巴结：下肺韧带淋巴结。

2. 肺癌纵隔淋巴结清扫的方式和意义

肺癌外科治疗失败的主要原因是术后肿瘤的复发和转移。淋巴结转移是肺癌，尤其是非小细胞肺癌转移的重要途径，也是早期肺癌治疗失败的重要原因。1950年，美国学者Churchil首先提出了肺癌手术中纵隔淋巴结清扫的重要意义。淋巴结清扫已成为肺癌外科手术的重要内容和原则之一，但是对于纵隔淋巴结清扫的方式有不同的意见。纵隔淋巴结清扫可以分为纵隔淋巴结采样术（mediastinallymph node sampling，LS）和系统性纵隔淋巴结清扫术（systematic mediastinal lymphadenectomy，SML）。

纵隔淋巴结采样术是指将术中肉眼观察增大或手触摸质硬、怀疑有癌转移的同侧纵隔淋巴结摘除。而系统性纵隔淋巴结清扫术则是在外科手术过程中将纵隔淋巴结连同周围脂肪组织一并整块切除的方法。国内外多组临床研究结果显示，系统性纵隔淋巴结清扫术的优点，一是分期更准确；二是能做到肿瘤的完全性切除，符合肺癌外科治疗原则。国内外大宗随机对照临床研究结果表明：①施行系统性纵隔淋巴结清扫者的局部复发率明显低于淋巴结采样者；②系统性纵隔淋巴结清扫者的术后生存率明显高于淋巴结采样者。

（柏启州）

第二节　肺部良性肿瘤

一、错构瘤

（一）流行病学

1904 年 Albercht 首次提出错构瘤的定义，认为错构瘤是正常肺组织器官组成成分的异常混合，是一种先天性肿瘤样畸形，而非真性肿瘤。然而，近年来多数学者认为错构瘤是一种真正的肿瘤，起自支气管的未分化间质细胞，是一种真正的间叶性良性肿瘤。Rubin 报道成年人尸检资料中错构瘤占 0.3%；Arrigoni 等报道肺错构瘤占全部肺良性肿瘤的 77%，如以肺原发肿瘤计算则错构瘤仅占 1% ~ 3%。由于病例资料来源不同，文献报道的发生率亦不相同。

（二）病理特点

肺错构瘤多为单发，形态规则，呈圆形，边界清，有时见分叶状，薄层纤维包膜，易自肺剥离。瘤体切面黄白色，半透明，质硬而脆，少数病例可见斑点状钙化或骨化，部分有黏液。腔内型肿瘤大部分为息肉，表面光滑，有宽窄不一的蒂与支气管黏膜相连，一般不侵入支气管壁，肿瘤在腔内呈半阻塞或全阻塞状态，造成相应的继发性病变。错构瘤成分较杂，主要含有软骨和纤维组织。

（三）临床表现

肺错构瘤肺内型患者多无症状，表现为体检发现肺部肿块影，有时可表现为胸部疼痛；而支气管内型可造成管腔阻塞，表现为咳嗽、痰中带血、咯血、反复或持续的肺部感染、肺不张等，同肺癌与肺结核等疾病有类似的症状。

（四）诊断及鉴别诊断

肺错构瘤的诊断主要依据胸部 X 线检查，错构瘤生长缓慢，X 线随访可以长期无显著变化。肺错构瘤的影像学表现为圆形或椭圆形阴影，边缘光滑，密度不均匀，可有分叶，周围无浸润，无卫星灶。"爆米花"样钙化及脂肪密度是周围型肺错构瘤的特征性影像表现。支气管内肿瘤在胸部 X 线片上难以发现，大多在病灶远端出现肺实变、肺不张、反复或持续感染，此时行支气管镜检查及活检才明确诊断。

周围性肺错构瘤可采用经皮做肺内针吸活检明确诊断，Hamper 认为其诊断率可高达 85%，所以，对一般 X 线胸片和胸部 CT 发现软骨及脂肪密度而拟诊为错构瘤者，可动员患者做肺穿刺活检以明确诊断。由于错构瘤较硬，肺穿刺时易致气胸，发生率高达 40%。若针吸物的细胞学检查发现软骨碎片时，即可诊断为错构瘤。肺错构瘤应与以下疾病鉴别。

1. 肺结核球　肺结核球多伴有空洞多个钙化灶、引流支气管症及卫星病灶等，可有结核中毒症状。

2. 肺周围型肺癌　X线表现与早期肺癌极其相似，特别是无错构瘤特征者术前较难鉴别。错构瘤常伴有钙化，多无胸膜凹陷征及边缘毛刺征、空洞和淋巴结增大，咯血，消瘦等肺癌的特征性改变。

3. 炎性假瘤　肺错构瘤常误为肺炎性假瘤，除因两者均缺少特异性症状、体征外，影像学上都可呈团块状影，两者也都可以长期不变，但炎性假瘤在CT片上可以发现空洞、积液，却不会出现软骨和脂肪阴影的对比差异。

（五）治疗

肺错构瘤虽为良性肿瘤，因有恶变可能，并且与早期周围型肺癌的鉴别诊断存在一定的困难，为防止对早期肺癌的漏诊。因此，一般主张手术治疗，尽可能早的进行剖胸探查，以取得病理，而明确诊断。周边型以单纯摘除为佳，肿瘤位于肺内较深位置的行肺叶或肺楔形切除，弥漫性肺错构瘤可行全肺切除，但对多发性肺错构瘤趋向非手术治疗。近年来，随着微创手术的开展，对于周围型肺错构瘤可采用电视胸腔镜（VATS）下做肺楔形切除术，其优点在于创伤小，出血少，恢复快，尤其是肺功能不能适应普通开胸的周围型肺错构瘤患者是最好的适应证。

二、纤维瘤

（一）流行病学

肺纤维瘤是肺部纤维组织所发生的一种良性肿瘤，极少见。纤维瘤质地坚硬，灰白色，有时呈囊状，位于深部肺组织内，与邻近的血管及支气管不相连。

（二）临床表现

肺纤维瘤一般无明显症状，通常是体检时发现，X线表现为边缘整齐的致密影，边界比较光滑。

（三）病理诊断

镜检肿瘤边缘整齐，无包膜，可见不规则排列的胶原囊和纺锤状成纤维细胞所构成。细胞核长，内有分布不匀的染色质。肿瘤中央呈玻璃样变，无骨化或向外扩散的征象。

（四）诊断及鉴别诊断

体检发现肺部孤立阴影，边界整齐，应考虑肺纤维瘤。明确诊断要靠病理诊断。
主要与早期肺癌、肺结核球、肺平滑肌瘤等进行鉴别。

（五）治疗

手术切除。

三、脂肪瘤

（一）流行病学

脂肪瘤为良性肿瘤，当脂肪细胞不断增生时即形成瘤体。肺脂肪瘤病例国内报道不多，无年龄及性别差异，多为原发，极少恶变。依其发生部位肺脂肪瘤可分为支气管脂肪瘤及胸膜下型脂肪瘤。

（二）临床表现

胸膜下型脂肪瘤发生于肺组织边缘，沿着肺边缘呈弥漫性生长，不易引起肺的阻塞性肺气肿、阻塞性肺炎。所以，临床症状较轻微，只有胸闷、气短的表现，这与脂肪瘤质地柔软及发生部位有关。

（三）诊断

X线片示：瘤体巨大，密度均匀一致而淡，其中可见肺纹理，边缘光滑锐利，分叶不明显，这是由肺脂肪瘤呈弥漫性生长，瘤体组织结构及其密度，加之有完整的包膜所决定的。肺脂肪瘤的早期诊断很难，X线平片是有效、适宜的检查手段，但最后确诊还得有赖于病理检查。

（四）治疗

手术治疗。

四、平滑肌瘤

（一）流行病学

肺平滑肌瘤是起源于肺血管、支气管及周围肺实质平滑肌的良性肿瘤。临床上少见，占肺良性肿瘤的2%。依据组织来源一般分为：支气管内型、肺血管型及肺实质型。肺平滑肌瘤多为单发肿瘤，男性略多于女性，极少为多发。

（二）病因及病理

肺平滑肌瘤发病机制尚不清楚。有学者认为肺平滑肌瘤发生于肺部纤维瘢痕形成过程中。

根据肿瘤发生部位，将肺平滑肌瘤分为3种临床类型：①肺间质型；②支气管内型；③肺血管内型。3型中以肺间质型稍多于支气管内型，肺血管内型最少见。

大体标本，肿瘤一般为圆形或类圆形，质地中等，色灰白。显微镜下瘤细胞一般呈梭形，平行或交叉排列，细胞膜清楚，细胞核一般呈杆状，核分裂象少见，分化成熟。平滑肌细胞以 Van – Gieson 染色呈黄色，可与纤维瘤和神经纤维瘤鉴别。典型者组织学诊断并不困难，电镜和免疫组化检查可与其他梭形细胞肿瘤鉴别。

（三）临床表现

肺平滑肌瘤最常见于中、青年，发病平均年龄为35岁左右。多无明显自觉症状，体检时偶然发现。少部分因咳嗽、胸痛症状就诊。

（四）诊断

胸部X线检查是诊断该疾病的首选方法。位于肺实质内的平滑肌瘤，瘤体多呈类圆形，边界一般清楚，无毛刺征。部分可见气管受压及阻塞表现，肺门及纵隔多无增大的淋巴结。明确诊断均需手术切除后病理证实。

（五）治疗

临床上一旦怀疑肺平滑肌瘤，一般均须手术切除，少数支气管内病灶，无远端肺实质性病变者可通过纤维支气管镜摘除或大部分摘除后行激光治疗。治疗上对于单发平滑肌瘤应以手术切除为主。切除范围由肿瘤大小、部位决定。对于肺内，尤其是肺周围型结节，胸腔镜下行肺楔形切除具有创伤小、恢复快等明显优势.

五、神经纤维瘤

(一) 流行病学

神经纤维瘤首先由德国医生 Von Reckling – hausen 于1882年通过病理学研究对其组织学特点及其与神经系统的关系作了详细的阐述以来，神经纤维瘤一直被认为是一个单一的临床过程，既影响外周又影响中枢神经系统。直到20世纪80年代后期，分子遗传学的研究发现其具有两种明显不同的临床和遗传学特征：Ⅰ型（NF1）以多发皮肤色素沉着（牛奶咖啡斑）及皮肤和周围神经多发神经纤维瘤为其特征，但在中枢神经系统主要侵犯胶质细胞和星形神经细胞，多表现为视神经胶质瘤、星形细胞瘤、错构瘤等，肺内神经纤维瘤多属于Ⅰ型。Ⅱ型（NF2）以来自第Ⅷ对脑神经前庭支周围雪旺细胞的双侧前庭神经鞘瘤即双侧听神经瘤为其特征，另外包括脑膜瘤、室管膜瘤、脊神经根神经鞘瘤，近年来，屡见Ⅱ型患者皮肤和周围神经受累的报道。但人们习惯将 NF1 称为周围型神经纤维瘤病，肺内神经纤维瘤多属于Ⅰ型。

(二) 病因与病理

NF1 的发病机制目前主要认为是由于 NF1 基因突变导致其编码的 NF1 蛋白表达减少甚至缺如，从而使其下调原癌基 ras 活性的作用受到抑制，最终导致 ras 活性的增加，引起雪旺细胞 rasGTP 水平增高出现异常增殖，细胞增生以及肿瘤的形成。

(三) 临床表现及诊断

因为周围神经纤维瘤病是系统性疾病，常常是多器官同时受累或续惯性发病。患者主要以其他症状就诊，如皮肤和神经症状，体检发现肺部异影。少数患者以肺部症状明显，常见咳嗽、胸痛等。明确诊断主要靠病理诊断。

(四) 治疗

目前关于周围型神经纤维瘤病恶变率的报道不一，一般认为在2%～17%。虽尚无一种有效的疗法能够预防或逆转 NF 的特征性病变，但对确诊病例应及早手术治疗为宜。为降低其复发率，以手术扩大切除肿瘤为主要治疗手段，既可改善患者功能，也可对发展较快者，起到减缓其生长，降低其恶变概率的目的。近年来，放射治疗等在神经纤维瘤病中的应用，获得良好效果，同时也使得更多的患者得到外科手术的机会，良好的手术技巧和合理的封闭创面的方式是外科治疗的关键。

六、神经鞘瘤

(一) 流行病学

神经鞘瘤来源于神经鞘细胞，好发于脊神经后根和肋间神经，亦可发生于交感神经、迷走神经和喉返神经。肿物多有完整包膜，有局限性，多数为不规则分叶状和卵圆形，少数呈球形，表面光滑，质地韧软不一，神经鞘瘤也有良性、恶性之分，恶性神经鞘瘤从开始发病即以恶性者为主，亦可由良性恶变而来，但较罕见，其转移方式主要是血行转移，常见器官为肺、脑和脊髓，较少出现区域淋巴结转移，良性神经鞘瘤的瘤体内有灶性恶变者，其生物行为仍属良性，其生长缓慢，多为单发，手术切除后效果良好。神经鞘瘤多发于纵隔，肺内十分罕见，其可以起自肺实质或支气管壁。

（二）临床表现及诊断

早期多无症状，多在胸透或摄 X 线胸片时发现，后期临床症状主要为胸部闷痛，咳嗽、咯血较少见；腔内型肿瘤有蒂与支气管相连，有不同程度阻塞；位于气管一侧主支气管的则有呼吸道梗阻、喘鸣，导致慢性肺化脓感染等症状。其影像学表现为密度均匀而较淡，CT 值 25 Hu 左右，无钙化或脂肪成分，周围无炎性改变，可与错构瘤、炎性假瘤、血管瘤及结核球等肺内良性病变相区别。支气管碘油造影可以发现病变轮廓和所在部位。支气管镜检查能得到病理诊断。

（三）治疗

一般均采取手术切除，术前不能定性者，应行肺叶切除术；对于生长于肺表面，包膜完整，与肺组织呈蒂状连接者，因其对肺组织多为压迫，一旦肿瘤摘除后，肺组织功能仍可恢复，故可行单纯肿瘤摘除，尽量保留肺组织。如为恶性神经鞘瘤，切除术后易复发，但可再次手术，放射治疗仅可起到局部控制作用，治愈困难。

七、肺内畸胎瘤

（一）流行病学

肺内畸胎瘤是指纵隔无畸胎瘤而原发于肺内者，是罕见的肺良性肿瘤。前上纵隔畸胎瘤可侵犯肺而被肺组织包裹，易被误认为肺内畸胎瘤。畸胎瘤的好发部位是：卵巢、睾丸、前上纵隔、后腹膜、骶前、尾骨区、松果体、颅内及颈前等，肺内很少见。Holt 1978 年仅收集到 20 例，近年国内只有散在的个案报道。本病男性多于女性，可发生于任何年龄，文献报道最小 1 例为 10 个月的患儿，最大者 76 岁，以 20～40 岁为多。

（二）病因与病理

本病可能是迷走的胚胎组织沿着支气管下行，为肺胚基包绕形成的瘤瘤，与错构瘤同属发育性肿瘤。肺内畸胎瘤位于肺实质内，或位于支气管腔内，多为圆形实质性或囊性肿块，大小不等。肺畸胎瘤绝大多数是良性囊性畸胎瘤，但亦有少数病例病理为恶性，囊性畸胎瘤的腔内充满皮脂、胶陈样物，浅黄或棕色，腔壁厚薄不一，可与支气管相通，有结节向腔内突出。组织学检查可见含有 3 个胚层发生的组织，来自外胚层的皮肤及其附件、毛发、神经细胞、牙，来自中胚层的骨骼肌、平滑肌、血管、软骨和生血组织，以及来自内胚层的支气管上皮、肠上皮、甲状腺等。

（三）临床表现

肺内畸胎瘤多发生于肺上叶，尤以左上叶为多。文献收集 20 例肺畸胎瘤中，有 15 例位于上叶肺内，其中有 10 例位于左肺上叶。本病大多缺乏特征性临床表现，主要表现为反复咳嗽、咯血及胸痛等，合并感染者可出现发热、咳脓痰。咯血是本病最常见症状，咯血量不等，少者痰中带血丝，多者大口咯血每次达数十毫升，甚至数百毫升，个别报道达千毫升者。可出现杵状指。咳出毛发或皮脂样物是本病的特征性临床表现，但很少见。由于本病多发生在肺周围，直径在 4cm 以上，临床上可出现压迫血管、气管、食管、喉返神经、交感神经等症状以及形成胸壁瘘。

（四）诊断与鉴别诊断

肺内畸胎瘤术前正确诊断颇为困难，主要靠 X 线检查及临床表现。X 线胸片显示在肺内有团块样阴影或大片密度增高阴影中，出现半月形、半圆形条索状或蜂窝样透光区，有钙化、骨化或牙样影像，有助于本病的诊断。如合并感染，往往以脓肿、肺内炎症、肺不张为主要 X 线特征，同时与胸膜、纵隔及心包粘连。临床上长期间断性咳嗽、咯血、胸痛且病灶变化不大，应考虑此病。咳出毛发或油脂样物是该病的特征。

本病初诊时往往被误诊为肺结核、肺脓肿及其他肿瘤，致长时间误诊。造成误诊的原因有：①临床症状无特异性，未咳出毛发；②患者多次发病，均以对症治疗后缓解，未进一步查明其原因；③X 线胸片表现酷似空洞性肺结核，抗结核治疗后未密切观察病灶吸收情况；④本病罕见，不易被重视。所以，在询问病史、查体及各项化验检查中尽可能详细，以免造成误诊、误治。

（五）治疗

本疾病以手术切除为主。由于肺畸胎瘤有 50% 左右的病例合并感染症状。因此，对已有感染患者术前应充分准备，积极控制肺部或胸膜腔感染就显得更为重要。对疑有恶性病例，应在术中进行纵隔及支气管旁淋巴结清扫，必要时置标记，便于术后放疗。良性病例手术是最佳治疗方法，预后良好。

八、硬化性血管瘤

（一）流行病学

肺硬化性血管瘤（sclerosing hemangioma of lung，SHL）是肺部少见的良性肿瘤，此瘤多见于无吸烟史的中老年女性，女性约占发病人数的 80%，平均年龄 46 岁。右肺较左肺常见，尤以中叶和下叶为多，位于外周部，生长缓慢，95% 为单个结节，4%～5% 可多发或双侧发生。

（二）临床病理

本病的病理特征为血管增生伴有硬化倾向，呈乳头样突起，有出血，肺泡及基质内有成片的类似于组织细胞的圆形细胞浸润，因其形态类似于皮肤软组织中的硬化性血管瘤，故命名为肺硬化性血管瘤。

该肿瘤有 4 种组织构型：乳头区、实性细胞区、血管瘤样区及硬化区，有两种主要的细胞成分，即表面立方上皮细胞和圆形或多边形浅染细胞，两种细胞缺一不可。由于瘤内增生的小血管往往呈血管瘤样结构且管壁增厚及玻璃样变明显，同时又有致密的纤维组织硬化区存在，故命名为肺硬化性血管瘤。并可伴随有间质淋巴细胞的浸润、肥大细胞的浸润、脂肪组织、泡沫状巨噬细胞聚集、胆固醇结晶沉积和肉芽肿形成等。由于肺硬化性血管瘤的组织成分复杂，对其组织发生一直存在争议，Hass 等认为是血管来源，Katzenstein 等认为是间皮来源，李维华等认为是神经内分泌来源，Devouassoux – Shisheboran 等提出 SHL 主要由表面细胞和圆形细胞两种细胞组成，其起源为原始未分化的呼吸上皮。王妍等推测它们起源于 II

型肺泡上皮细胞，超微结构观察立方细胞内出现的板层小体也说明了这一点。结合血管瘤样区 CD_{34} 阴性表达，进一步说明了血管瘤样区实质上为扩大的肺泡腔出血，而并非为扩张血管腔。对硬化性血管瘤组织特征进行总结如下：①血管瘤样增生伴有管壁硬化倾向；②存在出血与硬化性病灶；③实性细胞团及黏液样基质内散在有白细胞；④增生的小血管呈乳头状突向气腔内。

（三）临床表现

50%～87%的肺硬化性血管瘤患者临床无症状，部分患者可有咳嗽，咳痰（泡沫样或黄黏液样），咯血及胸痛，胸闷，个别患者可有间歇性低热史。多在进行影像学检查时偶然发现，右肺略多于左肺，下叶多见。影像学大多为一孤立的、境界清楚地高密度结节，也可有多发或双侧者（4%～5%），95%位于肺外周部胸膜下或中央实质内。

（四）辅助检查

CT 表现：肺周围型单发圆形或类圆形肿块或结节，边缘光滑锐利，有些有浅分叶，无毛刺、空洞、血管切迹征及胸膜凹陷征，密度均匀或较均匀，偶见形态不一的钙化，无胸腔积液，无肺门或纵隔淋巴结增大。CT 增强病变可表现为均匀或不均匀强化，病变实性部分呈明显均匀性强化，CT 值可达 90～110Hu，最大增强 CT 值可高于平扫 CT 值 75Hu，延迟扫描可有强化，囊性部分基本不强化。有学者认为 CT 薄层扫描及动态增强 CT 扫描对 SHL 的诊断意义较大。文献报道瘤体中的含气新月征或边缘规整的暗区是 SHL 较为特征的表现。

（五）诊断及鉴别诊断

因本病缺乏特异性的临床表现及影像学表现，易误诊，确诊往往依赖术后病理。根据前面提及的 4 种特殊结构再辅以免疫组化诊断一般不难。SHL 是一种非血管病变，但对有些细胞和组织形态特点表现不十分显著的病例需要与下列疾病鉴别，其中免疫表型特点可起到辅助鉴别的作用。①乳头状腺瘤，由 II 型肺泡细胞增生形成乳头状结构，表面上皮分化好，乳头间质为含血管的纤维组织，无圆形细胞；②细支气管肺泡癌乳头型的 SHL，其肺泡 II 型细胞常有不同程度的增生，有时核大而深染，易误诊为细支气管肺泡癌（BAC）。但是，BAC 是真性上皮乳头，轴心为纤维血管轴心，表面上皮 SP-B 及 clara 抗原（+），而 SHL 乳头轴心是圆形肿瘤细胞，瘤细胞 TTF-1、EMA、vimentin（+）、SP-B（-）；③类癌如 SHL 的实性区较显著，癌细胞大小形状一致，排列成实性片块状时，与类癌酷似，通过 SHL 的瘤细胞 TTF-1、vimentin（+）有助于鉴别；④肺炎性假瘤，主要由增生的纤维母细胞和肌纤维母细胞及较多的成熟浆细胞构成，虽然 SHL 中常见各种炎性细胞，但其组织结构及特征性的 2 种细胞与炎性假瘤还是有较大区别。

（六）治疗

由于肺硬化性血管瘤术前很难与早期肺癌相鉴别，无论是体检发现或有咯血等症状，多需手术切除病灶以明确诊断。只有病理检查才能明确诊断为肺硬化性血管瘤。剖胸后对位于肺表面的血管瘤，可做局部切除，若肿块位于肺实质内则可做肺段或肺叶切除。

（陈基升）

第三节　支气管腺瘤

一、流行病学

气管、支气管腺瘤主要起源于气管或支气管黏膜腺体。男女患病比例约为 1 : 2。肿瘤生长缓慢，但可浸润扩展到邻近组织，发生淋巴结转移，甚至血行转移，因此，被认为是一种低度恶性肿瘤。

二、病理学

气管、支气管腺瘤可分为 5 种类型（包括 2 中的 4 型）。

（一）支气管类癌（carcinoid of bronchus）

最常见，约占 90%。起源于支气管壁黏膜分泌腺的嗜银细胞，电镜检查显示类癌细胞含有神经分泌颗粒，并能分泌多肽类激素。类癌细胞的特征是单层排列生长，或呈囊状、巢状、小梁状的混合形排列。非典型类癌常表现为细胞形态的多形性：有丝分裂象的出现、细胞核质浓染和细胞质分散。肿瘤突入支气管腔，质软，血管丰富，易出血，呈暗红色或红色，可带蒂或无蒂，表面有完整的黏膜覆盖。有的肿瘤部分在支气管内，另一部分向支气管壁外生长达肺组织内呈哑铃状。一般与周围组织分界明显或有包膜。

（二）唾液腺瘤

较少见，约占 10%。可分为腺样囊性癌（adenoid cystic carcinomas）、黏液表皮样癌（mucoepidermoid carcinomas）、支气管黏液腺瘤（bronchial mucous gland adenomas）、多形性腺瘤（pleomorphic adenomas）4 型。

（1）支气管腺样囊性癌：亦称圆柱形腺瘤。起源于腺管或黏膜分泌腺。支气管腺样囊性癌常发生在气管下段或主支气管根部，常侵入邻近组织，偶有淋巴结和远处转移，恶性程度较高。肿瘤突入管腔内，呈粉红色，表面黏膜完整。

（2）支气管黏液表皮样癌：最少见，起源于肺叶支气管或主支气管黏膜分泌腺。恶性程度高低不一，大多数为低度恶性，常呈息肉样，表面黏膜完整。恶性程度高者，可发生肺门、纵隔淋巴结转移。

（3）支气管黏液腺瘤：发生于支气管的黏液腺，向管腔内生长，表面被覆完整的支气管上皮，可阻塞支气管，但不破坏软骨环，为良性肿瘤。

（4）多形性混合瘤：为息肉状带蒂的肿瘤，也可为浸润性生长。

（三）临床表现

气管、支气管腺瘤与种族、家族史和吸烟史无明显关系。虽然可发生于任何年龄，但多数患者均较肺癌患者年轻。常见的症状为咳嗽、咯血或支气管阻塞引起的哮鸣、呼吸困难、反复呼吸道感染或肺不张。支气管腺瘤以中心型为多见，肿瘤生长在支气管内，部分或完全阻塞支气管，致肺部分或完全不张。由于支气管阻塞和肿瘤血管丰富，咳嗽、咯血、反复感染构成了典型的三联征。如周围型肿瘤通常无症状，常于体检时 X 线摄片发现。多数支气管腺瘤局限于支气管或肺内，但 10%～15% 的患者明确诊断时已有区域淋巴结转移。少数支气管类癌患者，可有阵发性面部潮红、水肿、肠蠕动增加、腹泻、心悸、皮肤瘙痒等类癌综合征。如有此综合征者，提示有远处转移灶，常为肝转移。

（四）诊断及鉴别诊断

胸部 X 线平片和断层摄片，可以显示肿瘤阴影，或肿瘤引起的支气管阻塞征象。但局限在支气管壁内较小的肿瘤，X 线可能无法显影，CT 或 MRI 有助于诊断。多数腺瘤生长缓慢，有的病例症状出现多年后，才能明确诊断。

支气管镜检查是重要的诊断方法，对于表现为支气管管内型病变，支气管镜检查具有非常重要的意义，不但有助于明确病理学诊断，还能明确病变位置，以便于术前设计手术方式。由于腺体肿瘤血管丰富，容易出血，进行支气管镜检查时，应避免做活组织检查，以免大量咯血。据文献报道有支气管腺瘤患者支气管镜活检后出现大咯血导致死亡的病例。据笔者所在单位的经验，除非镜下见肿瘤有搏动，支气管镜组织活检是安全的。支气管碘油造影可以显示支气管腔充盈缺损。

（五）治疗

支气管腺瘤，如尚未发生远处转移，应在明确诊断后进行手术治疗。彻底切除肿瘤。发生于肺叶支气管的肿瘤，通常行肺叶切除术。发生于主支气管或气管的肿瘤，为了尽量保留正常肺组织，可以做气管或支气管袖式切除术。局限于支气管壁的肿瘤，也可以切开支气管，摘除全部肿瘤后，再行支气管成形术。

气管或支气管残端常规行冷冻切片检查，尽量做到切缘无瘤细胞浸润，但部分病例因肿瘤沿黏膜下潜行或向腔外浸润的范围较肉眼所见要广，彻底根治非常困难，在这种情况下，部分切除后辅以放疗也可获得较好的效果。

高度恶性者，治疗方法同肺癌。

全身情况禁忌手术或已有转移的患者，可施行放射治疗或药物治疗。

（六）预后

支气管腺瘤属于低度恶性肿瘤，预后较好。肿瘤对放疗和化疗均不敏感，故根治术后无须辅助治疗。上海市肺科医院的一组病例研究报道提示，典型和非典型支气管类癌术后 5 年生存率分别为 88.9% 和 25%。Martini 等认为患者不能从辅助放疗、化疗获益。应定期随访和复查，文献报道支气管腺瘤患者术后 5 年和 10 年的生存率分别为 94% 和 87%。

（陈基升）

第四节　支气管扩张症

支气管扩张症（bronchiectasis）以局部支气管不可逆性解剖结构异常为特征，是由于支气管及其周围肺组织慢性化脓性炎症和纤维化，使支气管壁的肌肉和弹性组织破坏，导致支气管变形及持久扩张。典型的临床症状有慢性咳嗽、咳大量脓痰和反复咯血。

起病多见于儿童和青年。近年来，由于抗生素的广泛使用以及对儿童做免疫接种，严重的支气管扩张症已较少见。另一方面，诊断技术的发展，也使一些临床及胸部 X 线片表现不典型的患者得以诊断。

一、病因

支气管扩张症可分为先天性与继发性两种，先天性支气管扩张症较少见，是由于先天性支气管发育不良，存在先天性缺陷或遗传性疾病，使肺的外周不能进一步发育，导致已发育支气管扩张如支气管软骨发育不全（Williams – Camplen 综合征）。有的患者支气管扩张在出生后发生，但也有先天异常的因素存在，如 Kartagener 综合征患者除支气管扩张外可伴有内脏异位和胰腺囊性纤维化病变，它实际上属于纤毛无运动综合征（immotile cilia syn – drome）的一个亚型。支气管扩张症也可见于 Young 综合征，该病特征为阻塞性精子缺乏，慢性鼻窦炎，反复肺部感染和支气管扩张。部分支气管扩张症患者显示免疫球蛋白缺陷 IgG 缺乏易于反复细菌感染其中 IgG2 和 IgG4 缺乏更为重要。

继发性支气管扩张症的主要发病因素是支气管和肺的反复感染、支气管阻塞以及支气管受到牵连，3 种因素相互影响。儿童时期麻疹、百日咳、流行性感冒（某些腺病毒感染）或严重的肺部感染如肺炎克雷白杆菌、葡萄球菌、流感病毒、真菌、分枝杆菌以及支原体感染，使支气管各层组织尤其是平滑肌纤维和弹力纤维遭到破坏，黏液纤毛清除功能降低，削弱了管壁的支撑作用，吸气、咳嗽时管腔内压力增加管腔扩张，而呼气时不能回缩分泌物长期积存于管腔内，发展为支气管扩张；支气管肿瘤，支气管内膜结核引起的肉芽肿、瘢痕性狭窄，异物吸入（吸入性肺炎、吸入有害气体或硅石、滑石粉等颗粒）、黏液嵌塞或管外原因（如增大的淋巴结、肿瘤压迫）均可使支气管腔发生不同程度的狭窄或阻塞，使远端引流不畅发生感染而引起支气管扩张；随病情进展，支气管周围纤维增生、广泛胸膜增厚以及肺不张、胸腔内负压对病肺的牵引，产生对支气管牵拉，同时由于局部防御机制和清除功能降低，反复感染使支气管壁肌层萎缩，软骨破坏、张力下降在管壁外牵拉力作用下形成持久的扩张。

二、发病机制

支气管扩张按其形态可分为柱状、囊状和混合状。先天性多为囊状，继发性多为柱状。柱状扩张的管壁破坏较轻支气管外观规则，管径无明显增大，仅在末端呈矩方形扩张，随病情进展，支气管炎症扩展到外周肺组织，导致其破坏及纤维化，在远端形成囊状扩张，呈蜂窝状，常有痰液潴留和继发感染，使囊腔进一步扩大。炎症蔓延到邻近肺实质，引起不同程度的肺炎、小脓肿和小叶肺不张。

支气管扩张多见于下叶。左下叶支气管较为细长，与主支气管的夹角大且受心脏、血管压迫，引流不畅，诱发感染机会较多，故左下叶支气管扩张较右下叶多见。左舌叶支气管开口接近下叶背段支气管，易受下叶的感染影响，故左下叶与舌叶支气管常同时扩张。右肺中叶支气管开口较细，其内、外、前有 3 组淋巴结环绕，因此，非特异性或结核性感染时淋巴结常增大，压迫右中叶支气管，使其阻塞发生肺不张，继之支气管扩张，称为中叶综合征。

支气管扩张部位的小肺动脉常有血栓形成，以致病变区域部分血液由支气管动脉供应该处肺动脉和支气管动脉分支常有扩张、扭曲和吻合支增多在管壁黏膜下形成小血管瘤，极易受损、破裂而成为支气管扩张咯血的病理基础。

支气管扩张的病理生理改变取决于病变的范围及性质。由于肺具有极大的储备力，如病变较局限，对机体可无影响呼吸功能一般可无明显改变。柱状扩张对呼吸功能影响较小，而囊状扩张易并发阻塞性肺气肿。如病变范围较广泛，则主要表现为阻塞性通气障碍，肺容积缩小气体流速下降吸入气体分布不均匀生理分流增加，通气/血流比例失调该病变区域支气管动脉与肺动脉吻合支增多，交通支开放，肺的解剖分流亦增加，常导致低氧血症，呼吸衰竭。疾病晚期，伴有肺泡毛细血管广泛破坏，肺循环阻力增加，同时低氧血症加重，最终导致肺动脉高压肺源性心脏病，甚至心力衰竭。

三、临床表现

支气管扩张症病程多呈慢性经过可发生于任何年龄。起病往往可追溯到幼年患有麻疹、百日咳或流感后肺炎病史，或有肺结核支气管内膜结核肺纤维化等病史。症状可能在若干年后才出现。典型症状为慢性咳嗽、咳大量脓痰和反复咯血。咳痰在晨起傍晚和就寝时最多，每天可达 100~400ml，许多患者在其他时间几乎没有咳嗽。咳痰通畅时患者自感轻松；痰液引流不畅则感胸闷、全身症状亦明显加重。痰液多呈黄绿色脓样，合并厌氧菌感染时可臭味，收集全日痰静置于玻璃瓶中，数小时后可分为 3 层：上层为泡沫，中层为黄绿色浑浊脓液，下层为坏死组织沉淀物。90% 的患者常有咯血，程度不等，咯血量与病情严重程度、病变范围不一定平行。有些患者咯血可能是其首发和唯一的主诉，临床上称为"干性支气管扩张"常见于结核性支气管扩张，病变多在上叶支气管。若反复继发感染，可出现全身毒血症状，患者时有发热、盗汗、乏力食欲减退消瘦等。当支气管扩张症并发代偿性或阻塞性肺气肿时，患者可有呼吸困难气急或发绀，晚期可出现肺源性心脏病及心、肺功能衰竭的表现。

支气管扩张体征无特征性但肺部任何部位的持续性固定湿啰音可能提示支气管扩张症，并发肺气肿、肺源性心脏病可有相应的体征部分患者（113）可有杵状指（趾）及全身营养不良。

当支气管扩张症并发代偿性或阻塞性肺气肿时，患者可有呼吸困难、气急或发绀，晚期可出现肺源性心脏病及心、肺衰竭的表现。

四、辅助检查

1. 肺功能检查　一秒用力呼出量/用力肺活量比值肺功能损害为渐进性，表现为阻塞性通气障碍 FEV_1、FEV_1/FVC、PEF 降低。残气量/肺总量比值残气占肺总量百分比增高后期可有低氧血症。

2. X 线胸片　可无异常（占 10%）或肺纹理增多、增粗，排列紊乱囊状支气管扩张在胸部 X 线片上可见粗乱肺纹理中有多个不规则蜂窝状（卷发状）阴影，或圆形、卵圆形透明区，甚至出现小液平，多见于肺底或肺门附近。柱状支气管扩张常表现为"轨道征"，即在增多纹理中出现 2 条平行的线状阴影（中央透明的管状影）（图 11-1）。

3. 胸部 CT 检查　CT 诊断支气管扩张的敏感性为 64%~97%，特异性为 93%~100%。CT 检查对支气管扩张显示能力取决于 CT 扫描方法、扩张支气管的级别及支气管扩张的类型，CT 诊断囊状支气管扩张较柱状扩张可靠性更大支气管扩张的 CT 表现与支气管扩张类型、有无感染及管腔内有无黏液栓有关。

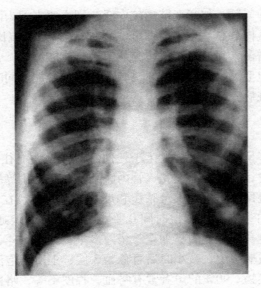

图 11 - 1　支气管扩张症的"轨道征"

（1）柱状支气管扩张：当伴有黏液栓时，呈柱状或结节状高密度阴影当管腔内无黏液时，表现为支气管分支逐渐变细的征象消失，支气管管径较伴随的肺动脉内径明显增大（1.5 倍以上），管壁增厚可呈"轨道征"。

（2）囊状支气管扩张：表现为分布集中，壁内外面光滑的小空腔，其内可见液平，又称为"葡萄串征"。合并感染时，病灶周围可有不规则高密度阴影。

（3）支气管血管曲张：支气管呈不规则串珠状（图 11 - 2）。

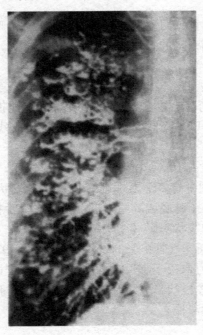

图 11 - 2　支气管呈不规则的串珠状

（4）支气管曲张、并拢：支气管并拢时肺容量缩小，相邻肺组织代偿性膨胀。高分辨率 CT（HRCT）较普通 CT 诊断支气管扩张敏感性、特异性更高，尤其对临床疑为轻度支气管扩张患者，其诊断准确性可超过支气管造影；此外，HRCT 操作简单，安全无痛苦，且能同时观察支气管壁及周围肺实质的异常，这更是支气管造影所不能相比的，因此，对临床疑为支气管扩张的患者，摄 X 线胸片后首选的确诊方法是 HRCT 而非支气管造影。当 HRCT 显示为弥漫性支气管扩张时已无手术指征，支气管造影则可完全避免；当 HRCT 显示阴性且临床症状不典型时，则可完全排除支气管扩张。螺旋 CT 在诊断支气管扩张的程度和在某一肺段中的分布方面优于 HRCT。

4. 支气管造影　支气管碘油造影是传统的确诊支气管扩张症的方法，可确定病变的存在，明确病变的部位性质及范围，可为外科手术指征和切除范围提供重要的参考依据。造影前要控制急性炎症，尽可能减少痰量，造影后应采取体位引流，使造影剂能及时排出。近年的研究表明，HRCT 或螺旋 CT 检查已有取代支气管碘油造影的趋势。

5. 支气管镜　纤维支气管镜检查，通过纤维支气管镜可明确扩张、出血和阻塞部位。镜下可见黏膜充血脓液从患处流出等；同时可进行局部灌洗，取得灌洗液做涂片革兰染色或细菌培养，对协助诊断及治疗均有帮助；通过支气管黏膜活检可有助于纤毛功能障碍的诊断。

五、诊断及鉴别诊断

（1）幼年有诱发支气管扩张的呼吸道感染史，如麻疹、百日咳或流感后肺炎病史或肺结核病史等。

（2）出现长期慢性咳嗽、咳脓痰或反复咯血症状。

（3）体检肺部听诊有固定性持久不变的湿啰音，杵状指（趾）。

（4）X 线检查示肺纹理增多、增粗，排列紊乱，其中可见到卷发状阴影，并发感染出现小液平，CT 典型表现为"轨道征"或"戒指征"或"葡萄征"。确诊有赖于支气管碘油造影或 HRCT。怀疑先天因素应做相关检查，如血清 Ig 浓度测定、血清 γ - 球蛋白测定、胰腺功能检查、鼻或支气管黏膜活检等。

六、鉴别诊断

1. 慢性支气管炎　多见于中年以上的患者，冬春季节出现咳嗽、咳痰或伴有喘息，多为白色黏液痰，并发感染时可有脓痰。急性发作时两肺底均有散在的干湿啰音与支气管扩张症的固定性湿啰音不同本病湿啰音为易变性，咳嗽后湿啰音可消失。

2. 肺脓肿　有急性起病过程，畏寒、高热，当咳出大量脓痰后体温下降，全身毒血症状减轻，X 线片可见大片致密炎症阴影，其间有空腔及液平面，急性期经有效抗生素治疗后，可完全消退。慢性肺脓肿以往曾有急性肺脓肿病史，常可并发支气管扩张，支气管扩张亦可并发肺脓肿，明确诊断有赖于支气管碘油造影或 HRCT。

3. 肺结核　多有低热、盗汗、全身乏力消瘦等结核中毒症状伴咳嗽咳痰、咯血，痰量一般较少。啰音一般位于肺尖，胸部 X 线片多为肺上部斑片状浸润阴影，痰中可找到结核杆菌或 PCK 法结核杆菌 DNA 阳性。

4. 先天性肺囊肿　多于继发感染后出现咳嗽、咳痰、咯血，病情控制后胸部 X 线片表现为多个边界清晰的圆形阴影壁薄，周围肺组织无浸润。

七、治疗

1. 保持呼吸道通畅

（1）体位引流：患肺位置抬高引流支气管开口向下，使痰液流入大支气管和气管，经咳嗽而排出。如病变在下叶，患者俯卧，前胸靠近床沿，两手撑地，头向下进行深呼吸和咳痰。可同时拍背以提高引流效果。

（2）祛痰药：有助于帮助恢复纤毛摆动功能并使黏稠痰液变稀薄，有利于咳出。口服用药可在下述药物中选择：溴己新 8～16mg，3/d；氨溴索（沐舒坦）30mg，3/d；桃金娘科树叶标准提取物（强力稀化黏素）300mg，3/d；鲜竹沥水（鲜竹沥）10ml，3/d。亦可使用溴己新 8mg 溶液雾化吸入，溴己新 8mg 或氨溴索 15～30mg，2/d，静脉注射。

（3）纤维支气管镜引流排痰：是一种有效的治疗措施，尤其对那些经体位引流，但痰液仍不能排出的患者。操作时可给予支气管内滴入 1% 肾上腺素消除黏膜水肿，减轻阻塞，利于痰液排出。

（4）支气管扩张药：适当给予支气管扩张药解除气道痉挛有利于痰液排出，如口服氨茶碱、激动药；亦可吸入 β_2 受体激动药。

2. 积极控制感染　抗生素的选择应根据感染细菌的种类以及对肺组织和气道分泌物的穿透力而定，病情较轻者以口服为主较重者采用静脉用药，通常给予广谱抗生素，如磺胺甲恶唑/甲氧苄啶（复方磺胺甲基异恶唑，TMP－SMZ）0.48g，2/d，口服，首剂加倍；新型大环内酯类抗生素，如：克拉霉素 0.75g，2/d 口服或阿奇霉素 0.1g，2/d 口服；第二代头孢菌素亦可供选择，如头孢呋辛钠 0.75g，3/d 静脉注射或头孢克洛（希刻劳）0.25g，3/d 口服；氟喹诺酮类如环丙沙星 0.5～0.75g，2/d 口服，左氧氟沙星（左旋氧氟沙星）0.1g，2/d 口服。有报道，经纤维支气管镜局部灌洗后，注入抗生素可有显著疗效。

3. 并发咯血的处理　支气管扩张症常并发咯血，咯血量从痰血、数口到十数口或大咯血。大咯血的定义尚无定论，有人认为一次咯血量 >100ml 即为大咯血，亦有人强调 24h 咯血量 >300ml 为大咯血。实际上对咯血量的估计不应拘泥于数字，应当结合患者的状况，如面色、脉搏、呼吸、血压和发绀等。

（1）止血药物

1）一般止血药物通常通过改善出凝血机制、毛细血管及血小板功能而起作用，实际上常见的咯血并非或不完全是因上述机制，故它们的治疗效果并不确切，因此不能作为治疗咯血的主要方法。这类药物包括抗纤维溶解的氨基己酸（6－氨基己酸，PAMBA）、氨甲苯酸（对羧基苄胺，EACA）；增加血小板和毛细血管功能的酚磺乙胺（止血敏）、卡巴克洛（安络血）；参与凝血酶原合成的维生素 K；对抗肝素的鱼精蛋白。中药包括云南白药和各种止血粉。

2）垂体后叶素：具有强烈的血管收缩作用。通常为 10～20U，加入 250～500ml 液体中静脉滴注。大咯血时以 10U 加入 20～40ml 液体中静脉推注，继以 10～20U 静脉滴注，每天用量可为 20～60U。对大咯血，通常主张 12～24h 连续用药，避免仅单次大剂量用药有效后逐渐减量。高血压冠心病和妊娠者慎用。

（2）血管扩张药：该类药物止血机制包括①扩张血管降低肺动脉压和肺楔压减少肺血流量；②使全身血管阻力下降，回心血量降低，肺血管床的血液流向肢体，起到"内放血"

作用。通常使用 α - 受体阻滞药酚妥拉明 10~20mg 加入 250~500ml 液体中静脉滴注，连续 5~7d。当咯血量大，血容量不足时，应在补足血容量的基础上再用该药。其他类似药物还包括阿托品、硝酸异山梨酸酯和钙离子拮抗药等。普鲁卡因亦常用于咯血的治疗，有扩张血管、降低肺循环压力以及镇静而达到止血作用。通常以 300~500mg 加入 250~500ml 液体中静脉滴注，1~2/d。少数人对此药过敏，应做皮试。

使用血管扩张药的主要适应证是对垂体后叶素禁忌者，其次为垂体后叶素疗效不佳者。有时可同时使用垂体后叶素和血管扩张药，两者联合使用既可降低肺循环压力，减少肺血含量收缩肺小动脉，有利于止血，又能预防血压下降，达到相辅相成的作用。纪树国等采用垂体后叶素首次以 5U 莫氏管静脉滴注以后，以 5U 加入 250ml 液体中维持滴注，每天总量 20~30U。同时，并用酚妥拉明 20mg，2/d，置 250ml 液体中静脉滴注，口服硝苯地平 10mg，3~4/d，与单用垂体后叶素比较该治疗方案的有效率达 98%，平均止血时间 5d。

（3）纤维支气管镜：对出血并不急骤的部分患者可通过纤维支气管镜对出血灶滴入 0.1% 肾上腺素或去甲肾上腺素 5ml。对药物治疗无效且未能明确出血具体病灶者可将 4℃ 冷生理盐水 500ml 加肾上腺素 4mg，分次注入出血肺段，停留 1min 后吸引并行面罩给氧或高频通气。对不能手术的大咯血或上述纤维支气管镜治疗后仍有大出血者，可经纤维支气管镜将气囊导管送入相应的出血支气管，使气囊充气或充水阻塞出血支气管，以防治出血淹溺健肺并压迫止血，24h 后放松气囊观察数小时无再出血时即可拔除导管。

（4）支气管动脉栓塞术：选择性支气管动脉栓塞作为治疗咯血的一种有效手段，其适应证广泛。一般认为，任何支气管咯血，经内科治疗无效怀疑出血来自支气管动脉而无血管造影禁忌证者均可考虑行支气管动脉栓塞治疗，尤其适用于急性致命性大咯血的急救；长期反复咯血的治疗以及咯血基础病变广泛，肺功能下降，不能耐受外科手术者的治疗。具体方法为：经选择性支气管动脉造影，显示异常扩张、体 - 肺动脉交通及造影剂外渗，均提示为病变的支气管动脉可采用吸收性明胶海绵、氧化纤维素等将可疑病变动脉尽可能全部栓塞。

支气管动脉栓塞的远期疗效受患者术前咯血基础病变严重程度，以及术后感染控制等因素的影响由于病变广泛的支气管扩张不可逆程度高，参与病灶区供血的异常血管丰富，有时肺动脉亦可能参与出血因此难免栓塞不完全。另外支气管的严重扭曲、畸形，痰液引流不畅感染持续不愈以及局部支气管动脉侧支循环易于重建等，均可使咯血复发。选择性支气管动脉栓塞作为治疗咯血的一种创伤性技术，其不良反应和并发症也应引起临床高度重视，主要为脊髓动脉栓塞，可造成脊髓横断性损伤。

4. 手术治疗　手术切除肺是根治支气管扩张的唯一方法。具体手术指征要依据胸部 X 线片情况及肺功能检查结果而定。适应证为反复呼吸道急性感染和（或）大咯血，病变范围小于两叶肺，药物不易控制，年龄 40 岁以下，全身状况好，可根据病变范围做肺叶切除术。对于双侧广泛支气管扩张手术与否一直存在争议。对已并发肺气肿或年老体弱者，估计病变切除后，将导致严重呼吸功能损害者不宜手术。对反复大咯血而不能耐受手术经行支气管动脉造影确定血管病变后，可行支气管动脉栓塞治疗以止血。

八、预后及预防

1. 预后　支气管扩张症虽为良性疾病，但以往预后较差。随着治疗学的进步，现预后大为改观。1940 年 Perry 等报道 400 例患者 70% 死于 40 岁以前。1974 年 Sanderson 报道 393

例随访 1～15 年仅 9% 死亡，死亡年龄为 45～59 岁。1981 年 Ellis 报道 116 例 22 例死亡，平均死亡年龄 53.3 岁，死亡原因 19 例为慢性肺疾病，死于心肌梗死、脑血管意外及结肠癌各 1 例，伴发淀粉样病变者 2 例，支气管扩张症平均病程 24.5 年。有学者报道结核所致支气管扩张症预后较好，但多数认为病因与病情轻重无关，并且有哮鸣音存在者预后较差。也有报道脓性痰者预后差的。影响本病预后的因素恐怕当属肺功能，死亡者多为一开始肺功能较差者，生存组 80% 的患者 FEV_1 下降不超过其预计值下降较明显者则为吸烟组。

2. 预防　积极防治婴幼儿呼吸道感染，对儿童定期免疫接种；清除鼻腔咽部慢性病灶；对支气管结核淋巴结核早期诊断，及时治疗。预防结核性支气管扩张防止误吸。

（陈基升）

第十二章

部分胸部手术并发症

第一节　肺切除术并发症

一、手术后胸腔出血

大量持续的胸腔出血是肺部手术后的严重并发症，往往发生于术后早期。在 Peterffy 及其同事的一项大规模统计调查报告中，1 428 例肺部手术病例有 40 例由于胸腔出血需要再次剖胸手术止血，占 2.8%，而其中的 7 例患者又因出血导致死亡。Dart 也报道了其 284 例肺部手术后血胸的发生率为 2.1%，全肺切除术后的发生率为 2.6%（3/117），肺叶切除术后的发生率为 1.8%（3/167），而胸腔感染化脓性疾病术后血胸的发生率高达 60%。

（一）病因和发病机制

肺部手术后胸腔出血的来源可以是肋间血管、胸壁创面、粘连、肺部的大血管、支气管动脉或其分支、食管床动脉分支、肺实质等。

（1）肋间血管出血：尤其在后端近肋骨残端处，亦偶见于使用胸腔闭合器及放置胸腔闭式引流时对肋间血管的损伤，以及肋骨断端或关胸时缝针刺破肋间血管。肋间动脉出血是形成术后血胸的最常见的原因。

（2）胸壁出血或渗血：常见于离断的胸壁粘连带、肿瘤累及胸壁手术剥离后的粗糙面、胸膜外剥离后的创面，一般多见于胸顶部。由于胸腔内为负压，所以此种情况的出血多于关胸后加剧。

（3）肺裸面、下肺韧带松解后的创面、膈肌、支气管残端处的出血：一般出血速度较慢，多为渗血而非活跃性出血。

（4）大出血：常见于肺动、静脉主干或其分支的结扎及缝扎线脱落或结扎线过紧引起血管壁的断裂。该种出血量大且迅猛，往往来不及抢救患者即死亡。

（5）术中部分血管切断后发生痉挛或因血压低而暂时止血，术后由于胸腔内为负压，使血管扩张或因血压回升导致出血。

（6）术前肝功能不良或其他原因所致的凝血机制异常未完全纠正、术中大量输血未予补钙、异型血的输入等所引起的出血。

（7）术后多种原因导致的弥漫性血管内凝血。

（二）临床表现

剖胸手术后因出血的量及单位时间内出血的速度不同，其临床所表现出的症状、体征亦不相同。

（1）急性大出血：会立即表现为低血容量性休克，迅速出现血压下降、脉搏细速或不可扪及等衰竭征象，有的甚至迅速发生心跳呼吸停止。胸腔闭式引流管可见有大量新鲜血液引出，纵隔移向健侧，此类大出血由于血液可很快在胸腔内凝固，有时仅出血开始时见有新鲜血液引出，很快并不见有血液引出，所以不能一味的根据引流量判断失血量，此时患者生命体征的变化、纵隔有无移位则更重要。应该说大出血的诊断并不困难，关键在于对瞬间时机的把握上，应不分时间、地点地紧急开胸止血，否则抢救的机会会稍纵即逝。

（2）术后出血速度稍慢但出血不断：患者多表现为烦躁不安、呼吸急促、脉搏细速、血压呈进行性下降等。胸腔闭式引流管中不断有较多量的新鲜血液引出，有时挤压引流管尚可见到小的血凝块流出，出血量每小时大于 200ml。

（3）渗血：出血量较前两种明显少，且出血速度也慢，一般无明显的生命体征变化，如有血容量不足存在时，多仅表现为心率加快等。

（三）实验室检查和特殊检查

（1）血球压积和血红蛋白指数低下（失血时如果未及时补充晶、胶液体，血球压积和血红蛋白指数也可假性正常），有些情况下，对胸腔内是否存在活动性出血是较难判断的，可采用连续测定引流液中的血红蛋白含量及红细胞压积的方法，步骤虽显烦琐，但非常实用。正常情况下的引流液的血红蛋白应低于 50g/L，红细胞压积为 5%～20%，如有明显提高往往提示胸腔内有活动性出血的存在。有经验的临床医师都知道，在出血量很大时，往往胸腔内的残留量要大于引流量，也就是说引流量的多少与临床症状并不相符；出血量较大时，胸腔内的残留量基本等同于引流量；持续、小量的渗血时，胸腔内的残留量小于引流量。所以，不能单一依靠引流管的引流量去判断是否胸腔内存在出血，应结合术后患者所表现出的临床症状、体征综合分析和判断。

（2）中心静脉压测定：中心静脉压是反映心功能和血容量相互关系的一项极为有用的指标，特别对于输血治疗具有非常重要的指导价值。术后怀疑患者有活动性出血，应立即行锁骨下静脉、股静脉或颈内静脉穿刺置管，只要置管于上腔或下腔静脉内即可，不必非要在右心房内。中心静脉压测定是观察血容量简单而有效的方法，通过它可行中心静脉压连续和动态的测定，而且必要时可经该通道快速输血。

（3）床边 X 线胸片：床边胸部 X 线片可明确诊断胸腔内有否积血、纵隔有否移位，并可作为有无必要再次剖胸止血的重要参考。有条件的单位应常规行床边 X 线拍胸片。

（四）诊断和鉴别诊断

根据典型的临床表现，胸腔闭式引流管中引流液的变化情况，必要时参考中心静脉压的测定数值以及床边 X 线胸片，术后出血一般不难诊断。有经验的手术者往往通过出血量及患者生命体征的变化情况，即可正确判断出血的来源部位。

（五）治疗

遇肺手术后出血不止的患者，应严密观察患者的一般情况、生命体征和胸部体征，密切观察胸腔引流管的引流变化情况，动态观察引流液内的血红蛋白、红细胞压积等指标，快速采取补液补血等保守措施，当引流管中引流量每小时达 200ml 且持续 3h 以上时，应及时开胸止血。

1. 保守治疗

（1）详细记录各项检查指标，及时合理的输血输液，要保持两条静脉通路。

（2）物理治疗，术侧胸部放置冰袋。

（3）给予镇静剂，避免患者恐慌。

（4）给有效的止血剂，目前临床一般常用的止血药物有：氨基己酸、维生素 K_1、酚磺乙胺（止血敏）、氨甲苯酸（止血芳酸）、巴曲酶（立止血）等药物，其中立止血的止血效果更好，用法为立止血 1KU 肌肉注射及静脉注射各 1 支，必要时 4h 再重复 1 次。

2. 手术治疗　肺手术后出血需再次开胸止血者约占开胸手术的 1%，当出现下述任一情况时，应当机立断、毫不犹豫地再次剖胸止血。

（1）患者出现失血性休克，虽经输血、输液等抗休克治疗但血压仍不能维持者。

（2）术后胸腔闭式引流量 200ml/h 以上，且持续 3h 以上无明显减少者。

（3）术后短时间内引流出大量鲜红色血液、引流出血块或引流液快速凝固、引流液血红蛋白含量与体内相近者。

（4）术后有休克征象，无其他原因可以解释，气管移位，肺及纵隔出现受压症状，影响呼吸循环功能，床边 X 线拍片显示患侧胸腔有大片状密实阴影者。

肺术后出血二次开胸止血，必须在准备足够量全血的情况下进行，要保持两条静脉通道，补充血容量，必要时也可动脉输血。麻醉采用气管内插管，静脉复合麻醉，经原切口迅速开胸，清除胸腔内的积血及血凝块，充分显示手术野，有顺序地查找出血部位。发现小的血管出血给予再次结扎或缝扎即可，若为大的血管出血，如肺动脉或肺静脉干的出血，应先紧急采取方法止住血，再缝扎止血，避免不必要的血液丢失；对于粘连剥离面的广泛渗血，可采用电凝、压迫、凝胶海绵、蛋白胶等止血。

值得引起重视的是，临床上约有近 30% 的术后出血的患者，二次开胸时并不能找到确切的出血部位，因此，在关胸前一定要做较长时间的观察，确认胸腔内各部位确实无明显出血后方可关胸。

（六）预后

及时发现、及时治疗是手术后胸腔出血治疗的关键，延误治疗可出现严重后果，甚至患者死亡。

二、手术后肺栓塞

肺栓塞（PE）是来自静脉系统或右心室内栓子脱落或其他异物进入肺动脉，造成肺动脉或其分支栓塞，导致肺动脉高压和肺通气血流失衡，产生急性肺性心力衰竭和低氧血症。如发生肺出血或坏死则称为肺梗死。肺切除术后肺动脉栓塞临床少见，是一种通常易被漏诊和误诊的术后并发症，如不及时治疗，10%～30% 的患者死亡，其在很大程度上是可预防和可治疗的疾病，及时诊断和治疗的患者预后相对良好，仅 8% 死亡。

（一）病因和发病机制

进入肺动脉的栓子多是来源于体静脉的血栓，静脉血栓形成的诱因主要在于凝血功能的亢进、血流缓慢和静脉血管受损。

（1）手术创伤的应激反应使纤维蛋白溶解系统受到抑制、凝血功能亢进。

（2）恶性肿瘤组织可以分泌一些促进凝血功能的生物因子。

（3）术后入水量的不足亦可促进凝血机能的改变。

（4）术中、术后相对长时间的卧床及术中摆放体位的不当、固定器具的压迫使血流缓慢。

（5）肥胖、高龄或合并下肢静脉曲张的患者血流相对缓慢。

（6）术后静脉穿刺特别是对下肢静脉的损伤。种种危险因素均可促使肺部手术后肺栓塞的发生。

为了防止肺栓塞的发生，应积极在术中、术后做好防范措施，尽可能消除栓塞的危险诱因。

（1）年龄：尸检资料证实，肺栓塞的发病率随年龄增加而增加。致命性肺栓塞常见于50岁以上的患者。

（2）心肺疾患：高血压、房颤、心衰患者，特别是老年人，是肺栓塞的主要危险因素。

（3）恶性肿瘤：肿瘤细胞可产生凝血酶或者合成多种促凝物质，因此，恶性肿瘤患者常合并高凝状态，具有较高的肺栓塞发生率。尸检资料显示，肺癌患者的肺栓塞发生率约为20%。

（4）活动减少：卧床7天后，血流速度减至最慢，随着卧床时间的增加，静脉血栓形成的发生率增加。深静脉血栓形成（DVT）是肺手术后发生肺栓塞的最常见的危险因素，危重患者容易发生DVT即与活动减少有关，据报道监护单位的患者29%发生DVT，瘫痪患者肺栓塞的发生率可达30%。

（5）手术：手术创伤（尤其在术后15～30天）可导致组织释放某种物质，该物质可使肺血管肉皮损伤引起肺微血栓形成。有学者报告，急症手术合并较高的肺栓塞发生率，而一般的选择性手术肺栓塞发生率相对较低，胸部急症手术中肺栓塞发生率为9.4%。

（6）肥胖：超过标准体重20%的患者，尸检资料显示20%合并肺栓塞。

另外，大量吸烟，口服第三代配方避孕药、激素替代疗法、糖尿病和真性红细胞增多症等都是发生肺栓塞的危险因素。

（二）临床表现

1. 症状　肺栓塞的临床表现差异很大，多数为非特异的表现，与血栓大小、阻塞血管的范畴、部位、发作急缓以及栓前心肺功能有关，典型的表现为胸膜性胸痛、咯血和呼吸困难（分别占肺栓塞75%、30%和85%），即所谓的肺栓塞三联征。其他重要表现还有咳嗽和发热等。

轻度肺栓塞时可无任何症状或仅有短暂的呼吸困难，若肺血管栓塞超出60%则出现明显的临床症状。

（1）最常见为呼吸困难，多为突然发作，呼吸浅而速，频率可达40～50次/min。巨大血栓可出现急性心源性休克、室颤、心搏骤停而猝死。

（2）胸痛：小的周围性肺栓塞或肺梗死可引起胸膜纤维素性炎症，表现为胸膜性痛，呼吸咳嗽时加剧。大血管栓塞引起肺动脉急性扩张及冠状动脉缺血，似心绞痛。

（3）咯血：多在肺栓塞后出现，为鲜红色痰。

（4）晕厥：小血管栓塞时可有阵发性头晕，急性大血管栓塞因心排血时急剧降低致脑缺血，可出现晕厥。

2. 体征 物理检查所见也往往是非特异性的。

（1）心脏表现：一般可出现窦性心动过速，肺动脉瓣区第二心音亢进（50%），肺动脉瓣区闻及响亮的收缩期杂音或舒张期杂音，心前区可闻第二心音或第四心音、奔马律、期前收缩、房扑或房颤。栓塞较大动脉可有急性肺源性心脏病体征：右心浊音界扩大，三尖瓣闻及收缩期杂音，颈静脉怒张，肝大等右心衰竭表现。

（2）肺部表现：因缺氧及神经反射致呼吸急促，小支气管反射性痉挛、水肿及肺不张，可出现哮鸣音（15%）。可有胸膜摩擦音（20%）或胸腔积液体征：

3. 分型 英国胸科协会（BTS）的急性肺栓塞分型（表 12-1）。

表 12-1 肺栓塞的主要临床表现

	循环衰竭型（既往体健者）	肺出血型	单纯呼吸困难	循环衰竭型（伴慢性心肺疾病）
比例	5%	60%	25%	10%
肺动脉栓塞	广泛	小或中等	中等或大血管	小或中等
体检	急性右心衰	可有局部体征	呼吸急促	无帮助
胸片	通常正常	有提示价值	常无异常	可能有提示价值
心电图	急性右心衰表现	正常	非特异性改变	无帮助
动脉血气	明显异常	可正常	通常异常	无帮助

（1）循环衰竭型：表现有低血压、胸壁压榨感、四肢湿冷、面色苍白、右心衰竭和/或意识不清等体征。而胸片改变并不明显。血气分析示严重低氧血症，常常伴有低碳酸血症，超声心动图常见有急性右心室劳损表现，主要是因为此类型患者发生有非常广泛的血管阻塞。

（2）肺出血型：有胸痛和/或咯血，常表现有胸部 X 线异常改变，一般定位于胸痛的部位，而心电图常正常。该类型患者的肺动脉造影显示栓子于肺周围血管而非中央大血管，血气分析正常。对既往无心肺功能异常的患者，胸部异常 X 线表现可迅速消散，提示肺内病理改变可能为肺出血而非肺梗死。

（3）单纯性呼吸困难型：指突发性呼吸困难而无上述一些症状。栓子常位于中央血管，因而常有低氧血症。正确诊断的要点是：有静脉血栓栓塞的易感因素的患者发生突发无法解释的呼吸困难。

Herold 肺栓塞分型：Herold 按血管阻塞范围又将肺栓塞分为大块肺栓塞、次大块肺栓塞和慢性血栓栓塞性肺动脉高压。

（1）大块肺栓塞：是指肺循环阻塞大于 60% ~ 70%。临床常表现有明显的呼吸困难、心动过速，有时伴有低血压。发生晕厥、心源性休克、心脏停搏易导致死亡。但需与下列疾病相鉴别：急性心肌梗死、上腔静脉综合征、心包填塞、循环血容量减少等。

（2）次大块肺栓塞

1）急性短暂性无法解释的呼吸困难和心动过速：肺栓塞时，当肺循环阻塞小于 60%，则不会出现右心衰竭，心电图亦正常。若不发生肺梗死，则无胸痛，胸片及心电图均无异常表现。此种情况下，临床医师必须依靠患者出现的突发性呼吸急促、心动过速和烦躁不安来怀疑本病，应与左心衰竭、肺炎和过度通气综合征等相鉴别。

2）肺出血或梗死：肺梗死通常伴有胸痛，伴或不伴呼吸困难，可有咯血。除非胸片上出现肺部浸润，否则无法确定肺梗死的诊断。一般无右心衰竭体征。肺部体检可发现湿性啰音、哮鸣音、胸膜摩擦音等胸腔积液体征。

3）无症状型或沉默型肺栓塞：10%的次大块肺栓塞可无任何症状。

4）慢性血栓栓塞性肺动脉高压：反复发生的肺栓塞引起慢性肺动脉高压，从而导致进行性右心衰竭和肺源性心脏病。发生隐匿，往往在疾病晚期时才确定诊断。

（三）实验室检查和特殊检查

1. 实验室检查　到目前为止，尚无可靠而特异的检验方法用以确诊肺栓塞。现有的检验均是非特异的，有参考价值的是 LDH、磷酸肌酸激酶、血清胆红素的升高，但仅见于4%的患者，故酶学检查对肺栓塞的诊断意义极小。

（1）免疫技术：近年来许多实验室采用免疫技术来测定溶栓二聚体（D－Dimer）借以诊断肺栓塞。正常人血清 D－Dimer 的含量小于100ng/ml，当体内有血栓形成时，D－Dimer 水平升高表现有继发纤溶的存在，由于纤溶作用，纤维蛋白被纤溶酶降解成可溶的片段，其中包括 D－Dimer。然而 D－Dimer 升高并非肺栓塞独有的特异表现，其他疾病时如静脉血栓形成、DIC、血栓性血小板减少性紫癜、AMI、重症肝炎、慢性肾炎都可出现 D－Dimer 升高。陈旧性血栓形成一般 D－Dimer 正常。

（2）血气分析：肺动脉栓塞后不仅通气比例失调，通气功能、弥散功能也降低，肺动脉高压使动静脉吻合支开放，产生肺内右向左的分流，故 PaO_2 下降，$PaCO_2$ 正常或降低。有人认为 $PaO_2 \geqslant 12kPa$，可除外肺栓塞。

2. 心电图　多数肺栓塞患者的心电图表现异常，但多数改变仍是非特异性的。心电图大多有一过性变化，主要表现为非特异性的 ST－T 改变、窦性心动过速和右心劳损，约20%的患者出现急性肺心病心电图改变。典型的 $S_1Q_3T_3$ 改变仅见于18%的大块肺栓塞。电轴左偏与电轴右偏的机会相等。

3. 胸部 X 线　正常的 X 线表现不能除外肺栓塞的存在，因为大多数肺栓塞患者的胸部 X 线拍片可能完全正常，因此胸片正常并不能除外肺栓塞的诊断。异常的胸部 X 线片表现均为非特异性的，代表肺梗死的楔形阴影仅见于不到10%的患者，典型特征为以胸膜为底，尖部朝向肺门的楔状肺浸润影。有时可见患侧膈肌升高及胸腔积液，胸腔积液多见于慢性肺栓塞患者，多是胸膜下肺栓塞或肺梗死的结果。

4. CT 检查　胸部 CT 检查对肺栓塞具有辅助诊断价值，但一般需做增强扫描，仅依靠平扫诊断肺栓塞较困难。螺旋 CT 可使患者在一次屏气的短时间完成 CT 扫描，可清晰地显示主动脉和叶肺动脉中的栓子，对一部分段或亚段肺动脉也可较好地显示。

急性肺动脉栓塞最可靠的征象是血管中心充盈缺损，周围有对比剂环绕，中心充盈缺损与血管壁呈锐角，急性肺栓塞偶可表现为血管突然完全截断，并伴血管扩张。慢性肺栓塞常常表现为充盈缺损边缘光滑且与血管壁呈钝角。慢性小血管的肺栓塞可表现为管腔的闭塞。Rathbun 等对自 1986－1999 年发表的有关螺旋 CT 诊断肺栓塞的文章进行分析，发现螺旋 CT 诊断肺栓塞的敏感性为53%～100%，特异性为81%～100%，均高于放射性核素肺扫描。

螺旋 CT 除了可直接显示栓塞血管方面优于放射性核素肺扫描外，尚可显示肺内对诊断肺栓塞有辅助价值的征象，如楔状、条带状和线状密度增高阴影或肺实变征。目前许多研究认为对临床怀疑为肺栓塞的患者应该选择螺旋 CT，而不是以传统的放射性核素肺扫描作为过筛性诊断检查。一些研究尚表明螺旋 CT 与肺动脉造影在诊断肺栓塞的敏感性和特异性方面并无差异，但 CT 用于诊断肺小动脉栓塞尚处于未成熟状态，目前还不能取代肺动脉造影。

5. 磁共振（MRI）　MRI 可鉴别肺动脉内缓慢的血流和不流动的栓子，可区别出血性和感染性肺浸润，而出血性常与肺栓塞有关，因此其对肺栓塞的诊断有多方面的价值。缺点为对小于 3mm 的小血管，假阳性率较高。据报道，MRI 检测中央肺动脉栓塞的敏感性为 70% ~ 90%，特异性为 77% ~ 100%。MRI 的优点在于它能在一次检查中，同时检测肺动脉和下肢深静脉的栓塞。目前多倾向于将 MRI 作为肺栓塞检查的二线方法。近年来发展的 MRI 超快速成像和血管造影剂技术，能够迅速完成 MRI 的肺动脉三维血管造影，有望成为诊断肺栓塞的新方法。

6. 放射性核素肺扫描　肺灌注扫描仍然是最为有用的影像学检查，其方法简单、安全而且具有无创性，目前临床应用广泛。肺灌注扫描常用的核素有^{131}碘、^{113}铟、^{99}锝、^{87}锶、^{14}碳，用同位素标记的人血清白蛋白静脉注射后进行肺扫描，如果肺动脉被栓塞，该动脉所供应区会出现话筒性缺损，当肺栓塞血管直径为 2.1 ~ 3.0mm 时，其阳性率可达 92%，直径 ≥3mm 者不能肯定。肺扫描或肺血管造影以及有对照剂的胸部螺旋 CT 最适合于近端肺血管的检查，但如果患者为临床上高度可疑而 CT 检查结果正常，这时应行主要针对远端肺血管对照性肺血管扫描。这对于区分出那些未被胸部螺旋 CT 发现的细小远端肺血管栓塞是很重要的。

然而，肺灌注扫描的缺点是缺乏一定的特异性，除肺栓塞外，其他因素亦可引起肺灌注扫描的异常，包括缺氧性肺血管收缩、肺气肿、肺炎、哮喘、肺不张、肿瘤、胸腔积液和慢性阻塞性肺疾患等。同时进行肺通气扫描有助于提高肺灌注扫描的准确性。因为 86% 的肺栓塞患者表现为大叶的灌注缺损，70% 的患者肺段的灌注缺损，而仅 37% 的患者表现为亚段的灌注缺损，所以许多学者认为，当肺灌注扫描显示多发的、段以上的沿血管走向的灌注缺损时，肺栓塞的可能性达 85% 以上。另外，部分学者指出，灌注扫描异常 + 下肢静脉炎 + 既往正常的胸片，90% 以上为肺栓塞。通气 – 灌注肺扫描应当在肺栓塞发生后 24 ~ 48h 之内进行，否则有自发吸收的可能，从而减低扫描的敏感性。最近，国内外许多学者进行了肺栓塞诊断的前瞻性调查（PIOPED），所用诊断标准（见表 12 – 2）。

表 12 – 2　PIOPED 肺栓塞 V/Q 扫描诊断标准

（1）高度可疑	≥2 个大的段性（在于肺 75%）灌注缺损不伴相应通气或胸片异常，或整个灌注缺损大于相应通气或胸片异常的范围；≥3 个中性段性（大于肺段的 25% 而小于 75%）灌注缺损，不伴相应通气或胸片异常，同时有一个大的与通气不一致的段性灌注缺损；≥4 个中性段性灌注缺损不伴通气或胸片异常。
（2）中度可疑	仅有一个中性段性灌注而胸片正常；不能分辨正常、低度和高度可疑范畴。
（3）低度可疑	任何伴有较大胸片异常的灌注缺损；大的或中性段性灌注缺损所累及的区域不超过肺野的 50%，同时伴有相一致的通气缺损，胸片可正常，也可有明显大于灌注缺损范围的异常；>3 个较小的段性灌注缺损，伴胸片正常。
（4）正常	无灌注缺损；灌注肺轮廓与胸片的肺形状完全一样（胸处和通气可以异常）。

7. 肺动脉造影　对照性肺动脉造影仍然是诊断肺栓塞最准确和最可靠的方法，它能反

映肺动脉阻塞的准确部位和阻塞程度，并可测定肺血流动力学和心脏功能，了解右室、右房、肺动脉压力、肺楔压和心排出量。但不能诊断血管内径≤0.2mm的细血管病变，而且该方法为一有创性检查，需要专门的知识和技术，严重的并发症发生率为0.01%～0.5%，死亡率各家报道不同。因此此项技术的应用是有选择性的，其适应证为：①肺扫描结果不肯定；②不能进行肺通气－灌注扫描的患者，例如机械通气的患者。

肺动脉造影常见异常表现有：①血管腔内充盈缺损；②肺动脉截断现象；③某一肺区血流减少，动脉远端无血流灌注，表现为"剪枝征"；④肺血流不对称，栓子不完全阻塞，造影剂充盈迟缓。判断方法：①＋②可诊断为肺栓塞；③在肺栓塞时常见，但无特异性；③＋④也可见于慢性肺部疾患或充血性心力衰竭。

数字减影血管造影（DSA）是一项较新的放射影像诊断技术，应用数字计算机程序产生图像，操作简便，不良反应小，易为患者接受，将其与传统的造影方法比较可获得85%～90%对肺栓塞诊断的一致性。

8. 深静脉的检查　肺术后肺栓塞的栓子95%来自于下肢深静脉，深部静脉血栓形成与肺栓塞的发生有着明显的因果关系，因此下肢深静脉血栓形成的早期发现对肺栓塞的发生和诊断是相当重要的。下肢静脉血栓形成多发生于术后的2～5天，其主要表现是患肢疼痛、红肿、静脉瘀张和Homan's征，但近半数患者可以表现正常。

（四）诊断和鉴别诊断

肺栓塞的临床、实验室、X线、EKG等表现均无特异性。早期诊断正确率低，死亡率高，症状容易与成人呼吸窘迫综合征、心律失常、肺不张等其他术后并发症相混淆，值得引起广大胸外科医师的高度重视和对术后患者病情变化的深入观察。在患者出现突然剧烈的胸痛、呼吸急促困难、心动过速、发绀、晕厥等症状时应首先想到肺栓塞的可能，肺灌注扫描是最敏感和最重要的检查，结果正常可以排除肺栓塞的诊断，但其特异性差，扫描结果应结合临床表现、胸片等检查综合判断，通气扫描可增加灌注扫描的特异性。肺血管造影是诊断肺栓塞最为准确和可靠的方法，但该项创伤性检查存在一定的并发症和死亡率，不应作为常规检查方法。

（五）治疗

确认或高度可疑肺栓塞的患者立即给予治疗，积极的治疗可以使肺栓塞的死亡率降为8%。治疗的目的是抑制血栓进一步形成，促进栓子溶解，防止复发，使患者平安度过危急期。治疗的选择依据栓子的大小和患者病情严重程度而定。对于中度或高度可疑的肺栓塞患者，需在做进一步检查前即可给予肝素抗凝治疗，因肺栓塞复发的危险性要超过抗凝治疗并发症的危险性。

1. 保守治疗

（1）一般治疗：通常包括供氧、镇痛、抗休克、抗心律失常、抗凝，维持水、电解质平衡等。特别是肺栓塞的前1～3天是最危险的时期，应加强支持治疗。

（2）抗凝治疗：肝素是治疗的基础。临床呈中度到高度怀疑肺栓塞且无肝素禁忌证的患者，应该在确认结果出来之前即给予足量的肝素治疗，不充足的肝素会导致反复静脉血栓栓塞。治疗前应详细检查基础血红蛋白（HB）、血小板（PLT）、凝血酶原时间和凝血活酶时间（aPTT）。

肝素的应用方法有：①连续静脉滴注法，首先静脉给予负荷量肝素 5 000U，继而 1 000~2 000U/h 静脉维持。②间歇静脉、皮下注射法，肝素 5 000U 静脉注射，同时给予肝素10 000U皮下注射，继而每 8~12h 皮下注射肝素 10 000U。

特别应注意的是，无论应用哪种方法都应在 aPTT 的检测下进行肝素剂量的调节。开始以 18U/kg·h，最多不超过 1 600U/h，应当使试管法凝血时间延长为正常的 2~3.5 倍，aPTT 应当延长为对照的 1.5~2.5 倍，或接近 50~80s。首次 aPTT 应在肝素治疗后 4h 检测，然后每 6h 一次，直至达到理想的数值。自第二日始，每日检测 aPTT 一次。血小板应隔日检测一次，以争取早期发现肝素引起的血小板减少症。当血小板 $<5 \times 10^9/L$（50 000/mm³）时应立即停药。肝素治疗的时间一般是 7~10 天，7~10 天后改为口服抗凝剂，口服双香豆素，二者应重叠 1~2 天，开始 5mg/d，以后参考凝血酶原时间来决定。采用负荷量的双香豆素能介导 C 蛋白水平下降，并能加速肢体静脉。一般要求凝血酶原时间达到对照的 1.5~2.5 倍为理想，疗程 3~6 个月，停药须逐渐减量以防反跳和血凝增加。对于第一次发生肺栓塞的患者，经过 6 个月治疗比少于 6 个月抗凝治疗者可大大降低复发率。对于复发性肺栓塞的患者如无发生大出血的危险性则应采用终身抗凝治疗。

肝素治疗的禁忌证：亚急性感染性心内膜炎、恶性高血压、脑血管病、潜在出血性疾病。

肝素应用的并发症：①出血：小剂量肝素不影响 aPTT，很少引起出血的并发症，而当每日应用肝素 >10 000U 时可引起出血。据报道，肝素合并出血的发生率为 17.5%，妇女、60 岁以上的患者、合并严重疾病的患者以及同时应用其他影响血凝药物的患者应用肝素时容易引起出血。采用国际标准化比率（INR）达 3.0，出血并发症可降低到最少；②血小板减少发生原因主要与以下两方面因素有关，开始应用肝素时会出现血小板聚集，引起血小板暂时性减少；在应用肝素 1 周左右后会出现免疫介导的血小板破坏，同时伴有血清 IgG 升高。一般情况下，停用肝素 1~2 周后血小板水平会逐渐恢复正常。有人应用血浆提取法（plasmapheresis）祛除 IgG 来治疗肝素所致的严重血小板减少取得成功；③矛盾性血栓性并发症主要包括心肌梗死、中风、肢体坏死和肺栓塞，总死亡率可在 40%。可能原因为血小板的聚集引起血栓形成，继而出现皮肤坏死或动静脉的栓塞。怀疑此并发症发生时应立即停用肝素；④骨质疏松：当每日应用肝素剂量 >10 000U，连续应用治疗超过 12 天以上时，易引发骨质疏松，严重者发生脊椎骨折，这是因为大剂量的肝素会引起骨的胶原溶解活性增加。该并发症虽较少发生，但仍应引起重视。

（3）溶栓治疗：血栓溶解对于严重的肺栓塞、心源性休克或有明显血流动力学改变的不稳定患者可挽救生命。溶栓药物能激活纤维蛋白溶解酶原，使之变为纤维蛋白溶解酶，溶解血管腔内的纤维蛋白而溶解血栓。早期应用溶栓剂可以将肺栓子提早溶解，但长期应用的效果并不肯定，且易导致发生大出血的危险，因此对于大面积栓塞伴休克、右心衰竭而且 2 日之内的肺栓塞患者使用溶栓治疗，最好在发病 6h 内应用。

溶栓治疗的优点：①快速溶解栓子，更迅速的改善肺血流灌注、气体交换及血流动力学改变；②消除静脉血栓，因而降低肺栓塞的复发；③防止慢性血管阻塞，减少肺动脉高压发生率；④降低肺栓塞死亡率。

溶栓治疗的指征：①大块肺栓塞（超过 2 个肺叶血管）；②肺栓塞伴休克；③原有心肺疾患的次大块肺栓塞引起呼吸衰竭者。

溶栓治疗常用药物：①链激酶（Streptokinase SK）以 100 000U/h 的速度，应持续滴注 24～72h；②尿激酶（Urokinase，UK）：尿激酶较链激酶更具优越性，对大块肺栓塞效果更为明显。对血栓有中度适应性，无抗原性，出血并发症少。首剂 4 000U/kg，静脉滴注 0.5h，继之以每小时 400U/kg 静脉滴注，维持 24～48h。用以每日测定纤维蛋白原量和优球蛋白溶解时间而定。溶栓治疗停止后测定凝血酶时间，当凝血酶时间小于正常 2 倍时，可继续常规抗凝治疗，以防新血栓形成；③重组组织型纤溶酶原激活剂（recombinant tissue plasminogen activator rt－PA）是一种高效而且并发症少的新型溶栓制剂，其溶栓效果比链激酶高 1 倍，无抗原性，重复给药不引起反应，也不因抗体产生而降低疗效。用药方法为：t－PA 50mg 静脉滴注 2h 后血管造影，若无明显溶栓再追加 40mg 静脉滴注 4h，有效率可达 94%。为提高疗效也可在应用的前后静脉滴注肝素 12 500U。

溶栓治疗的并发症：溶栓治疗的主要并发症是出血。最常见的是血管穿刺部位的出血，也可发生自发性出血，特别是胃肠道、腹膜后和颅内出血。据报道肺栓塞溶栓治疗大出血的发生率（0～21.7%）明显高于抗凝治疗（0～12.5%）。如发生严重大出血，则需中断溶栓并给予新鲜血浆。另外，其他并发症尚有发热、皮疹、低血压、恶心、呕吐、头痛等，这些并发症常与使用 SK 有关，可给予糖皮质激素和抗组胺药物治疗。

介入性血管内溶栓治疗：肺动脉造影显示肺栓塞的确切部位后，通过右心导管于栓塞的动脉内注入溶栓剂。该项治疗的优点：①能更迅速和/或更完全溶解血栓；②用药量小，效果好。由于局部高浓度，因而较少的药物剂量可获得与大剂量全身用药相同的溶栓治疗效果；③不良反应少，即自发性出血危险性小。近些年来的研究表明，静脉注射溶栓和动脉导管溶栓均能迅速而显著地改善肺动脉压和肺灌注，而且大出血发生的危险性并未因此增加。

溶栓治疗前先行导丝穿行试验，导丝能顺利穿过阻塞部位者一般为新鲜栓子，反之则为陈旧栓子。遇陈旧的栓塞时，可将导管直接插入血栓内 1～2cm 持续小剂量注射 UK，按速度 40 000～80 000U/h 注入。对较新鲜栓塞则要用较大剂量 UK，一般为 240 000IU/h，2h 后推进导管，并继续注入 UK，直至栓子清除，血管再通。若 2h 后仍未通，则表明栓塞较陈旧，应改为小剂量继续注入。

2. 外科治疗

（1）肺血栓切除术：对于溶栓和抗凝治疗失败或有禁忌者，可根据情况进行外科手术治疗，主要采用的手术是肺栓子取出术。手术要在体外循环下进行，手术死亡率甚高，有报道高达 70% 以上。肺血栓切除术的确可以挽救部分患者的生命，但多数患者未来得及手术即已经死亡。

（2）下腔静脉阻断术：适用于反复发作的肺栓塞或抗凝禁忌的患者。该法术后复发率仍很高，而且死亡率也很高，现已经废用。1988 年国外开始经皮放置 Treenfield 过滤器来防止肺栓塞的复发，使手术大大简单化，手术并发症亦明显降低。

（六）预后

小的肺栓塞对心肺功能影响较小，经积极治疗预后较好；大的肺栓塞预后凶险。

三、肺不张

肺不张是肺组织含气量过少，肺泡不能完全张开，手术后并发肺不张并不少见，但常被忽视，若不及时处理可引起肺部感染、胸腔积液，甚至呼吸功能衰竭等。

（一）病因和发病机制

1. 支气管内分泌物阻塞　在正常情况下，气管、支气管分泌物可被气管、支气管纤毛运动、咳嗽挤压和咳嗽冲力排出。而经过全身麻醉的手术患者气管内分泌物增多，由于咳嗽反射和纤毛运动被麻醉剂所抑制，分泌物不易排出。

手术前用阿片制剂和阿托品，使气管、支气管内分泌物和渗出物的黏度增加，同时也抑制咳嗽反射和纤毛运动，使分泌物更不易排出。开胸手术后，由于胸腹部相对压力失调，膈肌协助肺排液的作用受到阻碍，再加上支气管残端渗血、积血，则更易发生支气管分泌物阻塞。

2. 神经反射　有人在对手术后肺不张的尸检中，并未发现支气管内有分泌物阻塞，故提出手术刺激，经过神经反射，可引起支气管痉挛和肺收缩，导致发生肺不张。

3. 呼吸量不足　手术后因疼痛患者不敢深呼吸和咳嗽，尤其是过量用镇痛药或安眠药，使呼吸浅而快；胸部包扎过紧，胸、膈运动受限制；或体质较差，合并有慢性支气管炎、肺气肿、肺心病，肺自身弹性下降，小支气管容易被分泌物阻塞，引起肺不张。长期仰卧，后部肺呼吸量减少，可发生两侧肺后部支气管阻塞。长期卧于一侧，低下的肺段或肺叶呼吸量减少，也会发生相应的支气管阻塞。

手术后肺不张的发生率，可因肺手术的种类、手术前的准备、患者的年龄和身体健康状况、麻醉和手术持续的时间，以及手术后的处理和诊断方法的不同而不同。一般常易发生于全身麻醉、手术时间较长、年老或身体衰弱以及长期吸烟或有呼吸道慢性疾病的患者。

（二）临床表现

多在手术后 24~48h 开始出现症状。一般表现为发热、胸闷、气短、气急，心电监护可见心率加快，血氧饱和度下降。如为小叶肺不张或肺段不张，可无任何症状或症状轻微。检查可能也无任何发现，有时叩诊有浊音，听诊呼吸音略低，且体征常有改变。

肺叶肺不张有时发作较慢，有时发作很急，可能与患者的肺的代偿功能有关。往往开始只感觉胸闷或发紧，呼吸不畅，继而出现咳痰困难、烦躁不安、体温增高、呼吸急促、脉搏加快等现象。胸部叩诊有浊音，听诊呼吸音低或无呼吸音。

一侧肺不张时发病较急，患者常突感呼吸困难、发绀。查体可发现气管移向患侧，叩诊呈浊音或实音，听诊可闻及管状呼吸音、呼吸音减低或消失。

（三）实验室检查和特殊检查

（1）X 线表现为患侧肺密度增高影，膈肌上升以及纵隔阴影移向患侧。

（2）行纤维支气管镜检查，这样既可明确诊断，同时亦进行了治疗。

（四）诊断和鉴别诊断

肺不张的诊断主要依靠 X 线检查。根据典型的 X 线表现，再结合临床症状及体征，术后肺不张的诊断并不困难。因病情不能行 X 线检查，患者痰液不能咳出，怀疑有肺不张发生者，应立即行纤维支气管镜检查。

（五）治疗

1. 解除呼吸道阻塞　帮助和鼓励患者咳嗽、吹气球、超声雾化吸入等，是清除呼吸道分泌物和解除呼吸道阻塞的首选方法，特别是对轻度肺不张者效果最佳。对重度肺不张者，如呼吸道内有大量分泌物潴留并造成呼吸道梗阻的患者以及顽固性肺不张的患者，用纤维支气管镜吸痰的效果最好，现已被临床广泛采用。其优点是操作简单、实用、刺激小，避免了鼻导管吸痰的盲目性，减少了不必要的气管切开或气管内插管。另外其最大的优点是可以有选择性地吸除发生肺不张的支气管腔内的痰液、痰块或血凝块，解除其对支气管腔的堵塞，使不张的肺得以复张，并可直视下观察阻塞部位、程度、痰液和分泌物的性质以及气管黏膜有无炎症等；对伴有感染和有脓性分泌物者尚可经镜下给药。

2. 促使肺复张　通过刺激咳嗽、咳痰、吹气球或纤支镜吸痰，一般情况下可使肺复张，但对肺复张有困难者，可在吸净呼吸道分泌物的前提下，气管内插管加压胀肺。

3. 改善通气　肺不张多造成通气障碍，可通过吸氧和呼吸终末正压呼吸来改善通气功能。

四、支气管胸膜瘘

支气管胸膜瘘（或支气管残端瘘）是气管、支气管和肺部手术后的又一严重并发症，尤其是一侧全肺切除术后。Malave 等（1971 年）报道的 1307 例肺手术中，35 例（2.7%）发生了支气管胸膜瘘；Vester 等（1991 年）总结了 2243 例肺切除的手术，亦有 35 例发生了支气管胸膜瘘，发生率为 1.6%。近年来，随着吻合技术的提高，特别是手术者对该并发症的重视程度的增加，其发生已非常少见，有时 1 年的几百例手术中无一例发生，总的发生率不足 1%。由于发生原因的不同，发生时间可早可晚，一般多发生于术后 1 周左右。

（一）病因和发病机制

1. 疾病因素　所有支气管黏膜本身的病变，如支气管残端内膜结核、残端癌灶的残留、炎症、放化疗后等，以及部分全身性疾病，如全身营养不良、贫血、糖尿病等，均可引起术后支气管黏膜愈合不良造成支气管胸膜瘘。

2. 技术因素　外科技术问题应为发生支气管胸膜瘘的主要因素，常见有：支气管残端缝合过紧密或缝合不严，打结过紧造成撕裂，气管、支气管游离太广或剥离太光，残端的过度挤压等。另外，支气管吻合口对合不良造成吻合欠佳时，极易导致术后支气管胸膜瘘。因手术操作不当所致的支气管胸膜瘘，往往发生较早。

3. 感染因素　常见于术后胸腔的感染，脓液对支气管残端的长期腐蚀及浸泡所致；支气管残端保留过长，可在支气管残端形成一盲端，该盲端易使分泌物潴留导致感染，除可引起所谓的术后"残端综合征"（发热、咳嗽等）外，亦是诱发产生支气管胸膜瘘的潜在危险因素。

（二）临床表现

（1）咳嗽：主要为刺激性，往往随体位变化而出现刺激性的剧咳，早期痰量多，有腥味，痰液中带陈旧性血液，性质与胸腔积液相似，以后则逐渐呈果酱色，当已发生脓胸时，可咳出胸腔内的脓汁痰。如向健侧卧位时，有稀薄水样痰咳出，应考虑瘘口较小；如平卧时出现呛咳，并有大量痰咳出，则说明瘘口较大，有窒息的危险。

（2）呼吸困难：液气胸及造成的余肺膨胀不全是引起呼吸困难的主要原因。

（3）高热：支气管残端瘘发生后，在咳嗽或体位变化时，可有液体进入支气管内，另外支气管内的分泌物，在吸气时也可进入胸腔，从而引起胸腔及肺部的感染，往往造成患者的高热。

（4）查体：液气胸体征，肺内可闻及湿啰音。

（三）实验室检查和特殊检查

（1）胸腔穿刺：抽出液与咳出痰液类似。

（2）亚甲蓝法：穿刺后向胸腔内注入 2ml 亚甲蓝液，如果咳出蓝染的痰液即可确定诊断。

（3）胸部 X 线：显示有明显的液气胸及余肺膨胀不全。

（四）治疗

1. 引流　小的支气管胸膜瘘可以通过单纯胸腔闭式引流或开放引流的方式达到治愈的效果。Shamji 和同事早在 1983 年就报道了 1/3 的病例经胸腔开放引流术后支气管胸膜瘘自行愈合。上海胸科医院亦有通过胸腔闭式引流和胸腔冲洗使支气管胸膜瘘自行愈合的经验。

2. 气管镜辅助治疗　通过气管镜在瘘口处用硝酸银烧灼以促进肉芽生长，使用生物胶修补瘘口或在气管镜辅助下用血管硬化剂注射于瘘口周围的黏膜下，这些方法均有成功的报道。

3. 重新缝合残端　发生于术后早期（48h 以内）瘘口较大的支气管胸膜瘘应考虑直接进胸重新缝合残端。由于感染和炎性反应，安全地暴露支气管残端变得困难。学者们尝试不同的方式重新闭合残端。曾有报道经胸骨打开心包重新缝合右主支气管残端获得成功，因为此途径可以避开感染区域。但在使用这一方式前，必须确定残端应至少超过 10mm。虽然也可以经胸骨打开心包到达左主支气管，但十分困难。另有报道可以经右胸重新缝合左主支气管残端。有趣的是左全肺切除术后支气管胸膜瘘的发生率远低于右全肺切除术后，究其原因，由于两侧解剖结构的差异，左主支气管残端周围组织易覆盖残端，促进愈合。无论取何种方式，部分切除支气管残端形成新鲜创面，再次缝合，应用血供良好的周围组织覆盖，并且辅以良好的残腔处理是促进支气管胸膜瘘愈合的关键。

4. 带血管蒂组织的应用　可以将带血管蒂组织缝合于已开放的支气管残端，如带蒂的肋间肌肌瓣、大网膜、横膈膜肌瓣或其他胸壁肌肉等。良好血供的组织可以关闭瘘口、填充残腔和促进感染的消除。

5. 激光治疗　国内谢再伦（1992 年）等报道，经纤维支气管镜找到瘘口，将局部脓性分泌物吸尽，经纤维支气管镜插入氩激光光导纤维，照射瘘口周围组织，对肺叶切除术后发生的支气管胸膜瘘取得了较好效果。激光修补瘘口是利用光热效应达到治疗的目的。氩激光波长为 4880nm，能量集中，光斑小，准确性高，对组织渗透性较强，且对深部组织能发挥作用。氩激光照射支气管残端后，可引起残端内的黏膜损伤，机化粘连凝固，从而"焊接"瘘口。另外，深层组织由于渗透的光能转化为热能的热敷作用，使局部血管扩张，血液循环增强，达到改善新陈代谢，促进炎症吸收的目的。

五、心疝

术后心疝是心包内全肺或肺叶切除术后少见的并发症，且绝大多数发生心包内处理血管的全肺切除手术后，右侧比左侧更多见。通常见于心包缺损大于 5cm 时，一般术后立即发生，疝出的心脏部位可能是心尖，也可能是心室或心耳，有时并无心脏疝出却是由于心脏旋转伴有大血管的扭曲成角引起的急性循环障碍，导致心源性休克的发生。心疝一旦发生，即使及时做出诊断的病例，死亡率仍可高达50%。

（一）病因

1. 直接原因　肺切除手术中，心包内处理肺血管，心包的切开及破损。

2. 其他因素　并非于心包内处理肺血管均能引起心疝的发生，以下几种常见的因素不容忽视。

（1）胸腔引流管负压吸引。全肺切除术后胸腔引流管一般均采取持续半夹闭的状态，根据气管及纵隔移位的情况，尚需定期开放，开放时由于患侧胸腔负压的骤升，易导致心脏由缺损的心包处疝出。

（2）患者剧烈的咳嗽、气管内吸痰等刺激气道的操作都可能诱发心疝。

（3）不恰当地搬动患者或体位不当亦可诱使心疝发生。

（二）临床表现

心疝常发生在术后24h以内，起病急骤。由于左、右两侧胸腔的血流动力学改变不同，临床表现亦不尽相同。右侧心疝可引起上腔和下腔静脉的扭转甚至回流的梗阻，多表现为心慌、胸闷、气急、发绀、颈静脉怒张、肝肿大以及腹水等；而左侧心疝常由于心包缺损的边缘锐利，使左心室受到压迫，引起疝出的心肌缺血、水肿以及功能紊乱，有的可因心外膜血管被撕裂而引起出血，临床除表现为胸闷、憋气、心悸等症状外，常伴有EKG的改变，如心率加快、休克，甚至心搏骤停等。

（三）实验室检查和特殊检查

（1）紧急床边胸部X线片：右侧心疝在X线片上很易诊断，常表现为明显的心脏向右侧半脱位。左侧心疝的X线征象相对难以判断，心影常常左移，左胸下半部可见一圆形阴影，为被绞窄的心室影像。

（2）床边心脏B超检查可基本证实。

（四）诊断与鉴别诊断

由于心疝发病急骤，需要立即明确诊断和手术治疗。诊断依据除综合临床表现加以分析外，紧急床边胸部X线片及床边心脏B超检查可基本证实。

（五）治疗

心疝一经确诊，应立即采取手术治疗，否则待出现合并其他脏器功能障碍时，再选择手术治疗往往为时过晚。

手术前的一些紧急且恰当的处理措施是至关重要的。立即让患者取健侧卧位，加强心电监护，密切观察生命体征的各项指标，为减轻心脏负担，应严格限制液体的输入量，必要时给予强心、利尿治疗；患侧胸腔内可注入一定量消毒过的空气，可减轻心脏疝出的程度。

手术时需要把心脏还纳回心包，关闭心包缺损。常见关闭右侧心包缺损的方法有：手术将心外膜与心包贴近（每隔1~2cm将心包边缘用细丝线缝合于邻近的心房或心室），或用涤纶布牛心包修补心包的缺损。左侧心包缺损的补救措施大致与右侧相同，但如果缺损充分向膈肌敞开，虽然心脏疝也很严重，但常不会发生绞窄和梗阻，此时可以不予处理。也有较多报道采取完全心包切除的方法，但此法并不理想。

（六）预后

心疝诊断和治疗及时预后良好，延误诊断将导致相当高的死亡率。

六、肺扭转

肺叶切除或两叶肺切除后，余肺扭转是一个罕见的并发症，其发生率约为 0.2%（Ro -giers 等，1991 年）。临床上比较常见的是右中叶扭转，偶可发生于左上叶尖后段切除术后左上舌段扭转，发生于左、右侧上、下肺叶的扭转则较为罕见。

（一）病因

（1）大多数肺叶扭转是由于术中操作不当，以及上中叶之间和中下叶之间肺裂完整所致。由于斜裂发育完全，同时中叶根部很细，所以右肺中叶是最常发生扭转的肺叶。

（2）余肺体积过小。

（3）肺门解剖过分干净，致余肺在胸腔内活动范围较大。

（4）使用双腔气管插管不当，偶可引起术中肺叶扭转。

（5）手术过程中余肺呈萎陷状态，关胸后才膨肺者易发生余肺扭转。

（二）临床表现

肺叶扭转发生后患者可很快出现临床中毒症状，表现为持续高热、胸闷、呼吸困难、咳嗽、咯血及支气管溢出大量黏液。

（三）实验室检查和特殊检查

（1）连续胸部 X 线检查可以发现受累的肺叶体积增大，密度增高，由于静脉回流受阻而产生肺水肿，胸片可见大量网状影像，还可见到特异性不强的胸腔积液以及支气管血管移位，有时也能看到支气管截断现象。与分泌物潴留引起的肺叶密度增高可能难以鉴别。

（2）支气管镜可见管腔萎陷，但仍可以通过；拔出支气管镜后，受累支气管立即重新闭合，并且还可看到明显的黏膜充血水肿。

（3）CT 以及通气血流扫描有助于做出正确诊断。

（4）动脉血气可以表现为正常的假象，因为受累肺叶可能没有血流。

（四）诊断和鉴别诊断

余肺扭转是一个罕见的并发症，但根据典型临床表现和辅助检查，诊断应不困难。

（五）治疗

如果不及时诊断与治疗，扭转的肺将发生梗死，最终发生致命性坏疽。因此，一旦确诊肺叶扭转，应立即行气管插管，人工呼吸机正压膨胀，促使余肺复位；如无效果，则必须立即手术，沿原切口再次开胸，将扭转的肺叶复位，并观察其活力。如果早期诊断，扭转的肺可能仍然活着，只要把它与余肺固定于一起即可。如果严重缺血损伤，则应毫不犹豫地将坏死的肺叶切除。

（六）预后

余肺扭转治疗及时，则预后良好，延误治疗可造成严重后果，不得不切除发生坏疽的肺叶。

（牛晓光）

第二节　食管、贲门切除及重建术并发症

食管、贲门部恶性肿瘤患者年龄往往较大，术前全身营养状况、免疫功能较差，常合并呼吸、循环及其他系统疾病，同时由于食管、贲门自身的解剖、生理特点，以及行肿瘤切除及重建术需在胸腔及腹腔内操作，有的患者甚至涉及颈部，因而对患者呼吸、循环、消化功能等影响较大，甚至出现术后严重的并发症及患者死亡。随着胸外科技术的发展、患者高龄化以及手术适应证的不断扩大，预防及有效治疗术后并发症是目前面临的主要课题之一。

以下讨论食管、贲门切除及重建术后的主要外科并发症及处理。

一、吻合口瘘

一旦发生吻合口瘘，处理不当，病情往往迅速恶化。由于多数患者全身情况较差，又处于术后生理紊乱阶段，吻合口瘘所引起的急性感染会加重这些紊乱。同时，吻合口瘘的存在常会造成营养摄入困难，营养情况恶化又影响了吻合口愈合。随着外科技术、诊断及治疗水平的提高，以及胃肠内和胃肠外营养的应用，吻合口瘘的发病率及死亡率已大幅度降低。吻合口瘘对患者的危害主要表现在以下几方面：①胸腔内感染，大量的毒素吸收造成严重的中毒症状，同时脓胸引起大量的能量消耗；②引发肺部并发症，包括肺炎、肺不张，肺功能进一步受损，严重者可以导致呼吸衰竭；③感染、发热、肺功能损害导致心脏负担加重，可表现为心律失常或心功能衰竭。

（一）病因

吻合口瘘的发生原因较多，根据发生的时间分为早期瘘、中期瘘、晚期瘘。早期瘘发生在术后 3 天以内，多与吻合技术和操作失误有关；中期瘘发生于术后 4～14 天，多与局部组织愈合能力差、吻合口局部感染、术后处理不当等有关；晚期瘘发生在术后 14 天后，与吻合口局部缝线反应导致感染有关。

（1）吻合口血运不良：胃动脉与静脉的损伤都会影响吻合口愈合。手术过程中对胃壁过分揉搓、牵拉致局部愈合能力降低。食管的血供为阶段性，一般要求食管近侧断端正常组织的游离长度不超过 2cm，如食管端游离过长，也会影响吻合口愈合。

（2）吻合口张力过大：术中代食管脏器游离不充分、高位吻合，术后胃排空障碍、胃肠减压不畅等原因造成吻合口直接承受拉力，部分缝线切割吻合口组织。

（3）吻合操作失误：①胃食管吻合缘对合不佳、两端口径不一；②缝合针距过小，缝线过密，局部缝线反应重及血运差；③缝合疏漏，一般发生在吻合口两个角上，也就是后壁缝合转为前壁缝合处，往往需在此处重叠加缝一针；④线结结扎过紧可以造成组织切割或撕裂；⑤缝合前壁时过深，连同后壁黏膜一并缝合造成后壁黏膜损伤。

目前，由于吻合器的普遍运用，上述失误基本可避免。

（4）吻合口周围有积液、感染。

（5）术前放疗：放疗剂量过大，放疗后手术时间选择不当等均造成组织愈合能力差。

（6）全身条件差：术前未予纠正的严重营养不良、贫血等。

（7）其他：断端癌组织残留等。

（二）临床表现

吻合口瘘发生越早，引流量越大，提示瘘口越大，感染、中毒表现越严重，死亡率高。颈部瘘表现差，胸内吻合口瘘表现强烈。

1. 颈部吻合口瘘　主要表现颈部皮下感染、蜂窝组织炎。局部红肿、压痛或有轻度皮下气肿，很少有全身中毒症状。食管术后体温升高，一般3~4天后逐渐降为正常，吻合口瘘的体温表现为持续性高热或低热，一般降温药物效果差，如发生瘘，除体温异常外，还有其他体征。如颈部切口愈合良好，患者仍有持续高热，X线检查发现胸腔或纵隔积液，也应想到颈部吻合口瘘的可能。

2. 胸内吻合口瘘　主要表现为高热、心率增快、胸闷、胸痛、呼吸困难等全身中毒症状，严重者可产生中毒性休克甚至突然死亡。体检及胸部X线检查可见胸腔积液或液气胸。胸腔穿刺可抽出浑浊液体，有时带有臭味。

（三）诊断

（1）体征：胸腔内液气胸较重时，多有纵隔向健侧移位，叩诊上胸部鼓音，下胸部浊音，呼吸音减弱或消失。

（2）胸部X线检查：吻合口瘘出现的早晚不同，X线表现有差异。一般在1周内出现吻合口瘘者，因胸腔内未形成广泛粘连，肺被压缩萎陷，可见多个液气平面，也可形成大的脓腔，纵隔向健侧移位。胸部X线片密度普遍增加，肺纹理不易辨认。也可出现纵隔增宽。钡餐透视如果见钡剂外漏即可确诊。需要指出的是钡餐透视没有发现钡剂外漏仍不能排除吻合口瘘。因吻合口周围可能已形成粘连，即使有小的包裹积液，由于腔内积液发酵形成较大压力，钡剂通过瘘口时没有外漏。

（3）胸膜腔穿刺：穿刺可抽出带有臭味的浑浊液体，有些患者由于瘘口较大或胸腔内胃壁坏死形成胃瘘，胸液含有食物残渣即可确诊。

（4）口服亚甲蓝实验：口服亚甲蓝后，胸腔穿刺液或引流液是否变蓝色，该方法为诊断吻合口瘘的常用且简便的方法。但对于瘘口较小者，往往需重复几次才能明确诊断。

（5）CT检查：无法证实吻合口瘘存在。但当发生吻合口瘘经引流后，仍有发热等中毒症状时，考虑脓液被分隔包裹，形成多个脓腔造成引流不彻底，CT检查可发现其他没有被引流的深层脓腔。

通过上述检查可明确瘘的存在、位置，除此之外还应该明确瘘的大小、类型。根据钡餐透视观察瘘口的大小；每日禁食引流量的多少也可帮助确定瘘的大小，如超过200~400ml，瘘口较大。

（四）治疗

根据吻合口的部位、瘘口大小、发生时间做及时处理。颈部吻合口瘘容易处理，一般经过敞开换药、勤换敷料即可；多数患者仍可经口进食，或经胃肠内营养或静脉高营养，多于2周左右愈合。对于瘘口较大、胸部吻合口瘘或伴有胃坏死时，处理比较复杂，少数患者甚至需2次开胸处理。

1. 保守治疗　原则包括充分引流、控制感染、营养支持、防治其他并发症等。

（1）充分引流、控制感染：引流包括胃肠减压、胸腔闭式引流、纵隔或颈部引流。多个分隔脓腔必须逐个彻底引流。同时引流液行细菌培养，选用有效的抗生素，控制感染。

（2）维持营养及水、电解质平衡：空肠造瘘能够保证充足营养，目前仍应用于基层医院或经济条件受限的患者。多数采用胃肠内、外营养，山东省立医院一直坚持术中放置十二指肠营养管，术后2～3天开始胃肠内营养，实践证实是切实可行的方法。管饲食物常用牛奶、要素营养粉等。胃肠外营养通过静脉途径供给。

（3）防治其他并发症：注意防治肺部并发症，鼓励患者咳嗽、吹气球，一方面有效排出胸腔内脓液；另一方面促进肺复张，防止肺部感染。

2. 手术治疗　对胸内吻合口瘘再次开胸治疗一直存在不同意见。多数学者认为胸内吻合口瘘一经诊断，除瘘口较小、引流满意、感染能够控制或发现已经失去二次开胸条件的患者，均应积极创造条件，尽早手术治疗。

根据瘘发生的时间，可分为先期及后期手术。先期手术指不经保守治疗，在发现瘘的24h之内完成手术；后期手术指保守治疗2个月左右，再完成手术。方法有：带蒂组织瘘口修补；吻合口切除重建；食管颈部外置，二期手术，结肠代食管。

即使早期吻合口瘘，修补术也较难成功，一般将大瘘变为小瘘，为临床治疗奠定基础。具体操作上将感染坏死组织切除，使断面新鲜；胃食管适当游离，吻合口充分对合修补，最后以大网膜等组织包埋。

（五）预防

吻合口瘘的原因很多，严把术前、术中、术后各个环节。

（1）充分的术前准备：大部分吻合口瘘的患者为中、晚期患者，营养状况差，食管梗阻严重，上端食管炎症水肿明显，愈合能力差。术前对这部分患者应行食管冲洗，应用消炎药物，以保证术中在无炎症水肿的食管部位吻合。

（2）注意手术操作，提高吻合技术：手术操作要轻柔、仔细，力争去除上述导致吻合口瘘的病因，减少吻合口瘘的发生。

二、乳糜胸

乳糜胸是指胸膜腔内有过量的淋巴液积存。其原因是由胸导管及其属支破裂所致。因其主要成分为脂肪，颜色通常为乳白色，故称为乳糜胸。最常见的原因是肿瘤、损伤、结核和静脉栓塞。其中外科损伤有升高趋势，常见于食管手术、肺切除术及心脏大血管手术。开胸手术乳糜胸的发生率为0.6%～2.5%。

（一）胸导管的大体解剖

胸导管是全身最大的淋巴导管，通常于第一腰椎前面由左、右腰干汇合而成，或起于乳糜池上缘，经膈肌主动脉裂孔上行后进入后纵隔内，沿脊柱右前方上行，至第5胸椎处，斜经主动脉弓和食管后方偏向食管左侧，沿食管左侧缘上升，经胸廓上口达左颈根部，然后呈弓形弯曲注入左静脉角，全长30～40cm。此为一般型，另外有如下变异：①双干型，自腹段形成双干，于主动脉两侧上行，两干多在上胸段汇合成单干并上行至静脉角，约占5%～20%；②分叉型，单干起始后于主动脉右侧上行，至中上胸段处分为两支，分别注入左、右侧静脉角，约占3%；③其他，如右位型、左位型等。在胚胎发生中，胸导管最初为双侧对称性，其间有许多交通支，奇静脉和肋间静脉在胸导管的形成中起很大作用，这些交通支保证了胸导管结扎后，乳糜仍能顺利回流到循环系统。

（二）乳糜的成分

由于胸导管收纳肠干及其他淋巴干的淋巴液，来自肠干的乳糜为其主要成分，此外还有来自于胸、腹及其下肢的淋巴，包括蛋白质、电解质等。乳糜为乳白色、无异味的碱性液。在禁食时，胸导管内的淋巴液是清亮的，脂肪餐后变为乳白色。在摄入的脂肪中，大约有70%被肠道淋巴系统吸收，并通过胸导管送到血液中去。发生乳糜胸时，由于卵磷脂及脂肪酸的抑菌作用，以及乳糜液中的大量抗体及淋巴细胞的抗菌作用，因此，乳糜胸较少发生感染。

（三）病因

由于胸导管与食管的解剖关系甚为密切，食管手术时易伤及胸导管，导致乳糜胸。一方面胸导管与食管伴行，下胸段胸导管位于食管右侧，上胸段胸导管转向脊椎左前方行于食管左侧，行胃食管弓上吻合将食管经主动脉弓后拉至弓上时，经常可看到胸导管，稍不注意便可造成损伤，若肿瘤较大时或侵及胸导管则手术损伤的机会更大；另一方面，由于胸导管变异较大，即使解剖层次清晰亦不能排除损伤变异胸导管的可能，因此有些医院或医师对这类手术常规进行结扎胸导管。

另外，胸导管内压力比较低，损伤胸导管或属支不易像血管那样喷射，且其颜色较淡或被术中渗血污染更不易为术者发现，而胸导管一旦损伤，不易愈合，导致术后发生乳糜胸。

（四）临床表现

乳糜液内富含蛋白质、脂肪及脂溶性维生素、凝血因子等，乳糜胸可导致严重代谢缺陷，甚至死亡。淋巴液及抗体的丢失，可降低患者的免疫力。其临床症状与胸导管损伤的部位、严重程度及乳糜液在胸腔内蓄积的速度与量有密切关系。如果术中损伤的是胸导管的属支，乳糜液流出速度慢，乳糜液在胸腔内潴留的量不多，且随胸腔闭式引流管流出，患者可无任何症状，这种情况多能自行愈合。临床上多出现胸闷、气短、呼吸困难、心悸、心率加快等。

带有胸腔闭式引流管者，引流液可因胸导管损伤的程度及进食情况不同，致使引流量或引流液的性状颜色不同。一般术后8～72h胸腔引流量仍不见减少，且每日引流量在500ml以上。如果主干损伤，引流液一般在1 000ml以上。禁食患者引流量明显减少，即使饮水亦可导致引流量增多，高脂肪饮食会大大增加引流量，最多可达数千毫升。术后引流液常为淡红色或淡黄色，随着进食或进食量的增加，转为典型的乳白色且引流量增加，分为3层，上层为黄色奶油样液体，中层为乳白色，下层为细胞沉淀物。

（五）诊断

食管切除术后乳糜胸的诊断多无困难，在胸腔闭式引流管拔除之前，引流液为乳白色液体，如果并非典型的乳糜液，但24h引流量超过500ml，尤其患者于进食后引流量明显增多，结合临床表现及其他检查便可诊断为乳糜胸。

1. 实验室检查　胸腔穿刺或胸腔引流管引流出不凝固的乳白色液体提示为乳糜胸。如果显微镜下发现游离的脂肪颗粒，或脂肪含量高于血浆，蛋白含量低于血浆的一半时，即可诊断为乳糜胸。脂肪颗粒溶于碱，可被苏丹Ⅲ染色，即为通常的乳糜试验阳性。乳糜有时被误诊为脓液，可通过液体的气味、细菌培养、血常规中白细胞含量及分类革兰染色加以鉴别。乳糜液中的细胞是淋巴细胞，而非白细胞，而且无细菌。另外，检测胸液中胆固醇和甘油三酯含量有助于鉴别。乳糜液中胆固醇/甘油三酯的比率小于1，非乳糜性胸腔积液的比值大于 1。如果胸液中甘油三酯大于 1.24mmol/L，99% 的可能性为乳糜液；如果甘油三酯含量小于 0.56mmol/L，乳糜胸的可能性为 5%；若甘油三酯含量介于中间，则需要做脂蛋白电泳鉴定乳糜颗粒。

2. 影像学检查　对术后有引流管且引流通畅的患者，常规胸片检查常无特异性发现。有报道经下肢行淋巴管造影，可显示并确诊胸内胸导管的破口，是一种直接且准确的方法，可显示破口的大小及位置，进一步指导以后的治疗。但该方法操作有一定的困难，技术性较强，而且容易引起肺水肿、淋巴管炎，少数还有引起脑栓塞的危险，临床少用。

总之，对于胸部手术后 2~3 天，引流量不见明显减少，每天在 500ml 以上的患者，无论引流液是否为乳白色，均应考虑到乳糜胸的可能，应进一步检查，一般可明确诊断。

（六）治疗

乳糜胸的治疗，尤其是手术时机的选择，大家有不同的意见，但总的治疗原则一样，即胸部手术后导致的乳糜胸先采取保守治疗，效果不好时再进行手术治疗，结扎或缝扎胸导管。近 30 年来，绝大多数胸外科医师经过临床实践观察认为，乳糜胸在保守治疗的基础上积极手术治疗值得提倡。尤其是胸腔镜开展以来，镜下结扎胸导管损伤小，患者容易接受。

1. 保守治疗　胸导管破裂或属支损伤，若进行合理的保守治疗，大多可治愈，胸导管主干损伤往往保守治疗失败。保守治疗主要包括促进漏口愈合的措施及体液营养丢失的有效补充。

（1）促进漏口愈合的措施

1）体位：乳糜液的回流主要来自于压力差，即胸腔负压和腹腔正压，患者处于立位或坐位时，乳糜回流要克服重力，因而不利于乳糜液的回流。若患者处于卧位时，乳糜液无须克服重力即可到达胸腔注入静脉系统，因而患者要始终保持坐位或半卧位，即使夜间休息也不能平卧。

2）张肺：咳嗽、吹气球是张肺的有效措施。胸导管内压力低，而且壁薄，当有外界压力时容易闭合，即达到了治愈乳糜胸的目的。肺膨胀良好是压迫胸导管，促进闭合的有效方法。若术后肺不张，胸腔内负压加大，乳糜液外漏会增加，有效的咳嗽就更加重要，必要时行环甲膜穿刺，甚至气管镜吸痰。

在可能的情况下增大胸腔压力：有学者认为，一定量的胸腔乳糜积液可对破裂的胸导管漏口产生一定的压力，可对乳糜渗漏产生对抗。若患者胸腔引流每天 200ml 左右，虽无减少趋势亦无增加趋势，连续 2~3 天无变化，可夹闭引流管，2~3 天后再开放，多能自行闭合。

3）饮食：禁食或进无脂或低脂肪、高蛋白、高糖饮食。胸导管内乳糜液越少，胸导管内压力越低，越有利于胸导管或属支破口的愈合，饮食中脂肪成分越少乳糜液就越少，但即使不进食而仅仅饮水，胸导管内的乳糜液也增加。因此，治疗乳糜胸最好的办法是禁饮食，尤其是引流较多时更应禁饮食。通过静脉提供营养。

4）促进胸腔粘连：在咳嗽肺膨胀良好的情况下，经胸腔引流管注入高渗糖、滑石粉、碘等制剂，一方面可能促进胸导管漏口粘连愈合，另一方面可使胸膜腔粘连以消灭胸膜腔而治愈乳糜胸。该方式对于胸导管主干损伤可能无效，而对于胸导管属支损伤，乳糜胸不严重的患者，可能有效。

（2）体液营养补充：体液营养补充的措施包括肠道内营养和肠道外营养，尽管脂肪是乳糜的最主要成分，但乳糜引起的严重代谢紊乱与营养不良，是由于丢失蛋白质和维生素所致，在补充营养时应特别注意。

1）肠道内营养：对乳糜胸不严重的患者，不必禁食，低脂、高蛋白、高糖饮食值得提倡，有条件可进食中链甘油三酯饮食，因中链甘油三酯经肠道吸收入淋巴系统后，可直接经门静脉吸收，不通过胸导管。饮食量应根据胸腔引流量进行调整，若胸腔引流明显增多，则应控制饮食，必要时禁食。

2）肠道外营养：对于乳糜胸不太严重的患者因肠道内营养往往不足，静脉输液可有效补充能量及液体。对于严重的乳糜胸，则应全肠道外营养。通常采取锁骨下静脉置管，静脉输注高营养，包括脂肪、氨基酸、糖、维生素、无机盐、微量元素等，并间断输注血液成分，包括全血、血浆、白蛋白等。

2. 手术治疗　手术的开展使乳糜胸的死亡率明显下降，手术方式主要包括：直接结扎胸导管；膈上大块结扎胸导管及其周围组织；胸膜固定术或胸膜切除术；胸膜腔腹腔转流术；缝扎纵隔胸膜瘘口；胸导管奇静脉吻合术；纤维蛋白胶粘堵术；胸腔镜下胸导管结扎术等。

（1）手术时机：①术后胸腔引流每天在1 500ml以上；②胸腔引流量每天在1 000ml以上，连续3天无减少趋势；③胸腔引流量每天在1 000ml以下，保守治疗两周不低于500ml；上述情况均需手术治疗。

（2）手术方式：手术应尽量从原切口进胸，一方面可了解手术损伤胸导管的部位，找到漏口，直接进行处理，准确性大，成功率高。另一方面可避免双侧开胸对患者肺功能的损伤。若原切口在右胸，手术过程中寻找胸导管比较容易，即便找不到，也可将膈上椎前-奇静脉-主动脉之间的组织大块结扎，操作方便。若原切口在左胸，宜行后外侧切口，若不能发现破口则可牵拉主动脉，打开主动脉与奇静脉之间的纵隔胸膜，于椎前较易找到胸导管，否则宜大块结扎。而双侧乳糜胸主要为纵隔胸膜破裂所致，患侧开胸应能达到治愈的目的。①局部缝合胸导管破口处：可于术前1h口服牛奶200ml，手术时可见有乳白色液体自胸导管破口处溢出，可将破口处用7号线缝扎；②膈上结扎胸导管：比较合理的方法是采用胸导管大块结扎，即紧靠膈肌上方，主动脉与奇静脉之间，紧贴椎体，用7号线缝扎，将胸导管周围的所有组织大块结扎；③胸腔镜下处理胸导管：可在镜下直接找到胸导管进行结扎；也可电视胸腔镜下找到瘘口，于该处游离出胸导管用钛夹夹闭；对于小的破口，可用纤维蛋白胶封堵。

（七）预防

乳糜胸的预防非常重要，术者应根据手术情况预防胸导管损伤。预防措施如下：①熟练掌握胸导管的解剖是防止胸导管损伤的关键；②在胸导管走行的可疑区域，尽量避免钝性分离，锐性分离应边分离边结扎，术中及手术结束时应仔细检查；③预防性结扎胸导管：如肿瘤外侵较重，肿瘤可能侵及胸导管，应做预防性结扎。

三、术后胃食管反流

（一）病因

胃食管反流可使食管黏膜较长时间浸泡在反流液中，但实际上含有一定量的碱性反流液，而碱性液中某些胆盐及胰液成分破坏黏膜屏障及消化黏膜，即使没有胃酸及胃消化酶存在，也可导致食管黏膜损伤，久而久之，发生炎症、糜烂、狭窄、穿孔等。

1. 手术所致的胃食管反流　食管癌及贲门癌切除胃食管吻合术后，均造成解剖学的重大改变，使正常食管的抗反流机制遭到严重破坏，如膈肌脚的"弹簧夹"作用，胃底与食管间的 His 角、腹段食管和食管下端括约肌作用等，而现行的吻合方法无明显的抗反流作用，残留食管与胸胃之间成为共同腔，胃内容物随压力梯度可自由涌入食管腔内。加之胸胃排空能力降低和胸腔负压的影响，使食管癌切除术后患者只要没有吻合口狭窄存在，就不可避免地发生胃食管反流。

2. 长期留置胃管　长期留置胃管易引起恶心、呕吐，还常影响食管下括约肌的正常关闭。术后长期打嗝、昏迷，使贲门口经常处于开放状态。

（二）诊断

反流性食管炎的诊断主要根据以下几点确定。而食管、贲门切除术后均有不同程度的反流，诊断不困难。

1. 症状　主要临床症状是疼痛、烧心、反胃和吞咽困难，或者上述症状在体位改变时发生。疼痛开始在剑突下和胸骨后，然后向胸部两侧和背部扩散，向上放射到颈部、肩部、前臂，甚至到手部。反流物在食管内存留时间较长，对食管黏膜的腐蚀性大。有时误吸入气管内，还会引起支气管肺炎。反流性食管炎早期由于炎症刺激导致食管痉挛，有轻度性吞咽困难，伴有吞咽疼痛，病变进一步发展，出现持续性吞咽困难，甚至进流质困难，产生营养不良、贫血等。

2. X 线检查　X 线检查要区别正常胃食管反流与有症状的胃食管反流、反流性食管炎、消化性食管溃疡狭窄。拍片时如果加压腹部才出现钡反流，那么这种反流可能是生理性的或轻度病理性的，如果同样体位不加压也出现反流，这种反流可能是病理性的。反流性食管炎的钡餐征象包括以下表现：①钡进入食管下段后行速突然减慢、停留、瘀滞、扩张受限；②食管下段僵硬，管腔变细，黏膜破坏，皱襞模糊，边缘有小锯齿状；③有溃疡、狭窄，多能看到食管上段扩张和黏膜龛影；④钡剂显示明显狭窄。

3. 纤维内镜检查　食管镜检查对确定有无食管炎及其严重程度，以及与其他疾病鉴别诊断和治疗后随访都是很有价值的检查方法。如果有胃食管反流，食管镜通过食管入口可能见到较多的唾液和酸性胃液。内镜下典型的早期炎症多见于黏膜呈红斑样充血水肿，粗糙呈颗粒状，病变进行性发展，食管黏膜出现糜烂，组织变脆，触之易出血；严重炎症可见溃疡形成，炎症累及食管全层，纤维组织增生，瘢痕收缩，食管周径变短，纵轴变短。

4. 其他　如食管 pH 测定可以了解食管腔内 pH 的动态变化；食管腔内测压可了解食管下括约肌的功能及引起胃食管反流的原因；酸灌注试验用于测定食管的反应性和敏感度；食管闪烁照相术显示食管排空延迟；胃电图显示反流性食管炎患者的胃肌电活动频率可明显降低，通常表现为胃电节律过缓。上述方法基本不用于食管贲门切除术后反流性食管炎的诊断。

（三）治疗

反流性食管炎的治疗包括非药物治疗、药物治疗和手术治疗。各种治疗的目的是：减轻或消除胃食管反流的症状；预防和治疗严重并发症；防止胃食管反流复发。

1. 非药物治疗 是反流性食管炎诊断后的首选治疗，包括生活方式的改变，避免因体位引起的反流，忌食高脂肪餐、巧克力、咖啡、糖果等，戒烟和停止过量饮酒。餐后保持直立位，睡前 2 ~ 3h 内勿进食。研究证实胃食管反流后，胃内容物接触食管的最长时间发生在夜间，因此患者睡眠时可用背部垫枕的方法使躯干抬高 45°，主要目的是促进食管的重力廓清运动。平时不扎弹力腰带和不穿紧身衣服。少吃多餐，大约每天 6 ~ 8 次，避免胃扩张。超重者应减轻体重。吞咽疼痛较重者可每小时进饮牛奶一次和应用抗酸剂。

2. 药物治疗 如经第一阶段治疗后（非药物治疗）症状不缓解，应进入下一阶段治疗（药物治疗）。由于反流性食管炎的发展较慢，绝大多数患者经内科治疗后可获得满意的效果。治疗目的：①减少胃食管反流；②降低反流液的酸度；③增强抗反流屏障的力量和食管清除能力；④保护食管黏膜，减少胃内容物接触食管黏膜；⑤增加胃排空和幽门括约肌的张力。禁用抗胆碱能药物，因为此类药物降低食管下括约肌的张力，减少食管蠕动，妨碍胃的排空。

目前常用的药物有抗酸剂：乐得胃、复方铝酸铋、胃达喜等；抗酸分泌剂：①H_2 受体阻滞剂包括西咪替丁、雷尼替丁、法莫替丁等；②$H^+ - K^+ - ATP$ 酶抑制剂包括奥美拉唑、兰索拉唑等，他们具有比 H_2 受体拮抗剂更强的作用；促胃动力药：甲氧氯普胺、多潘立酮等。

3. 术后胃食管反流的预防 术中注意要点：恶性肿瘤（如食管癌、贲门癌）手术后由于正常解剖结构的变化，破坏了正常的抗反流机制，只要没有吻合口狭窄，就不可避免造成胃食管反流，因而，选择一种术后胃食管反流轻，生活质量较高的重建方式十分重要。目前国内学者主张胃经食管床做胃食管吻合有防止反流作用，主要是由于胃置于食管床，其容积相对减小，胃内物相对少，在减少了胃对肺的挤压和肺功能损失的同时，也使患者在深吸气、咳嗽时肺对胃的挤压减轻，减少了反流量和每次反流持续的时间。同时认为有节律的搏动传至胃壁，加速了胃的排空，减少了胃潴留，主动脉弓对胃壁的压迫形成了第三个狭窄区。人们也试图改进食管胃吻合方式：插入式食管胃吻合术；黏膜对黏膜、肌层对肌层的两层吻合法；残胃与食管吻合后吻合口距残胃最高点有一定距离，形成人造胃底等都是为了减轻反流，并取得了可喜的效果。

某些良性疾病术后发生胃食管反流，为预防其发生，术中宜做抗反流手术。抗反流手术失败的原因为：①手术适应证掌握欠佳；②外科医生经验不足，技术上有问题；③慢性食管炎引起食管缩短；④患者年龄问题：老年人与儿童术后复发率均高；⑤肥胖；⑥呼吸道梗阻性疾病；⑦有胃病手术史者。无论采取何种手术方法，都必须注意以下几点：①手术应使食管下括约肌静息压恢复到胃静息压 2 倍水平。如胃静息压力为 0.8kPa（6mmHg），食管下括约肌静息压即为 1.6kPa，高压带的长度不少于 3cm。以胃底部包绕食管远端可以达到此目的，手术前、后测压结果表明，胃底折叠程度的大小与括约肌压力的增大成正比。胃底折叠 360° 的 Nissen 手术，术后压力升高最显著；②重建的贲门部在吞咽时应能松弛。正常情况下，吞咽时由迷走神经支配食管下括约肌和胃底的松弛，松弛持续 10s 左右，继之快速恢复到吞咽前的张力。为了保证松弛，只有胃底部被用来包绕括约肌才行，因为它与括约肌保持一致的松弛。所以，首要的是保护贲门部的支配神经，在游离食管下段时误伤迷走神经，可导致贲门部松弛能力丧失；③胃底折叠术不应增加括约肌松弛的阻力，使之超过食管蠕动所产生的推动力。括约肌松弛时的阻力与胃底部包绕的程度、长度以及腹腔内的压力等因素有关；④手术中应将胃底折叠部分无张力地放置于腹腔，并缝合膈脚。若把胃底折叠部分留在胸腔内，等于把一滑动型食管裂孔疝转变为食管旁疝，会发生食管旁疝所发生的各种并发症。如在有张力的情况下把折叠部分置于腹腔，会增加术后复发的机会。在此种情况下，轻度食管缩短尚可采用较短的胃底包绕方法，但多数情况下需应用胃成形术，以延长食管。

四、术后胃排空障碍

食管癌、贲门癌术后胃排空障碍是指胃排空胃食管吻合术后出现的幽门不能开启，也称幽门梗阻，是食管癌术后较常见的严重的并发症，多见于颈部和右胸顶吻合术，弓上吻合和弓下吻合术则很少发生。若处理不当可严重影响患者的心肺功能，引起一系列的呼吸循环生理改变，迁延不愈可造成死亡。实验表明食管癌患者术前就显示胃排空延迟，与正常人明显不同（$P < 0.01$）。这种现象是否因肿瘤侵犯迷走神经食管丛引起，尚难定论。几乎所有食管癌患者手术后排空率和手术前排空率相比都有明显下降（$P < 0.05$），但大部分患者并没有表现为明显的临床症状。

（一）病因

幽门梗阻根据病因可分为机械性幽门梗阻和功能性幽门梗阻。

机械性幽门梗阻又分为完全性机械性梗阻和不完全性机械性梗阻。在不少情况下机械性因素和功能性因素可能同时存在，功能性幽门梗阻可能包含不完全性机械梗阻的因素。

1. 功能性幽门梗阻病因

（1）胃电生理改变：食管癌术后，由于双侧迷走神经切断，可以出现暂时性胃张力减低，胃蠕动缓慢、消失，多在术后 3~5 天内缓解。

胃食管吻合术后幽门梗阻的确切原因尚在研究中，由于我们对胃电生理的认识水平还不高，尤其是对大部游离后的胸胃电生理还缺乏认识；但有一点可以肯定，由于迷走神经的切断及术后对胃壁的揉搓，术后影响了胃的电生理活动。

正常人胃排空液体食物和固体食物各有不同机制，液体食物储存于胃底部，胃底部的收缩提高胃内压力，是液体食物排空的主要机制。而胃窦部能混合和研磨固体食物，使之成为细小颗粒通过幽门。从理论上讲，仅切断胃近端迷走神经，胃底和胃体上部失去松弛能力，使之不能容纳较多液体食物，导致液体食物排空加速。胃远端迷走神经切断则引起胃窦部研磨食物功能减退，使固体食物排空延迟。胃食管吻合术中同时破坏了近端和远端迷走神经支配，则造成胸胃对液体食物排空和固体食物排空均延缓减慢。

胃电起步点位于大弯侧偏前壁中上 1/3 交界处。迷走神经切断和术中对该部位的揉搓必然导致术后起步点功能的改变，可能使术中胃壁肌层短期内失去蠕动功能。术后异位起步点的活跃则可能导致"胃动过速"，不能形成有效的胃蠕动。迷走神经切断后胃黏膜壁细胞泌酸功能减退，但是在实际工作中，幽门梗阻患者使用质子泵抑制剂等制酸药物效果较好，可能是由于幽门梗阻后胃液大量储积，胃酸不断聚积致使胃内酸度上升影响了胃的排空。

（2）腹腔环境的改变：术后胃由原来的腹腔正压环境变为胸腔负压环境，胃腔内和十二指肠的压力梯度减小，不利于胃排空。

（3）幽门、十二指肠过度受牵拉：对颈部吻合和胸顶吻合患者只注意吻合口无张力，而忽略了幽门和十二指肠被牵拉过紧是导致幽门梗阻的另一重要原因。幽门过度牵拉使胃窦部和幽门呈扁平伸拉状态，使幽门开启困难并可能处于痉挛状态。

2. 机械性幽门梗阻病因　机械性幽门梗阻的主要原因有以下几方面。

（1）胃本身原因：胃扭转超过180°（未能正确辨认幽门位置、胃与膈肌固定位置不佳、大网膜复位错误、胃张力大幽门牵扯拉成角），胃牵拉过紧，使幽门变形或幽门拖至膈上。

（2）胃外因素：膈肌裂孔狭窄或胃与膈肌固定过紧；胃结肠韧带疝入胸腔形成缩窄环；粘连带或胃结肠韧带松解不彻底，过度牵拉胃窦部及幽门或十二指肠；十二指肠被牵入胸腔等，以上因素都与手术操作有关。完全性机械性幽门梗阻需手术解除梗阻原因。

不完全性机械性幽门梗阻包括幽门部轻度扭转、膈肌裂孔轻度狭小。胸胃过长垂于膈肌上、幽门被牵过紧，会造成术后近期内幽门梗阻，待水肿消退后梗阻可以缓解。机械性幽门梗阻发生部位不一定在幽门，有时候位置要稍高一些，功能性幽门梗阻则一定发生在幽门。

（二）诊断

幽门梗阻多发生在术后5天至2个月。术后前5天可能没有梗阻症状，主要由于持续胃肠减压引流掩盖了梗阻的表现。也有的患者开始进食时无异常，但是以后又发生迟发性幽门梗阻，甚至可以反复出现。主要的症状有胸闷、气短、心悸、恶心、呕吐，呕吐物中可以含有胆汁成分。严重者可出现心律失常、急性呼衰。予以胃肠减压后症状即可缓解。功能性幽门梗阻患者胃液引流量每日400~1 100ml，平均700ml，夹闭胃管24h后症状重新出现。机械性幽门梗阻的胃液引流量要比功能性梗阻多，每日700~1 500ml，平均900ml。

功能性幽门梗阻，X线钡餐检查示胃蠕动波消失或仅有轻微蠕动，钡剂不能通过幽门。24h后，可有少量钡剂排出。胃镜检查见胃蠕动消失或轻微蠕动，幽门关闭，黏膜水肿。大多数情况下胃镜通过幽门并无困难。

机械性幽门梗阻和功能性幽门梗阻因为治疗原则不同，鉴别诊断十分重要。①机械性幽门梗阻症状较重，胃液引流量较多；②钡餐检查示梗阻位置在幽门以上则可以确诊为机械性梗阻，且机械性梗阻蠕动波较强，功能性梗阻可见梗阻处钡剂较圆钝，蠕动波消失或较弱；③胃镜检查可以直接鉴别，功能性梗阻胃镜通过幽门并无困难，机械性梗阻在胃镜下找不到幽门或找到幽门后胃镜无法通过或通过阻力很大。

X线检查示胃高度扩张甚至达到胸壁，其内有气液平，需注意与胸腔积液的鉴别诊断。

如梗阻症状并非由于有效的处理而突然缓解，应高度怀疑出现胃瘘或吻合口撕裂瘘，需严密观察体温变化。

诊断标准：胃液常呈蓝绿色，胃管引流量每日超过500ml。电解质化验在正常范围内。造影剂超过4h不能通过幽门。胃镜示幽门呈关闭状态，但镜体可通过为功能性梗阻，不能通过者为机械性梗阻。

胃电图（EGG）可检测异常胃电节律，虽然目前其主要用于科研方面，但它仍为临床有价值的检查方法。正常胃电主频为2~4周/min，餐后应占75%以上。胃动力低下时，亦可见胃动过速（>4周/min），或胃动过缓（<2周/min）。

（三）治疗

幽门梗阻须及时治疗，延误治疗可能会造成心律失常、心功能衰竭、呼吸功能衰竭甚至会造成胸胃穿孔，危及生命。对功能性幽门梗阻治疗早年走过了一些弯路，采取手术治疗被证实是不适当的。总的治疗原则是：功能性梗阻采取保守治疗，机械性梗阻采取手术治疗。

1. 保守治疗

(1) 确诊幽门梗阻后，应即刻胃管减压，持续有效的胃减压引流是防止胃扩张造成严重呼吸循环生理紊乱的关键因素。有效的减压可以使胃处于较松弛的"休息"状态，减轻黏膜水肿，促进胃蠕动恢复。胃液引流量的逐日减少是治疗有效的可靠指标。

(2) 注意水电解质平衡，保证热量供应，对无力承担静脉营养的患者，如果短期内梗阻无法解除，应该置十二指肠营养管或行空肠造瘘术。

(3) 高渗盐水灌洗，每次 100ml，反复冲洗 30min，每日 2 次，冲洗完毕后可灌注 50ml 高渗盐水，夹闭胃管 1 ~ 2h。高渗盐水灌洗可有效地减轻胃黏膜水肿，促进胃蠕动恢复。

(4) 药物治疗：可以口服胃肠动力药，对功能性梗阻者可以加大药量，有人认为同时服用阿托品可以解除幽门痉挛。机械性梗阻不宜使用胃肠动力药。从理论上讲迷走神经切断后胃泌酸功能下降，无幽门梗阻者胸胃 pH 白天略高于正常值，夜间则无明显差异。幽门梗阻患者由于胃酸贮积，胃液酸度加大，可以服用奥美拉唑等质子泵抑制剂，抑制胃酸分泌，奥美拉唑还具有明显的抗反流、消除黏膜水肿的作用。

红霉素广泛用于感染性疾病。专家近年来的研究发现，红霉素还是抗生素中唯一的胃动素受体激动剂，可促进胃肠蠕动。

(5) 胃镜检查对幽门梗阻患者十分重要，不仅可以鉴别机械性和功能性幽门梗阻，对功能性梗阻还可以同时进行治疗。气囊扩张幽门水肿消退后梗阻一般可以缓解。还可以将导丝置入十二指肠，经过导丝再将细胃管置入十二指肠以保证胃肠道营养供给。同时对闭合的幽门起到一定的支撑作用，利于胃的排空。现在有一种螺旋形胃肠管经鼻腔插入胃中 24h 后可自行进入十二指肠。

(6) 针灸治疗：幽门梗阻是一种以胃排空延缓为特征的临床症候群，中医认为本病为气血亏虚，脾胃受损或情志不遂至肝气犯胃，胃失和降，使脾胃升降失司所致。选足三里、手三里及耳穴胃区针刺。选穴均以足三里为主，刺激该穴可使胃张力增加，胃排空时间缩短。

2. 手术治疗 一旦确诊为机械性幽门梗阻，在患者身体能承担手术的条件下应尽早手术治疗，解除梗阻因素。对那些不易鉴别诊断，经过一段时间保守治疗无效的患者，也应该手术探查。手术为剖腹探查，探明梗阻原因，解除梗阻因素一般需行扩大食管裂孔，切断幽门周围粘连带，应注意勿伤及结肠血管和胃网膜右血管。幽门处严重扭转的患者应行胃空肠吻合术，空肠－空肠侧侧吻合术，情况差的患者同期行空肠造瘘。也有人主张术后幽门梗阻患者可先行剖腹探查幽门成形术，术后梗阻没有解除，再次行胃空肠吻合术。

（四）预防

机械性幽门梗阻的发生均与手术操作有关。在术中游离胃时既要充分又要避免游离过度，在胃长度足够吻合时，避免游离十二指肠，吻合前检查胃是否有扭转，吻合时既保证吻合口无张力又避免胃的过度上提。

完成颈部吻合或胸顶吻合后胸胃尽量置入食管床，将胸胃向下推入腹腔或经腹向下牵拉，将多余的胃窦部位拉入腹腔，避免胸胃过长在胸腔内垂在膈肌上形成"兜肚"，以保证幽门部不过度受牵上提。

手术中如果造成对侧胸膜破裂，应该尽量予以修补，以免形成胸胃疝进入对侧胸腔。

胃与膈肌固定的位置要合适，固定缝合位置不宜过低。术后胸腔负压造成膈肌抬高从而导致胃窦部进一步受牵上提致使幽门被过分牵拉。

食管裂孔切开要足够松，容4指，保证不会压迫胃窦部又不会造成其他组织器官疝入胸腔。食管裂孔的切开应注意尤其要向后内侧切开以防止上提的胃在此形成拐角。

高位胃食管吻合术是否附加幽门成形术存在一定的争议，但有一点是肯定的，附加幽门成形术的患者可以基本避免幽门梗阻的发生。在术中应该探查幽门，幽门宽大者可以不行幽门成形，发现幽门狭小或有疤痕的患者应行幽门成形术。也有学者提出术中以手指扩张幽门或钝性双指前后扩张幽门环。胸胃对半固体食物的排空减慢，且又不随术后时间的延长而恢复，也是引起厌食、反流、进食后饱胀感等症状的重要因素。因此，食管癌手术同期附加幽门成形或幽门肌层切开术，对患者术后生活质量改善是有益的。

五、吻合口狭窄

随着食管癌、贲门癌外科的广泛开展，吻合口狭窄的发生率较高，是主要的晚期并发症之一。据文献报道食管贲门癌切除后吻合口狭窄的发生率在 0.5% ~ 5.9%，一旦发生吻合口狭窄，给患者造成较大的生理及心理负担，将直接影响患者的生存及生活质量。因而应充分了解吻合口狭窄的发生原因、诊断、治疗及预防。

（一）病因

吻合口狭窄的原因较多，据文献报道，根据对食管胃吻合口狭窄病例的临床表现、X线、内镜所见以及患者对各种治疗的反应，综合分析吻合口狭窄的原因有以下几种。

1. 手术技术因素　吻合时缝合不当：①吻合口缝边过宽（＞0.5cm），针距过小，小于0.3cm造成内翻过多；②食管胃两断端的口径过分悬殊，使缝边纠集，吻合口包埋过深，套叠过紧，压迫吻合口；③贲门癌经腹部切口手术时暴露不良，缝合困难，造成吻合口两边对合不良；④缝线残留：丝线在吻合口未脱落，长期刺激黏膜产生充血、水肿乃至形成糜烂、溃疡、小脓肿，使吻合口狭窄进食受阻，如果丝线长期不脱落，需要在内窥镜下拆除缝线，症状才能够消失；⑤吻合器的使用不当，尤其老式吻合器吻合口较小，金属钉过密，挤压食管胃壁组织，造成局部缺血、缺氧引起纤维化，疤痕挛缩，造成吻合口狭窄。

2. 反流性因素　食管胃手术后，迷走神经切断，食管下段及贲门切除，使食管下段排除酸或碱的能力及贲门括约肌的功能丧失，幽门功能障碍，使胆汁或者胃液反流到食管，损伤吻合口处的黏膜，产生反流性的炎症及纤维增生性的狭窄。反流性的炎症在内窥镜下可以分为3级：Ⅰ级：食管末端可以见到沿纵轴排列的线状红斑。Ⅱ级：糜烂易碎性增加，线状红斑整合成片状并向近端扩展。Ⅲ级：狭窄形成。据文献报道大多数患者除了有进食受阻外，平时均有胸骨后烧灼痛，剑突下疼痛，呕吐黄苦水。内镜下均见到吻合口黏膜充血水肿及部分有胆汁黄染，病理报告为慢性炎症。

3. 其他因素　①异物阻塞：有些患者术后有慢性阻塞的发生，是由于暴食肉块、咸鸭蛋、黄豆等固体食物后突然发生急性梗阻，滴水不入，频繁呕吐；②全身因素：部分患者的吻合口狭窄可能与瘢痕体质、食物过敏、营养不良及长期进流质饮食、半流质饮食，吻合口得不到食物机械性扩张等因素有关。个别病例精神过多紧张产生特发性食管痉挛及食管反流，出现进食困难；③癌肿复发：吻合口处的癌肿复发可以引起吻合口的狭窄，从而引起进食梗阻症状。

（二）诊断

吻合口狭窄的诊断主要依据患者有食管胃的手术病史，多数患者术后出现进食受阻，有的患者较重时滴水不入，并且出现嗳气、呕吐食物等症状。但我们认为早期的"吻合口狭窄"症状，多数为吻合口水肿所致，采用对症治疗往往症状好转，只有在吻合口愈合的成熟期后，一般在术后的 2～3 个月仍有狭窄症状，经食管造影证实方可确诊。在内窥镜下，吻合口狭窄的表现有多种异常形状，如漏斗状、水壶口样、凹凸扁平鸭嘴样及葡萄样隆起不平。

关于食管、贲门癌术后吻合口狭窄的分度，目前尚无统一标准，为了选择治疗方法，我们根据进食困难的程度，X 线食管钡餐所见，以及食管镜所见狭窄口径分为轻、中、重度。①轻度：进普食困难，半流质有时不畅，其吻合口直径为 0.5～1.0cm；②中度：进半流质困难，流质顺利，吻合口宽度为 0.3～0.5cm；③重度：进流质困难或滴水不入，吻合口完全梗死到 0.3cm 以下，一般需用碘油造影。

根据吻合口狭窄的形态分类。为了便于指导治疗方法的选择，有的学者根据食管钡餐造影和术中所见按狭窄的形态分类如下。①膜状型：狭窄长度小于 5mm，呈蹼质漏斗状，膜有弹性，孔洞较小；②环状型：狭窄长度在 10mm 左右，呈戒指状，向腔内缩窄，紧韧而欠有弹性，上述两型适宜于扩张术（气囊扩张或金属食管镜下扩张术）；③管状型：狭窄长度大于 15mm，呈管状，壁厚坚韧，扩张甚难。

（三）治疗

吻合口狭窄的治疗，应当根据不同病因选择不同的治疗方法，早期的吻合口狭窄，通过扩张术大多能缓解，对于重度吻合口狭窄及较难处理的吻合口狭窄可以行手术治疗。

1. 吻合口狭窄的扩张治疗　食管贲门癌术后吻合口狭窄的治疗主要依靠扩张治疗，扩张治疗的原理在于扩张器产生横向及纵向扩张作用使狭窄段瘢痕组织拉长、软化。扩张的方法有：①硬质食管镜下用橄榄形金属扩张条进行扩张，因有出血穿孔破裂的危险性已废弃；②气囊扩张治疗，因扩张治疗时仅产生放射状作用力，故狭窄再发生率较高，扩张效果差；③激光切割扩张治疗，因有出血穿孔的风险性，且复发率高，现多不采用；④目前多采用 Calestin 扩张器及 Savary Gillavd 扩张器。因这两种扩张器有以下几种优点：安全性高，不会发生穿孔、撕裂；扩张效果好，因为它有纵向及横向扩张力，适用于各种狭窄的扩张；经济负担轻，一般患者多次扩张均可承受；操作简单，可以不在 X 线透视下进行扩张。其缺点在于：吻合口肿瘤复发者扩张效果差，吻合口狭窄的治疗应当早期扩张，因早期狭窄瘢痕组织相对较少，且容易扩张，故其扩张次数少，吻合口不易回缩，在扩张中要严格操作规程及熟练地操作内镜技术，只有这样才能避免出血和食管破裂等并发症的发生。

2. 吻合口狭窄的再手术　严重的吻合口狭窄的治疗较为困难，经内窥镜下扩张较为困难，疗效不理想，这种情况下有的患者需要手术治疗，在手术以前必须明确患者的狭窄程度和有无癌远处转移，切忌盲目行吻合口切除原位重建术。有的学者认为食管胃吻合口狭窄再开胸手术适应证为：①X 线和内窥镜下见吻合口直径小于 0.5cm 者；②经内窥镜行食管扩张术无效者；③吻合口成角畸形不宜行食管扩张术者；④远处无癌转移者。

食管胃吻合口狭窄的再手术方法很多，有的学者主张食管腔内置管术；狭窄吻合口纵行切开横行缝合术；胃腔内环形切除吻合口瘢痕组织；食管胃黏膜对拢缝合术；吻合口狭窄段切除原位食管胃端端吻合术。

（四）预防

吻合口狭窄的发生给患者造成生存期及生活质量的影响较大，因而预防吻合口狭窄的发生尤其重要，关键在于操作时应轻柔细致，黏膜对合整齐，尽量减少黏膜的损伤。胃的切口与食管大小相称，缝线不宜过紧，应用吻合器时不应过度挤压，同时尽可能缩短挤压时间，对术后反酸严重的患者，可适当给予胃酸分泌抑制剂。为了预防颈部吻合口狭窄，有的学者认为胸部入口的分离要足够大，否则易导致胃静脉回流障碍，如果胃上提颈部时有张力，此时宜做小弯侧成形，延长胃底上提长度以避免产生血运不良。有的学者报道，有选择地应用食管斜切口，对预防吻合口狭窄有价值。

六、胸胃瘘

包括胸胃穿孔及胃残端瘘、胃壁大片坏死瘘。临床上常被误诊为吻合口瘘，多数患者未经手术治疗，很难证实是胸内吻合口瘘还是胸胃穿孔。

（一）病因

（1）胸胃的胃底部血运最差，如组织损伤较重，可使胃底缺血坏死，故常发生在弓上水平的吻合术后。

（2）胸胃腔内压力过高或有病变，如继发于胃排空功能障碍等。

（3）部分患者脾胃韧带过短，术中处理时，多数医生宁可损伤部分胃壁也不愿意看到脾胃韧带过短导致的大出血。术中损伤胃壁，且未有效处理。

（4）残胃断端吻合失误。

（5）胸管压迫胃壁等。

（6）胸胃缝缩或者胃壁缝合固定于胸顶、纵隔时，缝线贯穿胃壁全层，术后胃管引流不畅，导致胃扩张，缝线处胃壁撕裂。

（7）应激性胃溃疡，特征为二次开胸见穿孔直径一般小于 1cm，为圆形，黏膜外翻，周围胃壁无坏死。

（8）术后胸腔穿刺不当损伤胃壁，尤其是在胃扩张的患者。

（二）临床表现、诊断

同吻合口瘘。胸胃穿孔与吻合口瘘比较，症状更加急重，引流量更大。胸胃穿孔的患者引流瓶中有腐烂坏死组织碎片沉积。颈部吻合胃壁坏死穿孔者，拆开颈部切口后，在吻合口处可以发现胃壁变黑，有大片带有缝线的坏死组织脱出。

（三）治疗

常因胃黏膜外翻，难以自行愈合，故保守治疗的危险性极大，部分胸胃穿孔被误诊为吻合口瘘予以保守治疗，贻误手术时机，预后差。在患者尚可耐受时，应尽早手术治疗，治愈率在 50% 左右。颈部胃壁坏死的患者保守治疗一般可以治愈。小的胸胃穿孔保守治疗的治愈率为 63.6%。

胸胃坏死穿孔病情变化快，短时间的延误可能导致严重后果，一旦诊断明确，在条件许可的前提下应争取尽早手术治疗。可选择的术式有：瘘口切除、胃壁修补等一期治疗；也可行颈部食管外置，彻底切除胃壁坏死组织，胃体回纳，空肠造瘘，待患者恢复并充分术前准备后，二期再行消化道重建。对于局限的小瘘可保守治疗或一期修补术。瘘口大、中毒症状重、未局限者应采用二期重建。手术的原则要求简单实用，复杂的修补反而会造成穿孔进一步扩大。

（四）预防

胸胃穿孔一旦发生，对患者危害性大。针对上述有可能发生胸胃穿孔的病因，尽量避免该并发症的发生。我们体会术中操作轻柔、尽量减少对胃壁的揉搓和牵拉，保持胃及食管断端良好的血运最为重要。

（牛晓光）

第三节　纵隔肿瘤切除并发症

纵隔内发生肿瘤种类繁多，形态各异，有良性和恶性、实质性和囊性、先天性和后天性之分。根据肿瘤大小、部位和病理类型可产生压迫症状或侵蚀邻近重要脏器。因此一旦确诊，不论良性生长缓慢或恶性进展迅速，都应尽早采取手术治疗。

多数国外文献报道，纵隔肿瘤的发病率以神经源性肿瘤最多，其次为胸腺瘤、畸胎类囊肿和肿瘤，再次为胸骨后甲状腺肿瘤。国内统计资料亦以神经源性肿瘤占第一位，其次为畸胎瘤、胸腺肿瘤和甲状腺肿瘤，各种囊性肿瘤最少。其中，神经源性肿瘤通常位于后纵隔，而胸腺瘤及胸骨后甲状腺肿瘤位于前纵隔，畸胎类肿瘤也以前纵隔最多见。

一、神经源性肿瘤手术并发症及预防

神经源性纵隔肿瘤占纵隔肿瘤 15%～30%，儿童和成人的发病率大致相同，女性略高于男性，大多位于后纵隔脊柱旁。良性肿瘤有神经鞘瘤、神经纤维瘤和神经节细胞瘤。恶性肿瘤者儿童较多见，主要有恶性神经纤维瘤、神经母细胞瘤、神经节母细胞瘤、恶性神经鞘瘤等。副神经节瘤少见，偶尔可见神经节细胞瘤和嗜铬细胞瘤。由于该类肿瘤有一定的恶性变率，原则上一经发现，应及时手术切除。

（一）椎管内损伤

对后纵隔－椎管内哑铃状神经源性肿瘤，如采用开胸手术切除时，要十分小心处理其蒂部，以防脊髓损伤或出血。宁可将蒂部保留，做部分或大部切除，切忌为了完整切除而进入椎孔。否则一旦出血，既不能填塞止血而压迫脊髓，又无法暴露出血点而行结扎出血，即使钳去骨质椎孔也难于寻找。部分残留肿瘤仍需严密随诊，观察其发展。所以，现对于该种肿瘤，无论有无症状，最好先采用椎板切开，取出椎管内肿瘤，然后再开胸切除后纵隔肿瘤。这样可避免单纯经胸切口手术剥离肿瘤时易出现的椎管内出血、脊髓损伤、脑脊液漏和残留肿瘤组织等并发症。

（二）Horner 征和喉返神经损伤

后纵隔位于脊柱旁的神经源性肿瘤切除后最常见的并发症是 Horner 征，表现为星状神经节损伤而引起的单侧眼球下陷、眼睑下垂、瞳孔缩小及面部无汗症。有些患者术前可合并此症，术后恢复可能性很小。术中尽力避免损伤星状神经节和交感神经链。此外，对于来自迷走神经的神经源性肿瘤应尽力游离出迷走神经，避免过度牵拉损伤喉返神经。

（三）血管和臂丛神经损伤

对位于一侧胸腔顶附近同时又侵及颈部的神经源性肿瘤，由于肿瘤可能侵犯颈胸部重要动、静脉和臂丛神经，手术摘除时如果显露不佳，就有可能造成血管、臂丛神经损伤。必要时，可采用经胸骨"L"形切口加或不加胸锁乳突肌前缘切口充分显露颈胸部肿瘤。对于肿瘤包绕锁骨下动、静脉，臂丛神经者，应注意保护血管神经，避免损伤，力争彻底切除。若有残留，可予以标记，术后行补充放疗。

（四）巨大神经源性肿瘤手术并发症

对于占据一侧大部或全部胸腔的巨大神经源性肿瘤，因广泛粘连或压迫周围脏器，手术切除常较困难，术中危险性极高。术中巨大肿瘤可对心脏、大血管直接压迫而加重循环障碍；肿瘤血供丰富或贴近心脏和大血管，手术分离时可引起不易控制的大出血；手术切除肿瘤后，长期萎陷的肺组织膨胀时易引起复张性肺水肿。手术原则上应将瘤体及包膜全部切除，切口采用胸后外侧切口，必要时可切除切口上下沿的肋骨。以达到充分的术野显露，完整切除肿瘤，有效缩短手术时间，减轻肿瘤对心脏及大血管的压迫。术中注意寻找肿瘤的解剖间隙，如果解剖间隙不清，分离困难者可先行分块切除，迅速降低瘤内压；也可行包膜内快速剥离摘除肿瘤，解除肿瘤的压迫，减少术中渗血；对于贴近心脏及大血管的肿瘤，可从正常心包和血管外膜处解剖，连同心包及血管外膜一并切除；肿瘤累及肺脏无法分离时，应行肺叶部分切除或肺叶切除术；巨大肿瘤摘除后欲将长期萎陷的肺组织膨胀时，一定要注意缓慢、轻柔、逐渐膨胀。

二、胸腺瘤及重症肌无力手术并发症及预防

胸腺瘤的良恶性，主要依赖于术中手术所见，包膜完整者为良性，如包膜不完整侵及心包、胸膜、上腔静脉或邻近脏器，以及有胸内转移、胸腔积液或心包积液者，则为恶性。单靠病理学诊断有时很难鉴别良性和恶性。

胸腺瘤虽然生长相对缓慢，但肿瘤长大可产生压迫症状，而且良性胸腺瘤可恶性变，即使为良性，手术切除后仍可复发，即具有潜在恶性，故胸腺瘤的治疗原则应以手术为主。术中要求彻底切除胸腺组织，包括纵隔内各脏器间的脂肪结缔组织，尤其合并重症肌无力的患者。恶性胸腺瘤手术时要注意术野的保护。常有肿瘤细胞种植而局部复发者，远处转移不多见。

胸腺瘤和重症肌无力的发病有密切关系，胸腺癌患者约有15%并发重症肌无力，而重症肌无力患者约有半数有胸腺瘤或胸腺增生或退化的胸腺残余中含有生长活跃的生发中心。虽然胸腺切除治疗重症肌无力的有效性仍然存在争议，但大多数胸外科医生和神经病学专家对这一方法用于可手术患者表示支持。重症肌无力经胸腺切除治疗，症状好转和完全缓解者可高达80%，而因危象出现而导致死亡者亦不在少数，但对比非手术治疗的结果仍有相当优势。

（一）胸腺瘤手术并发症及预防

1. 术中出血　胸腺瘤位于前上纵隔心底部、心脏与大血管交界处；恶性胸腺瘤向周围浸润粘连使解剖关系不清；肿瘤较大推挤邻近组织器官，使正常解剖关系发生改变；增厚的纤维组织与血管不易辨别，这些都可以造成术中误伤血管引起大出血。对于瘤体较大或粘连

较重的肿瘤，术中可由浅入深，先易后难，逐步分离，先使其松动，再游离瘤体。对于解剖过程中每一纤维条索状组织均应在直视下钳夹后切断，勿盲目钝性和锐性游离，以免损伤血管增加手术困难。若意外损伤血管，需冷静处置，切忌盲目钳夹止血，以免造成更大的损伤，难以控制。可先用纱布或手指压迫出血破口，同时加快输血，吸净积血后，辨别损伤部位和范围，再决定直接缝合或补片修补。若术野暴露欠佳，可尽快切除部分或大部分肿瘤，暴露好术野，再行血管修复。

2. 病灶残留　绝大多数胸腺瘤与左右无名静脉邻近，恶性胸腺瘤往往粘连致密，界限不清，甚至大血管被包裹在肿瘤组织内，彻底切除很困难，易造成病灶残留。术中注意左右无名静脉，前者常和胸腺附着，稍有疏忽就有损伤危险，但左侧无名静脉在无上腔静脉梗阻的情况下可以结扎阻断，影响不大。如果粘连致密可切开心包，内外结合进行解剖。如果肿瘤侵犯上腔静脉，而上腔静脉通畅，血管重建则是可选择性的，亦可考虑行侧壁切除，用心包或补片修复。如果双侧无名静脉和上腔静脉均被累及，则至少要重建一条腔静脉与右心房通道，以防止严重的脑水肿。主动脉的分支大血管要妥善保护，暴露清楚，以免误伤。通过上述处理及小心操作，多可完整切除肿瘤。如果仍有病灶残留，可在行局部处理后，待术后行局部放疗。

3. 切除范围不足　在前纵隔脂肪组织中可能有散在或异位胸腺组织，在正常胸腺中也可能发现有微小胸腺瘤，因此仅仅行单纯胸腺瘤切除，复发率较高。临床中还时常发现单纯胸腺瘤切除术后反而出现重症肌无力的现象，有研究表明这与未完整切除胸腺组织有关。故手术切除范围是上自甲状腺下极，两侧达膈神经，下至膈肌平面，彻底清扫该范围内的所有前纵隔脂肪组织、肿瘤及胸腺组织，从而保证所有可能存在于脂肪组织中的胸腺组织或异位胸腺一并切除。

4. 膈神经损伤　在切除胸腺瘤时可能损伤一侧或双侧膈神经，手术前膈神经的功能要通过术前胸片或胸透观察膈肌上升的位置来估计。术中通过膈神经与肿瘤的关系进行估计，如果由于肿瘤浸润，一侧膈神经可能失去功能，可以将它与肿瘤一起切除，尽力保留对侧膈神经功能。相对于肺门，左侧膈神经较右侧膈神经更靠前，因而在术中更容易被损伤，要注意特别保护。绝大多数患者对膈神经损伤还能忍耐不需特殊治疗。如果膈肌显著突出或矛盾运动，可以实施膈肌折叠术。双侧膈神经损伤很难忍受，患者双侧膈肌功能紊乱需要双侧膈肌折叠术，或气管切开机械通气。

5. 术后乳糜胸　尽管乳糜胸的发生常见于食管切除术和肺切除术，但由于胸导管的畸形、多变及肿瘤的侵袭等原因，胸腺瘤等前纵隔肿瘤切除也有可能产生乳糜胸。切除胸腺瘤等前纵隔肿瘤引起的胸导管损伤多发生在主动脉弓水平，在此处，胸导管走行于左侧颈动脉后面，损伤也可能发生在胸导管汇入锁骨下静脉处。如果胸导管被肿瘤侵犯，或极易出现术中损伤，应预先结扎，而不是存在侥幸心理。术中未意识到胸导管损伤，术后通过引流液外观和对引流液进行乳糜试验检测即可确诊。对于乳糜液引流量不大的患者，在充分良好引流的前提下，给予低脂肪、高糖饮食以支持营养，同时注意保持水、电解质平衡，应用抗生素预防感染等保守治疗，动态观察，有时可以自愈。对于胸导管损伤且引流量较大或保守治疗失败的患者，最成功的办法是早期二次手术结扎胸导管，术前没有必要行淋巴造影来判断损伤的位置，为有利于术中判断损伤位置，可在术前经鼻导管注入牛奶或植物油。另外，在膈肌平面结扎右侧胸导管在绝大多数病例中获得了成功。

（二）重症肌无力手术并发症及预防

重症肌无力手术后除一般普胸外科手术的并发症外，常见也比较特殊的并发症是肌无力危象和胆碱能危象。这两种危象的发生又以前者多见。

1. 手术时机的选择　手术时机如果选择不当也会加重病情，造成严重并发症。一般应尽量选择在患者一般情况改善，病情稳定后手术。术前应特别注意合理使用胆碱酯酶抑制剂，掌握用药规律，以能稳定控制患者症状的剂量为宜。还应使患者了解药物疗效、剂量及服药时间，做到密切配合。肺部感染可诱发和加重肌无力危象，术前应及时合理应用抗生素治疗和预防。

2. 麻醉意外　重症肌无力胸腺切除术的麻醉处理关系到手术安全性和患者术后恢复，应避免因麻醉处理不当而增加术后的处理困难。重症肌无力患者对非去极化肌松剂高度敏感，术中应避免使用非去极化肌松剂。麻醉可选用小剂量新型中、短效非去极化肌松剂，可提供较为满意的肌松条件。也可用短效巴比妥类药做麻醉诱导，再用静脉复合麻醉或并用吸入麻醉剂维持麻醉，禁用箭毒，慎用氯琥珀胆碱、吗啡、巴比妥类等中枢抑制剂。

3. 肌无力危象　该危象在围手术期发生的时间有术后 1 ~ 2 天，亦有长至 20 天以上者，其主要临床表现是瞳孔无明显变化或略变大，患者口腔及呼吸道分泌物减少，咳嗽无痰，有喉舌干燥感，自觉腹胀难受，但体检无腹部压痛，无明显的肌束颤动，心率可明显偏快，将 Tensilon（腾喜龙）10mg 加入生理盐水 10ml，每分钟静脉注射 2ml，上述症状可缓解，患者的呼吸及吞咽能力增强。一旦发生肌无力危象，抢救处理的主要原则是支持呼吸功能，抗胆碱酯酶类药物及激素的应用，其次是预防感染，维持营养，纠正水及电解质、酸碱失衡等。支持呼吸功能的最有效方法是气管切开，人工呼吸机辅助呼吸。早期行气管切开对重症肌无力手术后患者来说原则是宁早勿晚，一旦发生术后肌无力危象，即患者有呼吸无力、胸廓及腹部无明显起伏、发绀、末梢氧饱和度明显下降、咳嗽排痰困难、呼吸道分泌物积聚不能有效清除的状况出现，或合并有休克、循环状况不平稳，有心力衰竭、肺部感染时，即应尽快进行气管切开。不要因寄希望于抗胆碱酯酶的药物能够改善呼吸功能，而延误治疗的时机。同时，人工呼吸机辅助呼吸可使麻痹的呼吸肌得以充分恢复，机体免疫功能得以充分调整，有利于呼吸功能的重新建立。对有术后发生肌无力危象可能性大的患者应加强观察，及时发现并处理。

4. 胆碱能危象　大多数危重肌无力患者抗胆碱酯酶药物的治疗量与中毒量十分接近，故用药应极谨慎，一旦用药过量，即可能发生胆碱能危象。胆碱能危象的表现是患者瞳孔明显缩小，眼泪、唾液、呼吸道分泌物大量增加。体格检查可见有肌束颤动，肠鸣音亢进，心率减慢，如静脉注射阿托品，上述症状可有缓解。如发生胆碱能危象，应即时给拟胆碱药如阿托品，从小剂量开始，初起可给 0.5mg，隔 3 ~ 5min 再给 0.2 ~ 0.4mg，同时减少或停止抗胆碱酯酶类的药物，适当加大肾上腺皮质激素类药量，直至症状缓解。所以在术后应用抗胆碱酯酶药物应小量、适量，长期使用，并持续给少量强的松。术前可置胃管，术后经胃管鼻饲给药是更为安全有效的途径。

三、纵隔生殖细胞瘤手术并发症及预防

纵隔生殖细胞瘤包括良性和恶性两类，起源于没有完成从尿生殖嵴移行的原始生殖细胞。这类病变在组织学上被认为是起源于性腺的生殖细胞瘤。

畸胎瘤是最常见的纵隔生殖细胞瘤，可分为成熟型、未成熟型和恶性3种。成熟型畸胎瘤多为囊性，称之为皮样囊肿；未成熟型畸胎瘤表现各异，含有内胚层、中胚层和外胚层3个胚层的各种成熟或未成熟组织；恶性畸胎瘤一般是由成熟或未成熟畸胎瘤恶变所致。

血清学 AFP 和 β-hCG 的检测有助于鉴别非精原细胞瘤与精原细胞瘤。精原细胞瘤很少产生 β-hCG，且不产生 AFP，而超过 90% 的非精原细胞瘤产生其中一种或两种激素。精原细胞瘤对放疗十分敏感，而非精原细胞瘤则相对不敏感。

生殖细胞瘤的诊断和治疗依赖外科手术切除。对于体积较大或波及周围结构的良性肿瘤，彻底切除有时非常困难。部分切除有助于减轻症状，减少复发几率。而对于恶性畸胎瘤，根据恶性肿瘤的特性，采用适当的化疗、放疗同时结合手术治疗的方案。

（一）手术时机的选择

对肿瘤合并感染者，应先抗感染治疗，待有效控制感染后再手术；对肿瘤破入支气管或肺内者，往往已致肺功能明显受损，并可合并肺脓肿、支气管扩张等，宜在控制感染后再行肿瘤及肺切除；对肿瘤破入胸腔者，如未合并感染，行一期肿瘤切除和胸腔廓清术，如已合并感染，则应行囊肿及胸腔引流，待感染控制后再行肿瘤切除，同时或分期处理脓胸；如肿瘤破入心包腔发生急性心包填塞者应急诊手术，如未合并感染，行一期肿瘤切除和心包部分切除，如合并感染，则先引流，感染控制后再手术切除肿瘤。

（二）血管及邻近器官损伤

纵隔生殖细胞肿瘤往往与邻近器官如心包、肺、大血管和神经等紧密粘连，甚至可破入胸膜腔、心包腔、支气管和肺内，常使正常解剖关系变得难以辨认，术中分离时易误伤。术中应仔细耐心地解剖游离，粘连严重时尤其需要辨明肿瘤与邻近组织结构的位置关系，避免误伤。如果肿瘤与重要器官如大静脉严重粘连，可从囊内清除内容物，保留部分囊壁，残留囊壁可用 2% 碘酊烧灼，破坏其上皮。采用左后外侧切口行肿瘤切除时，如果损伤了无名静脉或上腔静脉，一面压迫止血，一面迅速将患者后仰，向上向对侧延长切口，必要时切断所经肋软骨，并于第三肋间平面横断胸骨，取得暴露后，在直视下进行妥善止血。在未暴露之前，切忌慌乱钳夹，这样很可能会使情况复杂化，增加处理上的困难。

（三）病灶残留

肿瘤较大或与邻近器官致密粘连，甚至包绕大血管时，完整切除肿瘤比较困难，可能造成病灶残留。对于几乎占满一侧胸腔或侵及对侧胸腔的巨大囊、实性生殖细胞瘤，如为巨大囊性肿瘤，可在开胸后先予以穿刺引流或切开肿瘤直接用吸引器吸出瘤内容物，对实性肿瘤可采用分块切除。如术中诊断为恶性畸胎瘤，应将不能切除的肿瘤范围用银夹做好标记，术后行放、化疗。如术中诊断为精原细胞瘤，尽可能切除病灶是上策，如果手术完整切除危险性很大，则不必勉强行完整切除，增加手术的风险，因精原细胞瘤为中低度恶性肿瘤，对放疗和化疗十分敏感，且疗效较好，所以可在术后对肿瘤加行放、化疗即可。

（四）肺不张

术后常见并发症，与巨大肿瘤长期压迫肺组织及术中损伤膈神经造成膈肌功能不良等有关，临床表现包括肺内分流导致低氧血症，免疫反应降低，伴发肺炎和潜在永久肺功能丧失。术中切除肿瘤后充分胀肺，早期消除盘状不张非常关键。后期治疗包括充分止痛，胸部理疗，鼓励患者咳嗽、深呼吸、化痰及抗感染治疗等，必要时行气管切开。

四、胸内甲状腺肿手术并发症及预防

胸内甲状腺肿是指肿大的甲状腺部分或者全部位于胸廓入口以下，其组织类型主要是结节性甲状腺肿或甲状腺腺瘤。临床上把胸内甲状腺肿分原发性和继发性，原发性来源于胚胎期甲状腺胚基离开原基并在纵隔内发育而成，这种情况很少见，约占胸内甲状腺肿的 1%。继发性系甲状腺自身的重力作用，加上胸廓入口以下胸腔负压的吸引使肿大的甲状腺部分或全部向胸骨后坠入而形成。由于胸内甲状腺肿有压迫周围器官，引起呼吸困难、吞咽不适及上腔静脉压迫综合征，同时易恶变等特点，一旦发现胸内甲状腺肿宜早期手术治疗。

（一）喉返神经损伤

喉返神经与甲状腺下动脉分支交叉处到环状软骨下缘平面是甲状腺次全切除术中该神经最易被损伤的区域。术中直接损伤常发生在分离上、下极时在腺体内侧分离过深；分离腺体背面或解剖甲状腺下动脉时，过度向内牵拉腺体而伤及；分离结扎甲状腺下动脉时未靠近颈总动脉而离腺体太近；进行腺体残面止血时钳夹或贯穿缝扎过深。故手术分离甲状腺肿块时应在内外被膜间钝性分离，避免甲状腺背面部分包膜游离切除过多，缝合包膜时避免缝针过深而缝扎喉返神经造成声音嘶哑，术中尽量显露喉返神经，直视下操作，处理明显肿大或与周围粘连严重的甲状腺肿时，因正常的解剖关系已经改变，更应注意，尽量避免盲目钳夹。

（二）术中出血

术中要有效地控制甲状腺的血供。先游离颈部腺肿，后游离胸后腺肿。在颈部血管未处理前不应盲目地以手指伸入胸骨后各方探查，以防撕破血管引起大出血，因为此时锁骨对胸后腺肿表面的静脉起止血带作用，使静脉更为扩张，压力增加，一旦出血，将很快向纵隔流动积聚，难以控制。术中避免损伤颈总动脉、颈内静脉，手术时应随时触摸颈总动脉搏动位置和走行方向，以此为标志判断颈内静脉走行。甲状腺上极动脉供血丰富，处理血管时应先结扎后，再于其上、下各用止血钳钳夹，再行切断，继而上下分别缝扎，以防滑脱造成大出血。甲状腺的上下组动、静脉均应双重结扎并缝合。胸内甲状腺肿其血供主要来自甲状腺下动脉及其分支，极少数系因胚胎期甲状腺胚基离开原基并在纵隔内发育而成，出现迷走性胸内甲状腺，其血供来源于胸内血管，术中应注意异常血管的处理。分离腺体时一定要在甲状腺的内外被膜之间分离解剖。在游离和切除腺体之前应先将大血管牵开后，再逐步一一游离，不宜粗糙盲目钳夹止血。巨大甲状腺肿可将颈总动脉、颈内动脉推移至后外侧，亦可包绕于瘤体后方，在游离和切除瘤体前应先将大血管游离牵开。即使动脉管腔缩窄一半也不影响血供。一旦遇到修补有困难，出血不易控制时，可将一侧结扎止血，术后不会有不良后果。巨大甲状腺肿的血管解剖变异较大，血液循环极其丰富，甲状腺表面静脉增粗，其直径可达 2~8mm，或形成网状静脉窦；动脉增粗并有许多变异分支，而且腺体常与颈部大血管粘连，若处理不当常可造成大出血。两侧叶和峡部巨大甲状腺肿切断峡部时易致大出血，所以应在将两侧叶腺体周围血管处理完毕后，再切断峡部，继而分别切除两侧叶腺体，可以减少来自对侧甲状腺和环甲动脉的出血。腺体与周围粘连严重者，由于牵拉或手指钝性分离不够细致，导致甲状腺表面多处出血，出血凶猛异常，又由于血管壁薄、脆弱，钳夹后依然破裂出血，无法钳夹止血。此时采用压迫止血，并快速输血，出多少快速补多少；并请操作熟练的外科医生参加手术，以加快手术速度，分秒必争，快速切除大部甲状腺后而止血。

（三）误伤甲状旁腺

多因术中误将甲状旁腺切除或甲状旁腺受到严重挫伤，有时为甲状旁腺的血供受阻而发生。表现为患者术后 2～3 天出现手足抽搐症状，轻者有面部或手足的强直或麻木感，心前区重压感，重者还可伴面肌抽搐，出现严重持久手足抽搐的较少。检测可见血钙明显下降而血磷相对升高，尿磷及尿钙含量则均偏低。术中注意切除甲状腺肿时尽量在包膜内或靠近腺体，切除腺体时应尽量保留多一些甲状腺上下动脉内侧附近及气管旁包膜，以防损伤喉返神经及甲状旁腺等，瘤体切除后常规检查其表面有无甲状旁腺，一旦发现需立即移植至残余甲状腺内或颈前肌肉内。一旦临床上出现先兆或抽搐发作时，予以镇静，并立即静脉推注 10% 葡萄糖酸钙 10ml，定时服用钙片及补充维生素 D_2，每天 15 万单位分次服用，2～3 周后每天 5 万单位维持，大部分患者可控制症状。

（四）巨大甲状腺肿处理

如伸入胸骨后 3cm 以内的甲状腺肿，术中将下极向上牵引，手指钝性分离后多能将下极托出切口外。但超过 3cm 以上，用此法完成手术则相当困难。这时不应强行分离，因易撕破胸膜造成气胸或损伤喉返神经、锁骨下动脉及其他大血管等。为减少剔出时出血，可指压术侧颈总动脉于颈椎横突再处理同侧肿瘤，这样出血较少。同时加快输液，并严密监测生命体征变化、吸氧。再行甲状腺包膜"＋"字形切开，将大部分瘤体用刮勺剔出，使术野空间加大。下极残留腺体和包膜一并以缝线缝合后向上牵拉，右手食指从外侧避开锁骨下动静脉，将瘤体向上抵挤，直视下结扎切断下极血管后，均能顺利切除残留腺体，不必作胸骨切开术。由于手指抵挤不易损伤神经及血管，且肿瘤与胸膜间组织较疏松易于分离，故不易损伤喉返神经及锁骨下动静脉。切除腺体时应尽量保留多一些甲状腺上下动脉内侧附近及气管旁包膜，以防损伤喉返神经及甲状旁腺等。

（五）术后呼吸困难或窒息

因创面较大，术后水肿、渗血或出血，均会引起呼吸不畅，术前气管狭窄患者因反复麻醉插管，易使喉头水肿，气管前的操作创伤又加重气管和咽部水肿，从而促使术后呼吸道梗阻。术毕注意放置纵隔引流，有利于创面渗血及时引流，并可观察有无活动性出血。对于术前气管狭窄患者，术后应做好气管切开准备。

（六）气管壁软化

当甲状腺肿巨大时可引起气管壁软化致术后突然窒息，或使拉长气管打折和扭曲致气道梗阻。术中若发现气管壁软化或气管被拉长，为预防术后气管壁塌陷、狭窄、打折或扭曲而发生窒息，可将气管前壁与颈前肌群缝合固定，术后保留气管导管 24～48h 后再拔除。如果气管壁软化较重，则需行气管切开术，保证呼吸道通畅。对有气管移位但无软化或狭窄者，不必作气管切开或悬吊。气管较大的缺损亦可用邻近组织修复，采用带蒂甲状软骨膜瓣修复气管缺损，效果良好。术中保留好带状肌膜，切除肿瘤后，取同侧带蒂甲状软骨膜，连同带状肌一起下移，用甲状软骨膜修复气管缺损。其优点是面积较大，即使大的缺损也可修复；不易坏死；操作较简单；可有效防止气管塌陷。术后常规应用抗生素及纠正水与电解质失衡等综合治疗措施，也是手术成功的重要环节。

（王宇飞）

第十三章

心脏和大血管损伤

第一节 心脏外伤

一、穿透性心脏损伤

尽管迅速的院前转运和立即的确定性救护,穿透性心脏损伤患者在入院前仍有 50% ~ 85% 业已死亡。如能幸存到达医院,经积极处理,其预后则令人非常满意。刀刺伤者尤为如此,有人报道 52 例心脏刀刺伤存活率高达 98%。与之相反,枪击伤的存活率较低,即使在急诊开胸的情况下,存活率也仅 20%。说明遇到这类患者时,不要惊慌失措,更不要轻易放弃抢救机会,而应将患者尽快转运到最近的医疗单位处理。如在急诊室接受这类患者,应立即送至手术室或请专科医生到急诊室施行紧急剖胸术。

1. 损伤机制和部位 除刀刺伤、枪击伤或由飞散物体造成的心脏损伤外,医源性心脏损伤,尤其是近年来用于诊断和治疗心脏病变的心内导管、起搏电极、心脏手术后的测压导管等所引起的心脏损伤病例也逐年增多。

确定心脏损伤的确切位置非常重要。虽然心脏位于胸骨后,但来自肋弓下或背后的创口均可伤及心脏。右心房、右心室位于胸骨的右面并紧靠胸骨,左心室尖在第 5 肋间锁骨中线。刀、钻、冰锥等可对心脏造成低速性损伤,枪击伤则为高速性并可导致更严重的组织损伤。心腔和大血管所占据前胸壁范围的比例为:右室 55%,左室 20%,右房 10%,大血管 10%,腔静脉 5%。所以,右心室受伤的概率远大于左心室,约 42.4%,左心室 32%,右房 15.3%,左房 5.8%,接近 1/3 的损伤累及 1 个以上心腔。冠状动脉损伤约 5%,其中最常见为前降支损伤。单纯瓣膜和室间隔损伤较少。小的心脏穿透伤可能自行封闭或愈合,特别右心室因内压低且肌肉相对较厚,自行封闭或愈合的可能性较大。Karrel 综合 1802 例心脏贯穿伤,伤及各心腔的机会依次为右室 765 例,左室 594 例,右房 277 例,左房 105 例,心包内大血管 61 例。

心脏创口的出血可被坚韧的心包所局限,但如损伤严重,可引起纵隔和胸腔积血。通常心脏压塞有三个典型体征称之为 Beck 三联征,即低血压、心音遥远、静脉压升高。但在心脏穿透性损伤患者仅 60% 存在所谓三联征。其余患者可因为大量失血而出现低血压和低静脉压。

2. 临床表现　心脏穿透伤在临床上有两种不同特征性表现：

（1）心包损伤后血液流入胸腔，形成进行性血胸最终以低血容量性休克迅速致死，此以枪弹伤为多。

（2）如心包裂口不能将心脏创口的出血引流，则形成血心包导致急性心脏压塞，多见于刺伤者。心包囊由纤维结缔组织形成，相对不易扩张。正常时心包囊内有 50ml 液体起润滑作用，当心脏创伤出血形成血块则可将心包创口封闭，形成心脏压塞；如果心包内液体迅速增加到 150～200ml。心脏舒张期充盈受限，收缩压和心排量将明显下降。患者器官灌注不足，迅速发生死亡。

可见心脏压塞一方面可以暂时阻止致命性大出血，另一方面则由于导致心脏血流动力学的改变造成循环衰竭，有报告认为心脏穿透伤伴有心脏压塞存活率可达 73%，否则仅有 11%。

3. 诊断

（1）有枪弹、利器外伤史或心导管检查史等，伤口位于心前区靠近胸骨和剑突附近的上腹部穿透性损伤，均应想到可能伤及心脏。

（2）休克：大量失血或心脏压塞均可导致严重休克，甚至生命体征消失。出血性休克者通常存在明显的血胸。

（3）心脏压塞：典型者出现 Beck 三联征，常伴奇脉，这对诊断心脏压塞非常有用。但许多患者缺乏此征，更为可靠的应是动脉收缩压降低，舒张压正常，脉压变小。中心静脉压（CVP）>15cmH$_2$O 有助于诊断，但低 CVP 并不能排除心脏压塞。

（4）心包穿刺：疑有心脏压塞者，心包穿刺具有诊断和治疗双重价值。紧急心包穿刺则可在危急情况下应用，即使抽出数毫升不凝血也可能救命。具体方法可用大号针头（14或 16）接注射针筒，从剑突下进针，与胸壁呈45°角，尖端指向左肩。可在针尾夹一鳄鱼夹与心电图机相连，当针头触及心肌时可引起心电图的变化，然后将针头稍后退开始抽吸。或在心脏超声引导下进行。但穿透伤所致心脏压塞者约60%患者已有血液凝固，即使有心脏压塞，也有约15%～20%的患者穿刺阴性，当心包穿刺阴性时，并不能排除心脏压塞的存在。如心脏裂口仍在迅速出血，即便抽到不凝血液也并非可靠的证据。如心包穿刺者确定进入心包腔，可经导引钢丝放入一细塑料管持续引流，直到进行更为确定的治疗。也有人主张做心包开窗引流，但一旦心包打开，可能招致心脏大出血，由于暴露有限，很难控制心脏的裂伤，在这种情况下应紧急剖胸止血。

（5）X 线检查：急性心脏压塞时心影并不扩大，但可显示血胸、气胸或胸腔内异物存留。胸透则无必要。

（6）心电图：心电图改变无特征性，即使正常也不能排除心脏穿透伤的可能。

（7）超声心动图：可见心包积液、运动减弱等，开放伤时见到心脏异物有重要价值；在血流动力学平稳的患者中对于诊断心脏压塞很有帮助。Plummer 等对 49 例心脏穿透伤患者进行回顾分析，28 例立即行 UCG 检查，21 例未及时做 UCG，前者存活率为100%，而后者仅 57%。

应该强调的是，心脏穿透伤患者病情危重，绝不允许为求确定诊断而作大量检查，病史和体征是决定紧急手术的最重要依据。

4. 处理　紧急剖胸术是唯一有效的治疗手段。但术前应尽可能迅速畅通呼吸道，积极抗休克，建立大静脉通道。短时间输入大量晶体液，安置胸腔引流管，解除气胸对呼吸的影响和动态观察血胸引流量，确定手术时机；条件许可者可做心包穿刺，作为术前暂时减轻心脏压塞的紧急措施，但不应列为常规。

（1）手术指征：心脏穿透伤伴心脏压塞或严重出血者，均应紧急手术。如心脏停搏或情况危急，不允许送手术室，则应立即在急诊室内剖胸止血。

血流动力学稳定患者，可行较详细检查，如心脏刀刺伤无明显出血或低血压，说明未刺伤全层心肌，可暂不手术，行食管超声检查后决定。

（2）手术操作

1）急诊室开胸手术：目前有很多报道主张对严重心脏创伤患者在急诊室做紧急剖胸，例如 Tarares 等报道 64 例心脏贯穿伤，其中枪伤 42 例，穿刺伤 22 例，共 37 例在急诊室做紧急剖胸，存活 21 例（57%），27 例允许送至手术室作正规剖胸术，存活 24 例（89%），总的存活率为 45/64（70%）。Demetriadea 报道入院的 125 例心脏戳创，在手术室抢救手术者，死亡率 14.4%；在急诊室紧急剖胸者，死亡率 87.5%。总的抢救存活率为 17.1%，作者 1998～2001 年共收治心脏破裂患者 16 例，现场开胸急救 4 例，1 例在行二尖瓣球囊扩张术后出现血压下降，心脏骤停于导管室紧急开胸，其余 3 例在急诊室紧急开胸；直接在手术室开胸 12 例，其中需要在体外循环下修补者 3 例。本组死亡 2 人，均系合并严重多发伤所致，死亡率 12.5%。但目前大多数医院急诊室缺乏应有的设备和人力，在急诊室作紧急剖胸术不易做到，故不宜过分强调。但患者到达急诊室时已无生命体征，仅有心电活动时，应立即气管插管，当检查发现伤口的进出经过心影时，必须考虑就地手术。手术切口根据伤口位置而定。如刀刺伤位于左胸壁应取左侧开胸，但如刀尖利器仍在伤口内，则应在打开心包后再取出。如枪伤在左边可能造成右侧血胸，则应取正中切口暴露所有心腔。现在许多创伤医生喜欢取跨中线的双侧剖胸切口，有利于全心、肺门、腔静脉及胸膜腔的暴露和止血。

一旦术野暴露，立即切开心包解除心脏压塞，用手指压迫心脏裂口控制出血。同时电击除颤使心脏复跳。必要时可经主动脉根部直接注射肾上腺素。通过右房或右室可直接注入大量液体扩充容量。除了指压止血，也可采用 Foley 导管插入伤口，膨胀气囊压迫止血。对于右心损伤者 Foley 导管尚可作为扩容的通道。大多数心室损伤可用带垫片无创缝针单纯褥式缝合成功修复。心房创口先用无创鼠齿钳钳夹，再用 3-0 或 4-0 聚丙烯线连续来回缝合。腔静脉损伤则需要更为复杂的外科技术，应立即转送到手术室处理。

2）手术室开胸：对于病情许可送到手术室或急诊室开胸后无法处理的复杂心脏损伤均应在条件完备的手术室内，由经验丰富的心胸外科医生处理，诱导插管麻醉应非常小心，因为正压通气和中度心脏压塞均可造成严重静脉血回流减少，迅速引起血流动力学恶化。在这种情况下，应先消毒皮肤和铺好手术巾，以便迅速进胸止血。

手术径路可取左前内第 4 肋间切口或胸骨正中切口，前者进胸快且不需特别器械，但对右侧心腔暴露差；后者目前被广泛用于各种心脏穿通伤。大多数简单损伤不需体外循环，自体血回输却显得非常必要。估计损伤严重者，应备好体外循环设备，或做好经股动脉转流准备，一旦发现破口较大或偏后不易修补时，可迅速建立体外循环，在心肺转流下修复。

一旦切开心包，手术者应迅速吸去积血；以手指压迫心脏破口，用丝线或合成线间断缝合。带 Teflon 垫片缝合可防止心肌撕裂（图 13-1②，③），对于大血管或心房裂伤，可使用无创侧壁钳控制出血，然后间断缝合（图 13-1①）。如损伤邻近主要冠状动脉，则缝线自该冠脉下方穿过，以免阻断冠脉血流（图13-1④）。如指压不能控制出血则应肝素化。尽快在体外循环下完成修补创口。冠状动脉小分支及其末端损伤可予结扎（图13-1①～⑤）；近端损伤则需行搭桥手术（图13-1⑥）。心脏穿通伤除累及心脏及冠脉，尚可累及瓣膜或室间隔。统计发现动-静脉瘘或心内分流发生率约5%，分流量常发生在左、右心室水平，也可见于心房水平、主动脉-腔静脉、主动脉-肺动脉、冠状动脉-心腔。大多数分流杂音不易在急救中发现，如听到杂音则应行心脏超声探查，以明确损伤部位。

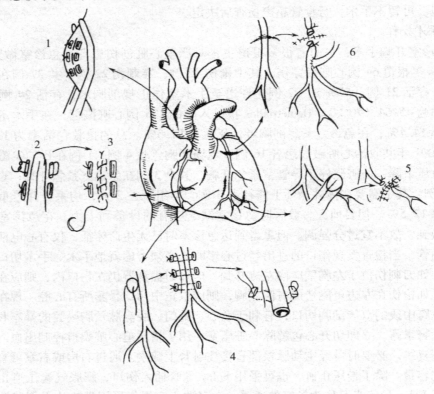

图13-1 各种心脏损伤的修补方法

如果可能的话，可于术中主要损伤修复后进行食管超声探查，以发现可疑的心内结构损伤。所幸的是许多心内损伤并不影响患者血流动力学。急救的第一目标是使患者度过急性损伤期，仅当心内损伤威胁患者生命或严重影响血流动力学时才争取在急诊手术时一并修复。有些心内损伤可能在初期心脏损伤修复后变得明显起来，因此在患者出院前后应反复仔细作心脏检查以防疏漏。小的室缺（左-右分流<1.5：1）可能无须手术而自动闭合，大的室缺则应采用常规体外循环下行手术修补。

枪弹伤可能导致异物在心包、心室壁、心腔内残留，引起栓塞、感染性心内膜炎或侵蚀心腔及血管。锐器等物体插入心脏并随心脏跳动时，不可盲目拔出，以防引起大出血立即死亡，要在开胸后并准备好缝合前再拔出插入物。通常下列异物应手术予以摘除：①大的弹头；②导致患者出现症状的异物；③位于左侧心腔的异物。术前应精确定位、术中也可使用心超帮助定位，Symbas指出无症状患者心内小的弹片可不予取除。

取除异物时应注意下列问题：

（1）有时弹片甚至子弹头等物，偶或可存留在右心房（右心房的小破口已暂时被血凝块堵住不出血），开胸后如明确这一情况，则比较简单，可用手指捏住异物，并将其推移到右心房在此处作一荷包缝合，局部作一小切口，取出异物后结扎荷包缝合。

（2）若为右室内的异物，则必须在体外循环下取出。而在手术当日患者进入手术室前，必须再摄一胸部 X 线片，以便发现异物是否已经移位，如已经移至主肺动脉内，则切开主肺动脉取出。所以在体外循环下，检查取除异物的心脏部位切口各异。

全身多发性创伤的患者使用体外循环应视为禁忌。在这种情况下可暂时阻断上、下腔静脉 2～3 分钟，以允许有一个干净的手术野，使手术者能够精确地放置缝线控制出血。如胸廓内动脉损伤出血，可予结扎。肺的损伤也应同时缝合。短时间阻断严重低血容量患者的降主动脉，可为心脏和大脑提供暂时有效的循环。

5. 结果　迅速有效的治疗使刀刺伤患者存活率达到 80%，而枪弹伤则明显较低，主要依赖于伤势的严重程度、入院时全身情况和伴发损伤，存活率约为 40%。存活者可能出现明显的精神异常，Abbott 等研究 20 例存活的心脏穿通伤患者全部有心脏方面主诉，而应激试验显示 90% 正常，但仅 40% 患者恢复工作。

二、闭合性心脏损伤

在外伤致死患者中，心脏损伤是最易被忽略的内脏损伤，可被其他器官的严重损伤所掩盖。在车祸死亡中，有 15%～75% 伴有心脏损伤。故所有钝性胸部创伤均应考虑有心脏损伤的可能。

当心脏受各种外力作用（如高速车辆相撞或高处坠落引起的减速，胸部直接受击或挤压）被压于两个物体之间（如胸骨和脊椎）或心脏向前撞击胸骨或心室内压突然升高均可能造成心肌挫伤、心脏破裂、室间隔破裂、瓣下结构损伤、冠状动脉裂伤等。有统计表明约80% 的空难罹难者均有心脏损伤。

1. 心肌挫伤　所有因钝性暴力造成的心脏损伤，如无原发性心脏破裂或心内结构损伤均称为心肌挫伤，约占严重胸部钝伤患者的 25%。这类损伤往往并不致命，但常被忽视，因此本症在临床统计上显示的发生率与仔细认真地检查成正比。

（1）病理改变：心肌挫伤一般是由相对较轻的钝性暴力所造成，往往心肌表现为弥漫性病理改变，从心外膜或心内膜可见小的出血灶到广泛性的挫伤灶，亦可为轻度水肿至明显的坏死。组织学改变与心肌梗死相似，但挫伤区与周围正常组织分界非常明显。放射核素血管造影示右室前壁是最易招致挫伤的部位。

心肌挫伤易发生心律失常，可能与下列因素有关：

1）来自心肌过度伸长的异位起搏点；

2）由于损伤电流的存在，常可成为一个异位起搏点，导致正常心肌与受伤心肌之间的折返；

3）局部传导系统缺氧。

心肌挫伤后常有心排出量减少，如无心脏破裂或不可逆性心律失常，大多数患者可存活。

（2）临床表现：心肌挫伤患者可以从无症状、胸前区疼痛到类似于心绞痛的症状，但不能被扩血管药缓解。广泛心肌挫伤引起心功能明显下降者可产生类似心源性休克的症状。常有不同类型的心律失常，心动过速而无其他明显损伤提示心肌挫伤，前胸壁擦伤和胸骨骨折均提供补充证据，其他的非特异症状有恶心、呕吐、心悸等。

（3）诊断：

1）有闭合性心前区外伤史。

2）心前区或胸骨后疼痛，无严重合并伤而伴有明显心动过速、低血压、呼吸困难等症状。听诊可有心音改变，如奔马律或心律不齐等。

3）心电图异常可在伤后短期存在，也可延迟到伤后 12～24 小时，这取决于心肌挫伤的程度，Q 波异常与急性心肌梗死相似。也可有 ST 段移位、T 波低平或倒置、房性或室性期前收缩。

4）X 线检查：对心肌挫伤本身诊断价值不大，但可排除心包腔内积血、积气或其他胸内损伤。

5）血清酶检查：心肌挫伤后多种血清酶均可升高，较有诊断价值的有乳酸脱氢酶同工酶 LDH1 和 LDH2、CPK－MB。有人报道当 CPK－MB＞8% 和 LDH1、LDH2 显著升高时，应高度怀疑心肌挫伤，但也有人认为酶学指标相对不敏感和缺乏特异性。有研究发现，肌钙蛋白 T（cTnT）在心肌挫伤后 4 小时即开始上升，持续至伤后 24 小时更为明显。因而认为 cT-nT 具有血中出现早、灵敏度高、特异性高、持续升高时间长等特点，更具有诊断价值。有报道认为，当 CPK－MB≥200μg/L 时具有诊断价值；当 TnT≥1μg/L 时可作为诊断标准。

6）放射性核素扫描：放射性核素血管造影（radionuclide angiograhy，RNA）和节段性左室壁活动检查是目前探明心肌挫伤的有效方法。原来健康者受伤后发现左、右室射血分数下降和左室节段性室壁活动异常应高度怀疑透壁性心肌挫伤。Harley 指出心电图和血清 CK－MB 并非外伤性心肌损伤的良好指标，其判别预后的价值不大，而首次通过放射性核素血管造影和节段性左室壁活动检查乃探明钝性心肌损伤的有效方法。他报道了 74 例胸部钝伤，心电图明显异常者 21 例（28%），其中最常见的是缺血改变共 11 例。CK－MB 升高 6 例（8%），其中仅 2 例有心电图改变。而 RNA 显示心肌功能障碍者则达 55 例（74%）。

因此，RNA 和节段性左室壁活动测定乃胸部钝伤后心肌功能障碍的灵敏指标，但其对严重创伤的特异性尚有待进一步研究。

7）超声心动图：有人推荐入院 24 小时 CPK－MB 值大于 5% 的患者应行超声心动图检查。发现心包渗出或游离壁运动异常可作为诊断证据。

（4）处理：一般来说除非伴有心肌破裂或发生缩窄性心包炎，心肌挫伤不需要手术治疗。

主要措施包括：①疑有心肌挫伤者，应连续心电监护 48～72 小时，适当使用镇静剂，补液速度要慢，以免引起心力衰竭；②及时处理心衰和室性心律失常；③偶然有的患者需要正性肌力药物，或暂时需要主动脉内球囊反搏维持心排量和使用起搏器治疗传导障碍。

（5）预后：心肌挫伤的预后类似于心肌梗死，如涉及范围小，极少发生死亡。中等范围挫伤或伴有左前降支损伤则会发展成巨大左室室壁瘤。大范围心肌挫伤可能造成早期死亡。

2. 心脏破裂　钝性伤引起的心脏破裂，过去较少受到重视。近年来由于对创伤患者院前急救和运送的进步，钝性心脏破裂救治存活者较前增多。因为钝性伤心脏破裂常合并其他多种明显的损伤，因而不及贯穿性心脏损伤那样容易诊断。

闭合伤引起的心肌破裂常迅速导致死亡，多在尸解时才发现。有人报告546例非穿透性心脏损伤的尸解中，有64%死于心脏破裂，主要死亡原因为难以控制的出血或心包压塞。

（1）损伤部位及机制：四个心腔受损概率几乎相等。心包未破裂者，由于心包积血及进一步压塞可阻止大出血，患者有可能生存到达医院，而心包破裂者则迅速死亡。

（2）临床表现及诊断：心脏破裂可发生于受伤后即刻，也可发生在伤后数天，可能非常局限。主要表现为颈静脉怒张、心音遥远、低血压典型的Beck三联征，合并心包破裂者三联征不明显，表现为持续性胸腔内出血，严重休克或生命体征迅速消失。

X线检查：可有心影扩大不明显或胸腔积血、心包内积气。

ECG检查：可能有心脏压塞表现，尤其是TEE能常规较安全地用于诊断胸部闭合伤后的心脏伤。

CT检查：可示胸骨骨折及心包积液，CT检查增强扫描可见造影剂漏出，对心包压塞有很大帮助。特别是严重创伤患者，因不能站立只能仰卧位摄片，并可能同时存在广泛性皮下气肿、气胸、血胸和肺损伤，胸片无法准确判断，而CT就能直观准确地显示。在严重创伤和复合伤时，CT可不移动患者即可进行其他部位扫描。

但这类患者的诊断主要依靠病史和体征，一切辅助检查均可拖延抢救时间，从而危及患者生命。

（3）处理：毋庸多言，只有紧急手术才有抢救成功的希望。因此应毫不犹豫地开胸手术。

开胸心脏复苏，能确切、有效地增加冠脉流量和脑血管灌注量，提高心脏复苏成功率。对于严重的心脏穿透伤及由于心包压塞所致的心搏骤停者，急诊室或现场开胸可赢得抢救时间。有报道64例心脏贯穿伤，37例在急诊室做紧急剖胸，存活21例（57%）。作者近年来收治心脏破裂患者16例，其中紧急开胸共4例。1例术中发现右室挫裂伤并广泛肝挫裂伤，出血难以控制死亡，其余均痊愈。其中1例为风湿性心脏病二尖瓣狭窄患者，入院后行二尖瓣球囊扩张术，术后5分钟诉头晕，随即血压下降到0/0 mmHg，呼吸心跳停止，经抢救7分钟后意识恢复，在心导管室当场紧急开胸，见心包压塞严重，切开心包有大量血液涌出，心脏复跳，因探查心脏破口困难，以纱垫压迫后转入手术室。术中见左房与左上肺静脉交界处有0.5 cm裂口，给予修补，术后6小时意识恢复。

心脏破裂者病情严重，一旦确诊应紧急手术。手术入路以左胸前外侧切口最常用，估计损伤严重者，亦可经正中切口进胸，并备好体外循环设备，或做好经股动脉转流准备，一旦术中破口较深或偏后不易修补时，可迅速建立体外循环，在心肺转流下修复。切开心包，手术者迅速吸去积血，以手指压迫心脏破口，用丝线或合成线间断缝合。带Teflon垫片缝合可防止心肌撕裂，对于大血管或心房裂伤，可使用无创侧壁钳控制出血，然后间断缝合。如损伤临近主要冠状动脉，侧缝线自该冠脉下穿过，以免阻断冠脉血流。作者曾遇到1例胸部钝伤患者，术前诊断心包压塞，术中见心包张力极大，打开心包后大量血液涌出，心脏骤停，由于破口位置深且破口大，一面堵塞破口，一面心脏按压，同时紧急建立体外循环进行修补，术后患者恢复良好。在心脏破裂修补时有两个问题值得注意：低血压和室颤。一旦出血被控制或明显减少，手术者应停止操作，使麻醉师有时间补充血容量，纠正酸中毒。发生室颤后，在除颤前可有30秒的时间进行缝合等操作。术中应注意自体血回收。我们采用cell－

saver 设备将自体血回收，不仅节约血源，更重要的是可减少输血并发症，效果良好。

3. 室间隔破裂　通常发生在闭合性胸部损伤的即刻，可于心前区听到室间隔缺损的典型杂音。小的破裂，患者血流动力学状态保持良好，如裂口较大则不可避免出现肺静脉高压的症状和体征，心排量下降。

除非室间隔破裂较小，患者无临床症状，其余患者都有明显的手术修补指征。但患者术前应尽可能控制和改善全身及心衰情况，如伤后早期血流动力学平稳，则尽量延至 8～12 周手术，以保证裂口边缘肌肉能承受一定的张力而良好愈合。

4. 房室瓣及主动脉瓣破裂　房室瓣、腱索或瓣叶的破裂也发生在闭合性胸部损伤的即刻，最常见的是三尖瓣伴有一支右冠状动脉心室支的损伤。开始临床表现易被忽略，可能数周后才出现典型症状、体征而确诊。其次三尖瓣瓣下结构损伤较少见，如果发生，患者表现突然肺静脉高压、肺水肿。偶有二尖瓣关闭不全进行性加重，患者 24 小时内死亡。主动脉瓣破裂更为少见，两个瓣叶的损伤将导致急性肺水肿，亦可在经历一个明显无症状间隙后，临床症状逐渐加剧。

房室瓣或主动脉瓣破裂几乎均产生关闭不全，主张积极手术治疗。三尖瓣破裂最好延至伤后 8～12 周手术，二尖瓣、主动脉瓣破裂常需紧急手术。

三、心包破裂

心包的外伤性破裂者，因常并发其他严重创伤，故过去很少活着到达医院，但目前有的可以救治存活。心包破裂后可以引起严重的并发症，故应予注意。

Clark 报告外伤性心包破裂 10 例，3 例存活。该报告综合了共 142 例心包破裂患者，其中合并心脏伤 40 例，主动脉损伤 4 例，共存活 99 例，这一结果是十分令人鼓舞的。该组病例中半数为左侧胸膜心包撕裂，而膈面心包、右侧胸膜心包以及上纵隔心包的撕裂则少见。常合并心脏或左半膈肌的损伤，心包损伤常在手术探查其他病变时发现。心包破裂时，大多数应作修补，以预防心疝。

Cavanaugh 报告 1 例因飞机失事引起的胸部钝伤，发生了左侧胸腹心包的破裂，裂口巨大，心脏完全脱位入左胸腔，经手术证实修补后，情况良好。

钝性胸部伤引起心包破裂和心疝是少见的，根治性全肺切除术，做心包内结扎肺血管或造成心包缺损者，亦仍可在术后早期发生心疝。心疝的早期诊断十分重要，以便于及时紧急手术。根据胸片往往可以诊断，其要点为心影和膈肌分开，心影有不正常的切迹。腔静脉造影可确诊及提供更好的解剖细节。

心包破裂本身一般并无妨碍，主要是引起心疝以致急性循环障碍，故应重视心疝的诊断。心疝而无循环障碍时，仅有的体征为不能触及心尖搏动，叩诊时心浊音界移位。循环障碍时则出现心排血量减低、CVP 升高、奇脉，心电图示电轴移位、心肌缺血，胸片示心影移位，心室呈水平位。必要和可能时需作心血管造影。应与充血性心衰、心脏压塞鉴别。

（李　征）

第二节　胸内大血管损伤

无论闭合性或穿透性胸部损伤均可伤及胸内大血管，包括主动脉及其三大分支，肺动脉、静脉和腔静脉。闭合性损伤常见于胸部挤压伤和高处坠落伤，以主动脉峡部破裂多见。穿透性损伤则可发生在大血管的任何部位。

一、诊断步骤

（一）病史采集要点

（1）致伤原因、时间和地点；暴力作用部位、方式（直接或间接）。

（2）伤后表现：主要症状（胸痛、气促、咯血、口渴、神志改变）；病情演变的缓急。

（二）体格检查要点

（1）全身情况精神、呼吸、脉搏和血压；尤其注意双上肢和下肢血压、脉搏与背动脉搏动的差别。

（2）局部情况：胸壁软组织损伤情况；有无合并胸骨或肋骨骨折；有无大量血胸。

（三）辅助检查要点

（1）实验室检查：血常规，尿常规，肾功能。

（2）胸部 X 线：可了解有无纵隔影增宽、主动脉结模糊、气管受压移位、血胸。

（3）螺旋 CT：明确外伤性胸主动脉瘤的性质（假性或夹层）、范围、与周围器官的关系。

（4）经食管超声心动图（TEE）有助于诊断。

（四）进一步检查项目

（1）逆行胸主动脉造影：可明确诊断，并进一步了解主动脉弓的各个分支损伤情况。

（2）手术探查：以上检查不能明确诊断或病情急重难以实现，均需手术探查明确诊断。

二、诊断对策

（一）诊断要点

1. 病史　有明确外伤史；伤后胸背部痛、气促、咯血、休克等表现。

2. 体格检查　双上肢、下肢血压或脉搏改变；血胸或 Beck 三联征象。

3. 辅助检查　胸部 X 线、螺旋 CT、TEE 有阳性发现。

（二）临床类型

1. 胸主动脉伤　好发于相对固定的主动脉弓和相对活动的降主动脉近段之间的主动脉峡部。主动脉全层破裂者，多当即死亡。如主动脉内膜和中层破裂，外层或周围组织仍保持完整，则可形成主动脉夹层或假性动脉瘤。体征上可有双上肢血压和脉搏增强，双下肢血压和动脉搏动减弱。胸部 X 线示纵隔影增宽、主动脉结模糊、气管受压移位、血胸。TEE MRI、多排螺旋 CT 较为实用。主动脉造影可明确诊断。

2. 升主动脉及主动脉弓分支损伤　升主动脉损伤多发生在升主动脉根部和无名动脉起始部。心包内升主动脉破裂可引起急性心包填塞，难与心脏伤区别。于无名动脉起始部损伤的诊断要点是：胸部 X 线示同侧上纵隔影增宽，同侧桡动脉和（或）颈动脉搏动减弱或消失，并有内出血征象。确诊靠 TEE MRI、多排螺旋 CT 和逆行主动脉造影。

3. 肺门大血管损伤　多数为枪伤，表现为气促、咯血、大量血胸、休克。若肺静脉有气栓进入，患者可突然出现偏瘫和（或）室颤。

4. 腔静脉损伤　少见，常致心包填塞或血胸，需手术探查明确。

（三）鉴别诊断要点

心脏伤：升主动脉、腔静脉在心包内破裂，均可致急性心包填塞，术前往往诊断为心脏伤。手术探查可明确诊断。

三、治疗对策

（一）治疗原则

已明确的胸内大血管损伤，不论类型，均需手术治疗。高度怀疑者亦应积极手术探查。

（二）术前准备

严密监护，做好应急准备：配血和建立静脉通道，积极抗休克治疗。

（三）手术治疗方案

1. 手术指征　①已明确的胸内大血管损伤，不论类型；②疑诊主动脉破裂，伴失血性休克。

2. 手术时机　①循环尚能稳定，积极完善主动脉造影等辅助检查，明确病变性质、范围后手术；②循环不能稳定，急诊手术。

3. 手术方法　①直接缝合法：适用于小的主动脉裂口或多数腔静脉裂口。全麻后，多采用左后外侧第 4 肋间切口进胸，探查找到出血口，指压止血后缝合；②直接阻断血流缝合法：若能用侧壁钳夹闭主动脉裂口或动脉瘤基底部，可直接缝合，或切除动脉瘤后补片修补缺口。预计主动脉阻断在 30min 以内，可游离破口上下端主动脉，套带或上无损伤动脉钳，临时阻断动脉血流后缝合裂口。注意，阻断时用硝普钠予控制性降压，以减轻左心后负荷、防止近段高血压脑水肿或出血；另外，降压要适度，维持上肢血压略高于平时水平，以保持有效的上、下半身侧支循环；③外转流下修复法：预计主动脉阻断超过 30min，应用某种近、远段转流法，以防主动脉阻断期间出现脊髓和肾缺血性损伤。一般静脉肝素化（0.5 ~ 1mg/kg）后，近、远段均用体循环的主动脉插管，连以口径 > 7.5mm 的塑料导管（注意管内充满肝素液，以防开放血流前发生凝血）；④左心转流下修复法适用于严重的主动脉损伤或更复杂的胸主动脉瘤手术，多需人工血管移植，并采用低温技术；⑤其他：肺门大血管损伤后一般修补困难，通常需切除远侧肺组织。

4. 手术方法评估　手术方法应视伤情而定，尽量简单有效。需要时应用转流技术，有利于保证脊髓和肾脏的灌注，减少术后截瘫和肾损害发生率。

5. 手术方案选择（如上所述）。

四、术后观察及处理

1. 一般处理　术后常规放置胸腔引流管，按心血管外科常规护理。穿透性损伤者应用破伤风抗毒素。对应用人工血管移植者，术后 1 ~ 2 天即开始常规抗凝治疗。

2. 并发症的观察及处理　术后出血；感染；使用转流技术者注意有无截瘫、肾功能不全、脑栓塞等并发症。

五、疗效判断及处理

手术效果确实，裂口修补后循环稳定是最重要的判断指标。

六、出院后随访

出院时带药；定期检查项目与检查周期；定期门诊与取药；出院应当注意的问题。

七、预后评估

约33%的胸主动脉伤于伤后24小时内死亡，2周后死亡者高达80%，多死于大出血，仅10%～20%能进院治疗。经手术修复者，有9.9%截瘫发生率，与转流和主动脉阻断时间有关。年轻患者术后恢复明显好于老年患者，可能与各个脏器（心、肾、脑等）对长时间缺血耐受性有关，因此有认为老年患者手术治疗应偏保守。

（李　征）

第三节　心脏和大血管异物

心脏和大血管异物存留通常是火器伤所致，也有少数刃器或异物沿周围静脉被血流带到心脏者。异物可位于心包腔或心腔内，也可嵌入心肌和大血管壁。心脏和大血管异物存留对患者可能引起心肌和（或）大血管溃破、感染和栓塞，也可造成患者严重的精神负担。

一、诊断步骤

（一）病史采集要点

（1）受伤史；

（2）伤后内出血、休克、心包压塞表现；

（3）亦可体检胸部 X 线发现。

（二）体格检查要点

有无穿透性心脏伤；亦可无阳性体征。

（三）辅助检查要点

（1）胸部 X 线：确诊和定位。

（2）超声心动图：亦有助于确诊和定位

（四）进一步检查项目

手术探查明确异物性质。

二、诊断对策

（一）诊断要点

受伤史；伤后内出血、休克、心包压塞或无症状；胸部 X 线和超声心动图发现异物。

（二）临床类型

（1）嵌于心脏和大血管壁或部分进入心腔或大血管异物。

（2）心腔内异物。

（3）心室内深部异物。

（4）刃器插入心脏或大血管，异物一端尚露体外。

（三）鉴别诊断要点

心包外的胸内异物，主要靠胸部 X 线和超声心动图定位明确。

三、治疗对策

（一）治疗原则

对心脏异物，多数意见是：大的异物、心腔内异物、心包内异物、部分埋藏于心肌内的异物，应予去除；完全位于心肌内的小异物则无需手术处理。对大血管异物，即使是邻近大血管的异物，均应积极手术摘除。

（二）术前准备

有症状者，应对症处理，如积极抗休克治疗，并做好急诊开胸手术准备；无症状者，按一般择期心脏手术准备。另外，为防止异物游走可能，应准备术中胸部 X 线或超声心动图检查，再次定位。最好在杂交手术室内完成该手术。

（三）治疗方案

1. 非手术治疗　适用于完全位于心肌内的小异物。在外伤早期，可按心脏伤常规处理；注意监测生命体征，定期胸部 X 线和超声心动图检查，了解异物有无移位或影响。

2. 手术治疗　①手术指征：如上所述；②手术时机：一般在急诊处理心脏和（或）大血管伤时，应同期摘除异物。单纯心脏异物若对血流动力学无明显影响，或对生命无重大威胁，则可择期手术摘除，多主张伤后 1 周左右（待创伤急性反应期后），以免日后发生严重并发症（如大出血、感染、异物移位和伤及其他组织结构等）；③手术方法：多采用胸骨正中切口。对嵌于心脏和大血管壁或部分进入心腔或大血管异物，先沿异物旁做好止血的褥式或荷包缝线，摘除异物后即可缝合伤口。心腔内异物位于心房者，可经心耳荷包缝线中切口示指探查位置后，以钳夹取异物；若异物较大或于心室内，则可示指将异物顶至心房或心室壁，再在房或室壁上荷包缝合后开口取出。对心室内深部异物，一般需在体外循环下，直视取出异物。对有尚露体外异物端的，应开胸做好止血措施后摘除异物，切忌轻易拔出；④手术方法评估：根据伤情选择方法，尽量简单、安全为宜；⑤术方案选择：如上所述。

四、术后观察及处理

1. 一般处理　术后常规放置心包及纵隔引流管，按心脏术后常规监护。常规使用抗生素、破伤风抗毒素。

2. 并发症的观察及处理　术后出血；心包压塞；心律失常等。

五、出院后随访

出院时带药；定期检查项目与检查周期；定期门诊与取药；出院应注意问题。

六、预后评估

心壁或心腔异物摘除后对心功能影响小，预后较好。但异物可能引起感染，应注意常规抗感染足疗程。

（李　征）

第四节　主要大动脉损伤

一、四肢动脉损伤

1. 概述　四肢动脉损伤在血管损伤中最常见，约90%发生在一侧肢体，战时下肢血管损伤多见，平时上肢多见。二战时主要采用血管结扎治疗肢体血管损伤，腘动脉损伤截肢率高达73%，Hughes 和 Spencer 在朝鲜战争期间采用动脉修复重建术，经多年努力，美国肢体血管损伤截肢率降低到10%～15%，然而，仍有20%～50%病例由于合并骨折、神经损伤等原因，疗效不尽如人意。

2. 临床表现和诊断　肢体血管损伤主要表现出血（搏动性或大量涌出）、血肿、远端肢体缺血、外伤性动静脉瘘或动脉瘤、休克或合并神经损伤和骨折等。临床表现结合无损伤血管检查是诊断肢体血管损伤常用手段，短期观察（12～24小时）也是诊断一方面，当踝肱指数＜1.00，动脉搏动在休克纠正后仍减弱或消失，行动脉造影。

3. 治疗

（1）保守治疗

1）指征：低速率损伤；小于5mm的动脉壁破裂，内膜损伤或假性动脉瘤；小的内膜斑片；远端肢体循环完整；无活动性血肿；患者生命体征平稳。

2）原则及方法：密切随访动脉损伤程度，包括节段性测压，彩超或动脉造影，约90%符合指征的保守治疗病例痊愈。

（2）腔内血管治疗

1）指征：低速的动静脉瘘；假性动脉瘤；非主干动脉的活动性出血。

2）原则及方法：应用钢圈、羊毛卷或涤纶作栓塞剂，穿刺或切开股动脉，导入5～7F导管鞘，置入导管至需要栓塞部位，送入栓塞材料。如果5min后仍有血流，再栓塞一次。钢圈应通过动静脉瘘口到达静脉端，栓塞瘘口，而动脉仍保持通畅。如不能成功，可把钢圈放在动脉侧的瘘口，选择钢圈大小应恰当，以免血流冲击造成远端动脉栓塞。同样通过导鞘可把带膜血管支架置入血管内，治疗较大的动静脉瘘、假性动脉瘤。随着技术成熟和经验积累，腔内血管支架治疗肢体血管损伤将更普遍。

（3）手术治疗：单纯结扎肢体主要血管截肢率高，在保证生命体征平稳的前提下，以血管重建为主。

4. 手术关键操作方法

（1）消毒范围：除受伤整条肢体外，包括对侧肢体，以备取自体静脉。

（2）切口：采用沿受伤血管上的纵切口，近远端超过受伤部位达正常组织，超越关节的切口应取S型，以免日后瘢痕收缩影响关节功能。

（3）控制血流：显露受伤部位血管前应显露受伤血管的近心端、远心端，用无损伤血管钳控制血流。特殊部位受伤血管（如腋动脉或锁骨下动脉）近端血流不易控制，从肢体远端正常动脉置入导鞘，在荧屏监视下，把气囊导管放置在受伤血管近端，充起球囊可暂时阻断血流。有时受伤血管近端置气囊止血带也可减少手术出血。

股总动脉显露：腹股沟韧带上纵行切口，切开皮下组织后，剪开股动脉鞘即可显露。沿股动脉鞘向上或向下剪开筋膜和血管鞘即可进一步暴露股动脉；显露上部股动脉时，在阔筋膜表面有股神经前皮支，动脉前方有隐神经，后方有股静脉，注意勿损伤。

腘动脉显露：膝后方入路适用于单纯腘动脉损伤，合并有其他部位损伤时可用膝内侧方入路，便于其他部位损伤的处理和呼吸循环的管理，腘动脉在膝后方较表浅，切开皮肤和皮下组织，打开筋膜即可显露腘动脉，膝内侧切口需沿缝匠肌前缘纵行切开，将半膜肌、半腱肌肌腱 Z 形切断，拉开腓肠肌内侧头，分离腘窝后的脂肪组织，暴露腘动脉，用电刀切断比目鱼肌附着于胫骨处，拉开肌肉可进一步显露远端腘动脉。

肱动脉显露：沿上臂肱二头肌内侧缘切口，切开皮肤和浅筋膜，显露肱二头肌并把该肌肉拉向外侧，在肱二头肌内侧沟处显露肱动脉，切断肘关节的肱二头肌腱膜，显露远端肱动脉，沿动脉鞘向上剪开腱膜，进一步暴露近端肱动脉。

（4）清创受损血管，动脉损伤可用侧壁缝合、补片移植、端端吻合、间置血管移植或动脉旁路等方法，移植物首选自体静脉，可取对侧未受伤肢体大隐静脉通畅率高。当自体静脉不可得、不够长或与损伤血管明显不匹配时，可用人工血管，常用材料为膨体聚四氟乙烯（ePTFE）。与其他人工血管相比有一定的抗感染能力。人工血管用于膝上动脉重建时，通畅率可与自体静脉媲美，用于膝下动脉重建通畅率差。

（5）局部受伤或污染严重软组织大量缺如，可行解剖外动脉旁路术，移植物最好用自体大隐静脉，对污染相对较轻且经充分清创后的膝上动脉重建也可用人工血管。

（6）用 5-0 或 6-0 无损伤血管缝线缝合血管，人工血管吻合后应无张力、无扭曲、无狭窄，并用有生机的组织覆盖，如软组织大量缺如，可用转移肌皮瓣覆盖。

（7）术中彩超或动脉造影评价远端输出道，及时处理残留血栓、动脉痉挛等问题。

（8）术中应用肝素、超氧化物歧化酶等抗氧化剂能降低肢体再灌注损伤；术中应用扩血管药物，减少远端肢体血管痉挛。

5. 手术可能遇到的问题和处理方法

（1）尽量重建肢体血供，避免单纯动脉结扎术，减少截肢率和术后并发症。

（2）术中用 Fogarty 导管取近、远端损伤动脉内的血栓，不能过度充盈导管球囊，以免内膜损伤后血栓形成或引起血管痉挛；用肝素盐水冲洗远端血管腔。

（3）复合伤：合并骨折应先骨折固定，再行动脉重建；合并神经损伤，应尽量一期修复。

（4）肢体再灌注损伤临床表现为恢复血供后肌肉水肿，组织坏死和骨筋膜室综合征，早期可使用抗氧化剂（如 VitC、VitE 等）、处理酸中毒和高钾血症，严重骨筋膜室综合征及时切开减压，挽救生命和肢体。

（5）合并骨折、严重神经损伤或其他威胁生命的严重情况时，不能立刻行动脉重建而肢体又面临缺血坏死，可采用临时腔内转流解决肢体缺血，此时可从容清创、骨折固定、神经修复等，然后动脉重建。

6. 术后处理

（1）术后观察肢体血液循环，并注意鉴别动脉痉挛和血栓形成。动脉痉挛导致肢体短暂缺血，如经处理后不缓解并结合彩超，疑有动脉血栓形成致血流障碍，立即行动脉造影和探查术。

（2）抗感染；尤其当应用人工血管进行动脉重建时，可给予广谱抗生素。

（3）维持循环稳定：监测血压、脉搏、呼吸、尿量和中心静脉压。

（4）预防肾功能衰竭：在保持循环稳定，有效循环血量充足的前提下，如尿量减少可用利尿剂。

（5）应用促进回流药如 β - 七叶皂甙钠可减轻组织水肿。

（6）肌间隙高压应尽早做筋膜切开。

（7）降低血液黏滞性：应用低分子右旋糖酐、低分子量肝素、肠溶阿司匹林等。

二、颈部动脉损伤

1. 分类　分为锐性损伤和钝性损伤，锐性损伤占颈部血管损伤22%，常为刀刺或弹片伤，颈总动脉损伤较颈内动脉常见。钝性损伤占颈动脉损伤3%～10%，常见四种损伤机制：过度旋转、过伸/屈、口内损伤和颅底骨折。钝性损伤导致动脉夹层分离、血栓形成、假性动脉瘤或动脉破裂等。双侧损伤占20%～50%，颈内动脉损伤多于颈总动脉，且常在远端。

Monson 把颈部分成三区：Ⅰ区自胸骨角到锁骨头上1cm，Ⅱ区自锁骨头上1cm到下颌角，Ⅲ区自下颌角到颅底；Ⅰ区和Ⅲ区颈动脉损伤处理困难。

2. 临床表现和诊断

（1）锐性损伤：临床表现休克、颈部活动性出血伴迅速增大的血肿，常伴颅神经损伤。临床表现结合彩超或/和血管造影可明确诊断。有学者对穿透颈阔肌的Ⅱ区颈动脉损伤常规手术探查取得满意疗效。疑有Ⅰ区和Ⅲ区血管损伤应及时血管造影。

（2）钝性损伤：临床表现为颈部挫伤、血肿、青紫等，颅神经症状如 Horner 综合征等，非特异性，早期诊断困难；当患者出现颅脑 CT 不能解释的神经症状时，应行颈动脉造影。

3. 治疗

（1）锐性损伤

1）手术指征：诊断明确的锐性颈动脉损伤技术允许都应手术修复；颈动脉远端闭塞而无脑缺血并发症者可试用抗凝治疗；神经系统正常的颈动脉小内膜损伤采用保守治疗，临床密切观察并用彩超随访；生命体征不稳定的出血病例，采用球囊暂时阻断血流止血或单纯颈动脉结扎，但可造成颅脑缺血。

2）手术原则：诊断明确的颈动脉锐性损伤，一般均手术处理。血管修复包括直接修复、补片血管成形术、颈内颈外动脉移植术、间置大隐静脉或人工血管移植术等。

沿胸锁乳突肌前缘切口利于暴露颈动脉、探查颈部非血管组织结构损伤，消毒铺巾应包括整个胸壁，以备必要时胸骨劈开暴露无名动脉或颈总动脉。Ⅰ区颈动脉损伤常需劈开胸骨，Ⅲ区损伤暴露困难，常需分离二腹肌后腹、下颌关节半脱位或下颌支切除，颅底出血可插入 Fogarty 导管控制血流。

（2）钝性损伤：钝性颈动脉损伤常引起动脉夹层、血栓形成，早期采用抗凝治疗，手术治疗后期形成的假性动脉瘤，仅极少数病例需行颅内－颅外动脉旁颅术。

既往认为外科处理颈动脉夹层和血栓形成效果好，目前认识到动脉夹层和血栓形成常超越颅底血管，神经症状与急性血栓形成、血栓蔓延和远端动脉栓塞有关，外科手术并不能取得良好疗效，保守治疗为早期全身肝素化，随后 3~6 个月口服华法林，抗凝治疗不适用于多处损伤病例。

颈动脉夹层经保守治疗后有约 62% 病例恢复正常，29% 发展成假性动脉瘤，少数病例后期颈动脉严重狭窄，故对颈动脉钝性损伤应采用彩超、SCTA、MRA 或动脉造影长期随访。

4. 手术关键操作方法

（1）颈动脉损伤：采用胸锁乳突肌前缘切口，上下尽量超过损伤部位；切开皮肤和皮下组织，牵开胸锁乳突肌，暴露颈动脉鞘，游离损伤颈动脉的近远端并阻断，有时需分别游离颈内动脉和颈外动脉并分别阻断，在阻断近远端颈动脉前不可贸然打开血肿，紧急情况下可压迫出血点并快速游离颈动脉近远端，以阻断血流；颈内动脉损伤严重时，可把颈外动脉近端与颈内动脉远端吻合，结扎颈外动脉远端和颈内动脉近端；有条件时应测颈动脉阻断后的颈内动脉压力，如颈内动脉残端压力大于 4.0kPa（30mmHg），说明颅内侧支循环较充分，阻断一侧颈内动脉血流不至于造成脑缺血；如颈内动脉残端压力小于 30mmHg，阻断一侧颈内动脉血流时，可能造成脑缺血，应考虑术中应用转流。

（2）颈Ⅲ区动脉损伤：颈Ⅲ区颈内动脉接近颅底，远端颈动脉血流不易控制，可在损伤近端的颈总动脉上做小切口，插入 Fogarty 导管至损伤远端的颈内动脉，充起气囊，阻断远端动脉血流。

（3）锁骨下动脉损伤：切口在锁骨上方，从锁骨中点至颈中线，切开皮肤皮下组织，切断胸锁乳突肌、胸骨舌骨肌和胸骨甲状肌，切开前斜角肌筋膜，上移脂肪垫，暴露前斜角肌；将颈内静脉向内侧牵开，暴露颈总动脉、锁骨下动脉、迷走神经和喉返神经，在锁骨下动脉起始部阻断；在右侧也可阻断头臂干以控制血流。

（4）主动脉弓大血管损伤：主动脉弓、无名动脉、近端锁骨下动脉和颈总动脉损伤外科暴露。

1）常规的右侧或左侧胸部后外侧切口暴露大血管困难；心脏复苏时采用的左前胸壁切口，横断胸骨到右侧胸壁后，能良好暴露前纵隔、上纵隔血管。

2）Ⅰ区颈动脉损伤单纯颈部切口不易控制近端血流，需加做胸部切口。

3）胸骨劈开的正中切口适于暴露主动脉弓、无名动脉、右锁骨下动脉起始部和双侧颈总动脉，也可暴露上腔静脉和头臂干静脉，不适用暴露左锁骨下动脉。

4）胸骨正中切口向上延伸至颈部纵切口或沿胸锁乳突肌前缘切口，能良好暴露右锁骨下动脉和颈总动脉远端；避免损伤膈神经、迷走神经和喉返神经。

5）左锁骨下动脉起始部在主动脉弓后方，常规胸骨正中切口不能充分暴露，近端阻断可通过左前胸第 3 或第 4 肋间，胸骨上端劈开并加做锁骨上切口，可进一步暴露左锁骨下动脉。

5. 手术可能遇到的问题和处理方法

（1）神经损伤：迷走神经在颈动脉鞘内；颈交感干在颈动脉鞘内后方；舌下神经横行于颈内、外动脉浅面，在颈内外动脉分叉上方 1~2cm 处；膈神经在前斜角肌表面从外上方走向内下方，切断前斜角肌时应仔细辨认并牵开。

（2）颈动脉损伤的操作应轻柔，尤其在颈动脉分叉处，必要时应在颈动脉体内局部注射1%利多卡因。

（3）修复颈动脉损伤时，避免损伤静脉，尤其颈Ⅲ区的颈内静脉和颈Ⅰ区的颈内静脉和锁骨下静脉。

（4）左侧颈根部解剖时，应避免损伤胸导管，胸导管在左侧颈根部汇入颈静脉角。

（5）术中尽量避免挤压颈动脉，以免血块或动脉硬化性斑块（常见于老年患者）脱落引起脑梗死。

（6）颈动脉Fogarty导管取栓时，远端只可插到颅低水平，以免引起严重颅内并发症。

（7）单纯颈总动脉损伤可不用转流，因颈内动脉可通过双侧颈外动脉间侧支循环而得到有效灌注。

6. 术后处理

（1）监测生命体征：血压、脉搏、呼吸等。

（2）维持循环呼吸稳定：监测尿量、中心静脉压、皮温皮色等。

（3）监测神经症状：神志、瞳孔、神经反射等。

（4）降低血液黏滞性：术后应用低分子右旋糖酐、低分子量肝素、肠溶阿司匹林等。

（5）抗感染：尤其当应用人工血管进行动脉重建时，可给予广谱抗生素。

7. 预后　颈动脉锐性损伤与损伤程度、伴发神经损伤和休克持续时间有关，死亡率为5%～20%，中风发生率约28%，伴休克时死亡率50%。钝性损伤因早期诊断困难，患者预后较差，常遗有神经缺陷，颈动脉钝性损伤死亡率5%～43%，强调早期诊断、密切临床观察和定期随访，延迟和遗漏诊断常导致严重后果。

三、胸主动脉损伤

1. 概述　Passaro等1958年首次报道成功救治胸主动脉损伤以来，诊疗技术取得巨大发展。致病原因多为高处坠落或高速损伤，病情急骤，多数病例死于现场，仅10%～20%病例存活。锐性损伤由刀刺、枪弹直接引起，钝性损伤由交通事故或高处坠落致主动脉减速损伤。

2. 临床表现和诊断　临床表现胸痛、呼吸困难、意识丧失、低血压、上肢高血压、休克，胸骨或肋骨骨折、声音嘶哑、颈动脉或锁骨下动脉鞘血肿，收缩期杂音等，伴心脏损伤产生心包填塞或心脏骤停，损伤肺或支气管致大量咯血，动脉破口与食管相通可大量呕血，常合并脊椎骨折、张力性气胸、颅脑损伤等。急诊疑有胸腔积气、积液时，行胸腔穿刺或胸腔引流，常规胸片，酌情选用CT、MRA、食管超声（TEE）或/和动脉造影；高速螺旋CT为准确诊断胸主动脉损伤提供可能，TEE对靠近峡部的降主动脉损伤灵敏度100%、特异性98%；对病情相对平稳，疑有胸主动脉损伤应动脉造影，适当左前斜位（15°～20°）利于观察降主动脉，动脉造影可判断主动脉损伤部位和程度。诊治急诊胸部复合伤要想到胸主动脉损伤可能，如病情紧急而又不允许行进一步检查时，及时剖胸探查对挽救患者生命有益。

3. 治疗

（1）手术指征：诊断明确，均应手术；除非患者多发性严重创伤，极短期内致命；循环稳定的严重颅脑损伤，可稍延迟处理；一般不主张盲目等待观察。

（2）术前准备

1）建立快速有效输液通道，备足血源，快速复苏。

2）减速伤可能合并颈髓损伤，避免颈椎过伸。

3）建立气道，恢复通气，气管插管辅助呼吸，选用双腔气管插管以利于胸主动脉暴露；应注意胸壁损伤合并肋骨骨折时，正压通气可能引起张力性气胸。

4）建立快速有效的静脉通路，避免在胸壁损伤的同侧上肢建立静脉通路，可选用下肢静脉。

5）预防空气栓塞：正压通气后任何心律失常或突然的血压下降，应考虑体循环空气栓塞；紧急取头低位，并紧急开胸，消除空气栓子来源，小于 1ml 的空气可引起体循环空气栓塞并引起严重后果，而静脉需 100~200ml 空气才可引起右心空气栓塞，右心空气栓塞时，患者取左侧卧位，下肢抬高，使空气进入心尖并保持流出道通畅，同时尽快消除静脉空气栓子来源。

（3）手术策略

1）器械准备：手术室应具备开胸器械、血管缝线、主动脉阻断钳、转流管、体外循环机、各种型号人工血管等。

2）保持患者体温：温暖垫子、盖毯子、输事先加温的血或液体、麻醉通气采用加热器等。

3）消毒铺巾：范围应包括颈前、胸、腹和下肢，怀疑锁骨下动脉损伤时，消毒应包括同侧肢体。

4. **手术关键操作方法**

（1）切口选择：胸骨正中切口适用于头臂干、升主动脉、主动脉弓、肺动脉等，切口向上延伸至胸锁乳突肌前缘可暴露右锁骨下动脉、颈总动脉和椎动脉，向左上延伸暴露左锁骨下动脉有一定困难，如把左肩关节后转，肩胛骨前抬，则可通过此前路暴露左锁骨下动脉起始部；第 4~7 肋间后外侧切口适用暴露一侧胸腔；胸骨横断左右腋前线经第 3 或第 4 肋开胸适用于升主动脉等；经左第 4 肋前外侧开胸，暴露心脏和胸主动脉等；开胸时过度撑开肋骨可引起后肋骨折、肋间动脉出血。

（2）主动脉峡部胸主动脉显露：峡部主动脉损伤多见，手术关键在于暴露胸主动脉，采用左胸第 4 或第 5 肋间后外侧切口，注意勿损伤迷走神经和奇静脉，该处迷走神经在左颈总动脉左侧沿胸主动脉前方下行，分出喉返神经后在食管前方、肺动脉后方下行，胸主动脉外侧有半奇静脉上行，在胸主动脉后方相当于第 8 肋间高度与奇静脉汇合。

（3）阻断血流：主动脉峡部的钝性损伤，覆盖在主动脉上的胸膜如未破裂，则不可贸然打开胸膜下血肿，应分离左锁骨下动脉和左颈总动脉间的主动脉，并放置阻断带，阻断损伤动脉的近远端后才可考虑打开血肿。

应考虑脊髓缺血引起下肢截瘫危险，并无明确的阻断安全时间，尽量缩短主动脉阻断时间，采用降低脑脊液压力、低温和术中监测躯体运动或感觉诱发电位等措施，降低脊髓缺血发生率。尽快完成手术是降低截瘫发生率的重要措施。

（4）术中转流：全身肝素化加体外循环、肝素处理的转流管行升主动脉到降主动脉或股静动脉转流和直接阻断修复三种类型。

其中转流无需全身抗凝，降低体外循环空气栓塞危险，并可根据远端动脉压力自行调节流量，当远端动脉压力足够高则血流自动停止，一般维持下半身血压在 8kPa 以上；而直接阻断修复操作简单，适用于手术时间在 30min 以内者。

（5）修复：根据血管损伤情况，采用单纯动脉缝合、补片成形、端端吻合，动脉缺损大于 2cm 时，应间置人工血管吻合，移植血管材料可用 ePTFE 或 Dacron。

（6）腔内血管带膜支架修复胸主动脉损伤：适用于慢性胸主动脉损伤、胸主动脉夹层分离等，有支架移位、感染等并发症，不能重建肋间动脉，长段病变患者有截瘫危险；近期疗效好，手术并发症相对较少，手术创伤小，但长期疗效尚有待进一步随访。

5. 手术可能遇到的问题和处理方法

（1）体外循环预防空气栓塞：见于左房插管结扎不紧，空气吸入左房进入体循环，引起空气栓塞。

（2）熟悉局部解剖，避免损伤左迷走神经和喉返神经。

（3）直接阻断胸主动脉时，应尽量保持肋间动脉供血，预防术后截瘫。

6. 术后处理

（1）包括保持呼吸、循环稳定，呼吸机支持。

（2）全面处理复合伤。

（3）防治多器官功能衰竭。

（4）改善呼吸功能，预防肺部并发症。

（5）注意发现是否有脊髓缺血，及早进行神经功能检查。

（6）抗感染，应用抗生素。

（7）维持水电解质和酸碱平衡。

四、腹主动脉损伤

1. 概述　锐性损伤多为腹部贯通伤，病情急，Michael 报道转送到医院存活者仅 15%；交通事故和腹部外力打击引起钝性损伤，后腹膜血肿、腹主动脉及分支内膜撕裂，血栓形成，影响内脏血供。由于腹部钝性损伤、刀刺伤和枪弹伤而剖腹探查病例，有血管损伤者分别为 3%、10% 和 25%。腹部锐性损伤可导致动静脉瘘，肠系膜动脉、肾动脉、脾动脉和髂动脉都可能累及，肝动脉和门静脉间以及主动脉和腔静脉间动静脉瘘均有报道。

2. 临床表现和诊断　腹主动脉损伤分膈下、肾上和肾下三区；膈下区指腹腔干以上的腹主动脉，肾上区自腹腔干到肾动脉，此处损伤常累及腹腔干、肠系膜上动脉和肾动脉，死亡率高达 80% ~ 90%，肾下区指肾动脉以下至腹主动脉分叉。腹主动脉损伤主要表现为休克、血腹和腹膜刺激症状，有时腹部可闻及血管杂音及双侧动脉搏动不对称。急救时血压纠正不能过高，避免血肿增大和加剧出血；心脏骤停可开胸心脏按摩并阻断胸主动脉，提高冠脉和脑血供。

3. 治疗　肾上区腹主动脉损伤应将小肠、结肠、脾胰翻向右侧，暴露腹主动脉，控制血流后行动脉修补或吻合，并注意腹腔干、肠系膜上动脉和肾动脉血供，如损伤应尽量重建。如损伤范围广，应行口径匹配人工血管移植，然后再将腹腔干、肠系膜上动脉、肾动脉补片状移植到人工血管上。肾下腹主动脉损伤无法重建时，可结扎肾下腹主动脉，行腋 – 股动脉旁路术。

4. 手术关键操作方法

（1）消毒铺巾：仰卧位，消毒范围自双乳连线至膝，麻醉诱导前即应消毒铺巾，以防麻醉引起血压突然下降，进一步加重休克。

（2）切口选择：腹部正中切口上自剑突到耻骨联合上缘，较常用；胸腹联合切口为腹正中切口加左侧第6肋间开胸，用于腹腔干附近的腹主动脉损伤，阻断膈上降主动脉比较方便；腹部正中切口加左胸切口，迅速控制降主动脉，用于腹主动脉损伤位置高，膈下腹主动脉不易控制时。

（3）暴露及控制出血：如分离暴露时出血严重，宜暂停手术，通知麻醉医师补足血容量，纠正酸中毒，必要时补充血小板及凝血因子，待患者血流动力学稳定后再手术；紧急止血可采用器械、手指或纱布压迫止血，腔内球囊导管阻断等。

1）主动脉膈肌裂孔处的暴露：正中切口加左侧第6肋间开胸，向食管裂孔方向切开膈肌，将食管胃底贲门连同胰腺向右侧游离，切开膈脚，暴露腹主动脉。

2）腹腔干处腹主动脉显露：腹部正中切口切开小网膜，把胃牵向左方，切断左右膈脚即可；也可打开脾脏外侧腹膜，把脾脏、胰体尾和胃翻向右侧即可显露。

3）腹主动脉后壁：腹部正中切口将小肠推向右侧，打开脾上缘后腹膜，将脾脏、胃、胰腺、左肾和结肠脾曲翻向右侧即可显露膈下到腹主动脉分叉处的腹主动脉后壁。

（4）探查：出血控制后，探查腹内是否有多发性损伤，肠损伤应暂时阻断肠管，把损伤肠段外置，待血管损伤修复完成并覆盖软组织后，再修复肠损伤。

（5）膈下及肾上腹主动脉损伤：打开腹腔后可见后腹膜巨大血肿，血肿向上延伸，位置较高，有巨大血肿并伴活动性出血、局部损伤严重，应经胸阻断降主动脉，或经腹主动脉远端或股动脉插入球囊导管阻断近端血流；暴露采用侧腹膜途径，自结肠脾区以下打开结肠与后腹膜交界处，钝性分离腹膜后结缔组织，把左半结肠、左肾、脾脏、胰尾翻向右侧即可，加做左胸第6或第7肋间胸部切口，放射状打开膈肌，可暴露降主动脉下段；此处损伤一般采用3-0缝线侧壁缝合，如胰头及十二指肠软组织损伤严重，侧支循环损害严重，不能单纯结扎腹腔干；腹主动脉补片成形术应尽量采用自体静动脉，也可用髂内动脉，避免切取大隐静脉；修复困难，采用旷置主动脉损伤的血管旁路术，即移植物与近端主动脉端端吻合，远端与髂总动脉或远端主动脉端侧吻合，内脏动脉重建，损伤远端的主动脉仔细缝合。

（6）肾下腹主动脉损伤：进腹首先分离横结肠系膜，将小肠推向右侧，分辨左肾静脉（左肾动脉的标志），打开后腹膜，多数病例可在此处阻断；左肾静脉活动度大，稍加分离即可暴露左肾动脉，如不能分离则可在左肾静脉根部结扎左肾静脉；如事先腹腔干上或胸主动脉临时阻断，此时可把阻断钳调整在肾动脉以下水平；远端阻断时应注意勿损伤右髂动脉下方的左髂静脉；3-0无损伤缝线修复小于1cm的动脉损伤，长段腹主动脉损伤采用原位人工血管植入或解剖外血管旁路，应用人工血管应充分清创后，把人工血管覆盖在软组织和后腹膜下，充分清创后移植物感染仅3%~5%。

5. 手术可能遇到的问题和处理方法

（1）后腹膜血肿：在未控制损伤主动脉近远端前不可贸然打开。

（2）术中尽可能保持肾脏灌注，从术中即开始保护肾功能，预防肾功能衰竭。

（3）注意内脏动脉重建，预防术后发生肝功能衰竭、内脏动脉缺血等严重并发症。

（4）术中注意复合伤的处理，合并胃肠道损伤，腹腔严重感染者，不宜同时行人工血管移植，以免人工血管感染引起吻合口破裂出血，必要时可行腋双股动脉旁路术。

（5）如受伤或手术时间长，腹内张力大无法行伤口一期缝合，可应用腹膜透析袋等材料临时关闭切口，此方法降低腹内压力，减少腹腔内挤压综合征发生，并能及时观察小肠血供，待腹部筋膜无张力时（通常 1 周内）再缝合伤口。

（6）无胆汁、粪便等污染时可采用自体血回输。

（7）人工血管吻合完成后，应缓慢松开阻断钳，并及时通知麻醉医生，避免松钳性低血压。

6. 术后处理

（1）监测生命体征：呼吸、血压、脉搏等。

（2）维持循环稳定：监测中心静脉压、尿量等。

（3）维持水电解质和酸碱平衡。

（李　征）

第十四章

先天性心脏病

第一节　房间隔缺损

一、概述

房间隔缺损（atrial septal defect，ASD）是指原始房间隔在发生、吸收和融合过程中出现异常，导致房间隔上出现异常孔状缺损，其位置、形状、大小不定，但都会造成左、右心房腔直接相通。本节主要叙述继发孔型房间隔缺损，此类房间隔缺损较为常见，占先天性心脏病的10%～20%。10%的继发孔型房间隔缺损可以并发部分型肺静脉异位连接（partial anomalous pulmonary venous connection，PAPVC），指两侧肺静脉中任何1支或2～3支未与左心房连接，而与体静脉或右心房连接。

二、病理解剖

继发孔型房间隔缺损位于冠状静脉窦口的后上方，根据房间隔缺损部位的不同将其分为5型。

（一）中央型或称卵圆孔型

是房间隔缺损中最常见的一种类型，占70%，位于房间隔的中部，相当于卵圆窝的部位，缺损四周边缘大多较为完整。

（二）上腔型

又称静脉窦型缺损（sinus venosus ASD），位于房间隔上方，缺损与上腔静脉入口没有明确的界限，卵圆窝仍在正常位置。这类缺损常并发右上肺静脉异位，连接到上腔静脉，或连接到上腔静脉和右心房交汇处。

（三）下腔型

缺损位于房间隔的后下方，缺损下方大都没有完整的边缘，它和下腔静脉入口相延续，下腔静脉瓣和缺损边缘相连。

（四）冠状静脉窦型（coronary sinus ASD）

此类缺损较为罕见，通常是无顶冠状静脉窦畸形（unroofed coronary sinus syndrome）的一部分，当冠状静脉窦上壁完全缺如时，冠状静脉窦口也就成为房间隔的缺损。

（五）混合型

兼有上述两种以上类型的巨大房间隔缺损，常见的有卵圆孔型缺损与下腔型缺损融合成一个大缺损。

三、病理生理

房间隔缺损的血流动力学改变的基础是心房水平存在左向右分流。分流量大小主要取决于房间隔缺损的大小和左、右心房之间的压力阶差，以及体循环和肺循环血管阻力。由于肺循环可容纳大量血流，因此，即使肺循环血量达到体循环的 2 倍，也仍能维持正常的肺动脉压力。患儿可无明显症状，活动亦不受限。单纯继发孔型房间隔缺损患者并发严重肺血管病变较少，如果患儿较早出现严重肺动脉高压，应该考虑并发原发肺动脉高压的可能性。

随着患者年龄增长，分流时间延长，肺小动脉逐渐产生内膜增厚和中层肥厚，肺动脉压力逐渐升高，右心室负荷加重。一般患者会在青年期以后出现症状，病情进展也往往加速。有些病例病变进一步发展，肺小动脉发生闭塞性病理改变，肺动脉压越来越高，右心负担不断加重，最终导致心房水平经房间隔缺损的右向左分流。进入此阶段后，患者症状明显加重，可出现咯血、发绀、心房纤颤、慢性右侧心力衰竭等艾森门格（Eisenmenger）综合征表现。

并发部分型肺静脉异位连接病变，肺血管病变比单纯房间隔缺损发展得快，且较严重。并发单支肺静脉异位连接时，对血流动力学影响不大，但并发多支肺静脉异位连接存在时，有较大量的左向右分流则会产生明显血流动力学改变，肺动脉高压发生早，且严重，甚至在较小年龄发生艾森门格综合征。

四、临床表现

（1）单纯继发孔型房间隔缺损的患者，在婴幼儿期多数可以无任何症状，部分患儿易患呼吸道感染。但也有部分患儿在婴儿期即出现哭闹或喂奶后气促，在幼儿期出现活动耐力低，剧烈活动后心悸气促等表现。巨大房间隔缺损，特别是并发有部分肺静脉异位引流时，由于左向右分流大，患者在婴儿期就可能出现心力衰竭表现。

（2）多数患者在青少年期以后开始出现症状，表现为劳力性心悸气促，伴有严重肺动脉高压患者，可出现阵发性心动过速、心房纤颤等表现，进一步加重可以出现发绀、右侧心力衰竭，表现为下肢水肿、肝大、心源性恶病质等。

（3）个别的患者会因为早期出现发绀就诊，这类患者多数是下腔型房间隔缺损，由于血液层流原因，当胸腔内压增高时，大部分的下腔静脉回流血液会直接进入左心房，导致没有明显肺高压的情况下，发生发绀症状。

（4）体格检查，房间隔缺损的患儿多数较为瘦小，胸骨左缘心前区隆起伴收缩期抬起，第 2、3 肋间可闻及轻度吹风样收缩中期杂音，肺动脉瓣区第 2 心音亢进伴呼吸周期固定分裂。左向右分流量大的患者，可在三尖瓣区闻及轻度舒张中期杂音。

五、辅助检查

（一）心电图

多数患者心电轴右偏，伴有不完全性右束支传导阻滞，右心室肥厚伴劳损。

（二）X 线检查

肺野充血，右心房、右心室增大，肺动脉段突出，主动脉结小。透视下可见肺门舞蹈症。有心力衰竭患者可表现肺间质水肿。右肺静脉与下腔静脉异位连接，则可见弯刀样阴影。

六、诊断及鉴别诊

（一）诊断

上述临床表现均能提示房间隔缺损诊断，临床确诊主要依靠彩色多普勒超声心动图检查，可明确右心房、右心室增大，房间隔连续中断，并可见左向右血流分流频谱。彩色多普勒超声心动图检查还可以明确心脏并发畸形的存在和评估肺动脉高压的严重程度。经食管超声心动图检查，对于明确部分分流不明显房间隔缺损诊断，以及了解缺损周围结构和发现并发畸形，明显优于经胸心脏超声检查。

单纯继发型房间隔缺损患者，通过彩色多普勒超声心动图检查多数可以获得确诊，并不一定需要心导管检查和选择性心脏造影。但是对于并发重度肺动脉高压的患者，心导管检查仍是判断手术可否进行的重要依据。心导管检查和选择性心脏造影对于明确肺静脉异位连接的部位及分流的程度，以及有无其他并发畸形具有重要的意义，40 岁以上的成年患者，术前应该进行冠状动脉造影。

（二）鉴别诊断

1. 轻型肺动脉瓣狭窄 需与继发孔型房间隔缺损鉴别。肺动脉瓣狭窄胸骨左缘第 2 肋间杂音较响，肺动脉瓣第二音减弱，X 线示肺血管稀少。彩色多普勒超声心动图显示肺动脉瓣口狭窄而无房间隔缺损。右心导管检查右心室与肺动脉间有收缩压差而无心房水平的分流。

2. 原发性肺动脉扩张 肺动脉扩张在肺动脉瓣区有收缩期喷射音，心电图异常，X 线显示肺动脉干扩张，但无肺充血，心导管检查无心房水平分流，超声心动图可助确诊。

3. 原发性肺动脉高压 体征及心电图类似房间隔缺损，特别需要与房间隔缺损并发肺动脉高压鉴别。X 线均可见右心房、右心室增大，肺动脉及肺动脉干扩张，远端肺动脉变细变小，心电图示右心室肥厚，心导管检查有肺动脉压升高。彩色多普勒超声心动图可直接显示房间隔缺损有无回声中断而确诊。

4. 注意并发心脏畸形的存在 常见的并发畸形包括动脉导管未闭、主动脉缩窄、部分肺静脉异位连接、二尖瓣关闭不全、三尖瓣关闭不全。另外，继发孔型房间隔缺损 1% 的患儿可并发二尖瓣狭窄（又称 Luternbacher 综合征）。应警惕这些并发畸形存在，超声心动图仔细检查均可发现。

七、自然病程和预后

房间隔缺损患者的自然预后相对是比较好的，只有 1% 左右患儿在 1 岁以内出现心力衰竭的表现，仅 0.1% 患儿可能因心脏情况恶化在 1 岁以内死亡。在 10 岁以内发生明显肺动脉高压（肺血管阻力 >4U/m^2）的患者为 5%。但在 20 岁以后，发生肺血管病变比例明显增高，患者开始出现劳力性心悸气促症状，甚至发展成为艾森门格综合征，而失去手术矫治机会。

并发部分肺静脉异位引流的患儿出现症状早，发生肺动脉高压也早，且较严重。有报道称居住在高原地区的房间隔缺损患儿，肺血管病变出现较早，且严重，15%的患儿在10岁前即发生严重肺动脉高压。

分流量较小的卵圆孔型房间隔缺损可能在1岁以内自行闭合，有报道称此类缺损1岁以内自行闭合的比例可达20%左右。在1岁以后很少有自行闭合。

八、治疗

房间隔缺损是心脏外科最先开展的心内直视手术之一，近年来又有了新的发展。经皮心导管介入封堵已成为中央型小直径房间隔缺损的有效治疗手段。经胸小切口非体外循环下心脏超声引导下直接封堵房间隔缺损也已获得成功。有报道，采用全胸腔镜或机器人成功进行房间隔缺损修补。

尽管有很多进展，但是在全静脉复合麻醉气管插管，经胸前正中切口纵劈胸骨入路，浅中低温体外循环心脏麻痹液灌注心肌保护下手术修补，仍然是房间隔缺损外科治疗的规范和常规技术，近、远期疗效确切，利于术中异常情况处置和并发畸形的发现和处理。以下仍以此为基础，分别叙述不同类型房间隔缺损的修补技术。

（一）手术适应证和禁忌证

1. 适应证

（1）房间隔缺损患者有明显右心室容量负荷加重的情况，就应该手术治疗。以往手术治疗的最佳年龄是5岁以内，近年来主张在1~2岁手术治疗，可以避免长期右心室负荷过重导致的不良影响。

（2）一些患儿房间隔缺损大，左向右分流量大，伴明显肺动脉高压，出生后反复患感冒、肺炎或心力衰竭，应积极进行药物治疗，控制肺部感染和心力衰竭后，尽早进行手术治疗。但房间隔缺损的病儿很少需要在新生儿期进行手术治疗，建议等到出生2~3个月以后，肺血管阻力从胎儿高阻力状态有所下降以后，进行手术治疗。

（3）在成年人发现房间隔缺损，中等量以上左向右分流，即使无明显症状，也应该及时手术治疗。

（4）对于卵圆孔未闭的治疗是非常有争议的。一般认为，卵圆孔开放，但卵圆窝处左右两侧房间隔膜组织对合良好，形成功能性闭合者，或缺损较小（<4mm），分流量小，无症状，可以不进行手术治疗。对于卵圆孔未闭，分流明显，有右心负荷加重情形，或者患者有高凝状态，易发血栓栓塞者，可以考虑行经皮心导管介入封堵。

2. 禁忌证　房间隔缺损患者的手术禁忌证是不可逆的严重肺动脉高压。右心导管检查肺血管阻力明显升高达8~12U/m²，且不随运动降低，Qp/Qs<1.3，为手术禁忌。

（二）术前准备

（1）大多数房间隔缺损患者临床症状不明显，诊断明确后，只需按一般心脏直视手术准备。

（2）呼吸道感染是婴幼儿期常见的表现之一，术前应给予较好的控制，以利术后顺利康复。并发肺动脉高压而又未形成手术禁忌者，术前应视病情给予治疗。可口服或静脉滴注血管扩张药物。

（三）手术切口

经胸前正中切口纵劈胸骨是常规的和最常用的入路，近年有多种切口被探索和选用，如胸前正中低位部分纵劈胸骨切口、右前外侧经肋间开胸切口、右侧腋下直切口等，这些切口的优点是美容和可能减少患者创伤，但共同的不足是增加建立体外循环的难度和风险，或者需要经股动静脉插管建立体外循环，对于一些并发畸形的处理较为困难，有一定的学习曲线和风险。创新技术和方法的探索，应该始终以患者的安全为中心，在熟练掌握常规手术和积累一定经验基础上，谨慎开展。

（四）体外循环建立和心肌保护

采用正中切口，剪开心包悬吊后，应先行心外探查。观察心脏大小、形态，各房室大小及比例，主、肺动脉直径及比例，有无异常冠状动脉、肺静脉异位连接和永存左上腔静脉及回流部位。肺动脉干若能触及粗糙收缩期细震颤，可能提示并发肺动脉瓣狭窄；短暂用手指阻断肺动脉血流，肺动脉干远端仍可触及细震颤时，提示有动脉导管未闭。

肝素化后，先插主动脉灌注管，在婴幼儿房间隔缺损患儿，由于心房水平左向右分流导致主动脉相对较细小，要细心选择合适大小的灌注管。插管时也要格外注意，以免插管位置不当，或者反复插管时，出血过多，导致低血压，甚至心脏停搏，同时也要防止损伤主动脉后壁。我们主张上下腔静脉均采用直角管直接分别插管，以利于并发畸形的处置。应该常规放置左心房引流管，既可作为探查肺静脉回流的标志，也防止术中心脏膨胀和肺瘀血，利于心肌保护和防止肺部并发症，对于完善心脏排气和防止栓塞并发症也有意义。

开始体外循环后，在升主动脉根部置放心脏麻痹液灌注管，适度降温后，钳闭主动脉，灌注心脏麻痹液心脏停跳保护心肌。房间隔缺损修补可以在不使用心脏麻痹液灌注不阻断主动脉，心脏跳动下进行，可以避免或减轻心肌缺血和再灌注损伤，但要注意防止气栓并发症。

心脏停搏后，做右心房斜切口，牵开切口行心内探查。明确房间隔缺损类型、大小；是否并发肺静脉异位连接；冠状静脉窦位置、大小；三尖瓣关闭不全情况；经三尖瓣口探查有无并发右心室流出道狭窄、室间隔缺损和肺动脉瓣狭窄；经房间隔缺损还可探查是否并发二尖瓣关闭不全、狭窄和三房心等畸形。

（五）手术方法

1. 中央型房间隔缺损修复术

（1）直接缝合房间隔缺损：适用于中央型缺损，直径较小，且周围房间隔组织发育好。采用4-0（成年人）或5-0（儿童）涤纶线先在缺损下缘缝一"8"字缝合，向上做连续缝合，至最上一针时，停左心房引流，可以灌注心脏麻痹液，利用回心血充盈左心，膨肺排除左心气体，收紧缝线关闭房间隔，再向下做双层连续缝合，结扎，完成心内修补。

（2）房间隔缺损补片修补术：如果中央型房间隔缺损直径较大，或周边组织较薄弱，或左心房发育较小，以及在儿童患者应该采用补片修补。

多选用不经处理的自体心包片修补，也可以采用涤纶补片。先于缺损周边缝牵引线固定补片，然后采用4-0（成年人）或5-0（儿童）涤纶线连接缝合，将缺损缘与补片缝合，最后一针收紧前先排除左心房内积气。

（3）中央型房间隔缺损并发右肺静脉异位连接矫正：中央型房间隔缺损可并发右肺静脉异位连接如右心房，手术中部分切除肺静脉开口附近的房间隔残余组织，扩大房间隔缺损，然后剪取较缺损口面积稍大之自体心包或涤纶补片进行连续缝合修补。于肺静脉开口前方，可用数针带垫片无创线做间断褥式缝合，缝于右心房壁，以免单纯连续缝合线撕脱。缝线需与肺静脉开口保持 0.5cm 以上距离，以防肺静脉回流不畅。

（4）上腔型房间隔缺损修复术：上腔型房间隔缺损也称静脉窦型房间隔缺损，往往并发右上肺静脉异位连接到上腔静脉或者上腔静脉与右心房结合处。建立体外循环时，上腔静脉插管应高于右肺静脉异位连接处，采用直角管。套上腔静脉阻断带，应该避开和防止损伤右上肺静脉。

为防止损伤窦房结，可从右上肺静脉根部做一小切口，向下延长至右心房上部后外侧做纵行切口。按缺损情况修剪补片成葫芦形，上端伸入上腔静脉。补片后缘缝于肺静脉开口前方，保证肺静脉导入左心房途径通畅。为防止修复房间隔缺损补片影响上腔静脉回流，在上腔静脉与右心房切口上部加用心包片以加宽，补片前方进针切勿过深，以免损伤窦房结。

（5）下腔型房间隔缺损修复术

1）补片修补下腔型房间隔缺损：此类房间隔缺损直径较大，与下腔静脉入口处无组织残余，且其后缘也多数仅残余薄弱组织，甚至直接为心房壁，因此，我们主张对于此类缺损应该采用补片修补。修复方法已如前述，但要注意，在下腔静脉缘，组织较为薄弱，缝针要确切，避免残余缺损。缝线可适当偏向左心房侧，避免收紧缝线时，发生荷包效应，导致下腔静脉开口狭窄。还要注意避免将下腔静脉开口隔入左心房的错误的发生。

2）并发右肺静脉异位连接入下腔静脉的矫正：此类畸形少见，但手术处理比较复杂，根据不同病变，有以下矫正方法供选择。由于吻合期间须阻断肺静脉，可能引起严重的右肺瘀血，手术应在体外循环降温至 25℃ 时，低流量灌注或体循环下临时拔除下腔静脉插管进行。

肺静脉异位连接膈上段下腔静脉矫治术：由于肺静脉开口位置较高，可将右心房下部切口向下腔静脉延长，进一步分清肺静脉开口，向下扩大房间隔缺损，根据肺静脉开口情况修剪长条补片一块，补片下缘缝于肺静脉开口下方，将肺静脉开口经下腔静脉内侧壁经扩大的房间隔缺损下方隔离入左心房，在经下腔静脉入口时，注意防止造成梗阻。待补片下半两侧均缝至房间隔缺损中部时，重新插入下腔静脉管并恢复正常流量体外循环并复温，应用连接缝合继续完成房间隔缺损上半部缝合。在修补缺损前下缘时，应避免伤及冠状静脉开口前区，为了防止心内补片造成下腔静脉梗阻，缝合心房壁切口时，在下腔静脉至右心房段切口需应用补片加宽。

肺静脉异位连接膈下段下腔静脉矫治术：由于肺静脉开口位置较远，或开口于肺静脉，经右心房切口不能修复，则可在低温低流量体外循环下于膈肌上结扎右肺静脉干，然后离断，将右肺静脉干与左心房后壁左侧吻合，或将右肺静脉干切断，近端剪成斜面与左心房做端－侧吻合。也有作者将右肺静脉干切断，与右心房侧壁吻合，然后按右肺静脉引流入右心房扩大房间隔缺损后，应用补片覆盖右肺静脉在右心房开口经房间隔缺损，隔入左心房。

（6）冠状静脉窦型房间隔缺损修复术：此型房缺损非常罕见，其前缘紧靠房室结区，应采用补片修补，在前缘缝合时，避免进针过深，可以偏向冠状窦内缝合，避免损伤房室结。

2. 并发症及防治　继发孔型房间隔缺损和（或）部分肺静脉异位连接术后恢复多较平稳，可按心脏直视手术常规处理，一般很少出现严重并发症。

（1）心律失常：以室上性心律失常多见，如房性期前收缩、结性期前收缩、窦性心动过缓或心房纤颤等，多为短暂发作，及时治疗后多能恢复。

（2）急性左心功能不全：继发孔房间隔缺损，尤其是缺损大，左向右分流量大的患者，左心发育相对较差，围术期容量负荷过重，如输血、输液过多过快等，均有引发肺水肿可能。术中、术后应适当限制输血、输液量。对术前有心功能不全，特别是年龄较大的患者，术后应给予强心（地高辛）和正性肌力药物支持，包括多巴胺、多巴酚丁胺微泵输注。

（3）右心功能不全和肺静脉高压：多见于成年人和手术前即并发有肺动脉高压的患者，术中特别是停止体外循环后和关胸前常规测量肺动脉压并及时处理，对这类患者，即使术后肺动脉压有明显下降，仍应给予适量扩血管药物治疗，重症肺动脉高压的高危患者术后应注意安静，充分给氧，预防肺动脉高压危象的发生。

3. 疗效评价　单纯继发孔型房间隔缺损手术疗效良好，且随着外科麻醉、转流技术的进步，手术死亡率已降至1%以下。手术死亡原因与年龄、心功能及肺动脉高压程度有关，年龄小于1岁或大于45岁、肺血管阻塞性病变伴肺动脉高压及心力衰竭者是增加手术危险性的主要因素。

（冀　攀）

第二节　室间隔缺损

一、概述

先天性室间隔缺损是由胚胎期原始室间隔发育障碍而在左右心室之间形成的异常交通，引起心室水平左向右分流的一种最常见的先天性心脏病，占先天性心脏病的12%~20%。

二、病理解剖

室间隔按解剖分为膜部、流入道部、肌部和流出道部，按组织类型系由纤维膜性间隔和肌性间隔两部分组成，肌性间隔又包括流入道间隔、心尖小梁部间隔和流出道间隔或称圆锥间隔，室间隔缺损主要发生于膜部间隔和肌性间隔及其交界处。室间隔缺损多为单发性，也可见多发性。

虽然室间隔缺损是最为常见的先天性心脏畸形，但室间隔缺损的分型和命名方案迄今难以统一。

（一）膜部室间隔缺损

占手术治疗单纯室间隔缺损病例的80%，可细分为以下几种。

1. 单纯膜部室间隔缺损　仅限于膜部间隔的缺损，缺损边缘为纤维结缔组织组成，缺损边缘可与三尖瓣隔瓣组织粘连。由于三尖瓣在室间隔上的止点位置较二尖瓣止点平面低，一部分膜部室间隔位于左心室和右心房之间，如果这部分缺如就形成左心室—右心房通道。

2. 膜周型室间隔缺损　这类缺损通常较大，邻近三尖瓣前瓣与隔瓣交界，与中心纤维体、三尖瓣前瓣、隔瓣和主动脉瓣都有复杂的毗邻关系。

（二）流入道部室间隔缺损

位于三尖瓣隔瓣下方，又称房室管型或隔瓣下室间隔缺损，后缘直接由三尖瓣环构成，前缘是肌肉，呈新月形。

（三）肌部室间隔缺损

缺损的边缘完全为肌肉组织构成，可以发生于室间隔肌部的任何部位，但常见于中部、心尖部和前部。常为多发性，甚至呈乳酪状缺损。希氏束行径距这类肌性室间隔缺损边缘较远。

（四）流出道部室间隔缺损

又称圆锥室间隔缺损，或漏斗部室间隔缺损。可分为 2 个亚型。

1. 动脉干下型室间隔缺损　位于两大动脉瓣下，其上缘仅是一纤维组织缘将主动脉和肺动脉瓣隔开。邻近主动脉右冠状动脉瓣下方，可并发主动脉瓣右冠状动脉瓣脱垂。

2. 嵴内型缺损　占室间隔缺损的 5% ~10%，位于圆锥间隔内，缺损均为肌肉缘，其上缘和后下缘常常有一肌束将其与肺动脉环和三尖瓣环分隔开。这类缺损缘远离希氏束，手术时一般不会损伤传导组织。

3. 混合型室间隔缺损　是指巨大的室间缺损不限于一个部分，而可能是多个部分或几种类型的室间隔缺损融合在一起。

三、病理生理

室间隔缺损血流动力学变化主要取决于缺损大小、两侧心室压力阶差和肺血管阻力变化。

室间隔缺损大小变异很大，可以从筛孔状大小到几乎整个室间隔缺失。习惯上按室间隔缺损大小大致分成 3 类。

（一）大型室间隔缺损

缺损大小等于或大动脉口，称为大型室间隔缺损。这类缺损室间隔缺损阻力小或无阻力，阻力指数 <20U/m²，所以又称非限制性室间隔缺损。右心室收缩压接近或等于左心室收缩压，肺/体血流比率的高低取决于肺血管阻力状况。

（二）中等大小室间隔缺损

缺损大小大为主动脉口的 2/3，血流经室间隔缺损阻力增大，右心室收缩压升高，不超过左心室收缩压的 1/2。肺/体循环血流比率在 2.5 ~3.0。

（三）小型室间隔缺损

缺损小于主动脉口的 1/3。右心室收缩压一般无明显变化，或稍有升高。肺/体循环血流比率增高较少，可超过 1.5。经室间隔缺损阻力指数 >20U/m²。又称限制性室间隔缺损。多发性小缺损面积相加可类似大缺损的血流动力学变化。

大型室间隔缺损分流量取决于肺血管阻力的高低。肺血管阻力的产生开始是由于肺动脉痉挛，当压力逐渐升高，肺小管内膜和肌层逐渐肥厚，发生器质性变化，阻力增加，最终由动力型肺动脉高压发展成为阻力型肺动脉高压。右心室压力继续升高，最后接近或超过左心室压力。与此同时，左向右分流量逐渐减少，出现双向分流，最后甚至形成右向左的分流，此时肺血管已发生不可逆性变化。

肺动脉高压程度一般按肺动脉收缩压与主动脉收缩压的比值分为 3 级，轻度肺动脉高压的比值≤0.45；中度肺动脉高压对比值为 0.45～0.75；严重肺动脉高压比值＞0.75。肺血管阻力也可以分为 3 级，轻度增高者肺血管阻力＜7U/m²，中度为 8～10U/m²，重度＞10U/m²。

四、临床表现

（一）症状

小型缺损，分流量小，一般无明显症状。缺损较大，分流量较大者，常有劳力性心悸气急，活动受限。

大型室间隔缺损，可反复发生肺部感染，重者在婴幼儿期，甚至新生儿期可死于肺炎或心力衰竭，多数病例经过药物治疗，肺炎和（或）心力衰竭得到控制，肺血管阻力随之增高，分流量减少，肺部感染和充血性心力衰竭发生的次数逐渐减少，但心悸气急仍持续存在，活动耐力下降。一旦发生右向左分流，临床可出现发绀，此时已至病变晚期。

（二）体征

分流量较大的患者，左胸向前凸出或呈鸡胸样，这是由于扩大的右心室将胸壁向前方顶起所致。心尖搏动区能触到有力的冲击感，在心底部和心前区的不同部位能听到收缩期吹风性杂音和触及细震颤。

杂音多于出生后 1 周内发现，少数于出生后 2～3 周才出现。分流量大者尚可在心尖听到一短促舒张期隆隆性杂音，系大分流量引起二尖瓣相对性狭窄所致。肺动脉压升高者，肺动脉瓣区有第二音亢进和分裂。出现右向左分流时除口唇发绀外，上述心杂音和细震颤可减轻甚至消失。但肺动脉瓣区第二音更加亢进，甚至出现舒张期肺动脉瓣反流性杂音。

（三）胸部 X 线检查

缺损小，分流量少者，心脏和大血管形态正常，中等大小的室间隔缺损，左心室扩大，肺血增多，肺动脉圆锥隆凸。大缺损大分流量病例的左、右心室均可扩大，肺动脉段明显扩张，肺野充血。大型室间隔缺损并发严重肺动脉高压和肺血管阻力严重升高者，左、右心室扩大程度反而较轻，周围肺血管影变细，但肺门血管影浓而增粗。

（四）心电图

小型室间隔缺损，心电图大致正常，左心室扩大者在左侧心前区导联 R 波电压增高，T 波高耸，右心室负荷增大时可见双心室肥厚，或右心室肥厚，右束支阻滞。

（五）彩色多普勒超声心动图

这是一项非常重要的无创性常规检查方法，不仅能够显示室间隔缺损部位、大小，而且能发现并发畸形。应用彩色多普勒对小型室间隔缺损和多发性肌部缺损诊断的敏感性更高，但是一个大的膜周型室间隔缺损并发肌部缺损时有时容易漏诊肌部缺损，值得注意。

（六）心导管和心血管造影

术前通过心导管检查计算心室水平分流量、肺/体循环血流比值和肺/体动脉收缩压比值，对较大儿童和成年人室间隔缺损并发肺动脉高压病例明确手术适应证，指导围术期处理及判断手术疗效仍有重要价值。

五、诊断及鉴别诊断

依据典型的临床症状和体征，诊断室间隔缺损并不困难。彩色多普勒超声心动图检查可以确定室间隔缺损的类型，而且可以鉴别诊断有无其他心内畸形，为手术提供可靠依据。儿童大型室间隔缺损伴重度肺动脉高压者，应进行心导管检查，以便进一步了解肺循环高压程度和肺血管阻力。

室间隔缺损伴艾森门格综合征时出现发绀，需要和法洛四联症及其他先天性发绀型心脏病鉴别。从发绀出现时间、肺动脉瓣区第二音强弱、胸部 X 线肺纹理变化和有无肺动脉干凸出等作出初步判断，确诊需靠超声心动图和彩色多普勒检查，疑难病例可同时进行心血管造影以协助诊断和鉴别诊断。

六、病程演变和自然预后

室间隔缺损的病程演变和自然预后，主要决定因素是缺损的大小和出生后肺血管阻力变化。胎儿期由于肺没有膨胀，肺血管阻力高。出生后随着肺膨胀，肺小血管伸张，氧分压升高，使肺血管内产生缓激肽——促使肺血管扩张和阻力下降，但由于中层肌肉仍肥厚，肺阻力可保持中等度升高。出生后几周，肺血管阻力变化的快慢与幅度大小，直接影响新生儿生存。

（一）患儿早期死亡

新生儿在出生后 1 ~ 2 周很少须手术处理，大型室间隔缺损病例出生后一般于 2 ~ 3 周肺血管阻力逐渐下降到正常，左、右心室内压力阶差加大，自左向右分流量增加，肺循环血流量增加，左心容量负荷加重，婴儿可于出生后 2 ~ 3 个月，因肺静脉高压肺水肿和急性左侧心力衰竭死亡。婴幼儿如在出生后 6 个月内出现心力衰竭，反复上呼吸道感染和心力衰竭，生长发育迟缓，1 岁内死亡率大为 9%，2 岁内死亡者可高达 25%。有的患儿可能与基因缺陷有关，出生后肺血管阻力不下降，肺血管一直保持胎儿型，表现为肺高压持续状态，患儿很快出现右向左分流而丧失手术机会。

（二）晚期发展为艾森门格综合征

大型和一些中等大小室间隔缺损患者，肺血管阻力逐渐升高，而且随着年龄增长，肺血管病变逐渐加重，自左向右分流逐渐减少，肺血管阻力严重升高，超过体循环血管阻力，出现心内双向分流，进而转变为以右向左分流为主，口唇明显发绀，出现慢性右侧心力衰竭、红细胞增多症、大咯血、脑脓肿、脑梗死等临床表现，称为艾森门格综合征。多数在 10 岁以后出现，但也有报告在 2 岁前后，甚至更早就可能发生。患者多在 40 岁以前死于顽固右侧心力衰竭和其他严重并发症。

（三）缺损自然闭合

小型室间隔缺损有一定自然闭合的可能，多发生在 1 岁以内，4 岁以内闭合率为 34%，96% 的自然闭合发生在 6 岁以前。自然闭合者室间隔缺损自然闭合的机制是：①膜部缺损边缘与三尖瓣隔瓣和部分前瓣叶贴近，进而粘连而逐渐闭合；②肌性缺损随着间隔肌肉发育而逐渐缩小，或边缘因血流的冲击而纤维化或内膜增生；③血栓形成或细菌性心内膜炎治愈，缺损由赘生物闭塞。大型缺损并发肺动脉高压则鲜见自然闭合。

（四）主动脉瓣脱垂和关闭不全

5%室间隔缺损病例可发生主动脉瓣关闭不全，多见于膜周型和动脉干下型室间隔缺损。多在10岁以内逐渐出现，到成年进一步恶化。当主动脉瓣关闭不全加重时，由于室间隔缺损被脱垂的主动脉瓣叶部分堵闭，心室水平左向右分流常可减少。

（五）继发右心室漏斗部狭窄

有5%～10%大型室间隔缺损并发大量左向右分流病例，在婴幼儿期可出现右心室漏斗部狭窄，主要为漏斗部肌肉肥厚所引起，其程度随年龄增长而加重。

（六）感染性心内膜炎

单纯室间隔缺损患者感染性心内膜炎的年发生率为0.15%～0.3%，多见于15～20岁病例，赘生物常位于右心室内，脱落后可造成肺梗死。

七、治疗

在全静脉复合麻醉气管插管，经胸前正中切口纵劈胸骨入路，浅中低温体外循环心脏麻痹液灌注心肌保护下进行外科手术修补，仍然是室间隔治疗最为确切和可靠的治疗手段。但近年来不断进行着新的技术方法探索，有作者报道了经皮心导管介入封堵室间隔缺损，经胸小切口非体外循环下心脏超声引导下直接封堵室间隔缺损获得了成功，采用全胸腔镜或机器人成功进行室间隔缺损修补也获得成功。这些技术的适应范围比较局限，扩大应用和远期疗效尚有待进一步观察。

（一）手术适应证

1. 新生儿和婴儿期大型室间隔缺损 反复感冒、肺炎，表现为严重难治性充血性心力衰竭或肺功能不全时，应在出生后3个月内进行手术治疗。如药物治疗有效，可推迟到6个月后，在这以后肺血管阻塞性病变会进行性加重，当左向右分流>2：1，或肺血管阻力>$4U/m^2$时应及时手术治疗。多发性肌部缺损伴肺动脉高压者，手术修复困难，死亡率高，主张先行肺动脉环缩术，待2～3岁后二次手术解除环缩，修补缺损。

2. 限制性室间隔缺损 临床无明显症状，胸部X线片和心电图无明显改变，随访过程无肺动脉压增高趋势，1岁内尚有自然闭合的机会，手术可以延迟到2岁以后或学龄前进行。

3. 动脉干下型缺损 即使症状不明显，因可能发生主动脉瓣脱垂，手术应该在4岁以内进行。

4. 室间隔缺损并发重度肺动脉高压 肺血管阻力>$8U/m^2$，肺/体循环血流比值休息时为（1.5～1.8）：1，或当中度运动时下降为1.0：1（因体循环周围血管扩张和体循环血流增加，而固定的肺血管阻力妨碍了肺循环血流的增加），有静息时发绀，或运动时发现动脉血氧饱和度明显下降（右向左分流增加），不宜进行手术治疗。对于这类患者有必要进行心导管检查，给予异丙肾上腺素0.14mg/（kg·min）静脉滴注并测定肺血管阻力，假如肺血管阻力下降到$7U/m^2$以下，可以慎重考虑手术治疗。

5. 肌部多发性室间隔缺损 尤其是乳酪型并发严重肺动脉高压、低体重、心功能差的病例，应在婴儿期积极行肺动脉环缩术。

（二）术前准备

室间隔缺损患者术前除按一般心脏直视手术准备外，对反复出现肺炎和充血性心力衰竭者，特别要加强准备。

（1）伴有充血性心力衰竭者，可应用地高辛、利尿药等药物治疗，以纠正心力衰竭，改善心功能；有喂养困难和生长迟缓者，必须给予营养支持。

（2）对伴有重度肺动脉高压者，应常规应用扩血管药物减轻前、后负荷，首选的是硝普钠，以每分钟 $2\sim3\mu g/kg$ 的速度静脉滴注，成年人 25mg/d，根据病情应用 $7\sim10d$ 后手术，可以降低肺血管阻力，提高手术安全性。

（3）如有咳嗽、咳痰及肺部啰音者，应在控制心力衰竭的基础上，选用适当的抗生素治疗，以防治呼吸道感染。

（4）如果药物治疗效果不明显，决定立即手术前尚须注意检查有无并发动脉导管未闭、主动脉瓣下狭窄和主动脉缩窄等畸形，以便采取相应治疗方案。

（5）伴有感染性心内膜炎者，原则上先选用敏感的抗生素，给予有效的治疗，感染控制后进行手术。对感染难以控制的病例，在应用高效广谱抗生素治疗 $1\sim2$ 周后，限期手术。对伴有赘生物随时有脱落危险，或已脱落，造成大面积肺梗死时，即使在感染活动期也必须进行急症手术。

（三）手术方法

尽管有多种切口可采用，但常规采用正中切口进胸。首先进行心外探查，注意有无动脉导管未闭或其他心脏畸形。当伴有较大直径的动脉导管未闭时，必须在体外循环开始前予以游离阻断，以避免转流后发生窃流和严重的肺部高灌注性肺水肿。手术一般在全麻中度低温体外循环和含血心脏麻痹液灌注心脏停搏下进行。

心脏切口的选择取决于根据室间隔缺损和医生的经验和习惯，通常有右心房径路、肺动脉径路、右心室径路和左心室径路。在个别复杂病例，如混合型和多发性室间隔缺损有时需做多个切口。我们主张按室间隔缺损类型选择心脏切口，当无法确定缺损的解剖位置时，可以先做一个右心房小切口，探明缺损位置，再确定合适的径路手术修复。

1. 膜部室间隔缺损修补术　膜周型缺损经右心房切口进行修补，显露清楚，方便操作，对右心室功能影响也较小。

（1）膜部小缺损，周边纤维环较完整，可采用直接缝合，即应用间断带小垫片褥式缝合。如缺损邻近三尖瓣隔瓣，带垫片缝线一侧可缝于距三尖瓣环 $1\sim2mm$ 的隔瓣根部，另一侧缝于缺损的对侧缘上。心脏传导组织在此型缺损后下缘左心室侧走行，注意避免损伤。

（2）膜周型缺损补片修补术，牵开三尖瓣前瓣和后瓣后，膜周型室间隔缺损多可得到较好显露。若缺损显露欠佳，可从隔瓣游离缘向三尖瓣环方向切开瓣叶，直至离瓣环 $3\sim4mm$。补片可略大于缺损。新生儿、婴幼儿用 5-0 或 6-0 缝线，年长儿童用 4-0 带小垫片缝线进行缝合。第一个缝线可从圆锥乳头肌止点开始，顺时针方向缝合，距缺损肌肉缘 $5\sim7mm$ 进针，由缺损缘的右心室面出针，缝线应有一定深度，但以不超过间隔厚度的 1/2，避免损伤走行于缺损后下缘左室心内膜下的传导束。缝合至三尖瓣环时，带垫片褥式缝线可置于隔瓣根部距瓣环 2mm，注意将缝线置于腱索下方。在缺损后上缘邻近主动脉瓣，即三尖瓣隔瓣与前瓣交界处，有时仅有很少组织与主动脉瓣环隔离，缝线可从三尖瓣前瓣根部和心室漏斗皱褶进针，此时可从主动脉跟部灌注少量心脏停搏液，看清主动脉瓣后再进针，避免损伤瓣膜组织，然后缝针转至室上嵴缝合。缘线分别穿过补片相应部分，将补片送下后结扎缝线。剩余室间隔缺损边缘可应用往返连续缝合。也有作者提倡使用连续，或间断褥式结合连续缝合修补术。

2. 流入道型室间隔缺损修补术　又称房室管型或膈下型室间隔缺损，该类缺损常被三尖瓣隔要掩盖，后缘为三尖瓣环，缺损呈半月状，直径较大，均需补片修补。修补时先在三尖瓣隔瓣缘置 2 根牵引线牵开三尖瓣隔瓣和腱索，一般可显露其下方缺损。若遮盖室间隔缺损的瓣膜和腱索无法牵开，可于三尖瓣隔瓣根部距瓣环 3mm 处环形切开三尖瓣，并将切开瓣叶牵开，隔瓣下方缺损即可得到良好显露。应用 3～5 个带小垫片间断褥式缝合，缝于缺损后下缘，缝线只能置于右心室面. 如前所述，顺时针方向缝合抵达三尖瓣环时，缝线穿过三尖瓣隔瓣根部，然后转向缺损上缘。缺损前上缘已远离传导组织，在这个部位缝线可穿透肌缘进行缝合，直至完全闭合缺损。

3. 流出道型室间隔缺损修补术　动脉干下型室间隔缺损宜采用肺动脉切口径路，距肺动脉瓣环 1.5cm 做横切口，牵开切口，即可显露缺损。干下型室间隔缺损比较大，上缘紧接肺动脉瓣环下方，主动脉右冠瓣窦或脱垂的瓣叶可覆盖缺损，甚至凸向右心室流出道。必须进行补片修补，切忌将主动脉瓣作为室间隔缺损上缘进行直接缝合。要细心修剪补片使其与缺损形状和大小相适应。缺损上缘应用 4-0 或 5-0 带垫片聚丙烯线做间断褥式缝合，缝于肺动脉瓣窦内的瓣环上，缝线穿过补片上缘并结扎。其余边缘，可进行连续缝合，也可一周都用带垫片聚丙烯线做间断褥式缝合。然后缝合肺动脉切口。嵴上型和嵴内肌性缺损全为肌肉缘，可经右心室流出道做横切口，应用补片修补。

4. 肌部室间隔缺损修补术　肌性间隔前部缺损只能经右心室切口显露，且有时不容易发现，因为这类缺损常被隔束和粗大肌小梁掩盖，切断连接于膈束和右心室前壁的肌束，方能清楚显露。这类缺损，一般主张应用补片修复和带垫片间断褥式缝合方法，值得指出的是室间隔缺损前缘预置平行褥式缝线时进针不宜过深，避免损伤冠状动脉前降支。为了防止上述并发症，Breckenrdige 等对靠近右心室前壁室间隔多发性缺损提出了另一种修复方法，先经右心房通过三尖瓣口初步探查和确定这类缺损部位和数目，于缺损相应部位做右心室纵切口，切口距离冠状动脉左前降支最好在 1cm 以上，牵开右心室切口，再经右心室面观测缺损数目和大小，采用 2 条聚四氟乙烯条或涤纶条，1 条放在心内，另 1 条放在右心室前壁外侧近室间隔部位，应用多个褥式缝合从心内穿过涤纶条和缺损后缘，再在相应部位穿出右心室前壁和心外的垫条，一般缝上 3～4 个褥式缝合，收紧缝线，结扎后即可将缺损牢固闭合。挤压呼吸囊，检查缺损缝合处有无漏血，或残余缺损，心内操作完毕，应用 3-0 缝线连续或间断缝合右心室切口，缝线必须贯穿右心室壁全层，并可应用 2～3 个带小垫片褥式缝线加固缝合。

心尖部多发性缺损。若经右心室切口修复，常常遗漏小缺损，造成修补不完善，主张采用左心室切口径路。手术可先通过右心房切口经三尖瓣口探查缺损部位，然后将纱布垫置人心包腔内将心尖垫高，于左心室尖部少血管区距左前降支 1cm 处做一短的鱼嘴状切口，长为 25～30mm。向上延长切口时要防止损伤二尖瓣前乳头肌。应用拉钩牵开室壁切口，显露室间隔缺损。缺损缘在光滑的左心室面很容易辨认，从左心室面观多为单一缺损，也须注意是否有多个或高位缺损存在，以防遗漏。此类缺损均须应用补片修补，假如为多个缺损，而且彼此很邻近，亦可应用一块大补片覆盖全部缺损上，应用4-0无创缝线做间断褥式缝合。由于左心室腔内压力高，闭合左心室壁切口时，应加用带小垫片无创缝线做间断褥式缝合，或应用聚丙烯无创缝线进行双层连续缝合和涤纶垫条加固，缝线必须穿过心室壁全层。

对于乳酪状多发肌部室间隔缺损婴儿，可采用肺动脉带束术。于肺动脉绕带上端的主肺动脉上做一个荷包缝线，将测压针头或导管分别插入肺动脉远端和近端。主肺动脉带束缩窄程度可参考以下指标：①将束带远端肺动脉收缩降低到正常范围（30mmHg）；②根据体循环压变化来决定，随着束带收紧，远端肺动脉压力下降，体循环压力开始上升，当体循环压达到平稳时适可而止；③肺动脉主干缩小到原来直径的1/3～1/2，使右心室与肺动脉压力阶差达到50mmHg，或使肺动脉压降至体循环压的50%。当束带收缩到适当程度后，立即将束带在原位间断缝合，并将束带牢固地固定在肺动脉主干上。拔除肺动脉上测压针头，结扎预置荷包线，彻底止血。术中注意要点：①在做肺动脉环缩术前应先放置好中央静脉测压管和动脉测压管，以监测动脉压及评估带缩术的效应；②若体循环压力过低，可静脉滴注儿茶酚胺类药物，因在低心排血量下难以精确估计肺动脉合适的束窄程度；③营养不良的婴儿在成功的肺动脉环缩术后，病情好转，生长发育迅速，环缩程度会变得过紧。对这类婴儿术后必须定期随访观察。

5. 并发心脏畸形手术处理

（1）室间隔缺损并发动脉导管未闭：室间隔缺损并发动脉导管未闭的发生率为10%，多数患者可以在术前明确诊断。但并发较细小的动脉导管，尤其是在严重肺动脉高压的患者，动脉导管分流不明显，可能会遗漏较大的动脉导管（所谓"哑型"导管）。漏诊较大直径动脉导管，在术中会导致严重的后果。因而，对每个接受室间隔缺损修补的手术患者都应该警惕有无并发动脉导管。

切开心包后，应该注意探查肺动脉有无震颤。如果开始体外循环转流，肺动脉张力不下降，甚至更加膨胀，同时伴有静脉回流减少，心脏膨胀，动脉压难以维持。或者切开右心房或右心室时，有大量动脉血液回流。这些情形都高度提示并发动脉导管，应该及时明确和加以处理。

对于术前明确并发有较大直径的动脉导管未闭时，必须在体外循环开始前予以游离阻断，以避免转流后发生窃流和严重的肺脏高灌注性肺水肿。如果术中体外转流后才发现并发动脉导管，可以降低灌注流量，从心外手指压迫导管，直接切开肺动脉，用带气囊尿管或专用器械封堵导管，用带垫片4-0涤纶线从肺动脉内间断褥式封闭导管。

经正中切口结扎动脉导管，应该避免损伤喉返神经和损伤导管后壁发生大出血，尤其应该明确解剖关系，避免误扎左肺动脉或降主动脉。

（2）室间隔缺损并发主动脉缩窄：室间隔缺损并发主动脉缩窄并不少见，有报道发生率高达15%～20%，且经常并发主动脉弓发育不良。术前查体时注意准确测量上下肢血压，详细的心脏多普勒超声检查，必要时可以进行CT或磁共振血管造影，多数可以明确诊断。

如果室间隔缺损直径较小（<0.5mm），无明显肺动脉高压，可以考虑经左侧开胸仅纠治主动脉缩窄，室间隔缺损可能自行愈合，或者后期经介入手段封堵室间隔缺损。

对于较大室间隔缺损并发主动脉缩窄患儿，目前治疗策略尚有争议。一些作者认为对于有大量左向右分流和严重心力衰竭的婴儿患者，可以采用左侧开胸纠治主动脉缩窄，同时做肺动脉带束环缩。也有作者主张采用2个切口同时纠治室间隔缺损和主动脉缩窄，先经左外侧开胸矫治主动脉缩窄，然后正中切口修补室间隔切口，认为可以避免深低温停循环，左侧开胸也利于充分显露和纠治缩窄畸形。

近年来，越来越多的作者主张采用胸前正中切口同期纠治室间隔缺损和主动脉缩窄，应用深低温停循环或深低温低流量灌注技术，切除缩窄段主动脉后行扩大端－端吻合，或者加宽缩窄段和发育不良的弓部主动脉。

（3）室间隔缺损并发主动脉瓣关闭不全：主动脉瓣脱垂和关闭不全多见于膜周型和动脉干下型室间隔缺损，在膜周型缺损多见无冠状动脉瓣脱垂，而在动脉干下型缺损以右冠状动脉瓣脱垂常见。

对于轻度主动脉瓣脱垂和轻度主动脉瓣反流者，应该尽早补片修补室间隔缺损，室间隔缺损补片可以对主动脉瓣环起到支撑和加强作用，防止瓣叶进一步脱垂和关闭不全加重。

对于中度以上主动脉瓣关闭不全，则应该先修补室间隔缺损，然后经主动脉切口，精确折叠脱垂的主动脉瓣叶，紧缩固定，必要时可部分关闭瓣膜交界。手术中应该在体外循环开始后，尽早放置左心引流，防止左心室膨胀。

在一些严重的病例，主动脉瓣叶重度发育不良或者继发严重的瓣叶卷曲、纤维化，甚至钙化，可能需要进行瓣膜替换，在儿童可能还需要同时加宽主动脉根部。

八、并发症及防治

（一）完全性房室传导阻滞

完全性房室传导阻滞发生率为 1% ~ 2%，多由于手术损伤传导束有关。从解剖上准确界定各类缺损，掌握房室传导束行径，是防止发生传导阻滞的关键，术中应避免对其钳夹、牵拉、吸引和缝合。术中可拆除可疑缝线，重新修补缺损。心表面安装临时起搏导线．进行临时起搏。如果术后 1 个月后，仍未能恢复，应安放永久起搏器。

（二）室间隔缺损残余漏

室间隔缺损残余漏发生率据统计为 1% ~ 5%。多见于以下几种情况：缝线撕脱或组织割裂；术中显露不良；转移针位置不当；留有缝隙，或为多发性室间隔缺损被遗漏。因此在缺损修补完后要膨肺，于直视下确认修补完善；心脏复跳后及时扪诊右心室细震颤是否消失；术中超声心动图可提高残余室间隔缺损检出率，争取在术中及早发现和及时处理。

部分室间隔缺损残余漏是术后早期发现的，心前区收缩期杂音为消失或再度出现，经胸部超声心动图和彩色多普勒检查可确立诊断。如撕裂较小，患者无症状，可暂时密切观察，有时可自行闭合。如果残余左向右分流量较多（Qp/Qs > 1.5 : 1），或出现心力衰竭症状，应及时再次手术修复。随着介入性室间隔缺损封堵技术的发展及经验积累，对于较大儿童或成年患者，有学者认为应用介入封堵技术是治疗室间隔缺损残余漏的首选方法。

（三）三尖瓣或主动脉瓣反流

室间隔缺损补片或介入性治疗的封堵伞如果压住三尖瓣腱索，使其活动受限，会引起三尖瓣反流。主动脉瓣损伤则多由于缝合膜周型或干下型缺损缝针误伤瓣叶所致，应以预防为主，如反流严重，应及时手术修复。

（四）肺动脉高压危象

是术后严重并发症，可发生在反应性较强的肺血管病患者，主要表现为肺动脉突然急剧升高，超过体循环水平，右心房压亦上升，左心房压下降，体循环压下降和休克。诱发因素包括气管吸痰、低氧和高碳酸血症、代谢性酸中毒、高浓度正性肌力药物应用和烦躁不安等。处理方法可给镇静药和肌松药，吸入高浓度氧和过度通气。如 $PaCO_2$ 维持 35mmHg 以下，前列环素静脉滴注，可能是治疗肺动脉高压危象的最佳药物。NO 吸入被认为特别有效。

九、疗效评价

（一）手术效果

室间隔缺损修补术手术死亡率目前在许多医学中心已逐渐下降到 1% 以下，大龄单纯室间隔缺损手术死亡率已接近零。多发性室间隔缺损和有心脏畸形并存的室间隔缺损手术死亡率仍较高，此类室间隔缺损手术死亡率为 5% ~ 10%。早期死亡原因，主要是急性心力衰竭，可能与重症婴幼儿手术前已存在心功能不全，加上手术对心肌创伤和保护不良有关。术前反复呼吸道感染和严重肺功能不全，是造成少数婴幼儿术后死亡的主要原因。影响手术死亡率的因素如下。

1. 年龄　手术患者年龄越小，病情越重，特别是新生儿，手术死亡率越高。

2. 室间隔缺损类型　单纯室间隔缺损手术死亡率很低，多发性室间隔缺损是增加手术死亡的一个重要因素，因为病情重，修复困难，可能残留缺损。

3. 肺动脉压力和阻力　肺动脉压力轻度及中度增高者手术死亡率低，伴有严重肺动脉高压者手术死亡率明显增高，主要死于进行性肺血管病变。

4. 室间隔缺损伴心血管畸形　包括并发动脉导管未闭、主动脉瓣关闭不全，均会增加手术复杂性和延长体外循环时间，因而术后并发症和手术死亡率亦增加。

5. 术后严重并发症　包括完全性房室传导阻滞和室间隔缺损残余漏，并发完全性房室传导阻滞者死亡率甚高。

室间隔缺损修补术后晚期死亡率在 2.5% 以下，少数死亡病例和严重心律失常有关，主要为心室纤颤和完全性房室传导阻滞。在术前肺血管阻力明显升高者，术后部分病例的肺血管病变可能进行性恶化，最终而造成右侧心力衰竭和死亡。

（二）存活质量分析

1. 生长发育　儿童特别是婴幼儿大型室间隔缺损修复术后，术后前 10 个月内生长发育明显改善，体重增加，症状也随之消失。Weintraub 等并指出生后 6 个月内修复大型室间隔缺损，大多数病例到 5 岁以前的体重、身高和头围都发育正常，出生时低体重婴儿除外，仅体重增加。

2. 心脏功能　儿童特别是 2 岁以内的婴幼儿，室间隔缺损修补术后晚期心功能均基本恢复正常。Graham 等报告室间隔缺损修补术后 1 年检查，发现左心室终末舒张压、每搏排血量、射血分数均恢复正常。大儿童室间隔缺损修补术后症状虽然消失，左心室扩大和左心室功能有的难以完全恢复正常，提示大型室间隔缺损应该在 1 ~ 2 岁进行手术。

3. 肺动脉高压　术前的肺血管阻力和年龄是影响室间隔缺损修补术后晚期肺动脉压恢复的两个决定因素，手术时肺血管阻力越低，年龄越小，术后肺血管病变越容易恢复或接近正常。2 岁以上进行手术者 25% 的病例手术后 2 ~ 11 年肺血管病变仍进行性发展和造成过早的晚期死亡。另有报道，术前肺动脉高压和高肺血管阻力（ >10U/m²）病例中有25%于术后5年内死于肺动脉高压。然而有部分患者随访了20年，肺动脉高压和高肺血管阻力既不发展，也不改善，仅日常活动量受到一定限制。术前肺血管阻力轻至中度升高（8U/m²），不同年龄组预后都比较好。

4. 心律失常

（1）室性心律失常：室间隔缺损修复术后晚期发生严重室性心律失常和猝死者不多见，Houye（1990）报道应用动态心电图随访一组术后晚期病例，室性期前收缩发生率为40%，但全部患者均无症状，未观察到1例发生室性心动过速，手术经心房切口病例发生率比经心室切口者少，年轻手术病例发生率也较低。

（2）右束支传导阻滞：经右心室切口修复室间隔缺损，术后右束支传导阻滞的发生率有报道高达80%。Gelband等认为和右心室切口有关。Rein等报道经右心房切口修复膜周型缺损，新的右束支传导阻滞发生率为34%～44%，部分病例可能和手术缝合膜周缺损后下缘时损伤右束支有关。右心房切口比右心室切口发生率为低。右束支传导阻滞临床重要性一直有争议，有待进一步研究。

（3）双束支传导阻滞：室间隔缺损修复术后有少部分患者术后出现右束支传导阻滞伴左前半束支阻滞，其发生率为8%～17%，这类并发症的预后如何尚有不同认识，有的作者认为可能和晚期发生完全性房室传导阻滞及猝死有关，因为双束支传导阻滞损伤的部位可能比完全性右束支传导阻滞更靠近主干，危险性自然更大。

（4）完全性房室传导阻滞：单纯室间隔缺损修复术后完全性房室传导阻滞发生率在有经验单位现已下降到1%以下，这与传导束在各类室间隔缺损中的行径有了深入的了解，和改进修复技术有关。但在多发性室间隔缺损修复病例中仍稍高。

5. 室间隔缺损残余漏 小的残余分流临床随诊报告为3%～11%，在血流动力学上虽无明显影响，但因为这类患者有发生感染性心内膜炎倾向，应严密随诊，有条件者可考虑导管介入封堵术。

6. 医源性三尖瓣和主动脉瓣损伤 这类并发症虽不多见，仍有散在报道，有的在术后立即发生，也有报道在术后几个月后杂音才逐渐出现。术后三尖瓣或主动脉瓣出现轻度关闭不全，对血流动力学无明显影响，可随诊观察，严重者明显影响预后。

（张金涛）

第三节　房室隔缺损

一、概述

房室隔缺损，既往也称为房室通道缺损和心内膜垫缺损，是由于心内膜垫组织发育障碍导致房室孔分隔不全，并伴有房室瓣形态和功能异常的一组心脏畸形，占先天性心脏病的4%。

二、病理解剖

对于房室隔缺损的病理和发生机制争议非常多。房室隔缺损一组病理形态差异极大，又因为同属程度不同原始心内膜垫发育障碍，而具有以下共同的病理特征：①房室隔组织缺损或完全缺如，包括房间隔前下内侧部分和室间隔流入道部分，室间隔流入部缺损表现为室间隔在房室瓣隔叶附着处呈勺状凹陷，隔叶瓣环距心尖距离和左心室隔面长度短缩；②房室瓣畸形，表现为形态、数目、结构和瓣下结构位置和形态异常，左右房室瓣环融合；③主动脉根部由于左右房室瓣环融合而发生前上位移，失去了与左右房室瓣环的楔嵌位置，左心室流出道延长呈"鹅颈"状畸形；④房室结易位到右心房下壁，房室束经由三尖瓣隔瓣和二尖瓣后下桥瓣结合处进入室间隔左心室侧；⑤冠状静脉窦口形态和位置异常等。

临床上通常将房室隔缺损分为部分型、过渡型和完全型三种病理类型。

（一）部分型房室隔缺损

主要包括原发孔房间隔缺损伴有或无房室瓣畸形，无室间隔缺损。原发孔房间隔缺损呈半月形，位于房间隔的前下方，部分病例可并发继发孔房间隔缺损，甚至整个房间隔缺如，形成单心房。部分型房室隔缺损有两个完整的房室瓣环，房室瓣直接附着在室间隔上缘，其左侧房室瓣通常呈三瓣叶结构，以往称之为二尖瓣前瓣裂，发生裂缺的两个瓣叶边缘常常增厚和卷曲，有时可有异常腱索存在。三尖瓣隔瓣常发育不全，如瓣裂或部分缺如。

（二）完全型房室隔缺损

完全型房室隔缺损的病理特征主要包括：①原发孔房间隔缺损，可同时并发有继发孔房间隔缺损；②左右房室瓣环和房室瓣叶融合，形成一组复杂的多瓣叶房室瓣结构，融合的瓣叶称为前后共同瓣叶，也有称之为"前桥瓣叶"和"后桥瓣叶"；③流入部室间隔缺损；④主动脉瓣向前上移位，房室结和传导束异位。

Rastelli 根据前桥瓣叶形态及其腱索附着点将完全型房室间隔缺损分成三型：A 型临床最常见，占 75%。其病理特点是前桥瓣完全分隔为左上及右上两个瓣叶，各自借其相应的腱索附着于房室隔嵴上，左上瓣完全位于左心室上方，右上瓣完全位于右心室上方。C 型占25%，其前桥瓣叶呈漂浮状态，瓣下无腱索附着于室间隔嵴上，瓣下形成巨大的室间隔缺损。B 型临床罕见，其病理形态介于 A 型和 B 型之间，左上瓣跨越室间隔嵴，通过腱索与室间隔右侧的乳头肌相连。

（三）过渡型房室隔缺损

介于部分型与完全型房室隔缺损之间的病理类型。病变包括原发孔房间隔缺损，有两组分开的左右房室瓣结构，房室瓣一部分直接附着，另一部分靠腱索间接附着于室间隔，在腱索之间形成限制性流入部室间隔缺损。

在完全房室隔缺损病理分析中，双侧心室的均衡性对于手术治疗方式的选择具有重要意义。Bharati 和 Lev 等根据前后桥瓣跨越室间隔，以及共同房室瓣与左右心室发育的关系，将完全房室隔缺损分为双侧心室均衡型、右心室优势型和左心室优势型。以双侧心室均衡型为多见，但有 10% 左右的患者存在左心室或右心室发育不全。严重者类似单心室病理变化。

（四）并发畸形

完全房室隔缺损并发心脏畸形非常多且复杂。完全性房室隔缺损患者中占 5% ~10% 可并发法洛四联症中占 0.8% ~2%。其解剖具有完全性房室隔缺损和法洛四联症的特征，有四联症的漏斗部狭窄和主动脉横跨，完全性房室隔缺损的房室瓣畸形以及此两畸形的室间隔缺损融合而成的泪滴形缺损。完全性房室隔缺损多为"C"型，少数为"A"型。3.1% ~

6.7% 完全性房室隔缺损并发右心室双出口，其解剖特征为右心室出口并发完全性房室隔缺损的房室的房室瓣畸形和两者融合的室间隔缺损。3% ~ 4% 完全性房室隔缺损并发完全性大动脉转位，其解剖特征为完全性大动脉转位并发完全性房室隔缺损的房室瓣畸形和室间隔缺损。

其他并发心脏畸形包括继发性房间隔缺损、双上腔静脉、肺动脉异位连接、多发性室间隔缺损、动脉导管未闭、主动脉弓畸形和无顶冠状静脉窦等。房室隔缺损可以是一些复杂心脏病的一部分，可并发内脏异位综合征。

三、病理生理

房室隔缺损的病理生理取决于心房间交通、室间交通和房室瓣关闭不全程度，以及并发畸形等。

在部分性房室隔缺损无室间隔交通，往往有大的房间左到右分流。在小到中度房间交通的病例，仅有左心房与右心房压力阶差。如有大的心房间左到右分流和轻度或二尖瓣关闭不全时，则引起右心室容量超负荷，与继发孔房间隔缺损的病理生理相同，严重者可有心排血量和动脉血氧饱和度下降。如有严重二尖瓣关闭不全时，二尖瓣反流从左心室直达右心房，从而心房间左到右分流增加，因左和右心室容量超负荷，可在 1 ~ 3 岁儿童甚至婴儿产生充血性心力衰竭。产生心力衰竭的主要原因为左心室发育不全、左侧房室瓣特别左下瓣叶缺如、主动脉下狭窄和肺动脉高压。成年人部分性房室隔缺损可产生心房颤动或扑动和心功能不全。

完全性房室隔缺损有大的房间交通和室间交通，其中 15% ~ 20% 并发中到重度左侧房室瓣关闭不全。在婴儿时期由于大的心室间左到右分流，往往引起左心室为主的容量超负荷和充血性心力衰竭。同时肺动脉压力升高达到体循环压力水平，文献报道平均肺血管阻力（PVR）在出生至 3 个月时为 (2.1 ± 0.9) U/m^2，4 ~ 6 个月时增加到 (4.1 ± 2.6) U/m^2，7 ~ 17 个月后已是 (5.7 ± 3.0) U/m^2。在 1 岁时可产生 Health – Edward 分级的 3 ~ 4 级肺血管病变，2 岁时产生 3 ~ 5 级的肺血管病变，80% 死于 2 岁以内。如并发主动脉下狭窄、主动脉狭窄或先天愚型，则充血性心力衰竭发生更早，肺血管病变更重。

完全性房室隔缺损并发法洛四联症或右心室双出口和完全性大动脉转位的全部或大多数病例均并发肺动脉狭窄或闭锁，出生后有不同程度的发绀，很少在婴幼儿时出现充血性心力衰竭。

四、临床表现

（一）症状

部分性房室隔缺损有大的原发孔房间隔缺损和轻度二尖瓣关闭不全患者，可在 10 岁以内无症状。有中度和重度二尖瓣关闭不全者症状出现较早，有运动性心悸和气短以及进行性充血性心力衰竭等症状。Manning 报道 115 例部分性房室隔缺损的心内修复，其中 11 例（占 10.5%）在婴儿时因充血性心力衰竭手术。在 40 岁以上部分性房室隔缺损病例，往往出现心功能减退、心房颤动和肺动脉高压。

完全性房室隔缺损的患者往往在 1 岁以内时出现症状，甚至在新生儿产生进行性充血性心力衰竭，内科治疗难以控制。在临床上出现呼吸困难和加快，周围循环灌注和生长发育差。少数病例在生后心力衰竭并不明显，但在 1～2 年出现静息时发绀，产生肺动脉高压和严重阻塞性肺血管病变，即 Eisenmenger 综合征。

在完全性房室隔缺损并发法洛四联症、右心室双出口和完全性大动脉转位的病例，全部或大部分并发右心室流出道阻塞或肺动脉闭锁，生后有发绀，很少出现充血性心力衰竭。少数右心室双出口无肺动脉狭窄者，则在新生儿时出现充血性心力衰竭，在 1 岁左右产生严重肺血管病变。

（二）体征

在部分性房室隔缺的患者，大多数生长和发育正常。在胸骨左上缘听有相对肺动脉狭窄产后的收缩期柔和杂音和固定性心音分裂，在心尖区可有二尖瓣关闭不全引起收缩期反流性杂音。在婴儿有重度二尖瓣关闭不全时，可出现心跳快和肝大等充血性心力衰竭体征。在 40 岁以上的患者因房性心律失常产生的心悸和心功能减退等症状。

在完全性房室隔缺损的患者，在婴儿时往往出现呼吸快、呼吸困难和肝大等进行性充血性心力衰竭的症状，生长发育迟缓，部分病例有先天愚症。在胸骨左上缘听有收缩期射血性杂音、第二心音固定性分裂和亢进，从心前区到心尖有室间隔缺损的房室瓣关闭不全产生的收缩期反流性杂音。在心尖部亦可听到大量血流（包括房间和室间左到右分流和二尖瓣关闭不全的血流）通过房室瓣产生的舒张期辘辘性杂音。在 4～5 岁后往往伴有严重肺动脉高压和阻塞性肺血管病，静息时可出现发绀，胸骨左上缘听有收缩期杂音和肺动脉关闭不全引起的泼水性舒张期杂音。在完全性房室隔缺损并发法洛四联症、右心室双出口和完全性大动脉转位的患者，大多数在生后出现发绀，但很少出现心力衰竭体征。

五、诊断及鉴别诊断

依据临床表现和辅助检查，房室隔缺损的诊断并不困难，重要的是深入和详细分析患者的病变特征，全面掌握患者的病理生理进程，把握正确的手术时机和制定个性化的手术方案。主要诊断依据如下。

（1）临床症状和体征。

（2）心电图：部分型房室间隔缺损病例具有典型的心电图表现：P－R 间期延长（一度房室传导阻滞），电轴左偏，aVF 导联主波向下。其他非特异性改变包括右心房增大，右心室肥大或双心室肥大。

（3）胸部 X 线片：可表现为肺血增多，右心房右心室增大，左心房左心室增大，肺动脉凸出和主动脉结变小。出现艾森门格综合征时，肺血减少。

（4）超声心动图：二维彩色多普勒超声心动图检查对明确诊断房室间隔缺损具有非常重要的价值，而且通过超声心动图检查还可以明确瓣膜异常的性质，室间隔缺损和房间隔缺损的大小、形状及并发的畸形及房室瓣反流的程度，以上信息将有助于外科医生制定手术方案和评估疗效。超声心动图的征象包括心腔扩大，左心室流出道变窄变长，房室瓣环下移，二、三尖瓣环等高级瓣膜分裂等畸形。新近的三维实时动态超声心动图检查，对于术前房室瓣的形态分析和成形设计具有重要的参考意义。

（5）心导管和选择性心血管造影：多普勒超声心动图检查的进步，能无创明确诊断，并能提供非常有价值的外科治疗信息，因此，大多数部分型和过渡型房室间隔缺损病例已经无需进行心血管造影检查。对于完全型房室间隔缺损者有学者提出应对 6 个月以上的患儿常规进行导管检查，目的是测量和计算出肺血管阻力，为能否进行根治手术和判断预后提供重要参考依据。完全型房室间隔缺损的左心室流出道变狭窄且拉长，选择性心血管造影可显示典型的"鹅颈征"，分析手术对左心室流出道的影响。

根据一般临床表现，包括心电图和胸部 X 线片，多可提示房室隔缺损诊断。二维超声心动图检查即可确立诊断。须和继发孔房间隔缺损、肺动脉瓣狭窄、单纯室间隔缺损等进行鉴别。房室隔缺损患者并发心脏畸形较多，应该重视。

部分性房室隔缺损患者的预后较好，在部分性房室隔缺损伴有轻度二尖半瓣关闭不全者，其自然历史与大的继发孔房间隔缺损患者相仿，年轻时无症状。在 40 岁以后，有 30% 的患者出现心房颤动和心功能不全；在 60 岁以后则多数产生心房颤动和心力衰竭。文献报道有生存至 79 岁而手术者，手术后活到 89 岁。有 10% ~20% 患者在婴儿时期出现心力衰竭和严重症状，多数由于二尖瓣双瓣口、左侧单一乳头肌、主动脉下狭窄或主动脉缩窄而致的严重二尖瓣关闭不全，如不早期手术，多死于 10 岁以内。

完全性房室隔缺损患者预后极差，如不早期外科治疗，多在幼儿时死亡。主要原因为婴儿时期出线充血性心力衰竭，1 岁以后产生阻塞性肺血管病。Berger 等报道 39 例完全性房室隔缺损的尸解，发现未手术者中 65% 死于 1 岁以内，85% 死于 2 岁内，96% 死于 5 岁内。在出生后 1 ~2 岁婴幼儿死亡主要原因为大的心室间左到右分流和中到重度二尖瓣关闭不全引起的充血性心力衰竭和肺部感染，完全性房室隔缺损患者的严重肺血管病从出生 1 岁后开始发现，在 2 岁时就可能较为普遍。

六、治疗

（一）手术适应证和禁忌证

1. 适应证　由于房室间隔缺损没有自行愈合可能，且病情发展的结果是进行性心功能恶化和继发肺血管病变，因此，原则上一经诊断明确均应进行手术治疗。手术时机的选择需参考病变类型及自身的技术条件。

（1）部分型房室间隔缺损：大多数患者症状出现较晚，多在体检时发现，既往主张在学龄前进行治疗。近些年来随着体外循环技术及监护技术的进步，心内直视手术渐趋低龄化并且手术的安全性大大提高，因此多主张早期在 2 岁以内手术，可减轻房室瓣受损的程度，有利于瓣膜的修复重建和功能恢复。如存在明显的二尖瓣反流、主动脉缩窄、二尖瓣畸形及主动脉瓣下狭窄者更应提前手术。对于少数伴有严重的二尖瓣关闭不全有充血性心力衰竭表现者需要急症手术。

（2）过渡型房室间隔缺损：与部分型病例相似，若心室水平分流量大，手术应尽早进行。另外，小型室间隔缺损发生心内膜炎的概率高，因此，也主张早期手术。

（3）完全型房室间隔缺损：此类患儿较早发生肺动脉高压和肺血管梗阻并不少，文献报道 1 岁以内有 65% 的患儿死亡，而 96% 的患儿已有肺血管病变。因此，一般主张在 1 岁以内进行根治手术，但关于此年龄段的最佳手术时机尚存在争议，多数学者提议在 3 ~6 个月手术，近些年有关新生儿期进行根治手术的病例报道逐渐增加。有学者认为，尽早进行手术干预，不仅可以阻止肺血管梗阻性病变的发展，而且更有利于瓣膜的修复和功能恢复。

2. 禁忌证　患儿发绀明显往往提示肺血管发生严重的梗阻性病变，心导管检查发现肺血管阻力（PVR）>10U/m²，吸氧以及降压实验无效时，被列为手术禁忌。完全性房室隔缺损并发法洛四联症或右心室双出口，肺动脉发育极差者，不适合心内修复，仅做姑息手术。

（二）术前准备

（1）改善心脏功能有充血性心力衰竭，先用洋地黄和利尿药等内科治疗，如短时间内科治疗无效，亦应早期手术。

（2）对于伴有严重肺动脉高压的患者，进行吸氧治疗，并选用扩张血管药物，如硝普钠、前列腺素 E_1 或一氧化氮等，降低肺血管阻力。

（3）防止呼吸道感染如患者咳嗽、咳痰以及肺部有干、湿啰音，应在控制心力衰竭的基础上，选用适当抗生素，防治呼吸道感染。

（三）手术方法

对于房室隔缺损患者，术前综合分析临床、超声心动图和心血管造影等资料，详细分析和准确掌握患者的病变特点，尽可能完全明确并发畸形，特别是要分析房室瓣病变形态、瓣下结构、房室瓣组织缺失情况，心室发育均衡和主动脉下狭窄等严重畸形，制定个体化的手术方案和计划。然后根据病情，尤其是患者心力衰竭程度和肺动脉高压进程，适时进行手术治疗，对于减少手术死亡率和并发症具有重要的意义。

房室隔缺损的主要手术方式包括双心室矫治术，心室发育不均衡者进行 1 个半心室矫治或按单心室方式纠治，危重新生儿患者肺动脉带束术等姑息手术。

房室隔缺损心内修复术目的在于闭合原发孔房间隔缺损和（或）室间隔缺损而不产生心脏传导阻滞，以及将房室瓣分为二尖瓣和三尖瓣两部分和尽量减少和不发生术后二尖瓣关闭不全。

全麻、气管内插管维持呼吸，仰卧位。胸部正中切口，保留一大块心包准备修复原发孔房间隔缺损用。在无名动脉下方插入主动脉灌注管，直接插入直角上、下腔静脉引流管，经未闭卵圆孔或继发孔房间隔缺损插入左心减压管。部分性房室隔缺损多在 1 岁以上儿童时手术，采用中度低温（25~26℃）体外循环。在完全房室隔缺损应在出生后 3~6 个月施行心内修复，应用深低温（18~20℃）低流量体外循环，个别病例需要在深低温停止循环下手术修复。应用冷血心脏停搏液间断冠状动脉灌注保护心肌。

1. 部分型房室间隔缺损修复术　平行右侧房室沟做右心房切口，牵开心房切口，探查心内有无其他畸形。明确二尖瓣、三尖瓣和原发孔房间隔缺损的病理解剖结构，按下列步骤实施手术。

（1）探查二尖瓣：向左心室内注入冷生理盐水测试二尖瓣闭合状况，了解瓣膜发育情况及瓣膜反流的部位。

（2）修复二尖瓣裂缺：先缝合二尖瓣裂缺，从瓣叶根部部直至邻近瓣口中心第一组腱索附着处，应用 4-0 到 5-0 聚丙烯线间断缝合。特别注意要在自然状态下将二尖瓣裂隙完全对齐缝合，防止扭曲和变形。小婴儿由于二尖瓣瓣叶菲薄，则应用带心包片的间断褥式缝合，防止撕裂。如有二尖瓣脱垂，则做缩短腱索术。再次左心室注水了解瓣膜闭合是否满意。同时测量二尖瓣开口的大小，防止二尖瓣狭窄。

双孔二尖瓣畸形多见于部分型房间隔缺损者，术前易漏诊，是影响手术近、远期效果的重要因素。病理特征表现为两孔不等大，中间有纤维组织分隔，每孔均有各自对应的瓣叶，并通过腱索与相应的乳头肌相连。较小的孔称为副孔，其瓣膜功能一般正常。术中应注意不能切断两孔之间的纤维分隔，否则会造成二尖瓣严重反流。如果二尖瓣膜开口面积较大，可缝合裂缺，若瓣口面积较小，裂缺可不缝合或部分缝合。

（3）二尖瓣瓣环成形：二尖瓣裂缺修复后，若左心室注水发现瓣膜中心处有反流，多为瓣环扩大所致。此时需要在一侧或两侧瓣环交界处进行瓣环成形术，以缩小瓣环。可用3-0带垫片涤纶缝线在交界处做瓣环折叠褥式缝合。

（4）修补原发孔房间隔缺损：用自体心包片修补房间隔缺损，光滑面位于左心房，用4-0或5-0聚丙烯缝线连续缝合固定。有两种缝合方法：①McGoon法，从二尖瓣大瓣裂基底部中点开始，逆时针方向沿其瓣环根部连续缝合，逐渐过渡到缝至房间隔缺损的上缘；将另一头缝线继续沿瓣环根部顺时针缝合，避过窦房结危险区，经由二尖瓣根部直接转移至房间隔缺损边缘顺时针方向缝至房间隔缺损上缘，会合后结扎，将冠状静脉窦口隔入右心房；②Kirklin法，从二尖瓣和三尖瓣交界处开始，沿三尖瓣隔瓣根部下行，经瓣环向后绕过冠状静脉窦至右心房游离壁过渡到房间隔缺损，顺时针方向缝合，到房间隔缺损上缘会合，结扎，将冠状静脉窦口隔入左心房。一般认为缝合位置在二尖瓣基部，可以有效避免损伤传导束造成三度房室传导阻滞。

（5）三尖瓣成形：术中应常规探查三尖瓣膜，部分病例因三尖瓣环扩大、隔瓣裂缺或缺如而发生反流，需要同期进行三尖瓣成形。

（6）并发左上腔静脉引流至冠状静脉窦者，如有大的无名静脉时可以结扎。左、右上腔静脉之间无交通者，应将冠状静脉窦口引流至右心房，其方法有二：①Pall方法：如上法缝合不经冠状静脉窦口后方，而是缝在窦口与房室结之间，经扩大的窦口内缘缝至缺损边缘；②McGoon方法：将心包直缘缝在左下瓣叶根部至缺损下缘。后一方法比较安全，可防止房室结和心脏传导束的损伤。

2. 过渡型房室间隔缺损修复术　手术步骤及方法与部分型房室间隔缺损相同，修补室间隔缺损时可采用3-0涤纶缝线带垫片间断褥式缝合，需要注意的是应仔细探查三尖瓣隔瓣下的缺损，注意多发性室间隔缺损，以免遗漏。

3. 完全型房室间隔缺损修复术　完全型房室间隔缺损的纠治方法较前两种复杂，手术一般在中度（28℃）低温体外循环下进行，对于新生儿可采用深低温体循环方法。手术成功的关键是精确修复房室瓣，尤其是左侧房室瓣；避免损伤传导束和防止左心室流出道梗阻。纠治方法包括单片法、改良单片法和双片法。

（1）单片法：修补的材料有自体心包片、膨体聚四氟乙烯（Teflon）、聚四氟乙烯（polytetra-fluoroethylene，PTFE）以及涤纶补片等。通过右心房切口进行修补。根据室间隔缺损的大小和形状、房室瓣环前后径、房间隔缺损的大小，剪裁成相应大小的心包片。如前后桥瓣未分隔，则需要在室间隔嵴上方相对应的桥瓣部位预定分割线，在其右侧剪开前后桥瓣，尽可能地保留左侧房室瓣面积，并应用褥式缝合将二尖瓣前后瓣裂拉拢。应用3-0涤纶线带垫片间断褥式缝合将补片结扎固定在室间隔嵴上，注意在室间隔缺损的后下缘宜采取远离或超越缝合方法，以免损伤房室束。然后采用简单褥式缝合法将左房室瓣上、下瓣叶悬吊固定于补片上。间断缝合修复二尖瓣裂缺，左心室注水了解是否有反流，必要时需进行二尖瓣环成形。将贯穿左心房室瓣和心包片的间断褥式缝线分别穿过右房室瓣根部，收紧这些缝线，将瓣膜固定于室间隔上方适当高度。用同一补片修补原发孔房间隔缺损。间断缝合修补三尖瓣裂，注水了解是否有反流，部分病例需要做三尖瓣环成形。

（2）改良单片法：也称为简化单片法或直接缝合法，即将共同房室瓣直接缝合在室间隔嵴上以关闭室间隔缺损，可采用自体心包片修补原发孔房间隔缺损。有两种方法可供选择。一种是"三明治"法，即采用3-0涤纶线带垫片间断褥式缝合，从室间隔缺损的右心室面进针。对于Rastelli A型病例，缝线穿过房室瓣的二尖瓣部分后，再穿入心包片；对于RastelliC型病例，缝线穿前后桥瓣后再穿心包片，第一针的缝合位置是在室间隔缺损的中点，然后沿其前后缘依次缝合，室间隔缺损后下缘采取远离缝合方法，以避免损伤传导束。布线完毕后依次打结固定，将桥瓣压向室间隔嵴的右侧面，然后用5-0聚丙烯线连续缝合心包片以修补原发孔房间隔缺损。另一种方法是先采用间断褥式缝合法将桥瓣压向室间隔嵴的右侧面，并打结固定，然后再用自体心包片修补原发孔房间隔缺损。二尖瓣前瓣裂缺均采用1号丝线间断缝合修补，术中采用注水试验探查房室瓣修复情况。

（3）双片法：根据室间隔缺损的大小和形状裁剪相应的涤纶或聚四氟乙烯补片置入室间隔右侧，以3-0涤纶线带垫片间断褥式缝合固定。将左上、下桥瓣在中心对合后悬吊于室间隔缺损补片上，采用1号丝线间断缝合修补二尖瓣裂缺，并根据注水试验决定是否行二尖瓣环成形术，用5-0聚丙烯缝线将二尖瓣根部缝合于室间隔缺损补片上缘及心包补片之间类似于"三明治"。连续缝合心包补片，修补原发孔房间隔缺损。

4. 完全型房室间隔缺损并发法洛四联症修补术　做平行右心房切口。观察房间隔缺损和室间隔缺损以及房室瓣的病理解剖，大多数病例为"C"形完全性房室隔缺损。经右心室纵切口，切除漏斗部肥厚肌肉，偏向室间隔嵴的右侧切开前桥瓣到瓣环，完善显露室间隔缺损全貌。剪裁聚四氟乙烯补片呈泪滴形，上部为半圆形，下部为三角形。将补片下部弧形缘缝合至缺损损下缘右心室面，从后瓣环下部室间隔开始缝合直达缺损上部，均用间断带垫片的褥式缝合。环绕主动脉瓣口将补片缝至缺损上部应用5-0聚丙烯线将心包片连续缝合或间断缝合至前后桥瓣至房室瓣环之间的室间隔缺损补片的直缘上，此处缝合必须缝在前后桥瓣最佳对合点，平行室间隔至瓣环；而且在此处的室间隔缺损补片长度应相当于测试房室瓣环前后直径，否则会产生二尖瓣关闭不全或狭窄。测试左侧房室瓣的闭启情况，间断缝合左上瓣叶和左下瓣叶裂隙。应用心包片闭合原发性房间隔缺损，将冠状静脉窦口放在左侧。最后做右心室流出道补片和缝合右心房切口。

此畸形如有右心室发育不全，其容量为正常的2/3时，可同时施行此畸形的心内修复和双向腔肺动脉分流术。遇有左心室和（或）右心室发育不全时，如符合Fontan手术的标准，可做双向腔肺动脉分流术或全腔静脉与肺动脉连接手术。

5. 并发右心室双出口的心内修复　右心室双出口并发主动脉下和靠近两大动脉室间隔缺损的手术方法，基本上与并发法洛四联症相同。有肺动脉狭窄应做右心室流出道补片或右心室到肺动脉的心外管道。并发肺动脉下室间隔缺损者，可施行完全性房室隔缺损心内修复和闭合室间隔缺损以及大动脉转位术。并发远离两大动脉室间隔缺损者，多并发肺动脉闭锁或严重狭窄，可考虑应用双向腔肺动脉分流术或全腔静脉与肺动脉连接。

6. 左心室流出道阻塞的修复　在完全性房室隔缺损中，左心室流出道阻塞并不多见，有时为术后并发症。应根据其阻塞类型，选用不同的手术方法。由于过多的瓣膜和腱索凸至左心室流出道或隔膜，引起局限性主动脉下狭窄，可经主动脉瓣口切除。如为广泛性隧道式狭窄，则做改良 Konno 手术。将示指通过主动脉瓣口放入左心室，经右心室纵切口平行左心室流出道切开漏斗部室间隔。经室间隔切口切除左心室面肥厚肌肉，并用补片扩大和修复此切口。

七、并发症及防治

（1）室间隔缺损残余分流：多发生在室间隔缺损的后下缘，细束分流可以允许观察，绝大多数可以闭合。如残余缺损较大，引起血流动力学改变并导致心功能不全时，应立即修补。

（2）心房水平的残余分流：多由于缺损修复不全或补片撕脱所致，应再次手术修复。

（3）二尖瓣关闭不全：房室间隔缺损手术远期效果取决于有无残余二尖瓣反流。少部分患者术后存在不同程度的二尖瓣关闭不全。术中左心室注水试验的可靠性较差，停机后采用经食管超声评估二尖瓣修复情况，能有效地提高二尖瓣修复成功率。大多数术后早期轻至中度的二尖瓣反流患者长期随访病情无明显变化，若存在中度以上的反流，则病情会进行性加重，心脏进行性扩大，容易出现心力衰竭，需要再次手术进行二尖瓣成形或瓣膜置换术。

（4）心律失常：房室间隔缺损患者术后可以出现多种类型的心律失常，包括窦性心动过缓、结性心律、室上性心动过速及完全性房室传导阻滞等。若心律失常对血流动力学有影响，可用抗心律失常药物治疗。完全性房室传导阻滞是一种严重的心律失常，采用 McGoon 法和 Kirklin 法修复部分型房室间隔缺损时，两者发生完全性房室传导阻滞的概率无差异。由于完全性房室间隔缺损病例的传导束是沿室间隔缺损的后下缘走行，因此，后下缘采用远离和超越的缝合方法可有效避免完全性房室传导阻滞的发生。当术中发生完全性房室传导阻滞时，大多数是暂时性的，多为术中牵拉所致，一般首先采用普鲁卡因和冰生理盐水刺激房室沟，部分病例可以恢复，若无效则应该拆除后下缘数针重新缝合，并启用心脏临时起搏器，40%~50%的病例术后 2~4 周可恢复窦性或结性心律。4 周以上未恢复者应考虑置入永久起搏器。

（5）术后肺动脉高压危象：术前肺动脉高压程度、患儿年龄、是否并发 Down 综合征、术后残余二尖瓣反流程度及室间隔缺损残余分流等都是引发术后肺动脉高压的重要因素，甚至可以导致肺高压危象。一旦患儿脱机困难，应及时检查心脏畸形纠治是否彻底，若发现残余病变应立即手术修复。另外，应采取充分镇静，适当过度通气，血管扩张药，如硝普钠、米力农、一氧化氮以及加强呼吸道护理等措施。并发 Down 综合征患儿术后容易发生肺高压危象，且难以治疗，死亡率高。

八、疗效评价

部分型房室间隔缺损术后早期的死亡率为 0.6%~4%，完全型房室间隔缺损术后早期死亡率为 5%~13%，三种手术方法的效果大体相同。单片法的最大优点在于操作简便，主要适用于大龄儿童，不适用于婴幼儿，因为单片法需要切开前后共同瓣，然后再缝合于补片上，可损失瓣膜面积 25%。而双片法的主要优点是利用相应大小和形状的室间隔缺损补片可以将左侧房室瓣抬高置至合适高度，从而降低了左心室流出道梗阻发生率，尽可能保留房室瓣功能。另外，"三明治"式的夹缝法将左侧房室瓣置于室间隔和房间隔缺损补片之间，将补片撕裂的危险性降到最低。但对于 Rastelli B 型和 Rastelli C 型病例，无论是单片法还是双片法术中往往需要分割共同瓣，影响瓣膜的完整性，Fortune 指出，桥瓣的分割是导致术后瓣膜反流的危险因素，保留桥瓣的完整性能改善瓣膜的功能，降低再手术率和死亡率。并发复杂畸形和肺动脉高压是术后早期死亡的最主要原因。

改良单片法最早由 Wilcox 提出，适用于过渡型房室间隔和室间隔缺损较小的完全型房室间隔缺损，以后 Nicholson 对 Wilcox 方案进行了改进。他在心包补片上加用一条涤纶片，其目的不仅在于提高修补的强度，减轻瓣膜组织的张力，而且能够使前后共同瓣靠近以增加中心汇合区的瓣膜面积，最大限度地保证新的房室瓣的功能，尤其是二尖瓣，降低术后瓣膜反流概率。另外，还可以提升二尖瓣的前瓣，避免发生左心室流出道梗阻。该小组报道自 1995 年用此法连接手术纠治 72 例，平均年龄 4 个月，手术死亡率 2.5%（2/72）。20% 的患者有轻微残余室间隔缺损，不需再手术。66% 左心房室瓣功能正常，轻度反流 29%，中度反流 5%。术后早期无左心室流出道梗阻。平均随访 3.3 年，远期无须房室瓣修复或置换。无远期左心室流出道梗阻，无远期死亡。波士顿儿童医院 Mora 一组 34 例手术病例中，患儿包括新生儿，平均体重 5.6kg，其中左心室优势型 3 例，右心室优势型 6 例。术前室间隔缺损小型 6 例，中等 9 例，大型 19 例。并发心脏畸形包括右心室双出口、法洛四联症者。术后无死亡，无左心室流出道梗阻，没有因房室瓣反流而须再手术者，术后无重度二尖瓣反流。

与传统双片法和单片法相比，改良单片法最主要的特点是：①手术操作简便，体外循环转流及心肌缺血时间短；②不需要剪开共同瓣，保证了瓣膜结构的完整性，改善了瓣膜功能，术后反流发生率很低。有学者提出直接将桥瓣缝合在室间隔嵴上会降低左侧房室瓣环的高度，有造成左心室流出道梗阻的可能性，因此目前对改良单片法的适应证意见分歧较大。多数学者认为改良单片法主要适用于小至中等大小、新月形的室间隔缺损，尤其适用于新生儿及婴幼儿。

（冀 攀）

第四节 主动脉口狭窄

先天性左心室流出道狭窄又可称为先天性主动脉口狭窄，包括造成左心室到升主动脉不同水平梗阻的数种心血管畸形。其发病率在先天性心脏血管畸形中占 3%~10%，多见于男性患者，男女比率为（3~4）：1。病例中 70% 病变部位发生于主动脉瓣膜水平，其余狭窄部位可位于主动脉瓣膜上或下方。

早在 1700 年 Boneti 即描述主动脉瓣膜部狭窄。Chevers 于 1842 年报道瓣膜下狭窄。Mencarelli 于 1930 年报道主动脉瓣上狭窄。Hallopeau 于 1896 年报道心室间隔肥厚导致主动脉瓣下狭窄。

胚胎期第 4 周，动脉共干被主动脉－肺动脉间隔分成通入左心室的主动脉和通入右心室的肺总动脉，继而在主动脉和肺总动脉根部内壁各自生长出三片半月瓣。如果动脉共干分隔不均等，半月瓣和（或）主动脉根部发育不正常，则出生后可呈现主动脉瓣、瓣下或瓣上狭窄。先天性主动脉瓣水平狭窄亦可伴有主动脉瓣下纤维隔膜狭窄，或主动脉瓣上狭窄，且常并发有主动脉缩窄或二尖瓣和左心室发育不良。因此近年来认为至少一部分主动脉瓣口狭窄病例的发病原因与胎儿期左、右心室排血量严重失平衡有关。在正常情况下，从下腔静脉回流入右心房的血液经卵圆孔进入左心房，再经左心室排出。从上腔静脉回流入右心房的血液经右心室排入肺动脉后，大部分经动脉导管进入降主动脉，仅小部分进入肺循环。如胎儿期卵圆孔小，血流阻力高，则从下腔静脉回流入右心房的血液大量进入右心室，致使左心室排血量显著减少，影响二尖瓣、左心室、主动脉和升主动脉的正常生长发育。

一、主动脉瓣狭窄

主动脉瓣狭窄：先天性左心室流出道狭窄中最为常见，占 60%～70%。主要病变是主动脉瓣膜发育畸形，瓣口狭小，一般不伴有主动脉瓣环发育不良；发育畸形的主动脉瓣可表现为单个瓣叶，或呈双瓣叶、三瓣叶，以至四个瓣叶，其中以双瓣叶畸形最为常见，占 70%。主动脉瓣呈现增厚的左、右或前、后两个瓣叶，瓣叶的两个交界互相融合，交界的近中央部分小的裂口即为主动脉瓣瓣口。两个瓣叶大小不等，通常左侧瓣叶较大，并呈现增厚的条状浅嵴，为左冠瓣与无冠瓣交界融合的痕迹。2% 人群主动脉瓣呈双瓣叶畸形，如果两个瓣叶的交界不互相融合，并不产生主动脉瓣口狭窄，但 30 岁以后由于血流湍流造成的瓣膜创伤，瓣叶增厚，纤维化甚至钙化。瓣口逐渐狭窄或并发关闭不全。30% 的病例主动脉瓣由三个增厚的瓣叶组成，每个瓣叶大小相似，三个瓣叶交界的边缘部分互相融合，中央部分向升主动脉隆起呈拱顶状，圆顶的中心即为狭小的瓣口。少数患者主动脉呈单叶型，主动脉瓣形似倒置的漏斗，瓣口狭长，位于瓣膜的中央部分或偏向一侧。有时可见到一条瓣叶交界融合的浅嵴痕迹，这一类型的主动脉瓣狭窄在婴幼儿期即可呈现严重的瓣口狭窄症状。四叶型主动脉瓣甚为罕见，多见于永存动脉干病例，四个瓣叶可能大小相似，或一个瓣叶较其他三个瓣叶小得多。四叶型主动脉瓣一般功能正常，不引起瓣口狭窄症状，仅在尸体解剖时才被发现。20% 患者并发其他心内畸形，包括动脉导管未闭、主动脉缩窄、室间隔缺损和肺动脉瓣狭窄。

（一）病理生理

主动脉瓣狭窄程度轻的病例，对心脏的排血功能影响不大，临床症状亦不明显，仅有收缩期杂音和左心室肥厚。主动脉瓣狭窄严重者，血流动力学产生显著的不良影响，左心室排出血液进入主动脉就必须加强做功，延长收缩期时限，致左心室腔压力升高。左心室与主动脉收缩压呈现阶差，严重者跨瓣压差可达 100～150mmHg。左心室心肌呈现高度向心性肥厚，心肌肥厚和主动脉瓣跨瓣压差会造成冠状动脉灌注不足而出现心肌缺血、心绞痛和小面积心肌梗死，一些患者易出现室性心律失常而猝死。累及心内膜时可能导致心内膜弹性纤维组织增生。

出生后患儿由于左心室流出道梗阻、左心室发育不良，左心室血流量增加，左心室收缩的后负荷大，患儿容易出现左心衰竭。由于左心室顺应性下降、左室舒张末压力升高以及左心室高压，引起二尖瓣反流，继而左心房、肺循环以及右心室的压力也升高，并出现左心房、右心腔扩大和心肌肥厚。左心室收缩时血流经狭窄的瓣口喷射到主动脉壁，导致升主动脉局部血管壁纤维化增厚，长期可形成升主动脉狭窄后扩张。严重的患儿出生后由于动脉导管关闭，单纯依靠左心室不能负担全身体循环，导致患者出现低血压、发绀、少尿、代谢性酸中毒等循环衰竭的表现。

（二）临床表现和诊断

严重的先天性主动脉瓣狭窄病例在出生后 1 周内即出现临床症状，2 个月时 2/3 患儿呈现左心衰竭、呼吸急促、出汗、喂食困难、发育迟缓等症状。当导管闭合时，患儿可突然出现循环衰竭的症状。少数患儿 6 个月时出现症状。大多数儿童及青少年病例常无明显症状，仅因发现心脏杂音就医，才明确诊断。狭窄程度较重的可呈现乏力、劳累后心悸、气急、心绞痛或晕厥。少数患儿可出现心内膜炎，甚至出现猝死。

1. 体格检查　婴幼儿病例常呈现肤色苍白、气急、脉搏较弱、血压低和发绀。由于左心室功能和心排血量减少程度不同，只有部分婴幼儿在胸骨左缘可闻心脏收缩期杂音。儿童及青少年病例则颈动脉搏动强烈，心尖搏动强并向左、向下移位。主动脉瓣区可闻及响亮的收缩期吹风样杂音及收缩早期喀喇音，常伴有震颤并传导到颈动脉及心尖部。少数患者还可听到主动脉瓣关闭不全产生的舒张期叹气样杂音，主动脉瓣区第二心音延迟、减弱和分裂。

2. 影像学检查　瓣口狭窄轻者，胸部 X 线检查无异常。有些病例胸部 X 线可显示升主动脉扩大和左心室肥大，出现心力衰竭时则可见到心脏扩大、肺野瘀血。近年来随着磁共振及计算机技术的进步，MR 静态影像可三维重建动态播放，从中可得到更多的信息。此无创性检查可部分代替心导管检查。

3. 心电图检查　狭窄轻者可无异常征象。重度狭窄病例则可显示左心室肥大、劳损和左心房肥大。V6 导联 T 波倒置是 LVOTO 的特征表现。

4. 心导管检查　可以用于诊断复杂并发畸形和介入治疗，并可以直接测量左心室收缩压与主动脉收缩压之间出现压力阶差，了解心室功能。目前应用减少，大部分功能可由无创的超声心动图取代。

5. 超声心动图检查　是目前诊断该病的主要手段，可了解患者主动脉瓣的形态、厚度、瓣环大小、心室腔的大小、心室功能，以及是否存在心内膜纤维组织增生等详细情况，并可以发现可能存在的并发畸形。通过多普勒可测量主动脉瓣跨瓣压差，二维超声测定主动脉瓣的开口面积和流速，评估狭窄程度。轻度狭窄静息时压力阶差小于 25mmHg，流速小于 3.0m/s，瓣口面积大于 1.5cm^2。中度狭窄压力阶差为 25～40mmHg，流速 3.0～4.0m/s，瓣口面积 1.0～1.5cm^2。重度狭窄压力阶差大于 40mmHg，流速大于 4.0m/s，瓣口面积小于 1.0cm^2。

病程演变：先天性主动脉瓣狭窄临床无症状者，10% 的病例于出生后 10 年才开始呈现临床症状，其中 20% 的病例再经过 10 年后，45% 的病例再经过 20 年后发展为中度或重度狭窄，最终因左心衰竭死亡。1% 病例发生细菌性心内膜炎。猝死的发生率为 1%。

（三）治疗

1912 年 Tuffier 首次用手指扩张先天性主动脉瓣狭窄获得成功。1956 年 Bailey 通过心尖和主动脉扩张狭窄的主动脉瓣。Gott 又有低温和腔静脉阻断方法切开主动脉瓣狭窄。Bigelow 在体外循环下进行手术。Ross 分别于 1962 年和 1967 年应用同种异体主动脉瓣和自体肺动脉瓣进行主动脉瓣替换术。1983 年开始主动脉瓣球囊扩张术。

新生儿重度主动脉瓣狭窄出现循环衰竭者需紧急手术治疗。如果患儿主动脉瓣症状明显或跨瓣压差在 40mmHg 以上也需手术治疗。术前应用正性肌力药物，短期给予前列腺素 E$_1$，维持动脉导管开放，纠正代谢性酸中毒，必要时气管插管机械通气，提高患者对手术的承受能力。儿童及成年患者的手术指征有重度主动脉瓣狭窄，临床上出现如胸闷心悸、心绞痛、晕厥等症状，运动试验时收缩压下降，左室收缩功能下降（EF < 50%），瓣膜严重钙化，并发中度以上主动脉瓣关闭不全，需进行冠状动脉旁路移植的患者。对于没有临床症状患者的治疗存在争议，目前的倾向是早期手术干预更加有利。

解除症状的有效方法为解除主动脉瓣机械梗阻。婴幼儿主动脉瓣狭窄可考虑介入治疗经皮主动脉瓣球囊扩张术，80 年代应用以来，技术明显进步，短期、中期治疗效果与外科瓣膜切开术相当。但当存在瓣膜发育不良、主动脉瓣环细小、主动脉瓣反流则不适合应用球囊扩张术。术前明确左心室大小及心肌情况即有无左心室发育不良和心内膜弹力纤维化对主动脉瓣狭窄外科手术方式的选择和降低手术死亡率起决定性作用。在重度主动脉瓣狭窄病例，通常有左心室发育不良和心内膜弹力纤维化，此时应施行 Norwood 手术，即改变心脏解剖，使右心室成为单一体循环泵。如果 Norwood 手术条件不成熟，则进行房间隔球囊扩张术，降低肺动脉压。

先天性主动脉瓣狭窄的外科手术方法包括主动脉瓣交界切开术、主动脉瓣成形术、主动脉瓣替换术。由于瓣环相对小以及人工瓣膜的并发症，对于婴幼儿、年轻患者，应力争行主动脉瓣成形术。虽然二次手术率较高，但可推迟主动脉瓣换瓣的时间。必须行主动脉瓣替换的患者，有时需要行主动脉瓣环扩大术。并发左室流道严重、弥漫狭窄者，需行 Konno 术、Konno – Ross 术，甚至心尖 – 降主动脉带瓣管道旁路术。

1. 主动脉瓣膜交界切开术　是治疗新生儿与婴儿主动脉瓣狭窄的经典方法。分离融合的瓣叶交界，扩大瓣口，解除对左心室排血造成的梗阻性病变，但又不引起主动脉瓣关闭不全。由于新生儿对体外循环的耐受能力较差，而且瓣叶交界切开可在 1 ~ 2min 内完成，因此有些医师在浅低温阻断腔静脉血流下完成手术，但由于安全因素，目前此种手术已经很少应用了。手术方法为：胸骨正中切口，建立体外循环降温至 30℃ 左右，阻断主动脉后在升主动脉根部沿瓣环上方 1.5cm 处作横切口，经左、右冠状动脉开口灌注心脏冷停搏液，并用冷生理盐水作局部心脏降温。在直视下按瓣膜病变情况进行瓣膜交界切开术，切开融合的瓣膜交界的范围应根据交界的厚度和相邻瓣叶瓣窦的深度而定，交界及瓣窦发育良好者，可将融合的交界切开到距主动脉壁 1 ~ 2mm 处。交界及瓣窦发育不全者，则仅能切开融合的交界长度的一半。单瓣叶畸形仅能作一个切口。双瓣叶畸形则在左、右冠状动脉瓣叶与无冠瓣叶之间切开融合的前后交界。三瓣叶畸形如三个瓣叶大小相近且交界发育良好，则可切开三个融合的交界。如三个瓣叶大小悬殊，则按病变情况切开两个融合的交界，使主动脉瓣成为双瓣叶型。瓣膜切开术应适当保守，避免切开过度造成瓣膜关闭不全。增厚的主动脉瓣叶可用小刀削薄。虽然瓣膜交界切开术能明显改善主动脉瓣狭窄的症状，近年来在婴幼儿手术死亡率为 3% ~ 7%，儿童为 2%，但 35% 患儿远期会出现主动脉瓣关闭不全、狭窄或双病变，需再次手术。

2. 主动脉瓣成形术　Yacob 和 Starr 等进行主动脉瓣成形术治疗先天性主动脉瓣狭窄。自体心包取下后戊二醛固定，裁剪成等腰三角形，切开瓣叶界嵴，以倒置三角形补片的对折线缝于主动脉壁，建立一个新的主动脉瓣交界。然后将三角形的两边分别与切开的主动脉瓣叶作连续缝合，使单叶或双叶主动脉瓣成为三叶式主动脉瓣，瓣膜开口面积扩大。动脉瓣成形术可有效解除梗阻，明显改善症状，术后 10 年有 80% 患儿免除再次手术，但手术技术要求高。

3. 主动脉瓣膜替换术　适应于主动脉瓣叶已呈现纤维化增厚或钙化，再次狭窄，或关闭不全病例。应选用缝合环外径相对小，瓣口内径较大，血流阻力低的机械瓣或生物瓣，有时较难作出合适的选择。由于最小的人工瓣膜外径在 16～17mm，而患儿的主动脉瓣环细小，故通常须扩大主动脉根部。新生儿需用 Konno 法，儿童可用 Manouguian 法或 Nicks 法。机械瓣替换主动脉瓣术后需终身抗凝，患儿难以配合，还存在与人工机械瓣膜有关的并发症。同种异体主动脉瓣术后不需抗凝，无血栓栓塞并发，钙化发生率低，有时是主动脉环细的婴幼儿及儿童主动脉替换术的唯一选择。虽然同种异体瓣膜较猪生物瓣远期效果好，但同种异体瓣膜仍存在钙化衰败概率。由于自体肺动脉瓣无抗原性，有发育的潜能，由它置换主动脉瓣，耐久性强，避免了免疫排异造成的钙化衰败，而将同种异体瓣膜放置于肺动脉瓣位置，由于压力低，钙化衰败明显减慢，即使衰败后右心也可长期耐受。因此 Ross 手术（自体肺动脉瓣置换主动脉瓣，同种异体肺动脉带瓣管道代替右室流出道）目前成为儿童先天性主动脉瓣狭窄治疗的较好选择。目前短期观察 Ross 手术成活率较其他瓣膜置换法高，术后再次手术率明显低于其他手术，但这种手术技术复杂，在婴幼儿左主干和前降支细小，易遭损伤，而肺动脉瓣的耐久性及发育潜能还需要长期的观察。儿童主动脉瓣机械瓣替换术的手术存活率为 94%～96%。Ross 手术在儿童的手术死亡率为 0～12%，晚期死亡率为 3%～9%，再次手术率为 6%～50%。

二、主动脉瓣下狭窄

主动脉瓣下狭窄在 LVOTO 中占 25%，男性发病率为女性的 2 倍，常在儿童发现。常见的有两种类型：①纤维隔膜型狭窄（局限型）：占主动脉瓣下狭窄 70% 以上，主动脉瓣环下方 1cm 处有环状或新月状纤维肌性薄膜，造成流出道梗阻。少数病例纤维肌性隔膜与主动脉瓣叶之间或与二尖瓣前瓣叶之间有纤维粘连；②纤维隧道型狭窄（弥漫型）：此型较少见，在主动脉瓣下狭窄中占 20%，纤维肌性组织隆起呈管道状，从主动脉瓣环下方 1～2.5cm 起向下延伸入左心室流出道的远段。纤维管道一般内径为 1cm，长度为 1～3cm。管道长者往往主动脉瓣环狭小，血流梗阻程度重。主动脉瓣下狭窄病例，主动脉瓣大多正常，呈三瓣叶型。主动脉瓣由于高速血流冲击而增厚，30%～50% 患儿有主动脉瓣关闭不全。少数患者可兼有双瓣型主动脉瓣狭窄。二尖瓣腱索和乳头肌异常附着于室间隔，或左室异常肌束也可导致主动脉瓣下狭窄。主动脉与室间隔的夹角加大，增加室间隔的剪切力。左心室心肌呈现高度向心性肥厚，心内膜下血供不足可导致心肌纤维化。有时心室间隔心肌肥厚程度较左心室后壁更为显著，易与阻塞性肥厚性心肌病相混淆。在同样的梗阻程度下，主动脉瓣狭窄引起的左心室功能不全比主动脉瓣下狭窄轻，患儿更容易发生心内膜炎。

主动脉瓣下狭窄的确切病因不明确，考虑为多因素造成，包括主动脉室间隔连接扭转、切应力上升、遗传因素和细胞增殖因素等。主动脉瓣下纤维狭窄有 50%～65% 病例伴有其他先天性心脏血管畸形，常见者有心室间隔缺损、主动脉弓中断、主动脉缩窄、动脉导管未闭、法洛四联症、心房间缺损、肺动脉瓣狭窄和右心室流出道狭窄等。

（一）临床表现

主动脉瓣下纤维狭窄的病理生理、临床表现、X 线、心电图、心导管检查结果均与主动脉瓣狭窄相似，但极少听到收缩早期喀喇音。二尖瓣前瓣叶活动度受纤维狭窄限制的病例在心尖区可听到因二尖瓣关闭不全产生的舒张中期杂音，胸部 X 线一般无升主动脉狭窄后扩张，主动脉瓣叶无钙化征象。

少数病例左心导管检查时连续记录左心室流出道和主动脉压力曲线，可在左心室流出道记录到收缩压与主动脉相同，舒张压与左心室相同，介于左心室和主动脉之间的第三心室压力曲线，依此可与主动脉瓣狭窄相鉴别。左右心导管检查还能发现并发的其他心内畸形。选择性左心室造影可显示左心室流出道局限性很短的环状隔膜型狭窄，或较长的隧道型狭窄。但左右心造影是有创性检查，随着心脏超声技术的进步及 MR 动态三维重建技术的出现，目前左右心造影已较少应用。但患者并发有其他复杂的先天性心脏畸形时仍有应用价值。

超声心动图检查可发现在左心室长轴切面直接显示主动脉瓣下方距主动脉瓣环 1cm 处的纤维隔膜和其中央部位小孔，或在左心室流出道显示较长的纤维管状狭窄。同时心脏超声还可以了解主动脉瓣和二尖瓣等心内其他结构的状况。对于体表超声难与主动脉瓣狭窄相鉴别时，应行食管超声检查。

MR 动态三维重建是一种比较新的诊断方式，可以更确切地了解狭窄的形态结构，并可以在动态下观察，对手术有一定的指导意义。

（二）病程演变

主动脉瓣下狭窄在婴幼儿期不产生重度左心室排血梗阻，临床症状也不严重，因此不需要在婴幼儿期施行手术治疗。但进入童年期，梗阻进行性加重，由于受狭窄后血流的冲击，主动脉瓣叶往往增厚，产生主动脉瓣关闭不全，且易并发心内膜炎。

（三）手术治疗

1956 年 Brock 报道经左心室施行闭式狭窄扩张术。1960 年 Spencer 开始在体外循环下直视切除狭窄病变。Rostan 和 Konez 于 1974 年、Konno 于 1975 年各自应用主动脉 - 心室成形术治疗纤维管道型主动脉瓣下狭窄。

主动脉瓣下狭窄的手术适应证与主动脉瓣狭窄类似，患者临床症状明显（充血性心力衰竭、晕厥、心绞痛），诊断明确应考虑手术治疗。症状不明显但跨狭窄压差大于 40mmHg以上也应手术治疗。由于该病梗阻进行加重，最终可导致主动脉瓣病变，所以有报道认为诊断明确应尽早手术。手术操作如下。

1. 主动脉瓣下纤维隔膜切除术　体外循环结合低温应用冷心脏停搏液和心脏局部降温。在升主动脉根部作横切口，辨认病变与二尖瓣前瓣叶和心室间隔的解剖关系。左冠瓣基底部及与其相邻的无冠瓣与二尖瓣前瓣叶相连接，右冠瓣靠近室间隔，右冠瓣与无冠瓣交界处为膜部室间隔和房室束。用拉钩牵引主动脉瓣叶，显露瓣下纤维隔膜，用镊子牵拉隔膜，切除纤维环，接近二尖瓣前瓣叶处应注意避免切破膜部心室间隔。隔膜附着于二尖瓣前瓣叶处，应充分切除以游离瓣叶，使其活动不受限制。在右冠瓣下方与心室间隔肌部区切除隔膜组织不可太深，以避免损伤传导组织。如果隔膜附着于主动脉瓣叶，应小心地分离切除。由于主动脉与室间隔夹角加大，血流冲击以及瘢痕愈合导致瓣下狭窄复发，因此在作纤维环切除同时必须作左室流出道肌肉切除或心肌切开术，可大大提高远期疗效，避免梗阻复发。流出道肌肉切除的方法与特发性肥厚型梗阻性主动脉瓣下狭窄（IHSS）相同，只是切除范围稍许小些，即室间隔右冠开口侧作一纵行切口，在左右冠交界下方再作一平行的纵行切口，在两条纵行切口间切除部分肌性室间隔组织。术毕应测定跨左室流出道压差，如果体外循环结束时压差大于 30mmHg，则应重新体外循环进一步解除瓣下狭窄。

伴有重度主动脉瓣关闭不全的病例，在切除主动脉瓣下狭窄后需同期实行主动脉瓣替换术。

2. 纤维隧道型狭窄切除术　外科处理有挑战性。此型主动脉瓣下狭窄往往主动脉瓣环小，为了解除左心室流出道狭窄，大多数病例需同期作主动脉-心室成形术（主动脉根部扩大术）和主动脉瓣替换术（经典 Konno-Rastan 术）。应用体外循环结合心脏冷停搏液和局部心肌降温保护心肌。建立体外循环后，阻断升主动脉，解剖升主动脉根部前壁脂肪组织，明确右冠状动脉开口的位置，纵向切开升主动脉根部前壁，切口距右冠状动脉 7mm，以便于缝合主动脉切口时有足够的主动脉壁组织，不影响右冠状动脉血流。切口下缘向下、向左在右冠瓣与左冠瓣交界处切开主动脉瓣环，并延伸入肺动脉瓣下方的右心室流出道前壁，这样即可显露心室间隔的左、右侧。从主动脉瓣环切口下缘在室上嵴部位纵向切开增厚的心室间隔，并全部切开主动脉瓣下管状狭窄。切除主动脉瓣，置入直径足够大的人工主动脉瓣，将人造主动脉瓣的大部分（60%）缝合环固定于主动脉瓣环上。按心室间隔切口和主动脉切口的形态、大小和长度，将涤纶织片或心包片修剪成适当形状，补片下端缝合于心室间隔的左侧，右心室一侧的缝线用涤纶小垫片加固。由于左室腔压力高，可使补片紧贴于心室间隔，减少空间隔修补区产生左至右分流的可能性。补片中部与人工瓣膜的缝环作缝合固定，完成人工瓣膜置换术。补片的上部则与升主动脉切口边缘连续缝合，右心室流出道切口则用心包或补片扩大，作连续缝合，并将心包片的上半部缝并发覆盖于已用于缝补升主动脉切口补片的表面，心内操作即告完成。主动脉-室间隔成形术后主动脉瓣环直径可增大 5~8mm，同时左心室流出道也可增大 50%。

主动脉瓣下纤维隧道型狭窄，如主动脉瓣环及瓣叶正常，不需要作主动脉瓣膜替换术的患者，可在升主动脉根部和肺动脉瓣下方 2cm 处的右心室流出道各作一个横切口，经主动脉切口于左心室流出道内放入直角钳，经右心室切口可在心室间隔下方扪到直角钳。在直角钳的导引下从右心室侧切开心室间隔，室间隔切口与右室流出道平行，长 2~3cm，切口上缘不超越主动脉瓣，剥离并切除主动脉瓣下纤维管道，用补片缝补心室间隔切口，并扩大左心室流出道，然后缝合主动脉及右心室切口。对于弥漫性左心室流出道狭窄和主动脉瓣十分细小不适合行主动脉瓣环扩大和主动脉瓣替换术的患者，主张行心尖-降主动脉带瓣管道旁路手术，在左心室与升主动脉、胸降主动脉或腹主动脉之间连接一根较粗的带有人工瓣膜的人造血管，用带垫褥式缝线将带瓣管道近心端与左心室心尖部切口作对端吻合术，远心端与主动脉作端-侧吻合术。

（四）疗效评价

先天性主动脉瓣下狭窄病例极少需在婴幼儿期施行手术，因此手术死亡率比主动脉瓣狭窄低，一般为 5%。一组大宗病例报道，局限性狭窄的手术死亡率为 6%，免除再次手术率10 年为 93%，20 年 90%，30 年和 40 年为 89%；而弥漫性狭窄手术死亡率为 16%，免除再次手术率 10 年为 32%，20 年 18%，30 年为 16%，40 年为 14%。再次手术原因为狭窄复发和并发主动脉瓣关闭不全。主动脉-心室成形术的手术死亡率较高，约 10%，而且术后传导束损伤的并发率较高。术后左心室与主动脉收缩压差明显降低，心功能改善，恢复到 I 级者占 80%。术后 15 年 40% 病例晚期死亡，原因有左心室流出道残留梗阻性病变，狭窄复发，房室传导阻滞和主动脉瓣或二尖瓣关闭不全等。

三、主动脉瓣上狭窄

主动脉瓣上狭窄在 LVOTO 中最为少见，占 5% ~ 10%，男女性发病率相近。30% ~ 50% 瓣上狭窄病例可伴有智力发育迟钝。狭窄病变位于冠状动脉开口的上方，可分为局限型和弥漫型两种。局限型较为常见，占 75%，最常见的病变是在主动脉瓣窦上方隔膜样狭窄，隔膜中央部位有一小孔，有时隔膜与左冠瓣连接，并对左冠动脉血流造成梗阻。主动脉瓣叶可能增厚，升主动脉外观正常，也不伴有狭窄后扩大。局限型瓣上狭窄还可表现为升主动脉在狭窄部位外径狭小，呈砂漏表状或 8 字形。该处主动脉壁纤维化增厚，内膜也增厚，组织学检查病变与主动脉缩窄相似。广泛型主动脉瓣上狭窄较少见，占 25%，狭窄范围从主动脉瓣窦上方的升主动脉延伸及无名动脉起点部，甚至侵及主动脉弓部。主动脉瓣上狭窄病例常伴有冠状动脉迂曲扩大和主动脉瓣窦扩大，2/3 患者有并发畸形如肺动脉瓣狭窄、肺总动脉发育不全、主动脉弓分支狭窄、主动脉缩窄、动脉导管未闭、二尖瓣关闭不全。17% ~ 40% 患者同时存在主动脉瓣膜和（或）瓣下狭窄。

（一）临床表现和诊断

大多数病例在童年期才呈现主动脉瓣上狭窄症状。症状与主动脉瓣狭窄相似，主要为心绞痛和活动后气急。发现心脏杂音常为初诊的主要原因，杂音及震颤的部位较瓣膜狭窄为高，但听不到收缩期喀喇音。主动脉舒张期杂音很少见。部分患者生长发育差，体态矮小，智力低，多言，并具有特殊面容（小精灵面容）：下颌后缩、鼻孔前倾、鼻梁低、唇厚、前额宽、眼距大、牙齿咬合不良，还有外周肺动脉狭窄，此类表现是 Williams – Beuren 综合征的特征。研究显示该病与 7q 染色体 11、23 位点弹性蛋白基因微删除有关。

X 线检查与心电图检查显示的征象与其他种类的主动脉出口狭窄相似。磁共振造影检查可显示主动脉根部和升主动脉狭窄情况。心导管检查可直接测量左室流出道压力曲线发现压力波形改变的部位在主动脉上方，可显示瓣上狭窄的部位、长度和轻重程度，同时尚可查看主动脉瓣的功能是否正常，以及主动脉瓣窦和冠状动脉的情况，并可发现其他并发畸形。

超声心动图可直接显示瓣上狭窄的部位和长度，彩色多普勒可发现狭窄后湍流，并可测定跨狭窄压差。

（二）病程演变

主动脉瓣上狭窄病理生理与主动脉瓣下狭窄相似，左心室流出道梗阻，左心室后负荷加重，左心室向心性肥厚，心肌灌注不良。与瓣下狭窄不同的是冠脉开口处于高压腔，冠状动脉常较早发生病变。部分并发有智力发育迟缓、特殊面容和肺动脉广泛狭窄的病例常在早年因左心室流出道严重梗阻和冠状动脉病变而发生猝死。未经手术治疗的病例，很少能生长入成年期。

（三）手术治疗

主动脉瓣上狭窄的外科治疗主要是补片扩大术。

1. 局限型瓣上狭窄　建立体外循环并采取保护心肌措施后阻断升主动脉，在升主动脉根部从狭窄部位上方到无冠动脉瓣窦处作纵切口，仔细检查病变情况。如瓣上隔膜与主动脉瓣黏着，则需细致分离，然后切除隔膜或剥离切除增厚的主动脉壁内膜和纤维组织，并注意解除冠动脉梗阻。用菱形涤纶织片缝补主动脉切口，以扩大主动脉内径到正常大小。如果狭窄累及右、无两个主动脉瓣窦，则作人字形切开，切除增厚的内膜和纤维组织后，用人字形补片扩大升主动脉。在左冠开口处的纤维组织必须切除。如果狭窄十分严重，累及三个瓣窦，可采取 Brom 术式：在主动脉窦管连接处横断主动脉，纵向切开三个瓣窦，无冠窦正中切开，左冠窦切口在左冠开口右侧，右冠窦切口在右冠开口左侧，用三片三角形涤纶补片扩大瓣窦，使主动脉瓣窦基本恢复正常几何形态，再将升主动脉与窦管连接处端-端吻合。近年来改良 Brom 术应用于主动脉瓣上狭窄的治疗，将横断的升主动脉远端修剪出三个三角形，以此代替补片与窦管交界吻合，这样可保留升主动脉的生长潜能。

2. 广泛型瓣上狭窄　经股动脉插供血导管，游离无名动脉、左颈总动脉和左锁骨下动脉及主动脉建立体外循环和采取心肌保护措施。在左锁骨下动脉开口的近端阻断主动脉并钳夹左颈总动脉和无名动脉。在升主动脉作长的纵切口，切口下端到达无冠瓣窦，剥离并切除无冠瓣窦上方增厚的纤维组织，然后用涤纶织片缝补扩大升主动脉切口。有时用同种异体主动脉管道替换主动脉瓣和升主动脉可能是最佳选择。

（四）疗效评价

局限性主动脉瓣上狭窄病例手术死亡率低，远期疗效好，术后收缩压力阶差消失。广泛型瓣上狭窄病例梗阻病变如未全部切除则术后死亡率稍高。

四、肥厚型梗阻性心肌病

肥厚型心肌病是一种常染色体隐性遗传性疾病，主要是由于编码肌小节的 10 个基因的突变所引起的，人群患病率为 0.2%。肥厚型梗阻性心肌病是肥厚型心肌病的一种特殊类型，又叫特发肥厚性主动脉瓣下狭窄，主要因其肥厚的心肌造成左室流出道梗阻而得名，其解剖、病理生理改变与主动脉瓣下狭窄相似。1958 年 Teare 首先描述，1960 年后被认为是原发性心肌病的一种类型，在各类心肌病中占 20%。男女之比为 2：1，发病时间可从婴幼儿到 60 多岁，但最常见的是在 10~30 岁之间。1960 年起 Goodwin、Kelly、Morrow、Branwald、Wigle 等先后对本病开展外科手术治疗。

（一）病理

肥厚型梗阻性心肌病左心室梗阻病变的程度轻重不一。典型的病变心室间隔非对称性肥厚，以心室间隔中上部肥厚最为显著，其厚度远远超过左心室游离壁，心尖、左室游离壁也有一定程度的向心性肥厚。左心室后壁则增厚较少，心室间隔与左心室后壁厚度之比可达 3：1 以上。心肌细胞粗而短，排列杂乱，细胞间侧向连接丰富，肌细胞和结缔组织排列紊乱。左房扩大，而左心室腔较小。二尖瓣通常有异常改变。心室间隔最厚部位处于二尖瓣前瓣叶游离缘的下方，心室间隔在该处因与前瓣叶互相冲撞而呈现局限性纤维化内膜增厚。肥厚的心室间隔心肌的厚度向上（主动脉瓣环），向下（心尖部）逐渐减少。左心室流出道下段梗阻位于肥厚的心室间隔心肌与前瓣叶游离缘之间。心脏收缩时，肥厚的心室间隔突入心室腔，靠近前移的二尖瓣前瓣叶，导致左心室流出道狭窄。收缩早期流出道梗阻程度较轻，此时心室排血量较多。病变进入晚期，由于心肌梗死或长期重度心力衰竭，左心室可能扩大，左心房腔常扩大，心房壁增厚，二尖瓣前瓣叶增厚，可伴有腱索断裂或先天性畸形。右心室因肥厚的心室间隔突入右心室可导致流出道梗阻。病程长者右心室游离壁可因梗阻病变或肺循环压力升高而增厚。心室间隔和心室壁的冠状动脉分支管壁常增厚，管腔狭小，可能导致透壁心肌梗死。

（二）病理生理

肥厚型梗阻性心肌病心脏血流动力学异常主要包括舒张期左心室顺应性下降，收缩期左室过度收缩，左室流出道有压差。顺应性降低表现为等容舒张期过长、左室充盈压升高和左室充盈减少，容量－压力曲线提示增加容量导致左室压力不呈比例地异常升高。舒张功能不良引起冠状动脉血流量下降，可能为心绞痛的原因之一。心室收缩加速，使较小的左心室腔迅速排空，前后心室壁几乎碰在一起。

肥厚型梗阻性心肌病引起流出道梗阻的机制早已阐明。在心室收缩期，不对称肥厚的室间隔心肌突向左室流出道，并有二尖瓣收缩期前移，从而在左室腔与主动脉瓣下的流出道之间存在压差，降低前负荷、增加心肌收缩力均可加重流出道梗阻。这在导管室令患者作 Valsava 动作、应用硝酸异戊酯或异丙肾上腺素时可证实。食管超声发现二尖瓣前叶冗长，瓣叶接触点离瓣叶游离缘之间的距离加大，收缩期前 1/3 时段部分瓣叶组织与肥厚的室间隔接触，而收缩期中 1/3 时段前后瓣叶接触减少，引起二尖瓣关闭不全。综上所述，小的左心室腔、左心室顺应性降低、二尖瓣收缩期前移及关闭不全、冠脉血流量减少，导致心脏每搏输出量减少，心排量和心指数下降，晚期出现心力衰竭。

（三）临床表现和诊断

临床症状有劳累后气急，少数患者有心绞痛、头晕或晕厥。心绞痛主要是做功增加和冠脉血流量降低的共同作用，与主动脉瓣狭窄相类似。晕厥可能与脑灌注不足或心律失常有关。肥厚型梗阻性心肌病最大的危害是猝死，可为少数患者的初次临床表现，猝死占本病死亡人数的 50%，在年轻男性患者死亡率达每年 2% ~ 3%。猝死的原因很可能与心律失常有关，包括快速性室性和室上性心动过速。10% 的病例因阵发性或持续性心房颤动引起心悸或体循环栓塞。晚期病例则出现充血性心力衰竭、端坐呼吸和肺水肿。

常见体征有抬举性心尖搏动，常伴有收缩期震颤，心尖向左下方移位。胸骨左缘下部或心尖区可听到收缩中期喷射性杂音，可传导到心底部，作 Valsava 动作时杂音可明显增强，以此可与主动脉瓣狭窄相区别。但听不到收缩期喷射样喀喇音。伴有二尖瓣关闭不全病例则心尖可呈现全收缩期杂音。

胸部 X 线检查示心影增大，左心室增大，但无升主动脉扩大或瓣叶钙化征象。晚期病例则左心房、右心室亦可增大，肺瘀血。

心电图检查显示左室肥大和劳损，有时前胸 aVL 和 I 导联呈现异常 Q 波。有些病例呈现完全性右束支、左束支或左前半支传导阻滞和左心房肥大。24h 连续心电图可发现室性期前收缩、阵发性室性或室上性心动过速等心律失常。

心导管检查：右心导管检查可显示肺动脉压力升高或右心室流出道狭窄征象。左心导管检查显示左心室舒张末期压力显著升高，左心室腔与流出道之间存在收缩期压力阶差。主动脉或周围动脉压力波形显示上升支快速升高，呈现双峰，然后缓慢下降。心室期外收缩后主动脉脉压减少。服用硝酸甘油、亚硝酸异戊酯、异丙肾上腺素、洋地黄以及体力劳动和 Valsava 动作后心肌收缩力加强，左心室流出道梗阻加重，均可导致杂音响度加强，收缩压力阶差增大。

选择性左心室造影显示流出道上方肥厚隆起的心室间隔和流出道后壁的二尖瓣前瓣叶，

左心室腔弯曲，收缩末期左心室容量小和粗大的乳头肌。

左心室造影尚可判明有无二尖瓣关闭不全。成年患者宜作冠状动脉造影，以了解冠状动脉有无病变。

超声心动图显示左心室壁显著增厚，心室间隔较心室后壁更为肥厚，室间隔与左室后壁厚度之比大于1.5。左心室腔较小，流出道狭窄和心脏收缩时二尖瓣前瓣叶向前移位。

（四）病程演变

肥厚型梗阻性心肌病可在任何年龄呈现症状，最多见的发病年龄为20岁前后。经心导管检查明确诊断的病例，在10岁以下仅10%呈现严重症状，50岁以上则增加到70%。有的病例病情可多年稳定或持续发展日趋严重。发生心房颤动后常呈现充血性心力衰竭或体循环栓塞。呈现临床症状和心律失常未经手术治疗的病例中，15%于5年后死亡，25%于10年后死亡。大多数患者突然死亡，仅少数病例死于心力衰竭或感染性心内膜炎。临床症状明显，内科药物治疗未能奏效，静息时左心室腔与流出道收缩压差超过50mmHg者应施行外科手术治疗，切除心室间隔肥厚的心肌以解除梗阻。

（五）治疗

肥厚型梗阻性心肌病患者治疗根据病情轻重有多种方法。许多无症状者，跨狭窄压差 <30mmHg，具良好的临床过程并可达正常人的寿命，不需要治疗干预。对仅有轻度症状的患者可予以美托洛尔、钙离子拮抗剂等药物控制，也可通过安装房室顺序起搏器（心室同步治疗）或介入方法向肥厚室间隔注入无水乙醇等手段治疗。但对中、重度症状的患者，在药物治疗等方法无效时则需考虑手术干预，以达到减轻流出道梗阻、缓解症状、预防并发症的目的。外科手术指征为：①诊断明确，经药物治疗无明显好转；②有晕厥史或跨狭窄压差 >50mmHg，有明显症状者；③无症状患者，有明确的亲属因该病猝死史。1961年Morrow首次报道切除部分肥厚的心室间隔肌肉组织减轻左室流出道梗阻，可明显改善临床症状和血流动力学，从此Morrow术作为经典的手术切除方式被广泛应用。但近年有学者发现术后复发狭窄的主要原因是肥厚肌肉切除不彻底，因此有学者主张采用扩大Morrow术。肥厚型梗阻性心肌病常常伴有二尖瓣反流，收缩期二尖瓣前叶前移。此类患者需要同时处理二尖瓣问题，大部分患者可行二尖瓣成形术，成形效果不佳或二尖瓣瓣下组织影响手术效果，可行瓣膜置换术。

术中应有食管超声检测手术前后左室流出道梗阻解除和二尖瓣反流情况。

经主动脉切口心室间隔心肌切除术是目前最为常用的手术方法。建立体外循环，降温至28℃，阻断升主动脉，右冠状动脉上方1cm处作升主动脉根部横行切口。左右冠脉口灌注冷停搏液心肌保护，检查主动脉瓣，左手示指伸入左室流出道，左手拇指在心外膜（前降支表面），探查流出道肥厚梗阻部位和程度。向上、向左牵引右冠瓣，并用海绵纱布向下按压心脏前壁，充分显露心室间隔。用10号圆刀在右冠瓣中点主动脉瓣环下5～10mm的心室间隔作一纵行切口，向心尖延伸，长4cm，在距第一条切口左侧10～12mm再作一平行的纵切口，注意深度要一致，避免远端切除太浅薄，然后切除两个平行切口之间的长方形肥厚心肌组织，根据肥厚情况再作适当修剪。用冰生理盐水冲洗左心室腔，吸除碎屑。术中应避免以下技术错误：①主动脉瓣尤其右冠瓣，可能因为过度牵拉或被手术刀损伤；②如果不向下牵引二尖瓣腱索，可能会损伤二尖瓣瓣叶；③室间隔第一条纵行切口如太靠右侧，可能会损伤房室结和室间隔膜部；④室间隔横行切口太深，可造成医源性室间隔穿孔。肥厚肌肉切除后缝合主动脉切口，排出左心室腔和主动脉内气体，去除主动脉阻断钳。恢复体温达37℃，心脏搏动有力后，逐渐停止体外循环。如果术中食管超声证实心室间隔肥厚的心肌切除欠满意，或二尖瓣收缩期前移未消除而需作二尖瓣替换术才能更好地解除左室流出道梗阻，或发现有室间隔穿孔，则应重新体外循环。许多患者术后发生左束支传导阻滞，如有完全性房室传导阻滞，应安装永久性起搏器。改良 Morrow 术即在以上手术的基础上，切除肥厚心肌时纵向不仅切除主动脉瓣下而且切除范围扩大至心尖，横向不仅仅局限在右冠瓣下，还包括左冠瓣达左无冠交界，必要时切除部分左室游离壁之肥厚肌肉，切除后室间隔厚度达正常标准（图 14-1）。此术切除肥厚心肌彻底，狭窄不易复发，远期效果好。

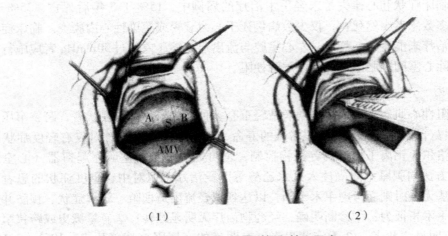

（1）　　　　　　　　　　　（2）

图 14-1　肥厚型梗阻性心肌病

（1）室间隔肥厚肌肉切除范围：突起的室间隔（S），首先切除区域（A），
　　其次切除区域（B），二尖瓣前瓣叶（AMV）；（2）手术切除

（六）治疗效果

单纯室间隔肥厚肌肉切除手术死亡率小于1%，如同期行冠脉搭桥或二尖瓣成形/替换术，手术死亡率为5%。常见的死亡原因为低心排血量和左心室切口出血。术后5%的病例并发完全性传导阻滞，左束支或右束支传导阻滞的发生率更高。此外少数患者并发围术期心肌梗死、心室间隔穿孔，左心室室壁瘤和医源性主动脉瓣或二尖瓣关闭不全。

心室间隔肥厚心肌切除彻底的病例术后症状消失或显著减轻，收缩压差消失，主动脉压力波形恢复正常。超声心动图和选择性左心室造影复查显示左心室腔增大，收缩期二尖瓣前瓣叶前移消失，90%的患者术后心功能改善到Ⅰ～Ⅱ级。

术后长期随访70%～90%的病例生存10年以上。主要死亡原因为充血性心力衰竭或严重心律失常。

（冀　攀）

第五节　动脉导管未闭

动脉导管未闭是一种常见的先天性心血管畸形，占先天性心脏病的 12% ~ 15%。发病率为 1/2 000，早产儿较高，女性多于男性。该病可以是单发的病变，有 10% 并发有其他心血管畸形。

正常动脉导管是胎儿时期沟通肺动脉和降主动脉之间的通道。胎儿期由于肺血管阻力较大，右心室排出的静脉血，大都不能进入肺内循环进行氧合，而是经过动脉导管流入到降主动脉。随着婴儿出生啼哭后，肺泡膨胀，肺血管阻力下降，肺动脉血流直接进入肺循环进行气体交换，而不流经动脉导管，使其形成生理性闭合。之后由于导管平滑肌收缩，管壁黏性物质凝固，内膜垫凸入管腔，形成弥漫性纤维增生，完全封闭管腔，最终形成动脉导管韧带。据统计，88% 的婴儿在出生后 2 个月内导管即闭合，98% 在 8 个月内已闭合。如果出生后 3 个月，动脉导管持续开放，则认为是动脉导管未闭。

一、病理解剖和病理生理

动脉导管一般位于左肺动脉起始部和降主动脉近端。其上缘与降主动脉交成锐角，下缘形成钝角，长度一般为 5 ~ 10mm，直径由数毫米至 1 ~ 2cm。其主动脉端开口往往大于肺动脉端开口。导管的位置可多变，从解剖形状上可分为：①管状：外形如圆管或圆柱，最为常见；②漏斗状：导管的主动脉侧比较粗大，肺动脉侧较狭细，呈漏斗状，也较多见；③窗状：管腔较粗大但缺乏长度，似主－肺动脉窗，较少见；④哑铃状：导管中段细，主、肺动脉两侧扩大，外形像哑铃，很少见；⑤动脉瘤状：导管呈瘤状膨大，壁薄而脆。

动脉导管未闭的病理生理改变取决于导管的粗细和主、肺动脉压力阶差。出生后由于肺血管阻力和肺动脉压力下降，体循环阻力则因脐动脉的结扎而上升，因此未闭合的动脉导管血流发生逆转，由压力高的主动脉流向压力较低的肺动脉，即所谓自左向右分流。导管越粗，动脉压力阶差越大则分流量越大，反之则分流量越小。由于体循环压力大于肺循环压力，在心脏的收缩期和舒张期持续存在左向右分流，临床上可听到连续性杂音。随着病程的进展，肺动脉压升高至降主动脉压力时，则血液分流仅在收缩期，临床上仅能听及收缩期杂音。晚期患者可发生肺小动脉管壁增厚、硬化，管腔变细，肺血管阻力增加，左向右分流逐渐消失，甚至逆转，临床上出现发绀，收缩期杂音减弱，甚至消失，称为艾森曼格综合征。细小的动脉导管未闭产生比较小的左向右分流。粗大的动脉导管未闭产生大量的左向右分流，容易出现充血性心力衰竭。长期的血流冲击，可使导管壁变薄、变脆，以至发生动脉瘤样扩张或钙化，并容易招致感染，发生导管内膜炎。近端肺动脉可因为压力增高而扩张。

二、临床表现和诊断

动脉导管未闭的症状取决于导管的粗细、分流量的大小、肺血管阻力的高低、患者年龄以及并发的心内畸形。细小的动脉导管未闭多无明显症状，仅在体检中发现心脏杂音获得诊断。足月患婴虽导管粗大，但由于此时肺动脉阻力较高，要在出生后 6 ~ 8 周，肺血管阻力下降后才出现症状。主要症状包括气促、心动过速和急性呼吸困难等。中等粗细的动脉导管未闭患者一般都无症状，直至 20 多岁以后才出现活动后心悸、气促等心功能不全表现。有肺动脉高压者可伴有活动后发绀（下半身发绀明显）。若并发心内膜炎，则有发热、食欲缺乏、出汗等全身症状。

分流量大的患者，可出现左侧胸廓隆起，心尖搏动增强。典型的体征是在胸骨左缘第2肋间听到响亮的连续性机器样杂音，伴有震颤，肺动脉第2音亢进。分流量大者，在心尖区可以听到相对性二尖瓣狭窄所产生的舒张期杂音。患者动脉收缩压升高，舒张压降低，出现周围血管体征，如颈动脉搏动增强、水冲脉、指甲床或皮肤内有毛细血管搏动现象以及股动脉枪击音等。

心电图检查，轻者可以正常，分流量大时出现电轴左偏、左心室高电压或左心室肥厚。肺动脉高压者则示左、右心室肥大，晚期以右心室肥大为主。

超声心动图是首选的诊断方法，可以显示未闭的动脉导管，并能测量长度、内径和分流量，可以显示各房、室扩大以及发现其他心血管畸形，可以估测肺动脉压力。

胸部X射线检查，可示心脏影增大，早期为左心室增大，晚期右心室亦增大。升主动脉和主动脉弓阴影增宽。肺门血管影增粗，搏动增强，肺动脉干轻至重度增宽。肺野纹理增粗。

（1）后前位胸片示两肺充血，心影扩大，尤以左心室增大为甚，主动脉结增宽，肺总动脉扩大膨出。

（2）左前斜位胸片示左心室明显增大，左心房、右心室也增大。

心导管检查适用于诊断不明确或者病情严重、需要测量肺动脉压力、计算肺血管阻力等。肺动脉血氧含量如高于右心室 0.5Vol% 以上，提示肺动脉有左向右分流。如心导管通过动脉导管进入降主动脉至横膈水平，更能明确诊断。升主动脉逆行造影可以显示主动脉峡部和动脉导管的形态。

三、鉴别诊断

凡在胸骨左缘第2、3肋间听到响亮的连续性机器样杂音、外周血管体征，结合心电图、胸片和超声心动图检查，一般可初步诊断。对于杂音不典型，超声心动图示重度肺动脉高压者应行心导管检查，计算肺血管阻力。主要的鉴别诊断包括多种左向右分流的心内畸形，在胸骨左缘都可听到连续性杂音或接近连续的双期心脏杂音者，主要有高位室间隔缺损并发主动脉瓣脱垂、主动脉窦瘤破裂、冠状动脉瘘和主动脉 – 肺动脉间隔缺损等。

四、治疗

1. 药物治疗　主要治疗动脉导管未闭并发的呼吸道感染、心力衰竭、心内膜炎等。心力衰竭的治疗主要是强心药物的使用、控制入液量和加强利尿，多数患者心功能可获得改善。早产儿可观察 2~3 个月，部分患儿可自行闭合。对早产患婴可试行药物闭合导管，即采用非甾体类抗炎药吲哚美辛阻止前列腺素合成，促使导管收缩闭合。一般首次剂量为 0.1~0.2mg/kg，静脉滴注或口服均可，隔24h再给药一次，共3次。吲哚美辛的副作用比较大，主要对肾脏、肝脏和血小板功能的影响。

2. 介入性治疗　1966年 Porstman 成功地利用心导管经动脉将聚乙烯海绵塞子填塞未闭的动脉导管，开创了介入性疗法。1979年 Rashkind 提倡用右心导管推送两侧伞形塞子填塞导管。各种装置不断获得改进，并得到推广。介入法不需要开胸，简便安全，患者恢复迅速，住院时间短，已经逐渐取代手术疗法。并发症有栓子脱落、股动脉出血和血栓形成等。

3. 手术治疗　所有诊断明确的婴幼儿或成人，无论有无症状，如无禁忌证均可考虑手术。早产儿可先试用药物闭合，如无效改用手术。伴有心力衰竭和呼吸衰竭，经内科和药物疗法无效，应行抢救手术。足月患婴如出现心力衰竭或心脏扩大，应及早手术。并发肺动脉高压者，只要是以左向右分流为主，应予手术，术中行肺动脉漂浮导管计算肺血管阻力。感染性心内膜炎者，给予抗生素治疗 4~6 个月再进行手术，对于感染不能控制者应争取手术。

严重肺动脉高压，以右向左分流为主，临床上出现发绀，静止状态血氧饱和度低于 90%，右心导管检查肺血管阻力大于 10wood 单位，则不宜手术。

五、手术方法与技术

手术方法有经胸加垫结扎、切断缝合，正中切口体外循环等。

1. 经胸手术法　一般采用左后外切口，第 4 肋间进入胸膜腔。用湿纱垫将左上叶肺向下推压，显露上纵隔。在肺动脉处可扪及震颤，轻压导管可减轻或消失。沿迷走神经后方、降主动脉近中线处纵形打开纵隔胸膜，上方可延伸至左锁骨下动脉。如有肋间静脉横跨可予切断结扎。用数把血管钳将纵隔胸膜的边缘提起，锐性分离主动脉和导管前方的疏松组织。贴近主动脉仔细解剖分离导管上缘和下缘的束状纤维组织，用直角钳分别从导管下缘和上缘，沿着主动脉壁向导管后壁滑动，在手指的引导下轻轻地逐渐分离导管后壁，切忌用力过大造成大出血。如果导管粗短，肺动脉扩张者，直接游离导管比较困难，也可在导管上下的降主动脉分别先行套过带子向内侧牵引，然后游离降主动脉后壁。导管游离后，根据具体情况、器械条件和手术医师的技术和经验，选择不同的闭合方法，在闭合导管时要使用控制性降压，使动脉血压降至 70~90mmHg。

（1）导管结扎术：又分为单纯结扎法和加垫结扎法。

1）单纯结扎法：一般选用两根 10 号丝线绕过导管结扎，或在两根结扎线之间附加贯穿缝合结扎。适用于导管细长而富有弹性者。

2）加垫结扎法：用宽如导管长度的涤纶布条卷成柱形垫圈，将其游离缘与卷体缝固，并保留布卷中段作结后的线备用，缝拢布卷两端以防其松散。将布卷垫在导管前面，将绕过导管的两根丝线将其结扎在导管上，先结扎主动脉侧，后结扎肺动脉侧，用力要均匀，结扎完成后肺动脉侧的震颤应消失。此法系结扎线着力于线卷上将导管腔压闭，防止结扎线损伤导管后壁。该法适用于导管粗大、管壁弹性较差的患者。

（2）导管切断缝合术：用两把 Potts 无损伤钳，分别钳夹已完全游离的导管主动脉端和肺动脉端，切断导管，用 4-0 无损伤聚丙烯缝线缝闭。也可边切边缝，先缝合主动脉端，后缝合肺动脉端。这种方法适用于各种类型的导管，优点是术后不会再通，但血管缝合技术较高，术中有大出血的危险。

（3）导管钳闭术：适用于直径在 2cm 以内、血管弹性较好的导管。用特制的动脉导管钳闭器，于导管的主动脉端和肺动脉端各钳闭一次（图 14-2）。由于局部操作空间较小，妥帖安放钳闭器有时会遇到困难，甚至会导致导管壁损伤出血，目前已很少使用。

2. 体外循环手术法　该方法虽然可用于各种类型的动脉导管未闭，但不能作为常规的手术方法。采用前胸正中胸骨劈开切口，肝素化后经升主动脉、上腔静脉、右心房分别插入动脉供血管和腔静脉引血管，经右上肺静脉插左心引流管，建立体外循环，并行转流降温。

心搏停跳后立刻纵行切开肺动脉，用手指堵住导管开口，进一步降温待肛温下降至28℃左右，置头低脚高位，降低转流量至5~10ml/（kg·min）。将心内吸收器放入左肺动脉内，显露动脉导管开口，用4-0带毛毡的无损伤缝线作褥式缝合数针，拉紧缝线，恢复正常体外循环流量，然后作结。如果导管开口比较粗大，不能直接缝合，可将一带球囊导尿管从动脉导管插入降主动脉，球囊充水后回拉，堵住导管，然后用4-0带毡的无损伤缝线作褥式缝合一圈，选择合适大小的补片进行修补。

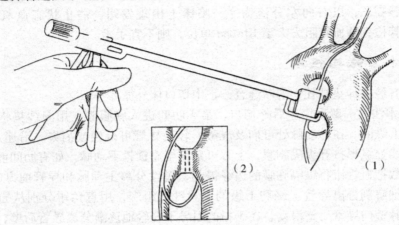

图14-2 动脉导管钳闭术

（1）钳闭器已置于导管上；（2）导管已钳闭（可见两排钛钉）

六、手术并发症

1. 大出血 是动脉导管未闭手术最严重的并发症，可致患者死亡。撕裂部位多在导管后壁上角。出现大出血时，迅速用手指按压出血部位，暂时止血，在导管上下缘的降主动脉套带，阻断降主动脉，同时用无损伤钳夹住导管，吸净手术野血液，寻找破口，用4-0带毡无损伤聚丙烯缝线修补。如破口较大或无法显露破口，应立即肝素化，紧急建立体外循环，分别在降主动脉或左股动脉插入动脉供血管，切开心包于右心室流出道插入静脉引流管，建立转流，然后进行修补。

2. 左喉返神经麻痹 多是手术中损伤或牵拉所致，造成术后声音嘶哑，在喝水或进流质时呛咳。可短期给予激素。水肿所致可于2~3周内消退恢复。如果是手术损伤，需要对侧声带移位代偿。

3. 导管再通 多发生于导管结扎术后，主要由于结扎线松脱或垫圈移位所致。表现为术后早期或一段时间后又出现典型的心脏杂音，行超声心动图检查可以证实。治疗方法可选择导管封堵或在体外循环下经肺动脉进行导管缝闭。

4. 假性动脉瘤 比较少见，主要是由于局部感染或手术损伤导管所造成。临床表现为发热、声音嘶哑或咯血，胸部X线摄片示肺动脉段突出呈现块状阴影。手术应在体外循环下进行，用人造织物修补或行人造血管替换手术。

5. 乳糜胸 很少见，主要是由于解剖主动脉弓降部和左锁骨下动脉根部时损伤胸导管，如在术后早期发现可再次进胸缝扎。

七、手术结果

动脉导管未闭的手术死亡率可在 1% 以下。早产儿、紧急手术和高龄患者的死亡率较高，主要死亡原因包括呼吸衰竭和大出血。导管单纯结扎和钳闭法有再通的可能，其再通率一般在 1% 以上。导管闭合的远期效果，视术前有否肺血管继发性改变及其程度。

（柯宏刚）

第六节　先天性主动脉弓畸形

一、血管环与肺动脉悬带

先天性主动脉弓及其分支发育异常构成的血管环可以压迫食管和气管产生临床症状。Hommel 于 1737 年描述双主动脉弓。Bayford 于 1787 年报道右锁骨下动脉异常起源于降主动脉导致吞咽困难。1939 年 Wolman 描述双主动脉弓压迫气管、食管的临床表现。Gross 于 1945 年施行外科手术成功地治疗第一例双主动脉弓。1946 年 Neuhauser 提倡用食管钡餐造影诊断血管环，从而促进了对各种类型主动脉弓畸形的发现和认识。先天性主动脉弓畸形的诊断技术和外科治疗方法均得到发展和完善，且疗效良好。主动脉弓及其分支畸形在先天性心血管畸形病例中仅占 1% ~ 2%。

（一）胚胎学基础

胚胎发育的第 4 周，两侧背主动脉的前端绕越咽肠后，在前肠的腹侧形成第一对主动脉弓和左、右原始主动脉。后者互相融合形成主动脉囊。随着鳃弓的成长，先后从主动脉囊发出 6 对鳃动脉弓并与背主动脉相连接。在第 3 对鳃动脉弓充分发育时，第 1、2 对鳃动脉弓均消失。第 3 对鳃动脉弓形成颈总动脉和一部分颈内动脉。第 4 对鳃动脉弓左侧形成主动脉弓，右侧形成无名动脉和右锁骨下动脉干。第 5 对鳃动脉弓不恒定存在或迅即消失。第 6 对鳃动脉弓形成肺动脉，其右侧远段与背主动脉连接中断；左侧在胎儿期持续存在称为动脉导管，出生后导管闭合成为动脉导管韧带。上述鳃动脉弓或背主动脉发育过程中发生异常，则出生后可形成各种主动脉弓及其分支畸形。大多数病例仅有主动脉弓或其分支畸形，少数病例则可与其他心脏畸形如法洛四联症、大动脉错位等并发存在。

根据第 4 鳃动脉弓及主动脉弓分支的发育情况，降主动脉的位置以及动脉导管或动脉韧带的行程，可将主动脉弓及其分支异常分为下列数种类型。

（1）双主动脉弓：双侧第 4 鳃动脉弓均存留并发育成长则形成双主动脉弓。升主动脉正常，在心包膜外分为左、右两支主动脉弓。左侧主动脉弓在气管前方从右向左行走，越过左主支气管，在脊柱左侧与右侧主动脉弓汇合成降主动脉。右侧主动脉弓跨越右侧主支气管在脊柱前方、食管后方，越过中线向左向下行，与左侧主动脉弓汇合成降主动脉。左、右主动脉弓各自分出两个分支，即左侧主动脉弓发出左颈总动脉和左锁骨下动脉，右侧主动脉弓发出右颈总动脉和右锁骨下动脉。动脉导管或动脉韧带位于左侧主动脉弓、左锁骨下动脉起点部位的下缘与左肺动脉之间。大多数病例两侧主动脉弓口径不相等，一般右侧较粗。少数病例降主动脉位于右侧，左主动脉弓跨越左主支气管后，向后向右经食管后方，在脊柱右侧与右主动脉弓汇合成为降主动脉。不论降主动脉位于左侧或右侧，由于双侧主动脉弓形成的血管环围绕气管、食管，如两侧主动脉弓之间空隙狭小，临床上均可产生压迫症状。有时左主动脉弓远端段可能闭塞，形似纤维带。闭塞部位可位于左颈总动脉与左锁骨下动脉之间，亦可位于左锁骨下动脉与动脉导管或动脉韧带之间或动脉导管（动脉韧带）与左右主动脉弓汇合处之间。

（2）右位主动脉弓：左侧第4鳃动脉弓退化消失，右侧则发育形成主动脉弓，降主动脉位于脊柱右侧。从主动脉弓发出分支的排列顺序呈现正常的镜影，即第1支为左无名动脉，再发出左颈总动脉和左锁骨下动脉；第2支为右颈总动脉；第3支为右锁骨下动脉。有时主动脉弓共发出4个分支，而不存在左无名动脉。动脉导管或动脉韧带位于左无名动脉或左锁骨下动脉与左肺动脉之间。食管后方无血管者不构成血管环。

右位主动脉弓一般对气管、食管不产生压迫，但有少数病例动脉导管或动脉韧带，从左肺动脉绕过食管后方连接于右侧主动脉弓远段；或左锁骨下动脉起源于近段降主动脉，经食管后方进入左上肢；动脉导管或动脉韧带亦可位于气管左侧左肺动脉与左锁骨下动脉之间；或位于左肺动脉与起源于降主动脉的左锁骨下动脉之间。在这些情况下，如动脉导管或动脉韧带较短则可能参与形成血管环的一部分，产生气管、食管压迫症状。

（3）左锁骨下动脉引起压迫左位主动脉弓：左位主动脉弓很少形成血管环，有的病例右锁骨下动脉异位起源于左锁骨下动脉远端的主动脉弓，再越过食管后方进入右上肢。有时异位右锁骨下动脉与右肺动脉之间存在动脉导管或动脉韧带；左位主动脉弓伴右位降主动脉，左主动脉弓绕过食管后方与降主动脉连接，则位于右侧的动脉导管或动脉韧带参与血管环的形成；或异位的左锁骨下动脉发自右位降主动脉近段，经食管后方进入左上肢，这些情况均可形成血管环，产生压迫症状。

（4）无名动脉异常起源：主动脉弓及其分支发育正常，但无名动脉从主动脉弓发出的部位偏向左侧，越过气管前壁，向上、向右进入右胸顶部。无名动脉长而松者不产生症状，但如血管粗大，短而紧则可严重压迫气管。

（二）临床表现

主动脉弓及其分支畸形本身对循环生理及血流动力学一般不产生影响，但如主动脉弓及其分支畸形的血管造成血管环或血管与纤维条索联合组成环状结构则可对气管、食管产生压迫，在临床上呈现轻重程度不等的呼吸道受压和（或）吞咽困难的症状，严重者可导致死亡。气管、食管受压程度严重者，出生后即可呈现吸气性喘鸣及呼吸急促，呼吸音粗糙，持续性咳嗽，哭声嘶哑等。有时出现呼吸困难，发绀、短暂呼吸停顿或知觉丧失。进食及仰卧时，呼吸困难程度加重，侧卧及头颈后仰时症状可以减轻。呼吸道压迫严重者可呈现明显的吸气时锁骨上窝和肋间隙内缩下陷。患者常反复发作呼吸道感染，发作时呼吸道梗阻症状加重。食管受压迫病例往往拒食并呈现吞咽困难。进食时常发作梗阻，并伴有呕吐、呼吸困难加重等症状，营养发育不良。大多数病例气管食管受压迫症状在出生后6个月内开始呈现。压迫程度严重者出生后数日内即可呈现症状。这些病例如未经治疗，出生后1周岁之前往往致死。压迫程度较轻，出生后6个月才呈现症状，且未持续加重的病例可能在成长期中症状逐渐缓解消失。但当并发呼吸道感染时，症状又可能加重。由于异位起源的锁骨下动脉压迫食管产生的吞咽困难症状，可能在患者长大到进入中年后（40岁），异位的动脉发生硬化病变扩大增粗时，才呈现症状。有时异位锁骨下动脉可发生动脉瘤样扩大。

（三）诊断

主动脉弓及其分支畸形病例如不伴有其他先天性心脏畸形，胸部平片心脏形态可无异常。双主动脉弓病例胸部 X 线平片可显示双侧主动脉弓球形隆起，右侧更为明显。食管钡餐造影检查在第 3、第 4 胸椎水平可显示上段食管两侧压迹。右主动脉弓造成的压迹一般较大，且位置较高。左主动脉弓造成的压迹则较小，且位置较低。体层摄片可显示气管腔受压迫的征象。右位主动脉弓病例胸部 X 线片仅在右侧见到主动脉弓球形隆起，而左侧缺如。食管造影检查在主动脉弓部位可见到食管被推向左侧并显示压迹。异位锁骨下动脉病例食管造影检查可显示食管后壁受血管压迫，呈现斜形或螺旋形的压迹。婴儿病例作食管造影检查宜用碘油或水溶性造影剂，因钡餐造影剂一旦被吸入气管、支气管内有加重呼吸困难或导致吸入性肺炎的危险。支气管镜检查可以明确气管、支气管受压迫的部位，有时在受压处可以观察到血管搏动。支气管镜检查引起的呼吸道黏膜创伤和水肿可能加重呼吸道梗阻。因此，支气管镜检查的适应证应慎重掌握。主动脉造影是确诊主动脉弓及其分支畸形最可靠的诊断方法。于升主动脉内插入导管，注入造影剂进行主动脉弓及其分支造影。双向电影摄片检查可以显示主动脉弓及其分支的起源、走向，粗细和其他异常，从而可以明确诊断。

（四）治疗

主动脉弓及其分支畸形病例临床上呈现呼吸道和食管受压迫症状明显者均应施行外科手术治疗。根据病变具体情况，切断或游离造成气管、食管受压迫的血管或包括动脉韧带等纤维条索组织，充分松解游离气管、食管以消除症状，同时保证主动脉弓的血液循环顺畅。术前需控制呼吸道感染。必要时应用抗生素。清除呼吸道分泌物。通过补液、鼻饲，加强营养，改善全身状况。麻醉方法则选用气管插管麻醉。整个手术过程中应注意保持呼吸道通畅。最常用的手术切口是左侧后剖胸切口，经第 4 肋间切口进胸，血管环的处理方法则视病变的具体情况而定。

1. 双主动脉弓、左主动脉弓远段较细且动脉韧带位于左侧者　进胸后在迷走神经的后方或迷走神经与膈神经之间切开纵隔胸膜，游离喉返神经，注意避免喉返神经和胸导管受损伤。解剖游离动脉导管或动脉韧带，予以切断结扎或切断缝合。分离左主动脉弓远段。在左锁骨下动脉起始部与降主动脉之间或左颈总动脉与左锁骨下动脉之间，放置无创伤血管钳，切断左主动脉弓远段。分别缝合近、远段切端。充分游离近段主动脉弓切端后，将切端缝合固定于前胸壁筋膜，再剥离切除气管和食管周围的纤维组织，充分松解气管与食管，纵隔胸膜切口不需要缝合。左主动脉弓口径较粗的病例则在切断结扎动脉韧带后，解剖游离左主动脉弓远段和降主动脉，绕置线带并向左侧牵拉，显露右主动脉弓远段，放置无创伤血管钳，然后切断右主动脉弓，小心缝合其两侧切端。再将气管、食管与纵隔纤维组织及左主动脉弓充分游离。并将左主动脉弓与降主动脉缝合固定于前胸壁筋膜或肋骨骨膜上。

2. 右位主动脉弓、左侧动脉韧带、食管后异位右锁骨下动脉　这些情况形成的血管环可以经左胸切断结扎动脉韧带。在食管左侧切断结扎右锁骨下动脉，并将降主动脉与食管解剖分离后，与胸壁筋膜缝合固定。为了防止术后发生锁骨下动脉窃血综合征，可将右锁骨下动脉远段切端与左颈总动脉或主动脉弓作端－侧吻合术，亦可同时结扎椎动脉。

3. 左主动脉弓、食管后异位锁骨下动脉　这种情况通常只压迫食管产生吞咽困难症状。经左胸侧后第 4 肋间切口进胸，在靠近主动脉弓处游离右锁骨下动脉，放置无创伤血管钳，切断、缝合右锁骨下动脉，然后游离右锁骨下动脉远段，将其推送到食管右侧，同时游离、切断食管周围纤维组织。为了防止发生锁骨下动脉窃血综合征可同时结扎椎动脉。年龄较大的病例可以经右胸侧后剖胸切口，切断右锁骨下动脉后，缝合近段切口，将右锁骨下动脉远段与右颈总动脉或主动脉弓作端－侧吻合术。

4. 无名动脉异常　经右侧或左侧第 4 肋间前胸切口，游离无名动脉后，将无名动脉及主动脉弓前壁血管外膜纤维组织缝合固定于前胸壁纤维组织。悬吊无名动脉可以消除血管对气管前壁的压迫，增大气管腔直径。

（五）术后处理

主动脉弓及其分支畸形的部分病例，由于受压迫的气管软骨环发育不良且较软弱，易于发生吸气时萎陷。因此术后数日仍需持续气管插管加压呼吸，给予高湿度氧吸入。经常吸除气道分泌物，保证呼吸道通畅。术后静脉滴注少量地塞米松可减少拔除气管插管后气管黏膜水肿。有时术后经数周或数月之后，气管和食管压迫症状才完全消失。

（六）疗效

目前手术死亡率很低。不伴有其他先天性心血管畸形的病例，远期疗效良好。

异位迷走左肺动脉亦称肺动脉悬带。

肺动脉悬带很少见。1897 年 Glaevecke 和 Dochle 首次报道异位迷走左肺动脉起源于气管右侧的肺总动脉，跨越右主支气管上方在气管与食管之间向左行走进入左侧肺门。这样形成包绕右主支气管与气管下段的悬带，产生压迫症状，并可伴有下段气管和右主支气管发育不良。

（七）临床表现

半数患者在出生后即呈现症状，2/3 病例在出生后 1 个月呈现症状。最常见的症状为呼吸道梗阻，呼气时出现喘鸣，常反复发作急性呼吸道梗阻和呼吸道感染，但不呈现吞咽困难症状。本病可与其他心脏畸形并发存在。

（八）诊断

体格检查对肺动脉悬带的诊断没有帮助。胸部 X 线检查可无异常发现。有的病例在胸片上显示两侧肺透光度不同，通常右侧肺过度充气。胸部平片在隆突区气管、食管之间可显示异常的左肺动脉块影，在成年人病例可被误认为纵隔或气管旁肿块。食管钡餐造影检查可显示食管前壁搏动性压迫造成的切迹。支气管镜检查可显示并存的气管、支气管畸形。有时肺动脉造影可明确诊断。

（九）治疗

肺动脉悬带呈现明显呼吸道梗阻的患者均宜考虑手术治疗。症状很轻的病例有可能采用非手术治疗。异位迷走左肺动脉的手术治疗方法是从肺总动脉或右肺动脉起源处切断左肺动脉，缝合右肺动脉切口。将左肺动脉从气管后方拉出，再在气管左前方作肺总动脉左侧壁与左肺动脉切端端－侧吻合术。手术途径可采用左侧剖胸切口或在体外循环下采用胸骨正中切口。进胸后，切断动脉韧带，从气管和纵隔周围充分游离异常的肺动脉。在两把无创伤阻断钳之间切断左肺动脉起源处，近端切口用缝线连续缝合。将切断的左肺动脉从气管后方拉出。切开心包，左肺动脉经膈神经后方另一心包切口置入气管左前方，与肺总动脉作端－侧吻合术。先在肺总动脉左侧壁放置一把无创伤血管钳，阻断部分血流。切除一块圆形肺总动脉壁，用缝线将左肺动脉切端与肺总动脉左侧壁切口作端－侧吻合术，可以用缝线连续缝合吻合口前、后壁；亦可连续缝合吻合口后壁，再间断缝合吻合口前壁。必须注意避免吻合的血管发生扭曲或张力过大致术后血流不通畅。

（十）疗效评价

肺动脉悬带外科治疗的效果尚欠满意。Sade 等 1975 年复习 40 例手术治疗的肺动脉悬带患者，死亡率达 50%。1992 年 Pawade、Backer 分别报道 18 例和 12 例患者无手术死亡或早期死亡，但仍有 1~2 例患者术后死亡。手术后早期死亡的主要致死原因为重度气管、支气管狭窄和左肺动脉因吻合不当发生扭曲和血栓形成。

二、主动脉弓离断

主动脉弓离断是一种少见的先天性心脏病，占先天性心脏病的 1.5%。未经治疗 90% 在 1 岁内死亡。主动脉弓分为近侧弓、远侧弓和峡部。近侧弓指无名动脉起始处至左颈总动脉，远侧弓指左颈总动脉至左锁骨下动脉起始处。连接远侧弓与降主动脉近导管区的主动脉弓称为峡部。若两个节段之间完全失去解剖上的连续性或者仅残留纤维束相连，称为主动脉弓离断。

（一）分型及并发畸形

1959 年 Celoria 和 Patton 将主动脉弓离断分为三型：①A 型：占 28%，离断位于左锁骨下动脉起始部的远侧，即峡部水平；②B 型：占 70%，离断位于左颈总动脉与左锁骨下动脉之间，该型常伴有右锁骨下动脉异常起源于降主动脉；③C 型：仅占 1%，离断位于无名动脉与左颈总动脉之间。各型主动脉弓离断又因弓部结构及其分支的异常可有某些变异类型或亚型，包括右锁骨下动脉起自主动脉弓离断的远侧、右锁骨下动脉起源于右颈总动脉、右侧动脉导管或右侧降主动脉、异位动脉导管在右锁骨下动脉与右肺动脉之间或右肺动脉起源于升主动脉等。有极少数病例为右位主动脉弓离断伴双侧动脉导管并发出双侧锁骨下动脉。

单纯主动脉弓离断极为罕见。除了并发粗大的未闭动脉导管（99%）以外，单一的大型室间隔缺损是最多见的并发畸形，占 72%，且多为干下型缺损。与动脉导管和巨大肺动脉形成鲜明对比的是，升主动脉的直径为正常的一半，且常伴有左室流出道异常，有人称之为左心－主动脉综合征。后者包括左室发育不良、升主动脉或近侧主动脉发育不良、二叶式主动脉瓣、瓣膜或瓣下狭窄或瓣环细小等。左心室流出道梗阻的原因通常是基于以下解剖学基础之一：圆锥隔相对室间隔向后对位不良、左心室前外侧壁存在一组突起的肌肉（称为"Moulaert"肌）、主动脉瓣下纤维嵴、主动脉瓣环发育不良、二叶式主动脉瓣伴交界融合等。房间隔缺损也是常见的并发畸形，通常是卵圆孔的延伸，比较大，因此有重要的血流动力学意义。除室间隔缺损以外，27% 的病例可并发复杂先天性心脏畸形，如永存动脉干、主肺动脉间隔缺损、单心室、大动脉转位、右心室双出口等。少数 B 型病例并发胸腺组织缺如，即 DiGeorge 综合征，后者系 22 号染色体微缺失引起。值得注意的是功能性单心室占主动脉弓离断的 3%~4%，永存动脉干占 10%。

（二）临床表现

生后早期动脉导管趋向关闭未及时诊断，临床表现为严重的酸中毒以及由于下肢的灌注完全依赖两个分离的主动脉系统之间的侧支供应，灌注不足造成无尿、内脏缺血。严重的酸中毒最终可导致重要器官的损伤，包括脑和心脏本身。患儿可表现为抽搐、软弱无力和反应低下，但很少有肺功能障碍。

动脉导管在新生儿期尚未关闭，诊断可能延迟数周。由于肺血管阻力下降，左向右分流增加，临床表现出充血性心力衰竭、生长落后、差异性发绀、四肢血压和脉搏不等，以及严重肺动脉高压。脉搏触诊依赖于解剖类型，例如 B 型主动脉弓离断，右上肢脉搏可触及，而若导管关闭后左上肢和股动脉则不能触及。当心内分流变为双向时，可使差异性发绀变得不明显。当并发大动脉转位时可变为倒转的差异性发绀，即下肢红、上肢紫。

（三）诊断

胸片示肺充血和心脏扩大，心电图示左心室或双心室肥大表现。超声心动图检查对主动脉弓离断的解剖作出准确的诊断。离断位置的定位、长度、左心室流出道狭窄及其程度、升主动脉和主动脉瓣环直径、并发畸形如室间隔缺损的位置与边缘的关系等。测定左心室流出道的大小非常重要，因为通过该部位的血流量较少，很难根据压力差来定量判断梗阻的程度。室间隔缺损通常是非限制性的，其上缘（即圆锥间隔）多向后对位不良。超声心动图还应明确峡部存在与否，无峡部的患儿常伴有 22 号染色体的微缺失和 DiGeorge 综合征。

心血管造影检查时常同时进行左、右心及升主动脉造影，以及通过右心导管经肺动脉和动脉导管而行降主动脉造影。若心导管未能到达降主动脉，需经股动脉插管造影，明确主动脉弓离断的类型及其并发的心内畸形。磁共振成像对年长儿非常有用。

（四）外科手术

建立动脉导管的开放是抢救治疗的第一步，保证下半身的血流依赖导管灌注。危重者尽早气管插管，机械通气。增加肺血管的阻力可使更多的血流经动脉导管进入降主动脉灌注下半身，但应避免吸入高浓度的氧（通常空气就合适），避免过度通气所致的碱中毒，应调整 PCO_2 水平为 $40 \sim 50mmHg$。静脉注射碳酸氢钠，积极纠正酸中毒。可常规给予多巴胺，改善心脏功能的同时增加缺血肾的灌注。经上述治疗 $1 \sim 2d$，患儿全身情况改善，酸碱平衡、肾和肝功能等各项指标正常后可行亚急诊手术。

1. 主动脉弓重建术　适用于单纯性主动脉弓离断以及主动脉弓离断并发心内畸形。采用分期手术时，首次手术重建主动脉的连续性和闭合动脉导管，多数病例需同时行肺动脉环缩，待 2 周至 3 个月以后再次手术矫正心内畸形。并发某些心内畸形例如法洛四联症、永存动脉干以及左室流出道梗阻等，不适合分期手术。

手术步骤：采用低温麻醉，取右侧卧位，左后外切口，经第 4 肋间进胸。游离主动脉、左锁骨下动脉、未闭动脉导管以及离断近侧的主动脉弓。动脉导管的两端用导管钳分别钳夹后在中间切断缝合，结扎加缝扎后切断。

根据主动脉弓离断的类型、断端间的距离及其邻近分支血管发育状况，选用动脉间直接吻合术、转流术或人工管道连接。当离断距离短，远近侧主动脉端易于靠拢时，可直接进行降主动脉与近侧主动脉弓（或升主动脉）间的端 - 侧吻合术。该方法对于 A 型病例显露良好，但对 B 型和 C 型病例，尤其是需与升主动脉进行吻合时，显露困难，需切开心包完成吻合。用无创动脉钳分别夹住降主动脉的上端和近侧主动脉弓及其远端分支侧壁，分别做相应长度的主动脉切口，必要时近侧主动脉切口可向其分支上延长以使切口有足够长度。然后用 6-0 或 5-0 Prolene 线进行切口吻合。缝合最后一针时，先暂时开放主动脉远端阻断钳，排出动脉内气体后再打结，检查无漏血或缝补漏血后再松开动脉阻断钳，完成吻合。

当离断距离较长，远近侧主动脉端难以拉拢时，可将邻近的左锁骨下动脉或左颈总动脉在远侧端切断并向下或向上翻转，远侧断端缝闭或结扎，近侧断端开口剪成斜形与主动脉行端-端吻合或端-侧吻合，建立主动脉的连续性。也可利用人造血管分别于远、近侧主动脉进行端-端或端-侧吻合。

对并发心内畸形尤其是大型室间隔缺损伴大量左向右分流的病例，在完成主动脉弓重建术后，尚应切开心包行肺动脉环缩术以减少心内分流，保护肺血管床。

2. 主动脉弓离断并发心内畸形的一期根治术

（1）无左心室流出道梗阻的主动脉弓离断一期根治术：胸骨正中切口，主、肺动脉分别插管建立体外循环。开始时应阻断左右肺动脉，使插管血流通过动脉导管进入降主动脉（在体外循环降温期继续使用前列腺素 E_1）。

在降温期间，充分游离升主动脉及其分支、动脉导管以及降主动脉，以减少主动脉弓吻合口的张力。如果有迷走右锁骨下动脉则需结扎并且从降主动脉起始处切断。对 B 型主动脉弓离断，切断左锁骨下动脉也有利于进一步减少吻合口张力，简化吻合过程，减少出血和狭窄的风险。当肛温降至 18℃ 时阻断升主动脉，灌注心肌停搏液。停体外循环，收紧左右颈总动脉控制带，开放肺总动脉控制带。

动脉导管结扎并在和降主动脉连接处切断，任何降主动脉残余的导管组织均需切除。C 形钳钳夹降主动脉有利于将降主动脉拖到吻合口水平。吻合口的位置可在升主动脉或左颈总动脉。采用 6-0 Prolene 线或可吸收的 polydioxanone 线连续缝合。

修补室间隔缺损的途径依赖于术前超声心动图的评价。室间隔缺损常位于肺动脉瓣下，可通过肺动脉切口进行修补。由于主动脉弓离断并发室间隔缺损患儿左心顺应性差，即使小的房间隔缺损也会造成大的左向右分流，因此必须关闭房间隔缺损。可通过小的低位的右心房切口直接缝合关闭。升温，左心排气，心跳恢复、循环稳定后可脱离体外循环，完成手术。

对于并发复杂畸形，基本原则是新生儿期如果存在两个心室应进行双心室修补。如并发大动脉错位，则应当进行动脉调转、室间隔缺损修补和直接主动脉弓吻合术。尽管这一复杂手术需要较长主动脉阻断时间，但是只要能做到准确的修补，患儿一般都能耐受。在并发永存动脉干的患儿，由于单纯主动脉弓离断时常有升主动脉发育不良，因此相比较而言，永存动脉干和主动脉弓离断的患儿动脉干粗大，可降低主动脉插管的难度。功能性单心室并发主动脉弓离断的治疗依然是一个重大挑战，许多问题类似于左心发育不良综合征。

（2）并发左心室流出道梗阻的主动脉弓离断一期根治术：根据左心室流出道梗阻的程度以及左半心发育情况，以下途径可供选择：直接处理左心室流出道（肌肉切除、室间隔缺损补片牵拉）、左心室流出道旁路手术（Damus-Kaye-Stansel 手术）、复杂的双心室修补术（Ross-Konno 手术）、单心室修补术（Norwood 手术）以及心脏移植。

1）圆锥隔肌肉切除：由于圆锥间隔向后对位不良，因此可以切除室间隔缺损上缘圆锥间隔直至主动脉瓣环，然后用大块补片连同室间隔缺损一起修补。

2）采用偏小的室间隔缺损补片：将其上缘置于圆锥间隔的左室面，以将向后移位的圆锥间隔牵向右心室，防止术后出现左室流出道梗阻。

3）Ross – Konno 手术：切开室间隔及主动脉瓣环，然后用自体带瓣肺动脉置换主动脉根部并移植冠状动脉。补片修补手术造成的室间隔缺损，再用同种带瓣肺动脉重建右心室至肺动脉的通道。

4）Yasui 手术：即改良的 Damus – Kaye – Stansel 手术。左心室血流通过室间隔缺损，经补片板障引流至肺动脉。肺总动脉在分叉前离断，离断的近端肺总动脉吻合到升主动脉侧面，利用管道移植物在主动脉弓离断处架桥，同种带瓣肺动脉或主动脉置放在右心室和离断后的肺总动脉远端之间。

5）Norwood 手术：利用体 – 肺分流供应肺血流，然后进行肺动脉和主动脉吻合以及主动脉弓修补。

6）心脏移植：适合于严重的左心功能低下的病例，移植的同时进行主动脉弓成形。

并发左心室流出道梗阻的主动脉弓离断的手术死亡率和远期再手术率均显著高于无左心室流出道梗阻的病例。CHSS 研究表明，新生儿期切除圆锥隔或进行肺动脉 – 主动脉吻合（Damus – Kaye – Stansel）早期死亡率高于单纯修补。尽管 Jacob 和 Bove 等的 Norwood 手术或圆锥隔切除死亡率并不高，但对不熟悉这些方法的单位尽可能不要尝试。

（五）并发症

术后早期常并发低心排出量综合征、充血性心力衰竭、继发性出血、肾衰竭和感染等。

出血常比较麻烦，可能是因为吻合口张力过大、组织过脆或导管组织缝入吻合口引起，后者还有增加远期狭窄的风险。此外，手术中还可能造成左喉返神经和膈神经损伤。

术后晚期将近半数病例并发主动脉瓣下狭窄，成为影响疗效和引起死亡的重要原因。其发生机制尚不完全清楚，可能由于术后左室肥厚以及主动脉瓣下肌肉肥厚加重所致。有的需要及时再次手术矫治。术后晚期还可发生主动脉弓吻合口再狭窄，其发生率为 14% ~ 40%。

（六）疗效评价

前列腺素 E_1 的应用使主动脉弓离断的手术疗效发生了革命性的变化，加上呼吸机支持和正性肌力性药物的应用，显著改善了患儿术前的全身状况。超声诊断技术的发展使大多数患儿避免了心导管等侵入性检查，使手术疗效大大提高。

在早年多采用分期手术，这是由于首期手术操作较为简单和成功率高，二期手术的体外循环灌注时间也可以缩短。但是，首期手术经左侧开胸重建主动脉弓的连续，在 A 型病例显露和手术操作尚容易，而在 B 型和 C 型病例，由于升主动脉细，侧壁钳夹近端主动脉时，切口能供缝合的边缘很窄，吻合困难。如钳夹较多的左颈总动脉或无名动脉，则有可能引起脑损害。同时，由于近侧端吻合口位置较深，直接动脉间吻合常较困难而多需应用人造血管来重建主动脉弓的连续性。在婴幼儿，由于所能选用的人造血管直径受到患儿自身血管直径的限制，术后不可避免地产生再狭窄，往往需要在二期手术中或行第三次手术予以更换。当主动脉弓离断并发永存动脉干、主肺动脉间隔缺损或大动脉转位时，分期手术的成功率甚低。一期根治手术，由于在深低温和完全停循环下进行，避免了动脉阻断钳的干扰，主动脉弓远近侧端上的切口可以做得足够大，且几乎所有病例可行直接动脉间吻合而避免用人造血管来重建主动脉弓，因此手术死亡率并不比分期手术的两期手术死亡率之和为高。而且晚期吻合口再狭窄的发生率远较分期手术者为低。目前，一期根治手术的总体死亡率已在 10%

以下。

对于左心 - 主动脉综合征,手术适应证的确定仍较困难。手术方法较多,但多数仅针对解除主动脉瓣下狭窄而未处理主动脉瓣环和升主动脉狭窄,因此解除梗阻常不彻底,手术并发症多,术后早、晚期生存率低,常需要再手术。

(张金涛)

第七节　三尖瓣闭锁

一、概述

三尖瓣闭锁(tricuspid atresia)是由于先天性三尖瓣未发育,使右心房与右心室之间无直接通路,仅有一些纤维或肌性隔膜样组织代替应有的三尖瓣结构。同时伴有房间隔缺损或卵圆孔未闭、右心室发育不良、二尖瓣和左心室扩大。大多数病例为心房正位和心室右襻,少数为心房反位和心室左襻,心室与大动脉关系可一致也可不一致。此外,尚可伴有肺动脉瓣狭窄、室间隔缺损、动脉导管未闭、大动脉转位等畸形。三尖瓣闭锁为较少见的先天性心血管畸形,患病率为活产婴儿的 0.039‰ ~ 0.1‰,占先天性心血管畸形的 1.2% ~ 3%,为先天性心脏病发病率的第 14 位,在发绀类先天性心脏病中为第 3 位,仅次于法洛四联症和完全性大动脉转位。

二、病理解剖

由于三尖瓣未发育,只有二尖瓣一组房瓣连接于左心房与左心室之间,左、右心房经房间隔缺损交通,右心室通常发育较小,通常为心房正位并心室右襻(即右心房、右心室位于右侧)。大动脉与心室的连接关系正常或转位,在三尖瓣的位置仅有一凹窝或局部性纤维增厚或呈薄膜状,无三尖瓣瓣膜组织和三尖瓣孔,右心房扩大、肥厚,左、右心房之间保留胚胎期房间隔的交通,其中 2/3 病例未闭的卵圆孔为一裂隙或可容纳指尖,其余病例则为大小不等的房间隔缺损,多为继发孔型,偶尔为原发孔型,可伴有二尖瓣大瓣裂。因全部体静脉和肺静脉回血均汇集于左心,故左心房和左心室都肥厚和扩大,尤其是房间隔通道大、血流通畅者。右心室发育不良,右心室腔多为数毫升大小或呈裂隙状。室间隔完整者,右心腔常变成一由心内膜衬垫的裂缝样间隙,埋藏在左心室的右壁,甚至已闭塞;室间隔缺损较大者则右心室腔中度缩小。有 1/3 的病例合并大动脉转位,多为右型转位,少数为左型转位,室腔中度缩小。凡肺动脉闭锁或室间隔完整者,多合并有细小的动脉导管未闭。

三尖瓣闭锁病变复杂而且差异很大,根据心室与大动脉的关系分为三型,每一型再按肺动脉发育和室间隔的状况分为 2 个或 3 个亚型。

Ⅰ型:大动脉位置正常类,约占 69%。

Ⅱ型:肺动脉闭锁,室间隔完整,合并细小的动脉导管未闭。

Ⅲ型:肺动脉发育不良,瓣下狭窄,极少数为肺动脉瓣及瓣环狭窄。同时伴小室间隔缺损。25% 合并有细小的动脉导管未闭。本类型占大动脉位置正常类的 75%,占总数的 50% 以上。

Ⅳ型:肺动脉发育正常,无漏斗部狭窄,室间隔缺损大。

Ⅴ型中升主动脉起源于左心室，左心室血流通过室间隔缺损到肺动脉，右心室漏斗部内壁光滑呈囊状，有20%的肺动脉瓣为二叶瓣，冠状动脉分布和心脏传导系统基本正常，但由于左心室增大而左冠状动脉前降支右侧移位，传导束穿过异常的中心纤维体至室间隔的左心室面，在室间隔缺损后下缘分支，右束支在室间隔的右心室面沿缺损下缘到漏斗部。

Ⅱ型：右旋大动脉转位类，约占28%。主动脉由右心室发出，肺动脉由左心室发出。一般主动脉位于肺动脉的右前方，其位置关系符合TGA的标准。

Ⅱa型：肺动脉闭锁，室间隔缺损很大，合并有小动脉导管末闭。

Ⅱb型：肺动脉瓣和（或）肺动脉瓣下狭窄，合并大室间隔缺损，偶有主动脉骑跨。

Ⅱc型：粗大肺动脉，合并大的室间隔缺损。在Ⅱ型三尖瓣闭锁中最为多见，占70%以上。

Ⅲ型：左旋大动脉转位类，约占3%。主动脉位于左前，肺动脉在右后，心室可正常或转位。

Ⅲa型：肺动脉瓣或肺动脉瓣下狭窄。

Ⅲb型：主动脉瓣下狭窄。

三、病理生理

由于右心房的血液必须通过房间隔缺损至左心房，从而左心房就成为体、肺循环静脉血液混合心腔，因此所有患者均有不同程度的动脉血氧饱和度降低，其降低程度取决于肺血流阻塞的轻重。肺部血流减少的患儿，如Ⅰa、Ⅰb、Ⅱa、Ⅱb和Ⅲa型，肺静脉回心血少，则动脉血氧饱和度明显下降，70%出现低氧血症，临床上有明显发绀。在肺部血流正常或增多的病例如Ⅰc型和Ⅱc型，肺静脉回心血量正常或增多，则动脉血氧饱和度仅较正常稍低，临床上可无发绀或轻度发绀。由于室间隔缺损的自发减小或闭合或由于右心室流出道狭窄加重，致使进入肺循环血流进行性降低，发绀及缺氧随之加重。如房间隔缺损小，右向左分流受限，出生后即出现严重体循环静脉高压和右侧心力衰竭的表现。

室间隔缺损大无肺动脉狭窄者，肺血流明显增多，发绀轻，但可较早发生肺动脉高压。

由于必须接受体循环和肺循环的全部静脉血液回流，造成左心房、二尖瓣的扩大及左心室的扩大肥厚，长期的血流超负荷造成左心室舒张容积增加，二尖瓣反流，左心室收缩功能降低直至心功能衰竭。

四、临床表现

（1）症状患儿通常在出生时就发现发绀并进行性加重，常伴有缺氧发作，表现为呼吸困难或晕厥，较大儿童出现明显的杵状指（趾），但较少有蹲踞现象。

（2）体征胸骨左缘常可闻及粗糙响亮的收缩期杂音，心尖区可能闻及舒张中期隆隆样杂音。肺动脉第二音可能减弱或亢进。

五、辅助检查

有上述临床表现，疑为三尖瓣闭锁的患者，须进行下列检查。

（1）心电图：多为窦性心律，P波高并有切迹，电轴左偏，左心室肥厚。

（2）胸部X线片：三尖瓣闭锁的X线片表现与病理解剖类型及肺血流多少有关，肺血减少者，右心室小，左心室圆隆，肺动脉段凹陷，肺血增多者，肺动脉段突出，左心室增大。

（3）超声心动图：通常可经此检查明确诊断，一般应确定主动脉及肺动脉的位置及大小，室间隔缺损的位置和大小，右心室的位置及发育情况，二尖瓣的情况，心房间的交通及其大小，室腔大小，室壁厚度、心室功能情况以及合并畸形等。

（4）导管和造影检查：适用于：①超声心动图诊断不明确者；②疑肺动脉发育不良或异常者；③术前需测定肺血管阻力者；④需导管介入治疗者，如房间隔缺损球囊扩张术。

六、诊断及鉴别诊断

确诊须经超声心动图检查。超声心动图检查还可以了解二尖瓣及左心室功能。但对病情复杂或超声不能明确诊断者，须经心导管及心室造影来明确诊断。

本病须与以下疾病进行鉴别：

1. 其他发绀性心脏病，如法洛四联症等。

2. 艾森门格综合征。

七、治疗

（一）手术适应证

如不接受手术治疗，三尖瓣闭锁患者的预后极差。肺血流极度减少（如Ⅰa型、Ⅱa型）和肺血严重增多（如Ⅱc型）的患者，一般在3个月内死亡。对此类患者应争取在出生后1个月内行姑息性手术。对肺部血流较接近正常的Ⅰb型、Ⅱb型患者，可择期进行姑息性或生理性矫治手术。

患儿一旦确诊，即应根据患儿就医时的病理改变，制定不同的最适个体治疗计划，达到最后单心室生理矫治的目的。一般分3个治疗阶段。

1. 第一阶段　新生儿期，主要为保持体肺动脉血流平衡，使肺血管正常发育，既防止肺血过多导致肺血管梗阻性病变和心力衰竭；又不使肺血过少、氧饱和度太低影响生长发育；氧饱和度维持在75%～85%，为后续治疗创造条件。

（1）血氧饱和度<70%或肺动脉发育细小的新生儿，行体-肺动脉分流术，以促进肺血管发育，改善氧合状态。

（2）肺血流明显增多，应行肺动脉束带术，以保护肺血管。

（3）肺血管发育尚好，肺血流量平衡者，不需治疗，待3个月后可直接进行第2阶段的治疗。

2. 第二阶段　3～12个月或以上行双向格林手术或者半房切手术，以维持适度血氧饱和度和减轻心脏容量负担，等待房切类手术。

3. 第三阶段　在2～5岁或以上行房坦类手术。

（二）手术方法

1. 房间隔切开术　由于大部分患者均存在ASD，一般不需要行此手术，只有ASD小的新生儿，需要心内介入治疗，即导管气囊扩大房间隔缺损，使体静脉血流更容易进入左心室，有利于心内血液的混合和患儿循环的稳定。

2. 体肺分流术　可由正中切口或胸部侧切口完成此类手术，手术有利于肺血管床发育和增加肺血流量，减轻发绀等症状。在各种分流手术中，锁骨下动脉与肺动脉分流术（Blalock – Taussig 手术，简称 B – T 分流术）分流量易于掌握，新生儿及小婴儿期手术效果较好，但随着患儿年龄的增长，分流量则相对减少，甚至需要再次施行分流手术。近年来，利用 Gore – Tex 人造血管施行改良的 Blalock – Taussig 分流术日益增多，逐渐取代了 Ports、Waterston 分流术。

此分流手术常规采用膨体聚四氟乙烯管（Gore – Tex 管道），新生儿期采用 3.5mm 或 4mm 粗管道，婴幼儿可选用 5mm 或更粗管道。

胸骨正中径路后，打开心包，显露心脏后，充分游离显露无名动脉右锁骨下动脉和右肺动脉，如非体外下进行吻合，必须在做动脉钳夹前注入 1mg/kg 肝素。取适宜长度的 Gore – Tex 管道分别与无名动脉或右锁骨下动脉和右肺动脉（或左锁骨下动脉与左肺动脉）切口行端侧连续吻合（7.0 或 8.0prolene 缝线或 PDS 吸收线）（图 14 – 3）。

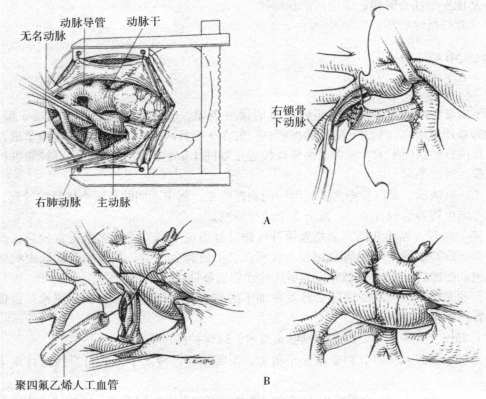

图 14 – 3　改良 Blalock – Taussig 分流术

A. 胸骨正中切口游离显露右肺动脉及无名动脉；B. 取合适管径的 PTFE 管道与右肺动脉上缘行端侧吻合；C. 无名动脉（或右锁骨下动脉）与管道端侧吻合，注意管道长度，避免右肺动脉和右锁骨下动脉扭曲变形；D. 完成改良 Blalock – Taussig 分流术，动脉导管已结扎

术后注意体、肺血流平衡，维持适宜的血压和氧饱和度，根据氧饱和度和脉压差调节肺循环阻力，一般术后 2～4h 无出血倾向者用小剂量肝素 24h 静脉维持抗凝血。

3. 肺动脉 Banding 手术　肺动脉 Banding 手术适用于少数三尖瓣闭锁合并 VSD，无肺动脉瓣狭窄而肺动脉高压的患者，以预防肺血管病的发生和心力衰竭。新生儿早期肺动脉Banding 手术仅用于肺血流多足以导致心力衰竭者，否则，则须等待肺血管阻力降低，如肺血管阻力未降低前行肺动脉 Banding 术，随肺动脉阻力下降肺血流会增加，可能须再次行肺动脉 Banding 手术。理想的 Banding 手术时机应在肺血管阻力已降低和肺血流高时，肺血管阻力降低时间有个体差异，一般在出生后 2~4 周。方法是在肺动脉主干充分游离后，用涤纶条或其他束带绑扎使肺动脉压尽量降低，肺血流量减少。术后维持血氧饱和度在 75%~85%，右心室肺动脉压差一般在 5.33kPa（40mmHg 左右），要注意将环扎带固定好，避免滑脱和移位（图 14-4）。

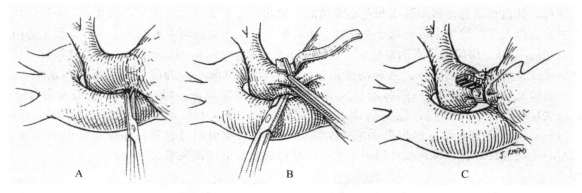

图 14-4 肺动脉 Banding 手术

A. 胸骨正中切口显露主肺动脉，游离主动脉-肺动脉间隙至环缩带通过即可，虚线示肺动脉瓣交界顶部；B. 直角钳引导环缩带包绕主肺动脉，置于窦管交界与右肺动脉起始部之间；
C. 调整环缩带至合适直径，并缝合固定环缩带于主肺动脉外膜

4. 双向格林手术　双向格林手术的目的是增加肺血流和减轻心室负荷，尽早手术可避免左心室肥厚，有益于房切手术的远期疗效。3~6 月龄时手术获益最大。适用于有或无第一阶段手术而肺血管发育好者。双向格林手术的禁忌证为年龄 <6 周，肺动脉平均压 >19mmHg，肺血管阻力 >4U/m²，肺静脉梗阻。

此手术（图 14-5）可在心脏跳动并行体外循环下或非体外循环下完成。非体外循环下完成，可避免体外循环所带来的炎性反应、渗出、短期内肺阻力升高等影响，利于术后恢复。少数情况下因缺氧或阻断上腔静脉压过高，或心脏不能耐受时须在并行体外循环下进行。手术一般经正中切口，切开心包后，探查心脏是否并存左上腔静脉、PDA 或原有体肺分流交通。充分游离上腔静脉和右肺动脉，建立临时性上腔静脉-右心房旁路。开放旁路前应将管道内空气充分排净，以免进入心腔引起气栓，并保持分流通畅。在上腔静脉入右心房处上方约 0.5cm 处横断右上腔静脉，在横断前上阻断钳，先用 5-0 Prolenc 线缝闭近端，将右肺动脉充分游离后，可用侧壁钳阻断右肺动脉或用阻断钳分别阻断右肺动脉的近端和远端，并在右肺动脉前上方切开 1.5~2.0cm，将上腔静脉近端吻合在肺动脉上，一般多用 6-0 或 7-0 Prolene 线连续吻合，也可用连续加间断缝合的方法。吻合时要注意吻合方向，不可扭曲，要注意针距不可太远以免缩窄，个别情况下可用自体心包补片加宽，吻合口如存在左上腔静脉可予以暂时阻断以明确两腔静脉间是否有交通，如有交通则可直接阻断两侧上腔静脉，无需上腔静脉插管分流或体外循环。同上法行左上腔静脉与左肺动脉吻合，少数情况

下，一侧上腔静脉较细，在完成较粗上腔静脉与肺动脉吻合后，结扎另一侧上腔静脉。可将左上腔静脉结扎。如双上腔静脉没有交通，则应在临时上腔静脉－右心房旁路下将左上腔静脉与左肺动脉吻合。

5. 改良房坦（Fontan）类手术　房坦手术是 Fontan 于 1968 年首先用来治疗三尖瓣闭锁的一种术式。它是将体循环静脉血不经过右心室直接引流入肺动脉，从而使体、肺循环分开，减轻左心室负荷的一种生理矫治方法。该方法在发展过程中得到不断改进，并有几种改良术式，目前常用的是心外管道全腔静脉－肺动脉连接术和心内侧管道或心内管道全腔静脉肺动脉连接术。手术适应证的选择是保证手术疗效的基础。影响手术最重要的因素为肺血管发育、肺血管阻力、肺动脉压和左心室功能。患儿最好于 2 岁以后成年以前手术，4 岁以内手术心律失常的发生率可能低于 4 岁以上组，但年龄大不是房坦手术的高危因素。当全肺阻力超过 4U/2，房坦类手术的禁忌证。一般要求 PAP≤2.40kPa（18mmHg）。肺动脉发育不良仍是改良房坦手术禁忌证，当肺动脉指数（PAI）＜250mm/m^2 为房坦手术高危因素之一。一侧肺发育良好，而另一侧肺动脉发育差，不是绝对禁忌证。EF＞60%，左心室舒张末压≤1.3kPa（10mmHg），适宜行改良房坦类手术，EF＜45%，左心室舒张末压≥2kPa（15mmHg）不宜行改良房坦类手术。左侧房室瓣的功能也不可忽视，存在中度以上反流，左心室功能良好者，可在改良房坦手术同时施行瓣膜整形或置换术。

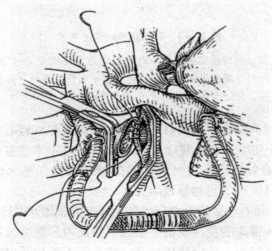

图 14 - 5　双向格林术

（1）体外循环下心外管道全腔－肺动脉吻合术（图 14 - 6）：虽然存在体外循环本身对机体的影响，但并行体外循环下手术可保证腔静脉的引流通畅，避免腔静脉高压，并保持术中循环稳定，提供良好的操作环境。在上腔静脉与肺动脉充分游离后，升主动脉插管，上、下腔静脉插直角管，建立体外循环，于并行循环下阻断上腔静脉并行双向格林手术（部分患者已行过此术），结扎或切断缝闭主肺动脉，选用 16～24mmGaeTex 插管一端与右肺动脉吻合，再切断下腔静脉，缝闭心房侧切口，人工管道另一端与下腔静脉相连，用 5 - 0 Prolene 线连续缝合（图 14 - 6）。如停机后 CVP＞16～18mmHg，应在心外管道与右心房之间建立直径 4～5mm 的交通口，以利于循环的稳定。此种方法操作简便、安全，不利方面是由于体外循环本身的损害，术后早期可能肺动脉压偏高，而使 CVP 升高。

（2）非体外循环下心外管道全腔－肺动脉吻合术：常规正中切口，切开心包，充分游离上、下腔静脉及左、右肺动脉，切断动脉导管韧带，心外探查。如为第一次手术，先完成Glenn手术，后用5－0Prolene线将直径16～24mm的人工血管与右肺动脉或主肺动脉吻合，钳夹人工血管后开放上腔静脉至右肺动脉的血流，将上腔静脉的插管拔出，另以一插管建立下腔静脉，建立与右心房的临时旁路，阻断并切断下腔静脉，缝合心房侧断端，人工血管另一端与下腔静脉远端吻合。如与右肺动脉吻合，应在吻合完成后，将主肺动脉切断，并缝合两断端。开放后CVP＞16～18mmHg，应在心外管道与右房之间建立直径4～5mm的交通，以利于循环的稳定。

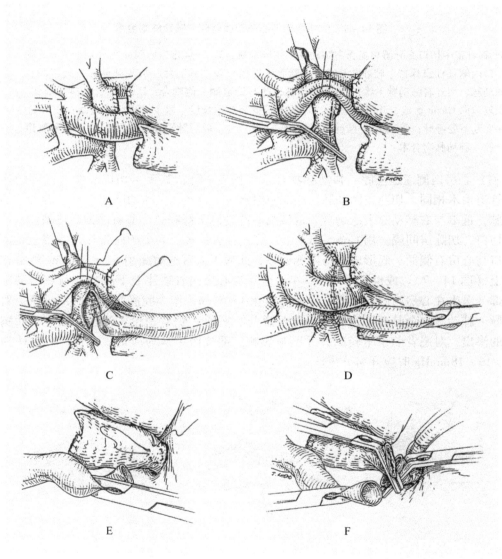

A

B

C

D

E

F

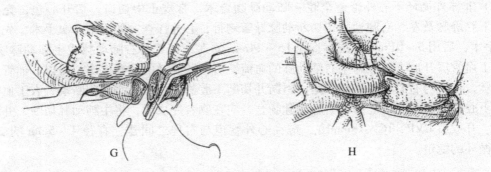

G   H

图 14 - 6　体外循环下心外管道全腔 - 肺动脉吻合术

A. 胸骨正中切口充分游离显露右肺动脉及主肺动脉；B. 肝素化后取阻断钳分别于 Glenn 吻合口内侧（注意保持上腔静脉至右肺动脉血流通畅）及左肺动脉（或主肺动脉）处阻断右肺动脉，切开右肺动脉下缘；C. 右肺动脉下缘与管道端 - 侧吻合；D. 移除肺动脉阻断钳，恢复双向 Glenn 血流，并阻断管道；E. 裁剪管道至合适长度，置下腔静脉荷包线；F. 阻断并离断下腔静脉；G. 缝闭下腔静脉房侧切口，管道与下腔静脉端端吻合；H. 完成心外管道全腔 - 肺动脉吻合术

（3）心房内侧通道全腔 - 肺动脉吻合术（图 5 - 5）：其手术切口和体外循环的建立与心外管道手术相同，切断主肺动脉，用 5 - 0 Prolene 线缝合主肺动脉切口远、近端。切断上腔静脉，远端与右肺动脉上缘吻合，近端与右肺动脉下缘吻合。心脏停搏后终嵴前右心房壁做斜切口，切除房间隔，用 Gore - Tex 血管剪成合适长短、大小的血管片，围绕上、下腔静脉开口与心房右侧面一起形成心房内侧通道，此人工血管片边缘用 5 - 0 Prolene 线缝在右房侧壁上（图 14 - 7）。或也可用 Gore - Tex 血管为心房内管道建立下腔静脉与右肺动脉的连接，部分医生在心房内侧通道或心内管道打孔 4 ~ 5mm，作为腔静脉至心房的分流。对于全腔静脉 - 肺动脉吻合是否开窗（腔静脉管道与心房通）仍有争论。开窗可减少术后胸腔和腹腔的渗出，对患者的手术转归并无明显影响。部分医生认为应常规开窗，多数认为术后 CVP > 16 ~ 18mmHg 时应开窗分流。

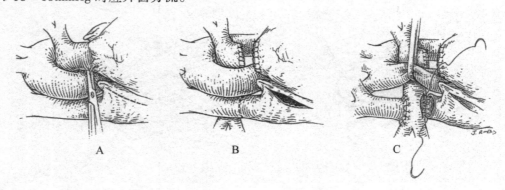

A   B   C

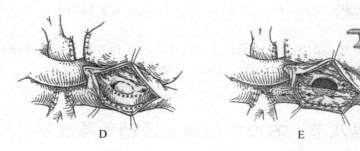

D   E

图14-7　心房内侧通道全腔-肺动脉吻合术

A. 胸骨正中切口，游离主肺动脉，虚线示右心耳切口；B. 充分游离左右肺动脉（至分支处）及上腔静脉（显示奇静脉），建立体外循环，于肺动脉瓣处横断主肺动脉并缝闭两侧残端，虚线处横断上腔静脉；C. 上腔静脉远心端吻合至右肺动脉上缘，近心端吻合至右肺动脉下缘；D. 剪除部分卵圆窝组织（虚线内）扩大房间交通，"X"虚线示内通道板障缝合处，延伸至上下腔静脉开口处，冠状静脉窦可引流至新的肺静脉心房；E. 裁剪PTFE材料至合适大小（1/2内通道直径），连续缝合建立心房内侧通道

（三）手术结果

三尖瓣闭锁矫治中腔肺分流术是目前主要治疗方法，由于对患者的合理选择和手术技术的进步，尤其采用分期完成房坦手术，心室更能适应容量负荷的变化，选择应用心房内侧隧道开窗和心外管道开窗等技术，手术死亡率逐年下降。手术死亡率由10%~20%下降至2%~7%。

Mair报道Mayo医院的结果，1973-1998年房坦手术治疗216例三尖瓣闭锁，总存活率为79%，并在近10年手术死亡率逐渐步下降至2%。Sittwanqkui报道了多伦多儿童医院房坦手术治疗三尖瓣闭锁的结果，1971-1999年225例患者，10例术前死亡，203例进行姑息治疗（151例体肺分流、27例肺动脉束扎、60例静脉分流），44例死亡，8例等待房坦手术，12例为房坦禁忌证，11例失访。137例完成房坦手术，7例早期死亡，11例晚期死亡，3例进行了心脏移植。1个月、1年、10年、20年生存率分别为90%、81%、70%、60%。

八、并发症及防治

（一）手术并发症

1. 低心排综合征　见于术前肺阻力较高、术中心肌保护不佳等。

2. 胸腔积液、心包积液及腹水　术前存在房坦类手术影响因素的患者，胸腔积液发生率及持续时间均高于矫治术。

3. 心律失常　室上性异位心律较多见于房坦手术后，而心外管道全腔静脉肺动脉连接术后的发生率较低，其他的心律失常有心动过速、室性期前收缩，甚至猝死发生。

4. 血栓形成、栓塞　血栓多见于右心房内或外通道内，血栓可造成肺梗死或脑栓塞。

5. 吻合口狭窄或通道狭窄　需二次手术。

（二）术后并发症防治

（1）术后常规强心、利尿治疗3~6个月，并注意补钾。

（2）心功能差的患儿应延长强心利尿治疗的时间，并适量加用血管紧张素转换酶抑制药等血管活性药物。

（3）对术后 CVP 较高的患者，或术后存在慢性渗出或合并有并发症等恢复缓慢的患者应常规应用华法林抗凝血治疗 6～12 周，以防止血栓形成及栓塞并发症。

（李　征）

第八节　右心室流出道及肺动脉狭窄

一、概述

右心室流出道及肺动脉狭窄是常见的心脏畸形之一，占先天性心脏病的 12%～18%。右心室流出道及肺动脉狭窄可单独存在，也可合并室间隔缺损、房间隔缺损、卵圆孔未闭，甚至其他更复杂的心脏畸形。狭窄的部位包括从右心室到肺之间的解剖梗阻，可发生在肺动脉瓣、右心室漏斗部、肺动脉主干及其分支。有时上述两种或三种狭窄合并存在，造成肺少血和右心室射血阻力升高，严重者可导致右心功能不全。

二、流行病学

右心室流出道及肺动脉狭窄通常是在儿童期得到诊断和治疗，但有些严重的右心室流出道及肺动脉狭窄患者可以生存到成年期。偶尔会在成年后才首次诊断出来。单纯的肺动脉瓣狭窄大约占有先天性心脏病的 10%。发病女性稍多于男性。

除非在新生儿期出现重度狭窄，大部分的右心室流出道及肺动脉狭窄患儿能够存活下来。轻度右心室流出道及肺动脉狭窄的患者，长期生存与正常人群有差异，轻度右心室流出道及肺动脉狭窄不会逐渐加重，相反，肺动脉瓣开口常随着身体生长而增大，然而，重度右心室流出道及肺动脉狭窄如不处理，梗阻会逐渐加重；严重的右心室流出道及肺动脉狭窄患者，有 60% 的患者在明确诊断 10 年内需要干预治疗。

三、病理解剖与病理生理

（一）肺动脉瓣狭窄

单纯肺动脉瓣狭窄大约占所有先天性心脏病 10%。常见的病理改变是 3 个半月瓣在交界部分融合，收窄瓣口，中央形成圆顶穿窿状结构，向肺动脉突出。由于血流的"喷射效应"，狭窄后的肺动脉扩张，扩张范围可达左肺动脉。肺动脉前壁变薄，张力减低，用手指可触及由血流喷射所产生的收缩期震颤。

另一种病理改变，是肺动脉瓣环及瓣膜发育不良。瓣膜形状不规则，瓣叶明显增厚，瓣膜活动度减低。瓣叶由黏液样组织组成，延展至血管壁。瓣环通常很小，肺动脉主干也发育不良，没有狭窄后肺动脉扩张。大约 2/3 的先天性侏儒痴呆综合征（Noonan Syndrome）患者会出现这类的肺动脉瓣狭窄。

严重的肺动脉瓣狭窄，会引起瓣下的右心室肥厚，造成漏斗部狭窄，加重右心室流出道梗阻。右心室因梗阻显著扩大，严重者呈球形，右心房也明显扩大。严重的肺动脉瓣狭窄，导致右心室腔的顺应性下降，如果合并有卵圆孔未闭、房间隔缺损、或者室间隔缺损，可能引起双向分流或右向左分流，出现发绀。

（二）右心室流出道狭窄

由于漏斗部肌壁增厚，形成管状狭窄。狭窄部的形态和位置，与室上嵴及其连续的壁束和隔束的异常有关，整个漏斗部形成一条狭长的通道。狭窄部位可仅局限于漏斗部的入口处。往往肺动脉瓣环和瓣膜正常，没有明显的狭窄后肺动脉扩张。右心室壁明显增厚，右心房也可扩大。

双腔右心室是一种非常罕见的畸形，发生于漏斗部的下部，右心室流出道的纤维肌束收缩变窄，形成纤维肌肉隔膜，将右心室分成两个大小不等的心腔；上方为稍有扩大而壁薄的漏斗部，下方为肥大的右心室。隔膜的开口径大小决定了右心室流出道梗阻的程度。

（三）肺动脉瓣上狭窄

肺动脉瓣上狭窄是指肺动脉干、左、右肺动脉及更远端分支的梗阻，狭窄可为一处，但更常见的是多处狭窄。如果肺动脉瓣上狭窄局限，常伴有狭窄后扩张；但如果狭窄段长或肺血管弥漫性发育不良，则不会发生狭窄后扩张。

肺动脉瓣上狭窄常合并各类先天性和获得性疾病，包括风疹、先天性肝内胆管发育不良征（Alagille Syndrome）、皮肤松弛症、先天性侏儒痴呆综合征（Noonan Syndrome）、先天性结缔组织发育不全综合征（Ehlers – Danlos Syndrome）和威廉斯综合征（Williams Syndrome）等。

四、临床表现

右心室流出道及肺动脉狭窄的临床表现与狭窄的程度有关，狭窄越重，症状越明显，也越严重。

（一）症状

轻度狭窄患者没有症状或症状轻微。中度狭窄患者的常见症状有活动耐力差、易疲劳，劳累后心悸、气促等。婴幼儿期可有呼吸困难、乏力、喂养困难，其症状可随年龄增长而加重。个别患者因右向左分流，也可出现发绀。晚期可出现右侧心力衰竭症状，如静脉充盈、外周水肿和发绀等。在极少数情况下，患者可出现劳力型心绞痛、晕厥或猝死。

（二）体征

一般发育尚可，严重狭窄者发育较差。胸骨左缘心前区可扪及抬举样搏动，提示有重度的右心室流出道及肺动脉狭窄。若为肺动脉瓣狭窄，在胸骨左缘第2肋间可扪及明显的收缩期震颤，小儿或胸壁较薄的成年人尤其明显，是提示瓣膜狭窄的重要体征之一。在胸骨左缘第2肋间闻及粗糙的收缩期喷射样杂音，随吸气增强，向左锁骨下区和左腋部传导。随着瓣膜狭窄加重，喷射样杂音强度增加，持续时间延长，高峰延迟。肺动脉瓣区第二心音减弱或消失。收缩期杂音和第二心音减弱或消失，是肺动脉瓣狭窄的重要体征。

若为右心室流出道狭窄，收缩期震颤及杂音常以胸骨左缘第4肋间最明显，听不到肺动脉瓣的开瓣音。

若为肺动脉瓣上狭窄，可听诊到连续、柔和的杂音。

如通过未闭的卵圆孔、房间隔缺损、室间隔缺损产生右向左分流，可出现发绀。

五、辅助检查

（一）心电图检查

心电图上右心室肥厚的程度与右心室流出道及肺动脉狭窄的严重程度直接相关。轻度狭窄者，约50%的心电图正常或只有轻微的电轴右偏。中度狭窄，可观察到电轴右偏，Rv，振幅增高。重度狭窄者，电轴极度右偏，Rv，振幅 >20mm，可出现右心室心肌劳损和肺型P波。

（二）胸部 X 线检查

正位 X 线胸片显示心脏轻度或中度增大，肺血管纹理稀少，肺野清晰。如 X 线胸片提示右心缘增大，提示右心房也扩大。有心力衰竭的婴儿，因右心房扩大，心影可呈球形。侧位片可见增大的右心室与前胸壁接触面增加。即使只有轻度的肺动脉瓣狭窄，窄后扩张也会导致主肺动脉、左右肺动脉影明显凸出。右心室流出道狭窄时，由于右心室肥大，心尖上翘。心腰低平或凹陷。

（三）超声心动图

超声心动图可明确诊断，应用二维及多普勒技术可全面评估右心室流出道及肺动脉的情况。通过二维成像，可以观察到增厚呈穹隆状的肺动脉瓣，反射增强，开放受限；右心室前壁及室间隔增厚，右心室流出道变窄，肺动脉呈狭窄后扩张。可测量右心室大小和收缩功能、右心房大小和肺动脉直径。

右心室流出道狭窄时，可见右心室流出道内流速明显升高，形成收缩期射流，多普勒超声可估测流出道的压差和口径。

肺动脉狭窄时，肺动脉瓣口处流速升高，形成收缩期射流，射血时间延长，多普勒检查可估测肺动脉瓣的跨瓣压差、瓣口面积，确定病变的位置和严重程度。

（四）心导管检查和肺动脉造影

本病大多数可经临床检查和超声心动图明确诊断，心导管检查和造影不常规进行。如果临床检查和心脏超声结果明显不符，进行心导管检查可以明确诊断。

1. 右心导管检查　正常人右心室收缩压与肺动脉干的收缩压一般均相等。如有压力阶差，一般不超过10mmHg；凡右心室压力显著升高，肺动脉压力降低或正常，右心室与主肺动脉压力阶差超过10mmHg以上者，即可诊断为肺动脉瓣狭窄。根据右心室压力升高和瓣口狭窄的程度，分为轻度、中度、重度和极重度4种（表14-1）。

将心导管从肺动脉逐渐拉回到右心室，瓣膜狭窄者可显示明显压力阶差和压力曲线的改变，收缩压突然升高，波形呈高而尖的心室波，而舒张压降低；如从肺动脉至右心室连续测压，出现移行区，提示右心室漏斗部有肌性狭窄存在。

2. 心血管造影　右心室造影可显示右心室漏斗部狭窄的部位和程度，瓣口狭窄的程度、主肺动脉及其分支狭窄的程度和位置。如为肺动脉瓣狭窄，造影显示主肺动脉明显扩张，造影剂较淡，从狭窄的肺动脉口喷出较浓的造影剂。如为右心室流出道狭窄，可见造影剂滞留在右心室内。如有主肺动脉或其分支狭窄，可见狭窄前后扩张的肺动脉，另外，心导管造影检查还可了解是否存在合并畸形。

表 14 - 1 右心室压力和瓣口狭窄程度

瓣口狭窄程度	压 力 （mmHg）			瓣口直径 （mm）
	收缩压	平均压	压力阶差	
轻	<60	<25	<40	>15
中	61 ~ 120	26 ~ 45	40 ~ 100	1 ~ 15
重	121 ~ 180	46 ~ 65	>100	5 ~ 10
极重	>180	>65	>100	<5

六、鉴别诊断

（一）房间隔缺损

房间隔缺损患者由于右心系统血容量增多，右心室前负荷增加，右心室收缩射血时易产生肺动脉瓣相对性狭窄。听诊时在胸骨左缘第 2 肋间可闻及柔和的收缩期杂音，超声心动图可探及肺动脉瓣血流加速，有时误诊为肺动脉瓣狭窄。依据听诊时肺动脉瓣第二心音亢进，有时分裂，X 线胸片显示肺血增多等不难鉴别。但应注意房间隔缺损合并肺动脉瓣狭窄。

（二）室间隔缺损

小的室间隔缺损患者可无症状，体格检查闻及胸骨左缘第 3、4 肋间收缩期杂音，高位室间隔缺损的杂音部位可位于左侧第 2 肋间，有时易与肺动脉瓣狭窄混淆。但室间隔缺损往往肺动脉瓣第二心音亢进，杂音粗糙，X 线胸片显示肺血增多，双心室增大，超声心动图可见明显的跨室间隔血流，不难鉴别。

（三）法洛四联症

有时法洛四联症患者的心脏听诊，X 线胸片等与肺动脉口狭窄者极为相似，均可闻及胸骨左缘第 2 肋间收缩期杂音，第二心音减弱，X 线胸片显示肺血减少及右心室扩大。但法洛四联症患者多有蹲踞现象及发绀，X 线胸片显示上纵隔增宽，超声心动图可见室间隔缺损及主动脉骑跨现象。

（四）三尖瓣下移畸形

严重三尖瓣下移畸形患者表现为发绀，右心扩大及肺血相对减少，有时易与严重肺动脉瓣狭窄合并右侧心力衰竭混淆。但三尖瓣下移畸形患者肺动脉瓣区无收缩期杂音，右心室无肥大，而以右心房扩大为主，多有右束支传导阻滞。超声及心导管检查可测知三尖瓣及肺动脉瓣情况及右心室 - 肺动脉有无压力阶差，两者不难鉴别。

（五）主动脉窦瘤凸入右心室流出道

未破裂而突入右心室流出道的主动脉窦瘤有时可致右心室流出道梗阻，临床表现与单纯右心室流出道狭窄相似。但主动脉窦瘤（多见于成年人）既往无心脏杂音。合并室间隔缺损者，心脏杂音性质与部位与单纯右心室流出道狭窄者不同。超声心动图可观察到主动脉窦扩大，窦壁破坏及向右心室流出道突出的囊袋，与单纯右心室流出道肌性狭窄不同。有时需术中探查才能鉴别。

（六）特发性肺动脉扩张症误诊为肺动脉瓣狭窄

特发性肺动脉扩张症是指肺动脉在正常动脉压力下而发生原因不明的扩张，临床表现多无症状，肺动脉瓣听诊区可闻及收缩期杂音，偶可闻及喀喇音，有时误诊为肺动脉瓣狭窄。前者右心室多无肥大，有时肺动脉瓣第二心音略亢进，无右心室－肺动脉压力阶差，可资鉴别。

七、治疗

（一）介入治疗

传统上，右心室流出道及肺动脉狭窄均由外科手术治疗。1982 年，有报道对肺动脉瓣狭窄进行经皮穿刺球囊导管瓣膜成形术。目前，对于单纯的肺动脉瓣狭窄，经皮球囊瓣膜成形术已成为儿童、青少年及成年人患者的首选治疗方法。任何患者跨肺动脉瓣压力阶差 >50mmHg，都应考虑经皮球囊瓣膜成形术。

目前，也有报道使用肺血管球囊成形术，并置入可扩展的金属支架，来治疗肺动脉瓣上狭窄。金属支架可以克服阻力成功置入，但随患者年龄增长，如何再次扩张支架，仍然很成问题。

（二）手术治疗

手术一般在体外循环下进行。单纯肺动脉瓣狭窄，可直视下进行瓣膜交界切开。右心室流出道狭窄，则需要切开右心室流出道，切除肥厚心肌和隔膜，疏通右心室流出道，必要时心包补片加宽。若为右室流出道狭窄合并肺动脉瓣环发育不良及主肺动脉狭窄，则须将心室切口内上延伸，经肺动脉瓣环，达主肺动脉远端，再用自体心包加宽修补，扩大后的肺动脉瓣环直径参考标准为：1 岁以内瓣环直径为 8 ~ 10mm；1 ~ 10 岁瓣环直径为 11 ~ 13mm；11 ~ 14 岁瓣环直径为 14 ~ 16mm；15 岁以上瓣环直径为 17 ~ 20mm。

对于主肺动脉及其分支的狭窄，可沿血管长轴切开管壁，用补片加宽狭窄的管径。右肺动脉加宽时，可横断主动脉以方便显露。

其他合并畸形，在术中予以处理。

八、并发症及防治

（一）残余梗阻

1. 原因　右心室流出道肥厚肌束切除不彻底或右心室流出道及肺动脉瓣环未用补片加宽或加宽不够等造成。

2. 对策　若术后肺动脉瓣跨瓣压差 >50mmHg 或右心室收缩压力 >75mmHg，应再次手术加宽肺动脉瓣环及右心室流出道。若残余梗阻合并肺动脉瓣及三尖瓣关闭不全，则易发生右侧心力衰竭，必须处理。

（二）术后低心排血量综合征

1. 原因　狭窄解除不彻底，或右心室流出道补片过宽影响右心室收缩功能所致。也可由于严重肺动脉口狭窄致严重右心室肥厚及心肌纤维化引起。术前心功能差者术后更易发生低心排。

2. 对策　应给予正性肌力药物及扩血管药物。存在较重残余梗阻或补片过宽，导致心功能难以改善者，应考虑再次手术矫正。

九、疗效评价

婴幼儿和成年人经皮穿刺球囊扩张瓣膜成形术的主要死亡率，以及外科手术死亡率，均趋向于零。

右心室流出道及肺动脉狭窄术后，症状可减轻或完全缓解。年龄较大的患者，手术后症状也有明显改善，心功能有所提高。大多数患者扩大的右心室可恢复正常，三尖瓣关闭不全消失或减轻，右心室收缩压下降至正常范围。

经皮穿刺球囊扩张瓣膜成形术后，少数病例的压力阶差仍＞50mmHg，需要外科行跨瓣环补片扩大手术。对于残余右心室流出道狭窄，如右心室压高，压力阶差＞50mmHg，也须进行再次手术，加宽流出道。

（李　征）

第九节　法洛四联症

一、概述

法洛四联症（Tetralogy of Fallot，TOF）是最常见的发绀型先天性心脏病，其发病率占各类先天性心脏病的10%～15%。典型的TOF有4个特点，包括右心室流出道梗阻（漏斗狭窄）、室间隔缺损、主动脉骑跨（右旋）和右心室肥大，但也可合并房间隔缺损等其他畸形。TOF的基本病理是右心室漏斗部发育不良，而导致室间隔漏斗部前向左转，引起对位不良。这种对位不良决定了右心室流出道梗阻的程度。绝大多数TOF患儿需要外科手术治疗。随着体外循环、心肌保护和手术技术的进步和完善，各大医学中心临床结果提示手术并发症和死亡率很低，远期效果良好。

早在1672年，Stensen就首次描述了该病。1888年，Fallot第一次精确地描述该病的临床表现及完整的病理特征，后人以他的名字命名该病。

尽管TOF早就可以得到临床诊断，但直到20世纪40年代，仍没有什么好的治疗方法。心脏内科医生Taussig与外科医生Blalock的合作，在1944年Blalock为一个TOF婴儿做手术，首创了锁骨下动脉和肺动脉之间的BT分流手术。这项开创性的外科技术为新生儿心脏手术开启了一个新的时代。其后逐渐出现了从降主动脉到左肺动脉的Potts分流、从上腔静脉到右肺动脉的Glenn分流，以及从升主动脉到右肺动脉的Waterston分流。

Scott于1954年首次进行了TOF心脏直视手术。不到半年，Lillehei使用控制性交叉循环，第一次成功进行了TOF根治手术。第二年，随着Gibbons的体外循环的到来，确立了心脏手术的另一个历史时代。从那时起，外科技术与心肌保护取得许多进展，TOF治疗也取得了巨大进步。

二、流行病学

（一）发病率

每10 000出生婴儿中，有3～6个TOF发生，属于最常见的发绀型先天性心脏病。在其他哺乳类动物，如马和大鼠中，也可观察到TOF。虽然在大多数情况下，TOF呈散发性和非家族性；但 TOF 患病父母的后代，其发病率可达 1% ~5%，并且男性比女性更易罹患该病。TOF 常合并心脏外畸形，如唇裂和腭裂、尿道下裂，以及骨骼及颅面畸形。最近的遗传研究表明，一些 TOF 患者可能有 22q11.2 微缺失和其他亚微观转录的改变。

（二）病因学

虽然遗传研究表明有多因素在起作用，大多数的先天性心脏病病因并不清楚。TOF 的产前高危因素包括孕产妇风疹（或其他病毒性疾病）、营养不良、酗酒、年龄超过 40 岁和糖尿病。唐氏综合征患儿更易罹患 TOF。

（三）自然病史

不是所有 TOF 婴幼儿都需要早期手术。但如果不进行手术治疗，TOF 的自然病程预后不良。病情的进展取决于右心室流出道梗阻的严重程度。

如不进行手术，TOF 的死亡率逐渐增加，从 2 岁时的 30% 到 6 岁时的 50%。出生后第一年的死亡率最高，然后在 10 岁前保持恒定。可活到 10 岁的 TOF 患者不超过 20%，可活到 20 岁的 TOF 患者少于 5% ~10%。能活到 30 岁的患者大多数会出现充血性心力衰竭。也有个别患者因其畸形造成的血流动力学影响很小，其寿命与正常人相似。

据预测，TOF 合并肺动脉闭锁的患者，预后最差，只有 50% 的机会可活到 1 岁，8% 的机会活到 10 岁。如果不进行治疗，TOF 还面临额外的风险，包括栓塞造成卒中、肺栓塞和亚急性细菌性心内膜炎。

三、病理解剖

法洛四联症（TOF）的患者可出现范围广泛的解剖畸形。法洛四联症最初描述的 4 种畸形包括：①肺动脉狭窄；②室间隔缺损；③主动脉右旋造成的骑跨；④右心室肥厚。目前，学术界公认的 TOF 的最重要特征是：①漏斗部或瓣膜狭窄引起的右心室流出道梗阻（RVO-TO）；②室间隔缺损为非限制性，并且对位不良。

（一）右心室流出道梗阻

临床上大多数的 TOF 患者，由于右心室血流排空受阻，右心室的收缩压会不断增高。漏斗部室间隔的前移和旋转，决定了右心室梗阻的部位和严重程度。如果梗阻相邻肺动脉瓣，病变会更重。

（二）肺动脉及其分支

肺动脉的大小和分布差异很大，可能闭锁或发育不良。左肺动脉缺如比较少见。有些病例存在不同程度的外周肺动脉狭窄，进一步限制了肺血流量。

肺动脉闭锁造成右心室与主肺动脉没有血流沟通。在这种情况下，肺血流依赖于未闭的动脉导管或来自支气管动脉的侧支循环。如果右心室流出道梗阻轻微，大的左向右分流或大的主肺侧支会使肺血流量过大，造成肺血管病变。在 75% 左右的 TOF 患儿中，存在不同程度的肺动脉瓣狭窄。狭窄通常是由于瓣叶僵硬，而不只是交界融合所造成的。绝大部分 TOF 患者的肺动脉瓣环都有狭窄。

（三）主动脉

主动脉向右移位和根部的异常旋转导致主动脉骑跨，即主动脉有不同的程度起源自右心室。在某些患者，超过50%的主动脉可能源自右心室。可能因此出现右位主动脉弓，导致主动脉弓分支异常起源。

（四）合并畸形

合并畸形很常见。合并房间隔缺损的 TOF 也称所谓的法洛五联症。其他合并畸形包括：动脉导管未闭、房室间隔缺损、肌性室间隔缺损、肺静脉异位引流、冠状动脉畸形、肺动脉瓣缺如、主肺动脉窗以及主动脉瓣关闭不全等。

冠状动脉的解剖也可能是不正常的。其中一种情况是，左前降支（LAD）发自右冠状动脉近端，在肺动脉瓣环下方，横跨右心室流出道。TOF 病例中，这种 LAD 异常大约占9%，这种异常增加了跨肺动脉瓣环补片的风险，有时需要使用外管道。室缺修补时，异常LAD 容易受损。有时，右冠状动脉起源于左冠状动脉。

四、病理生理

TOF 的血流动力学取决于右心室流出道梗阻的严重程度。一般情况下，由于存在非限制性的室间隔缺损，左、右心室的压力相等。如果梗阻非常严重，心内分流是从右到左，肺血流量也会显著减少，在这种情况下，肺血流量主要依赖于未闭的动脉导管或支气管侧支血管。

五、临床表现

（一）症状

临床表现与解剖畸形的严重程度有直接的关系，大多数 TOF 婴幼儿会有喂养困难，发育受限。合并肺动脉闭锁的婴儿，如果没有大的主肺侧支，随着动脉导管的闭合，会出现重度发绀。也有些患儿因为有足够的肺血流量，不会出现发绀；只有当他们的肺血流量不能满足生长发育的需要时，才出现症状。

刚出生时，一些 TOF 婴儿并不显示发绀的迹象，但之后在哭泣或喂养过程中，他们可能出现皮肤发绀，甚至缺氧发作。在较大的 TOF 儿童中，最有特征性的增加肺血流量的方式是蹲踞。蹲踞具有诊断意义，在 TOF 患儿中有高度特异性。蹲增加周围血管阻力，从而减少跨室间隔缺损的右向左分流量。随着年龄增长，劳累性呼吸困难进行性加重。较大的儿童中，侧支血管可能破裂导致咯血。严重发绀患者，可因红细胞增加，血黏稠度高，血流变慢，而引起脑血栓，若为细菌性血栓，则易形成脑脓肿。

会加重 TOF 患儿发绀的因素有：酸中毒、压力、感染、姿势、活动、肾上腺素受体激动药、脱水、动脉导管闭合。

TOF 主要的分流是经室间隔缺损，血流从右到左进入左心室，产生发绀和血细胞比容升高。轻度肺动脉狭窄，可能会出现双向分流。一些患者，漏斗部的狭窄极轻，其主要的分流是从左到右，这种现象称为粉红色 TOF。虽然这类患者可能不会出现发绀，但往往会有体循环中的氧饱和度下降。

（二）体征

大多数患儿比同龄儿童瘦小，通常出生后就有嘴唇和甲床发绀；3~6 个月以后，手指和足趾出现杵状。

通常在左前胸可扪及震颤。肺动脉瓣区和胸骨左边可听到粗糙的收缩喷射性杂音。如右心室流出道梗阻严重（肺动脉闭锁），杂音可能听不到。主动脉瓣区第二心音通常是响亮的单音。在缺氧发作时，心脏杂音可能会消失，提示右心室流出道和肺动脉收缩变窄。如存在大的主肺侧支，可听诊到连续杂音。

六、辅助检查

（一）实验室检查

红细胞计数、血红蛋白及血细胞比容均升高，与发绀的程度成正比。通常，动脉血氧饱和度降低，多数在 65% ~ 70%。由于凝血因子减少与血小板计数低，严重发绀的患者都有出血倾向。全血纤维蛋白原减少，导致凝血酶原时间和凝血时间延长。

（二）X 线胸片

最初 X 线胸片可能无异常；逐渐会出现明显的肺血管纹理减少，肺动脉影缩小，右心室增大，心尖上翘，呈现经典的"靴形心"。

（三）心电图

显示右心室扩大引起的电轴右偏，常有右心房肥大，不完全右束支传导阻滞约占 20%。如果心电图没有提示右心室肥厚，则 TOF 的诊断可能有误。

（四）超声心动图

显示主动脉骑跨于室间隔之上，内径增宽。右心室内径增大，流出道狭窄。左心室内径缩小。多普勒彩色血流显像可见右心室直接将血液注入骑跨的主动脉。目前，彩色多普勒超声心动图可以准确诊断动脉导管未闭、肌性室间隔缺损或房间隔缺损，还可以较为准确地提示冠状动脉的解剖，轻松观察瓣膜病变。在许多医疗机构，TOF 手术前仅用超声心动图来做诊断。

如果存在多发室间隔缺损、冠状动脉异常或远端肺动脉图像不清楚，则需要进一步的检查。

（五）磁共振成像

磁共振成像（MRI）可以提供主动脉、右心室流出道、室间隔缺损、右心室肥厚和肺动脉及其分支发育情况的清晰图像。磁共振成像可以测量心腔内压力、压差和血流量。磁共振成像的缺点包括：较长的成像时间，患儿需要镇静以防止运动伪影。此外，在磁共振隧道成像时，无法观察到患儿的病情变化。

（六）心导管检查

不是所有 TOF 患者均需要进行心导管检查。如果超声心动图对心脏畸形描述不清晰，或肺动脉及其分支情况不明，或怀疑有肺动脉高压导致的肺血管病变，心导管检查则非常有帮助。

心导管检查通过血管造影，了解心室、肺动脉的大小。心导管可以获得各个心腔和血管的压力和氧饱和度资料，发现任何可能的分流。如之前做过分流手术，在根治手术前要进行造影。心导管造影还可以确定冠状动脉异常。

七、诊断及鉴别诊断

（一）诊断

TOF 有典型的临床特征，可以很快做出初步的临床诊断。如出生后早期出现发绀，呼吸困难，活动耐力差，喜蹲踞，胸骨左缘收缩期杂音及肺动脉第二心音减弱，红细胞计数、血红蛋白、血细胞比容升高，动脉血氧饱和度减低，X 线胸片示肺血减少，靴形心，心电图示右心室肥大等，即可做出诊断。确诊依据超声心动图、心导管及心血管造影检查。

（二）鉴别诊断

主要依靠超声心动图、心导管和心血管造影检查，对其他的发绀型心脏畸形进行鉴别。

1. 大动脉转位　完全性大血管错位时，肺动脉发自左心室，而主动脉发自右心室，常伴有心房或心室间隔缺损或动脉导管未闭，心脏常显著增大，X 线片示肺部充血。如同时有肺动脉瓣口狭窄则鉴别诊断将甚困难。

2. 三尖瓣闭锁　三尖瓣闭锁时三尖瓣口完全不通，右心房的血液通过未闭卵圆孔或心房间隔缺损进入左心房，经二尖瓣入左心室，再经心室间隔缺损或未闭动脉导管到肺循环。X 线检查可见右心室部位不明显，肺野清晰。有特征性心电图，电轴左偏 -30° 以上，左心室肥厚。选择性右心房造影可确立诊断。

3. 三尖瓣下移畸形　三尖瓣下移畸形时，三尖瓣的隔瓣叶和后瓣叶下移至心室，右心房增大，右心室相对较小，常伴有心房间隔缺损而造成右至左分流。心前区常可听到 4 个心音；X 线示心影增大，常呈球形，右心房可甚大；心电图示右心房肥大和右束支传导阻滞；选择性右心房造影显示增大的右心房和畸形的三尖瓣，可以确立诊断。

4. 右心室双出口伴肺动脉狭窄　临床症状与 TOF 极相似，但本病一般无蹲踞现象，X 线检查显示心影增大，心血管造影可确诊，右心室双出口与法洛四联症主要鉴别点为主动脉瓣与二尖瓣前叶无解剖连接。

5. 肺动脉口狭窄合并心房间隔缺损　本病发绀出现较晚，有时在数年后，蹲踞不常见。胸骨左缘第 2 肋间的喷射性收缩期杂音时限较长，伴明显震颤，P2 分裂，X 线检查除显示右心室增大外，右心房也明显增大，肺动脉段凸出，无右位主动脉弓，肺血正常或减少，心电图右心室劳损的表现较明显，可见高大 P 波。选择性心血管造影，发现肺动脉口狭窄属瓣膜型，右至左分流水平在心房部位，可以确立诊断。

6. 艾森门格综合征　室间隔缺损、房间隔缺损、主-肺动脉窗或动脉导管未闭的患者发生严重肺动脉高压时，使左至右分流转变为右至左分流，形成艾森门格综合征。本综合征发绀出现晚；肺动脉瓣区有收缩喷射音和收缩期吹风样杂音，第二心音亢进并可分裂，可有吹风样舒张期杂音；X 线检查可见肺动脉总干弧明显凸出，肺门血管影粗大而肺野血管影细小；右心导管检查发现肺动脉显著高压等，可鉴别。

八、治疗

（一）药物治疗

手术是法洛四联症（TOF）发绀型患者最有效的治疗。药物治疗主要是为手术做准备。大多数婴儿有足够高的氧饱和度，通常可进行择期手术。新生儿急性缺氧发作时，除了吸氧和静脉注射吗啡之外，将他们放成胸膝体位，可能是有用的。重度缺氧发作时，可静脉注射普萘洛尔，减轻右心室流出道漏斗部的肌肉痉挛，增加肺血流量。逐渐加重的低氧血症和缺氧发作是 TOF 早期手术的指征。无症状的 TOF 患儿不需要任何特殊药物治疗。

（二）外科治疗

TOF 的早期手术的风险因素包括以下内容：低出生体重儿、肺动脉闭锁、合并复杂畸形、以前多次手术、肺动脉瓣缺如综合征、低龄、高龄、严重肺动脉瓣环发育不良、肺动脉及其分支发育不良、右心室/左心室收缩压比值高、多发性室间隔缺损、合并其他心脏畸形等。

1. 姑息手术　姑息手术的目标是不依赖动脉导管，增加肺血流量，使肺动脉生长，为手术根治创造机会。有时，婴儿肺动脉闭锁或 LAD 冠状动脉横跨右心室流出道，无法建立跨肺动脉瓣环的右心室 – 肺动脉通道，而可能需要放置外管道。

虽然可以使用人工管道，肺动脉极其细小的婴幼儿或许不适合在婴儿期一期根治。这些婴儿需要的是姑息而不是根治手术。姑息手术有各种类型，但目前首选的是 Blalock Taussig 分流术。

Potts 分流术会引起肺血流量不断增加，而且在根治手术时，拆除分流难度大，现已放弃。Waterston 分流术有时还用，但也存在肺动脉血流过大的问题。这种分流方法还会造成右肺动脉狭窄，通常根治手术时，需要进行右肺动脉成形。由于会造成之后的根治手术困难，Glenn 分流术也已经不再使用。

鉴于上述各种分流术存在的问题，改良 Blalock Taussig 分流术，即在锁骨下动脉和肺动脉之间使用 Gore Tex 人工血管连接，是目前首选的方法。Blalock Taussig 分流术具有以下优点：①保留了的锁骨下动脉；②双侧均适合使用；③明显减轻发绀；④根治手术易于控制和关闭分流管道；⑤良好的通畅率；⑥降低医源性体肺动脉损伤的发生率。

根据各家报道，改良 Blalock Taussig 分流术的死亡率 <1%，然而，改良 Blalock Taussig 分流术也有一些并发症，包括术侧手臂发育不良、指端坏疽、膈神经损伤和肺动脉狭窄。

姑息分流术的效果，会因患者手术年龄和分流手术类型而不同。

其他类型的姑息手术，目前已经很少使用。这其中包括非体外循环下右心室流出道补片扩大术。这种手术可能会损害肺动脉瓣，造成心包重度粘连，肺动脉血流量过多会导致充血性心力衰竭；因此，这种手术仅限于 TOF 婴儿合并肺动脉闭锁和（或）肺动脉发育不全的治疗。

在新生儿危重患者中，如果存在多个医疗问题，可通过导管球囊进行肺动脉瓣切开，以增加血氧饱和度，从而避免急诊姑息手术。但是，在新生儿中，这种操作有引起肺动脉穿孔的风险。最近一项研究表明，在有症状的新生儿 TOF 患者中，进行分流手术或根治手术，其死亡率和结果相近。

2. 根治手术　一期根治是 TOF 最理想的治疗方式，通常在体外循环下进行。手术的目的是修补室间隔缺损，切除漏斗部狭窄区的肌束，消除右心室流出道梗阻。在体外循环转机前，以往手术放置的主 – 肺分流管要先游离出来并拆除。之后，患者在体外循环下接受手术，其他的合并畸形如房间隔缺损或卵圆孔未闭，也同期修补关闭。

3. 手术选择　TOF 是一种进展性的心脏畸形，大多数患儿需要外科手术治疗。外科根治最佳的手术年龄仍存在争议，但多数学者主张早期根治手术，理由是：①能促进肺动脉和肺实质的发育；②避免了体肺分流术给左心室带来的容量负担，保护了左心室功能；③避免了体肺分流不当造成肺血管病的危险；④心内畸形早期得到矫治，避免了右心室肥厚，避免了肺动脉血栓形成、脑脓肿、脑血栓及心内膜炎等并发症；⑤避免了右室内纤维组织增生，术后严重心律失常发生率明显降低；⑥促进心脏以外器官发育；⑦避免二次手术的危险，减轻家属心理和经济负担。

现在大多数的外科医生建议 TOF 一期根治，目前结果很好。新生儿 TOF 应用前列腺素维持动脉导管开放，发绀可以得到控制，大大减少了 TOF 的紧急手术。对危重发绀缺氧婴儿，外科医生现在有足够的时间来评估患者的解剖并进行一期根治手术，而不必采用主动脉 - 肺动脉分流术。

TOF 一期根治，避免了长时间的右心室流出道梗阻和继发的右心室肥厚、长期的发绀和侧支血管形成。一期法洛四联症 TOF 根治的风险因素包括：冠状动脉异常、极低体重儿、肺动脉细小、多发性室间隔缺损、合并多种心内畸形。

4. 术后处理　所有婴幼儿心内直视手术后都转入儿童重症监护病房。术后必须密切观察血流动力学指标，等心脏和呼吸功能稳定后再去除气管插管和呼吸机。需要保持适当的心排血量和心房起搏，来维持体循环的末梢灌注。患者应每天称重，来指导出入液体量。心脏传导阻滞患者应该安置临时的房室起搏器。如果 5～6d 后还不能恢复正常传导，患者可能需要置入永久心脏起搏器。

九、疗效评价

（一）手术结果

TOF 外科矫治的结果良好，并发症和死亡率都很低。到目前为止，经心室切口和经心房切口进行畸形矫治的两种手术方法，没有发现有手术死亡率的差异。

偶尔术后有些患者的右心室/左心室压力比明显升高，原因有多种，包括室间隔残余分流、残余右心室流出道狭窄等。这些患者往往病情恶化，必须尽快通过超声心动图检查找出原因，并通过再次手术来纠正右心室高压的病因。研究表明，术中保持肺动脉瓣环的完整性，可减少再手术率。

随着技术的进步，新近报道显示，婴儿早期一期根治的效果良好。总体而言，不论是一期矫治或是主 - 肺分流术后的二期根治，大多数研究系列报道的死亡率为 1%～5%。同样，婴幼儿接受姑息分流手术的死亡率也很低，为 0.5%～3%。术后 20 年的生存率为 90%～95%。

低温、心脏停搏液、深低温停循环等心肌保护技术的进步，使更小的婴儿得到更精确的解剖矫治，手术效果优良。不过，1 岁前接受根治手术的婴儿，与 1 岁以上的患者相比，其手术风险会增加。

（二）再手术

文献表明，约 5% 的患者需要再次手术。早期再手术的指征包括室缺残余分流或残余右心室流出道梗阻。

TOF 患者对室缺残余分流的耐受能力很差，因为这些患者不能耐受的急性增加的容量负荷。TOF 矫治术后，小的室缺残余分流比较常见，通常没有临床意义。大的室缺残余分流，或者右心室流出道狭窄压差＞60mmHg，都要考虑紧急再手术。再手术的风险不大，但结果可显著改善。右心室流出道再梗阻，可能是由于肌肉纤维化或肥大引起。有时，肺动脉瓣反流会加大，并伴有右侧心力衰竭。出现这种情况，通常须要进行肺动脉瓣置换。生物瓣比机械瓣不容易产生血栓，因此是肺动脉瓣置换的首选。

（三）并发症

早期的术后并发症包括心脏传导阻滞与室缺残余分流。室性心律失常较为常见，也是术后晚期死亡的最常见原因。据报道，在 TOF 矫治术后 10 年内的患者中，因室性心律失常猝死的占 0.5%。在早期手术的患者中，心律失常发生率＜1%。同大多数的心脏术后患者一样，心内膜炎的风险是终身的，但比没有根治的 TOF 患者要小得多。

（四）预后

在现阶段，通过心脏手术，单纯的法洛四联症（TOF）儿童远期生存率很高，具有优良的生活质量。长期结果数据表明，虽然有些人运动能力稍差，但大多数的生存者纽约心脏协会心功能分类为 I 级。有报道称，患者晚期的室性心律失常猝死率为 1%～5%，原因不明。对于 TOF 矫治术后的患者，长期进行心脏监测是必要的。

（五）未来和争议

目前，有些 TOF 患者已经在第一次手术后，生活了 15～20 年。这些患者所遇到的主要问题是肺动脉瓣反流不断加重，其中一些需要进行肺动脉瓣置换术。接受了肺动脉瓣生物瓣置换的患者，只有时间才知道这些瓣膜能持续多长时间。不过，目睹过去 10 年来经皮穿刺技术与组织工程的巨大进步，外科手术所起的作用可能会下降。

（李　征）

第十节　肺动脉闭锁

肺动脉闭锁有两种类型，一种是室间隔完整的肺动脉闭锁，另一种是伴有室间隔缺损的肺动脉闭锁。

一、室间隔完整的肺动脉闭锁

（一）概述

室间隔完整的肺动脉闭锁是较少见的发绀型先天性心脏病，占先天性心脏病的 1%～3%，占新生儿发绀型先天性心脏病的 25%。未经治疗 50% 死于新生儿期，85% 死于 6 个月，仅 2.5% 能活至 3 岁。室间隔完整的肺动脉闭锁是指肺动脉瓣闭锁同时伴有不同程度的右心室、三尖瓣发育不良，而室间隔完整的先天性心脏畸形。

肺动脉瓣叶在发育时无法相互分离的胚胎学机制尚不清楚。流经三尖瓣和右心室的血流明显减少可能是导致肺动脉闭锁合并三尖瓣和右心室发育不良的原因。

（二）病理解剖

本病并非单纯的肺动脉病变，病理变化涉及右心室、三尖瓣及冠脉血管。室间隔完整的肺动脉闭锁很少伴有主－肺动脉大侧支血管形成。

1. 肺动脉闭锁　肺动脉瓣呈隔膜样闭锁，瓣叶融合为拱顶状，漏斗部或肺动脉干闭锁少见。肺动脉瓣环和肺动脉干多近正常，亦可严重发育不良。

2. 右心室及三尖瓣　Bull 和 de Leval 将本病分为 3 型：Ⅰ型，右心室的流入部、小梁部和漏斗部均存在；Ⅱ型，漏斗部缺如，流入部、小梁部存在；Ⅲ型，只有流入部分，其余两部分均缺如。三尖瓣几乎都有不同程度的发育不良，从三尖瓣重度狭窄到三尖瓣环扩张，亦可呈 Ebstein 畸形样改变。通常可通过三尖瓣瓣环的直径来判断右心室的发育程度，借以指导选择手术方式。

3. 冠状动脉循环　约 10% 室间隔完整的肺动脉闭锁患儿有 1 支或几支主要冠状动脉狭窄或闭锁。在狭窄或闭锁段远侧的冠状动脉通常经过右心室与冠状动脉床之间的心肌窦状隙交通来获取血供。这种冠状动脉畸形最常见于三尖瓣关闭正常而右心室腔小的患儿，冠状动脉循环依赖于右心室高压的逆行灌注，又称右心室依赖型冠状动脉循环。

（三）病理生理

由于心房水平存在右向左分流，故出生时即发绀，而且仅在动脉导管开放时，患儿才能生存。患儿生后肺血流量和动脉血氧饱和度完全取决于动脉导管的直径。血流进入存在盲端的右心室后可自三尖瓣反流入右心房，或在心肌收缩时通过心肌窦状隙或交通支进入冠状动脉循环。动脉导管出生后收缩或功能性关闭将引起肺血进一步减少，加重低氧血症和代谢性酸中毒，甚至死亡；而心房水平右向左分流不足（仅为卵圆孔未闭），右心房高压可导致体循环淤血和低心排血量。对于存在右心室依赖型冠状动脉循环的患儿，一旦右心室压力因流出道梗阻解除而降低时，冠状动脉灌注不足，将导致严重心肌缺血而死亡。

（四）临床表现

出生后随着动脉导管的逐渐闭合，发绀和气促进行性加重。生长发育障碍，常有活动后心悸气促，蹲踞少见。如有主 – 肺动脉大侧支血管形成，则发绀较轻而易患呼吸道感染，甚至充血性心力衰竭。三尖瓣关闭不全时可伴有右侧心力衰竭的表现。听诊可闻及动脉导管的杂音及三尖瓣反流的收缩期杂音，杂音强度与动脉导管的血流和三尖瓣反流的大小有关。

（五）辅助检查

1. 胸部 X 线　无明显三尖瓣反流时心影大小正常，如有三尖瓣重度关闭不全时，则心影呈进行性增大。双侧肺血不同程度减少，肺动脉段平直或凹陷，主动脉结增宽。

2. 心电图　右心房扩大，P 波高尖，右心室发育不良，左心室电势占优。

3. 超声心动图　可显示右心室流出道缺如，主肺动脉与漏斗部分离，此为首要诊断特征。不仅能显示肺动脉瓣或漏斗部闭锁以及右心室和三尖瓣的形态学，也能显示右心室腔的组成和大小、室壁厚度，三尖瓣的形态、启闭功能及瓣环大小，未闭动脉导管形态及左心室腔的大小及功能。并可测得房间隔缺损大小以及肺动脉干及其分支的发育程度。在某些病例，超声心动图可提示冠状动脉瘘的存在。

4. 心导管和心血管造影　主要用于确认有无冠脉畸形。心血管造影可显示冠状动脉狭窄或闭锁段以及心肌接受唯一右心室来源血供的区域，即依赖右心室的冠状动脉血管。同时还可显示右心室腔大小、三尖瓣的发育以及右心室漏斗部盲端。亦可显示肺动脉干盲端及左、右肺动脉状况，从而测量漏斗部至肺动脉盲端间的分隔距离，明确是单纯瓣膜闭锁还是同时涉及漏斗部闭锁。

（六）诊断及鉴别诊断

1. 诊断　患儿出生时发育正常，但第 1 天即有发绀。随着动脉导管的闭合，发绀加重并伴呼吸窘迫，出现难治性代谢性酸中毒，心前区杂音不明显或有连续性杂音。胸部 X 线片示肺野缺血，心影不大，临床应首先考虑本病。明确诊断主要依靠多普勒超声心动图及心导管和心血管造影。诊断中应明确动脉导管的粗细、左右心室压力、未闭卵圆孔和房间隔缺损大小、三尖瓣瓣环直径及瓣膜形态、开口大小、反流程度、右心室腔容量、右心室三部分的发育情况、右心室心肌窦状间隙及其左右冠状动脉交通支部位、冠状动脉分布和有无狭窄等。

2. 鉴别诊断　室间隔完整的肺动脉闭锁的鉴别诊断要点包括：新生儿发绀、轻柔的收缩期杂音或连续性杂音、肺纹理减少等。鉴别诊断主要应与其他发绀型先天性心脏病相鉴别，如重度肺动脉瓣狭窄、法洛四联症、肺动脉闭锁合并室间隔缺损、三尖瓣下移畸形、三尖瓣闭锁、单心室、完全性大动脉转位、永存动脉干等。

（七）治疗

1. 手术适应证　室间隔完整的肺动脉闭锁的诊断本身即为手术指征。但目前尚无适合所有病例并获得一致认同的治疗策略，个体化的治疗经验相对有限。一期手术的处理原则主要有 3 个基本方式：单独解除右心室流出道梗阻；解除右心室流出道梗阻伴体 - 肺动脉分流；单独行体 - 肺动脉分流。一期治疗方案必须平衡手术风险与长期功能结果。一期治疗的基本目标是在最大限度减少死亡的同时使最终双心室修补可能性最大化。

（1）新生儿阶段应立即行体 - 肺动脉分流术或肺动脉瓣切开术，但两者通常需同时进行。

（2）如果存在右心室依赖型冠状动脉循环，则不宜行右心室流出道成形术或肺动脉瓣切开术，以免右心室压力下降造成心肌坏死，体 - 肺动脉分流术是唯一的选择。

（3）三尖瓣的大小（以 Z 值表示）与右心室的发育程度接近正相关。可将三尖瓣的发育情况作为选择手术方式的依据之一。

1）轻度右心室发育不良：三尖瓣的 Z 值在 $0 \sim -2$。治疗目的是促进右心室发育及行最小程度的治疗干预。初期治疗包括右心室减压和建立右心室 - 肺动脉连续性，房间隔缺损必须保持开放以保证早朝房内右向左减压。其中，约 50% 的病例由于术后低氧而须另行体 - 肺动脉分流术。

2）中度右心室发育不良：三尖瓣的 Z 值在 $-2 \sim -3$。具有双心室矫治的可能，宜行右心室流出道重建术伴体 - 肺动脉分流术。此术式保留了右心室发育潜能使后续双心室矫治成为可能。

3）重度右心室发育不良：三尖瓣的 Z 值 ≤ -3。宜单独行体 - 肺动脉分流术。三尖瓣的 Z 值在 $-3 \sim -4$，二期可行一个半心室矫治或一又四分之一心室矫治。三尖瓣的 Z 值 < -4，单心室修复则是唯一的选择。

2. 术前准备　第一时间静脉输注前列腺素 E_1 以保持动脉导管开放。纠正代谢性酸中毒，如有灌注不足，则须正性肌力药物支持。对重症的呼吸窘迫患儿，可在镇静、肌松下用低浓度氧进行机械通气。

3. 手术方法

（1）一期手术：术式的选择：右心室腔发育稍差但接近正常，仅为肺动脉瓣膜闭锁，可单行肺动脉瓣切开术；右心室的 3 个部分存在或仅漏斗部消失者，宜在体外循环下行右心室流出道重建术，同时行改良体－肺动脉分流术（因右心室顺应性差，单纯行右心室流出道重建术死亡率高）；右心室的漏斗部和小梁部均不存在，仅做体－肺动脉分流术；对于依赖右心室的冠状动脉异常者，仅能做体－肺动脉分流术。

（2）二期手术：目前对室间隔完整的肺动脉闭锁的治疗概念是分二期手术。二期手术的原则是经一期术后如右心室发育良好则二期行双心室修复术或称解剖矫治术，即关闭未闭卵圆孔或房间隔缺损，解除右心室流出道残余梗阻。

1）双心室修复术：姑息术后密切随访超声观察右心室发育和三尖瓣环大小，如发育已明显改善则再行心导管检查。二期双心室修复的年龄以 12~18 个月为宜。二期解剖矫治的手术指征：经一期术后右心室发育不良已转为轻至中度；右心室腔发育指数 RVI≥11；三尖瓣周径（TVC%）和三尖瓣直径（TVD%）已达正常的 95% 以上；心房水平从重度转为轻度右向左或双向分流；三尖瓣反流从重度转为轻度。

2）一个半心室修复术：如用球囊导管堵闭房间隔缺损及体－肺分流管后，虽然右心室流出道是通畅的，但患儿不能忍受，右心房压＞2.67kPa（20mmHg），心排血量明显下降，则可考虑行本术式。手术包括：去除体－肺动脉分流，闭合房间隔缺损，保留右心室－肺动脉通道及行双向 Glenn 术。

3）$1\frac{1}{4}$ 丢心室修复术：右心室发育差，不能耐受一个半心室修复术，需保留房间隔缺损。

4）分期单心室修复术：体－肺动脉分流术后 6 个月行双向 Glenn 术，2~4 岁行全腔静脉肺动脉连接术。

（八）并发症及防治

右心室流出道重建和体－肺分流术后右心室顺应性差，需心肺支持治疗。当存在肺动脉瓣反流和三尖瓣反流时，体－肺分流的血流在舒张期反流至右心室和右心房，引起循环分流，出现低心排血量表现，此时常需增加肺循环阻力并减低体循环阻力或手术干预减少体－肺分流。低心排血量的另一个原因是冠状动脉供血不足，因有依赖右心室的冠状动脉循环存在，有时术前用心血管造影也很难确诊，此时可再结扎右心室流出道，以提高右心室压力，再现冠状血流。体－肺分流术后出现肺血仍不足，在排除吻合口狭窄外，应保持动脉导管开放。

（九）疗效评价

室间隔完整的肺动脉闭锁的右心发育程度不一，术后生存率高低相差较大。有随访研究指出，右心室发育不良、冠状动脉异位、低出生体重、三尖瓣的反流程度及右心室扩大或肥厚是影响术后远期疗效的重要因素；右心室依赖性冠状动脉循环为严重并发畸形，是婴幼儿早期生存重要的危险因素。

二、肺动脉闭锁合并室间隔缺损

（一）概述

通常将肺动脉闭锁合并室间隔缺损归入法洛四联症的最严重型，但它们的治疗和结果却明显不同。这种畸形的基本特征是肺动脉闭锁且在右心室和肺循环之间没有直接的管腔连续。这些患者存在固有肺动脉发育不良闭锁和多发的主-肺动脉侧支血管形成。这种畸形的心内形态和法洛四联症非常相似，两者的区别在于右心室和肺动脉之间完全缺乏连续性，且肺动脉血供只能完全依靠心外途径。本病又称假性永存动脉干、法洛四联症合并肺动脉闭锁。本病约占先天性心脏病的2%，部分患儿伴有锥-干-面部综合征。

在胚胎发育过程中，右侧和左侧第6对背侧主动脉弓和来自原始前肠的肺芽动脉丛融合失败且和主动脉存在持续的连接，从而导致肺动脉闭锁和主-肺动脉侧支血管形成。这种畸形常与染色体22q11缺失相关。

（二）病理解剖

肺动脉闭锁合并室间隔缺损的病理解剖特征是肺动脉不同部位发育不良与闭锁，肺实质内的肺动脉分布不均及肺动脉血供来源的无规律性。大型膜周或对位不良型室间隔缺损位于主动脉瓣下，右心室肥厚，主动脉右旋。根据固有肺动脉的发育情况及肺血来源，分为3种类型：①Ⅰ型：有固有肺动脉，导管依赖型，无主-肺动脉大侧支血管形成；②Ⅱ型：有固有肺动脉及主-肺动脉大侧支血管形成；③Ⅲ型：无固有肺动脉，主-肺动脉大侧支血管为唯一肺血来源。

（三）病理生理

肺动脉必需有心外的体动脉支供应血方能生存。最常见源自动脉导管和降主动脉，但约有10%来自冠状动脉，尤以左冠状动脉为多见。更为复杂的是体动脉支一根或数根供应一个或几个肺叶（段），由于过度灌注而发生肺动脉高压，其中部分体动脉支与肺动脉连接处有明显狭窄，从而避免了发生肺血管梗阻性病变。但当供应肺的动脉侧支过分狭窄，则限制了肺血管和肺实质的发育。

（四）临床表现

青紫的严重程度取决于心外体动脉支供应肺动脉血流的多少，以及肺血管在肺实质内的分布。临床表现类似重症法洛四联症，呈青紫气促，活动受限。少数患儿体动脉分支粗大，与肺动脉连接处无狭窄，则症状上表现为轻度青紫或无青紫。有的甚至出现充血性心力衰竭和肺血管梗阻性病变。

（五）辅助检查

1. 脉搏氧饱和度测定 侧支形成过度和处于发生充血性心力衰竭危险的患儿的静息脉搏氧饱和度通常高于85%~90%。如肺血流不足，则低于75%~80%。

2. 胸部X线 正位心影似靴状，主动脉弓常在右侧。肺血流过量则表现为肺血多，如果发生充血性心力衰竭，心影则相应扩大。反之则表现为肺血少，心影正常或偏小。由于不同肺段的血供或过量或不足，故也会表现出明显的肺灌注区域性差异。

3. 心电图 出生时心电图正常，随年龄增长呈现出右心室的异常肥厚，肺血多时则有双心室肥厚和左心房肥大。

4. 超声心动图 确定心内解剖，明确右心室流出道、肺动脉瓣、肺动脉干及中央共汇是否存在。导管依赖性的瓣膜性或肺动脉干闭锁，其共汇及分支发育良好，可仅依靠超声心动图确定诊断，但在确定侧支和外周肺动脉解剖方面存在限制。

5. 心导管检查 确定主肺动脉侧支的解剖；通过逆行肺静脉楔入血管造影确定固有肺动脉的解剖，可见"海鸥"征；确定肺的 20 个肺段每一段的血供，即肺段是由固有肺动脉的分支供应，还是由侧支血管供应，或是否存在双重血供；确定固有肺动脉与侧支血管是否存在交通及其部位；明确侧支血管与其他纵隔结构（尤其是气管和食管）的解剖关系；根据侧支远端压力评估肺血管病变。

（六）诊断及鉴别诊断

1. 诊断 通过超声心动图、选择性升主动脉造影、逆行肺静脉楔入血管造影可明确体动脉支的来源、走向、数量及肺动脉各支分布。如果为单根体动脉支供应肺动脉，须估计其分流量和肺动脉阻力。如果为多根体动脉支供应，则肺血流动力学测定困难，其结果必然影响疗效。

2. 鉴别诊断 严重青紫者须与法洛四联症、大动脉转位、三尖瓣闭锁、右心室双出口或单心室伴严重的肺动脉狭窄或闭锁及梗阻性完全性肺静脉异位连接相鉴别；青紫不重或肺血过多的心力衰竭者须与室间隔缺损、房室间隔缺损、动脉导管未闭、右心室双出口或单心室而无肺动脉狭窄、永存动脉干及无梗阻的完全性肺静脉异位连接相鉴别。

（七）治疗

1. 药物与介入治疗

（1）前列腺素 E_1：导管依赖性的婴儿须输注前列腺素 E_1 来维持导管开放，直到通过其他有效方式获得肺血。

（2）心导管介入治疗

1）弹簧圈堵塞具有双重血供肺段的侧支血管。

2）利用球囊扩张导管扩开多发的外周狭窄或置入支架。

2. 手术治疗

（1）手术适应证

1）有固有肺动脉，导管依赖型，无主-肺动脉大侧支血管形成（Ⅰ型）。此型患者的心包内肺动脉及其共汇一般发育良好，主肺动脉缺如者在根治时需置入人工管道，而主肺动脉发育良好时可行 REV 或类似于法洛四联症根治术中的右心室流出道重建。当 McGoon 比值 > 1.2 或 Nakata 指数 ≥ 150mm^2/m^2 时可考虑行根治术；当无条件行根治手术时，可考虑右心室流出道重建或体-肺动脉分流术。

2）有固有肺动脉及主-肺动脉大侧支血管形成（Ⅱ型）。此型的外科治疗目前主要有 3 种观点：①Reddy 等主张一期经正中切口行单源化手术，尽可能多地恢复肺段正常生理功能，并争取同期关闭 VSD；②dUdekem 和 Brizard 等认为单源化术后的主-肺动脉大侧支血管甚至固有肺动脉均会出现不同程度的狭窄，导致远期效果不佳，进而认为主-肺动脉大侧支血管不宜融合，而应行右心室流出道重建或体-肺动脉分流术，促进固有肺动脉发育，达到条件后再行根治术；③介于两者之间，主-肺动脉大侧支血管与固有肺动脉有交通者可将其通过手术或介入关闭，单独供血的主－肺动脉大侧支血管应行单源化手术。此型患者应通过计算"新的肺动脉指数"（需将侧支直径考虑在计算范围之内）来判断可否行根治术，对不满足根治条件者应行右心室流出道重建或体肺动脉分流术和（或）同期单源化手术。

3）无固有肺动脉，主－肺动脉大侧支血管为唯一肺血来源（Ⅲ型）。此型外科治疗目前的主要观点：①一期经正中切口行单源化手术；②尽可能多地恢复肺段正常生理功能；③尽量避免人工材料（右心室肺动脉管道除外）；④尽早手术；⑤术中对新肺动脉进行流量测试。亦有学者倾向于行分期单源化手术，是否能够关闭室缺取决于"新的肺动脉指数"。

（2）手术方法

1）体－肺动脉分流术：可分为①中心分流，有多种方式：Waterston 分流术、Potts 分流术、Melbourne 分流术等；②Blalock－Taussig（B－T）分流术：目前多采用改良 B－T 分流术。

2）右心室流出道重建术：以管道、补片等方式重建右心室与肺动脉连接，既能作为姑息手术也能作为根治术的一部分，当行姑息手术时，应注意重建后通道应小于正常值，以限制肺血流。姑息手术可使这些患者肺动脉指数明显增加，但在根治术时，仍可能需要用自体心包扩大肺动脉分支。

3）单源化手术：即将主－肺动脉大侧支血管连接于固有中央肺动脉（Ⅱ型）或人工管道重建的中央肺动脉（Ⅲ型）的一种手术方式。此手术变化较大，没有固定术式。单源化的原则：①尽可能行自体组织间的吻合，避免使用人工材料；②最大限度地广泛游离和延长主－肺动脉大侧支血管以及设计合理的侧支重建路线；③尽可能在非体外循环下进行大侧支单源化连接，同时将小侧支结扎，随着侧支的结扎，当氧饱和度下降至最低限时，建立体外循环，体外循环开始前必须控制所有侧支，随后将剩余的主动脉－肺动脉大侧支血管单源化。对于全肺动脉指数 $>200mm^2/m^2$ 者可关闭室缺，而对于低于 $200mm^2/m^2$ 者可通过建立肺循环旁路（肺动脉－左心房）测定肺动脉压力以判定可否关闭室缺，即当体外循环流量达到 2.5L/（min·m^2）时，平均肺动脉压力 $<3.33kPa$（25mmHg），可关闭室间隔缺损，否则开放室间隔缺损。根治术毕必须保持右心室和左心室收缩峰压的比值低于 80%。比值 $>80\%$ 时，必须在关胸前再次打开室间隔缺损。术后心导管检查可显示右心室流出道重建术或外周肺动脉树的梗阻部位，以便通过进一步手术加以改善，或者更常见的是直接使用导管介入技术加以矫正。

（八）并发症及防治

1. 残余梗阻　各吻合口血流通畅与否，通过二维超声心动图或肺灌注扫描了解有关肺灌注、肺段发育。

2. 残余分流

3. 右心功能不全　可继发于肺动脉发育不良，末梢血管狭窄或肺动脉梗阻性病变，肺内血管畸形，手术困难，药物治疗不奏效，预后差。

4. 肺功能障碍　通常是因为肺血管树解剖畸形，发育不良，血供异常，导致相应肺段、肺泡发育异常，肺功能异常所致。治疗困难，即使手术有时亦不能彻底解决，难以达到理想或接近生理的血供。

（九）疗效评价

本病预后较差，根治术后早期死亡率差异较大。根治术早期或晚期死亡的主要原因是继发于肺动脉发育不良，末梢血管狭窄或肺动脉梗阻病变，引起右心室高压、右心室衰竭而死亡。

（李　征）

第十一节　主动脉－肺动脉间隔缺损

主动脉肺动脉间隔缺损（aortopulmonary septal defect，APSD）是一种因动脉圆锥在主动脉和肺动脉异常分隔引起的一种少见先天性心脏病。由 Elliotson 在 1830 年首先发现并描述，是 4 种间隔缺损中发生率最低的一种，占先天性心脏病的 0.2% 左右。此病有多种命名，包括主－肺动脉窗、主－肺动脉交通、主－肺动脉瘘等。

一、病理解剖

APSD 绝大多数是单一病变，且好发于主动脉左侧壁。APSD 的两组半月瓣正常，缺损直径变化大，较大缺损可见动脉瘤样扩张。1979 年 Richardson 提出了 APSD 的经典分类，即 I 型为近端缺损，位于升主动脉壁内，主动脉窦上方；II 型为远端缺损，位于升主动脉后壁，常靠近右肺动脉起源处；III 型实际上是一侧肺动脉异常起源于升主动脉。Mori 等对分型进行了改良，I 型和 II 型同 Richardson 分类法，III 型被定义为主、肺动脉隔完全缺损。1994 年 Ho 又在 Mori 分类的基础上细分出 IV 型：即中间型。目前流行的 Jacobs 分类法与 Ho 等的分类法相似，即近端缺损型、远端缺损型、完全缺损型和中间型（图 14-8）。

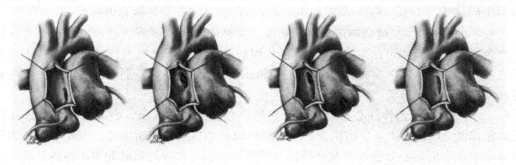

　I 型-近端缺损　　　　II 型-远端缺损　　　　III 型-完全性缺损　　　IV 型-中间型缺损

图 14-8　主动脉肺动脉间隔缺损分型

APSD 常并发其他心血管畸形如动脉导管未闭、主动脉弓离断或主动脉缩窄。还可并发法洛四联症、大动脉转位、右冠状动脉起源异常、主动脉瓣下狭窄、房间隔缺损等。

二、病理生理

APSD 的血流动力变化与动脉导管未闭相似，左到右分流量主要与缺损大小和肺血管阻力有关。缺损较小时，分流量较少，症状不明显或无症状；当缺损较大时，分流量较大，肺动脉血流明显增加，肺动脉扩大，患者较早出现充血性心力衰竭，并可引起肺小动脉痉挛，内膜增厚，纤维增生，管腔狭窄，引起肺动脉高压，晚期可发展成艾森门格（Eisenmenger）综合征，失去手术机会。

三、临床表现

由于多数患儿缺损较大，临床上可出现气促，发育差、喂养困难、反复呼吸道感染及心力衰竭等症状。体检时发现心脏扩大，胸骨左侧第 3 ~ 4 肋间听及连续机器样杂音，可触及震颤，水肿脉（＋）。脉压增大。当出现肺高压时，胸骨左侧第 3 ~ 4 肋间仅听及收缩期吹风样杂音，或杂音不明显，但 P2 亢进。

四、辅助检查

1. 心电图　无特异性。往往表现为右心室、左心室或双心室肥大，有时也能观察到左侧心房增大。

2. X 线胸片　心影增大，肺血增多，肺动脉段凸突，甚至呈瘤样扩张，主动脉结一般不大，肺充血程度与心功能不全有关。胸片的表现也不是特异的。

3. 超声心动图及彩色多普勒超声检查　心脏超声是诊断 APSD 首选的辅助检查。但对于心脏超声在确诊 APSD 方面的作用，国内外学者报道的结果有差异。国内多组病例报道，APSD 的超声确诊率在 40% ~ 80%。而国外多数学者认为绝大多数 APSD 的位置、大小及合并畸形，通过超声基本都能得出诊断，初次确诊率可高达 92%。

关于超声心动图检查，多数学者认为探查除常规切面外，重点应该探查高位肋间胸骨旁大动脉短轴切面、剑突下双动脉长轴切面及胸骨上窝主动脉弓长轴切面，观察主肺动脉间隔回声缺失的部位、大小、分流情况，同时应注意检查是否合并其他心内畸形。

对较小的 APSD，二维超声不易显示缺损，主要依靠彩色多普勒超声诊断，探及缺损部位的红色或蓝色血流则可诊断为 APSD。经外周静脉注入声振微气泡行心脏声学造影可清晰显示血流走行，是 APSD 重要的超声心动图辅助诊断，尤其是在鉴别假性回声脱失或确定是否存在动脉间分流及分流方向起重要作用。

4. 心导管检查及选择性心血管造影　在超声心动图问世以前，心导管检查和选择性血管造影是诊断 APSD 必不可少的检查。随着超声设备和技术的不断发展，国外学者认为超声基本可以取代有创的心导管检查及选择性血管造影，仅有部分对冠脉起源不清或并发肺动脉高压的年长患儿需行心导管检查，以评价是否适合手术。也有学者认为年龄 >6 个月的患儿应该常规行心导管检查，以评估肺血管阻力。

心导管检查在评价 APSD 患者的肺动脉压力、肺循环阻力等血流动力学参数和评估手术的可行性方面有不可替代的作用，而且对于诊断和鉴别诊断也很有价值。如右心导管经主肺动脉进入升主动脉，或左心导管经升主动脉进入右心室则可提示 APSD。另外，心导管检查可测定肺动脉内不同部位的血气，这可推断血液分流部位及有无合并畸形。心血管造影对 APSD 的缺损部位、范围及并存畸形基本均能做出明确诊断。升主动脉右前斜位造影观察主、肺动脉同时显影是确诊 APSD 的直接征象。

APSD 的心血管造影确诊率受投射体位的选择和临床操作者熟练程度的影响，国内报道心血管造影确诊率为 85.7%，其中以将 Ⅱ 型 APSD 误诊为 PDA 多见。因其有创，而且受投照体位的限制、解剖结构的重叠，近几年作为诊断 APSD 的应用有所减少。但在评估肺血管阻力方面，心导管检查还是必要的。

5. MRI　随着 MRI 设备不断更新，心脏 MRI 临床应用得到了快速发展，其能够对心血管实行任意方位、多层面成像，利用 MRI 的"黑血"和"白血"技术无需造影剂即可显示心脏及大血管的形态学和血流动力学情况。目前国内外关于 MRI 诊断 APSD 的准确率未见明确报道，但均认为对于 APSD 缺损部位和大小均能很好显示，可以为一些超声不能确诊的 APSD 提供诊断依据。对于检出 APSD 合并的一些畸形，MRI 也具有独特的优势。

MRI 也有不足之处，其检查时间长、费且高。而且不能实际测量各心脏、血管的压力，阻力及血氧情况。

6. 64 排螺旋 CT　随着多层螺旋 CT 及三维重组技术的发展，64 排 CT 已逐步成为先天性心脏病诊断的新方法。与 16 排、32 排 CT 比较，64 排 CT 分辨率更高，层厚更薄，辐射计量减少。64 排 CT 可以从整体上全面、立体、直观地观察心脏的结构并判断其与大血管的关系。既往研究表明，64 排 CT 对复杂先天性心脏病心脏畸形的诊断敏感性，特异性，准确性均高，尤其对主动脉、肺动脉发育、APSD、永存动脉干、主动脉缩窄、主动脉弓离断及肺静脉畸形引流等具有很高的诊断价值。

五、诊断及鉴别诊断

APSD 通过临床表现和上述辅助检查，均可明确诊断。诊断过程中应注意与动脉导管未闭、主动脉窦瘤破裂、冠状动脉瘘、室间隔缺损合并主动脉瓣关闭不全等先天性心脏病相鉴别。

动脉导管未闭：动脉导管未闭临床上多见。动脉导管未闭的连续性机器样杂音位置更高，一般在第 1、2 肋间更响。当发生艾森门格综合征时，动脉导管未闭的发绀为差异性，即下肢更明显。而 APSD 发生发绀时为全身性。行右心导管检查时，在动脉导管未闭，导管易经肺动脉进入降主动脉，而 APSD 易进入升主动脉。行主动脉造影时，在动脉导管未闭，肺动脉与降主动脉同时显影，而 APSD 则为肺动脉与升主动脉同时显影。在动脉导管未闭，心脏彩超、CT 及 MRI 检查均可在降主动脉与肺动脉分叉处发现异常通道。

主动脉窦瘤破裂：一般为突发胸痛，病程进展快，易出现急性左侧心力衰竭，胸骨左缘的连续性杂音位置较低，舒张期较响，心脏彩超可见主动脉窦扩张突入心腔，并可探及分流信号，行主动脉造影时，可见升主动脉与窦瘤破入的心腔同时显影。

冠状动脉瘘：比较少见，连续性杂音较轻，位置较低，舒张期较响，心脏彩超可见异常扩大的冠状静脉窦及扩张的冠状动脉；主动脉造影时可见扩张的冠状动脉及冠状动脉与瘘入的心腔同时显影。

室间隔缺损合并主动脉瓣关闭不全：比较常见。杂音在胸骨左缘第 3、4 肋间处，为不连续的收缩期吹风样杂音和舒张期叹息样杂音。心脏彩超可发现室间隔缺损和主动脉瓣流，右心导管显示左向右分流在心室水平处，主动脉造影可见造影剂反流至左心室，左、右心室同时显影。

六、治疗

（一）手术适应证和禁忌证

APSD 经明确诊断应尽早手术治疗。如果病情允许最好在出生后 3 个月内手术。如已合并艾森门格综合征则为手术禁忌，只能内科非手术治疗或行心肺移植术或肺移植术 + APSD 矫治术。

（二）介入治疗

近几年，国内外均有应用介入的方法成功封堵 APSD 的报道。介入治疗的适应证仅限于缺损较小，且离半月瓣较远和冠状动脉开口清晰可见的患者。应用介入方法治疗时需要对缺损准确定位，即能完全闭合主动脉 – 肺动脉间隔缺损，又不影响左冠状动脉开口血流和主动脉瓣叶的功能。

（三）手术方法

自 1948 年波士顿儿童医院 Gross 首次完成 APSD 纠治手术以来，已有多种手术方式应用于 APSD 的纠治。单纯结扎已建议不宜选用，因脆弱组织有发生出血的危险。切断后缝闭因可造成主动脉或肺动脉狭窄，现在也很少应用。目前也不主张经肺动脉补片闭合缺损，因术中不易辨清冠状动脉开口的位置。

目前更多的学者采用体外循环下经主动脉补片修补 APSD。做胸骨正中切口，充分游离主动脉，行高位主动脉插管，以便于放置阻断钳和修补。根据患者的年龄和体重，可采用单根右心房或双根腔静脉插管。体外循环开始后圈套左、右肺动脉，修补可在深低温停循环或体外循环下进行，阻断主动脉后垂直切开主动脉前壁，仔细检查冠状动脉开口，保证冠状动脉开口在补片的主动脉侧，选用人工材料补片，补片不能太大，以免术后补片凸向肺动脉内引起肺动脉狭窄。如果有冠状动脉起源于肺动脉，亦必须将其隔在主动脉侧。伴发的心内、外畸形应同期纠治。

七、并发症及防治

术后常见并发症类似大的室间隔缺损或动脉导管未闭。因术前往往存在肺动脉高压，因而肺部并发症较常见。因此有肺动脉高压者应注意及时应用血管扩张药物防治肺动脉高压危象。重症患者适当延长呼吸机辅助时间，对难治性肺动脉高压可给予一氧化氮吸入，并注意加强呼吸道管理。积极防治肺部并发症。

八、疗效评估

目前多数先天性心脏病治疗中心的 APSD 的手术效果良好。手术死亡率已接近 0。而且由于目前普遍采用补片修补，发生主动脉瓣上狭窄和肺动脉狭窄的可能性很小。若无合并畸形，长期效果良好。年龄较长的婴儿和儿童，其手术结果取决于肺血管疾病的严重程度和可逆性。Burkhart 报道，APSD 术后 5、15 年和 25 年的实际生存率分别达到 98%、94% 和 86%，免除再手术和心导管再干预率 5、15 年和 25 年分别为 85%、76% 和 51%。

（李　征）

第十五章

瓣膜疾病

第一节　风湿性瓣膜病

一、二尖瓣狭窄

（一）流行病学

绝大多数二尖瓣狭窄（mitral stenosis）是风湿热的后遗症。极少数为先天性狭窄或老年性二尖瓣环或环下钙化、心脏肿瘤、恶性类癌综合征等。二尖瓣狭窄患者中 2/3 为女性。40% 的风湿性心脏病（风心病）患者为单纯性二尖瓣狭窄。

（二）病理生理

正常二尖瓣质地柔软，瓣口面积为 $4 \sim 6cm^2$。当瓣口面积减小为 $1.5 \sim 2.0cm^2$ 时为轻度狭窄；$1.0 \sim 1.5cm^2$ 时为中度狭窄；$< 1.0cm^2$ 时为重度狭窄；二尖瓣狭窄后的主要病理生理改变是舒张期血流由左心房流入左心室时受限，使得左心房压力异常增高，左心房与左心室之间的压力阶差增加，以保持正常的心排血量。左心房压力的升高可引起肺静脉和肺毛细血管压力的升高，继而扩张和瘀血。此时患者休息时可无明显症状，但在体力活动时，因血流增快，肺静脉和肺毛细血管压力进一步升高，即可出现呼吸困难、咳嗽、发绀，甚至急性肺水肿。肺循环血容量长期超负荷，可导致肺动脉压力上升。长期肺动脉高压，使肺小动脉痉挛而硬化，并引起右心室肥厚和扩张，继而可发生右心室衰竭。此时肺动脉压力有所降低，肺循环血流量有所减少，肺瘀血得以缓解。

单纯二尖瓣狭窄时，左心室舒张末期压力和容积正常。多数二尖瓣狭窄患者运动左心室射血分数升高，收缩末期容积减低。有 1/4 的二尖瓣狭窄严重者出现左心室功能障碍，表现为射血分数和其他收缩功能指数的降低，这可能是慢性前负荷减小的结果。多数二尖瓣狭窄的患者静息心排血量在正常范围，运动时心排血量的增加低于正常；少数严重狭窄者静息心排血量低于正常，运动血量不增加反而降低，其主要原因除了二尖外，还有左、右心室功能均已受损。此外，由房扩大，难于维持正常的心电活动，故常发颤动。心室率快的快速心房颤动可使肺毛压力上升，易加重肺瘀血或诱发肺水肿。

随后出现瓣膜交界处和基底部炎症水肿和赘生物形成，由于纤维化和（或）钙质沉着，瓣叶广泛增厚、粘连、腱索融合、缩短，瓣叶僵硬，导致形和狭窄，狭窄显著时成为一个裂隙样孔。按病变程度分为隔膜型和漏斗型。隔膜型主瓣体悟病变或病变较轻，活动尚可；漏斗型瓣叶明显增厚和纤维化，腱索和乳头肌明显粘连和缩短，整隔瓣膜变硬呈漏斗状，活动明显受限。常伴有不同程度的关闭不全。瓣叶钙化进一步加重狭窄，并司引起血栓形成和栓塞。先天性的二尖瓣狭窄，其瓣叶增厚厚、交界融合、腱索增厚或缩短、乳头肌肥厚或纤维化，瓣上可有狭窄环、瓣下可有纤维带。最具特征性是只有一个乳头肌的二尖瓣降落伞状畸：瓣叶的腱索都连接在此乳头肌上，整个瓣膜形如"降落伞"。

（三）临床表现

1. 症状　由于二尖瓣狭窄进展缓慢，患者在很长时间可以没有临床症状，但是随着病情的进展最终出现与肺瘀血和低心排血量相关的典型的二尖瓣狭窄症状。最早出现的症状为夜间阵发性呼吸困难重时端坐呼吸。呼吸困难可因左心房压升高而引起，诱发因素有活动、紧张或房颤等。轻度的二尖瓣狭窄患者在重体力活动时才出现呼吸困难，随着瓣膜病变加重（瓣口面积 $1 \sim 2cm^2$），轻度活动即有呼吸困难发作。如果并发严重肺动脉高压和右侧心力衰竭时，患者可出现三尖瓣关闭不全、水肿和腹水等相关症状。

在疾病的早期，左心房压升高和肺容量增多可以引起起支气管动脉（或黏膜下曲张静脉）破裂发生咯血。随后由于肺血管阻力升高，咯血症状消失，疾病后期，由于慢性心功能衰竭并发肺梗死也发生咯血，急性肺水肿可出现粉红色泡沫痰。

20% 的患者的二尖瓣狭窄的首发症状是体循环栓塞，单纯二尖瓣狭窄或者伴有关闭不全的患者的血栓发生率大于单纯二尖瓣关闭不全的患者，其中脑血栓占 40%。导致血栓的危险因素包括低心排血量、左心房扩大、房颤、左心房血栓以及心脏超声发现的血流缓慢出现的"烟雾"现象。

2. 体征　二尖瓣面容，口唇轻度发绀。心前区隆起，心尖部可触及舒张期细震颤，心界于第 3 肋间向左扩大，心尖部第一心音亢进，呈拍击性，在胸骨左缘第 3~4 肋间至心尖内上方可闻及开瓣音，若瓣叶失去弹性则亢进的第一心音及开瓣音可消失；心尖都可闻及舒张中、晚期隆隆样杂音，呈递增性，以左侧卧位、呼吸末及活动后杂音更明显；肺动脉瓣第二心音亢进伴分裂；在肺动脉瓣区胸骨左缘第 2~3 肋间闻短促的舒张早期泼水样杂音，深吸气时 Graham - Steel 杂音增强。

（四）辅助检查

X 线检查示肺动脉干突出，左心房大，右心室大，左主支气管上抬，食管可见左心房压迹。肺上部血管影增多、增粗，肋膈角可见 Kerley's B 线。ECG 示：P 波增宽 > 0.11s，有切迹，右心室肥大；后期可有房颤。超声心动图是诊断二尖瓣病变和评价病理生理改变的首选无创检查方法，二维超声心动图可以准确测量二尖瓣瓣口面积和房室腔的大小，胸骨旁长轴切面是最佳的诊断切面，可以观察到舒张期瓣叶运动受限以及瓣膜和瓣下结构增厚或者钙化。M 型超声可以发现瓣叶增厚，活动受限和舒张期瓣口开放时前后瓣叶呈同向运动；多普勒超声示二尖瓣下舒张期湍流频谱。

（五）并发症

1. 心律失常　以房性心律失常最多见，先出现房性期前收缩，以后房性心动过速、心房扑动、阵发性心房颤动直至持久性心房颤动。左心房压力增高导致的左心房扩大和风湿炎症引起的左心房壁纤维化是心房颤动持续存在的病理基础。心房颤动降低心排血量，可诱发或加重心力衰竭。出现心房颤动后，心尖区舒张期隆隆杂音的收缩期前增强可消失，快速心房颤动时心尖区舒张期隆隆杂音可减轻或消失，心率减慢时又明显或出现。

2. 充血性心力衰竭和急性肺水肿　50%～75%的患者发生充血性心力衰竭，为二尖瓣狭窄的主要死亡原因。呼吸道感染是心力衰竭的常见诱因，在女性患者中妊娠和分娩亦常诱发心力衰竭。急性肺水肿是重度二尖瓣狭窄的急重并发症，多发生于剧烈体力活动，情绪激动、感染、突发心动过速或快速心房颤动时，在妊娠和分娩时更易诱发。上述情况下心室率明显加快，左心室舒张充盈时间缩短；肺循环血量增加；左心房压力明显升高，导致肺毛细血管压力增高，血浆渗出至组织间隙或肺泡内，从而引起急性肺水肿。

3. 栓塞　以脑栓塞最常见，亦可发生于四肢、肠、肾和脾等脏器，栓子多来自扩大的左心耳伴心房颤动者。右心房来源的栓子可造成肺栓塞或肺梗死。

4. 肺部感染　本病患者常有肺静脉压力增高及肺瘀血，易并发肺部感染。出现肺部感染后往往加重或诱发心力衰竭。

亚急性感染性心内膜炎较少见。

（六）诊断及鉴别诊断

发现心尖区隆隆样舒张期杂音并有左心房扩大，即可考虑二尖瓣狭窄，超声心动图检查可明确诊断。临床上二尖瓣狭窄应与下列情况的心尖区舒张期杂音鉴别。

1. 急性风湿性心脏炎　心尖区有高调，柔和的舒张早期杂音，每日变化较大，风湿活动控制后，杂音可消失。这是因为心室扩大、二尖瓣相对狭窄所致，即 Carey - Coombs 杂音。

2. "功能性"二尖瓣狭窄　见于各种原因所致的左心室扩大，二尖瓣口流量增大，或二尖瓣在心室舒张期受主动脉反流血液的冲击等情况，如大量左至右分流的动脉导管未闭、心室间隔缺损、主动脉瓣关闭不全等，此杂音历时较短，无开瓣音，性质较柔和，吸入亚硝酸异戊酯杂音减低，应用升压药后杂音加强。

3. 左心房黏液瘤　为心脏原发性肿瘤中最常见者。临床症状和体征与二尖瓣狭窄相似，但呈间歇性，随体位而变更，一般无开瓣音而听到肿瘤扑落音，心房颤动少见而易有反复的周围动脉栓塞现象。超声心动图表现为二尖瓣后面收缩期和舒张期均可见一团云雾状回声波。心导管检查显示左心房压力明显升高，选择性造影示左心房内充盈缺损。后者目前已少用，因有促使瘤栓脱落的可能。

4. 三尖瓣狭窄　胸骨左缘下端闻及低调的隆隆样舒张期杂音，吸气时因回心血量增加可使杂音增强、呼气时减弱。窦性节律时颈静脉 a 波增大。二尖瓣狭窄舒张期杂音位于心尖区，吸气时无变化或减弱。超声心动图可明确诊断。

5. 原发性肺动脉高压　多发生于女性患者，无心尖区舒张期杂音和开瓣音，左心房不扩大，肺动脉楔压和左心房压力正常。

（七）治疗

1. 代偿期治疗　适当避免过度的体力劳动及剧烈运动，保护心功能；对风湿性心脏病患者应积极预防链球菌感染与风湿活动以及感染性心内膜炎。

2. 失代偿期治疗　出现临床症状者，宜口服利尿药并限制钠盐摄入。右侧心力衰竭明显或出现快速心房颤动时，用洋地黄类制剂可缓解症状，控制心室率。出现持续性心房颤动1年以内者，应考虑药物或电复律治疗。对长期心力衰竭伴心房颤动者可采用抗凝血治疗，以预防血栓形成和动脉栓塞的发生。

3. 手术方法　治疗的关键是解除二尖瓣狭窄，降低跨瓣压力阶差。常采用的手术方法如下。

（1）经皮穿刺二尖瓣球囊分离术：这是一种介入性心导管治疗技术，其适应证为单纯二尖瓣狭窄。此方法能使二尖瓣口面积扩大至 $2.0cm^2$ 以上，明显降低二尖瓣跨瓣压力阶差和左心房压力，提高心脏指数，有效地改善临床症状。经皮穿刺二尖瓣球囊分离术不损害瓣下结构，操作熟练者，亦可避免并发症的发生；并且不必开胸，较为安全，患者损伤小，康复快，近期疗效已肯定。

（2）二尖瓣分离术：有闭式和直视式两种。闭式多采用经左心室进入使用扩张器方法，对隔膜型疗效最好。手术适应证为患者年龄不超过 55 岁，心功能在 Ⅱ ~ Ⅲ 级，近半年内无风湿活动或感染性心内膜炎，术前检查心房内无血栓，不伴有或仅有轻度二尖瓣关闭不全或主动脉瓣病变且左心室不大。并发妊娠而需手术者宜在孕期 6 个月以内进行。对中度或重度二尖瓣关闭不全、疑有心房内血栓形成、瓣膜重度钙化或腱索明显融合缩短的患者，应行直视式分离术。

（3）人工瓣膜替换术：指征为心功能在 3 ~ 4 级，伴有明显二尖瓣关闭不全和（或）主动脉瓣病变且左心室增大；瓣膜严重钙化以致不能分离修补。常用机械瓣或生物瓣。机械瓣经久耐用，不致钙化或感染，但须终身抗凝血治疗. 伴有溃疡病或出血性疾病者忌用；生物瓣不需抗凝血治疗，但可因感染性心内膜炎或数年后瓣膜钙化或机械性损伤而失效。

二、二尖瓣关闭不全

（一）概述

二尖瓣包括 4 个成分：瓣叶、瓣环、腱索和乳头肌，其中任何一个发生结构异常或功能失调，均可导致二尖瓣关闭不全（mitral insufficiency）。因二尖瓣关闭不全行手术治疗的最常见的病因是黏液退行性变，也称二尖瓣脱垂，占 29% ~ 70% 。风湿性心脏瓣膜病引起一部分瓣膜狭窄而另一部分关闭不全的原因至今尚不清楚。外伤也可能引起二尖瓣腱索断裂，二尖瓣关闭不全，二尖瓣单纯关闭不全与狭窄的病理改变不同，表现为瓣膜弥漫性纤维增生，伴少许钙化，交界多无融合改变，瓣下腱索常无明显增粗和融合，可伴腱索缩短，乳头肌浸润性改变和瓣环后正中不对称性扩大。

（二）病理生理

二尖瓣关闭不全的主要病理生理改变是二尖瓣反流使得左心房负荷和左心室舒张期负荷加重。左心室收缩时，血流由左心室注入主动脉和阻力较小的左心房，流入左心房的反流量可达左心室排血量的 50% 以上。左心房除接受肺静脉回流的血液外，还接受左心室反流的血液，因此左心房压力的升高可引起肺静脉和肺毛细血管压力的升高，继而扩张和瘀血。同时左心室舒张期容量负荷增加，左心室扩大。慢性者早期通过代偿，心搏量和射血分数增加，左心室舒张末期容量和压力可不增加，此时可无临床症状；失代偿时，心搏量和射血分数下降，左心室舒张期末容量和压力明显增加，临床上出现肺瘀血和体循环灌注低下等左侧心力衰竭的表现。晚期可出现肺动脉高压和全心衰竭。

急性二尖瓣关闭不全时，左心房突然增加大量反流的血液，可使左心房和肺静脉压力急剧上升，引起急性肺水肿。

慢性发病者中，由于风湿热造成的瓣叶损害所引起者最多见，占全部二尖瓣关闭不全患者的1/3，且多见于男性。病理变化主要是炎症和纤维化使瓣叶变硬、缩短、变形，粘连融合，腱索融合、缩短。有50%患者并发二尖瓣狭窄。二尖瓣关闭不全还可见于：①冠状动脉粥样硬化性心脏病（冠心病）。心肌梗死后以及慢性心肌缺血累及乳头肌及其邻近室壁心肌，引起乳头肌纤维化伴功能障碍；②先天性畸形。二尖瓣裂缺，最常见于心内膜垫缺损或纠正型心脏转位、心内膜弹力纤维增生症、降落伞型二尖瓣畸形；③二尖瓣环钙化。为特发性退行性病变，多见于老年女性患者。此外，高血压病、马方综合征、慢性肾衰竭和继发性甲状腺功能亢进的患者，亦易发生二尖瓣环钙化；④左心室扩大。任何病因引起的明显左心室扩大，均可使二尖瓣环扩张和乳头肌侧移，影响瓣叶的闭合，从而导致二尖瓣关闭不全；⑤二尖瓣脱垂综合征；⑥其他少见病因。结缔组织病如系统性红斑狼疮、类风湿关节炎等，还有肥厚梗阻型心肌病、强直性脊椎炎。

急性二尖瓣关闭不全多因外伤后腱索断裂、瓣膜毁损或破裂，乳头肌坏死或断裂以及人工瓣膜替换术后开裂而引起，可见于感染性心内膜炎、急性心肌梗死、穿通性或闭合性胸外伤及自发性腱索断裂。

（三）临床表现

1. 症状　通常情况下，从初次风湿性心肌炎到出现明显二尖瓣关闭不全的症状可长达20年，一旦发生心力衰竭，则进展迅速。轻度二尖瓣关闭不全者可无明显症状或仅有轻度不适感。严重二尖瓣关闭不全的常见症状有：劳力性呼吸困难、疲乏、端坐呼吸等，活动耐力显著下降。咯血和栓塞较少见。晚期右心衰竭时可出现肝瘀血增大，有触痛，踝部水肿，胸腔积液或腹水。急性者可很快发生急性左侧心力衰竭或肺水肿。

2. 体征

（1）心脏听诊：心尖区会收缩期吹风样杂音，响度在3/6级以上，多向左腋下传播，吸气时减弱，反流量小时音调高，瓣膜增厚者杂音粗糙。前叶损害为主时，杂音向左腋下或左肩胛下传导；后叶损害为主者，杂音向心底部传导。可伴有收缩期震颤。心尖区第一心音减弱，或被杂音掩盖。由于左心室射血期缩短，主动脉瓣关闭提前，导致第二心音分裂。严重二尖瓣关闭不全者可出现低调的第三心音。闻及二尖瓣开瓣音提示并发二尖瓣狭窄，但不能除外二尖瓣关闭不全。严重的二尖瓣关闭不全患者，由于舒张期大量血液通过，导致相对性二尖瓣狭窄，故心尖区可闻及低调、短促的舒张中期杂音。肺动脉高压时，肺动脉瓣区第二心音亢进。

（2）其他体征：动脉血压正常而脉搏较细小。心界向左下扩大，心尖区此刻触及局限性收缩期抬举样搏动，说明左心室肥厚和扩大。肺动脉高压和右侧心力衰竭时，可有颈静脉怒张、肝大，下肢水肿。

（四）辅助检查

1. X线检查　轻度二尖瓣关闭不全者，可无明显异常发现。严重者左心房和左心室明显增大，明显增大的左心房可推移和压迫食管。肺动脉高压或右侧心力衰竭时，右心室增大。可见肺静脉瘀血，肺间质水肿和Kerley B线。常有二尖瓣叶和瓣环的钙化。左心室造影可对二尖瓣反流进行定量。

2. 心电图检查　轻度二尖瓣关闭不全者心电图可正常。严重者可有左心室肥大和劳损；肺动脉高压时可出现左、右心室肥大的表现。慢性二尖瓣关闭不全伴左心房增大者多有心房颤动。窦性心律者 P 波增宽且呈双峰形，提示左心房增大。

3. 超声心动图检查　是检测和定量二尖瓣反流的最准确的无创性诊断方法，二维超声心动图上可见二尖瓣前后叶反射增强、变厚，瓣口在收缩期关闭对合不佳；腱索断裂时，二尖瓣可呈连枷样改变，在左心室长轴面上可见瓣叶在收缩期呈鹅颈样钩向左心房，舒张期呈挥鞭样漂向左心室。M 型超声可见舒张期二尖瓣前叶 EF 斜率增大，瓣叶活动幅度增大；左心房扩大，收缩期过度扩张；左心房扩大及室间隔活动过度。多普勒超声显示左心房收缩期反流。

4. 放射性核素检查　放射性核素血池显像示左心房和左心室扩大，左心室舒张末期容积增加。肺动脉高压时，可见肺动脉主干和右心室扩大。

5. 右心导管检查　右心室、肺动脉及肺毛细血管压力增高，肺循环阻力增大，左心导管检查左心房压力增高，压力曲线 V 波显著，而心排血量减低。

（五）诊断及鉴别诊断

临床诊断主要是根据心尖区典型的吹风样收缩期杂音并有左心房和左心室扩大，超声心动图检查可明确诊断。

二尖瓣关闭不全的杂音应与下列情况的心尖区收缩期杂音鉴别。

1. 相对性二尖瓣关闭不全　可发生于高血压性心脏病，各种原因的引起的主动脉瓣关闭不全或心肌炎，扩张型心肌病，贫血性心脏病等。由于左心室或二尖瓣环明显扩大，造成二尖瓣相对关闭不全而出现心尖区收缩期杂音。

2. 功能性心尖区收缩期杂音　50% 左右的正常儿童和青少年可听到心前区收缩期杂音，响度在 1～2 级（6 级分别法），短促，性质柔和，不掩盖第一心音，无心房和心室的扩大。亦可见于发热、贫血、甲状腺功能亢进等高动力循环状态，原因消除后杂音即消失。

3. 室间隔缺损　可在胸骨左缘第 3～4 肋间闻及粗糙的全收缩期杂音，常伴有收缩期震颤，杂音向心尖区传导，心尖搏动呈抬举样。心电图及 X 线检查表现为左、右心室增大。超声心动图显示心室间隔连续中断，声学造影可证实心室水平左向右分流存在。

4. 三尖瓣关闭不全　胸骨左缘下端闻及局限性吹风样的全收缩杂音，吸气时因回心血量增加可使杂音增强，呼气时减弱。肺动脉高压时，肺动脉瓣第二心音亢进，颈静脉 V 波增大。可有肝搏动、肿大。心电图和 X 线检查可见右心室肥大。超声心动图可明确诊断。

5. 主动脉瓣狭窄　心底部主动脉瓣区或心尖区可听到响亮粗糙的收缩期杂音，向颈部传导，伴有收缩期震颤。可有收缩早期喀喇音，心尖搏动呈抬举样。心电图和 X 线检查可见左心室肥厚和扩大。超声心动图可明确诊断。

（六）治疗

1. 内科治疗　适当避免过度的体力劳动及剧烈运动，限制钠盐摄入，保护心功能；对风湿性心脏病积极预防链球菌感染与风湿活动以及感染性心内膜炎；适当使用利尿药、血管扩张药，特别是减轻后负荷的血管扩张药，通过降低左心室射血阻力，可减少反流量，增加心排血量，从而产生有益的血流动力学作用。慢性患者可用血管紧张素转化酶抑制药。急性者可用硝普钠、硝酸甘油或酚妥拉明静脉滴注。洋地黄类药物宜用于出现心力衰竭的患者，对伴有心房颤动者更有效。晚期的心力衰竭患者可用抗凝血药物防止血栓栓塞。

2. **手术治疗**　长期随访研究表明，手术治疗后二尖瓣关闭不全患者心功能的改善明显优于药物治疗；即使在并发心力衰竭或心房颤动的患者中，手术治疗的疗效亦明显优于药物治疗。瓣膜修复术比人工瓣膜置换术的死亡率低，长期存活率较高，血栓栓塞发生率较小。

（1）术前准备：手术治疗前，应行左，右心导管检查和左心室造影。这些检查对确诊二尖瓣反流，明确原发性心肌病变或功能性二尖瓣关闭不全均有很大的帮助；血流动力学检查有助于估价受累瓣叶的病变严重程度；冠状动脉造影可确定患者是否需要同时行冠状动脉旁路移植术。

（2）手术指征：①急性二尖瓣关闭不全；②心功能3～4级，经内科积极治疗后；③无明显临床症状或心功能在2级或2级以下，辅助检查表明心脏进行性增大，左心室射血分数下降。超声心动图检查左心室收缩期末内径达50mm或舒张期末内径达70mm，射血分数≤50%时即应尽早手术治疗。

（3）手术种类：①瓣膜修复术：能最大限度地保存天然瓣膜。适用于二尖瓣松弛所致的脱垂；腱索过长或断裂；风湿性二尖瓣病变局限，前叶柔软无皱缩且腱索虽有纤维化或钙化但无牵缩；感染性心内膜炎二尖瓣赘生物或穿孔病变局限，前叶无或仅轻微损害者；②人工瓣膜置换术：置换的瓣膜有机械瓣和生物瓣。机械瓣包括球瓣、浮动碟瓣和倾斜碟瓣，其优点为耐磨损性强，但血栓栓塞的发生率高，须终身抗凝血治疗，术后10年因抗凝血不足致血栓栓塞或抗凝血过度发生出血所致的病死和病残率可高达50%；其次，机械瓣的偏心性血流，对血流阻力较大，跨瓣压差较高。生物瓣包括猪主动脉瓣、牛心包瓣和同种硬脑膜瓣，其优点为发生血栓栓塞率低，不需终身抗凝血和具有与天然瓣相仿的中心血流，但不如机械瓣牢固。3～5年后可发生退行性钙化性变而破损，10年后50%须再次换瓣。

年轻患者和有心房颤动或血栓栓塞高危需抗凝血治疗者，宜选用机械瓣；若瓣环小，则宜选用血流动力学效果较好的人工瓣；如有出血倾向或抗凝血禁忌者，以及年轻女性换瓣术后拟妊娠生育者，宜用生物瓣。

（七）并发症

慢性患者的并发症与二尖瓣狭窄相似，但出现较晚。感染性心内膜炎较多见，栓塞少见。急性患者和慢性患者发生腱索断裂时，短期内发生急性左侧心力衰竭甚至急性肺水肿，预后较差。

三、主动脉瓣狭窄

（一）流行病学

单纯的主动脉瓣狭窄多见于男性患者，常见的病因包括：退行性变、先天性畸形、风湿性病变较少见。在成年人中，风湿性主动脉瓣狭窄缩窄的比例较小，瓣膜的风湿性病理损害可引起瓣叶交界的融合，使瓣膜开口面积缩小，从而引起主动脉瓣狭窄。

（二）症状

主动脉瓣狭窄患者存在左心室射血受阻和压压力负荷增大，但患者可在很长时间内无临床症状。在长期的流出道梗阻可是左心室代偿性肥厚，可出现下列与主动脉瓣狭窄相关的临床症状：①晕厥；②心绞痛；③胸闷和充血性心力衰竭。

眩晕或晕厥是由于心脏压力感受器反应失常导致的低血压和脑部供血减少，也可能与心律失常有关，如室性心动过速、短暂性室颤等。

有 2/3 严重主动脉瓣狭窄患者出现活动性心绞痛，其中 1/2 本身存在潜在的冠状动脉病变，无冠状动脉病变的患者出现心绞痛不仅与心肌氧供需失有关，还与其他多个因素有关，如心室质量增加使心肌耗氧增加，收缩期延长使心肌内冠状动脉血管受压，心动过速使舒张期冠状动脉供血减少。

早期心力衰竭表现为活动耐量下降，随着时间的推移，出现胸闷，活动时舒张末压增高，到晚期可囊出现左心室收缩功能下降，表现出低心排血量的

（三）体征

体格检查是评价主动脉瓣狭窄程度的较有价值的方法。在心底部可以闻及收缩期粗糙有力的喷射样杂音，但其响度和瓣膜狭窄的程度无关。

（四）辅助检查

1. 心电图　主动脉瓣狭窄患者心电图表现与其左心室肥厚程度有关，但无特异性，通常表现为电压增高，伴有 ST 段抬高，表示有心内膜下缺血，须强调的是，当心电图无左心室肥厚表现并不能排除主动脉瓣狭窄。

2. X 线检查　大多数主动脉瓣狭窄患者的 X 线检查均正常，但有一些非特异性改变。左心室肥厚的 X 线征象为左心室变钝，在严重的主动脉瓣狭窄的成年人患者胸片上，有时可看到严重钙化的主动脉瓣。

3. 超声心动图　超声心动图是评价主动脉瓣狭窄程度的最常用的无创方法。多普勒超声通过测定流经瓣膜的血流速度评估瓣膜的狭窄程度。多普勒测定出的压力阶差与导管的测定值基本相同，偏差的狭窄喷射血流可引起测定值小于实际值。

（五）治疗

正常成年人平均主动脉瓣瓣口面积为 $3.0 \sim 4.0 cm^2$，只有当瓣口面积小于正常的 1/4 时才会出现症状，目前常用的主动脉瓣狭窄分级标准如下。

1. 主动脉瓣轻度狭窄　面积 $>1.5 cm^2$。

2. 主动脉瓣中度狭窄　面积 $1 \sim 1.5 cm^2$。

3. 主动脉瓣重度狭窄　面积 $<1 cm^2$。

决定是否施行主动脉瓣置换手术常根据有无临床症状，有些严重的主动脉瓣狭窄的患者可以在很长时间内无症状，而部分中度狭窄的患者在早期就出现临床症状。最终患者出现晕厥，心力衰竭、胸痛等症状，一旦出现上述症状，如不及时接受瓣膜置换手术，患者的生存期通常在 $2 \sim 3$ 年，出现心力衰竭的患者预后最差，其生存期常常在 2 年内。猝死是主动脉瓣狭窄患者最严重的后果，发生前患者常无先兆症状，大多数患者既往有临床症状，重度狭窄患者每年猝死发生率 $<1\%$。

主动脉瓣置换手术是治疗成年人主动脉瓣狭窄唯一有效方法，凡出现临床症状同时无明显手术禁忌的主动脉瓣狭窄的患者都适于手术治疗，瓣膜替换手术治疗可以改善症状和延长生存时间。如果是由于心脏后负荷增大而导致的心功能减退，尽管射血分数低，但手术效果良好，而因为心肌收缩力降低的患者手术效果欠佳。随着血流动力学的改善，射血分数和室壁张力低下的患者可逐渐恢复。

对无症状的主动脉瓣狭窄，因为存在猝死风险，多数学者建议：主动脉瓣瓣口面积 < $0.6cm^2$，活动后出现异常低血压、左心室功能下降、室性心动过速和左心室肥厚明显的患者应该手术。

并发有冠状动脉病变须行冠状动脉旁路移植术，或须行其他瓣膜手术（如二尖瓣）和主动脉根部手术治疗的主动脉瓣中度狭窄的患者，需同期行主动脉瓣替换术。

四、主动脉瓣关闭不全

（一）概述

主动脉瓣关闭不全是由舒张期瓣叶不能对合或关闭不充分所致，由于瓣叶关闭不全，射出的血液又流回左心室，血液反流造成有效搏血量减少。与主动脉瓣狭窄不同。其左心室处于压力和容量双负荷，急性超负荷可能使左心室失代偿，出现心力衰竭。风湿性病变可能引起主动脉瓣关闭不全。其他的原因可能还有：退行性变、钙化性主动脉瓣病变、急性或慢性感染性心内膜炎等。

（二）临床表现

主动脉瓣关闭不全的患者有很长的代偿期，处于代偿期的患者可以很长时间无临床症状，当大量反流导致左心室失代偿后可出现心悸、心尖部抬举样搏动和不典型胸痛综合征。与主动脉瓣狭窄不同，主动脉瓣关闭不全的患者很少出现胸痛症状。主动脉瓣关闭不全代偿性心肌肥厚的程度绝无主动脉瓣狭窄重，但主动脉瓣区涡流和舒张压的下降在某种程度上可能导致冠状动脉血流减少和心肌灌注不良。当左心室代偿，主动脉瓣关闭不全的主要症状是心力衰竭和肺瘀血。

主动脉瓣关闭不全在不同时期的体征各不相同，由于总排血量增大，搏出的血流使外周血管扩张，但随着血液反流使血管床又迅速回缩，脉压增大。临床上出现许多典型体征。如水冲脉、毛细血管搏动征等周围血管征，其他表现有充血性心力衰竭。

（三）辅助检查

1. 心电图检查　慢性关闭不全的心电图电轴左偏，左心室传导阻滞常伴有左心功能不全，QRS 波的宽度与左心室质量呈线性相关，如 QRS 波平坦且宽度较小表明射血分数和心肌收缩力严重下降。但心电图不能准确反映主动脉瓣关闭不全的严重程度。

2. 超声心动图　超声心动图检查是诊断主动脉瓣关闭不全和检测疾病进程最有效的方法。通过测量彩色血流可以判断瓣膜的反流杂音的性质，同时可以测量左心室舒张末和收缩末的容积及心室壁厚度，以确定左心室有无不可逆损伤，在急性主动脉瓣反流中还可发现二尖瓣的相对关闭不全。

（四）诊断

一般情况下，根据体征和临床症状可诊断主动脉瓣关闭不全。心电图、超声心动图可有助于明确诊断和判断疾病严重程度。

（五）治疗

急性主动脉瓣关闭不全须尽早进行瓣膜替换手术，因为左心室不能在短时间内代偿，很快出现了进行性充血性心力衰竭、心动过速和心排血量下降。

慢性主动脉瓣关闭不全患者可以很好地耐受。但一旦有心功能的下降，就需要性瓣膜替换术，一般来说 EF < 55% 且左心室舒张末直径 > 75mm 或左心室收缩末直径 > 55mm。

主动脉瓣关闭不全手术的理想时机是心肌发生不可逆损伤前，尽管心功能受损患者手术治疗的围术期手术风险较大，但与药物治疗相比，手术可以延长生存时间，严重主动脉瓣关闭不全并发心功能低下的患者采用非手术治疗，其 1 年内病死率为 50%。

五、联合瓣膜病

在需要外科矫治的心脏多瓣膜病变，其瓣膜的病理性变化可能是风湿性改变、退行性变、感染性及其他原因引起的病变。瓣膜的功能障碍可以是原发性的（如病因直接作用于瓣膜的后果），或继发性的（心脏扩大或肺动脉高压）。外科治疗既要考虑瓣膜原发病变的影响，又要考虑成形或置换术后，继发受累瓣膜的反应，即是否可以不处理而自愈。

瓣膜反流可能是瓣膜本身病理改变直接引起，也可能激发与其他病变所致的心室形态的继发性改变。这种继发性或功能性反流可能影响房室瓣，对一些患者，继发性瓣膜反流可通过对原发病变瓣膜的修复或置换得到改善，而另一些患者可能需要同期外科治疗。

据文献报道，67% 的严重主动脉瓣狭窄的患者伴有二尖瓣反流。如二尖瓣功能正常，解除左心室流出道梗阻将使二尖瓣反流得到改善，如二尖瓣反流严重，主动脉瓣置换术后仍有一定程度的反流存在，此时需同期行二尖瓣瓣环成形术。如果主动脉瓣狭窄并发二尖瓣结构异常的二尖瓣反流，则需同期行二尖瓣成形术或二尖瓣置换术。

继发性三尖瓣反流常常与风湿性二尖瓣狭有关，原因尚不清楚。可能是继发于肺动脉高压侧心室扩张。三尖瓣瓣环的扩张是非对称性的，扩张发生在右心室游离壁对应的瓣环，三尖瓣瓣处的瓣环较少扩张性改变。

超声心动图检查诊断有明显反流但是没有状或经内科治疗症状控制者，可定为中度三尖瓣闭不全，可行 De Vega 成形或 Keys 成形。严重发性三尖瓣反流并发右侧心力衰竭，需同期性成形或三尖瓣置换术。

（张金涛）

第二节　创伤性瓣膜病

因为创伤导致的瓣膜病变，多见于撞击后引起的腱索断裂导致二尖瓣关闭不全，或主动脉瓣关闭不全。其病理改变、诊断都与风湿性瓣膜病类似，此处不再赘述。下面主要介绍创伤瓣膜病的手术方法。

二尖瓣成形方法有很多，包括：矩形切除术、瓣叶移位成形术、前瓣叶脱垂处理技术、瓣环成形和双孔技术等。

一、矩形切除术

后瓣叶脱垂用矩形切除术处理，首先确定过长或断裂腱索附着在后瓣叶的位置，并标记。切除相应病变腱索附着的后瓣叶。瓣环上的缺口用 5 - 0 线缝闭。该方法是瓣膜成形术中最重要的步骤。

二、瓣叶移位成形术

瓣叶移位成形术是后瓣叶矩形切除术后的另一修补形式,由 Carpentier 设计,是为了防止二尖瓣收缩期前向运动(SAM)引起的左心室流出道梗阻。

三、前瓣叶脱垂的处理

包括腱索转移、腱索置换、腱索缩短、人工腱索等。

四、瓣环成形

瓣环成形可以有效地纠正瓣环扩张、改善瓣叶的对合、加固缝合线和防止瓣环的进一步扩大。成形环有多种类型。

五、双孔技术

又称缘对缘技术,较适用于前瓣叶脱垂为主,而后瓣叶钙化严重导致腱索转移困难的患者。

(濮仁富)

第三节 缺血性瓣膜病和退行性瓣膜病

随着社会经济的发展、人类寿命的延长,高龄人群日益增加,已成世界性的趋向。缺血性瓣膜病、退行性瓣膜病是 60 岁以上的老年人常见心血管疾病,据统计占老龄心血管外科手术的10% ~20% 。近 10 年来,由于心脏麻醉设备条件与技术的进步、外科各种手术的发展、心肌保护和围术期处理的精化,心脏瓣膜外科已经取得了显著的进步与发展。同时,缺血性瓣膜病、退行性瓣膜病患者并发高血压病、心肌梗死和脑血管疾病发病率高,冠心病和心脏瓣膜病可以互为因果并存,增加了其外科手术的复杂性与影响手术效果。

缺血性瓣膜病与退行性瓣膜病是一种特定的病因学范畴,没有特殊的分类。综合国际上近年来文献资料及欧美心血管外科数据库的相关定义,作者把本节所讲述的内容分类为缺血性二尖瓣关闭不全与乳头肌功能紊乱(ischemia mitral regurgitation and papillary muscle dysfunction);老年退行性心脏瓣膜病变(senile degenerative valvularheart disease)以及老年迟发性瓣膜病变。

一、二尖瓣缺血性病变与退行性病变

老年性二尖瓣病变的发病原因较多,GroSSi 等报道纽约医科大学医学中心连续 278 例 70 岁以上的二尖瓣成形或置换术患者,其中退行性病变 146 例(52.5%),缺血性病变 90 例(32.4%),风湿性病变 19 例(6.8%),感染性病变 15 例(5.4%),其他 8 例(2.9%)。表现退行性与缺血性病变占老年二尖瓣病变的绝大多数。

(一)二尖瓣病变与瓣环钙化症

儿童时期,二尖瓣前叶与后叶呈半透明状,20 岁以后由于纤维组织增生而变厚;50 岁时伴有较多的脂质沉着;70 岁左右,二尖瓣的前叶与后叶的闭合缘增厚呈小结节状,瓣环处常有局限性钙化。随着二尖瓣退行性的发展，瓣叶的胶原部分被黏多糖酸所代替，而且瓣叶、瓣环和腱索均被累及，表现为瓣叶变薄扩大，腱索延长变细，有的可发生断裂。二尖瓣环钙化为一种退行性病变，主要发生于 60 岁以上的老年患者，钙化的发生机制尚不清楚，可能是血流应力引起的一种表现。主动脉瓣钙化性狭窄的患者中 50% 并发严重的二尖瓣环钙化。钙化最初发生在后瓣环的中部，随着钙化的进展，瓣叶向上突起，腱索延长。钙化一般呈条状，以后逐渐扩大，严重者可侵犯全部瓣环，并可侵犯心肌累及传导系统，引起传导系统障碍。

退行性二尖瓣病变的临床表现，手术方法等内容这里不做论述，本部分将重点介绍缺血性二尖瓣病变。

（二）缺血性二尖瓣关闭不全与乳头肌功能紊乱

缺血性二尖瓣关闭不全是由于 1 支或多支冠状动脉部分或完全阻塞，引起二尖瓣关闭不全，称为缺血性二尖瓣关闭不全。此病是冠心病和心肌梗死的表现，但必须把其他病因引起的二尖瓣关闭不全与并发冠心病区别开来，因为两者有时不是因果关系，所有缺血性二尖瓣关闭不全，均有急性和陈旧性的心肌梗死或有心肌缺血发作。因此，缺血性二尖瓣关闭不全不包括退行性、黏液性、结缔组织病变，以及腱索自发性断裂、感染、创伤、心肌炎、瓣环钙化症或创伤等原因引起的二尖瓣关闭不全，同时也应与先天性畸形区别开来。

缺血性二尖瓣关闭不全可发生于急性心肌梗死或慢性心肌梗死，也可发生于可逆转的心绞痛患者，无论是急性或慢性的临床表现，主要决定于左心功能不全的严重性。缺血性二尖瓣关闭不全不同程度的表现，左心室的功能不全和冠心病的症状，产生了不同的临床表现。缺血性二尖瓣关闭不全是个复杂的病理表现，因此，在冠状动脉再血管化与瓣膜的处理上还存在复杂的未知因素。

继发于缺血性心脏病的慢性严重二尖瓣关闭不全预后不良。其发病机制为乳头肌功能紊乱或二尖瓣环扩张，或两者同时并存。常见的病理改变是 1 个或 2 个乳头肌存在愈合后梗死病灶；急性心肌梗死并发乳头肌梗死或断裂，可引起严重的急性二尖瓣关闭不全。后乳头肌由冠状动脉的后降支单支供血，血管堵塞时容易引起梗死；而前乳头肌则由前降支的对角支和回旋支的纯缘支动脉双重供血，因此发生梗死的机会较少。冠心病侵犯右冠状动脉和左冠状动脉回旋支，也可引起后乳头肌功能紊乱。二尖瓣关闭不全的严重程度一般与左心室心肌运动障碍或失去运动的区域是一致的。慢性缺血性心脏病可引起乳头肌纤维化和左心室扩大，因乳头肌排列紊乱引起二尖瓣关闭不全。心肌梗死引起乳头肌坏死，发生乳头肌断裂的机会很少见。乳头肌完全断裂可引起严重的二尖瓣关闭不全和左侧心力衰竭，常引起致命的后果，如仅有部分乳头肌断裂，而二尖瓣反流较轻；乳头肌完全断裂一般发生在心肌梗死后 2 ~ 7d，如不施行急症手术，50% ~ 75% 的患者于 24h 内死亡。

（1）发病率：在急性心肌梗死后 17% ~ 55% 的患者有二尖瓣收缩期杂音，超声心动图检查显示有缺血性二尖瓣关闭不全，60% 的后下壁心肌梗死患者和 46% 的前壁心肌梗死患者 48h 后，彩色多普勒血流频谱可显示缺血性二尖瓣关闭不全。心肌梗死发生后 6h 心导管检查，18.2% 的患者存在缺血性二尖瓣关闭不全，其中 3.4% 的患者为严重二尖瓣关闭不全，但许多早期临床杂音只是短暂的，出院时即已消失。心肌梗死后早期缺血性二尖瓣关闭不全非常多见，但大部分患者是轻度的，而且可以完全消失。有症状冠心病的患者血管造影显示二尖瓣关闭不全的发生率为 10.9% ~ 19%。急性心肌梗死的患者经过一定的时间可以发展为慢性缺血性二尖瓣关闭不全。

（2）病理学：缺血性二尖瓣关闭不全多在急性心肌梗死时突然出现，也可作为心肌梗死后的慢性晚期表现，或是心肌区域性缺血发作时短暂的表现。慢性二尖瓣关闭不全与冠心病的患者，施行冠状动脉与左心室造影，常常难以证明缺血性二尖瓣关闭不全与冠状动脉阻塞的特殊关系。单纯回旋支严重阻塞、左前降支加回旋支阻塞、左前降支加右冠状动脉阻塞、右冠状动脉加回旋支阻塞或3支冠状动脉阻塞，其中19%～28%的患者发生中度或严重的二尖瓣关闭不全。

两个乳头肌的血液供血有多个来源，后乳头肌由右冠状动脉或回旋支终末的边缘支供血。右冠状动脉优势的患者，后乳头肌68%的患者由右冠状动脉供血；左冠状动脉优势的患者，后乳头肌由左回旋支的终末支供血。前乳头肌主要由回旋支动脉系统供血，但常有从前降支或侧支，以及对角支动脉系统供血，前乳头肌的侧部常由回旋支动脉供血。

缺血性二尖瓣关闭不全常发生于后壁心肌梗死，而且关闭不全的严重程度较大。心肌梗死后头肌断裂常引起致命性缺血性二尖瓣关闭不全，后乳头肌的发生率高于前乳头肌的3～6倍。不论乳头肌的主干或腱索连接处断裂都可发生，但常以部分断裂为常见。乳头肌完全断裂多发生在急性心肌梗死的1周内。部分断裂可延迟到3个月。急性心肌梗死可突然发生严重的二尖瓣关闭不全而没有乳头肌断裂，这些患者即通常所称的乳头肌功能紊乱（papillary muscle dysfunction），表现为乳头肌不收缩。即在左心室基底部乳头肌梗死丧失收缩力。

（3）临床表现、分型与治疗：急性心肌梗死后二尖瓣关闭不全相当常见，但多数患者不影响预后仅有轻度或中度的收缩期杂音，没有心力衰竭的症状和体征。少数患者发展到严的关闭不全，出现心力衰竭的症状。这类患者由于梗死引起乳头肌的移位或断裂，引起严重的二尖瓣关闭不全并发急性肺水肿和心源性休克，需要迅速地处理。乳头肌尖端断裂，尚可生存较长的时间。如为乳头肌断裂，需要进行急症手术。

这类严重患者的临床表现是突然出现急性发作性胸痛和呼吸困难，特别常见于60岁左右的患者，常并发高血压病。由于急性心力衰竭，短期内即可发生心源性休克。典型的体征是在心尖部听到全收缩期高音调的杂音。心电图检查虽然均表现异常，但往往缺乏特征性的图像，常出现传导阻滞，ST段和T波缺血性改变。乳头肌断裂的患者往往显示下壁心肌梗死，超声心动图检查，显示二尖瓣叶连枷样活动，乳头肌移位，多普勒血流图显示二尖瓣大量反流。食管超声心动图检查可显示较为详细的二尖瓣结构的异常改变，心肌阶段性的活动异常和二尖瓣反流的程度，为手术提供较详细的依据。虽然患者的血流动力学不稳定，但多数患者仍应施行诊断性心导管检查，以确定冠状动脉的解剖改变。

1）内科治疗：心源性休克和充血性心力衰竭的患者，应进行早期的积极治疗，为手术争取时机。并应充分准备严重心律失常或心搏骤停的处理。单纯用药无效时，可应用主动脉内囊反搏辅助循环。对于没有有低血压的患者，应给予减轻后负荷的药物，如硝酸甘油、腺苷类药物，或硝普钠以增加心排血量。液体的输入量应严格按照中心静脉压与肺毛细血管楔压的标准进行。

大部分急性心肌梗死后二尖瓣关闭不全的患者，果断地外科治疗是提高成活率的最好机遇；对少数没有乳头肌断裂的患者，经过严格选择可施行急症经皮腔内冠状动脉介入术（PCI）和（或）溶栓治疗。

2）外科治疗：急性（30d内）严重心肌梗死后二尖瓣关闭不全的手术方法为：二尖瓣

成形或置换术，同期施行或不施行冠状动脉旁路移植术。但目前均主张施行同期冠状动脉旁路移植术，有利于心肌供血的重建。

急性心肌梗死后二尖瓣关闭不全，根据患者的情况，选择限期手术，如病情危急可作急症手术。缺血性二尖瓣关闭不全，不论病理改变如何，一般均主张做瓣膜置换术，尽力保留瓣下结构。停止体外循环后，经食管超声估测左心室功能，早期应用正性收缩能与冠状动脉扩张药物，如左心室不能维持适当的排血量，应立即建立机械辅助循环，如应用主动脉内囊反搏无效，则应改用左心房至主动脉或股动脉灌注进行左心转流，或应用其他暂时性左心室辅助装置，以迅速改善冠状动脉缺血，减轻左心室容量与压力负荷。

3）发作性缺血性二尖瓣关闭不全：这类患者有时出现发作性呼吸困难或突发性肺水肿，但不一定并发心绞痛；有些患者在有症状时出现二尖瓣反流性杂音，而在没有症状时杂音消失或变弱。患者先前有或没有心肌梗死的病史，但这类患者均有冠心病。

发作性缺血性二尖瓣反流的机制，是由于左心室心肌壁因为缺血引起暂时性节段运动障碍，这种运动障碍可因冠心病自行发生，或做 PCI 时因球囊阻塞引起。发作性二尖瓣反流在冠心病患者常见。节段性运动障碍有时增加左心室收缩末期和舒张末期容量，引起二尖瓣关闭线的移位发生关闭不全，在这种状态下瓣环并不扩大，瓣叶也不脱垂，但反流量可增多到左心房平均压升高，引起呼吸困难，甚或肺水肿。但随着心肌缺血改善，节段性室壁增厚重构，二尖瓣反流可减少，甚至消失。因此，应用动态心电图试验与彩色多普勒血流频谱检查，有助于了解二尖瓣发作的性质和心室节段性运动失调。因为此类二尖瓣关闭不全是可以恢复的。因此，只需冠脉旁路移植术，不需处理二尖瓣。

4）慢性缺血性二尖瓣关闭不全：冠状动脉旁路移植手术的患者有 3.5% ~7% 并发缺血性二尖瓣关闭不全，其中大部分为慢性轻度的反流，没有心力衰竭的症状，不需要外科矫正手术。严重的二尖瓣关闭不全，并发心力衰竭的症状时，不论冠状动脉缺血是否需要旁路移植术，但必须考虑矫正关闭不全。左心功能不全的程度在并发二尖瓣关闭不全的患者，有时非常难以评价。心力衰竭的症状可以由二尖瓣关闭不全引起，也可以是冠心病引起的左心功能障碍，或两者兼而有之。

慢性缺血性二尖瓣关闭不全可因左心功能代偿而耐受多年，如左心收缩末期室壁应力降低，可增加心排血量而心肌的耗氧量维持正常，而且由于心肌的张力降低，左心室的顺应性增加。但是随着左心室的扩张，由于缺乏心肌的进一步代偿性肥厚和肌原纤维的丧失，使收缩力降低。特别是缺血性二尖瓣关闭不全，进一步使左心室的收缩功能降低，心肌进行性扩张和重构，加速了心力衰竭的发生。

慢性缺血性二尖瓣关闭不全的患者，左心室收缩末期容量和室壁张力增加，左心室的重量也显著增加，而舒张末期室壁厚度不增加。在心肌梗死区舒张期室壁张力增加，刺激心肌细胞肥厚和非栓塞区的心肌细胞移动，引起左心室扩张。这类患者仍然可保持正常的射血分数，但收缩期室壁张力增加，短轴缩短率降低，而收缩末期容量和室壁张力仍然正常。虽然心排血量降低，但由于前负荷增加（舒张末期室壁张力增加），患者仍然可以没有症状或轻微症状。由于射血分数降低，舒张末期和收缩末期以及室壁张力增加，心排血量降低。因此，左心房、左心室与舒张末期压力增加，肺毛细血管楔压上升至正常的 2~3 倍。

（三）临床表现与诊断

因为缺血性二尖瓣关闭不全常为轻度或中度反流，一般没有心力衰竭，因此，心肌缺血性的表现较为突出。这类患者多施行冠状动脉旁路移植术，而不做二尖瓣手术。诊断的主要目的是冠状动脉病变的严重程度与解剖关系；二尖瓣关闭不全的严重程度；左心室的功能损害程度；以及冠状动脉旁路移植术后左心室改善的潜在可能性；同时，应力求确定二尖瓣关闭不全的病因。因为在有些冠状动脉疾病优势的患者，并发二尖瓣退行性或其他原因的病变，而缺血性二尖瓣病变只占少数患者。此外，对于这类老年患者也必须详细检查其他重要脏器的并发病变。

经胸超声心动图检查可有效的确定二尖瓣关闭不全的病因；二维超声心动图检查，可显示腱索断裂、瓣环钙化或黏液性退行性变。心导管检查可明确冠状动脉的病理改变，心室造影有助于了解心室节段性运动异常，心室扩大的情况，以及二尖瓣关闭不全的程度。

（四）手术适应证与禁忌证

有症状的冠心病患者并不都需要外科治疗。但是发生二尖瓣关闭不全和（或）严重左心功能障碍，手术危险增加。经术中食管超声和多普勒血流频谱检查，轻度的二尖瓣关闭不全，一般不予施行二尖瓣手术。

严重的缺血性二尖瓣关闭不全（3 级或 4 级）和（或）中度或重度的左心室功能障碍，需同时做二尖瓣手术与冠状动脉旁路移植术，以改善冠状动脉缺血的症状，但这类患者有时手术后不能改善，可能是区域性心肌冬眠或慢性顿抑（stunned myocardium）的结果。左心室室壁瘤或舒张末期容积接近 200ml/m 的患者手术效果不良。同时，二尖瓣关闭不全，左心室舒张末期压 >35mmHg，左心室收缩末期容量指数 >80ml/m^2，肺（平均压 >60mmHg），并发三尖瓣关闭不心力衰竭的患者，手术效果不良。老年病变如慢性肾衰竭、严重慢性肺部阻塞性，卒中遗留症状等手术疗效亦差。

（五）手术方法

一般进行择期手术，但心肌缺血症状难以控制的患者，为了预防心肌梗死，须做急症或限期手术决定施行二尖瓣成形或置换常常难以决定。对于老年患者并发严重左心室功能不全时，一般都主张做瓣膜置换手术，避免这类患者难以耐受较长时间的体外循环和心脏停搏。缩短手术时间，恢复瓣膜的关闭功能，手术成功的机遇较大。但是，缺血性二尖瓣关闭不全不像原发性病变，一般瓣膜无特殊的病变，通常修复手术可以恢复瓣膜的关闭不全

由于二尖瓣成形术的进展，一般的瓣膜结构常如腱索延长或断裂，瓣叶缺损与瓣环扩大等病变均可进行修复手术。但是心肌梗死后关闭不全的患者，由于心肌缺血性病变的原因，二尖瓣修复手术后由于梗死区的存在，心肌节段性运动异常等改变，修复成形的失败率较高，因此在选择手术术式时，应做全面的考虑。体外循环停止后，应用食管超声彩色多普勒检查，一方面观察二尖瓣启闭功能；另一方面必须仔细监测左心室功能，其中包括室壁的运动。并且预先应用药物支持，维持左心室的正常收缩功能。如心室扩张或心室活动恶化，血压难以维持，而且应用药物支持无效时，应重新开始体外循环，必要时采用主动脉内囊反搏或暂时改用左心室辅助循环。

（六）小结

缺血性二尖瓣关闭不全是心肌梗死极为常见的并发症，显著地降低了患者短期与长期生存率。该病包括 3 种病变：冠状动脉阻塞性疾、二尖瓣关闭不全以及左心室功能障碍。因此，不同于非缺血性二尖瓣关闭不全并发冠心病。现代新的诊断方法可以区别缺血性与其他

原因所致的关闭不全以及所致的缺血性关闭不全并发二尖瓣脱垂，而且可以预测缺血性所致左心功能异常恢复的可能性。急性或慢性缺血性二尖瓣关闭不全的发病原因较为清楚，当前应该特别注意乳头肌移位与二尖瓣关闭不全的关系，以便选择正确的手术适应与手术方法。

缺血性心脏病即使出现轻度的关闭不全，亦将降低长期生存率。与非缺血性慢性二尖瓣关闭不全相比，关闭不全矫正后心肌的收缩力可以恢复。面前者心肌梗死进一步使左心室舒张期室壁应力升高，促使左心室的扩张和收缩力的降低，对于并发轻度或中度缺血性二尖瓣关闭不全的患者，仅做冠状动脉旁路移植术，虽然改善了心肌的收缩功能，其中有些患者二尖瓣关闭不全可以减轻，但大部分患者无法改善。由于引起左心室重构的变化，使左心室逐渐扩大，心肌收缩力降低，进一步使二尖瓣关闭不全更趋严重。虽然由于诊断技术、麻醉方法、手术技术、心肌保护方法、术中与术后处理，以及左心机械辅助方法的改进，提高了手术的长期治疗效果。但是，现在的修复手术仍不能够矫正急性或慢性缺血性二尖瓣关闭不全的病理生理改变；难以改善心肌的重构。因此，必须继续研究和发展新的手术方法和治疗措施。

二、主动脉瓣膜退行性病变

主动脉瓣狭窄是一种常见的心脏瓣膜病，Acar 等报道 2598 例手术切除瓣膜的病理研究，主动脉瓣钙化性狭窄从前 20 年（1970—1989 年）的 27% 上升至近 20 年的 43%，其中风湿性心脏瓣膜病下降。随着人群寿命的增加，老年性退行性主动脉瓣狭窄显著增加。Farh 等报道 1965—1997 年外科切除主动脉瓣狭窄的病理研究，风湿性病变从 33% 下降为 13%；而退行性病变从 0 上升至 49%。在发达国家 70 岁以上的患者中主动脉瓣钙化性狭窄占 50%，而且老年性主动脉瓣钙化性狭窄的患者，50% 可以侵犯或并发二尖瓣环钙化症。

（一）病因与病理

引起主动脉瓣狭窄的疾病可分为先天性病变（如单叶瓣或二叶主动脉瓣）；炎症后瘢痕形成（典型为风湿性）；或退行性改变（如老年主动脉瓣钙化性狭窄）3 种。临床症状出现的年龄一般与其病理损害有关。继发于先天性二叶主动脉瓣狭窄的患者，常在 50 岁或 60 岁以后才出现临床症状。在年龄 <70 岁的成年患者中，二叶主动脉瓣占瓣膜置换术的 50%。而 70 岁以上的患者中三叶退行性主动脉瓣狭窄占瓣膜置换术的 50%。

三叶主动脉瓣退行性钙化这种退行性改变是单纯主动脉瓣置换术最常见的原因，钙化常位于瓣叶的基底部，逐渐向瓣叶中部延伸，但一般不累及瓣叶的游离缘，因此，一般不引起联合处的融合，同时并发冠状动脉狭窄的病例多见。

（二）临床表现与诊断

超过 60 岁的患者，老年钙化性主动脉瓣狭窄占 90%。老年性主动脉瓣钙化的病理进程是渐进性的。正常的主动脉瓣口面积为 $2.5 \sim 3.5 cm^2$ 由于钙化始于瓣叶基底部，向瓣叶中部延伸，而很少引起联合部的粘连与融合，主要影响瓣叶的活动度，使瓣膜的开口面积逐渐缩小，左心室的功能逐渐适应。因此，长期不引起异常的血流动力学改变，长期没有临床症状。Roberts 等报道尽管主动脉瓣叶钙化增厚，却不出现明显的流出道狭窄。Stewart 等也报道，即使 65 岁以上的患者，一般也不存在主动脉瓣的梗阻性表现。老年性钙化性主动脉瓣狭窄，由于其进展缓慢，左心室功能适应性较好，左心室逐渐肥大使左心排血量维持正常。

因此，在此期间心肌压力负荷逐渐加重，而患者可长期代偿而没有症状。

正常成年人主动脉瓣口面积根据血流动力学的异常改变，将其狭窄的严重程度分为3级：轻度狭窄的瓣口面积 > 1.5cm²；中度为 1.0 ~ 1.5cm²，重度为 ≤1.0cm²。当跨瓣压力阶差峰值超过 50mmHg，主动脉瓣口 < 0.8 ~ 1.0cm² 时，则可引起明显的左心室舒张末期压力升高，但这并不表示左心室扩张或心力衰竭，患者仍可没有症状。一般至 60 岁以后发生左心功能不全的症状，即心绞痛、晕厥或心力衰竭。因严重主动脉瓣狭窄的心排血量可维持正常或接近正常，一般自觉症状并不明显。但也可出现左侧心力衰竭的症状：疲劳乏力、咳嗽，以及劳力性呼吸困难。老年钙化性主动脉瓣狭窄的患者，并发冠心病的发病率较高，常有心绞痛的表现。

主动脉瓣狭窄的患者，在第 2 肋间胸骨旁或胸骨切迹处可触及收缩期震颤，并向颈动脉传导。在心底部可闻及收缩期杂音，并向颈部或心尖部传导。由于主动脉瓣钙化杂音较为粗糙，狭窄愈严重，杂音的持续时间愈长。

超声心动图可以观察瓣叶结构病变的性质，并可估计病变的严重程度，狭窄的三叶主动脉瓣显示瓣叶增厚钙化等病理改变，表现为多条致密的回声和瓣叶间距狭窄。二维超声心动图是确定主动脉瓣狭窄不同病理改变和病理生理表现的最佳无创方法。可探测瓣膜的钙化和狭窄的严重程度，同时，可以结合应用彩色多普勒探测心内血流的方向与速度。推算压力阶差和瓣口面积，从而作出准确的诊断。

（三）治疗

轻度主动脉瓣钙化性狭窄的患者，跨瓣阶差不超过 30mmHg，心功能没有明显改变，而且没有临床症状的患者，一般不需要内科治疗。跨瓣阶差处于 30 ~ 50mmHg，患者有轻度的症状时，应限制剧烈的体力活动，预防感染性心内膜炎。因老年钙化性病变呈逐渐加重的趋势，应每年复查一次多普勒超声心动图，以了解狭窄病变的程度和跨瓣压力阶差的改变。文献报道退行性钙化性病变的进展比其他病因的病变较快，有些轻度或中度主动脉瓣钙化性狭窄的患者，随着年龄的老化在 2 ~ 5 年可发展为重度狭窄。如果出现新的症状，经定期超声多普勒心动图检查，发现主动脉瓣压力阶差加大，应及时外科治疗。

1. 手术适应证　有症状的高龄钙化性主动脉瓣狭窄的患者，经皮球囊扩张成形术的效果不良，因此，应施行主动脉瓣置换术。钙化性主动脉瓣狭窄患者经血流动力学检查证实有严重的瓣膜梗阻（主动脉瓣口面积 < 0.8cm²/m² 或 < 0.5cm²/m²），必须进行主动脉瓣置换术。有症状的主动脉瓣狭窄患者预后不良，根据报道 3 年的死亡率为 50%；10 年为 90%，如发生充血性心力衰竭、昏厥或心绞痛，更是不良的预兆。因此，主动脉瓣置换术对有症状的老年性主动脉瓣钙化性狭窄的患者，是有效的外科治疗方法。

对于无症状的患者，如有进行性左心功能不全，或运动时血流动力学异常，跨瓣压力阶差超过 50mmHg，或超声多普勒检查超过 70mmHg，并且主动脉瓣口面积 < 0.7cm²，应及时进行外科治疗。严重主动脉瓣钙化性狭窄左心功能不全的无症状患者，手术治疗的长期死亡率低于不做手术内科治疗的患者，而且随着人造瓣膜的发展，外科手术技术的不断改进，以及围术期处理的日益完善，凡是严重主动脉瓣钙化性狭窄的患者，以早期手术为宜。

2. 术前特殊准备　老年性主动脉瓣钙化性病变患者的术前准备，除按常规的准备外，特别应注意以下几点。

（1）应用先进的检查技术，充分了解钙化瓣膜病变的进展程度，特别是并发冠状动梗阻病变血管的侵犯情况；主动脉瓣环及其周围的钙化范围，以详细制定手术方案和评估手术困难的程度。

（2）对各重要器官的并发病变，必须应用合理的治疗方案获得基本的控制，如高血压在术前必须降至正常范围；糖尿病应该把血糖维持在正常范围；肾衰竭应用透析方法使肌酐与尿素浓度维持在正常范围，消除体内液体潴留，电解质均在正常范围的患者，才可慎重考虑做瓣膜置换术。

（3）术前应用主动脉内囊反搏是常常采用的辅助装置，特别是血流动力学不稳定，低心排血量应用药物治疗无效，而又必须施行手术纠正瓣膜病变的患者，应用主动脉内囊反搏后可降低左心室的后负荷，改变冠状动脉的灌注，加强肥厚心肌内膜下的供血，为手术提供较为安全的条件。

（4）手术技术：高龄主动脉瓣钙化性狭窄患者，随着年龄的老化各器官的功能均有退化，对手术的应激性降低。特别是应用体外循环对各脏器的应激功能产生很大的损害，特别是发生左侧心力衰竭的患者，预后不良。因此，必须从多学科综合权衡利弊，确定手术治疗方案。

关于老年性钙化性主动脉瓣狭窄的手术方法，因为病变范围和并发病变的不同而异，一般包括以下几种。主动脉瓣置换术，细小主动脉根部扩大成形手术，升主动脉与主动脉瓣同期置换术，主动脉瓣置换与同期冠脉旁路移植术。

（5）人造瓣膜的选择：老年患者瓣膜置换术在国际上已广泛应用生物瓣膜，避免终身抗凝血治疗所引起的出血性并发症，而且高龄患者应用生物瓣膜结构衰坏的发生时间显著延迟。因此，应用生物瓣膜与机械瓣膜的血流动力学比较无明显差异，长期效果随访良好。

（6）术后处理：老年主动脉瓣病变的患者术前的主要特点：心功能差，74%的患者心功能为Ⅲ或Ⅳ级，左心室收缩功能障碍，主要表现为左心室舒张末期压升高，射血分数降低，前者往往反映舒张功能不全；后者是因为心肌收缩力减弱所致。此外，老年患者主要脏器的并发病变，如高血压、冠心病、糖尿病、肾功能不全和慢性呼吸道疾病，成为围术期特别是术后早期处理的主要困难。根据上述特点，应重点强调下述的处理。

1）心功能支持：老年性主动脉瓣病变特别是并发高血压与冠状动脉旁路移植术的患者，应维持心功能，控制血压与严重心律失常的出现。常规应用正性收缩能药物，针对不同的心功能改变，应用儿茶胺类与非儿茶酚胺类药物，以及钙剂。一旦循环功能稳定后，可应用慢性增加心肌的收缩药物地高辛，以增强心肌的收缩力，较为新型的药物如依诺昔酮（enoximone），以及其他类型的磷酸二酯酶三抑制药维司力农（vesnarinone）也可用于慢性心力衰竭，但作为术后早期的用药尚待进一步论证。

老年主动脉瓣置换术后，特别是并发冠状动脉旁路移植术的患者，术后早期发生低心排血量综合征，而且且因为容量负荷过重，药物治疗难以奏效的患者，可及早应用主动脉内囊反搏作为辅助循环支持，效果较好，可以降低死亡率。

2）呼吸支持：老年心脏手术的患者常伴有不同程度的肺功能损害。术后早期通气功能的设置，是调节呼吸机达到充分的氧气交换（PO_2 为 80～100mmHg），二氧化碳降低（PO_2 为 35～45mmHg）PH 正常 7.35～7.45。适当提高潮气量和降低呼吸频率，可减少肺不张和过度换气。

以前对于老年瓣膜置换术的患者，曾主张术后延长辅助呼吸时间。现在普遍主张患者离开手术室回监护室后，尽可能早的停止机械通气与拔除气管插管。但应根据麻醉方法，体外循环的时间，复温的程度，术前肺功能的状态，患者的年龄，主要脏器的并发病变，血流动力学的稳定情况，以及手术的复杂程度，综合考虑辅助呼吸的时间。但早期拔管可增加心脏的前负荷，改善肺功能，减少肺部并发症，更有利于老年患者的恢复。

3）肾功能的维持：老年心脏瓣膜病手术后，特别是术前并存肾功能不全时，术后应监测尿量、尿素氮和肌酐的水平。关于心脏术后肾功能不全的含义较广，其中轻者只有轻度的氮质血症而无严重的后果；重者为少尿性肾衰竭，则需要肾替代治疗。主要脏器的并发病变随肾功能不全的程度而改变，低心排血量综合征可使其加重。术后早期急性肾衰竭常在48h内发生。虽然心脏手术后常有高血压，而且被血管紧张素系统触发，但与术后急性肾功能不全无相关性。术后早期急性肾功能不全，1d即可检出尿素氮和肌酐升高。高钾血症是重要的并发症，必须尽快纠正，避免发生严重的心律失常。进行性的少尿与氮质血症，接着发生明显的肾衰竭，其中多数患者需要暂时的肾功能支持。

心脏术后肾功能不全的原因主要是围术期心排血量降低，引起肾血流量降低引起肾小球滤过率低下，同时由于肾小管阻塞和上皮损害不能滤过所致。肾小管阻塞的程度决定无尿肾衰竭的发展，即使仅有少部肾小管开放，也能维持适当的尿量。急性肾衰竭的恢复，决定肾小管阻塞解决后，体内液体的滤过增多与肾浓缩能力的逐渐恢复。

术前高龄心脏病已有肾功能不全的患者，是术后肾衰竭的诱发因素，虽然体外循环可短时影响肾功能，但是良好的心脏手术和围术期的正确处理，可以避免术后发生肾功能不全。例如应用搏动性体外循环，提高灌注压，以及应用超滤排出体内潴留水分，减轻肾的负担；同时由于术后心功能的恢复，也可促进肾功能恢复。心脏病患者特别是已有肾功能不全时，术后一旦发生肾衰竭和少尿或无尿的患者，应早期积极地应用肾替代治疗以降低死亡率。根据病情与心功能稳定的情况，选择血液透析、腹膜透析或持续动静脉血液过滤。透析目的是排出体内过多的水分，降低血浆钾的浓度，排出毒性的代谢产物如肾毒素，以纠正代谢性酸中毒。

（7）预防神经系统并发症：老年心脏瓣膜病的患者，并发高血压与神经系统血管病变的发生率高达50%以上，因此，术后神经系统并发症尤为多见。这种并发症可以分为3类：①中枢神经系统并发症；②神经精神并发症；③周围神经并发症。

中枢神经系统并发症：卒中综合征（cerebrovascular accident，CVAS）的发生率为2%～5%。常于麻醉后恢复患者清醒后，突然卒中发作，CT扫描检查发现有脑梗死，如果血流动力学不稳定，没有特殊的脑损害，不需特殊治疗。如发生昏迷，应寻找其他原因，做针对性治疗。颈动脉病变如果术前没有神经系统症状，难以确定是卒中的原因。对于老年患者最好进行颈动脉造影，如果两侧狭窄超过75%，应同时或提前做内膜剥离术，预防引起卒中发作。

术后卒中发作有多种因素，常温比中低温体外循环的发生率高，心内直视手术气栓、心内遗留碎屑、钙斑或异物均可引起脑栓塞。最常见的原因是从升主动脉或主动脉弓部脱落的粥样斑块。老龄患者因为主动脉粥样硬化发生率高，脑血管的栓塞率也高。高龄患者术前超声心动图检查证明有主动脉粥样硬化，手术时应予切除，预防手术操作时发生栓塞。

神经精神并发症：高龄患者心脏直视手术后大部分的神经系统并发症为神经精神异常，

其中包括情绪、行为、定向或智力异常。术后神经抑制可持续 2~3 个月，可以严重到与家庭分离，甚至自杀；通常中度的抑制症状不需特殊治疗可以自行恢复。术后早期神志清楚后出现的谵妄和类妄想型或幻觉，这类精神错乱术后有 40% 的患者发生，应用安定类药物如氟哌啶醇等治疗，1 周内即可消失。可以恢复，1 年后几乎全部正常。

智力功能缺损，如记忆力与识别能力障碍于老年心脏手术后早期也为多见。8 周后 1/2 的患者。

（濮仁富）

第四节　感染性瓣膜病

感染性瓣膜病是指各种病原菌（如细菌、真菌、病毒、螺旋体等微生物）引起的心脏瓣膜（包括自体心脏瓣膜和人工心脏瓣膜）的炎症和病变，常常是感染性心内膜炎病变的主要部位。因此，临床上所说的感染性心内膜炎往往特指感染性瓣膜病。感染性心内膜炎从病程上可分为急性感染性心内膜炎和亚急性感染性心内膜炎。急性感染性心内膜炎多发生在正常的心脏瓣膜上，感染致病菌主要为金黄色葡萄球菌、草绿色链球菌、溶血性链球菌、革兰阴性杆菌、真菌等毒力较强的菌种。起病突然，病程多在 6 周以内，伴高热、寒战、全身毒血症明显，血培养常阳性。亚急性感染性心内膜炎起病缓慢、病程较长，一般为 1.5~3 个月，患者多有心脏病变的基础。感染性心内膜炎又可分为原发性感染性心内膜炎和继发性感染性心内膜炎（人工瓣膜性心内膜炎）。最新的欧美指南则根据感染的部位和心内是否有置入物将感染性心内膜炎分为左侧原发性感染性心内膜炎、左侧人工瓣膜性心内膜炎、右侧感染性心内膜炎和心内置入物感染性心内膜炎（device - related infective endocarditis）。

一、原发性感染性心内膜炎

（一）流行病学

感染性心内膜炎的发病率一般随社会的发展和进步而变化。许多因素可影响感染性心内膜炎的流行病学，如风湿性心脏瓣膜病发病率下降、各种心脏病患者生存期延长、深静脉插管及静脉高营养的应用、抗生素的广泛应用和滥用、心脏外科的发展。特别是瓣膜外科及各种先天性心脏病外科治疗技术的进步、介入性诊疗技术的迅速发展、超声心动图的普及和病原学检查使早期诊断和治疗成为可能等。近年来，静脉使用毒品已成为感染性心内膜炎的一个常见的危险因素。感染性心内膜炎发病率在欧美国家为（3~10）/10 万/年，随年龄增长而增加，在 70~80 岁可达 14.5/10 万/年。从感染性心内膜炎患者占住院患者总数的比例来说，在美国为 0.16%~5.4%，男：女 >2：1。

国内大宗性病例的回顾性研究显示：按改变的 Duke 标准纳入病例，近十年的住院构成比 0.078%。感染性心内膜炎的住院构成比基本稳定。1996 年 7 月至 2006 年 6 月 10 年内后 5 年感染性心内膜炎发病年龄发生了显著变化，由前 5 年的 32.9 ± 12.5 步增至后 5 年的 38.7 ± 14.4 岁（P < 0.01）。60 岁以上患者由 3.3% 增加至 10.9%（P < 0.05）；30 岁以下患者由 46.7% 减少至 28.8%（P < 0.05）。无心脏基础疾病的感染性心内膜炎占 41.5%；在先天性心脏病基础上发生的感染性心内膜炎占 27.3%；在风湿性心瓣膜病基础上发生的感染性心内膜炎占 23.4%；在人工瓣膜基础上发生的感染性心内膜炎占 5.3%；在瓣膜退行性病

变基础上发生的感染性心内膜炎占2.6%。近5年在风湿性心瓣膜病基础上发生感染性心内膜炎的构成比明显减少（P<0.05）。

（二）病因

感染性心内膜炎是否发生与患者的易感性和细菌毒力及数量有关。患者的易感性取决于自身免疫力的强弱以及有无瓣膜病等基础疾病。菌血症是导致感染性心内膜炎必不可少的因素。当瓣膜表面存在某种损伤时，将导致纤维蛋白以及血小板附着、聚集，从而成为细菌的附着点。当机体有免疫缺陷、不能迅速清除感染性病原菌，或病原菌持续进入血液中且毒力较强时，病原菌就可能附着在已有损害的瓣膜上，导致感染。

有1/4的感染性瓣膜病发生于正常瓣膜。常见的原因包括严重的败血症、长期静脉内导管留置，静脉药物滥用，长期使用抗生素导致的真菌感染。医源性感染性瓣膜病常发生于接受血液透析治疗的患者。近年来，静脉使用毒品已成为急性感染性瓣膜病的一个常见危险因素。

在国内大宗病例回顾研究的统计资料中，血培养阳性致病菌以草绿色链球菌和金黄色葡萄球菌最常见，分别占43.3%和24.6%。近5年感染性心内膜炎致病菌中，草绿色链球菌和金黄色葡萄球菌所占比例没有明显变化，草绿色链球菌仍是感染性心内膜炎最常见的致病菌，这与亚洲学者的报道基本一致。但欧美学者报道则认为，金黄色葡萄球菌已超过草绿色链球菌成为感染性心内膜炎最常见的致病菌，占31%～34%，可能与西方由静脉药物、血管管介入和血液透析诱发的感染性心内膜炎较多有关。

（三）病理生理

赘生物形成是原发性感染性瓣膜病的最重要的病理改变。赘生物多呈菜花样，以瓣膜闭合缘和瓣叶处多见。由病原体、血小板、纤维蛋白和坏死瓣膜组织所组成。病原体埋藏于赘生物中不断繁殖，对膜组织进行破坏，可造成瓣膜缺损或穿孔，导致急性瓣膜关闭不全。过大的赘生物还可致瓣口阻塞，赘生物脱落可致其他脏器或肢体栓塞。赘生物可侵犯腱索和乳头肌，使其断裂，造成严重的瓣膜关闭不全。早期赘生物松脆，易脱落形成栓子，造成其他脏器或肢体细菌性栓塞或脓肿，以脑、肾、脾多见，亦可引起四肢动脉及黏膜、皮肤等处的小栓塞。晚期赘生物结构致密结实，不易脱落。赘生物一旦形成，感染病原菌即可能避开机体免疫系统和抗生素的作用，赘生物中的感染病原菌可以不断释放入血，从而形成持续感染的基础。

感染性心内膜炎多侵及左心瓣膜，依次为主动脉瓣、二尖瓣、主动脉瓣和二尖瓣、三尖瓣、肺动脉瓣。吸毒者中，50%的病例右心瓣膜受累。主动脉瓣感染可形成主动脉根部脓肿，造成心脏支架的破坏和重度房室传导阻滞。主动脉瓣感染扩散还可侵及主动脉窦主动脉壁和邻近心肌，侵及主动脉窦可形成主动脉窦瘤，并可破入邻近心腔；侵及主动脉壁可形成真性或假性主动脉瘤，侵及心肌可形成心肌脓肿。

（四）临床表现

发热及全身感染症状反复发热或持续发热是感染性瓣膜病最常见的症状，更多见于急性期。热型不规则，多见弛张热型，在急性期，发热可超过39℃，并可伴寒战；在亚急性期，发热常为低度弛张热。患者常有全身酸痛、乏力、食欲下降、体重减轻、面色苍白、贫血等感染中毒症状和体征。

（1）瓣膜关闭不全和充血性心力衰竭：各种病原菌，特别是高毒力的病原菌，如金黄色葡萄球菌可致瓣膜损害，如腱索断裂、瓣膜基部脓肿侵蚀瓣环、瓣叶穿孔或脱垂可致急性瓣膜或瓣周反流，引起充血性心力衰竭，患者表现为心悸气促、咳嗽、咯血、不能平卧、尿少，下肢水肿及双肺底湿啰音等心功能不全的症状和体征。心力衰竭几乎都是由于急性瓣膜关闭不全所致，也可能是由于感染破坏心内结构造成。主动脉瓣反流是充血性心力衰竭最常见的原因，80%的感染性主动脉瓣病变和50%的感染性二尖瓣病变可发展为充血性心力衰竭。

（2）栓塞体循环、肺循环都可发生，以体循环多见。可发生于疾病的任何阶段，甚至有的病例以栓塞起病。栓塞可导致多个器官损害，因受累的器官不同而临床表现各异。脑、脾、肾为三大常见部位，其次为周围动脉、冠状动脉和眼动脉等。栓塞发生最主要的危险因素是赘生物大小及其活动度。其中中枢性栓塞最常见，在脑栓塞基础上可导致脑梗死和继发性脑出血，或细菌性和真菌性动脉瘤破裂导致脑出血。急性中枢神经系统症状，如偏瘫、共济失调、感觉缺失等。有60%的左心感染性瓣膜病变可因肾动脉的栓塞发生肾梗死，常为无菌性，潜袭性的，有时可引起疼痛和血尿，但是，通常不引起肾衰竭。冠状动脉栓塞可致胸痛。视网膜动脉栓塞可突然出现单侧视盲。外周血管栓塞可影响肢体疼痛和功能障碍。体循环栓塞很少发生在有效抗生素治疗数月之后。左心感染性瓣膜病和赘生物＞10mm的患者栓塞率可高达47%。体循环栓塞是感染性瓣膜病患者住院死亡的主要原因。右心系统感染性瓣膜病常见于静脉药瘾者，常伴三尖瓣或右心房血栓形成，可造成反复多发性肺梗塞，引起胸痛、咯血和呼吸功能障碍。

国内大宗病例报道的资料显示，感染性心内膜炎发病过程中极易在感染部位生长赘生物。381例感染性心内膜炎患者中，有364例进行了超声心动图检查，发现赘生物308例，发生率高达84.6%。发生栓塞仅占19.2%（59/308）。常见的栓塞血管依次为脑动脉、脾动脉、肺动脉、下肢动脉、冠状动脉和视网膜动脉等。栓塞好发于入院前后2周内，占全部栓塞的71.2%（42/59），该组资料中发生栓塞59例，40例发生于入院前，其中9例以栓塞为首发症状入院，另外19例在内、外科治疗过程中发生栓塞。

（3）皮肤表现：感染性瓣膜病少部分患者可出现典型的皮肤表现：瘀点、甲下出血、皮肤小结（osler结节）、手掌及足底出血点等，其原因可能是毛细血管脆性增加，破裂出血或微小栓塞。

（4）肾功能不全：感染性瓣膜病由于持续性菌血症可导致肾小球基底膜的免疫反应，其产生的免疫复合物可引起局限性或弥漫性肾小球性肾炎。局限性肾小球性肾炎较常见，可致蛋白尿、血尿，但很少导致肾衰竭；而弥漫性肾小球肾炎所致的肾功能不全经过对感染的适当治疗后常可恢复。

（五）辅助检查

1. 血培养　阳性的血培养是诊断感染性瓣膜病最直接的证据。但因抗生素的广泛应用，在感染性瓣膜病的患者中，血培养的阳性率并不高。一般可行3次血培养，但血培养阴性者必须连续6次（间隔24h以上）才能作出阴性的诊断。细菌的分布是随机的，每次采血应取不同部位静脉抽血10ml，分别做需氧和厌氧菌培养，无细菌生长也应培养3周以上。培养阳性者，应做药物敏感试验，以指导临床用药。血培养最好在应用抗生素之前进行。抽血时机以患者出现寒战时最佳，必要时抽取动脉血或骨髓培养。菌血症并不一定伴有寒战和高热，故需多次血培养以明确诊断。对于多次血培养阴性，且长期应用大量广谱抗生素者，应警惕真菌感染，必要时可做真菌培养。

2. 超声心动图 超声心动图在诊断感染瓣膜病中十分重要，诊断率可达 80% ~ 90%。如果高度怀疑本病，经胸心脏超声阴性，则应行经食管超声检查。经食管超声心动图的应用提高了发现赘生物的敏感性和特异性。如果食管超声仍为阴性，则应反复多次检查。超声心动图可了解，赘生物、瓣膜损伤程度、有无心肌脓肿形成和基础疾病及血流动力学改变，对明确诊断、判断预后、指导临床治疗均有重要意义。

3. 实验室检查 常见贫血，白细胞计数常升高。绝大多数患者血沉增快，C 反应蛋白升高。镜下血尿和蛋白尿较常见。

4. 其他 心电图可能无改变或无特异性改变当出现瓣周脓肿，心脏脓肿或心肌炎时，心电图可出现 ST－T 缺血性改变及各种传导阻滞或室性期前收缩。胸部 X 线检查或胸部 CT 检查时，可见心影增大，如两侧肺野或单侧肺野出现散在浸润性病变时，应警惕可能是肺栓塞所致。

（六）诊断及鉴别诊断

任何年龄段的患者，如有发热和（或）心脏杂音、神经系统症状和体征，均应怀疑有感染性瓣膜病。如同时出现体循环或肺循环栓塞或新的瓣膜反流杂音，即可作出临床诊断。当血培养阳性和（或）心脏超声发现瓣膜穿孔或赘生物时，则可明确诊断。

美国心脏协会（AHA）和美国心脏病学院（ACC）指南采用的改良 Duke 诊断标准（表15－1）可供临床参考。感染性瓣膜病的临床表现可具有菌血症，器质性心脏病及栓塞现象的特点；尤其栓塞现象可涉及内脏或肢体的任何部位，故其临床表现多样化，常与多种疾病混淆，临床上应注意和其他疾病鉴别。

表 15－1 感染性心内膜炎改良 Duke 诊断标准

主要标准	次要标准
1. 血培养阳性	1. 有临床易患因素：反流性心脏杂音、人工瓣等
——为感染性心内膜炎的典型致病菌	
——≥2 次持续性阳性（采血间隔至少 >12h）	
2. 超声心动图	2. 心脏病变、静脉毒品成瘾者或过去患过感染性心内膜炎
——赘生物	
——脓肿	
——瓣周漏	
3. 新出现的瓣膜反流	3. 发热≥38℃
	4. 血管病变：败血性栓塞、Osler 小结、球结膜瘀斑等
	5. 免疫学反应：肾小球肾炎、类风湿因子阳性与 C 反应蛋白增高
	6. 超声心动图异常，但不符合主要诊断标准条件
	7. 微生物学证据（仅一次血培养发现典型致病菌）

确认：2 项主要标准或 1 项主要标准与 3 项次要标准或 5 项次要标准

可能：1 项主要标准加 1 项次要标准或 3 项次要标准

以发热为主要表现，心脏体征不明显的患者常多与肿瘤相混淆。以心力衰竭为主要表现，偶有低热或无自觉的发热者，有时容易只考虑到单纯、器质性心脏病并发心力衰竭的诊断而遗漏了感染性瓣膜病的诊断。

感染性瓣膜病与活动性风湿病的鉴别诊断很重要，有时也比较困难。风湿病患者多为年轻人，其贫血不如感染性瓣膜病那样显著及进行性发展，心电图变化特别是 P‑R 间期的延长为较为多见，水杨酸钠常能减轻风湿病症状，而瘀点、血尿、脾大、栓塞现象及阳性血培养等则见于感染性瓣膜病。感染性瓣膜病有时也可与风湿病同时存在。有时由于现象，使身体某一局部症状特别明显，则可能误诊为该器官的独立疾病。例如起病突然，以中枢神经系统症状为突出表现，患者无自觉发热或入院之初不发热者常诊断为脑血管意外；伴有高热或脑脊液有炎性变化者，则可误诊为脑膜炎。有时因继发弥漫性肾炎而有全身水肿及血氮质潴留，可误诊为原发性肾小球肾炎。以显著贫血、出血性特征及脾大为突出表现者，可误诊为再生障碍性贫血、血小板减少性紫癜和脾功能亢进等。特别是在显著贫血中，心脏部位的杂音有时会被误认为由贫血所引起，因为忽略了感染性瓣膜病的诊断。

（七）治疗

1. 抗生素治疗 抗生素治疗是感染性瓣膜病基本和主要的治疗措施。一般应遵循以下原则：①用药早：对临床疑为感染性瓣膜病者，应在抽血做血培养后即开始抗生素治疗，不能等待血培养结果；②剂量足：维持血清抗生素浓度在杀菌水平的 6~8 倍，甚至更高；③疗程长：体温正常后，抗生素继续使用 4~6 周；④选择杀菌性抗生素：早期应选用能杀菌、穿透力强，无严重副作用的抗生素，以后则应根据血培养结果调整药物。

2. 手术治疗 手术目的是清除感染灶，去除瓣膜上赘生物，重建瓣膜的正常功能或以人工心脏瓣膜置换病变的瓣膜。

3. 手术适应证

（1）如果血流动力学稳定，代偿功能好，可以使用抗生素治疗 4~6 周。其手术时机取决于受感染的瓣膜病变程度以及心功能不全的程度。

（2）就感染瓣膜的位置，一般来说，并发二尖瓣反流的预后要好一些，这种损害多由于腱索断裂或瓣膜穿孔，多发生于前瓣，最初可引起肺水肿，但随着左心室容积负荷的代偿，患者可以耐受一段时间，因此可内科治疗数周后再考虑手术。主动脉瓣反流的自然预后差，而外科手术效果好，应更积极采用手术治疗。

（3）病原菌的种类：金黄色葡萄球菌毒力强，破坏性大，可以导致严重的组织坏死和瓣周脓肿，如果不及时手术，死亡率明显上升，因此，这类病原菌引起的瓣膜病变，应更加积极地手术治疗；相反，对多数链球菌感染的瓣膜来说，药物治疗效果较好，因此，手术时机的选择应更保守一些。

（4）局部并发症：当感染引起各种局部并发症，如高度房室传导阻滞、瓣周脓肿、间隔穿孔、主动脉窦瘤破裂、假性主动脉瘤等，这些并发症在临床上并不多见，但一旦发生，如不尽快手术，则预后不良。

（5）赘生物：最容易导致外周血管栓塞的是感染瓣膜上的赘生物。由于超声心动图的发展，尤其是经食管超声心动图的发展，现在可以发现以前可能发现不了的赘生物。但是对一个既往无栓塞史的患者，证实有赘生物的存在，或经过适当抗生素治疗后，临床栓塞症状没有发生，都不是急诊手术的绝对指征，通常也不影响手术时机的决定。一般而言，无症状的主动脉瓣赘生物或小的赘生物用药物就可取得满意疗效；对大的、活动度强的或经足量抗生素治疗后，赘生物持续增大或治疗期间反复发生栓塞，则不论赘生物的位置和大小，都应及时行瓣膜修复或置换。

（6）脑栓塞：一般来说，单纯的脑栓塞，如没有并发大的、可活动的赘生物，在感染控制之前，不能作为瓣膜手术的指征，否则手术将引起神经系统损害的加重。这类患者应该等待 2~3 周血流动力学稳定后再考虑手术，把加重中枢神经系统损害的危险性降到最低。出血性脑梗死的患者，手术应尽可能拖延，要等到抗生素治疗完全结束和患者的神经系统症状改善之后，或至少延迟 1 个月再考虑手术。

（7）进行性肾功能不全：肾功能不全代表器官对感染的一个终末反应，可由进行性心力衰竭、低心排出量、免疫复合物型肾小球肾炎或肾栓塞引起。适当抗生素治疗后出现肾功能不全意味着没有彻底消除致病菌，应不管任何原因尽早手术。

2006 年美国心脏协会（AHA）关于感染性心内膜炎诊断、治疗和并发症管理指南中，关于感染性心内膜炎的手术指征可供参考：①并发充血性心力衰竭（CHF）；②真菌性心内膜炎；③由毒力强的耐药细菌或对抗生素治疗不敏感细菌引起的感染；④由革兰阴性细菌引起的左心感染；⑤正规抗生素治疗 1 周后，感染持续存在，伴血培养阳性；⑥在抗生素治疗的前 2 周内出现一次以上的栓塞事件；⑦超声心动图发现瓣膜穿孔、瓣膜破裂、瘘管形成和瓣周脓肿形成；⑧二尖瓣前瓣赘生物（直径 >10mm）或体循环栓塞事件后赘生物持续存在；⑨敏感抗生素治疗过程中赘生物体积持续增大。

4. 手术原则

（1）彻底清除感染组织：彻底清除感染组织是手术成功的关键所在，但感染性心内膜炎的外科治疗中，要达到这样的目的有时却十分困难，因为广泛的切除心内感染组织往往会导致心脏不可逆的损伤。手术中应尽可能地减少坏死组织、赘生物等的残留。

（2）关闭瘘管和异常空腔、纠正原发畸形：手术中应仔细探查有无瘘管、瓣周脓肿等严重损伤，可在彻底清除感染坏死组织后，利用自体心包片、牛心包片、Dacron 补片和直接缝合等技术关闭异常空腔。

（3）重建瓣膜功能：一般来说，瓣膜功能的重建包括瓣膜置换术和瓣膜修补术，严重的瓣膜病变常需要进行瓣膜置换手术，无论使用机械瓣膜还是生物瓣膜，均是安全有效的治疗手段，均能降低病死率和并发症发生率。尤其是对并发有瓣周脓肿的患者。大多数学者认为由于同种瓣来源及保存困难且大小不易匹配、生物瓣使用期短、机械瓣方便易得等原因，机械瓣是感染性心内膜炎患者的理想选择。仅在 60 岁以上患者及 PVE 预期寿命有限患者使用生物瓣。在以前，瓣膜修补术在感染性心内膜炎的外科治疗中使用较少。近年来，欧美学者强调早期瓣膜修补术的潜在优势，特别针对二尖瓣前瓣病变的患者。因为这一操作有 3 个可能的好处：①由于感染性心内膜炎发病 10~15 年中，有 50% 以上的患者需要进行瓣膜置换术，而瓣膜的修补术是避免瓣膜置换的早期干预措施；②瓣膜修补术可能会避免远期的瓣膜置换，从而避免了瓣膜置换术后须长期抗凝血的危险；③能更好地保持左心室功能。

5. 手术方式　手术方式包括病灶清除＋瓣膜成形术和病灶清除术＋瓣膜置换术。应根据不同瓣膜及受损瓣膜的具体情况，选择相应的术式。

（1）感染性二尖瓣病变的手术

1）瓣膜修复术：在对感染病灶彻底清除后，根据瓣膜缺损的位置和大小选择不同的修复方法，包括用自体心包或者牛心包片修补瓣叶、前瓣叶楔形切除，后瓣的矩形切除。后瓣叶移动技术和腱索转移术。根据瓣环有无扩大决定是否行瓣环成形术。应用瓣膜修复术治疗感染性二尖瓣病变已越来越受到临床的重视。

2）瓣膜置换术：尽管二尖瓣修复术已成为感染性二尖瓣病变的重要治疗方法之一，但二尖瓣置换术仍是目前临床上治疗原发性感染性二尖病变的方法定时，多数主张进行瓣膜置换。对大多数患者，瓣膜置换快速、简便、有效。如为追求瓣膜修复而耗时过多，则可能大大增加手术的风险和并发症。

（2）感染性主动脉瓣的手术病灶清除和主动脉瓣置换术：感染性外科治疗的基础是完全清除感染和坏死组织及赘生物，当根部或瓣下形成脓肿时，应彻底清创并修补缺损，最后置入人工瓣膜。

主动脉根部置换术：当主动脉瓣环缺损超过 50% 或引起主动脉与心室分离的缺损直径超过 5cm 时，需行主动脉根部置换。先将感染的组织清除，重建心室 - 主动脉根部连续性，应用同种瓣或人工复合瓣置换主动脉瓣和主动脉根部，并行左、右冠状动脉开口的移植。

二尖瓣和主动脉瓣置换术：当主动脉和二尖瓣瓣同时受累，病变局限于瓣叶而无法修复时，则应行二尖瓣主动脉瓣置换术。当感染范围超出瓣膜时，如形成瓣周脓肿、根部脓肿或主动脉二尖瓣帘的缺损时，则应先进行脓肿清创、缺损的解剖重建后再按常规方法行二尖瓣主动脉瓣置换术。

（3）感染性三尖瓣病变的手术：三尖瓣心内膜炎多无既往的心脏病基础，常发生在静脉注射药品者，因此患者年龄较轻。感染性三尖瓣病变的手术指征相对更严。因为在静脉药瘾者中，感染性心内膜炎的复发很常见，因此，对于感染性三尖瓣病变的手术治疗应适当推迟或避免，而用非手的治疗方法替代。感染性三尖瓣病变外科治疗方法包括切除、修补和置换。

可将二尖瓣修复的原则和方法应用道感染性三尖瓣病变的手术治疗中，在确保感染病彻底清除后，瓣膜修复可减少术后右侧心力衰的发生。改善长期的心功能状态，在大多数情况下，可避免行瓣膜置换，从而降低这类患者再感染的危险性。如无瓣膜修复的条件或修复失败，则应行瓣膜置换。

关于手术中人工瓣膜种类的选择，欧美的指南指出，当病变局限在二尖瓣瓣叶和三尖瓣时，应尽力修复，如无条件修复或修复失败，则可根据患者的年龄和预期寿命选择机械瓣或生物瓣；如病变已超出瓣叶范围，如瓣周脓肿，则直接选用机械瓣或生物瓣置换瓣膜。当病变局限在主动脉瓣瓣叶时，根据患者的年龄和预期寿命选择机械瓣或生物瓣置换瓣膜；当病变已超出主动脉瓣叶范围形成根部脓肿时，应使用同种瓣。

6. 术后抗生素治疗　术中切除的组织和赘生物应进行革兰染色、培养及病理学检查。其结果对于术后抗生素的使用具有指导作用。一般来说，如术中细菌培养阴性且术前已行全程正规的药物治疗，术后静脉应用抗生素 1～2 周即可。如术中细菌培养阴性，而术前未行全程正规的药物治疗，静脉应用抗生素应持续 2～4 周。如术中细菌培养阳性，则术后静脉应用抗生素应持续 4～6 周。

（八）并发症

感染性瓣膜病变术后并发症与一般的瓣膜修复和瓣膜置换术后的并发症相似。

1. 人工瓣膜性心内膜炎　与非感染性瓣膜手术相比，感染性瓣膜手术术后发生人工瓣膜性心内膜炎的概率增加。

2. 瓣周漏　主要见于术前瓣周感染重，致病菌毒力强，术中手术方式不当及术后感染未能很好控制所致。如感染控制，未影响血流动力学，心功稳定和心脏无继发性改变，可暂不处理，密切随访观察，否则应再次手术。

3. 急性败血综合征（acate septic syndrome）　偶尔发生，主要表现为周围灌注压降低而心排血量正常或增加，即高排低阻性休克。此时应使用各种缩血管药物来增加周围灌注压。

（九）预后

临床观察显示，当有充血性心力衰竭时，早期外科治疗效果较好，在充血性心力衰竭未发展到严重时手术效果最好。临床上充血性心力衰竭为轻度或无心力衰竭时死亡率为11%，重度或中度心力衰竭时死亡率为24%。手术治疗原发性心内膜炎的平均死亡率为12%。感染活动期行瓣膜置换手术，与非活动期行手术相比，死亡率有所升高（17%：7%）。

临床研究发现，瓣周脓肿是瓣膜置换术后影响生存率的一个不利因素。有瓣周脓肿时，平均手术死亡率为17%～30%，无瓣周脓肿时，平均手术死亡率为13%。有学者发现，有瓣周脓肿时，术后瓣周漏的发生可高达43%，再次手术率为19%。还有学者发现，手术中瓣膜细菌培养或革兰染色结果阳性也是影响晚期生存率的不利因素，在报道的108例患者中，手术时细菌培养阴性者，1年生存率>90%，而培养阳性者，1年生存率<70%。

国内报道大宗的381例感染性心内膜炎中，死亡53例，总住院病死率13.9%。其中，内科治疗197例，死亡43例，病死率21.8%，外科治疗184例，死亡10例，病死率5.4%，外科治疗病死率显著低于内科治疗死亡率，（P<0.001）。内科治疗平均住院时间为24.0±15.9d明显长于外科治疗平均住院的17.8±10.0d，（P<0.05）。从单因数比较分析可见，术前心力衰竭、术前发热、急性期手术和较大赘生物是影响手术预后的危险因素。通过Logistic多元回归分析，发现术前Ⅳ级心功能和急性期手术是影响手术预后的最强因素。

原发性心内膜炎患者的主动脉瓣与二尖瓣置换相比，平均手术死亡率无明显差异，主动脉瓣为15%，二尖瓣为14%，双瓣置换为18%。主动脉瓣和二尖瓣置换术后长期生存率相近；二尖瓣置换术后5年和10年生存率分别为83%和63%；主动脉瓣置换术后5年、10年生存率分别为81%和63%。总的来说，外科治疗原发性感染性瓣膜病变的10年生存率为44%～70%。

二、人工瓣膜心内膜炎

人工瓣膜心内膜炎是指人工瓣瓣膜置换术后发生的感染性心内膜炎，是人工瓣膜置换术后的最严重并发症，其病情往往危重，临床表现复杂，药物治疗和手术治疗均很棘手，死亡率很高。

（一）流行病学

人工瓣膜性心内膜炎的发生率文献报道不一，术后一年的发病率在1%～3%。其中术后2个月发生概率最高，为0.7%～1.4%，术后12月以后的发病率以一个较低而稳定的速度逐年升高，每年增加0.8%～1%。二尖瓣和主动脉瓣置换术后的发病无明显差异，而两个或多个瓣膜置换术后的患者人工瓣膜性感染性心内膜炎的发病危险性高于单独主动脉瓣置换或二尖瓣置换术后患者。

（二）病因

人工瓣膜心内膜炎一般分为早期人工瓣膜心内膜炎和晚期人工瓣膜心内膜炎。早期是指发生于手术后1年之内的，晚期是指术后1年以上发生的。

早期人工瓣膜心内膜炎的感染来源决定于诸多因素，包括患者的全身情况，术中消毒和无菌操作、体外循环时间、抗生素的预防应用、患者术前潜在的慢性感染灶等。术后早期许多有创侵入措施，如动脉测压管、静脉测压管、呼吸机、气管导管、主动脉球囊反搏、床旁透析管路等，都可成为感染途径，引起心内膜炎。

晚期人工瓣膜心内膜炎，感染多数与体内感染灶和各种手术操作相关。如牙科手术、泌尿生殖系统和消化系统、心血管系统的介入治疗和器械检查，以及各种小手术。滥用抗生素也是不可忽视的原因。少数毒力低的细菌在围术期可能侵入人工瓣膜，当患者免疫力低下时则出现感染症状。静脉药瘾也是感染的来源之一。

（三）病理生理

人工瓣膜感染常累及人工瓣膜周围的心内膜，致瓣环糜烂、缝线脱落，引起瓣周漏和瓣周脓肿。赘生物可以脱落致栓塞，大的赘生物可以阻塞瓣口。人工生物瓣膜其病理改变与机械瓣不同，瓣周漏和瓣周脓肿少见，但瓣叶发生破坏和穿孔多见。部分患者的心内膜炎改变可以只局限于生物瓣的生物组织部分，而瓣架与瓣环可能无明显感染现象。赘生物多数发生于瓣膜的心室侧。还有一些患者血培养阴性，无赘生物，仅仅表现为严重的人工瓣缝合圈脱落。

（四）临床表现

早期和晚期人工瓣膜心内膜炎的临床表现相似，所有患者均有发热，部分患者可听及瓣周漏反流性杂音，如瓣周漏较大时，患者可出现心功能不全的表现；全身栓塞现象较常见，以脑部多见，也可发生于冠状动脉、肾、脾或四肢动脉并产生相应部位的临床表现。栓塞与发热的同时存在，常提示心内膜炎的可能，少部分患者可出现皮肤瘀点、Osher结节、Janeway病灶或Roth斑。

（五）辅助检查

心电图有时可显示心肌梗死和传导阻滞，发生肺梗死时，胸部X线检查可显示肺梗死阴影。血细胞数可以增加或正常，一般有贫血，血沉增快和C反应蛋白升高。血培养可以阳性，但阳性率不高。

超声心动图（经胸、经食管）在人工瓣膜心内膜炎的诊断中有非常重要的作用，可以反复多次地进行以发现人工瓣膜上的赘生物、瓣周脓肿、瓣周漏以及评价人工瓣膜的活动。

（六）诊断及鉴别诊断

人工瓣膜心内膜炎的早期诊断较为困难，常与患者术后的反应或其他并发症相混淆，应根据患者的临床表现与辅助检查的结果进行综合分析。瓣膜置换术后患者如持续发热、食欲缺乏，特别是心脏增大、出现反流杂音或发生了脑卒中，均应疑为心内膜炎。心电图和胸部X线检查对诊断能提供部分的间接证据。血培养阳性和超声心动图检查发现瓣周漏、赘生物等即可明确人工瓣膜心内膜炎的诊断。

早期人工瓣膜心内膜炎应与心包积液、胸腔积液、肺炎、胸骨或纵隔感染、心包切开综合征等疾病鉴别。晚期心内膜炎则应详细询问病史，如皮肤疖肿、牙周炎、外科小手术及各种侵入性检查和治疗，结合临床表现和辅助检查结果综合分析明确诊断。

（七）治疗

1. 药物治疗　人工瓣膜性心内膜炎是瓣膜置换术后最严重的并发症之一，常常威胁患者生命，因此，一旦确诊或高度可疑病例应在正规采血送培养后即给予强有力的抗生素治疗。一般可按早期和晚期人工瓣膜性心内膜炎常见的病原体选用抗生素，或根据临床判断可能入侵的病原体种类选用。抗生素治疗的原则是剂量要足，即抗生素在血清中的浓度或效价应至少为 1 ∶ 16；疗程要长，一般至少 4 ~ 6 周或以上；维持长时间高浓度才能使抗生素渗透入人工瓣膜赘生物内，达到杀菌的目的。

2. 手术治疗　人工瓣膜性心内膜炎的单纯抗生素治疗的死亡率较高，为 50% ~ 60%，即使对抗生素敏感的感染，预后也欠佳，而且复发率较高，局部清创，切除感染灶及再次瓣膜置换术加有效正规的抗生素治疗，可以改善人工瓣膜性心内膜炎的临床效果。

（1）手术目的：①切除感染性组织，去除感染源；②再次瓣膜置换，恢复瓣膜功能；③纠正因感染造成的组织病变如室间隔穿孔、主动脉瘤等。

（2）手术指征与时机：人工瓣膜心内膜炎在抗生素治疗的基础上，应选择适当的时机行二次换瓣手术。随意或毫无限制地延长药物治疗时间，其造成对患者的损害可能远远超过外科治疗本身。心内膜炎最初阶段炎症病变多限于病灶局部，如果因为各种原因而拖延手术，则病变可扩展侵及瓣膜周围，此时希望手术切除感染源，恢复瓣膜功能，手术风险必然增加。因此，在患者血流动力学相对稳定和无明显手术禁忌证的情况下，二次手术应及早进行。

人工瓣膜切除及二次置换手术的指征：①应用药物治疗感染得到控制，但心功能、肾功能恶化；②瓣膜功能障碍发生严重心力衰竭；③抗生素使用正规合理，但菌血症持续存在；④在应用抗生素和抗凝血治疗的过程中，再次发生动脉栓塞；⑤出现心脏传导功能障碍或超声心动图动态检查证实瓣周漏或心内病变发展；⑥人工瓣膜严重功能障碍；⑦真菌性或耐药性病原体人工瓣膜性心内膜炎。

（八）并发症及预后

再次换瓣术后死亡的主要原因是心力衰竭，其次才是感染。所以对有手术指征的患者应该重视选择合适的手术时机，如果等到明显心力衰竭时再手术，则手术风险极大，术后的死亡率也很高。术后人工瓣再感染是术后主要死亡原因之一，人工瓣膜心内膜炎术后的抗生素治疗应更加严格，一般来说，无论术中培养结果如何。或术前抗生素治疗时间长短，术后抗生素治疗都必须达到 4 ~ 6 周，以减少感染和复发的概率。

外科治疗人工瓣膜性心内膜炎的手术死亡率为 30%。晚期死亡率较高也是一个严重的问题。其 5 年生存率为 54% ~ 70%。人工瓣膜心内膜炎二次手术后有 5% 的患者感染复发，甚至需多次手术，不但增加手术的复杂性，还增加手术的死亡率。晚期死亡率大多与心力衰竭或感染有关。

（濮仁富）

第十六章

微创胸外科技术的应用

第一节 胸腔镜血胸止血和血凝块清除术

血胸是胸部创伤的常见并发症，也是胸心外科手术严重的并发症。血胸的来源有：心脏或大血管破裂；胸壁血管破裂；肺组织裂伤出血。胸腔镜血胸止血及血凝块清除术具有安全、有效、微创、并发症少等优点，可取得良好效果。

一、病理生理改变

大量出血可引起急性循环量降低，产生出血性休克。胸腔内积血会压迫肺脏，减少气体交换，纵隔移位，影响静脉回心血量。急性大量出血在胸内仍可凝成血块，以及纤维蛋白附着于肺表面形成纤维板，均限制肺膨胀，形成凝固性血胸。

二、临床表现及诊断

（一）临床表现

临床表现常取决于出血的量和速度。

1. 小量血胸　胸腔积血少于 500ml，可无明显症状和体征，X 线检查可见肋膈角消失。

2. 中量血胸　胸腔积血在 500～1 500ml，常出现面色苍白、脉搏细速、呼吸困难、血压逐渐下降，体检发现伤侧呼吸动度减弱，下胸部叩诊浊音，呼吸音明显减弱。X 线检查可见积血达肩胛角平面或肺门。

3. 大量血胸　胸腔积血大于 1 500ml，出现烦躁不安、面色苍白、冷汗、呼吸困难、脉搏细弱、血压下降等休克表现。体检发现伤侧呼吸动度明显减弱，胸部饱满，气管向对侧移位，叩诊浊音，呼吸音明显减弱或消失。X 线检查可见积血超过肺门平面，甚至全血胸。

（二）诊断

胸部 X 线检查是主要的诊断方法。超声检查可帮助胸穿抽液定位。胸腔穿刺抽出积血即可确诊血胸，凝固性血胸则不易抽出或抽出量很少。

三、手术适应证

（1）胸腔引流血量每小时大于 200mL，连续 3h 以上，或每小时超过 300mL 者。

（2）引出的血液很快凝固者。

（3）凝固性血胸。

四、手术禁忌证

手术前全面评估患者，大量血胸经抗休克和快速输血补液治疗，休克仍无明显改善者。余同肺大疱切除术禁忌证。

五、术前准备

1. 抗休克疗法　积极抗休克治疗，输血、补液，纠正低血容量休克，补充足量的血液，使患者血压升至 90mmHg 以上。

2. 胸腔镜器械及开胸器械　常规准备开胸手术器械，当遇到不能克服的困难时，立即改为开胸手术，确保患者安全。

3. 其他准备　同胸腔镜肺大疱切除术。

六、手术方法

（一）麻醉

采用全麻，双腔气管插管。

（二）患者体位

健侧卧位，肩下垫软枕。

（三）手术操作

1. 切口　一般用 3 个切口，根据受伤的部位可选择于腋中线第 4~6 肋间作小切口，长 1.5cm，置入胸腔镜，再在胸腔镜引导下，作另两个小切口作为操作孔，3 个切口成三角形，并保持一定的距离。

2. 操作　于观察孔置入胸腔镜，于另两个操作孔置入吸引器及牵引抓钳，吸除积血和血块，如为凝固性血胸，可将较大的血块钳碎后吸出。钳夹取出胸腔内的异物，迅速寻找出血点，采取电灼、缝合结扎或用钛夹夹闭血管止血。如为胸廓内动脉或肋间动脉出血，可用贯穿缝合结扎或钛夹夹闭止血（图 16-1）。如为肺组织大块撕裂伤的活动出血或心脏、大血管损伤等胸腔镜不能处理的复杂情况，可立即延长切口中转开胸手术，针对病因进行处置，如行肺叶修补或肺叶切除术，或心脏、大血管修补术止血。妥善止血后，以生理盐水充分冲洗胸腔，放置低位胸管引流。

对凝固性血胸治疗不能延误，应及时取出血块及清除附着于肺表面之纤维蛋白膜，即使发展成为纤维胸，亦应争取早期剥除纤维板，术后放置闭式引流，负压吸引，嘱患者进行呼吸功能锻炼，如采用吹气球的方法等促使肺尽早复张。

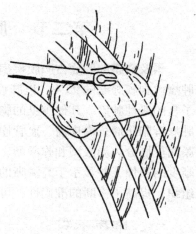

图 16-1　胸腔镜钛夹夹闭止血

七、并发症防治

常见手术并发症有出血和感染。除注意胸腔镜切口出血外，还应注意术后再出血。

（一）术后再出血

手术时患者休克未完全纠正，血块清除后若不能找到出血点，应在补充足够血容量、血压上升后的情况下再仔细检查出血点。有时术中对血管的夹闭、缝扎不确切，致术后钛夹、结扎线松脱或血凝块脱落后发生再出血。或术中断裂的血管暂时收缩到组织内，不能找到出血部位而未作处理致术后再出血。少量出血可使用足够止血药物，保持引流通畅，密切观察等处理。大量出血时应再次胸腔镜探查止血。手术过程中应仔细止血，认真细致地寻找可能出血的部位，防止术后再出血。

（二）胸腔感染

胸外伤后异物污染胸腔，或凝固性血胸使术后肺未完全复张，胸腔积液易导致胸腔继发感染。防治：术中冲洗胸腔时，可用 1：5 000 氯已定溶液，或抗生素生理盐水反复冲洗，术后应用大量抗生素，保持引流通畅，鼓励患者咳嗽排痰，进行呼吸锻炼，促进肺早日充分膨胀，注意消灭胸内残腔。发生感染后，取胸腔液作细菌培养，选用敏感抗生素，放置两根胸管，行胸腔冲洗、引流。

八、术后管理

监测生命体征、血氧饱和度、血色素、胸腔引流量，保持胸管引流通畅及低负压吸引。引流量较多时，血色素低的患者注意输血，补充血容量，纠正贫血。鼓励并协助患者咳嗽排痰，给予超声雾化吸入及化痰药物治疗，加强抗感染、镇痛及支持治疗。

（姜文升）

第二节　胸腔镜胸膜活检及肿瘤切除术

累及胸膜的肿瘤占胸膜疾病的一半，胸膜肿瘤可分为原发性和转移性两类。转移性胸膜肿瘤占胸膜肿瘤的95%，以肺癌、乳癌转移至胸膜为最多见，其次为胃癌、胰腺癌和原发子宫的恶性肿瘤，其他少见的胸膜转移瘤为淋巴瘤。原发胸膜肿瘤有良性、恶性两种，良性肿瘤有脂肪瘤、内皮瘤、血管瘤和良性巨块型间皮瘤。原发性恶性胸膜肿瘤也称间皮瘤。胸膜间皮瘤分为局限型和弥漫型，局限型多为良性，弥漫型多为恶性。现代胸腔镜能获得高清晰度的图像，并显示于高清晰的监视器，供多人观察、定位和诊断，配合机械操作获取病变组织，提高了诊断的准确性，可迅速制订治疗方案，争取治疗时机，创伤很小，很受欢迎。

一、临床表现

50%的胸膜转移癌的患者有恶性胸水，常出现气短、胸痛、胸闷、消瘦等症状。原发性良性胸膜肿瘤和局限型胸膜间皮瘤生长缓慢，一般无症状，多在 X 线检查时被发现。恶性弥漫型间皮瘤早期可有胸闷、胸痛、气短、消瘦和咳嗽，少数可有咯血。中晚期可出现大量胸腔积液。

二、诊断

良性胸膜肿瘤一般行 X 线检查及 CT 检查即可确诊。对于恶性的胸膜肿瘤，X 线检查可发现胸膜积液，CT 检查有重要帮助。此后可行胸腔液细胞学检查、胸膜穿刺活检及胸膜活检、胸腔镜胸膜活检术。

三、胸腔镜胸膜活检术

近年来胸腔镜胸膜活检术可以提供足量的标本组织行病理学诊断，诊断准确率几乎高达 100%，事实证明它是一种安全、有效的诊断方法。

（一）手术适应证

（1）胸膜穿刺活检不能确诊的原发性胸膜肿瘤、胸膜转移癌者。

（2）原因不明的胸腔积液，胸腔液检查不能确诊者。

（3）胸膜病变位于纵隔、横膈、肺表面、肺门，不能行胸膜穿刺活检的。

（二）手术禁忌证

（1）密闭胸和胸膜广泛粘连者。

（2）凝血功能障碍者。

（3）心肺功能极差，不能耐受全麻及单侧肺通气者。

（4）胸壁皮肤广泛感染者。

（三）术前准备

术前胸部 X 线检查、CT 检查提供病变的位置、范围，以协助胸腔镜切口的选择。如有大量胸腔积液时先行胸腔闭式引流术。余同普通开胸手术术前准备。

（四）手术方法

1. 麻醉的选择　局麻较少应用。常选用全麻，双腔气管插管，健侧肺通气。

2. 手术体位　健侧卧位或平卧下进行。侧卧位时腰桥升高，以使肋间隙尽可能增大。平卧位时可调整手术床的倾斜度，以方便操作。

3. 手术操作　选择好切口，以便于操作进行。

（1）切口：腋中线第 7、8 肋间，腋前线第 4、5 肋间，腋后线第 6、7 肋间各作 –1.0～1.5cm 切口，前者置入胸腔镜，后两者作操作孔。或在胸腔镜引导下根据病变位置选择更佳的切口。使三切口成三角形并保持一定的距离。

（2）操作：如有胸腔积液，可先以吸引器吸除积液，将胸液送检细胞学检查。当有胸膜粘连时，以抓钳牵拉肺组织，使之具备一定张力，再用电刀切开胸膜粘连。如为疏松粘连，可先用纱布球推开粘连，钝性分离，再用电刀切开条索状粘连带。对怀疑含有血管的粘连带，宜先用丝线结扎或钛夹夹闭后再切开，注意胸壁侧应行双重丝线结扎或双重钛夹夹闭；用胸腔镜探查胸腔，找到病变部位，用活检钳咬取胸膜病变组织送检（图 16 – 2）作确诊，亦可用抓钳牵拉病变组织，以电刀切取部分胸膜病变组织送检，用电灼做电凝止血。术后常规于胸腔镜观察孔切口处放置胸腔引流管一根。

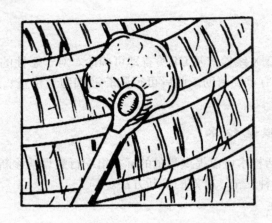

图16-2 胸腔镜活检钳咬取胸膜病变组织

（五）并发症防治

出血、胸腔液增多和种植是常见的并发症。

1. 出血 分离粘连时止血不够彻底，结扎线脱落，钛夹松脱或电凝处血凝块脱落是出血的常见原因。少量出血可适当应用止血药物治疗，保持胸管引流通畅，若出血严重时，可行胸腔镜探查止血。

2. 胸腔液量多 恶性胸水生长速度快，引流量通常较多，可于胸管内注入抗癌药物或滑石粉，夹闭式胸腔引流管12h后再开放胸管。

3. 预防种植 切除的病变组织应放入取物袋或手套内取出，可防止切口的种植转移。

（六）术后管理

患者术后均应监护，观察生命指征变化，除非是针型胸腔镜。注意观察胸腔引流量，量多者，适当补充血容量。鼓励及协助患者咳嗽排痰，超声雾化吸入，化痰药物治疗，应用抗生素控制感染。

四、胸腔镜胸膜肿瘤切除术

胸腔镜胸膜肿瘤切除术是新术式，具有安全、可靠、有效、微创等优点。

（一）手术适应证

局限性的胸膜肿瘤为胸腔镜胸膜肿瘤切除术的适应证，具体如下。

（1）胸膜良性肿瘤。

（2）局限性胸膜间皮瘤未侵及胸壁者。

（3）较局限的胸膜转移癌，原发病灶已完全控制，无其他远处转移者。

（二）手术禁忌证

广泛的胸膜肿瘤等仍为胸腔镜胸膜肿瘤切除术的禁忌证。

（1）弥漫型胸膜间皮瘤。

（2）局限型胸膜间皮瘤侵及胸壁者。

（3）广泛的胸膜转移癌；局限的胸膜转移癌已有胸腔积液者或侵及胸壁者。

（4）其他心肺功能不全、凝血功能障碍、严重恶液质及局部皮肤感染严重者等。

（三）术前准备

同胸膜活检术。

（四）手术方法

1. 麻醉的选择、手术体位、切口　同胸膜活检术。

2. 操作　分离胸膜粘连，方法同前。胸腔镜探查肿瘤的大体情况，初步判断肿瘤的性质。如考虑为良性肿瘤者，可先用电刀沿肿瘤边缘切开胸膜，用抓钳牵拉提起肿瘤边缘，用电刀完整切除肿瘤。如肿瘤有蒂，则以电刀切开蒂部胸膜，缝扎蒂的基底部后用电刀切断蒂部。如考虑为恶性肿瘤时，则切除范围应扩大，将距离肿瘤 2cm 的正常胸膜连同肿瘤一并完整切除（图 16 - 3）。切除肿瘤后胸壁渗血可用电灼止血或氩气刀止血，有血管活动性出血的，可用抓钳提起出血部位的组织血管，以钛夹夹闭止血。分离肿瘤过程中，如发现肿瘤已侵及胸壁的应中转开胸，行部分胸膜剥脱或胸壁切除术。如肿瘤有蒂，则以电刀切开蒂部胸膜，缝扎蒂的基底部后用电刀切断蒂部。

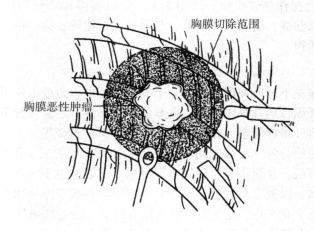

胸膜切除范围

胸膜恶性肿瘤

图 16 - 3　胸腔镜胸膜恶性肿瘤切除范围

（姜文升）

第三节　胸腔镜食管肌层切开术

胸腔镜治疗贲门失弛缓症，是近年来的微创外科手术治疗方法。因其创伤小、术后恢复快、效果显著而广为人们所接受。尽管气囊扩张术不失为治疗贲门失弛缓症的一种方法，但食管肌层切开术才是最有效的治疗方法。传统的 Heller 手术有经腹途径或经胸途径，但其手术的创伤大，术后并发症多，住院时间长，而胸腔镜食管肌层切开术以其突出的优点，势必将替代传统手术之趋势。

一、手术适应证

经临床诊断为贲门失弛缓症，具有剖胸条件者。

二、禁忌证

双侧重度肺或胸膜病变者；乙状结肠型巨食管；经腹途径食管肌层切开失败者。

三、术前准备

按常规食管手术准备；备纤维食管镜。

四、手术方法

（一）麻醉及体位

双腔管插管全身麻醉，右侧卧位，右肺通气，左肺萎陷。

（二）手术切口

1. 胸腔镜切口　一般位于第 6 肋间肩胛下角线或第 5、6 肋间后腋线后 5cm 左右。

2. 操作套管切口　操作套管切口一般用 3 个。牵引器操作套管切口位于第 5 肋间腋前线；另一在第 6 肋间腋前线，可置入吸引管、分离器、抓钳等；另一位于第 7 肋间肩胛下角线外，可置入剪刀或抓钳。

（三）手术操作

用三叶爪拉钩牵拉左下肺叶向前上方，左下叶韧带用电剪刀或电钩予以离断；显露左后下段纵隔胸膜，提起并纵行切开纵隔胸膜，并显露食管下端。游离食管下端周围，以牵引纱条将食管轻轻提起；将纤维食管镜-光源或探条头置于胃食管交界处，以利于辨认解剖层次及照明手术野，在心包后与降主动脉之间，纵行切开食管下端肌层，用电刀或 Hook 弯剪刀切开食管纵形肌及环形肌，在肌层与黏膜间上下分离，此时出血不多且容易控制。向上剪开直至肺下静脉水平，向下以吸引头或剪刀钝性分离肌层与黏膜间隙，切开肌层，向下直至食管裂孔的食管胃交界以下 0.5cm，此处肌层方向稍有改变，注意勿损伤胃黏膜、止血。游离食管黏膜时可经胃镜向食管内充气以助分离；结果使食管黏膜层膨出占食管周径 40% 左右。经纤维食管镜或鼻胃管充气或胸腔内注入盐水，观察有无气泡以测试食管黏膜完整性。若遇黏膜破裂，可在镜下以吸收线修补。仔细检查无活动性出血，经胸腔镜切口置下胸管关胸。术后无特殊可在第 2d 拔胃管，第 3d 进食流质。

（四）术后并发症及处理

和开胸手术基本相同。

（姜文升）

第十七章

心胸外科疾病护理

第一节　心脏损伤

心脏损伤分为闭合性损伤和开放性损伤两大类。

一、闭合性心脏伤

心脏是一个空腔脏器，在心动周期中心肌张力处于不断变化过程中，直接或间接暴力如前胸受重物、驾驶盘等撞击、从高处坠落、突然加速或减速猛将心脏推压于胸骨和脊柱之间或心脏碰撞胸骨。突然不同方向作用于躯体后，可直接传至心脏，或通过心腔内液压传导，作用到心脏的不同部位，造成心脏不同程度的损伤或撕裂。这种强而迅速的间接外力，胸壁外有时可无明显损伤而心脏却严重受损，甚至破裂。由于右心室紧贴胸骨，最易挫伤。约有10%的病例并发急性心脏压塞。

闭合性损伤包括心脏挫伤、心包损伤、心脏脱位，急性心脏压塞症、心脏破裂、外伤性室间隔穿孔、外伤性瓣膜损伤、外伤性室壁瘤。

1. 临床表现　轻者无明显症状，较重者出现心前区疼痛，大多数表现为心绞痛和心律失常，可伴有心悸、呼吸困难或休克等，偶可闻及心包摩擦音，常不为扩冠药物所缓解。心律失常多为心动过速、期前收缩和阵发性房颤。

心脏破裂患者快速出现低血容量征象：面色苍白、呼吸浅弱、脉搏细速、血压下降快速出现休克、甚至死亡。

2. 辅助检查

（1）心电图：可有 ST 段抬高，T 波低平或倒置，且常示心动过速、房性或室性心律失常。

（2）血液生化检查：肌酸激酶-同工酶（CPK－MB）以及乳酸脱氢酶（LDH1，和 LDH2）值明显升高。

（3）二维超声心动图显示心脏结构和功能的改变如腱索断裂、室间隔穿破、瓣膜反流、室壁瘤形成。

3. 治疗

（1）心肌挫伤的治疗在于对症处理，控制心律失常和防治心力衰竭，并观察有无室壁瘤发生。①卧床休息，密切观察心电监护。②纠正低氧血症，补充血容量维持动脉压。③如出现心律失常，给予抗心律失常药物。治疗非低容量低血压症心脏损伤时须滴注多巴胺、肾上腺素等。④治疗心力衰竭：心力衰竭分左侧心力衰竭、右侧心力衰竭和全心衰竭，是心脏病后期发生的危急症候。药物治疗主要起强心和减轻心脏负荷两方面的作用，在应用选择性地作用于心脏、增强心肌收缩力的药物的同时，正确使用利尿药。

（2）手术治疗：在全麻体外循环下实施房、室间隔缺损修补术，瓣膜替换术、腱索或乳头肌修复术、冠状动脉旁路移植术、室壁瘤切除术等。

（3）心脏破裂的抢救：立即施行手术，抢救急性心脏压塞可先做心包腔穿刺减压缓解同时输血补液，争取手术时间。

二、开放性心脏伤

心脏开放性损伤大多是由于枪弹、弹片、尖刀等锐器穿入所致，少数可因胸骨或肋骨折断猛烈向内移位穿刺所引起，包括急性心脏压塞症、穿透性心脏伤、冠状动脉损伤、心脏异物、室壁瘤、冠状动脉瘘。近年来有报道医源性损伤，如心血管外科手术、侵入性导管检查或造影等，也可引起心肌损伤。根据损伤程度可为单纯心包伤，心壁表浅裂伤、穿入或贯通一个心腔、穿过间隔伤及两个心腔，以及较为罕见的心内结构、传导束和冠状动脉损伤。心脏穿透伤患者可分为四类。①死亡：入院前已无生命体征。②临床死亡：送院途中有生命体征，入院时无生命体征。③濒死：半昏迷、脉细、测不到血压、叹息呼吸。④重度休克：动脉收缩压<10.7kPa（80mmHg），神志尚清。

1. 临床表现　心脏穿透伤的病理和临床表现，一方面取决于受伤机制，即穿透物的性质、大小和速度。另一方面，主要取决于损伤的部位、伤口的大小以及心包裂口的情况。主要表现为心脏压塞和（或）出血性休克，两者有所侧重。

（1）心脏压塞：心包裂口小，或被周围组织或血块所堵塞，心脏出血可引起急性心脏压塞，使心脏舒张受限，腔静脉回心血流受阻和心排血量减少。心脏压塞有利于减少心脏出血，患者生存机会反而较有出血但无心脏压塞者为多，然而，如不及时解除，则很快导致循环衰竭。Beck三联症即静脉压升高、心搏微弱血压下降、心音遥远，是典型的心包压塞综合征。

（2）失血性休克表现：当心包裂口足够大时，心脏的出血可通畅流出体外或流入胸腔、纵隔或腹腔，心包内积血量不多，临床上主要表现为失血性休克，甚至迅速死亡。有明确的外伤史，有体表伤口和伤迹，呼吸急促、心慌、失血，低血压，多有贫血貌。

（3）听诊异常：若有室间隔损伤，则可闻及收缩期杂音，若有瓣膜损伤，可闻及收缩期或舒张期杂音，心包穿刺和（或）胸腔穿刺有积血即可诊断。

2. 辅助检查

（1）X线检查：X线检查对心脏穿透伤的诊断帮助不大，但胸部X线片能显示有无血胸、气胸、金属异物或其他脏器合并伤。胸片上有心脏气液平面具有诊断意义。

（2）超声心动：超声心动对心脏压塞和心脏异物的诊断帮助较大，有助于异物定位，可显示异物的大小、位置，且能估计心包积血量。但应注意不能因做过多的检查而延误抢救时间。

3. 治疗要点　心脏开放性损伤均应立即手术抢救，抢救要点如下。

（1）已经心搏停止者须行开胸心脏复苏，胸外按压不仅无效，且能加重出血和心脏压塞。护理上在密切观察生命体征的同时，做好复苏的准备，包括：①迅速气管内插管，机械通气；备好除颤器及开胸急救设备。②建立两处以上快速静脉扩容通道，快速加压输血补液，以提高心脏充盈压，积极抗休克治疗。③建立中心静脉压测量装置，正确判断有无心包压塞。④如有血气胸，准备行闭式引流术。⑤疑有心脏压塞者配合立即行心包穿刺。

（2）术前准备以快速大量输血为主，适量给予多巴胺和异丙肾上腺素以增强心肌收缩力。刺入心脏并仍留在胸壁上的致伤物（如尖刀）在开胸手术前不宜拔除。如疑有大血管损伤或心内结构损伤等情况，做建立体外循环准备。

（3）心包穿刺：即使抽出30ml积血就能显著使心包腔减压，病情立即改善，血压可由听不到转而能听到，神志可由不清转而清醒。

（4）心包开窗探查术：若心包穿刺未抽出血液，临床上又高度怀疑心脏压塞，可紧急在局麻下从剑突下进入行心包开窗，以手指探查心包腔，放入减压引流管。

（5）即使心脏停搏约10min之内亦应积极手术抢救，可取得较理想的抢救成功率。

（6）术中有条件，应采集自体胸血并回输，术毕大剂量联合应用有效抗生素预防感染。

（7）细致地检查有无复合损伤。

（张静术）

第二节　房间隔缺损

正常人的心脏分为左、右心房和左、右心室，其中左、右心房被一层称为房间隔的隔膜组织分开而互不相通。如果胎儿心脏发育时原始房间隔在发生、吸收和融合时出现异常，左、右心房之间仍残留未闭合的房间孔，称为房间隔缺损（atrial septal defect，ASD）。因症状轻，年幼时不易被发现，因而成为成人最常见的先天性心脏病，一般单独存在。女性多见于男性，男女比例为1.2～4。

一、病理解剖

1. 继发孔未闭　最多见。缺损部位距房室瓣较远。在胚胎发育过程中，原发房间隔吸收过多或继发房间隔发育障碍，二者不能融合。根据继发孔存在部位又分为四型：中央型、下腔型（低位）、上腔型（高位）、混合型。

2. 原发孔未闭　占5%～10%，缺损大，由于原发房间隔过早停止增长，不与心内膜垫融合，遗留裂孔。又分为单纯型、部分房室通道、完全性房室通道。

3. 共同心房　原发及继发房间隔不发育，形成单个心房腔。

4. 卵圆孔未闭　在正常人中有20%～25%原发与继发房间隔未完全融合而致卵圆孔未闭。一般不引起心房间分流。

二、临床表现与诊断

（一）临床表现

1. 症状　与缺损大小、有无合并其他畸形有关。若为单纯型且缺损小，常无症状。缺损大者多数病例由于肺充血而有劳累后胸闷、气急、乏力，婴幼儿则容易反复发作严重的肺部感染，表现为多咳、气急。原发孔缺损或共同心房患者症状出现早、程度重、进展快。由于左心血流量的减少，患者多有体力缺乏，容易怠倦和呼吸困难，活动后更易感到气急和心悸。长期的右心负荷加重可继发肺动脉高压和右心衰竭，可出现活动后厥、右心衰竭、咯血、发绀等，发展成为艾森曼格综合征。

2. 体征 缺损大者可影响发育、心前区隆起，心尖冲动向左移位呈抬举性搏动。心界向左扩大，胸骨左缘 2～3 肋间有 2～3 级柔和吹风样收缩期杂音，不伴细震颤，三尖瓣区有短促舒张期杂音，肺动脉瓣区第二心音亢进及有固定性分裂。若已有肺动脉高压，部分患者有肺动脉喷射音及肺动脉瓣区有因肺动脉瓣相对性关闭不全的舒张早期泼水样杂音（Graham steeil murmur）。若为原发孔缺损，在心尖部可听到全收缩期吹风样杂音。

（二）影像学诊断

1. X线 表现右心房和右心室增大，但以右心房增大更为明显。肺动脉段及肺门阴影增大，肺纹理增粗呈充血表现。透视下常见肺门搏动增强呈"肺门舞蹈"征象。主动脉阴影较小，左心房、左心室一般不增大。

2. 超声心动图 肺动脉增宽，右心房、右心室增大，房间隔连续中断。声学造影可见有异常分流。超声多普勒于房间隔右侧可测到收缩期左至右分流频谱。

3. 心导管检查 右心导管检查发现右心房血氧含量高于上腔静脉 1.9% 容积，70% 病例心导管可通过缺损口由右心房进入左心房。通过右心导管可测量各部位压力及计算分流量。

三、治疗原则

对于房间隔缺损的治疗以往唯一的治疗方法是开胸手术修补，但随着介入心脏病学的发展，封堵器介入治疗成为一个重要治疗方法。

（一）介入治疗适应证

中央型房间隔缺损，缺口边缘有 5mm 的房间隔组织，边缘离冠状窦和肺静脉 5mm 以上者。

（二）介入治疗禁忌证

（1）伴右向左分流的肺动脉高压患者。

（2）合并部分或完全性肺静脉异位引流。

（3）塞网状缺损，多发性缺损。

（4）左心房发育差。

（5）左心房内隔膜。

（6）ASD 合并其他需外科手术治疗的先天性心脏畸形。

四、房间隔缺损封堵术护理

（一）房间隔缺损封堵方法

房间隔缺损封堵术是指经导管在房间隔缺损的部位送入一个双盘结构的封堵器，双盘中的一个盘在左心房而另一个在右心房，两个盘由一腰相连，而该腰正好通过房间隔缺损口，双盘夹住房间隔，一方面关闭房间隔缺损，另一方面固定住封堵器。具体操作介入治疗的途径如下：

穿刺股静脉→髂外静脉→髂总静脉→下腔静脉→右心房→房间隔→房间隔缺损部位→左心房→建立血管通道→封堵器通过血管通道送至体内→左心房找开封器大盘面→房间隔缺损

部打开腰部→左心房打开小盘面→术中超声无残余分流→撤出导管→封堵成功。

（二）术前护理

（1）心理疏导：房缺封堵术是近几年国内开展的新介入治疗技术，患者对治疗的种种不信任容易产生紧张、焦虑的情绪，护理人员应主动与患者交流，讲解治疗的目的，手术的必要性、大致方法及术中、术后可能出现的不适，并告知术后的注意事项，做好患者的围术期护理，取得患者的信任，使其全面配合治疗。

（2）完善备皮（范围是脐以下，膝关节以上）、碘过敏试验和青霉素皮试，并向患者讲解术前过敏试验的意义。

（3）术前1天嘱患者练习床上大小便，洗澡并更换病员服，术前嘱患者排空大小便。

（4）建立静脉通道，给予外周静脉留置。

（5）嘱患者术前1天晚保证睡眠，如入睡困难，给予镇静药物口服。

（6）术前禁食6h，如为全麻的患儿，术前禁食、水12h。

（7）告知患者术后卧床、肢体制动、沙袋压迫的时间。

（8）详细了解病情，协助医生做好心电图、心功能、出凝血时间、血常规、生化等各种检查，及早预防患者水、电解质和酸碱平衡紊乱。

（三）术中护理

1. 麻醉及手术体位

（1）麻醉方式：一般情况采用局麻，年龄较小不能配合者，通常采用静脉麻醉。

（2）手术体位：采用平卧位，臀部垫一软枕，双下肢分开并外展。

2. 手术步骤及护理配合（表17-1）

表17-1 手术步骤及护理配合

手术步骤	护理配合
1. 年龄较小的患者需全麻	建立静脉通道，连接监护仪
2. 常规消毒双侧腹股沟上至脐部，下至大腿中部，暴露腹股沟	垫高患者臀部、倒安尔碘消毒、铺巾、75%的乙醇消毒，协助铺单
3. 穿刺右侧股静脉，行右心导管检查，测定上下腔静脉、右心房、右心室和肺动脉压力	递送6F动脉鞘、6F端孔右心导管、260cm超硬导丝、连接测压仪并记录压力
4. 测量房间隔缺损最大伸展直径 ①体外检查测量球囊是否完整，将稀释的对比剂充盈球囊以彻底排除球囊内空气 ②将右心导管沿股静脉-下腔右心房-房间隔缺损-左心房-左上肺静脉经路放在左上肺静脉，回撤右心导管 ③测量球囊沿260cm的超硬导丝至房间隔缺损处，测量缺损处的最大伸展直径	递测量球囊、50ml空针，用生理盐水按4:1配置稀释的对比剂
5. 封堵器的选择和体外装配	递合适的封堵器、配置肝素盐水（生理盐水250ml+肝素50mg）
6. 输送长鞘的导入	根据封堵器的大小选择合适的输送长鞘

手术步骤	护理配合
7. 沿输送长鞘输送封堵器，在左心房先释放左侧伞，回撤整个封堵系统，使封堵器腰卡在房间隔缺损处，最后完全释放封堵器腰和右房伞	
8. 彩超和造影证实封堵器的位置合适、稳固，则可完全释放封堵器	
9. 拔出导管和动脉鞘，伤口加压包扎	递纱布放置沙袋于穿刺处，用手压迫穿刺点止血15～20min，然后用绷带8字形加压包扎动脉穿刺点

（四）术后护理

1. 心理护理　房间隔缺损封堵术后由于患者肢体制动时间、卧床时间均较长，容易使患者产生不舒适感，有些患者主诉心脏出现异物感，多见于成年女性患者。护理人员应加强沟通，做好健康教育，缓解患者的紧张心理。

2. 并发症的观察与护理

（1）封堵器脱落：患者封堵术后立即给予心电遥测，护理人员要密切观察心电图的变化，加强心电图的监护，经常听诊心脏有无杂音，并结合患者的主诉，正确判断有无病情变化。一旦出现房性期前收缩、室性期前收缩等心律失常，要引起高度重视，及时通知医生，复查心脏彩超，确定是否存在封堵器脱落。

（2）心律失常：封堵术后除了可能出现因为封堵器脱落而引起房性期前收缩、室性期前收缩等心律失常外，还可能出现房室传导阻滞，大多是因为封堵器盘面压迫了房间隔组织引起了房间隔组织的水肿造成的，这一情况多见于小儿和面积较大的房间隔缺损封堵术后。常规术后可给予地塞米松5mg静脉推注，术后连用3d，并结合术后心电图的情况及时用药。

（3）血栓：术后血栓形成为导致脑梗死或其他脏器栓塞的主要原因，患者术后给予持续24h肝素稀释液（生理盐水100ml＋12 500u的肝素注射液）微泵成人以5mg/h速度、小儿以2～3mg/h速度静脉推注，并予阿司匹林肠溶片以5mg/（kg·d）的剂量口服，在术后24h后停用肝素稀释液静推，予低分子肝素注射液（速必凝、法安明、克赛注射液）皮下注射，2/d。并观察患者ACT、KPTT的变化，及时询问患者的病情变化，防止抗凝过度引起的牙龈、皮肤、胃黏膜出血，尤其注意尿液的颜色，以防溶血的发生。

3. 感染　由于封堵介入治疗中置入Amplatzer封堵器，可能会引起置入物所致的热源反应，应与介入治疗感染所致的体温升高相鉴别。患者术后常规使用青霉素等抗生素治疗，术后至少连用3d，如体温正常可停用。在此期间观察患者的体温和血常规变化，如出现体温过高，按高热护理常规。

4. 一般护理　术后患者需绝对卧床12h、肢体制动6h、沙袋压迫的时间2～4h。局麻患者术后30min即可进食、水，并嘱患者多饮水，以利对比剂排空；如为全麻小儿，术后6h或麻醉完全清醒后方可进食，进食前先喝一两口水，防止误吸的发生。嘱患者如有胸闷等不适主诉及时告知医护人员。

（五）健康教育

（1）保持心情舒畅，注意休息，避免剧烈活动，如长跑、打球等。

（2）坚持遵医嘱口服抗血小板药物阿司匹林 3~6 个月。因为 3~6 个月后，新的房间隔组织会爬升到封堵器的表面，完全生长好，表面光滑，表面不易发生血栓。

（3）出院后 3~6 个月到门诊复查心脏彩超。如有不适主诉，及时到医院就诊。

（张静术）

第三节　室间隔缺损

正常人的左心室和右心室被室间隔分开，互不相通。如在胎儿时期室间隔发育不全而遗留孔洞使左右心室沟通者，称为室间隔缺损（ventricular septal defect，VSD）。室间隔缺损是最常见的先天性心脏畸形，可单独存在，也可与其他畸形合并存在。本病的发病率约占存活新生儿的 0.3%，先天性心血管疾病的 30%。

一、病理解剖

心室间隔由四部分组成：膜部间隔、心室入口部间隔、小梁部间隔和心室出口或漏斗部间隔。胎生期室间隔因发育缺陷、生长不良或融合不良而发生缺损。第一型为膜部间隔缺损，最为常见。第二型为肌部间隔缺损，此型缺损累及入口部、小梁部和心尖部肌间隔。第三型为出口部间隔缺损，亦称嵴上型、肺动脉瓣下或漏斗部间隔缺损。第四型缺损发生于房室间隔者称为房室间隔缺损或房室通道和入口部间隔缺损。

二、临床表现与诊断

（一）临床表现

1. 症状　室间隔缺损如缺损直径在 0.5cm 以下，分流量较少者，一般无明显症状或仅有轻微症状；中等或较大的室间隔缺损产生大量的左向右分流，常有劳累后气急和心悸、易疲劳、乏力等，甚至反复出现肺部感染和充血性心力衰竭症状如胸闷、心悸、水肿、咯血、呼吸困难等，少有昏厥等病史。大型室间隔缺损者肺部感染和心力衰竭尤为显著，二者互为因果，病情发展较快，当肺动脉阻力增高显著时，分流量反而减少，肺部感染和心力衰竭发生次数也将减少，唯气急、心悸甚为明显并可出现咯血症状。

2. 体征　心尖冲动增强并向左下移位，心界向左下扩大，典型体征为胸骨左缘 3~4 肋间有 4~5 级粗糙收缩期杂音，向心前区传导，伴收缩期细震颤。若分流量大时，心尖部可有功能性舒张期杂音。肺动脉瓣第二音亢进及分裂。严重的肺动脉高压，肺动脉瓣区有相对性肺动脉瓣关闭不全的舒张期杂音，原间隔缺损的收缩期杂音可减弱或消失。

（二）影像学诊断

1. X 线　缺损小者心影多无改变。缺损中度大时，心影有不同程度增大，以右心室为主。缺损大者，左、右心室均增大，肺动脉干凸出，肺血管影增强，严重肺动脉高压时，肺野外侧带反而清晰。

2. 超声心动图　左心房、左、右心室内径增大，室间隔回音有连续中断，多普勒超声由缺损右室面向缺孔和左室面追踪可探测到最大湍流。

3. 心导管检查 右心室水平血氧含量高于右心房0.9%容积以上，偶尔导管可通过缺损到达左心室。依分流量的多少，肺动脉或右心室压力有不同程度的增高。

三、治疗原则

对于室间隔缺损的治疗以往唯一的治疗方法是开胸手术修补，但随着介入心脏病学的发展，封堵器介入治疗成为一个重要治疗方法。

（一）介入治疗适应证

（1）年龄大于1岁，体重大于5kg。

（2）有外科手术适应证的肌部和膜部室间隔缺损。

（3）室间隔缺损合并可以介入治疗的其他心血管畸形。

（4）外科手术后残余漏。

（5）缺损直径大于3~12mm。

（6）缺损边缘距主动脉瓣、三尖瓣3mm以上。

（7）轻到中度肺动脉高压，无右向左分流。

（二）介入治疗禁忌证

（1）室间隔缺损合并艾森曼格综合征。

（2）干下型室间隔缺损。

（3）室间隔缺损合并其他需要外科手术治疗者。

四、室间隔缺损封堵术的护理

（一）室间隔缺损封堵方法

室间隔缺损是指左右心室间隔的缺损导致了左右心室的异常交通。室间隔缺损封堵术的基本原理是采用双盘结构的封堵器，其中一个盘面在左心室面，而另一个盘面在右心室面，连接两盘的腰正好在缺损的室间隔处。室间隔靠两侧盘、腰、缝在封堵器内的高分子化合物，放置封堵器后在封堵器内形成的血栓以及3个月心内膜完全覆盖封堵器表面等机制来关闭。具体的介入治疗操作方法如图17-1。

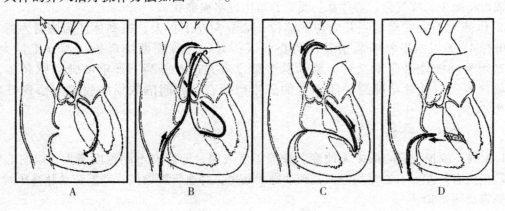

图17-1 VSD封堵操作方法

（二）术前护理

同房间隔缺损。

（三）术中配合

（1）麻醉方式：同房间隔缺损。

（2）手术步骤及护理配合（表17-2）

表17-2　手术步骤及护理配合

手术步骤	护理配合
1. 年龄较小的患者需全麻	建立静脉通道
2. 常规消毒双侧腹股沟上至脐部，下至大腿中部，暴露腹股沟	垫高患者臀部、倒安尔碘、消毒、铺巾、75%的乙醇消毒、协助铺单
3. 穿刺右侧股静脉，行右心导管检查，测定上下腔静脉、右心房、右心室和肺动脉压力	递送6F动脉鞘和6F端孔右心导管，连接监护仪、测压仪并记录压力
4. 穿刺右侧股动脉，用猪尾巴导管行左心室造影，以确定室间隔缺损的大小、位置及形态	递送6F动脉鞘、导丝和6F猪尾巴导管
5. 建立动静脉轨道，经股动脉鞘导入右冠造影管到左心室，在左心室造影的体位下，逆时针旋转造影导管，使造影导管顶端指向室间隔，慢慢回撤造影导管，直到造影导管的顶端穿过缺损的室间隔到达右心室，在造影导管侧导入柔软的导丝到肺动脉。从股静脉侧导入6F的网篮到肺动脉，将网篮套住已经在肺动脉的特制导丝，将导丝从股静脉侧拉出体外	递送右冠造影管，260cm特制柔软导丝，网篮
6. 选择封堵器，体外装配好	根据室缺大小、形态递送合适的封堵器，配置肝素盐水（生理盐水250ml + 肝素50mg）
7. 沿特制的导丝将输送长鞘导入	根据封堵器的大小选择合适的输送长鞘
8. 将封堵器送入输送鞘内，缓慢输送到左心室的心尖部，并在左心室的中间先将左心室的伞面释放，然后释放右心室的伞面	
9. 彩超和造影证实封堵器的位置合适、稳固，则可完全释放封堵器	
10. 拔出导管和动脉鞘，伤口加压包扎	递纱布放置沙袋于穿刺处，用手压迫穿刺点止血15~20min，然后用绷带8字形加压包扎动脉穿刺点

（四）术后护理

（1）心理护理：同房间隔缺损。

（2）并发症的观察与护理

1）心律失常：室缺封堵术后常见的并发症为各种心律失常，多由封堵器脱落、封堵器对心肌局部的刺激、室间隔房室传导组织的水肿和封堵器选择过大对局部组织的挤压产生水肿影响传导束所致。因此患者封堵术后进行心电监护尤为重要，心电图的变化可直接反映术后封堵的效果。应立即给予心电遥测，护理人员要密切观察心电图的变化，经常听诊心脏有无杂音，并结合患者的主诉，正确判断有无病情变化。封堵术后除了可能出现因为封堵器脱落而引起房性期前收缩、室性期前收缩等心律失常外，还可能出现传导阻滞，这一情况多见于小儿和面积较大的室间隔缺损封堵术后。常规术后可给予地塞米松 5mg 静脉推注，术后连用 3d，并结合术后心电图的情况及时用药。

2）出血：室缺封堵手术一般有股动脉、股静脉 2 个穿刺点，患者术后 30min 测血压 1 次，共测 6 次，拔除股动脉鞘管前向患者做好解释工作，嘱患者排空大、小便，准备好抢救器材和阿托品、多巴胺等药物，保持静脉通畅，以防止拔管时发生自主神经反射。拔除鞘管后伤口按压 20min，再加压包扎，予沙袋压迫 6h，嘱患者患侧肢体制动，卧床休息 12h。拔除动脉鞘管后护士要经常检查患者伤口情况，观察足背动脉搏动情况及皮温、颜色变化，防止动脉栓塞的发生。密切观察伤口有无渗血、渗液，如有少量渗血要及时更换敷料，如有皮下瘀斑要做好标记，动态观察其大小，防止皮下血肿的发生。

3）血栓：室缺患者术后常规给予阿司匹林肠溶片以 2~3mg/（kg·d）的剂量口服，不需要静脉使用肝素稀释液，因为心室内血液流动的速度远远大于心房内血液的流速，不容易生成血栓，因此室缺术后抗凝药物使用的剂量比房缺术后要小。

4）溶血：封堵术后要观察患者尿液的颜色，有无酱油色小便即血红蛋白尿的排出。血红蛋白尿多为封堵术后并发症残余分流引起，因此术后护理人员应加强患者病情的监护，经常观察患者血常规的变化，一旦出现尿液颜色的异常要及时汇报医生。

（五）健康教育

内容同房间隔缺损。

（张静术）

第四节　动脉导管未闭

婴儿出生后 10~15h 动脉导管即开始发生功能性闭合。到生后 2 个月，80% 以上婴儿动脉导管均已完成器质性闭合。1 年后 95% 均已闭锁。若动脉导管持续不闭合者称为动脉导管未闭（patent ductus arteriosus，PDA）。

一、病理解剖

未闭动脉导管位于肺动脉主干（或左肺动脉）与左锁骨下动脉开口处远侧的降主动脉处。最长者可达 3cm，最短者仅 2~3mm，直径 5~10mm 不等。按其形态可分类如下。

管型：长度多在 1cm 内，导管两端基本相等，成人病例多属此型。

窗型：导管极短，几乎无长度，肺动脉与主动脉紧贴呈窗状，一般直径较大。

漏斗型：长度与管型相似，但近主动脉处粗大，近肺动脉处狭小，呈漏斗状，有时甚至类似动脉瘤。

除上述变化外，可有肺动脉及其分支扩张，甚至类似动脉瘤样改变，未闭的动脉导管内可有血栓形成，左右心室肥厚及扩张。

二、临床表现与诊断

（一）临床表现

1. 症状　分流量小，常无症状。中度分流量以上，有劳累后心悸、气喘、乏力和咳嗽。

少数病例有发育障碍，易并发呼吸道感染和感染性心内膜炎，晚期可发生心力衰竭，如已发生阻塞性肺动脉高压，则出现呼吸困难且日渐加重，发绀等。

2. 体征　心尖冲动增强并向左下移位，心浊音界向左下扩大。胸骨左缘第 2 肋间偏外侧有响亮的连续性杂音。向左上颈背部传导。伴有收缩期或连续性细震颤。出现肺动脉高压后，可能仅听到收缩期杂音。肺动脉第二音亢进及分裂，肺动脉瓣可有相对性关闭不全的舒张期杂音。分流量较大时，由于通过二尖瓣口血流增多、增速，心尖部有短促的舒张中期杂音。可有周围血管体征，包括：颈动脉搏动增强，脉压加大，水冲脉、毛细血管搏动、枪击音和杜氏征等。

（二）影像学诊断

1. X 线　轻型病例 X 线检查可无异常发现。分流量较大者可见肺动脉主干凸起，肺门管阴影增大，搏动增强，肺充血。主动脉结扩大，左心室、右心室增大。分流量大时左心房亦见增大，右心室增大更为明显，肺动脉干突出显著，由于肺小动脉痉挛甚至硬化，扩张的左右肺动脉远端变细，肺野充血反而不明显。

2. 超声心动图　左心房、左心室增大，主动脉增宽，并可显示未闭动脉导管管径与长度。多普勒超声可于主、肺动脉远端测出收缩与舒张期湍流频谱。

3. 心导管检查　右心导管检查可见肺动脉水平血氧饱和度和氧含量增高。根据分流量的不同，右心室和肺动脉压力正常或有不同程度的增高。有时导管从肺动脉经未闭动脉导管进入降主动脉，则诊断更可确立。如导管进入升主动脉则首先应考虑为主肺动脉隔缺损。

三、治疗原则

对于动脉导管未闭的治疗以往唯一的治疗方法是开胸手术修补，随着介入心脏病学的发展，先后有多种方法应用于临床，除了 Porstman 法以外，尚有 Rashkind 双面伞法、Sideris 纽扣式补片法、弹簧圈堵塞法、Amplatzer 蘑菇伞法。前 3 种方法操作复杂，并发症高，临床已不应用。目前主要应用后两种方法，尤其是 Amplatzer 蘑菇伞法应用最广。

（一）介入治疗禁忌证

（1）动脉导管未闭合并肺动脉高压，且有右向左分流者。

（2）动脉导管未闭合并其他心脏复杂畸形患者。

（3）窗型动脉导管未闭。

（二）介入治疗适应证

直径在 2mm 以上的动脉导管未闭可行介入治疗。

（三）介入手术操作方法

1. 经静脉途径　穿刺股静脉→髂外静脉→髂总静脉→下腔静脉→右心房→右心室→肺动脉→未闭导管→主动脉→调整导管至 PDA 开口处→主动脉造影→沿导管送入导丝→沿钢丝送入鞘管→将封堵器放入导管内→推送至主动脉→打开封堵器→回拉鞘管→封堵器覆盖PDA 主动脉侧→回撤鞘管→封堵成功

2. 经动、静脉途径　方法基本经静脉途径相同，不同的是增加股动脉穿刺，经静脉放置鞘管，经鞘管送入导管，行主动脉造影。

经静脉入右心导管，行心导管检查。完成检查后将导管通过未闭动脉导管，交换输送鞘管，经鞘管送入封堵器。到位后经动脉造影评价封堵效果。

（张静术）

第五节　完全性大动脉转位

一、定义

完全性大动脉转位指主动脉和肺动脉对调位置，主动脉瓣不像正常在肺动脉瓣的右后而在右前，接右心室；而肺动脉瓣在主动脉瓣的左后，接左心室。左右心房心室的位置，以及心房与心室的关系都不变。静脉血回右房、右室后出主动脉又到全身，而氧合血由肺静脉回左房、左室后仍出肺动脉进肺，使体循环与肺循环各走各路而失去循环互交的生理原则，其间必须有房缺、室缺或动脉导管未闭的交换血流，患婴方能暂时存活。

二、疾病相关知识

（一）流行病学

本病是新生儿期最常见的发绀性先天性心脏病，发病率为 0.02% ~0.03%，约占先天性心脏病的 5% ~7%，居发绀型先心病的第二位，男女比例为 2 ~4 ∶ 1，患有糖尿病母体的发病率较正常母体高达 11.4 倍，若不治疗约 90% 在 1 岁内死亡。

（二）临床表现

1. 青紫　出现早，半数出生时即存在，绝大多数始于 1 个月内。随着年龄增长及活动量增加，青紫逐渐加重。青紫为全身性，若同时合并动脉导管未闭，则出现差异性紫，上肢青紫较下肢重。

2. 充血性心力衰竭　生后 3 ~4 周婴儿出现喂养困难、多汗、气促、肝大和肺部细湿罗音等进行性充血性心力衰竭等症状。患儿常发育不良。

（三）治疗

手术治疗。

三、专科评估与观察要点

1. 呼吸形态。
2. 营养状况。
3. 术前有无发生肺部感染和其他重要器官损害。

四、护理问题

1. 低效性呼吸形态　与肺血增多、酸中毒、呼吸急促有关。
2. 活动无耐力　与组织器官缺氧有关。
3. 营养失调，低于机体需要量　与组织器官缺氧、消化吸收不良有关。
4. 潜在并发症　肺部感染，与组织缺氧和低灌注引起的重要器官衰竭有关。

五、护理措施

（一）术前护理

1. 监测生命体征，尤其是测量上下肢血压和血氧饱和度。每天测 4 次体温、呼吸、脉搏，3 天后改为每天 1 次，测体温时要安排人专门看护以免发生意外。每周测量体重 1 次。

2. 调整患儿一般情况，改善低氧血症、酸中毒和肝肾功能。合并动脉导管未闭（PDA）的患儿术前只能低流量吸氧或不吸氧，高流量的氧气会使动脉导管的管壁肌肉收缩，使其关闭，因术前仅靠 PDA 分流氧含量较高的血液到体循环。一旦 PDA 关闭将导致患儿很快死亡。

3. 充足营养，母乳喂养，少量多餐　应该经常饮水，避免出汗过多或其他原因造成患儿脱水，血液浓缩而形成血栓。

4. 绝对卧床休息，限制患儿活动，保持大便通畅，以免加重缺氧。

5. 术前常规准备。

（二）术后护理

1. 监测数据　持续监测生命体征、中心静脉压（CVP）、动脉血压（ABP）、左房压（LAP）、肺动脉压、氧饱和度、呼吸末 CO_2 等，每 30～60 分钟记录一次。

2. 呼吸系统的监测　保持呼吸道通畅，给予呼吸机辅助呼吸，严密观察呼吸频率、胸廓起伏程度，听诊两肺呼吸音是否对称、清晰，及时吸出呼吸道分泌物。

3. 循环系统的监护　观察患儿面色、口唇颜色及末梢肢体温度。了解组织灌注情况，密切观察心电图变化。

4. 泌尿系统　每小时记录尿量，观察尿液的颜色、性质。测量尿比重了解肾功能情况。准确记录每小时出入量，注意出入液量是否平衡。

5. 维持水电解质酸碱平衡　观察患儿的囟门、眼睑、球结膜、皮肤皱褶，判断患儿体内水分部情况。输入液体均用微量注射泵控制，冲洗管道肝素液记入总入量，血液标本量，胃管引流量计入总出量，严格控制输液量。严密观察动脉血气。

6. 体温的监护　监测肛温，低体重儿或小婴儿予持续红外线辐射床保暖，患儿术后体温应控制在 36～37℃。复温时由于血管扩张可导致血压下降，在复温前应补足血容量。当出现发热反应时，以物理降温为主。如冰袋、降温毯等。

7. 管道护理　保持各管道通畅，15～30 分钟挤捏一次心包引流管和（或）纵隔引流管和（或）胸腔引流管，观察引流液颜色、温度、性状，防止形成心包填塞，及时发现术后出血。每小时用肝素冲洗桡动脉测压管道，保持术后早起有创压的持续监测。

8. 呼吸道管理　气管内插管选择经鼻气管插管。经鼻插管具有耐受性好，带管时间长，易于固定和容易口腔护理等优点。每班测量并记录鼻尖或门齿至气管插管末端距离，牢固固定气管插管，确保导管位置正常。加强呼吸道管理，加强呼吸道湿化，及时吸痰，防止痰液阻塞气道。每小时听诊双肺呼吸音一次，及早发现病情变化。

9. 活动　各种引流管拔除后可根据病情鼓励患儿尽早离床活动，以促进早日康复，注意活动要循序渐进。

10. 饮食护理　因低温麻醉术后易引起肠麻痹，腹胀明显，有的患儿会呕吐频繁，给予插胃管，抽出胃内容物，肠蠕动恢复后予进流食。逐渐恢复正常饮食，加强营养。新生儿或小婴儿鼻饲喂养时应确定胃管位置，喂奶速度要慢，利用重力时空针中的奶滴入胃管，不适用空针推注或泵入的方式以防发生喂养过度及误吸。

六、健康指导

（一）活动

各种引流管拔除后可根据病情鼓励患儿尽早离床活动，以促进早日康复，注意活动要循序渐进。

（二）饮食护理

因低温麻醉术后易引起肠麻痹，腹胀明显，有的患儿会呕吐频繁，给予插胃管，抽出胃内容物，肠蠕动恢复后予进流食。逐渐恢复正常饮食，加强营养。新生儿或小婴儿鼻饲喂养时应确定胃管位置，喂奶速度要慢，利用重力时空针中的奶滴入胃管，不适用空针推注或泵入的方式以防发生喂养过度及误吸。

七、护理结局评价

1. 呼吸型态得到改善。
2. 营养状况得到改善或维持。
3. 术前未发生肺部感染和其他重要器官损害。

八、急危重症观察与处理

（一）左心功能不全

1. 临床表现　心排血量下降，肢端湿冷，心率快，血压不稳定。
2. 处理　正性肌力药物、利尿剂、血管扩张剂的使用，主动脉球囊反搏。

（二）心律失常

1. 室性期前收缩、室速、室颤、房室传导阻滞。
2. 处理
（1）行血气分析，排除酸碱平衡紊乱、低氧等。
（2）遵医嘱使用抗心律失常药物，首选利多卡因，观察药效及副反应。
（3）电复律。
（4）临时起搏器。
（5）主动脉球囊反搏。

（三）肾功能不全和衰竭

1. 临床表现　少尿、无尿。
2. 处理
（1）维持心排血量。
（2）扩张肾血管。
（3）肾功能不全应立即处理，及时透析。

（张静术）

第六节　法洛四联症

一、定义

法洛四联症（tetralogy of Fallot）包括室间隔缺损，肺动脉口狭窄，主动脉骑跨和右心室肥厚，是最常见的发绀型先天性心脏血管病。

二、疾病相关知识

（一）临床表现

1. 大部分病例于出生后数月出现发绀，重症出生后即显发绀，活动后气促，患儿常感乏力，活动耐力差，在剧烈活动，哭闹或清晨刚醒时可有缺氧发作：患儿突然呼吸困难、发绀加重，严重者可致抽搐、昏厥，活动时喜欢蹲踞也是本病的特征之一，蹲踞可增加体循环阻力，减少右心血向主动脉分流，从而增加肺循环血量，改善缺氧；蹲踞又可减少下半身的回心血量，减少心室水平右向左分流，提高体循环血氧含量，改善脑缺氧，少数病例可有鼻衄、咯血、栓塞或脑缺氧等症状。

2. 体征　可见发育较差，胸前部可能隆起，有发绀与杵状指（趾）。

（二）治疗

手术治疗，如无明显缺氧和发绀，生长发育不受影响，也可在1岁左右手术，这样既不影响肺血管床发育，防止右心室肥厚心肌纤维化，也可提高婴幼儿手术耐受性，提高手术成功率。

三、专科评估与观察要点

1. 呼吸形态。
2. 患营养状况。
3. 术前有无发生肺部感染和其他重要器官损害。

四、护理问题

1. 活动无耐力　与组织器官缺氧有关。
2. 营养失调，低于机体需要量　与组织器官缺氧、消化吸收不良有关。
3. 潜在并发症　缺氧发作、血栓形成。

五、护理措施

（一）术前护理

1. 监测生命体征，上、下肢血压。
2. 调整患儿一般情况，改善低氧血症、酸中毒和肝肾功能。
3. 充足营养，母乳喂养，少量多餐。
4. 注意多给患儿饮水，稀释血液，以免形成血栓。

5. 避免患儿剧烈哭闹，导致缺氧。

6. 术前吸氧 3L/min，每天 3 次，每次 30 分钟，改善缺氧状况。

（二）术后护理

1. 呼吸系统监护　密切观察患者有无发绀、鼻翼扇动、点头或张口呼吸，注意呼吸的频率、节律、定时听诊呼吸音并记录。妥善固定和护理气管插管。保持呼吸道通畅。监测呼吸功能状态。

2. 维持有效循环容量和改善心功能　监测和记录出入量，每小时尿量及 24 小时总尿量。监测动脉血压，心功能，监测中心静脉压。观察有无心律失常。注意补液情况。观察皮肤色泽和温度。

3. 并发症的预防和护理　急性心脏压塞和急性肾功能不全的预防。

4. 术后营养　先小剂量喂牛奶，从 5ml 开始，根据消化情况，逐渐加量。静脉高营养，补充人体所需。

六、健康指导

（一）饮食

结构合理，指导患者培养规律的饮食及排便习惯。

（二）活动与休息

根据心功能恢复情况逐渐增加活动量。注意防寒保暖，避免呼吸道感染。

（三）观察

家属应监测儿童有无气促、发绀、呼吸困难、尿量减少等症状，若发生任何异常情况，应及时就诊。

（四）用药指导

用洋地黄类强心药者，应学会测脉搏。用利尿剂者，应测量尿量。

七、护理结局评价

1. 患者术前未发生缺氧发作和血栓形成。

2. 患者营养状况得到改善或维持。

八、急危重症的观察和处理

（一）伤口渗血、血肿

1. 临床表现　穿刺处敷料有血迹浸湿，局部伤口疼痛，并有肿块。

2. 处理　更换伤口敷料，重新加压包扎。增加压迫的重量，必要时应用止血药物。

（二）封堵器脱落及异位栓塞

1. 临床表现　封堵器脱落进入肺循环，可出现胸痛、呼吸困难、发绀等症状。

2. 处理　严密观察患者有无胸闷、气促、胸痛、发绀等症状。注意心脏杂音的变化。一旦出现，立即通知医生，立即进行外科手术准备。

（三）造影剂反应

1. 临床表现　轻者出现头痛、头晕、恶心、呕吐、皮肤初选荨麻疹等反应。重者可出现心律失常、虚脱、发绀、喉黏膜水肿、呼吸困难和休克等。

2. 处理

（1）严密观察造影剂的不良反应。

（2）监测呼吸、心率、心律、血压的变化。

（3）一旦出现，立即通知医生给予相应的对症处理。

（张静术）

第七节　心脏移植

心脏疾病晚期各种治疗方法无效时，采用供体心脏进行原位移植是临床可行的治疗方法之一。移植方法分为标准法、双腔静脉法、全心脏原位移植法3种。无论采用哪种方法，确保供、受体心脏各吻合口对位正确，缩短手术时间，避免吻合口漏血是手术成功的关键。

一、护理措施

（一）术前准备

1. 改善营养　进食高蛋白、低脂肪、富含维生素且易消化的饮食。进食不佳者可给予静脉高营养，术前间断少量输入新鲜血浆及白蛋白，最好将血浆蛋白提高到6g/L以上，使胶体渗透压升高，以利间质水肿的吸收，并加强利尿。

2. 调整心功能　遵医嘱使用强心、利尿、血管扩张类药物。

3. 改善肺功能　每日吸氧3次，每次30min；术前1周用糜蛋白酶行超声雾化吸入；指导患者进行肺功能训练，如深呼吸、腹式呼吸、咳嗽训练等。

4. 肝功能的准备　应用辅助肝功能的药物，以增加糖原的储备及合成；间断补充血浆及蛋白质；肌内注射维生素 B_1 和维生素 K_1，使凝血酶原时间维持在正常水平。

5. 肠道准备　按全麻手术的肠道准备。术前6~8h禁饮食。

6. 术前检查项目　血常规、尿常规、大便常规、肝功能、肾功能、血型、细胞群体斑性试验、电解质、心肌酶学、血糖、血脂分析、甲状腺功能，心电图、超声心动图、胸片、腹部B超等。

7. 药物准备　除准备心外科常用药物外，准备免疫抑制剂如：舒莱（注射用巴利昔单抗）、甲泼尼龙。

8. 无菌室及隔离病房的准备　术后早期患者住一严格消毒的房间，并备有监护仪、呼吸机、输液泵、药品、抢救设备，墙面、地面均用消毒剂消毒、空气用紫外线消毒并配有层流。每班紫外线消毒空气，每次30min，消毒液擦洗桌面及地面。任何无关人员不得进入或滞留。进入隔离病房前工作人员必须穿隔离衣、换鞋、戴帽子、口罩、消毒双手。

（二）术后护理

1. 血流动力学监测

（1）术后早期应用多功能监测仪和肺动脉漂浮导管，持续监测心律（率）、血压、肺动脉压、中心静脉压、经皮血氧饱和度等,观察有无右心衰和肺高压,做到早发现早治疗。监测心肌受损度,心电监测固定导联便于观察心律变化及 ST 段动态改变,术后定时或遵医嘱做心电图,查 TNT、TNI、心肌酶,发现异常立即通知医师。

(2) 控制血压,降低心脏后负荷,减少出血。

(3) 术前肺动脉高压患者,严密观察肺动脉压变化,及时调整用药,减轻右心负荷。

(4) 中心静脉压控制在正常低限,以减轻右心负荷。

(5) 预防心律失常,维持电解质及酸碱平衡。

2. 呼吸系统管理

(1) 加强呼吸道管理,充分供氧。

(2) 病情稳定时应尽早拔除气管插管,早期鼓励患者床上活动,有利于肺部并发症的预防。

(3) 充分湿化呼吸道,稀释痰液,便于痰液排出。

(4) 吸氧面罩、管道及流量表每日更换消毒,按时留取痰培养,及时送检。

3. 内分泌系统管理

(1) 遵医嘱使用免疫抑制剂,早期以静脉给药为主,注意给药时间、剂量、速度准确一致,避免因操作影响药效。

(2) 免疫抑制剂口服时应与抗病毒药分开,用药剂量应根据化验结果及时调整。

(3) 监测免疫抑制剂血药浓度和肝肾功能,减少肝肾损害。

(4) 术后早期禁食期间应使用胃黏膜保护剂,预防消化道并发症。

(5) 监测血糖,注意加强营养及饮食调节,根据血糖结果使用胰岛素或其他降糖药。

4. 用药护理 服用双嘧达莫抗凝,密切观察有无出血倾向。

5. 心脏移植术后排斥反应的监护

(1) 排斥反应的分型:超急性排斥反应(术中早期立即出现供心复跳困难)、急性排斥反应(多发生于术后 1~20 周,以 2~10 周发生率最高)、慢性排斥反应(多发生在心脏移植 1 年之后)。

(2) 临床表现:患者逐渐恢复后,又重新出现乏力、周身不适、食欲缺乏、活动后心悸、气短,特别术后 1 个月内。如病情趋于平稳时,突然出现上述症状,应高度怀疑急性排斥反应。检查发现心脏扩大、心率增快、心音低弱或有奔马律时,如伴有心律失常、血压降低及心功能不全的征象应高度警惕急性排斥反应。

(3) 除一般实验室检查,还应定期进行心电图、超声心动图、血液免疫学监测、心内膜心肌活检等。

(4) 积极调整免疫抑制剂剂量,观察用药效果和不良反应。

(5) 密切观察尿量,定期查尿常规及肾功能,早期发现肾衰竭的征象。

6. 预防感染

(1) 加强无菌操作,预防感染,病情稳定时应及早拔除各种管道,如肺动脉漂浮导管、中心静脉管、动脉穿刺针、尿管等。

(2) 定时监测血常规,注意白细胞变化,遵医嘱调整免疫抑制剂剂量。

(3) 注意手术切口愈合情况,有无渗出、红肿、瘀血。

(4) 早期严格消毒患者用物,并对患者进行健康宣教,指导患者加强自我保护意识如:

饭前便后要洗手或用消毒液擦拭、饭后用漱口液漱口。

（5）每日消毒环境及空气，定时进行空气培养。

（6）定时摄 X 线胸片，预防肺部感染。

7. 心理护理　术后注意患者情绪变化，加强沟通，避免敏感话题。

二、健康教育

（1）定期复查，及时调整免疫抑制剂剂量。

（2）养成良好的卫生习惯，注意饮食合理搭配。

（3）如有不适及时就医，服用其他药物时应注意有无免疫抑制剂配伍禁忌。

（4）掌握术后抗排异药物的正确应用及注意事项。

（张静术）

第八节　冠状动脉旁路移植术后护理

冠状动脉性心脏病，是指各种原因引起的冠状动脉循环障碍心肌供血不足所致的心脏病，其中绝大多数是由于冠状动脉粥样硬化引起的，故又称之为冠状动脉粥样硬化性心脏病，简称为冠心病。

一、病理

冠状动脉有左、右两支，开口分别在左、右主动脉窦。左冠状动脉有 1～3cm 长的总干，然后分为前降支和回旋支。前降支供血给左心室前壁中下部、心室间隔的前 2/3 及心尖瓣前外乳头肌和左心房；回旋支供血给左心房、左心室前臂上部、左心室外侧壁及心脏膈面的左半部或全部和二尖瓣后内乳头肌。右冠状动脉供血给右心室、心室间隔的后 1/3 和心脏膈面的右侧或全部。这 3 支冠状动脉之间有许多小分支互相吻合，连同左冠状动脉的主干，合称为冠状动脉的 4 支。

冠状动脉粥样硬化的好发部位是左冠状动脉的前降支，尤其第一段最严重；其次是右冠状动脉，再其次是左冠状动脉的左旋支。肉眼早期动脉斑块分散，呈节段性分布。随后斑块互相融合。横切面斑块多呈新月形，偏于一侧，而管腔呈不同程度的狭窄。由于冠状动脉管腔较小，一旦发生粥样硬化，特别有继发性血栓形成或斑块内出血时，常造成管腔完全闭塞，导致心肌缺血，发生冠状动脉粥样硬化性心脏病。

二、病因

根据流行病学者的调查，冠心病的病因主要有：高脂蛋白血症、高血压、吸烟、糖尿病、肥胖、年龄、性别、高密度脂蛋白水平过低等，尤其是前四者。近年来，根据发病原因，提出预防方针，即改善生活方式、合理膳食、禁止吸烟、适度运动和积极治疗的措施，如对高血压、高胆固醇、糖尿病、肥胖等进行严格的药物控制后，病死率有所下降。

三、临床表现

1. 临床类型和表现　由于冠状动脉病变的部位、范围和程度的不同，本病有不同的临床表现，一般可分为五型。

（1）心绞痛型：这是心肌急性暂时性缺血、缺氧所引起的临床综合征。表现为心前区阵发性疼痛或紧迫感，疼痛常放射至左臂和左肩等部位。每次发作持续 3～5min，发作可一日数次，也可数日一次，休息或用药物（硝酸甘油）可以缓解。用力、情绪激动、受寒、饱餐等增加心肌耗氧情况下可诱发；有时候心绞痛不典型，可表现为气紧、晕厥、虚弱、暖气，尤其在老年人。本型为一时性心肌供血不足所引起，心肌多无组织形态改变。

（2）心肌梗死型：这是心肌严重而持久的缺血、缺氧所引起的较大范围的坏死。表现为持续性剧烈压迫感、闷塞感，甚至刀割样疼痛，位于胸骨后，常波及整个前胸，以左侧为重。区别于心绞痛的是，疼痛持续更久、更重，休息和含化硝酸甘油不能缓解。有时候表现为上腹部疼痛，容易与腹部疾病混淆。伴有低热、烦躁不安、多汗和冷汗、恶心、呕吐、心悸、头晕、极度乏力、呼吸困难、濒死感，持续 30min 以上，常达数小时。应立即就诊。心肌梗死发生机制如下：①冠状动脉粥样硬化并发血栓形成，或斑块内出血，导致冠状动脉急性阻塞。②冠状动脉粥样硬化并发持续痉挛，导致冠状动脉急性阻塞。③在狭窄性冠状动脉粥样硬化的基础上，由于遇到心脏负荷增大（如重体力劳动、情绪激动等），使心肌需氧量骤然增加，狭窄的冠状动脉供血不足。

（3）隐匿型或无症状型：很多患者有广泛的冠状动脉阻塞却没有感到过心绞痛，甚至有些患者在心肌梗死时也没感到心绞痛。部分患者在发生了心脏性猝死，常规体检时发现心肌梗死后才被发现。部分患者由于心电图有缺血表现，发生了心律失常，或因为运动试验阳性而做冠脉造影才发现。本型特征无症状，但有心肌缺血的心电图改变。心肌无组织形态改变。

（4）缺血性心肌病型：长期心肌缺血所导致的心肌逐渐纤维化，过去称为心肌纤维化或心肌硬化。表现为心脏增大、心力衰竭和（或）心律失常。

（5）猝死型：指由于冠心病引起的不可预测的突然死亡，在急性症状出现以后 6h 内发生心搏骤停所致。主要是由于缺血造成心肌细胞电生理活动异常，而发生严重心律失常导致。

近年来有人提出急性冠状动脉综合征一词，指由于冠状动脉急性变化，血流突然减少，引起不稳定型心绞痛、急性心肌梗死或猝死。

2. 体征　一般病例在未发作时可无特殊体征，但大多数在发作前即有轻度高血压、心率增快。发作时部分病例可有房性奔马律、心尖双冲动。伴有乳头肌功能不全者，心尖区可有明显的收缩期杂音。在心肌梗死时，心音常减弱，伴有舒张期奔马律，多数患者心律失常、血压下降，可有心包摩擦音。除在发病的 72h 内有 50% 以上发生严重的心律失常外，可并发心源性休克和（或）心力衰竭等相应体征。

四、辅助检查

1. 心电图　常规 12 导心电图快捷方便，无创及时，费用低，是基础应用最普及的检查手段，心电图主要表现为 ST-T 改变，但存在一定的假阳性及假阴性。

2. 动态心电图　就是常说的 Holter，指连续记录心脏的电活动，计算机分析，获得心率及 ST-T 的同步趋势图，对心律失常、晕厥者意义较大。

3. 心电图运动试验　通过运动增加心脏负担，以激发心肌缺血。运动方式有踏板或蹬车，心电图改变主要以 ST 段水平型或下斜型压低≥0.1m，持续 2min 为阳性标准，此检查方便廉价，有一定的风险即诱发心律失常、心绞痛可能。

4. 核素显像　是判断局部心肌血流的灌注的无创方法，灵敏度 80%~90%，准确性 70%~85%，缺点是特异性不高，不宜与其他心脏病鉴别。

5. 多层螺旋 CT　一般指 64 层以上的螺旋 CT，敏感性 93%，特别性 96%，方法快捷且无创伤，价格昂贵，受支架金属伪影，管壁存在明显钙化等因素影响，且对狭窄病变及程度的判断仍有一定的限度，不能取代冠状动脉造影。

6. 冠状动脉造影　是目前冠心病诊断的"金标准"。可以明确冠状动脉有无狭窄，狭窄的部位、程度、范围等，同时进行左心室造影，对心功能进行评价，并据此指导进一步治疗，如行内科球囊扩张会或给予支架置入，或推荐行外科冠状动脉旁路移植等。

7. 超声和血管内超声　心脏超声可以对心脏形态、室壁运动以及左心室功能进行检查，是目前最常用的检查手段之一。对室壁瘤、心腔内血栓、心脏破裂、乳头肌功能等有重要的诊断价值。血管内超声可以明确冠状动脉内的管壁形态及狭窄程度，是一项很有发展前景的新技术。

8. 心肌酶学检查　是急性心肌梗死的诊断和鉴别诊断的重要手段之一。临床上根据血清酶浓度的序列变化和特异性同工酶的升高等肯定性酶学改变便可明确诊断为急性心肌梗死。

9. 心血池显像　可用于观察心室壁收缩和舒张的动态影像，对于确定室壁运动及心功能有重要参考价值。

以上几种冠心病的检查方法，各有优缺点，无论哪一种检查都得结合临床表现综合全面的分析，才能提高冠心病诊断的准确性。

五、治疗要点

1953 年体外循环技术的应用使真正意义上的心脏直视手术成为可能。20 世纪 60 年代世界上第 1 例冠状动脉旁路移植术（CABG）获得成功以来，该手术作为冠心病的重要治疗方法，得到了广泛的应用和深入研究。

CABG 是通过移植患者其他部位的血管在冠状动脉上搭一个桥梁，让血液通过这个桥梁输送到心肌组织，从而绕开冠状动脉堵塞的部分；是治疗冠心病所引起心绞痛、心肌梗死及其并发症最为有效的治疗方法之一，能有效地解除或缓解症状，改善心肌缺血，提高生活质量，延长寿命。目前外科采用主要的治疗方法有：单纯 CABG，分为体外循环下 CABG 和非体外循环下 CABG；CABG 同期室壁瘤切除术或室壁瘤闭式折叠术；CABG 同期瓣膜置换术；CABG 同期干细胞移植术；CABG 同期室间隔穿孔修复术；外科 CABG 同期内科介入支架入术等。

六、护理措施

1. 术前护理重点

（1）预防心绞痛的发作和心肌梗死的发生：

1）了解患者心绞痛发作规律，避免诱发因素，如情绪激动、过度用力等。

2）起床要慢，避免直立性低血压，预防跌倒。

3）保持大便通畅，放松排尿，避免用力大小便。

4）保持良好心态，避免焦虑及恐惧，树立治疗信心。

5）避免寒冷刺激，注意保暖。

6）禁烟，禁饮浓茶、咖啡及进食刺激性食物。

7）饮食宜清淡、易消化、低盐、低脂、低胆固醇，少食多餐，避免过饱。

8）夜间迷走神经兴奋，心率减慢，可将床头抬高。

9）术前1天，调整心态，保证良好睡眠。

（2）抗凝问题

1）冠心病患者常规口服阿司匹林类抗凝药，抑制血小板聚集，预防和治疗冠心病。

2）血小板半衰期为7~9d。

3）手术前5~7天应停用抗凝药物，避免术中、术后凝血功能障碍。

（3）冠心病合并其他病变

1）并存高血压者：控制血压，减少心绞痛发作。

2）并存高血脂者：降低高血脂可改善冠状动脉供血，减轻心绞痛，对预防急性心肌梗死、脑卒中十分重要。

3）并存糖尿病者：积极控制糖尿病对防治心绞痛是有益的，对预防术后感染、肾功能不全也是很有益的。

4）对肥胖者：宜节制饮食，对预防术后切口不愈合，术后肺功能不全有重要意义。

2. 术后护理

（1）CABG术后常规护理

1）保持氧供和氧需的平衡：增加氧供：提高供氧浓度；降低氧耗：维持与心功能相适宜的心率、血压和体温，避免过高，适度镇静避免烦躁。

2）预防围术期心肌梗死的发生：尽早发现术后ECG的变化，持续心电监测，每日定时做心电图，发现心电监测变化并存临床循环不稳定时，及时做ECG，必要时做床旁超声和心肌酶检查；持续血流动力学监测：包括持续有创血压、持续心排血量、持续肺动脉导管监测，如CVP、PAP，PCWP等。

3）维护呼吸功能：保持呼吸道通畅，充分供氧，维持适宜的动脉氧分压；有效体疗；X线摄片：尽早下床活动。

4）确保血管桥的通畅：有效及时的抗凝治疗，术后6h出血不多开始肝素抗凝治疗，术后1d开始服用阿司匹林等抗凝药物；观察用药后反应，如有无心包积液、消化道出血等征象。

（2）CABG术后并发症监护

1）低心排血量：CABG术后部分患者发生低心排血量，严重影响术后康复，甚至危及生命。监护时借助S-G导管技术，进行血流动力学、持续心排血量和肺静脉血氧饱和度（SvO_2）的监测，迅速判断导致低心排血量的原因并配合医生采取相应的治疗措施。监护时重点如下。

A. 血流动力学监测：提示低心排血量的指标为，心排血指数 $<2L/（min·m^2）$、SvO_2下降、收缩压低于12kPa（90mmHg）、心率增快、中心静脉压上升，临床表现尿量显著减少或无尿、四肢末梢循环不良，辅助检查床旁X线片和超声提示确诊。

B. 药物治疗：给予正性肌力药物、血管扩张药、调整内环境药物、抗心律失常等药物纠正。

C. 辅助治疗：长时间处于低心排血量状态，可导致各重要脏器供血不足，严重时危及生命。当药物治疗不能改善或纠正低心排血量时，尽早应用主动脉内球囊反搏（IABP）或心室辅助治疗，同期做好基础护理、营养支持，预防酸碱电解质紊乱、感染、压疮等。

2）低氧血症：低氧血症乃至顽固性低氧血症，是 CABG 术后常见的并发症，可导致患者住 ICU 时间延长或并发更严重的并发症而影响 CABG 手术的效果。术后监护重点如下：

A. 维持正常范围的血流动力学参数和心排血量，SvO_2 的监测对氧供需平衡提供了重要指导意义，控制血红蛋白 10g/L 左右。

B. 纠正体外循环造成的肺损伤。结合 X 线片配合医生补充胶体，适时利尿；确保供氧，应用呼吸机及时地调整呼吸机参数，如潮气量、氧浓度、PEEP 等；撤除呼吸机的可行鼻塞和面罩双吸氧，必要时行呼吸机加压给氧；降低耗氧因素。如体温高、烦躁不安的行降温、镇静等措施。

C. 老年患者由于呼吸系统的退行性改变，功能降低，生理上就存在着潜在的低氧血症，监护时更强调气道管理和预防 VAP 的发生，脱机后在适时镇痛和夜间充分休息好的前提下，协助患者早活动、加强体疗、增强营养。

D. 注意肾灌注的观察。在满足有效循环血容量的前提下，积极配合利尿，据报道心、肺、肾在低氧血症中的关系相互影响，相互制约，监护时兼顾三者功能和参数的观察，及时调整才能很好地预防和纠治低氧血症。

E. 预防肺部感染。肺部感染在术后低氧血症的发生中起着较大的作用，监护中在加强手卫生管理的同时做好气道管理和细菌学培养，协助医生及时调整抗生素。

3）高血压：CABG 术后患者发生高血压，即使是一过性高压也可能会对患者心脑血管造成重大的并发症，严重时可危及患者生命。监护时配合医生有效的预防和控制高血压，及时地纠治已出现的并发症，是使患者安全度过 CABG 术后危险期的重要工作。

A. 仔细观察血流动力学变化，依据年龄、术前血压、术后胸液量、患者的肾灌注量调控血压在适宜的范围。

B. 观察引发高血压的可能诱因，如应激、初醒、低温、疼痛、紧张、烦躁、一过性恶心、吸痰操作、尿管不适感、胃肠胀气等。配合医生及时控制。

C. 血压控制不佳导致的并发症观察，如术后早期渗出血造成的血容量过快丢失、脑血管意外导致的脑功能障碍、高压性利尿导致的电解质紊乱、心肌氧耗和左心负荷的增加导致的心功能下降等。

D. 对于出现高血压或术前合并高血压的，配合医生给予降血压药物治疗，如：容量负荷重的应用利尿药，外周阻力高的应用血管扩张药，低温寒战的给予复温和肌松药，疼痛、烦躁的给予镇痛和镇静类药物，有基础高血压或应激的可选用静脉或鼻饲给予钙拮抗药、α 受体阻滞药或 β 受体阻滞药。

4）心律失常：CABG 术后心律失常以室上性心动过速、房颤多见，也有心肌再灌注损伤、严重低心排血量、围术期心肌梗死、严重内环境紊乱等引起的室性心律失常。临床患者可出现烦躁不安、心排血量降低、心肌耗氧增加，严重者可影响血流动力学。监护如下：

A. 观察并及时查找诱发心律失常的因素，如酸碱电解质紊乱、低氧血症、低心排血量、体温过高、容量不足、起搏器设置不当、药物作用等。

B. 配合医生实施有效的治疗：酸碱电解质紊乱及时调整至正常水平；应激、烦躁的及时给予镇静、镇痛药；低氧血症的按其常规纠正；体温过高、容量不足引起的及时实施降温护理和有效的容量补充；起搏器设置不当的依据患者自主心率调整起搏器的频率、输出电流和感知，强调起搏器感知一定设置在按需起搏上；药物因素诱发的，护理时严格按用药管理制度实施，特别注意抗心律失常静脉推药的速度，避免速度过快引发的严重心律失常。

C. 房颤患者的护理：术后房颤是 CABG 术后最常见的心律失常，发生率高达 15% ~ 27%。发生房颤的危险因素有右侧冠状动脉狭窄、高龄、男性、房颤病史、充血性心力衰竭病史、手术时经右上肺静脉减压、心肌阻断时间过长等。护理时主要在纠正酸碱和电解质紊乱、改善缺氧、补充容量的基础上，静脉注射毛花苷 C（西地兰）、胺碘酮（可达龙）、美托洛尔（倍他乐克）等，对于出现快慢综合征的患者，抗心律失常同时应使用起搏器保驾，预防心率过慢。

D. 围术期心肌梗死的护理：心肌梗死急性期手术的术中和术后发生严重心律失常的比例高，且与年龄、冠状动脉病变支数、移植支数、手术方式等有关。术后监护重点是：及时纠正酸碱电解质紊乱；维持满意的血压灌注；出现频发室性期前收缩的及时给予利多卡因 50mg、100mg 静脉推注或 4 : 1、8 : 1 利多卡因静脉泵入，也可应用胺碘酮静脉泵入；出现室速或室颤的配合医生及时除颤纠治，频繁室颤的可选择一次性除颤电极片。术后发生急性心肌梗死而出现恶性心律失常的，在配合医生应用抗心律失常药物和电击除颤的同时，做好相关心电图、心肌酶、床旁超声等检查，如仍无法稳定血流动力学，做好置 IABP 或进手术室探查的准备。

5）糖尿病：有研究报道 CABG 围术期：患者均存在不同程度的胰岛素抵抗（IR）；体外循环（CPB）是引起高血糖及 IR 的主要原因；冠心病患者由于术前存在 IR，术中则更为加重。持续的高血糖和 IR 对患者的术后恢复有非常不利的影响，增加术后并发症的发生，甚至导致患者死亡。监护要点如下。

A. 血糖监测：依据血糖水平、控制血糖药物的使用和对患者影响程度，如酸碱失衡、感染、肾功能不全等及时准确的监测血糖。

B. 血糖调整范围：控制血糖要求空腹 6.0 ~ 8.0mmol/L，餐后 8.0 ~ 10.0mmol/L。

C. 胰岛素使用：术后早期遵医嘱实施静脉泵入胰岛素，根据血糖监测调整用量；皮下注射胰岛素，要求监测餐前和餐后 2h 血糖；口服降糖药物。

D. 并发症的预防与护理：感染是最易发生的并发症，防治切口、有创管路、气道、泌尿系统、皮肤等感染；监测肾功能指标，观察尿量，预防肾功能不全；避免胰岛素使用不当引发的血钾紊乱和低血糖反应。

6）肺部并发症：由于经典的 CABG 的并发症 80% 与体外循环（CPB）有关，CPB 介导的全身炎症可涉及各个器官，肺与心脏一样在 CPB 中经历了缺血、再灌注过程，导致肺的缺血再灌注损伤，"灌注肺"是 CPB 过程中最严重的肺损伤表现。部分患者术前合并肺部基础病变，如长期的肺瘀血导致的肺循环高压、COPD，慢性支气管等，术后肺部并发症是监护中预防和护理的重点：

A. 配合医生改善心功能，减少肺瘀血，加强强心、利尿和扩血管治疗。

B. 存在肺循环高压的按其常规护理。

C. 预防呼吸机相关性肺炎，从气道管理到护理和操作严格按规范流程实施。

D. 强化基础护理，如按需按时体疗、口腔清洁等。

E. 加强营养，增强机体抵抗力。

F. 配合 X 线片、细菌学检查等，及时调整用药并观察效果。

7）脑部并发症：CABG 术后脑部并发症是导致死亡和生活质量下降的主要原因之一。由于体外循环手术，术中、术后脑血管灌注不足，脑细胞缺血缺氧，部分患者术前合并颈动脉狭窄和脑梗死等导致患者脑部并发症的发生。有文献报道 CABG 术后患者脑部并发症的表现为两类：一类表现为脑血管或缺氧性脑病并伴有神经系统局灶体征，如一侧肢体活动无力，舌尖、口角㖞斜，吃饭呛咳等，可经头部 CT、MRI 或脑电图证实；另一类表现为短暂的精神症状，谵妄、定向力障碍等。故应加强术后患者意识的监测。

A. 神经系统评估，重点是瞳孔、意识、肢体活动、视听觉等；加强血压、血氧、血糖监控在正常范围，有助于脑损伤的恢复；配合医生治疗脑水肿和使用脑神经营养药物。

B. 精神系统评估，如谵妄、异常兴奋、妄想等严重精神症状，治疗期间患者病情时有反复。配合医生给予镇静，如肌内注射地西泮和口服抗焦虑等药物治疗，同时各班加强患者安全防范措施并严格交接班，防止拔管、碰伤、坠床等恶性事件的发生。

C. 提供良好的氧供是促进受损脑细胞恢复的基础，监护时确保呼吸道通畅，及时清除气道分泌物；加强全身营养支持，可行肠道内营养和深静脉高营养，保证每日足够热量及维生素供应；预防吞咽障碍和食管反流引起的误吸。

8）肾功能不全：肾功能不全是 CABG 术后严重的并发症之一，多因术前并存肾功能不全、CPB 过程中低压和低流量灌注、CPB 时间过长及术后早期低心排血量等导致的。术后监护如下：

A. 肾功能不全指标的观察：尿量是肾滤过率最直接的反映，护理时观察尿少可能的因素，如低心排血量、低血压或肾血流梗阻等，配合监测尿比重、是否有管型尿、血肌酐和尿素氮、血浆胶体渗透压、清蛋白等。排除肾灌注压不够的因素。

B. 配合医生治疗肾灌注不足的因素，监测血流动力学，确保有效肾灌注压，控制血浆胶体渗透压在正常的同时，配合应用多巴胺和利尿药，减少对肾功能影响的药物使用。

C. 观察肾功不全引起的危险指标和临床症状：CVP 升高、高钾血症、高钠血症、血肌酐和尿素氮升高、代谢性酸中毒等引起患者心肺功能不全出现的低氧血症，内环境和酸碱紊乱导致的恶性心律失常和神经功能紊乱等。

D. 已经确诊肾功能障碍的积极配合医生行肾替代治疗。通常应用床旁血滤或血透治疗，以消除患者体内代谢废物和毒素，纠正酸碱、水、电解质紊乱，维持内环境稳定，为 CABG 术后患者的心、肺、肾功能恢复创造一个好的环境。血滤监护按规范流程实施。

9）消化道出血：体外循环手术后消化道出血的最常见原因是应激性溃疡，由于术中灌注流量不足，术后低心排综合征、长时间机械通气、缺氧和感染等并发症均可导致消化道黏膜缺血、坏死。合并有术前消化道溃疡史和术后抗凝治疗者更易溃疡而出血。监护措施如下：

A. 预防消化道出血的发生：除上述因素外，CABG 术后患者恶心、呕吐、有力咳嗽等均会导致一过性腹压增高，加之抗凝治疗，易并发消化道出血，故 CABG 术后患者均采用预防性用药治疗，如奥美拉唑 40mg 静脉给药等。

B. 针对高危患者进行观察：临床症状观察腹痛、腹胀、肠鸣音亢进等消化道症状伴随面色苍白、触摸腹部痛苦面容。临床阳性指标观察：胃液及呕吐物咖啡色或血色、排泄物黑便或血便，胃液、呕吐和排泄物隐血检查呈阳性，血红蛋白或血细胞比容下降。伴随循环症状观察：急性消化道大出血的会伴有心率加快、血压下降、尿量减少等出血性休克症状，当排除了心包腔和胸腔出血，经快速补充容量，血压和 CVP 仍未回升的，应警惕消化道出血的发生。

C. 发生消化道出血的护理：一旦明确是消化道出血应采取禁食措施，停止使用抗凝药，及时留置胃管，进行胃肠减压、胃管引流。由于 CABG 术后早期难以耐受腹部手术的创伤，发生消化道出血时多倾向于保守治疗，出血量大的及时鼻饲使用止血药，如云南白药、凝血酶、冰生理盐水加去甲肾上腺素等遵医嘱给药；同时静脉使用止血药，如维生素 K_1、巴曲酶（立止血）等，组胺 H 受体拮抗药，如奥美拉唑，减少消化道分泌药物，如生长抑素（思他宁）以及输入新鲜血等治疗出血的基本方法。当出血停止，循环稳定，胃液及排泄物颜色恢复正常，血色素不再下降，尝试给少量温开水或米汤鼻饲，特别观察鼻饲后消化道症状，如无继续出血倾向可逐步增加流质量，逐步过渡到半流饮食、软食等，应遵循少食多餐、易消化、低脂、低纤维、刺激小的原则。

D. 同期护理配合：加强全身营养支持，给予静脉高营养；及时纠正低心排血量；强化气道管理、预防 VAP；纠正缺氧和内环境紊乱；观察并预防来自于胃肠道的菌群移位等，避免继发其他并发症。

10）前列腺肥大：CABG 围术期，为便于患者病情观察均实施留置尿管。前列腺肥大，是老年男性排尿困难的常见原因，也是术后尿管延迟拔除的主要因素。监护重点：

A. 病情恢复后，尽早拔除患者身上影响活动的管道，协助患者早下地活动。

B. 术后第 1 天行尿管定时夹闭，患者下地后尽快拔除尿管。

C. 配合医生给予口服治疗前列腺肥大的药物，如前列康。

（3）冠心病微创术后的监护：20 世纪 90 年代，冠心病内科介入（PTCA、Stent）技术治疗的引入和发展，促进了冠心外科技术的发展，与此同时新技术、器械和设备的不断创新引入，为冠心病微创外科发展提供了可能。非体外循环 CABG（OPCABG）、胸骨旁小切口和左前外小切口的不停跳冠状动脉旁路移植术（MIDCAB）、胸腔镜辅助下冠状动脉旁路移植术（VACAB）、内科介入联合外科 CABG（hybrid）技术等相继展开。术后监护得到如下规范：

1）微创单支病变 CABG 术后监护：在 CABG 术后常规监护的前提下，尽早拔除气管插管，早活动，早下地，缩短住院时间是其监护特点。

2）冠心病 OPCABG 术后监护：OPCABG 最大的优点是避免了体外循环可能对机体脑、肺、肾组织及凝血系统的非生理循环损伤，这对术前合并有脑、肺、肾功能不全的患者，尤其伴有全身动脉硬化、多脏器功能不全的老年患者都是一种更适宜的术式。对于体外 CABG（CCABG）与 OPCABG 术后的监护通过近几年的文献检索和阜外心血管病医院临床病例观察发现：

A. 与 CCABG 相比常规的 OPCABG 术后护理确实具有创伤小、出血少、并发症少、恢复快的特点。

B. 由于 OPCABG 手术对术者的操作技术要求高，而术者的学习曲线又有差异，故 OPCABG 术后可能出现如术后心律失常、低心排血量等并发症。

C. 有学者研究认为老年患者术前常合并呼吸功能疾病，肺功能储备能力降低，OPCABG术后更容易受到损害，因此，术后的监护重点是人工与非人工气道的管理，预防肺部并发症的发生；Zangrillo 研究表明老年患者是 OPCABG 术后房颤发生率的高危因素。术后这类患者应安装起搏器，观察并预防房颤的发生，出现房颤时在起搏器保驾下及时药物纠治；另有报道，对左心室功能减退的冠心病患者，CCABG 与 OPCABG 在术后并发症比较上，低心排血量和围术期心肌梗死发生无明显差异；OPCABG 技术虽然没有体外循环的影响，但仍有其他脑损伤因素存在，如术中低血压、脑氧饱和度降低等，是 OPCABG 术后产生脑损害的主要原因等。这就提示监护重点要按规范的相关并发症实施护理，同时还要针对不同类别的冠心病患者展开。

3) 冠心病同期机械损伤术后监护：冠心病同期机械损伤主要指心肌梗死后并发室壁瘤形成、瓣膜受损、室间隔穿孔的患者，应用体外循环 CABG 同期行室壁瘤切除、左心室形态重建、二尖瓣成形或置换及室间隔穿孔修补术是非常有效的外科治疗方法。

A. CABG 合并室壁瘤术后护理：室壁瘤能引发心功能不全、恶性心律失常、血栓形成等多种并发症，直接对患者生命构成威胁，自然愈后差，外科手术是治疗室壁瘤最有效的方法。

室壁瘤形成是发生恶性室性心律失常的解剖和电生理基础；国内谭琛等临床观察显示心肌梗死后室壁瘤并持续性室速（SVT）的难治性。低钾能触发持续性室性心动过速或室颤（VF），尤其在急性心肌梗死时更易发生。监护时预防并及时发现、纠治室性心律失常是非常重要的措施。

纠正引起低钾的因素，如酸中毒时给予碳酸氢钠，高血糖时给予胰岛素，低钙时给予钙剂，尿少时给予利尿等，都需要及时查钾并补钾，维持血钾 4.5~5.0mmol/L；同时要考虑镁与钾具有密切关系，镁缺乏时通过降低细胞内钾导致心律失常，故补钾同时一定补镁。

做好纠治恶性心律失常的应急准备，有研究者认为急性心梗中出现所谓"警告性心律失常"，如：频发、多形、成对、RonT 的室性期前收缩，是出现致命性心律失常的先兆，对这类患者监护时应提前贴上一次性除颤电极片，做好随时电复律的准备，同时配合医生给予抗心律失常药物治疗，通常静脉胺碘酮 75mg 冲击给药，可间断使用，同时配合微量泵 600mg/50ml 静脉输入维持。

出现室速或室颤时，其治疗包括终止发作和预防复发。终止发作监护配合为迅速配合电除颤、同期 CPR 复苏、抗心律失常药物使用如胺碘酮、利多卡因等。预防复发的监护配合为选用胺碘酮治疗，因其具有抗心室颤动、抗心肌缺血及抗肾上腺素能作用，故能降低心搏骤停及猝死的发生率。单用无效或疗效欠满意者可合用 β 受体阻滞药，应从小剂量开始，注意避免心动过缓。

巨大室壁瘤的患者广泛、无功能的梗死心肌可导致严重的心功能不全，外科手术治疗的关键是心室减容和恢复左心室的正常形态。术后监护关键是维护左心功能，特别强调巨大室壁瘤切除、左心室成形术后血压不宜过高、心率依据术者要求维持相对快一些的水平，避免心脏瞬时负荷过重导致心力衰竭，观察、预防和纠治低心排血量，故做好血流动力学监护，为医生提供准确的病情变化信息，及时调整血管活性药物，定时床旁超声检查，以评价心功能状态。严重低心排血量时的配合医生及时应用心脏机械辅助装置。

B. CABG 合并瓣膜损伤的术后护理：病情重、术中操作复杂、手术时间长、术后呼吸机使用时间长是这类患者的特点，维护心功能是术后首要监护重点；同期并发症和病死率高，特别是心肌梗死后室壁瘤或二尖瓣反流均可导致左心室容量负荷过度或低心排血量，通常伴有不同程度心力衰竭，做好相关并发症护理可降低同期并发症和病死率；兼顾瓣膜术后护理特点，如瓣膜成形或替换术后需要华法林抗凝治疗，每日监测凝血酶原时间和活动度，要求国际标准化比值 INR 维持在 1.8～2.2。

3. 冠心病新进展监护　进入 21 世纪冠心病外科治疗迎来巨大挑战，它主要来自于内科介入技术的广泛展开，这种创伤小的治疗更易接受，许多病变轻的患者接受了 PTCA、Stent 的治疗，故冠心外科面临的挑战就是危重症患者愈来愈多。在此背景下应运而生内、外科与影像学结合的"一站式杂交"（Hybrid）技术再血管化治疗冠心病，以及终晚期冠心病外科治疗措施。围绕的监护进展如下。

（1）"一站式杂交"技术（Hybrid）的术后监护：1996 年 Angelini 报道了结合 PTCA 支架置入的"杂交"（Hybrid）CABG 技术，即利用微创技术对患者的冠状左前降支搭桥，同时利用介入技术为其他病变血管进行 PTCA 治疗。2007 年阜外心血管病医院实施 MIDCAB 的"一站式 Hybrid"结合 PTCA 支架置入技术，使患者安全性更高、经历痛苦更少，省时省费。监护重点如下：

1）最重要的是平衡好外科手术止血与内科支架抗凝之间的关系。为此要求术后 1h 监测 ACT，控制在 150s 左右，出血过多时给予鱼精蛋白中和肝素治疗。

2）术后第 1 天，胸液不多遵医嘱给予氯吡格雷和阿司匹林口服抗凝治疗。

3）预防抗凝引发的消化道出血的并发症，给予奥美拉唑保护。

4）术后当日肾功能无异常，液体入量 >2000ml，目的尽快排出介入中使用的造影剂。

5）充分体现 hybrid 手术特点，术后患者清醒后尽早、平稳拔除气管插管，术后 1d 开始协助患者床上活动，达到早下地、早康复的目的。

（2）终晚期冠心病术后监护：终末期冠心病，常因大量功能组织细胞丧失而导致严重心力衰竭。目前，其主要治疗方式包括药物治疗、介入治疗和 CABG。但这些治疗只能重建血供、缓解症状、保护存活的心肌细胞，仅使顿抑的心肌细胞发挥功能，不能使坏死的心肌再生，以替代瘢痕组织。监护措施如下。

1）冠心病血供重建同期心室成形加干细胞移植的监护：有学者认为干细胞不仅能直接分化成心肌细胞取代坏死心肌，还可通过新生血管内皮细胞，形成侧支循环来改善心肌供血。监护重点：a. 心功能维护，由于干细胞移植患者术前存在左心功能低（EF 11%～30%），术后不能马上改善心室功能，故维护好心脏功能仍是监护的重点。b. 预防心脏功能不全带来的低心排血量、恶性心律失常等并发症，以及继发的多脏器功能障碍综合征。按相关监护要点实施。c. 同期实施心室辅助的按相关监护流程。值得注意的是干细胞移植仍存在诸多问题，有待远期随访观察和进一步探讨。

2）心室辅助的监护：作为体外循环的衍生物，用人工心脏和辅助循环装置代替患者本身心脏或减低心脏负荷是一种较理想的解决方法。主要的辅助装置有：离心泵、体外循环膜肺（ECMO）和各种心室辅助装置（LVAD）。其监护重点：

A. 辅助装置的管理，确保运行安全，辅助参数设定的记载、连接患者与设备之间的管路安全及保温、置管部位的观察与护理。

B. 辅助期间观察辅助效果、配合医生调整辅助用药、呼吸机和相关的设备，做好相关检查。

C. 辅助期间并发症的预防及护理，如出血、栓塞、感染、溶血和低体温等，强调准确做好出凝血监测和抗凝监护。

D. 熟知辅助期间重点检查的项目，及时检查、追踪结果、反馈医生。如 ACT、游离血红蛋白、血浆胶体渗透压、细菌学检查、床旁 ECG、X 线片与超声等是非常规的检查重点。

E. 做好基础护理、营养支持、和心理护理。

3）终晚期冠心病心脏移植术后监护：对存活心肌组织明显减少的终晚期冠心病患者可以考虑行心脏移植手术。终晚期冠心病心脏移植术后护理与其他病种心脏移植术后护理有所区别。监护重点：

A. 由于终晚期冠心病患者伴有糖尿病、高血压、高脂血症、高尿酸血症等基础病变，同时并存全身动脉硬化和外周血管阻力高的特点，加之移植后的应激反应、大量激素和环孢素 A 的应用，均会出现术后难以控制的高血糖、高血压、高血脂，故术后早期监控并配合治疗高血糖、高血压、高血脂等，对预防术后早期感染、肾功能不全至关重要，对预防后期冠状动脉病变，提高患者生活质量和远期生存率十分重要。

B. 移植心脏的冠状血管病变和心肌缺血是影响心脏移植远期疗效的最主要因素之一。告知患者饮食不当和药物不良反应都会导致原有病变加重的知识，教会患者自我预防和监测，对提高远期生活质量至关重要。

（赵襄玲）

第九节　心脏瓣膜病围术期护理

心脏瓣膜病（valvular heart disease）是临床上最常见的三大心脏病之一，严重者可明显降低生活质量，且致残率较高，长期药物治疗预后差，往往需要通过手术治疗来提高生存质量，改善长期预后。目前，我国以风湿性和感染性瓣膜病变为主，仍居后天性心脏瓣膜病的首位。西方国家已极为少见，取而代之的是二尖瓣、主动脉瓣退行性及老年性钙化性病变，以及缺血性二尖瓣病变。本节重点介绍以风湿性心脏病为主的瓣膜置换围术期护理。

一、解剖生理

正常人体心脏有 4 个瓣膜，即主动脉瓣、肺动脉瓣、二尖瓣、三尖瓣。主动脉瓣位于左心室与升主动脉之间，在心脏收缩期主动脉瓣的开放使左心室的射血通过主动脉瓣瓣口进入升主动脉，而后进入体循环的动脉系统。二尖瓣和三尖瓣均位于心房与心室之间统称为房室瓣，它们分别位于左心房与左心室的交通口及右心房和右心室的交通口上，其功能是在心室舒张期开放，使心房内的血液顺畅地流向心室，而在心室收缩期则关闭，阻止心室内的血液反流入心房。

二、病因

心脏瓣膜病是由于炎症、缺血性坏死、退行性改变、黏液样变性、先天性发育畸形、风湿性疾病及创伤等原因造成的心脏瓣膜（瓣叶）及其附属结构（包括瓣环、腱索及乳头肌等）的结构或功能异常，以瓣膜增厚、粘连、纤维化、缩短为主要病理改变，或伴有瓣环的扩张、腱索及乳头肌功能不全或断裂，以单个或多个心脏瓣膜狭窄和（或）关闭不全，导致血液前向流动障碍和（或）反流为主要临床表现的一组心脏疾病。

风湿性心脏瓣膜病是咽部甲组乙型溶血性链球菌感染后引起结缔组织的一种急性炎症性疾病，常累及心脏瓣膜，使瓣环肿胀，炎症侵蚀瓣叶以及在瓣膜上遗留下瘢痕的一种瓣膜疾病。心脏瓣膜易受风湿感染的顺序依次为：二尖瓣、主动脉瓣、三尖瓣及肺动脉瓣。其中二尖瓣病变居多。

三、病理生理

1. 二尖瓣狭窄　二尖瓣狭窄使左心房排血受阻，左心房容量及压力增高及肺静脉压升高，导致肺瘀血、肺血管阻力升高，肺动脉高压，因此右心室肥厚、扩大，严重者继发功能性三尖瓣关闭不全。

2. 二尖瓣关闭不全　二尖瓣关闭不全产生二尖瓣反流，左心房容量负荷明显增加，左心房压力增高，肺瘀血、肺动脉压力升高及右侧心力衰竭；左心室舒张末期容量及压力明显增加，持续的左心室容量超负荷，左心室收缩功能逐渐减弱。

3. 主动脉瓣狭窄　主动脉瓣狭窄的左心室射血阻力增加，使左心室肥厚，致左侧心力衰竭；左心室舒张末压增高使左心房压力增高，肺静脉、肺毛细血管瘀血、水肿产生呼吸困难；射入主动脉内的血量减少及左心室排血受阻，引起舒张末压升高，从而降低冠脉灌注压，冠脉血流量减少；主动脉瓣严重狭窄时导致心排血量减少，产生脑供血不足。

4. 主动脉瓣关闭不全　主动脉瓣反流引发左心室容量负荷增加，左心室舒张末压升高，产生左心室肥厚、劳损及左侧心力衰竭。主动脉舒张压降低，使脉压增大，形成水冲脉，同时左心室舒张压升高使冠脉灌注压降低，心肌供血量减少，心肌氧供需失衡，表现为心绞痛。

四、临床表现

1. 二尖瓣狭窄　患者呈二尖瓣面容，口唇发绀、两颧暗红。左侧心力衰竭时可出现呼吸困难（劳力性呼吸困难、阵发性夜间呼吸困难、急性肺水肿），咳嗽、咳痰、咯血、发绀等表现。右侧心力衰竭时可出现颈静脉怒张、肝大伴压痛、下肢可凹性水肿等症状。晚期可发生腹水和心源性肝硬化。听诊时心尖部可闻及舒张期隆隆样杂音。

2. 二尖瓣关闭不全　临床上，先出现的左侧心力衰竭表现是活动能力差，虚弱无力和心悸。到后期患者会出现一定程度的活动后呼吸困难。随病情的发展出现肝瘀血、增大，下肢静脉水肿等右侧心力衰竭表现。心尖部可闻及响亮粗糙的收缩期吹风样杂音并向左腋下传导。

3. 主动脉瓣狭窄　在心功能代偿期，多无明显的症状，病变加重时可出现劳力性呼吸困难和劳力性缺血性心绞痛。主动脉瓣狭窄患者另一个严重症状是突发性晕厥。主动脉瓣听诊区可闻及收缩期喷射性杂音。

4. 主动脉瓣关闭不全　以充血性心力衰竭为主，可以表现为活动后的呼吸困难、端坐呼吸或夜间阵发性呼吸困难。部分患者还可表现有心肌缺血的症状及活动时的胸痛、晕厥。患者可出现周围血管征：毛细血管搏动征阳性（轻压指甲，甲床下搏动更明显）；水冲脉；听诊周围动脉有枪击音。主动脉瓣听诊区可闻及舒张期吹风样杂音。

五、辅助检查

风湿性心脏病的检查包括超声心动图、选择性右心导管及心血管造影检查、心电图、胸部 X 线检查。

六、治疗

1. 一般治疗
（1）防治风湿热及感染性心内膜炎。
（2）防治上呼吸道感染。
（3）房颤的治疗。
（4）急性肺水肿及大咯血的治疗。
（5）改善全身及心功能状况。
2. 介入治疗　对狭窄病变可行经皮球囊瓣膜成形术。
3. 外科瓣膜手术
（1）瓣膜成形（包括瓣膜修复和放成形环）。
（2）瓣膜置换术（包括生物瓣、机械瓣、同种瓣、自体瓣）。

七、瓣膜置换围术期护理

1. 术前准备　患者术前各项准备工作直接关系到术中及术后能否顺利康复。
（1）改善心功能：一般情况较差的患者，术前应用强心、利尿、补钾药及扩张血管药治疗。
（2）采取严格治疗措施预防上呼吸道及肺部感染。
（3）配合医生完成各项化验及检查。
（4）改善营养不良患者的营养状况。
（5）安全保护：主动脉瓣患者应注意观察有无心绞痛及晕厥等症状，特别应嘱咐主动脉狭窄的患者少活动，避免情绪激动，值班护士应特别巡视这类患者，以防跌倒甚至猝死发生。
（6）心理指导工作：帮助患者树立信心，消除恐惧感，认真讲解要求与护士合作、配合及术后要注意的问题，如术前配血，备皮及个人卫生清洁工作；术后身上带的各种管道，自己不能随意动更不能拔出管道；术后刀口会有一定疼痛，医生会根据情况给予镇痛药；术后因心功能恢复期不宜多饮水会有口渴感；护士要教会患者做深呼吸及有效咳痰，嘱咐患者练习床上大小便等。
2. 术后护理
（1）按全麻、低温、体外循环置换术后护理常规。
（2）瓣膜置换术后监护重点：强心、利尿、补钾、抗凝、抗感染。
（3）瓣膜置换术后护理措施
1）维护左心功能：术后严密动态监测血压、心率及中心静脉压等血流动力学变化。根据病情适当地使用正性肌力药及扩血管药，维护心功能，准确记录出入量。术后早期注意单位时间内的液体入量，及时补充有效血容量，提高胶体渗透压，把组织间隙里多余的水分提供利尿排出体外。术后 24h 出入量应基本呈负平衡。

2）预防心律失常的发生：瓣膜置换术后易出现心律失常。常见的心律失常有室性期前收缩、室性心动过速、心房颤动、室上性心动过速等。要熟悉上述心电图波形，术后严密监测心率、心律变化，发现异常及时上报医生。避免及消除易导致心律失常的隐患，如电解质酸碱失衡、低氧、容量过度充盈等。

3）维持电解质平衡：瓣膜置换患者因术前长期应用利尿药、营养不良、术后尿多等因素易导致水电解质紊乱。为预防低钾造成的室性心律失常，术后血清钾维持在 4～5mmol/L，临床上常采用 30% 浓度补钾，一定要选用深静脉并用输液泵匀速补充（1h 不超过 20mmol），并及时复查血钾结果。补钾同时也要关注镁、钙水平。

4）术后出血的观察：术后密切观察引流液的性质及量，必要时进行 ACT 监测，如 ACT 大于生理值，遵医嘱给予鱼精蛋白中和肝素；如胸液 >200ml/h（持续 3h），则需二次开胸止血。

5）术后观察有无心脏压塞征象：术后患者出现心率快、血压低且对升压药反应差，中心静脉压高，尿少等应及时通知医生，准备行床旁胸部 X 线片及超声检查。

6）预防肺部感染：术前伴有肺动脉高压及反复肺部感染的患者，术后肺功能都会受到不同程度的损害。术后做好呼吸道护理，防止肺部并发症是使患者恢复的关键之一。

7）术后注意监听瓣膜音质。

8）预防出血和栓塞：术后根据瓣膜置换的种类口服华法林进行抗凝治疗，每日测定凝血酶原时间及活动度，INR 比值，及时调整华法林用量。二尖瓣置换 INR 值维持在 1.8～2.2；三尖瓣置换 INR 值维持在 2.5～3.0；主动脉瓣置换 INR 值维持在二尖瓣置换底线。观察患者有无异常出血，如皮下出血、鼻出血、血痰、月经量增多等出血现象或晕厥，偏瘫等栓塞倾向。

（4）巨大心脏瓣膜病的术后护理：根据不同的病理机制引发的不同心腔变化，有针对性地进行监护是非常重要的。

1）大左心室瓣膜病的术后护理：严重室性心律失常及左心功能不全为主要特征。关键是预防并及时配合医生纠治恶性心律失常。术后早期强调控制好血压和心率，保持适宜的血容量，避免刺激引发的循环波动；维持电解质平衡，血钾控制在 4.5～5.0mmol/L，同时注意补镁；加强左心功能维护，预防低心排血量的发生。

2）大左心房瓣膜病的术后护理：术后以肺循环高压及易并发肺感染为主要特征。监护的重点是肺不张、肺感染、呼吸衰竭等肺部并发症。术后早期气管插管和拔除气管插管后 2～3d，注意结合床旁 X 线胸片、血气、肺部听诊等，采取措施排除并发症隐患和加强肺部护理，预防肺高压、肺感染等措施。

3）小左心室瓣膜病的术后护理：术后关键是预防左侧心力衰竭，严格控制出入量及维持最佳的血压、心率。

（张静术）

参考文献

[1] 刘中民. 实用心脏外科学. 北京：人民卫生出版社，2013.

[2] 孙衍庆. 现代胸心外科学. 北京：人民军医出版社，2000.

[3] 段德溥，秦文瀚. 现代纵隔外科学. 北京：人民军医出版社，2001.

[4] 任光国，周允中. 胸外科手术并发症的预防和治疗，北京：人民卫生出版社. 2004.

[5] 李辉. 现代胸外科急诊学. 北京：人民军医出版社，2012.

[6] 罗杰，何国厚. 实用外科诊疗常规. 武汉：湖北科学技术出版社，2011.

[7] 吴在德，吴肇汉. 外科学. 北京：人民卫生出版社，2011.

[8] 何鹏. 重症胸部创伤救治. 北京：人民军医出版社，2012.

[9] 袁延才，严振球，贺端清，等. 胸部创伤的临床诊治策略. 中国医师进修杂志，2012，29：51-52.

[10] 高润霖. 冠心病血管重建治疗的回顾和展望. 中华心血管病杂志，2011，28：5-6.

[11] 张延龄，吴肇汉. 实用外科学. 第3版. 北京：人民卫生出版社，2014.

[12] 胡盛寿，牛建立，朱晓东，等. 我国心血管外科研究的主要成就. 中华心血管病杂志，2012，27：259-264.

[13] 姬尚义，沈宗林主编. 缺血性心脏病. 北京：人民卫生出版社，2012，426-441.

[14] 蒋米尔，张培华. 临床血管外科学. 第4版. 北京：科学出版社，2014.

[15] 吴清玉，许建屏，高长青，等. 冠状动脉旁路移植术技术指南. 中华外科杂志，2011，44（22）：1517-1524.

[16] 朱晓东，张宝仁. 心脏外科学. 北京：人民卫生出版社，2012：449-462.

[17] 胡盛寿. 阜外心血管外科手册. 北京：人民卫生出版社，2010：157-162.

[18] Richard Jonas. 先天性心脏病外科综合治疗学. 刘锦纷主译. 北京：北京大学医学出版社，2012：439-468.

[19] 苏肇伉. 先天性心脏病微创手术的发展趋势. 中国胸心血管外科临床杂志，2012，12（4）：229-231.

[20] 张海波，徐志伟，苏肇伉，等. 一期手术纠治主、肺动脉窗及伴发畸形. 中国胸心血管外科临床杂志，2012.15（5）：386-387.

[21] 张尔永，万峰. 心血管外科学. 北京：人民卫生出版社，2011.

[22] 刘维永，易定华. 现代心脏外科治疗学. 西安：世界图书出版公司，2012.

[23] 郭兰敏，范全心，邹承伟. 实用胸心外科手术学. 第3版. 北京：科学出版社，2010：1225-1252.

[24] 沈佳，徐志伟. 永存动脉干纠治术中右心室流出道重建方式的选择. 中国胸心血管外科临床杂志，2012，15（2）：81-86.

[25] 汪曾炜，刘维永，张宝仁主编．心血管外科手术学．第2版．北京：人民军医出版社，2011，231－234．

[26] 顾恺时．胸心外科手术学．上海：上海科学技术出版社，2012．

[27] 李希科，王文生．医院感染护理．郑州：郑州大学出版社，2013．

[28] 王辉，周国清，杨凌辉．医院感染预防与控制．北京：人民军医出版社，2012．

[29] Hager A，Schreiber C，Nutzl S，et al．Mortality and restenosis rate of surgical coarctation repair in infancy：a study of 191 patients．Cardiology，2011，112（1）：36－41．

[30] Bacha EA．Long－term outcomes after coarctation repair in infancy．Cardiology，2011，112（1）：35．

[31] Forrest JK．Transcatheter Aortic Valve Replacement：Design，Clinical Application，and Future Challenges．Yale J Biol Med，2012，85（2）：239－247．

[32] Hu S S，Xiong H，Zheng Z，et al．Midterm outcomes of simultaneous hybrid coronary artery revascularization for left main coronary artery disease．The heart surgery forum，2012，15：E18－22．